作者简介

陆寿康，1946年8月出生于上海。北京中医药大学教授，主任医师，中国中医科学院研究员。1969年毕业于上海中医药大学中医系，1981年毕业于中国中医科学院，为首届中医硕士研究生。先后从师于上海程门雪、裘沛然和北京董德懋等名家，深受北京施今墨、上海丁甘仁两大中医流派学术思想熏陶。从事中医临床、研究、教学工作50余年，学验俱富，针药并治，学有建树。代表著作有《中医症状治疗学》《中医临床家施今墨》《中国针灸技术方法》《针刺手法一百种》等。主编全国中医药高等院校统编规划教材《刺法灸法学》（2003，2007），获评2006年北京市高等教育精品教材。在日本、美国出版学术著作，发表专业论文。参与《全国中医图书联合目录》《中国大百科全书》《近代中医珍本集》等的研究编写工作，获得中华人民共和国国家科学技术委员会、国家新闻出版署、国家中医药管理局等颁发的科技成果奖与荣誉奖章，多次受邀赴德国、荷兰、西班牙、新加坡、韩国讲学和临床。

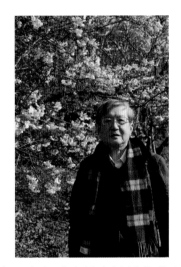

寿而康医学丛书

本草药对与方药纵横

陆寿康　编著

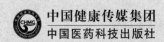
中国健康传媒集团
中国医药科技出版社

图书在版编目（CIP）数据

本草药对与方药纵横/陆寿康编著．—北京：中国医药科技出版社，2022.8

（寿而康医学丛书）

ISBN 978－7－5214－3310－4

Ⅰ．①本… Ⅱ．①陆… Ⅲ．①中草药 ②方剂学 Ⅳ．①R28

中国版本图书馆 CIP 数据核字（2022）第 137372 号

美术编辑 陈君杞

版式设计 友全图文

出版 **中国健康传媒集团** | 中国医药科技出版社

地址 北京市海淀区文慧园北路甲 22 号

邮编 100082

电话 发行：010－62227427 邮购：010－62236938

网址 www.cmstp.com

规格 787×1092mm $\frac{1}{16}$

印张 52 $\frac{1}{2}$

字数 1209 千字

版次 2022 年 8 月第 1 版

印次 2022 年 8 月第 1 次印刷

印刷 三河市万龙印装有限公司

经销 全国各地新华书店

书号 ISBN 978－7－5214－3310－4

定价 **189.00 元**

获取新书信息、投稿、为图书纠错，请扫码联系我们。

王序

在中医药学术发展进程中，医不离药，药不离方，相互依托，并臻其用。但现今之中医药书籍中，尚少有将药物、方剂、历代医家、现代临床综合陈述的。有鉴于此，寿康教授编著《本草药对与方药纵横》一书，将中药主治、药对配伍、主要药方、医家经验等内容合为一体，对比互参，系统阐述，使每位读者通过阅读能对中药和方剂有一个全面系统的认识。

该书总论详述药对配伍、引经药引、煎服方法、用方规矩、大小剂量成方、增效减毒、选药精当和方药风格等内容，尤其对施今墨成药制方精义的论述颇具理论指导意义。各论叙述 156 味中药（包括两味附药），药物按功用分类。每味药的内容包括中药药原、药性、药效、药对、药方、方药治疗、医案、医家经验、方药效用评述等方面。内容丰富，资料翔实，临床实用。

药对是中药配伍的基本形式，是分析单味药药性、药效和相应方剂组成意义的基础。该书以 500 余个药对为主要内容，并精选其古今药对方和临床经验加以详述。在"方药效用评述"项中，又对药性、药方和药对进行归纳、分析、比较，探求三者之间的相互关系，追寻药性效用基础和药物配伍规律。由此出发，可使读者举一反三、触类旁通，逐步形成方药有序网络化的临床联想型思维习惯。

历代医家方药经验是中医药学的精华。该书将此项内容特别列出，进行详细叙述，是有别于他书的重要特色之一，可作为学用各家学说和《伤寒论》《金匮要略》的重要参考。此外，书中还有选择地阐明祖方与类方加减的内容，揭示相关经方、时方、新方组成的本草药性基础。少数药物还设有专论，如小剂量麻黄用于温病、《温病条辨》用玄参等，对临床应用有启迪作用。

《本草药对与方药纵横》是一本具有历史厚重感、临床实用性和学术理论纵深度的中药、方剂临床参考书。

其一，古今历史厚重感。书中对古代代表性医家（如张仲景、孙思邈、张洁古、李东垣、张景岳、傅青主、叶天士、吴鞠通、王清任）主要的用药经验、常用药对、成方组成、方源学术思路做重点陈述，并有选择性地采集近现代医家（如张锡纯、章次公、施今墨等）医案和配伍药对、方药应用经验进行阐明，从而突显他们独特的方药风格和临床所长。如此，则在某药相应部分形成古今名家的方药临床经验"雅集"，如乌梅药物下的张仲景、叶天士、吴鞠通、刘鸿恩、祝谌予，百合药物下的张仲景、张石顽、程门雪、魏龙骧，等等。这是该书不同于一般中药、方剂书籍的重要特色。

其二，临床实用性。阅读书中对中医方药应用的陈述，可使读者既得前贤之规矩，复开自己之生面。从临床实用出发，叙述古方加减、药对损益、常用中药主治、古今医方源流和各家用药用方经验，并从药物、药对、药方、药证等方面去形成自己多个知识节点的"链接"。如百合和百合病，百合、苏叶和失眠，百合、乌药和胃痛、腹痛，百合滑石代赭石汤和小便时眩晕，等等。如此，让每味药都能成为临床活用药、方、证的知识网络系统，而不致分隔、呆板、枯燥。

其三，学术理论纵深度。每味药物以药对和药治、药方等内容前后呼应，有点有面，形成系统，反复阐明单味、药对（二味为主）、成方（药对组方）之间的内在关系和规律，以提高读者对古今方药应用发展的认识水平，从而为提高临床证治疗效提供有益的知识源泉。此外，书中还从理论上揭示君臣佐使、大小剂量组方、药量大小主治和配伍增效减毒等内容。

综观全书，古今荟萃，收罗宏富，返本归源，启迪临床。阅后如沐春风，故乐以为序。

中国工程院院士
国医大师
北京中医药大学终身教授

2021 年 9 月 24 日于北京三三书斋

❀自序❀

缘起和过程

在拙著《中国针灸技术方法》后记中，我曾对读者许下一诺——以后要对用药法、用方法进行专题研究和编著，写出一本不同以往的方药书籍。为了实现这个夙愿，履行对读者的许诺，我从 2013 年下半年起就开始准备，积累资料，编写提纲和样稿。2020 年 2 月，因疫情状况，同仁堂中医济民诊所停诊，我有 1 个月的"闭关"时间供自己内修，从此开始正式编著本书。

此际，脑海出现了 1969 年末和程门雪、裘沛然同吃住、同学习、同诊治上海龙华东湾农民病症的工作生活情景。裘先生常每隔 1 周从家里搬来一些古书，供我读、抄、学、用。当时有一本日本丹波元简编修的方书《观聚方要补》，内容宏富，共 10 卷。由于时间有限，我只能从书中摘抄自己感兴趣的方子。程先生云："你不必抄，我家里有这套书可以送你。"但裘先生还是让我尽情抄录。最后，二位先生合起来送我 10 卷《观聚方要补》，至今仍藏于书室，不时翻阅参考。

选方严格，文献有据，是丹波氏选方的原则。书中收录医家著作众多，但有的只录其一方。如对陈士铎《石室秘录》一书，仅收录了其中的治痢救绝神丹一方，也就是重用当归、芍药治下利无度的那个方子。举此一例，即可知其选方甚严。裘先生还反复嘱咐我，今后要研究方药，提高临床水平，就要精研《备急千金要方》（又称《千金要方》）、《外台秘要》的大方复法和反激逆从，并亲笔写录自己的治病验方和虫类药应用经验等。这为今天我编写这本方药书，埋下了一颗"良种"。

而后又受到诸多现代中药书、方剂书的启迪，其中较有影响的有黄煌《张仲景 50 味药证》、邢斌《方剂学新思维》、张文选《温病方证与杂病辨治》、刘家骅《药对学》、陶御风《临证本草》和曲京峰等编写的《古今药方纵横》等。这些著作为我开拓思路，增进学识提供了精神营养。当然，2001 年和施小墨先生合作编写的《施今墨》（《中国百年百名中医临床家丛书》）中已经有我自己写成的施今墨对药和成药的研究内容，这也为本书编著提前开辟了一块成功的"试验田"。

熟读、精思、妙用三结合——本书编写的宗旨

借书、买书、抄书、用书、教书、写书，是我大半生从医、从教生涯的爱好和工作。我经常思考一个问题——自己编著的书是否能达到仲景自序"寻余所集，思过半矣"的要求？不能过半，哪怕近半也好。作为学生和老师的我深知"书是用来读的，是读来用的"。自己编著的书，连自己都不用、不读，相信也不会有其他人爱读，故常以此自勉和鞭策。中医临床常用的有方药、针灸两端。方药重身形，须用脑而如弈棋；针灸主神气，须动手而如武艺，两者尤须落实到气血、脏腑。对针灸临床，本人已积五十余年经验，并编写成针灸技术系列书籍，如《针刺手法100种》《中国针灸技术方法》，应该小有影响，略有建树。

不少现代的方剂书、中药书（特别是教材）受到清代《医方集解》《本草备要》影响，形式过于单一，内容过于老套，几十年近乎不变。麻黄发汗解表、宣肺平喘、利水消肿。麻黄汤，组成、方解、主治，老一套。从20世纪50年代起，历版教材最多是加入一些新材料，书越编越厚，但对古今麻黄和麻黄汤变法类方、现代证治进展等临床内容，诸如麻黄的大量、小量变化，药对配伍的灵活应用，内服、外用的出入，麻黄之药理与麻黄汤类方的内容却很少列入。如此因循守旧，陈陈相因，似成常规。对此我想做一个彻底的改变——将学（读）、思（想）、用（效）三者结合，养成中医临床思维习惯作为本书编著的宗旨和思路。

熟读中医药书籍（特别是经典著作）应该是有效养成中医临床思路的重要门径。买书不如借书，借书不如抄书，抄书不如背书。反复阅读，读书百遍，其义自见，要养成读书的好习惯。中医研读要"同类项合并"，类方、类药、类症、类证、类病，对同一书的内容，根据需要可以有各种不同的读法，实际上这也是思考联想的过程。在这方面本书有所安排考虑，可见于"桂枝"篇桂枝汤、"柴胡"篇小柴胡汤等条下。当然，熟读有技巧，记忆有理解记忆和机械记忆，如能养成精思联想，自然会有自己的学习、阅读好习惯。

中医是中国传统文化的一部分，其思维形式自然与西方科学体系的思维逻辑迥然不同。本书在各药内容安排上分列药性、药效、药对、药方、方药治疗、药量、药忌，特别将药对配伍单列于药与方之间，以培养读者联想思维习惯。如防风辛，微温，归膀胱、肝、脾经，祛风解表，胜湿止泻，解毒，止痒，升举清阳。而后列有不同药对：防风、黄芪固表止汗，有玉屏风散；防风、枳壳升清降浊，有防风如神散；防风、荆芥疏风解表，用治外感表证，有荆芥败毒散；防风、苍术，升清祛湿，有刘草窗痛泻要方，治痛泻；防风、天南星有解痉作用，治破伤风。如此做，主要是希望能提供另一新"思路"，使读者举一反三、触类旁通，养成方药有序网络化的临床联想型思维。而后一提防风，就会联系药效，一连串想起相关的药对、药方和主治。

用当通神，是妙用的较高境界。本书特意在每味药、方内容后安排叙述历代医家的方药医案和应用经验，目的就是让读者看到方药妙用的内容。最后还不厌其烦地列有"方药

效用评述"一项，从药原、药性、方药治疗、药量、炮制、药对等方面评述相关效用和理论、经验。当然，这还是"纸上谈兵"。如能一边读书，一边临床；一边当学生，一边当医生，学业自有长进。"纸上得来终觉浅""熟读王叔和，不如临证多""博涉知病，多诊识脉，屡用达药"，老祖宗的话永远不会过时。

博采众方，兼收并蓄——本书的形式和内容

如何写成一部实用性强的方药临床书，对此我颇费心思。历来，不少人将中药、方剂分述，而成本草和方书两类。故有《外台秘要》《千金要方》《医方集解》属方书，《本草纲目》《本草备要》属本草的定例。要想写成方药一体、药对互参、自成体系的参考书，应当另辟蹊径。好在我时时留意，反复思索，在《千金要方》《千金翼方》（简称"二金"）博采众方、兼收并蓄的内容和《医学衷中参西录》（简称"一录"）医方、医案、药物、医话、医论五位一体论方药证治的形式中，参悟心识出一种别开生面、多管齐下的方药论述模式，编写成《本草药对与方药纵横》。

孙思邈（581—682）"二金"各 30 卷，世人称为"临床百科全书"。其特点是包罗万象、兼收并蓄，以唐以前医方为主，并列伤寒方、小品方、华佗方等 20 余位名家的医方，《千金要方》收集医方 4500 余首，《千金翼方》亦有 2000 余首。不论大方、小方、单方、验方，应收尽收，无所不包。大方如《千金要方》卷 8《诸风》主治久风枯挛的蛮夷酒，集祛风通络、温经散寒之十二经表里药和金石之品，又配以攻逐水饮等攻邪的药物。同时，辅以填补三阴、调和气血之剂，形成一个复方多法融治一炉、邪正兼顾、寒热通涩相兼、含 45 味药的特大方。方中散中有守，寓补于攻，攻邪药已过其半，扶正药又有三分之一。再如小方，千金苇茎汤 4 味，治肺痈；角蒿（即茵陈）治口臭，麦苗治黄疸，则是 1 味的单方、验方。后世或集于方书中，或单味灵活应用，或在相应方中显效。如在局方甘露饮方中即含茵陈，临床可用治口臭。我的大学同学包来发用麦芽治黄汗，即出自麦苗退黄之法。本书亦效法"二金"，对古今效方，无论大方、小方、经方、时方还是现代单验方，靡不尽收。如葛根汤、桂枝汤的经方，防风通圣散、葛花解醒汤的后世方，三仙汤、二仙汤、二根汤、三根汤之现代验方，均收集实录。以此编写宗旨和著录形式，向"药王"孙思邈致敬。

张锡纯（1860—1933）《医学衷中参西录》是一本中西会通、古今互参，富有张氏风格的个人临床著作。因其采用白话文，又详尽周密地从不同角度去论述方药经验，自 20 世纪 50 年代以来，历经出版印刷，一直受到当代中医界同道，当然也包括我自己在内的"热捧"。我手上的这本《医学衷中参西录》购于 1977 年，当时中医书籍出版不多，能看、能用的更少。因此我常将此书和《伤寒论》《金匮要略》《医林改错》《傅青主女科》《脾胃论注释》等（除仲景书外，多购于 20 世纪 70 年代后期）并列为临床肘后书，常读常新。对张锡纯"五位一体"论述的方式，自然非常熟悉。如论山萸肉，《医学衷中参西录·医方》"既济汤""来复汤""曲直汤""补管补络汤"等，《药物》"山萸肉解"，《医案》

"虚劳喘嗽门""温病门"，均有山萸肉、山药、地黄（"三补"）和山萸肉、龙骨、牡蛎成对并用的例证。又，论黄芪，大气下陷案列于《医案》"气病门"，升陷汤四方列于《医方》，《药物》"黄芪解"下反复解黄芪、知母药对之理，如此等等。再结合自己用理冲汤（方内含山萸肉、龙骨、牡蛎）治月经过多，升陷汤治自发性气胸、胸腺瘤术后呼吸困难等的实例，就能"手到擒来"地写出张氏特有的山萸肉药对（山萸肉、龙骨、牡蛎）、黄芪药对（黄芪、知母）。

心识目见，厚积薄发是一辈子学医的大事

20世纪60年代前半期是百家齐放、万众读书的大好时期。当时的上海《青年报》常常会登载一些类似今天"心灵鸡汤"的文章。目今我还记得"不断忏悔，不断原谅，生命就这样过去"一句。这也是我从医、做人的座右铭之一。还有"读书先要由薄到厚，而后要由厚到薄"，成为我学医、读书的又一座右铭。读书由薄到厚是学业知识的积累，每个人都会经历，端详目见，是为厚积。读书由厚到薄，则是知识的进一步提炼浓缩，从中提出自己独到见解，形成学术思想，也可谓"超以象外，得其环中"，是为薄发。这就需要经过临床的反复历练，思想的参悟心识。几十年来，我沉浸于岐黄，对此过程亦深以为必然，认为这是学医必然的途径和过程。

大学期间，《中药学》茵陈、《方剂学》茵陈蒿汤等类方、《金匮要略·黄疸病脉证并治》《中医内科学》黄疸病都有关于黄疸证治的知识，书由薄到厚。《金匮要略·黄疸病脉证并治》有黄疸发于阴部、阳部之辨治，并指出难治性黄疸与预后。《中医内科学》将黄疸分为阳黄、阴黄。阳黄用茵陈蒿汤、茵陈五苓散，阴黄用茵陈术附汤、茵陈四逆汤等。但诸书均未涉及阴阳转化之变。我从医后治疗黄疸颇多，大多以上述方药见效，尤其以周某阴黄一例用茵陈术附汤加味得验，自己颇为得意，研究生初试时，还将此作为临床病案实录于试卷。于原中国中医研究院（现中国中医科学院）研究生第1年学习"四大经典"时，读到了《温病条辨·中焦篇》，吴鞠通将黄疸列于湿温，对阴黄的论述尤有新义。尤其精彩的是，他就黄疸的阴阳转化做了颇有实践心得的阐述。我联系自己治过的阴黄病例，发现吴氏所论深得我心，不禁拍案叫绝、击节称颂！根据吴氏所述，可知阴黄转阳黄一与病人体质因素有关，一与治疗用药有关。我毕业后多年临床治疗黄疸型肝炎、胆汁淤积型肝炎等取效，形成自己的经验，可为目识良多。再经过研究生"四大经典"学、读、听、写，特别是金寿山先生讲的《金匮要略·黄疸病脉证并治》，邓铁涛先生讲的《温病条辨·中焦篇》疸、痹、疟，自己将临床心得结合张仲景、吴鞠通等家学术，反复精思联想、心识参悟，达到由薄到厚、由厚到薄的地步，而后成文发表于《中医杂志》。在文中提出须正确认识黄疸病程中阴阳、虚实、寒热动态变化，其阴阳转化除与用药寒热、手术成败有关外，还与病人的精神状态、起居劳逸、饮食嗜好、发病季节等有关，并可见于现代化验指标变化。对痰饮夹痹之识见的过程也是如此，读者可见本书"防己"篇专论部分文字。

学习要熟读精思，临床妙用，多多积累。多读书，书由薄到厚。多请教，多总结，好

记性不如烂笔头。长此以往，书由薄到厚，是为目见而厚积；然后讲课、发文、写书，参悟心识，提出学术观点，是心识而薄发，书由厚到薄的过程。

本书的"厚积薄发"体现在4处。一是药对有经典药对和经验药对两类。二是药对研究是研究中药效用和方药配伍的基础和捷径。三是提出增效减毒应从配伍、用量、炮制三方面着手，并以四逆加人参汤为例加以说明。四是提出药对和方剂研究应遵循增效减毒、去性存用、反激逆从三法则，这也是仲景经典药对和方药配伍的"无字处"。

最后要说的是，中医学术必须从自身寻找增长点和发展方向，要遵循自身内在发展规律，顺应现代社会需求，从临床实际出发，寻求古训，博采众方，决不能只追求违背自身内在发展规律的所谓的"中医现代化"。

感谢中国工程院院士、国医大师、北京中医药大学终身教授王琦先生于百忙之中为本书作序！感谢原人民卫生出版社中医药编辑部主任张同君编审对本书编写出版的鼎力支持与帮助！

陆寿康

2021 年 5 月 25 日于上海

凡例

1. 本书陈述 156 味中药（含 2 味附药）。药物按功用（如补气、解表）进行分类。

2. 每味药内容包括药名、药原（药名出典、药用部位）、药性（性味、归经）、药效（功用）、药对、方药治疗（部分还有外用治疗）、药方、医案、医家经验、前贤论药、方药效用评述、药量、药忌，部分药物还有专论。

3. 药对是单味药和成方之间的特定形式。本书论述古今 500 余个药对，着重对每味药的药对和药性、药效、药方等内容进行阐述，并在"方药效用评述"项中进行归纳、分析、比较，从而形成本书不同于其他药对书的特色。并从药对角度揭示相关经方、时方等组成、主治的本草药性效用基础。

4. "方药治疗"项一般为药物内服治疗。主治多而功用广泛者，如鸡内金、乌梅等，大多以功用带主治。效用较为单一、方药主治单纯者，如仙鹤草、百合等，方药治疗则直接依主治排列，不再按功效分列。有外用治疗内容者，如苦参、白芥子等，则另以"外用治疗"项分列之。值得指出，本项中常有四五方同一主治者，本书称为"方群"，体现了历代医家对该药主治的共识。如川芎治头痛，桑白皮、葶苈子治水肿，土茯苓治梅毒，大黄治跌打损伤，阿胶治崩漏，补骨脂治腰痛，菟丝子治白浊遗泄等，已成专病专药。

5. "药方"项主要包括祖方、古方和近现代经验方，将选择性进行介绍，尽量注重药方内容与方药治疗、药对两项之间的前后呼应。

6. "医案"项精选历代（包括近现代）临床医家的医案，包括单药、药对、成方的治疗案例。

7. "医家经验"项选述历代医家方药经验，如叶天士用小陷胸汤，吴鞠通用香附旋覆花汤，张锡纯用代赭石，章次公用护膜法等。本书特别将此项内容列出，进行分析归纳。

8. "方药效用评述"项从药性、方药治疗、药量、炮制等方面评述药物效用。

9. 少数药物设有"专论"项，计 37 则。如小剂量麻黄用于温病，《温病条辨》用玄参，温胆汤用于脏热腑寒等。又有讲述与临床方药应用相关考证者，如苍术、白术，新绛、降香等。

10. 为方便读者阅读，本书所举方剂药物剂量均依据现代标准厘为现代通用剂量。

11. 部分书中涉及的药物，如穿山甲、犀角等，现已不用。为展示古方面貌，现仍将其在相关方剂内列出，文中多不另作说明。

12. 本书摘录大量古今文献中的医案、医话等内容。有的虽不是原文引用，亦在文后注明相关文献名称，以便于读者查阅。

13. 本书有3个索引，均以汉字笔画排序。药名索引列以各论目录中的药物名称，药对索引列以每药"药对"项中的药对，方剂名称索引列以每药"方药治疗"和"药方""外用治疗"3项中的方剂，以便读者检索、查阅。

目录

上篇　总论

下篇 各论

上篇　总论

第一章　药对配伍论

一、药对概论

（一）药对

药对即二味中药的配对应用，是中药配伍的最小单位。《神农本草经·序录》："药有阴阳配合，子母兄弟。"指明了中药配伍的原则和形式，是最早提出药对配伍的文献。《褚氏遗书·除疾》："制剂独味为上，二味次之，多品为下。"独（或单）味中药是单行，二味相配即成药对。可见，药对是介于中药单味和方剂多品之间的配伍方法和形式。

（二）偶治法和药对方

1. 偶治法　在《石室秘录》卷3中，药对方又称"偶治法"，云："偶治者，方中不能一味奏功，乃用二味兼而治之也。如血虚用当归、黄芪之类是也，中寒用附子、人参之类是也，中热用玄参、麦冬之类是也。举三方可通其余。至于三之、四之，甚至于十之外，均可于偶治之法广悟也。"

2. 药对方　所谓药对方，是具有明确文献记载和主治证候，由二味药物相配组成的小方。药对方常可单独应用，只可增而不可减，是用治临床基本证候的基本方，如金铃子散、失笑散、六一散、左金丸等。

（三）药对的临床意义

《续名医类案》卷8《疟痢》："高丽人治疾，用药只一味两味，至三味则极多矣，未有至四味者。盖药唯性专则达，二则调，四则参与制，再多则相牵而不能奏功。"诸此都说明二味药对在临床应用的重要意义。从以上所述可知，药对研究是指导中药和方剂、治法应用的有效途径。从药对角度进行方药解析，对方证寻求更为深入，方解表述更为合理，符合中医临床的方药现代研究也将因此更加顺利地进行。

（四）经典药对和经验药对

1. 经典药对　大多经方中含有的固定药对，常作为一种治法的范例（如桂枝、芍药调和营卫，麻黄、桂枝发汗解表），而且常被后世作为药对方使用，常有增效减毒、去性存用和反激逆从的临床意义，已成为不可替代或调换的固定形式，如桂枝、麻黄，麻黄、石膏，附子、人参，代赭石、旋覆花等，本书称为"经典药对"。在时方中也有不少类似药对的例子，如滑石、甘草，黄连、吴茱萸。有的还是著名的药对方，如六一散、左金丸，因其有独特临床作用，不可替代，而成固定形式，且屡用屡效，为医界共认，也应属此范畴。

2. 经验药对　后世医家常用的某两味药配伍组成的药对，但常可用他药替代，并不能成为一种治法的范例，如土茯苓、萆薢，补骨脂、藿香，仅能体现某医家或某病证的临床经验，本书则称为"经验药对"。

诚然，本书无意将二者绝对分割，故仅于此述之，以提供学、思、用的参考。

（五）现代医家药对研究

1. 施今墨药对　施今墨先生临床处方常双药并书，寓意二药的配伍应用，称为"对药"，即"药对"。其间有起协同作用者，有相互作用产生特殊作用者，有作用而制其偏性或副作用者，皆称对药。他认为"对药作用即辩证法相互依赖、相互制约的实践，非相生相克之谓"，是从哲学层面去理解中医对药的临床意义。祝谌予是施今墨学派的重要代表人物，他说："施老的对药，实际上是许多小方和名方的精华，故名为'对药'，实是用方。"他将施今墨临床一百余对药，按药分列详述，引起当今中医界的重视。

2. 药对的学用　药对可按药、方、法、理顺序，并联系病证、案例等，进行学习应用。宜熟读、精思、妙用，心识其义，目见其效。以黄芪、知母说明之。

（1）学习：联系方剂，如张锡纯《医学衷中参西录》升陷汤。方用黄芪、知母、升麻、柴胡、桔梗，以黄芪、知母相使为主，分别是君药、臣药。黄芪大补肺气以益肾水，温升阳气（阳、天、云）为升；知母能滋肺中津液，寒润滋阴（阴、地、雨）为降，如此阴阳相配而升降得宜，则无黄芪多用有热之弊。除升陷汤外，张锡纯书中还有十全育真汤、升阳舒肝汤等 16 方中均有此药对。

（2）应用：此方主要治胸中大气下陷，现今用治心肺病。大气即宗气，藏于胸中，大气下陷可见于虚里，详见《内经》之理。笔者用以主治自发性气胸、慢性阻塞性肺疾病、冠心病、心肌病、心律失常、重症肌无力（呼吸肌型），见短气不足以息，或有如喘，或气息将停危象。脉沉迟微弱，关前尤甚，或六脉不全，或参伍不调。气虚下陷甚者，加人参、山萸肉；寒加桂枝、干姜；瘀加丹参、三七，或合血府逐瘀汤活血；痰加瓜蒌、半夏，或合瓜蒌薤白半夏汤化痰；有水饮则加桂枝、茯苓，或合苓桂术甘汤化饮。

二、药对组成形式

（一）七情药对

《神农本草经·序录》："凡此七情，合和视之，当用相须、相使者良，勿用相恶、相反者。若有毒者宜制，可用相畏、相杀者。不尔，勿合用也。"在七情合和中，除单行外，均可作为药对原则和分类。

1. 相须药对　两种性能、功效相类似的药物配对，以增强疗效。一般而言，二药性味、归经大体相同。如黄柏、知母均苦寒而入肾经，配用成对，则清泻相火作用更强。又如石膏、知母性寒，一辛散，一苦泄，配用增强清阳明热的作用。

2. 相使药对　其中，以一药为主（君），另一药为辅（臣），从而提高了主药的疗效。如阳虚水肿，用茯苓、附子，以茯苓利水健脾为主，附子温肾助阳为辅相使，可提高利水疗效，是为真武汤法。又，胃热口疮，用黄连、大黄，以黄连清泻胃热为主，如配用大黄泻下清热为辅相使，则黄连清胃效果更佳，是为大黄黄连泻心汤。

3. 相畏药对 一种药物的毒性和副作用被另一种药物消除或减缓，二药配对可组成相畏药对。如半夏、生姜配对，半夏的毒性可被生姜消除或缓减，即属此类。

4. 相杀药对 一种药物能消除、减缓另一种药物的毒性和副作用，此种药对是相杀药对。如大枣能消除葶苈子的攻泻药性，防风能缓减附子的毒性，蜜能减缓乌头的毒性，均属相杀。综上所述，制减毒性，宜用相畏、相杀者。其中，葶苈子、大枣，防风、附子，蜜、乌头即为相杀药对。

5. 相反药对 常用十八反的相关药物配对，以取其反激逆从作用，是为霸道（李时珍）之法。故非必须用而有临床经验者，不可轻投。如人参、五灵脂，甘遂、甘草，均是相反药对。大毒之疾又须用大毒之药劫之。如感应丸用巴豆、牵牛，以攻坚破积；四物汤加人参、五灵脂，以治血块；二陈汤加藜芦、细辛，以吐风痰；丹溪莲心散，甘遂、甘草同剂，以治尸瘵。妙处在此，良工用之。

关于相恶、相畏、相反组成的药对，张洁古云："凡药有畏、恶，相反。所谓畏者，畏其制我，不得自纵，如半夏畏生姜之类是也。所谓恶者，扼其异我，不得自尽，如生姜恶黄芩是也。统而言之，彼所畏者，我必恶；我所恶者，彼必畏。相畏、相恶之中，亦有相反者，在因病制方、轻重多寡之间耳。所谓相反者，则各怀酷毒，两仇不共，共则害事也。"（《珍珠囊》）一般而言，相恶药对较少提及，故此从略。

（二）五味药对

药有五味，辛散，酸收，甘缓，苦坚，咸软，淡渗。是以合而用之，辛甘发散为阳，酸苦涌泄为阴。（《素问·至真要大论》）药味互兼，参合多少，可穷五味之变。

1. 辛甘药对 辛味药散寒（发汗）与甘味药和缓（益气）相配的药对。其一，辛甘发散，辛以解表（如麻黄、桂枝、生姜），甘以缓急（如甘草、大枣），一般用于外感表证，发散风寒。如桂枝汤中的桂枝、甘草，生姜、大枣，即属此类。其二，辛甘泄热，辛以解泄（如桑叶、薄荷、蝉蜕），甘以和缓（如甘草、芦根）。如桑菊饮中有桑叶、薄荷、甘草、芦根，用于外感风热，发热咽痛等。其三，辛甘扶阳，以甘药（如人参、甘草、大枣等）补脾益气，辛温药（如干姜、桂枝等）温中助阳。常用的药对有桂枝、甘草，桂枝倍于甘草，温振心阳；干姜、甘草，甘草倍于干姜，温振脾阳，是温里为主。又如人参、陈皮，人参、苏叶，也是辛甘扶阳益气，治虚人气滞、虚人外感者。临床根据虚实情况，调配应用辛散和甘补的用量比例。

2. 酸甘药对 酸味药与甘味药相配的药对。酸味药（如乌梅、五味子、白芍、木瓜等）敛阴生津，甘味药（如甘草、生地、麦冬、百合等）润养补阴。酸甘以化阴，益阴敛阳，补虚生津，可用于阴血虚亏、津伤液亏之证。如乌梅、麦冬养阴生津，用于热病伤津烦渴；芍药、甘草养血柔肝，用于血虚腿足挛急疼痛。麦冬、人参为甘药，五味子为酸药，相配则成生脉散，益气养阴生津，用于气阴两亏。

3. 辛开苦降　辛味药和苦味药配对应用。辛药如桂枝、干姜、半夏、生姜、陈皮、香附、吴茱萸，散寒祛湿，和胃降逆，是谓辛开。苦味药如黄连、黄芩、枳壳、枳实等，泄热和胃，消痞除满，是谓苦降。和合用之，调和寒热，开通气机，常用于胸痹、胁痛、脘痞、腹满，属和解寒热之法。辛以生姜，苦以枳实，宣通胸阳。在此基础上，分别加桂枝、薤白、陈皮治胸痹短气，即成《金匮要略》宣痹通阳法。又，黄连之苦，半夏之辛，配伍瓜蒌开泄结胸，是治痰热的小陷胸汤。再者，黄连、干姜和黄芩、半夏两组药对相合，成为半夏、生姜、甘草3个泻心汤的"方核"，用治寒热互结的痞满。他如栀子、豆豉，黄连、吴茱萸，黄连、香附，半夏、厚朴，桂枝、枳壳等药对，均属此类，有些还是历代名方。

4. 辛酸药对　见下文"敛散同用"。

（三）阴阳药对

药物阴阳合和配对，还应包括寒热、动静、敛散、润燥、刚柔、消补、升降等药性两两相对成为药对者。除寒热、升降之外，兹将其他主要内容简述于此。

1. 敛散同用　辛散与酸敛两种药物配对应用，因此又可称为辛酸药对。其中一药温散寒饮，一药收敛肺气，邪正兼顾而敛散同用，是常用于痰饮咳喘的药对。如干姜、五味子，细辛、五味子，五味子、款冬花，五味子、紫菀，麻黄、白果配伍，可见于小青龙汤、射干麻黄汤、白果定喘汤等方中。再者，诃子、桔梗治失音，乌梅、干姜治久嗽，是以辛散开通邪气郁遏，酸敛收养肺气耗散之法。

2. 润燥互用　辛香苦燥药与阴柔滋润药相配成对，是燥湿理气、滋养阴血兼而用之的配伍方法。苦燥药如苍术、厚朴、半夏、陈皮、白蔻仁等，滋润药如熟地黄、当归、白芍、生地、石斛、麦冬等。较为典型的有麦冬、半夏和苍术、熟地黄二组药对。麦冬甘寒养阴为润，半夏辛苦降气为燥，润燥互用成对组方，治咽喉不利、火逆上气，是《金匮要略》麦门冬汤。苍术苦温燥湿健脾为燥，熟地黄甘温润养补肾为润，治脾湿肾虚之肠风便血久痔，是黑地黄丸（《素问病机气宜保命集》卷中）。实际上，典型的润燥互用法也是刚柔相济、动静相成者。

3. 刚柔相济　刚药属阳而动，温燥辛香；柔药属阴而静，润养甘补。二者相互配伍，阴阳互根，是为阴中有阳、阳中有阴，补而不腻，通而不滞。如巴戟天、肉苁蓉，蒺藜、枸杞子，补骨脂、胡桃肉，吴茱萸、五味子，熟地黄、附子，熟地黄、当归等，均属此类。实际上，本法应属最典型的阴阳互根、动静相成理论指导下的药对配伍，特别对久虚长期用补益方药者有重要作用。诚如《济生方·补益》："凡人有虚损之病，及早为之补益……用一刚剂专而易效，又当用一柔剂以制其刚，则庶几刚柔相济，不特取效之速，亦可使无后患……用药在乎稳重故也。"

再者，青皮、香附、乌药、降香、川楝子等刚燥，当归、白芍、枸杞子、柏子仁、麦冬、沙参等柔润，同用以疏肝气、养肝阴，典型方如一贯煎。又，砂仁、白蔻仁、藿香、佩兰、半夏等刚燥，石斛、麦冬、沙参等柔润，同用以理气和胃、滋养胃阴，典型方如麦门冬汤。如此则辛香以理气，滋润以养阴，兼而有之，两不相悖。

4. 动静相应 如四物汤，当归、川芎活血，主动；地黄、芍药养血，主静。四君子汤，人参、白术补气，主静；甘草、茯苓利水，主动。四逆汤，附子走而不守，主动；干姜守而不走，主静。以动药和静药在方中相配，是动静相应。

5. 消补兼施 消补兼施是消积药和补益药同用，主要用于体虚而食积、癥瘕、积聚者，如此则消积而不伤正，补气而不碍积。如白术、枳实，白术、厚朴，人参、厚朴，人参、枳实等，一以补气健脾、扶正培土，一以消积理气、除痞消满。此法可以《金匮要略》枳术汤、张洁古枳术丸为例，两方均用枳实、白术为药对成方。枳术汤以枳实为主药，以汤荡涤，消积重于补脾，是治水饮；枳术丸以白术为主药，以丸缓消，补脾重于消积，是治脾虚食积。

6. 攻补兼施 泻药以祛邪，补药以扶正，两药相配，是为攻补兼施。如人参、苏叶，人参、柴胡等药对，均是扶正祛邪而治虚体外感之法。又，人参、大黄是黄龙汤主药，补气攻下并用；黄芪、赤芍是黄芪赤风汤，补气活血并用，应属本法范畴。类此常是一些名方的组方要旨。如《金匮要略》鳖甲煎丸治疟母，用人参、阿胶补养，配鳖甲、䗪虫攻坚，以攻瘀破坚为主，是寓补于攻。《金匮要略》薯蓣丸治虚劳，用山药、人参、白术、当归、地黄等补益为主，柴胡、桂枝、杏仁、大豆黄卷、防风理气开郁为次，两相配伍，寓攻于补者，也是攻补兼施。

（四）寒热药对

寒凉药和温热药相配，药性相反而作用相成或相制，是为本法。以附子、大黄相配为主述之。

1. 寒热相成 适用于寒热错杂病证。附子泻心汤治虚实病证并见者。方中附子与大黄、黄芩、黄连并用，以治心下痞（实）而复见恶寒、汗出（虚）者，以大黄、黄芩、黄连清下，附子反佐而顾其正虚。附子须别煮取汁，大黄、黄芩、黄连三药用沸汤渍之，两汁相和饮服。此种煮法是取其"寒温异气，生熟异性，药虽同行，功则各奏"之义。他如附子、石膏治头风头痛，羌活、黄芩治眉棱骨痛，是温散与寒泄配伍，相成以止痛；肉桂、黄柏治口疮、咽痛，肉桂辛热引火下行，黄柏苦寒泻肾清火，相成以清上热。他如黄柏、细辛，黄连、细辛，寒热兼用，治口舌生疮，也属此类。又如丁香辛温理气，柿蒂寒凉降逆，相配后为丁香柿蒂汤，相成以降逆，可治呃逆。

2. 寒热相制 利用寒热药性相反而达到作用相制的目的。此类药对配伍后，寒热药性相互制约，药性不著而趋于平和，甚而达到某一药性的统一，从而扩大了适用范围。如《金匮要略》大黄附子汤，用大黄、附子、细辛组方，主治阳虚寒结，胁下偏痛，手足厥冷，脉弦紧等。方中以细辛、附子之热制大黄之寒，则大黄寒性被制，而通腑祛邪之功犹存，是为去性存用之法，从而突显了三药的止痛作用，温散寒凝、苦辛通降。又如《千金要方》温脾汤，附子、干姜和生大黄、芒硝两组药对相配相制，干姜、附子之热为大黄、芒硝之寒所相制，从而突显其攻下作用，故能治中焦虚寒，冷积内阻，腹痛便秘者，也可看作是以大黄、附子药对寒热相制的实例。应该指出，辛开苦降药对实际上也是寒热相配。

（五）升降药对

1. 升降脾胃 脾主升清，胃主降浊。脾升则健，胃降则和。用升清运脾与降通胃浊之药相配，治中焦清浊相混，脘痞腹胀，纳谷不香，大便不爽。如用甘草、粳米、麦冬、石斛配方，益脾升运，润胃降逆，即是叶天士常法；用柴胡、升麻升清阳，黄连、黄柏降浊阴，是李东垣治脾胃内伤病之常法。又如香附、苍术一升一降，散郁和中而致气血冲和，是朱丹溪六郁汤、越鞠丸的主药。

2. 升降肺气 升，宣通肺气；降，肃降肺气。是治肺气无以宣肃，郁滞不畅而咳嗽，大多为实证。如三拗汤之麻黄、杏仁，杏苏散之紫苏、杏仁。又，桔梗、枳壳，桔梗、苏子，厚朴、杏仁，一开一降，治咳嗽不畅，胸闷。又，麻黄辛宣，射干苦降，如仲景射干麻黄汤治咳喘，叶天士则用麻杏石甘汤加射干治寒包火之音哑。此外，升引肝气和泄降腑气以治胁痛，如柴胡、枳壳，川芎、枳实，桂枝、枳实，临床较为常用。

3. 升降肠腑 肠腑痹阻，大便不行，升降失司，治以升降法，以升降大肠气机，是治疗便秘之一法。如升麻、枳壳，升麻、槟榔，宽肠下气；升麻、泽泻，升麻、牛膝，开泄浊邪；升麻、大黄，羌活、大黄，通降肠腑。诸此均是通过升麻或羌活升散而达到治疗效果，可见于通幽汤、济川煎，有别于一般的攻下。

4. 升降相因 其一，升降散用姜黄、大黄苦寒沉降，泄热解毒，是降者泄其下；蝉蜕、僵蚕轻浮上行，升散解毒，是升者清其上。升降相因而清温败毒，升阳散火。其二，川芎、羌活辛散祛风以升，大黄、龙胆草苦泄清肝以降，和合配伍，组成《小儿药证直诀》泻青丸，治肝火病证。又，芎黄散用大黄以苦降，川芎以辛升，升降相因，治风火头痛。又，清空膏主用羌活、黄芩二药，羌活升散祛风，黄芩降泄，治风湿热头痛。（《兰室秘藏》卷下）又，升麻以升，乌药以降，流通其气，理气止痛，治小肠疝气胀痛，也属此类。（《孙天仁集验方》）《赤水玄珠》卷11秘传二奇汤也用升麻、乌药，治小便淋浊疼痛。

5. 交通心肾 也称升水降火。心肾不交、水火未济之证，常引起失眠心烦，可用本法。如交泰丸用生黄连为君，降心火；少佐肉桂补肾水，引火归原，如此则降火以就水，达到心肾相交。又如《邵真人经验方》椒苓丸，以川椒为主温肾，其性下行使火热下达；配茯苓为次，安神宁心，利水渗湿，用治命门虚寒，是另一法。又，《百一选方》朱雀丸，以沉香沉降摄纳，人参、茯神宁心安神，交通心肾，治心神不宁，火不下降，水不上升。再者，《积善堂方》坎离丸，以黄柏四倍于苍术坚阴升水为主，配苍术燥湿摄纳阴火为次，是升水而降火者。

6. 开上通下 肺气不宣，肠痹而大便不通，可用本法。如杏仁、紫菀、桔梗，配枳壳、瓜蒌、枇杷叶，是叶天士治肠痹法。所谓开降上焦肺气，上窍开泄，下窍自通。又，小便不通，肺气不宣，也可用本法。如《侣山堂类辩》用麻黄、杏仁宣肺启上，治小便不利之癃闭；赵绍琴用苏叶、防风疏风，杏仁宣肺以启上，治尿潴留，均属此法。

三、影响药对作用的因素

（一）炮制和药对

《韩氏医通》："药有成性，以材相制，气味相洽，而后达夫病性。"药物经过火制、水制、水火合制等炮制方法后配对或组方，可以缓和药性，减轻副作用，扩大应用范围。

1. 常规炮制　如半夏、生姜二味均为温胃和胃之品，生姜能制半夏之毒，还能促进半夏的止呕作用，故有姜制半夏。又如黄连、生姜药对作为炮制法，即姜黄连，可和胃止呕，治寒热互结，湿热中阻。吴茱萸、黄连药对作为炮制法，制成萸黄连，能疏肝和胃，用于肝胃不和之呕吐吞酸。如此药对，已成为常规炮制。

2. 交加法　生地黄凉血，养阴清热；生姜温散，暖宫散寒。二药分别研汁，交加相浸，如此寒温相制，用于妇科诸疾，则既能摄养止血，又可化瘀散结。如《妇人大全良方》交加散，生地黄250克研汁，生姜250克研汁，交互相浸一夕，次日各炒黄，浸汁干后焙研末，温酒调下，治妇女经脉不调，血崩、腹痛、积聚等。《济生方》卷2交加散则治产后中风。

3. 生熟同用　生品以清热，熟品以凉血。如川大黄（一半炭火煨，不可过性；一半生）、大甘草节各60克，为细末。每服3克，日3次，空心温酒调下，一二服，以利为度，治发背痈疽，初起赤溃。（《医便》卷3二黄散）又，生品清热解毒，炙药甘和缓急。如《医方易简新编》生甘草、炙甘草各等分为蜜丸，治内热便血或痔疮出血。近今也有用此法者，如治经期吐衄，用生夏枯草清肝泻火，夏枯草炭凉血止血，以此为对，各半同用，共30~60克，水煎服。再如《东垣试效方》清空膏治偏正头痛，方中用黄芩，即一半酒制，一半炒。

4. 四制法　同一药分4份，分别用酒、醋、盐、童便浸炒，酒以温，醋以敛，盐以降，童便止血，然后混合成方，可视为特定的药对。如四制香附丸，香附子去毛500克，分作4份，各以酒浸、醋浸、盐水浸、童便浸，洗净，晒干，捣烂，微焙细末，为丸，如梧子大。治妇女月经不调，兼治诸病。《瑞竹堂经验方》此外，也有用不同药物炒制的，如四制苍术丸，苍术500克分作4份，分别用青盐、川椒、川楝子、补骨脂和小茴香炒，余药不用，取出苍术为末，酒糊丸，梧子大。治痰饮。（《瑞竹堂经验方》）吴茱萸、黄连、黄柏、泽泻、木香等药运用时，也有类似例子。《医学入门》甚至有七制香附之法。

（二）剂量和药对

中药不传之秘在用量。在药对中，二药用量配比变动，则可改变其主治作用和治疗效果。

1. 功效变化　以苍术、麻黄说明。一般而言，二药相配，有解表利湿、祛除水湿的功效。在临床上，苍术、麻黄两药等量，则能发大汗；苍术倍于麻黄，则发小汗；苍术3倍于麻黄，则有利小便作用，可治水肿；苍术4倍于麻黄，则湿邪自化。在相畏相反药对中，二药量比关系甚至能决定药对的毒副作用，从而影响其应用情况。如甘遂与甘草成对，甘草与甘遂用量相等，则其副作用明显减轻；若甘草用量大于甘遂，则会产生明显的副作用。

2. 君臣主次　君药为主，用量大；臣药为次，用量较小。通过药对二药用量变换，致使方剂君臣互易，可达到治疗不同病证的目的。如《本草纲目》引陈嘉谟：凡内伤脾胃，发热恶寒，吐泄怠卧，胀满痞塞，神短脉微者，当以人参为君，黄芪为臣；若表虚自汗亡阳，溃疡痘疹阴疮者，当以黄芪为君，人参为臣，不可执一也。再如《医宗金鉴》卷45参地煎，生地、人参各15克，水煎服，治吐衄不已。气虚倍人参为君，血热倍生地为君。

3. 六一量比　在药对二药中，君臣用量之比例为6：1，差距显著，是特定用量比值的方例。较为著名的有六一散、左金丸、当归补血汤、连附六一汤等药对方。如六一散，滑石、甘草六一比，即滑石量是甘草量的6倍。同理，连附六一汤，黄连、附子六一比；左金丸，黄连、吴茱萸六一比。在本书"甘草"论述中，有黄甘散、去杖汤、黄芪六一汤、白术六一汤、石莲子六一汤等药对，其君药分别是黄连、赤芍、黄芪、白术、石莲子，和臣药甘草成方。此乃君大剂量、臣小剂量成方（药对）的特殊形式，可称为"六一量比"类方。由于二药用量比例悬殊，常可收到常规用量配比不能得到的良好效果。

4. 剂量互易　在一些药对中，经过二药用量的变换，其主治病证可有所不同，从而增大了药对的适应范围。

（1）二便不利：荆芥轻清以升阳，大黄重浊以降阴。清阳出上窍，浊阴归下窍，则二便随泄。《医方考》倒换散用荆芥、大黄各等分为末，每服3～6克。小便不通，倍用荆芥；大便不通，倍用大黄。颠倒而用，故称"倒换"。又，《古今医鉴》卷8倒换散用大黄、杏仁。大便不通，大黄30克、杏仁10克；小便不通，大黄10克、杏仁30克，水煎服。二方均用大黄主治二便不通，唯配药不同，且均为剂量互易，为倒换法之例，值得研究。再如：升麻清解升阳，乌药理气降浊，配伍应用治小便淋浊疼痛。若小便前痛，乌药10克、升麻5克；小便后痛，升麻10克、乌药5克，水煎服。（《赤水玄珠》卷11秘传二奇汤）

（2）外疡：肉桂温散托毒，大黄凉血解毒，可治外疡之阴证、阳证。《瑞竹堂经验方》防风当归散，通过肉桂、大黄二药的剂量倒换互易，分别治疗热毒疮疖和寒性脓肿。肉桂3～15克（阳证3g，阴证15g），大黄3～15克（阳证15克，阴证3克）。又，白芷排脓，适于痈疡未溃者；贝母敛疮，适于痈疡已溃者。二药配对，用量互易，治发背痈疽，未成已成，未溃已溃，痛不可忍。方如《古今医鉴》二仙散，白芷未溃用30克，已溃用15克；贝母未溃用15克，已溃用30克，好酒煎服。

（3）赤白痢：治痢色白为寒者，生姜30克，细茶15克；色赤属热者，细茶30克，生姜15克；赤白混杂，姜、茶各15克，并同青皮、陈皮，水酒煎汤服之。（《续名医类案》卷8《疟痢门》）

（4）冻疮：《串雅外编》卷2治冻疮方，黄柏、皮硝，研细末外敷。已破者柏七硝三，未破红肿者柏硝各半，初起者硝七柏三。今用，感染组用黄柏60克，芒硝30克；非感染组用黄柏30克，芒硝60克，研末，水调糊状外敷之。（武警医学，2002，10：635）

（三）分部同用

药物应用部位不同，其主治效用常有较大的区别，如麻黄，发汗用茎，止汗用根，二者同用则可平喘（陈苏生二麻四仁汤）。

1. 一药分部同用 桑叶与同源药品配伍，是施今墨方案常用者，如桑叶、桑白皮，桑叶、桑枝，桑叶、桑寄生。同理，桑叶、桑椹也可同用，以补肝肾而生发，用治发落、发白等。一物分部入药，其功用有异，多载于古代本草中。施今墨用瓜蒌子、瓜蒌皮，桑叶、桑枝，金银花、忍冬藤，苏叶、苏梗等成对配伍，亦是其例。

2. 一药四部同用 分别在四季采收一药的花、茎、叶、根，并同用成方，以集天时地养精华，达到养生延年之效。

（1）菊：以菊之四部，即花、叶、根、茎组方，可养生延年。三月采苗，六月采叶，九月采花，十二月采根，并阴干，等分捣杵为末，蜜丸梧子大，或为散，酒调下。（《本草纲目》卷15引《玉函方》王子乔变白增年方）

（2）枸杞子：枸杞子有四时采药养生方，如刘松石《保寿堂方》地仙丹，春采枸杞叶（天精草），夏采花（长生草），秋采子（枸杞子），冬采根（地骨皮），并阴干，用无灰酒浸一夜，晒露四十九昼夜，取日精月华之气，待干为末，炼蜜为丸如弹子大。每早晚各用1丸细嚼，以隔夜百沸汤下。（引自《本草纲目》卷36）

四、药对的临床应用和方剂研究

（一）药对的临床应用

1. 药对的单独应用 即药对方的应用。如金铃子散以川楝子、延胡索成方，治气滞疼痛；失笑散以蒲黄、五灵脂成方，治血瘀疼痛；二妙散以黄柏、苍术成方，治湿热下注；干姜附子汤以干姜、附子成方，治阳虚阴盛。药对方是各个方剂组成的基础。通过药对方的应用和研究，可深入了解相关的每味药和每个方的性质效用。从这方面说，以方测证是以药对方的主治范围和基本病机进行临床思考的形式。

2. 药对的联合应用 数个药对联合应用组成方剂，是药对应用最常见的形式。不少名方均由药对方组成。如小柴胡汤，由柴胡、黄芩，半夏、人参，甘草、生姜、大枣3个药对组成；四物汤由当归、川芎，地黄、白芍两个药对组成；生脉散由人参、麦冬，人参、五味子，五味子、麦冬3个药对组成。

以药对或药对方组成的方剂，常能治疗复合证候，药物作用增强，毒副作用减少，临床适应证广泛。如逍遥散，由柴胡、甘草，薄荷、生姜，当归、白芍，茯苓、白术4个药对组成，调配其主辅佐使药物，则能治疗各科病症，适应各种以肝、脾、气、血为主的证候。（见本书上篇第四章《用方规矩论》）四逆加人参汤，由附子、干姜，附子、甘草，人参、附子，干姜、甘草等药对或药对方组成，每味药均能和方中任何药组成二味药对方，作用强而毒副作用小，是最严格而完整的四味药网方。（见本书上篇第六章《增效减毒论》）。

（二）药对和治法

1. 药对和治法　以柴葛解肌汤为例说明之。本方以药对的形式巧妙地组方，并浓缩成 5 个药对方和相应治法。

（1）羌活、石膏：辛温配辛寒，师大青龙汤法，是两解表里法。

（2）葛根、白芷：轻清扬散，有升麻葛根汤意，是透解阳明法。

（3）柴胡、黄芩：寓小柴胡汤，是和解少阳法，引领邪热外出。

（4）桔梗、甘草：即桔梗甘草汤，善除咽痛，是利咽止痛法。

（5）白芍、甘草：即芍药甘草汤，是酸甘化阴法。

如此诸法合用，发表、清里、和解、透散，令外邪从多个病理层次透泄解利，从而使三阳发热自退。

2. 药对和八法　以药物配伍严谨而组成的药对方（祖方）为例，常体现其相应治法（八法）。

（1）清：大黄黄连泻心汤是苦寒清热法，为清法代表方。

（2）温：干姜附子汤是辛热温阳法，是温法代表方。

（3）补：参麦饮（人参、麦冬）是甘寒生脉法，是补法代表方。

（4）消：硝菔通结汤（芒硝、鲜莱菔）是通下消积法，是消法代表方。

（5）和：《本事方》柴胡甘草散治伤寒发热，是和解退热法，为和法代表方。

（6）吐：瓜蒂散（豆豉、瓜蒂）是涌吐泄邪法，是吐法代表方。

（7）下：《家塾方》承气丸（大黄、芒硝）治腹满燥实，大便不通，是攻下泻实法，为下法代表方。

（8）汗：《肘后方》葱豉汤（葱白、豆豉）治伤寒无汗恶寒，是辛温发汗法，为汗法代表方。

（三）药证和方证

1. 药对和方证　以小柴胡汤为例，从药对角度进行解析，对方证寻求则更为深入，方解表述更为合理。

（1）柴胡、黄芩是小柴胡汤的核心药对，疏解少阳郁热。其对应的主症是发热、口苦、焦虑。发热用柴胡、黄芩，首先是"往来寒热"，发热和怕冷交替出现。其次是潮热、全身发热或继发性发热，如兼见脉弦、口苦等其他柴胡汤的佐症，即可用之。口苦的同时伴有咽干，是柴胡、黄芩的使用指征。口干和咽干，病人的体验是不太一样的，应仔细询问。口苦者常有一个特点，做事容易犹豫不决，是胆气不决、胆汁上逆引起的口苦。因此，胆气不决引起的焦虑、抑郁，是柴胡、黄芩的第 3 个主证。

（2）柴胡、半夏主要作用是推陈致新，辛散以散肠胃积滞。

（3）半夏、生姜是小半夏汤，温胃止呕，和胃降逆。

（4）柴胡、黄芩、半夏、生姜具有疏解少阳郁热、推陈致新、温胃止呕功效，可除心腹肠胃间邪气。因此，治疗胸胁胀满就要四药合用。

（5）人参、甘草、生姜、大枣是小柴胡汤中扶助正气的四味药，其用意有三：一是正邪交战，不能忽视扶助正气，正胜方能邪退；二是"见肝之病，知肝传脾，当先实脾"，治疗少阳病不能忽视脾胃；三是"四时百病，胃气为本"，胃气的恢复是疾病向愈的关键。

"柴胡八症"包括口苦、咽干、目眩、脉弦、往来寒热、胸胁胀满、默默不欲饮食、心烦喜呕。这八症必须综合分析，方可用小柴胡汤。

2. 药对和药证（中药主治） 将有同一味药的几个相类药对进行对比分析，常可深入了解配伍药物的相关的基本证候，也就是药证。

（1）枳实、芍药、白术：如枳术汤（枳实、白术）治心下坚、大如盘，枳实芍药散（枳实、芍药）治产后腹痛、烦满不得卧。两者对比，枳实理气散滞，治腹满；芍药和血止痛，治腹痛；白术利水化饮，治肠鸣腹胀，三药主症尽显。

（2）生姜、干姜、姜汁：同为姜、半夏药对，因药量、药材、剂型不同，主治有所区别。如小半夏汤，用半夏一升、生姜半斤；生姜半夏汤，用半夏半升、生姜汁一升；半夏干姜散，用半夏、干姜各等分为散；生姜泻心汤，半夏、干姜、生姜同用。从四方姜、夏药对分析，可知生姜汁止呕作用最佳，而干姜偏于温胃。治呕吐为主则用生姜，心下痞硬而腹痛泄泻则应用干姜。如此则可掌握生姜、干姜、姜汁相关药证，并深入了解其主治和药性区别。

第二章 引经药引论

一、引经药

（一）引经报使

某些中药可引导其他药物的作用（药力）到达病变部位（脏腑、经络），此类具有引导药向作用的药物称为引经药，属方剂君臣佐使中的使药。"引经报使"则是方剂组成与中药归经理论结合下，根据药性特点和临床实际提出的配伍理论，首见于张洁古《珍珠囊》，《医学启源》称为"各经引用"，王好古《汤液本草》称为"东垣报使"，而后又为《本草纲目》记载。

1. "归经"和"引经" "归经"是本草概念，每一药均具有，用来说明该药对某脏某腑的治疗作用，范围较广泛。"引经"则属方剂内容，范畴较狭窄，是指某药对全方主治的向导效用。因此，归经是引经报使的前提，引经报使是归经理论的进一步发展。如龙胆泻肝汤全方泻肝火，方以柴胡引肝经；清胃散全方泻胃火，以升麻引胃经。

2. 十二经引经报使药 手少阴心，黄连、细辛；手太阴小肠，藁本、黄柏；足太阳膀胱，羌活；足少阴肾，独活、桂（肉桂）、知母、细辛；手太阴肺，桔梗、升麻、葱白、白芷；手阳明大肠，白芷、升麻、石膏；足太阴脾，升麻、苍术、葛根、白芍；足阳明胃，白芷、升麻、石膏、葛根；手厥阴心包，柴胡、丹皮；手少阳三焦，连翘、柴胡，上部地骨皮，中部青皮，下部附子；足厥阴肝，青皮、吴茱萸、川芎、柴胡；足少阳胆，柴胡、青皮。值得指出的是，引经药以善于行走而辛味者为多。

（二）引经报使的应用

1. 应用原则和示例 在具体应用时，要结合病位上下、药性寒热等情况选用。手足同名经往往可用同一药引经。

（1）少阴经病，在上用细辛，在下用独活。手少阴心病，热用黄连，寒用细辛；足少阴肾病，热用知母，寒用肉桂。手少阴心、足少阴肾同用细辛为引。

（2）太阴经病，在上用桔梗、升麻，在下用白芍。足太阴脾、手太阴肺，同用升麻为引。

（3）头痛分经论治：《汤液本草》引张洁古，太阳羌活，少阴细辛，阳明白芷，厥阴川芎、吴茱萸，少阳柴胡，用者随经不可差。类此分经，在临床治头痛时可选择应用。

2. 骨伤科引经药 因损伤部位明确，其方更需有针对性强的引经药。

（1）头颈：头后部用太阳引经药，如羌活、蔓荆子、川芎；头两侧用少阳经引药，如柴胡、川芎、黄芩；前额及眉棱骨用阳明引经药，如升麻、白芷、葛根、知母；巅顶用厥阴引经药，如吴茱萸、藁本、细辛；颈项部用葛根。

（2）四肢：上肢，桑枝、桂枝、羌活、防风；肩臂部，姜黄；下肢，牛膝、海桐皮、独活、木瓜、防己。骨节疼痛用松节、天南星，因油松节能透入骨节。而伤科治骨折诸方多用天南星，以其止骨节痛。

（3）躯干：上部羌活，下部独活。胸部，柴胡、郁金、香附、紫苏子、枳壳；两胁部，青皮、陈皮、延胡索、紫荆皮；背部，威灵仙、乌药、羌活、防风；腰部，杜仲、续断、淫羊藿、补骨脂、狗脊、枸杞子、桑寄生、山茱萸；腹部，炒枳壳、槟榔、厚朴、木香；小腹部，小茴香、乌药。

（4）五脏：肝经用柴胡，肺经用桔梗、芦根，脾经用龙眼肉、升麻，肾经用狗脊、肉桂，肝、脾血分用赤芍，胆经用龙胆草。

（5）脊：用鹿角、鹿茸引药至督脉。《类证治裁》："脊者，督脉及太阳经所过，项脊常热而痛者阴虚也，六味丸加鹿角；常寒而痛者阳虚也，八味丸加鹿茸。"

除此之外，红花质轻浮散，辛温走窜，擅达头面、肢臂、肌表等部位，亦常作骨伤科引经药。一为旁走手臂，二为上达头面，三为散走肌表。

3. 咽、喉、耳、鼻、口的引经药 因五脏通五窍，诸上窍病应用相应引经药，也在理中。

（1）咽：桔梗、马勃为咽部引经药，桔梗配银花等可治咽痛，桔梗配四七汤等用治梅核气，马勃配连翘、银花治乳蛾。

（2）喉：蝉蜕作为喉部引经药，取蝉鸣叫，以声达声，常配玉蝴蝶等治急、慢性喉喑。

（3）耳：防风散风，可作耳病的引经药，配通气散等治外感风邪之耳闭、耳鸣、耳聋。柴胡疏肝，是耳病引经药，常配川芎等治肝郁引起的耳胀、耳闭、耳鸣、耳聋等。又，柴胡、夏枯草同入肝胆，治肝胆火热之耳痛等。

（4）鼻：苍耳子、辛夷、白芷辛散通鼻，可作为治鼻塞、鼻渊的引经药。

（5）口：升麻、藿香分别入胃、脾，是口的引经药，用治口疮、口糜。升阳用升麻、葛根、柴胡引经，通窍用石菖蒲、路路通、木通引经。

二、药引

又称"引药"，俗称"药引子"。是在汤、丸、散、膏、丹等剂型中，兑入或煎汤冲服一至三味的引经药、使从药、附加药，属使药范畴。药引，主要是引经报使，调和诸药，消除毒性，矫味增效。在方剂中，药引一般列于诸药的末尾，或列于处方的煎服法中。

（一）药引的分类及作用

1. 药引的分类 其一，引经药（见前）。其二，使从药，多用于汤剂后，或丸、散、膏、丹之外，用于煎汤冲服，以协同诸药作用。如小活络丹用荆芥汤冲服，藿香正气散用香薷、生姜汤送服。这里的荆芥、香薷即是药引。其三，附加药，多为临时采用的食物，常是炮制药物和各种剂型的辅料或赋型剂，如姜、枣、葱、蜜、盐、糖、醋等，有矫味增效作用。有一些毒性药内服时常用一药为引同煎，煎后只服药引。如闹羊花根与鸡蛋同煎后，服鸡蛋而不服药汁。有的药物不便服用，也可与药引同煮，只服药引，如童便炖鸡蛋，只服鸡蛋。

2. 药引的作用

（1）增强疗效：鲜芦根清热生津，用两段煎汤送服银翘解毒丸，可提高清热解毒的疗效。又如再造丸、七厘散，宜用温黄酒送下，取其温经通络、活血化瘀作用。附子理中丸、藿香正气丸，用生姜煎汤送下，取其温散里寒，发散表寒，温中止呕。六味地黄丸、锁阳固精丸宜用淡盐汤送下，取其引药入肾，增强疗效。

（2）降低毒副作用：如舟车丸行气逐水，泻下作用峻烈，辅以大枣煎汤送服可缓解峻药之毒，减少药物副作用。

（3）引经：如羌活性向上，独活性向下，桑枝达四肢，甘草梢达阴茎，枳实宽胸，桔梗上行，牛膝下引等，在汤剂中用之，可引他药。

（4）矫味：如服药欲吐，可加点姜；欲温中，加饴糖（麦芽糖）等。

（二）药引的示例

1. 主证不同

（1）《是斋百一选方》双补丸：熟地黄、菟丝子药对，治肾虚下弱，用不同药引送服，可主治不同病证。如气不顺，沉香汤下；心气虚，茯苓汤下；不得眠，酸枣仁汤下；肾气动而疝痛，小茴香汤下；小便少，车前子汤下；小便多，益智仁汤下。

（2）《普济方》乌香正气散：香附、乌药药对，散寒理气。如以葱、姜为引汤下，治妊娠伤寒；当归、乳香为引汤下，治妇人血瘀、血瘕；荆芥酒为引送下，治血热血风，遍身红痒；炒盐、小茴香、五灵脂为引汤下，治男子小肠气痛；槟榔磨汁为引，治大人、小儿虫症；乌梅、干姜、甘草为引汤下，治大人、小儿泻痢。

（3）《韩氏医通》黄鹤丹：治气火久郁之百病，黄连、香附和合研末为丸。外感用葱、姜汤下，内伤用米饮下，气病木香汤下，血病酒下，痰病姜汤下，火病白汤下。（《本草纲目》卷13）

（4）《宣明论方》六一散：滑石60克、甘草10克，研细末。实热欲饮冷者，新汲水调下；解利伤寒，发汗，煎葱白豆豉汤调下；通乳，猪肉汤调下；难产，或用香油下，或以紫苏汤调下。

2. 病脏不同　用药如此，食物作引亦然，如人参、当归为末，入猪腰汤调服，治肾虚产后发热盗汗，以肾补肾。（《续易简方》）而用猪心汤调服，则治小儿怔忡虚汗，收敛心气，以心补心。（《万病回春》）

3. 病位不同　因病变部位不同，同方而药引有所不同。如大黄、生甘草各30克，生牡蛎18克，瓜蒌仁40粒，水煎服。疗在上者加川芎10克为引，在两臂者加桂枝10克为

引，在下者加牛膝 10 克为引。（《医学衷中参西录》大黄扫毒汤）

4. 性别、年龄不同

（1）性别：男女用引不同。男子以气为本，女子以血为本，故调服药引也应有所不同，如大黄、血竭为丸，治虚劳血瘀。男子用木香少许，与酒同煎送服；女子用红花少许，与酒同煎送服。（《医方类聚》卷 152 神应丹）

（2）年龄：《仁斋直指方》卷 15 润肠丸，用杏仁、枳壳、麻子仁、陈皮、阿胶、防风等研末蜜丸，治血虚气滞，大便秘涩。壮者用荆芥汤下以疏风，老者用苏子汤下以降气，是年龄有别、药引有不同之例。

5. 例证

（1）葱白为引：桔梗 4.5 克，杏仁 6 克，薏苡仁 6 克，茯苓 9 克，猪苓 6 克，陈皮 3 克，大腹皮 6 克，木通 3 克，泽泻 6 克，五加皮 3 克，葱白一小撮。治慢性肾炎蛋白尿、咳嗽气促、尿少水肿者。此方以五苓散合五皮饮加减方，一是用桔梗、杏仁为佐使，提壶揭盖、宣降肺气，开上窍以利下窍；二是用葱白作药引，通阳以利水。

（2）水酒合煎：以酒为引，水酒合煎，通络行经，活血温阳，大多以躯干疼痛、肿毒为主治。如：炙黄芪 30 克，党参 30 克，当归 15 克，制狗脊 15 克，怀牛膝 15 克，先将黄酒 60 克倒入中药内，浸泡 1 小时后，再加水煎煮。治腰肌劳损，寒冷疼痛，夜半后加剧。全方量为三两半，故名。（马云翔验方三两半）又，当归、白芍各 90 克，陈皮、柴胡各 15 克，羌活、秦艽、白芥子（炒研）、半夏各 9 克，附子 3 克。水 6 碗，煎 3 沸，取汁 1 碗，入黄酒服之，一醉而愈。治肩臂痛，肝气郁。以平肝散风，去痰通络为治。今用治肩周炎。（《傅山男女科》肩臂痛方）又，黄芪 15 克，银花 30 克，当归 24 克，甘草 6 克，水酒煎服。用治无名肿毒。（《串雅》四金刚）又，黄芪 240 克，远志 90 克，石斛 120 克，川牛膝 90 克，水酒煎服。治鹤膝风。（《验方新编》四神煎）又，生黄芪 30 克，当归、白芷各 15 克，水酒各半煎服。治新产无乳。（《达生篇》通脉汤）

（3）地黄剂酒煎法：仲景凡地黄剂均与酒同用，几成定例。后世多从酒之性诠释，如"酒可通经"，柯韵伯则曰："清酒引之上行。"

如胶艾汤亦与酒同煎，然胶艾汤乃止血之用而无须通经，也无须引药上行。防己地黄汤以酒渍防己、防风、桂枝、甘草等四味一宿，绞取汁，再与地黄汁和合。尤在泾释："酒浸取汁，用是轻清，归之于阳，以散其邪。"（《金匮要略心典》）恐非仲景原意。试想药与酒同煎，汤成则酒味俱挥发殆尽，何以通经或上行？如解释为地黄剂的酒有"溶媒"作用，以利有效成分析出，应是仲景本意。

黄仕沛于大剂量生地的地黄剂，如炙甘草汤、防己地黄汤等也常与酒同煎。汉代尚无蒸馏酒，故不应是高粱酒，应是黄酒，如花雕酒。临床可以水 7 ~ 8 碗煎药至 3 碗左右，放花雕酒半支或 1 支，再煎成 1 碗，效果较好。又治功能性子宫出血见血热证者，生地 60 克，黄酒 500 毫升，为 1 日剂量。头煎先用黄酒 375 毫升，冷水 125 毫升，文火煎取 100 毫升药液；再用黄酒 125 毫升，冷水 250 毫升，文火煎取 100 毫升。混匀两次药液，加红

糖少许，早晚分服。对确诊而目前无出血者，可在下次经期第 4～7 日开始服药。（中西医结合杂志，1991，3：176）

（4）经方水酒合煎例：经方有酒煎法、酒浸法、酒服法、酒水同煎法等。如瓜蒌薤白白酒汤即酒水同煎法。白酒之气轻扬，能引药上行，助薤白以开胸痹。而今使用此方多不加酒，则使活血通经之义有变，疗效恐减。再如当归四逆加吴茱萸生姜汤用清酒，以辅助其阳气，流通其血脉。柯韵伯曰："清酒以温经络，筋脉不沮弛，则气血如故，而四肢自温，脉息自至矣。"可以看出经方煎药溶媒的选取相当讲究，溶媒的选择与方剂的功效又密切相关。

6. 常用药引示例

（1）动物类药引：如蚱蝉，每用 3～5 个，可以助听开窍，用于实聋。蝉蜕每用 1～2 对，治音哑，取其发音，亦以声达声之意。再如淋证可用蟋蟀、蝼蛄。蟋蟀每用 1～2 对，可以解热，又能利尿，取其穿通，用于尿路点滴不通。蝼蛄农村夏季夜晚可以灯诱捕，每用 3～7 个，焙干，利尿通淋效好。

又，鹅血治噎膈初期有一定效果，有利膈进食的作用，每用 1 只鹅的血。如见水肿，可用鲤鱼，利尿消肿，本千金鲤鱼汤方意。鲤鱼每用约 500 克重 1 条，煮汤时不加盐。

（2）叶类解暑药引：如鲜荷叶，每用 1 角（1/4 张）～1 张，可以清热解暑，开胃进食，沁人心脾。鲜佩兰，每用 15～30 克。如夏日潮湿，口中甜腻，可用大量，取其芳香清暑化湿，亦"治之以兰"之意。又，竹叶 10 克，灯芯 1 束（约 3 克），用于暑热，既解暑又利尿。

（3）食物类药引：有一定代表性的，如细茶叶（即好茶叶），每用 10 克，可以治偏头痛。再如麻杏石甘汤加细茶叶名五虎汤，可用于大叶性肺炎、小叶性肺炎，加茶叶又具强心作用。生姜汁，取鲜姜以水稍泡过，切成细末，乘湿压榨成汁。如服竹沥水时觉恶心欲吐，加 2～3 滴生姜汁于竹沥水中，即可和胃纳药。又，黄酒用治外伤，古方常水酒各半煎药内服。鲜青果又名鲜橄榄，每用 1～2 个口含，治咽喉痛。

（4）花类药引：凌霄花每用 7 枚，用于经闭，通经效好。鸡冠花每用 10 克，既可止痢，又用于白带。白鸡冠花用于白带、白痢，红鸡冠花用于赤带、赤痢。又，金莲花每用 15 克，治咽喉肿痛，用于咽炎、喉炎、扁桃体炎、乳蛾。

（5）其他：常用的如桑枝，每用 15～30 克，治四肢络脉不通，取其通达四肢。苎麻根每用 30 克，治胎动不安。水红花子即辣蓼子，消臌胀水肿，今多用于肝硬化腹水。鲜竹沥每用 15～25 克，化痰效好。如为寒痰，可加生姜 2～3 滴，以反佐其寒性。

第三章　煎服方法论

一、汤剂煎药法

汤剂是中药最为常用的剂型之一，它的制作对煎具、用水、火候、煮法都有一定的要求。若煎煮器皿选择不当、加水量过少、火力过猛、煎煮时间过长，特殊药物的煎煮方法不当，都会影响药效。

（一）常规煎药

1. 正确选择煎药器皿　煎煮中药以砂锅、瓦罐为好，因这类器皿的材质稳定，导热均匀缓和，可防止锅底温度过高导致质地较重的饮片烧糊烧焦。同时，不易与药物发生化学反应，故自古沿用至今。此外，还可以选搪瓷、不锈钢、玻璃器皿。但忌用铁锅、铜锅、铝锅或有害塑料制品煎药，因这些材质的化学性质不稳定，在煎煮药时能与中药所含的化学成分发生反应，从而改变药性，影响汤剂的质量。再者，煎药前，要彻底清除锅底残留的药渣油垢，以保证锅底干净。

2. 谨防清洗过度　一般中药煎煮前不建议清洗，清洗不仅会造成药材中水溶性成分及部分炮制辅料的损耗，也可能冲掉部分粉类、细小种子类药材，影响药物药效。若确实需要清洗，应选择流动水快速冲洗，或轻轻淘洗药材表面，并用纱布或滤网等过滤清洗液，避免药材与水接触时间过长或小颗粒药材的流失。

3. 药物的浸泡　煎煮前可以先用冷水浸泡药物，加入的水量应超过药物表面 3～4 厘米，使药材充分浸透变软，有利有效成分煎出。此外，中药材大都含有蛋白质，故不宜用热水浸泡，否则表面蛋白质易凝固，会影响有效成分析出。浸泡时间需要根据药物性质而定，以花、叶、茎类药材为主的处方，可浸泡 20～30 分钟；根、根茎、种子、果实、矿石、化石、贝壳类药材为主的处方，可浸泡 1 小时。总体来说，浸泡时间不宜过久，以免引起药物分解及变质。

4. 正确选择用水　古代医家对煎药用水非常重视，历代方书中记载了多种煎药用水，如长流水、急流水、甘澜水等。目今煎药用水，只要质地清洁透明，符合饮用标准即可。需要特别提醒，不建议选择金属离子含量较高的矿物质水和完全不含金属离子的蒸馏水。因个别高浓度金属离子会与中药中所含的苷类、生物碱、鞣酸等发生化学反应，影响药效发挥。完全不含金属离子的蒸馏水也不利于中药成分煎出。

5. 加水量要严格把控　水多了可能会影响药效，且导致煎汁太多而服用困难。水少了，又可能将药物煎成焦糊状。一般第一煎加水高出药面 3 厘米为宜，第二煎加水高出药渣表面 2 厘米左右。但应注意，质地疏松、体积大、芳香易挥发类的药材，加水以覆没药材为度；质地坚实、体积小、需长时间熬制的，则需多加水。

6. 煎煮过程中适当搅拌　煎药时需要加盖，保证药液温度，适时搅拌、翻动。煎煮过程中，溶液浓度与溶质逐渐达到平衡状态，且在药材表面会形成一厚层气膜。适当搅拌，可使药材上下受热均匀，既可促进药液浓度平衡，防止局部浓度过大，降低溶出效率，又可克服气膜的影响，促进有效成分浸出，且可防止药物糊锅。一般 5 分钟左右搅拌 1 次为宜，搅拌次数太少不利于药材成分溶出，过频则易造成热量及挥发油类成分散失。

7. 过滤勿忘压榨　一般情况下，煎药机煎煮中药后能够实现压榨过滤。但在居家煎煮过程中，压榨药液的环节往往易被忽略，造成药液成分损失。药材煎煮后组织不断膨胀，细胞间隙充满浸出的溶媒，在煎煮完毕后立即趁热过滤，同时应采用适宜的器具对药渣进行完全压榨，以使药液最大限度地滤出，避免浪费。

8. 中药煎煮两次　把浸泡好的中药饮片武火（大火）煮沸后，再改文火（小火）煮 20~25 分钟，趁热滤出第一煎的药液。然后开始第二煎，第二煎加水量为第一煎的 1/3~1/2。往煎药容器中再加凉水，超过药渣表面 1~2 厘米，用武火煮沸后，改文火再煎 15~20 分钟，再次趁热滤出药液。将两次煎液混合后分两次服用，每次约 200 毫升，儿童减半或遵医嘱。

9. 正确掌握火候　煎药火力的大小和时间长短，中医称为火候。火候有"文火"和"武火"之分。文火是指弱火，温度上升缓慢，水分蒸发也慢。武火是指强火，温度上升快，水分蒸发也快。通常煎药时的温度太高会使水分蒸发太快，不利于药物成分的释放，甚而煎糊，温度太低又煎不出药性和药力。一般在未沸腾前用武火，至煮沸后再改用文火，使汤液保持在微沸状态，这样有利于药物有效成分的煎出。一般来讲，解表药、清热药宜武火（大火）煎煮，时间宜短，第一煎 10~15 分钟，二煎 10~20 分钟即可。补养药需用文火（小火）慢煎，时间宜长，煮沸后再继续煎煮，第一煎 30~40 分钟，第二煎 40~50 分钟。在次数上，多次煎煮比一次长时间煎煮的效果更佳。

（二）中药的特殊煎法

1. 包煎　如果药袋内有布袋包装的饮片，此类药为包煎药。如六一散、青黛、蒲黄、车前子、辛夷、旋覆花等。包煎的药物主要是黏性强、粉末状及带有绒毛的药物。用布包装好，再与他药同时煎煮，以防止药液浑浊或刺激咽喉引起咳嗽。若药物沉于锅底，加热时则易引起焦化或糊化。

2. 先煎　有效成分难溶于水的金石、矿物、介壳类药物，应打碎先煎，煮沸 20~30 分钟，再下其他药物同煎，以使有效成分充分析出。如磁石、代赭石、生铁落、生石膏、寒水石、紫石英、龙骨、牡蛎、瓦楞子、珍珠母、石决明、龟甲、鳖甲等。此外，附子、乌头等毒副作用较强的药物，宜先煎 45~60 分钟后再下他药，久煎可以降低毒性，安全用药。

3. 后下　一些气味芳香的药物，久煎其有效成分易于挥发而降低药效，须在其他药物煎沸 5~10 分钟后放入。如薄荷、香薷、青蒿、木香、砂仁、沉香、白豆蔻等。此外，有些药物虽不属芳香药，但久煎也能破坏其有效成分，如钩藤、大黄等。

4. 另煎　一些贵重药材，为了更好地煎出有效成分，宜单独煎煮，如人参、冬虫夏草等。另煎药在煎煮前也应该浸泡，煎出的药液可以另服，也可以与其他煎液混合服用。一般煎煮时间为 1~2 小时。

5. 烊化　指某些胶类药物及黏性大而易溶的药物，为避免入煎粘锅或黏附其他药物影响煎煮，可单用水或黄酒加热溶化（即烊化），再用煎好的药液冲服，也可将此类药放入其他药物煎好的药液中加热烊化后服用。如阿胶、鹿角胶、龟甲胶、鳖甲胶等。

6. 冲服　某些贵重药，用量较轻，为防止散失，常需要研成细末制成散剂，用温开水或其他药物煎液冲服。如麝香、牛黄、三七粉、羚羊角粉等。

二、中药古代煎服法

（一）汤药煎服法与疗效

中医处方的煎服法是决定临床疗效的关键因素之一。历代医家对汤剂的煎法、服法颇为重视。我们在学习经典及古代方书的时候，大都重视其药物组成、功用主治，往往忽略了方药的煎服法。清代徐灵胎《医学源流论》："煎药之法最宜深究，药之效与不效全在乎此。夫烹饪禽鱼羊豕，失其调度尚能损人，况药专以之治病，而可不讲究乎……大都发散之药及芳香之药不宜多煎，取其生而疏荡。补益滋腻之药宜多煎，取其熟而停蓄。此其总诀也。"

只有正确掌握煎药方法，才能保证临床的疗效。否则"方药虽中病，而煎法失度，其药必无效。盖病家之常服药者，或尚能依法为之；其粗鲁贫苦之家，安能如法制度，所以病难愈也。若今之医者亦不能知之矣，况病家乎"？"病之愈不愈，不但方必中病，方虽中病，而服不得其法，亦特无功"。

（二）古人煎药法

古人的煎服方法，都不是一天 1 剂，复煎 2 次服用，而是根据具体病情、体质及药物特性，灵活运用煎服方法。

1. 一次煎煮法　《伤寒论》《金匮要略》大都采用一次煎煮法，即一剂药只煎 1 次，多分 3 次服。如桂枝汤："上五味，㕮咀三味，以水七升，微火煮取三升，去滓，适寒温，服一升。服已须臾，啜热稀粥一升余，以助药力。温覆令一时许，遍身漐漐微似有汗者益佳，不可令如水流漓，病必不除。若一服汗出病差，停后服，不必尽剂；若不汗，更服依前法；又不汗，后服小促其间，半日许令三服尽。若病重者，一日一夜服，周时观之，服一剂尽，病证犹在者，更作服；若汗不出，乃服至二三剂。"某些汤剂的"再煎"是"去滓再煎"，即汤剂的再浓缩，与今天常规一剂药先后煎煮两次不同。古代煎药大多采用一次煎煮法，直到民国初年才有所改变。如张锡纯《医学衷中参西录》："富贵之家服药多不用次煎，不知次煎原不可废。"

2. 二三次煎煮法　所谓二煎、三煎法，应产生于唐宋以后，但主要是针对一些价格比较昂贵的补益类药物。如《千金要方》中仅见"再煎"的例子是地黄煎，药仅生地黄一味，头煎过后，"布绞去粗滓，再煎令如饧"，也是去渣再煎，非今之复煎法。

3. 复煎法　复煎法至清代吴鞠通《温病条辨》始露端倪。书中 204 首方剂中，有化斑汤、生脉散、东垣清暑益气汤、玉女煎去牛膝熟地加细生地元参方、桂枝姜附汤、益胃汤、人参泻心汤、杏仁薏苡汤、四加减正气散、黄芩滑石汤、加味露姜饮、补中益气汤、附子粳米汤、犀角地黄汤、鹿附汤、加味异功汤等 16 首方，采取了"渣再煮"的复煎方法。

（1）玉女煎去牛膝熟地加细生地元参方："水八杯，煮取三杯，分两次服。渣再煮一盅服"。

（2）化斑汤："水八杯，煮取三杯，日三服。渣再煮一盅，夜一服"。

（3）生脉散："水三杯，煮取八分二杯，分二次服。渣再煎服。脉不敛，再作服，以脉敛为度"。

（4）加味露姜饮："水二杯半煮成一杯，滴荷叶露三匙，温服，渣再煮一杯服"。由于本方剂量较轻，所以首煎只剩一杯，然后再煮亦是一杯，但首煎、次煎分别服用，仍未混合。其法最接近现代煎服法。

（三）《伤寒论》《金匮要略》煎药法

《伤寒论》对汤剂煎法的规定颇为详尽而严格，善于根据病情与方药的不同选择不同的煎法，除直接水煎外，尚有"去滓后再煎""麻沸汤渍之""米熟汤成""先煎""后下"等。择其要者述之。

1. 浸渍法　即用开水浸泡。如大黄黄连泻心汤："上二味，以麻沸汤二升渍之，须臾绞去滓，分温再服"。麻沸汤即沸开水，以其浸渍，意在取其微苦轻清之气（大黄水煎则苦味重），泄热以荡中焦之邪，以免药过病所。

2. 去滓再煎法　如《伤寒论》大柴胡汤、小柴胡汤、柴胡桂枝干姜汤、半夏泻心汤、甘草泻心汤、生姜泻心汤、旋覆代赭汤等方，都是先以水煎煮诸药，去滓后再煎（其义详见半夏"方药效用评述"）。又，《金匮要略》滑石代赭汤、百合知母汤，则是将方中药物分别煎煮，去渣后再将药液混合煎。

（四）《伤寒论》《金匮要略》煎药用水

有普通水、井花水、潦水、浆水、泉水、甘澜水、东流水、酒水各半、酒、水醋、蜜等。各种不同的水应用于不同的煎剂，有不同的用途。井花水，清晨最先汲取之井泉水，见风引汤。潦水，大雨或久雨后路上的流水或低洼处所积的雨水，见麻黄连轺赤小豆汤。浆水，即淘米水发酵后的水，见蜀漆散等。泉水，见百合病滑石代赭汤诸方。甘澜水，见茯苓桂枝甘草大枣汤。张仲景自注造甘澜水法："取水二斗，置大盆内，以杓扬之，水上有珠子五六千颗相逐，取用之"。东流水，见泽漆汤。酒水各半，见炙甘草汤。酒，见栝蒌薤白白酒汤、栝蒌薤白半夏汤、红蓝花酒等。还有在煎剂中加苦酒、蜜、猪膏等。

（五）《伤寒论》《金匮要略》服药法

现在服药以 1 日 2 次为常规。《伤寒论》《金匮要略》则根据病情变化，对汤剂每日剂量，服药次数、温度、时间，以及药后调理与禁忌诸方面做详尽具体的描述。其服法，以每日一剂分 3 次服用的方法最多，甚至更多次服用。仲景书中约有半数的方子使用此法。由此可知，日 3 次服药应是传统的常规服药方法，而其他服药方法则可根据病情灵活变通，以切合病情、治愈疾病为目的。

1. 1 次服药法　即顿服，如泻心汤、瓜蒂散。日服 1 次，如十枣汤"平旦服"，此法多为急救用药或口服峻药而设。

2. 分 2 次服药法　根据服药时限、服用量的不同，可分为 3 种用法。其一是分 2 次服，无固定时限，如四逆汤、栝蒌薤白白酒汤，此种服法较多，涉及各类方剂，似无特殊选择，乃一般服法。其二是日服 2 次，先服四分之一煎液，如茯苓四逆汤，意在重剂慎用，以免致误。其三是先服二分之一，需要时再服，如大承气汤、小承气汤，提示祛邪剂应重病即止，以防伤正。

3. 分 3 次服药法　日服 3 次，如小柴胡汤、小建中汤，应用此法的方剂最多，治病广泛，可见凡无特殊要求者，均可以本法为常规服药法。日服 3 次，先服少量，如桃核承气汤，为慎用之法。分 3 次服，无固定时限，如麻黄汤、温经汤，此种服法亦较多，提示常规服药可视病情需要以变通服药时限。分 3 次服，限时用完，如桂枝汤"半日许令三服尽"，意在集中用药，以加强效力。

4. 其他　分 4 次服药法，如柴胡加龙骨牡蛎汤。分 5 次服药法，如当归四逆加吴茱萸生姜汤。分 6 次服用法，如猪肤汤。分 10 次昼日服完法，如泽漆汤。

此外，有昼夜服药法，"日再夜一服"，如桂枝人参汤；或"昼三夜一法"，如麦门冬汤；或"昼三夜二法"，如黄连汤。昼夜服法的目的，在于保证药效的连续性，以提高疗效。

有逐步加量法，如乌梅丸、桂枝茯苓丸。目的是因人制宜，摸索最佳用量，这种服药方法值得师法。对发作性病症，在发作前服药，如治疗疟疾的蜀漆散，意在截断病势，先发制病。少少吞咽法，如苦酒汤、半夏汤，主要用于咽喉病，以发挥局部效应。

（六）《温病条辨》服药法

《温病条辨·凡例》曰："古人治病，胸有定见，目无全牛。故于攻伐之剂，每用多备少服法；于调补之剂，病轻者日再服，重者日三服，甚则日三夜一服。"

1. 辛凉平剂银翘散　"上杵为散，每服六钱，鲜苇根汤煎。香气大出即取服，勿过煎。肺药取轻清，过煎则味厚而入中焦矣。病重者，约二时一服，日三服，夜一服。轻者，三时一服，日二服，夜一服。病不解者，作再服。盖肺位最高，药过重则过病所，少用又有病重药轻之患，故从普济消毒饮时时轻扬法"。

2. 辛凉轻剂桑菊饮　"水二杯，煮取一杯，日二服"。

3. 辛凉重剂白虎汤　"水八杯，煮取三杯，分温三服，病退减后服，不知再作服"。

4. 栀子豉汤　"水四杯，先煮栀子数沸，后纳香豉，煮取二杯。先温服一杯，得吐，止后服"。

5. 普济消毒饮去升麻柴胡黄芩黄连　"上共为粗末，每服六钱，重者八钱，鲜苇根汤煎。去渣服，约二时一服，重者一时许一服"。

6. 新加香薷饮　"水五杯，煮取二杯。先服一杯，得汗止后服，不汗再服，服尽不汗，再作服"。

7. 减味竹叶石膏汤　"水八杯，煮取三杯，一时服一杯，约三时令尽"。

（七）胡慎柔不用头煎，只用二、三煎煮法

1. 虚损秘诀　明末胡慎柔师从周慎斋，对治疗痨病虚损深有体会。他在《慎柔五书》卷3《虚损秘诀》指出："损病六脉俱数，声哑、口中生疮，昼夜发热无间。经云：数则脾气虚。此真阴虚也，第三关矣。则前保元、四君等剂皆投之不应，须用四君加黄芪、山药、莲肉、白芍、五味子、麦冬，煎去头煎不用，止服第二煎、第三煎，此为养脾阴秘法也。服十余日，发热渐退，口疮渐好，方用丸剂。如参苓白术散亦去头煎晒干为末，陈米锅焦打糊为丸，如绿豆大，每日服二钱，或上午一钱，百沸汤下。盖煮去头煎则燥气尽，遂成甘淡之味。淡养胃气，微甘养脾阴。"此因劳损之病，虚不受补，药性重浊，碍滞脾胃，故煎药去头煎，只取二、三煎。味淡性柔，滋脾养胃。假以时日，由量变到质变，日久自见其功。

2. 胡慎柔医案　《慎柔五书·虚劳例》："丹徒王盛之，年三十余。六脉俱九至，外症则咳嗽面赤，懒言怕闹，时病已半年，从前苦寒之剂不计数矣。此真气已虚而脉数也。经云：数则元气虚，数则脾气虚。又云：数则有热而属虚，是皆不足之症。六脉中又脾、肾二脉洪大，此肺金不能生肾水也，理宜补肺金生肾水，水旺则制火，金旺则生水平木，木平则脾土盛，又生金矣，此正治也。乃与云：兹证服药十四五帖或廿帖外当有汗出，此阳气生而经络通矣。汗后即当倦八九日或半月，此邪退而正虚也。或十日、半月，元气渐复，倦态方去。自后服温补脾胃之剂，又当痰动、血动，或发肿毒，或作泻，此数者，听其自来，乃脏腑邪气欲出，发动流行之象也。倘不预言，恐变症多端，患者惊骇耳。因予以补脾生肺滋肾之剂五六帖，数脉不减，此真元虚而燥也。即以前剂去头煎，服二煎、三煎，不十剂而数脉去，此时虚火一退，中气便寒，以六君子加姜、桂五六帖，脾气运动，痰饮便行，归于腰脊，肝肾部分大痛。邪之所凑，其气必虚，益见肝肾虚矣。令外以盐熨，内服二陈加桃仁、延胡索、薏苡仁二帖，大肠见痰血而痛止，复用补脾六君加五味、白芍而愈，倘不预明此理，则变出腰脊痛时，便没主张矣。"并在医案后强调"此案脉证宜细看"。

3. 后世评语　清代俞震《古今医案按》卷4《虚损门》完整地选取了上述案例，并云："慎柔所著五书专治虚劳，其论有第二关、第三关之说，其药有去头煎，服二煎、三煎之法，其辨阴阳寒热与人不同，而专主于温补，亦自成一家。"

清代赵晴《存存斋医话稿》："古人煎药各有法度……有只用头煎，不用第二煎者，取其轻扬走上也。有不用头煎，只用第二煎、第三煎者，以煮去头煎则燥气尽，遂成甘淡之味，淡养胃气，微甘养脾阴，为治虚损之秘诀。"

张锡纯《医学衷中参西录·例言》："慎柔和尚治阴虚劳热，专用次煎。取次煎味淡，善能养脾阴也。夫淡气归胃，《内经》曾言之。淡能养脾阴之义，原自淡气归胃悟出。徐灵胎：夫无味即是淡，故人脾胃属土，凡味之淡者皆能入脾胃也。陈修园：脾为太阴，乃三阴之长。故治阴虚者，当以滋脾阴为主，脾阴足自能灌溉诸脏腑也。"

三、现代临床经验

（一）中药给药时间

中药给药时间要根据病情需要、药物的药性特点以及是否刺激胃等因素来综合考虑，选择最佳给药时间才能更好地发挥药效。清代徐灵胎认为，给药时间"早暮不合其时……不唯无益，反能有害"。在临证处方后，应对病人详细交代服药方法。

1. 危急重症药　为保证药力持续发挥，将药物频频服用，或一日分 3～4 次服用。治疗中风阳闭时，常取安宫牛黄丸半丸，每 6 小时灌服一次。

2. 解表退热药　至少一日 3 次，及时服用，保持体内药物有效浓度，使药力足而祛除病邪，以防表邪入里。

3. 镇静安眠药　临睡前 1 小时服用。

4. 润肠通便药　早晨空腹或入睡前服。

5. 平喘药　在哮喘发作前 2 小时服用。又，咽喉疾患药（清利咽喉药）一日 3 次饭后服，并缓缓咽下。

6. 驱虫药　清晨空腹或睡前服。

7. 治胃药　消食导滞药宜饭后服用，制酸药饭前服。

8. 苦寒药　饭后 1 小时服用，以缓和对胃黏膜的刺激。

9. 妇女病　不但要注意服药时间，也须重视给药时机。如气滞血瘀之痛经，宜在经前 1 周，按证选用活血通经药；月经来潮后，常以调冲任、和营血法调治。乳腺增生，在经前 1 周通常用疏肝理气通络药，加引血下行药；当经血干净，血海空虚，乳房无胀痛感时，治以补肝肾、养冲任、和营血之法。治病讲究用药时机，可促进疗效的提高（《沈宝藩临床经验辑要》）。

（二）脾胃病煎服法

脾胃功能的强弱对药物的吸收及后续疗效起到了极其关键的作用。医者如结合汤药煎煮方法、服药时间、饮食配合等进行合理医嘱，即可在以邪实为主的病证早期，助药祛邪，提高药效。又可在患者以正虚为主时防止药物伤及脾胃，增加脾胃负担而影响药效。故类此医嘱对脾胃病患者显得愈加重要。

1. 药物特殊煎法

（1）砂仁、白豆蔻：《医述·药略》："凡用砂仁、豆蔻、丁香之类，皆须打碎，迟后入药，煎数沸即起，久煎香气消散，是以效少。"砂仁、白豆蔻气味芳香，芳香醒脾，药性轻散，久煎会使其药效减低。现代研究证明，挥发油类成分是砂仁、白豆蔻主要的化学成分和有效成分，所以宜后下，以免因煎煮时间过长，使其有效成分挥发。一般而言，两药的煎煮时间以1~5分钟为宜。

（2）车前子：脾胃病泄泻常用茯苓、车前子淡渗利湿。其中，车前子味甘，具利水湿、分清浊之功，用治湿盛泄泻。使用时需特殊煎煮。诚如《外台秘要》治石淋："车前子二斤，以绢囊盛，以水八升煮取三升，经宿空腹服之，即石下。"（卷38）绢囊盛即是包煎。再者，多糖是车前子的活性成分，也是黏液质类成分，包煎可避免黏液质浓度过大，从而阻碍方中其他活性成分溶出，又可避免因其糊化而引起的糊锅。

（3）失笑散：由蒲黄、五灵脂组成，具活血祛瘀、散结止痛之效。蒲黄颗粒细小，质地轻浮，若不包煎会浮于液面不能充分煎煮，致使复方中有效成分溶出减少，煮沸时容易溢出煎锅，煎煮完毕后也难以过滤药汁，故需包煎。研究发现，蒲黄以双层无纺布袋1/4装量包煎最为适宜。五灵脂为鼯鼠的排泄物，为防止污染药液，亦需包煎。

（4）乌贝散：临床常合左金丸加减，清泻肝胃，制酸止痛。乌贝散中，乌贼骨味咸、涩，性温，归脾、肾经，具有收敛之功，能制酸止痛，临床上轻症反酸、烧心，用30克入煎剂，疗效甚佳。乌贼骨质地坚硬，有效成分不易煎出，所以要打碎后先煎20~40分钟。

2. 服药时间

（1）餐后2小时服药：《汤液本草》："药气与食气不欲相逢，食气消则服药，药气消则进食，所谓食前食后，盖有义在其中也。"脾胃病的服药时间是药物发挥疗效的基石，临证时应以胃肠动力、消化节律、药物特性及患者脾胃病理特点等为基础，因病制宜、因证制宜、因症制宜来选择服药时间，以防机体拒药。对于一般脾胃病患者，要求其在饭后2小时左右服用汤药，使药气与食气不相逢，不影响人体正常的节律，以有益于食、药的消化吸收。

（2）餐后1~1.5小时服药：脾虚湿阻型患者较健康者胃排空延迟显著。故脾虚湿阻及脾虚气滞者宜餐后1~1.5小时服药，以防药物影响胃排空，同时选用补脾温中、芳香化湿、行气化湿类药物，以建中、温中、和胃降逆，达到助消化、促进胃排空的效果。

（3）嘈杂：嘈杂以脘中饥嘈、或作或止为主要表现，多为肝胃郁热、胃热亢盛。嘈杂患者应空腹服用汤药，且以上午10时30分及下午3时30分服用为佳，此时服药可达到清热和胃制酸的作用，也是一种预防性用药。

（4）胃下垂：多属脾胃虚弱，餐后难以排空食物，应待食物排除部分后再服用药物，促进排空。治疗也须餐后1~1.5小时服用汤药，特别瘦弱之人则须餐后1.5~2.5小时再服药。必要时浓煎，以减少药液量，以免影响胃排空。并可通过药物促进胃液分泌与胃蠕动，以提升下次进餐前的饥饿感与食欲。

3. 服药宜忌

（1）温服为宜：《千金要方》："凡服汤欲得稍热服之，即易消下不吐，若冷则呕吐不下，若太热即破人咽喉，务在用意。"汤药过热易烫伤口腔及咽喉，过冷则会损伤脾胃之阳，致脾胃失和，发生呕吐。温服使药液与人体温度相宜，与脾胃之性相和，利于药力通行。

（2）日2～3次服：《伤寒论》中每日二三服的方剂数约占总数的84%。现今为方便患者，提高其依从性，汤药多为每日2次口服。而某些特殊病症，如呕吐，则应少量频服以保证药量药效。诚如对于临床以脾胃运化功能下降为主要表现的胃下垂及食后胃脘撑胀者，则宜餐后服用汤药，即每日3次口服，以助脾胃受纳腐熟水谷，防止饮食积滞。

（3）服药量适中：汤液计量也是需要与患者着重交代的医嘱之一。现今中药煎煮方法常取200毫升为宜。对于脾胃病患者而言，药液量多可增加其脾胃运化负担，不利于消化排空。如此时减少药量，则等于补益脾胃。故脾胃虚弱、脾虚湿阻者及胃下垂患者以每服100毫升为宜。

（三）小儿用量特点和服药法

1. 中药剂量 一般要根据患者的年龄、体质强弱、病程长短、病势轻重以及所用药物的性质和作用强度等具体情况综合考虑。通常认为5岁以下小儿用药剂量为成人量的1/4，5岁以上可按成人量减半使用。沈宝藩认为，除峻烈药、毒性药和某些精制药剂外，一般中药的小儿常用内服剂量可和成人量相似。其根据有以下几点：

（1）小儿服用汤药都浓煎成100毫升左右，越浓煎，实际服用量也就相对减少了。

（2）由于小儿服药不配合，每次服用时常浪费较大。

（3）小儿服药方法和成人不同，一般要将每剂的浓缩药剂分作5～6次才服完，因此不会因一时药量太多而引起不良反应。

2. 小儿服药法 儿童喂服汤药难是儿科的一大问题，但口服又是最传统、最基本的给药途径。在努力进行小儿中药剂型改革的同时，熟练掌握喂药的正确方法非常必要。

（1）煎好中药汤剂后，家长应先尝一下，过热容易烫伤儿童咽喉、食管、胃黏膜等，过凉又会造成胃部不适，还会影响药效。

（2）儿童服汤剂时，尽可能鼓励其自服，或用小勺将药液顺其嘴边慢慢喂入。服药后尽量休息一会儿，有利于药物吸收，以免因活动量过大而引发呕吐。

（3）药中尽量不加糖，以免影响药效。若方中确有苦寒药，如黄连、黄芩等，可加入适量甘草以减轻苦味。

（4）汤药中可加适量调味品，如白糖、蜂蜜、冰糖、橘子汁等。脾虚的小儿容易大便稀薄，不能加蜂蜜，可改用白糖或冰糖，加入后一定要再煮沸几分钟。

（5）服药时间一般以饭前或饭后2个小时为宜，不要与吃饭时间过于接近。凡调补用的丸剂和冬天吃的膏滋药，最好放在清晨空腹及临睡前服用。这些药的药味不苦，或带有甜味，服后不会出现呕吐，空腹服有利药物吸收，有增强补益的作用。

（6）驱虫中药应空腹服用，有利于驱虫排虫。而消食导滞的中药宜饭后服用，有利于消化开胃。

（7）给儿童喂服中药汤剂，既要有耐心，又要细心，不可中途喂几口水或甜食。对拒服中药汤剂的儿童，可固定其头部，用小匙将药送至舌根部或舌两侧，使其自然吞下，切勿提鼻或顺舌面倾倒喂药，以免呛入气管。

（四）小儿调理浓缩糖浆用法

1. 小儿易感者恢复期调理原则 小儿易感者，指容易患呼吸道感染（包括感冒）且经常复发者。此类小儿感染期以邪实为主，迁延期正虚而邪恋，此时用汤剂以治其急，可使患儿短期内减少复感；恢复期则以正虚为主，可以桂枝加龙骨牡蛎汤与玉屏风散合方加减，制成浓缩糖浆剂。应该指出，此类患儿虽以体质虚弱为其本，但又处在一个不断生长发育的变化过程之中。患儿年龄愈小，这种变化就愈明显。因此应以调理为主，而不能大滋大补。有鉴于此，应用浓缩糖浆剂可祛病强身，促进小儿生长发育和功能健全。去渣再煎浓缩法属"和法"，其目的在于使药性和合，不偏不烈。此法简便易行，服用方便，易于接受与操作，有利于小儿坚持治疗。

2. 具体方法 先以方药5倍量用水浸泡30分钟后，武火煮沸，文火再煎30分钟后取汁。第二次加水煎煮取汁，方法同上。去药渣，将两次药汁混合，文火再煎。加冰糖50克、蜂蜜50毫升，浓缩成500~600毫升（10~12天量）糖浆剂，冷却后装瓶，冷藏备用。根据季节温度定分装瓶量，如夏季气温高，则3天量为1瓶。3岁以下儿童5毫升/次，3~6岁10毫升/次，6岁以上15毫升/次，均每日3次，温开水送服。如患儿素有大便干结，则增加蜂蜜用量；如素有大便稀溏，则减少蜂蜜用量，所用冰糖、蜂蜜的量为总量的1/4。若将其熬成膏剂，则用冰糖、蜂蜜的量太多，碍脾运而易生痰湿。因此采用糖浆服用较为合宜。（《汪受传儿科医论医案选》）

第四章　用方规矩论

用药如用兵，用方如布阵。故张景岳有新方八阵、古方八阵之范例。兹以古方相关类方、合方、君臣佐使药调整和先后联用等内容，以医家经验内容分项述之。所谓无规矩不成方圆，行欲方而智欲圆，为医用方者或可从中领悟一二。

一、类方记忆学用

抓住一个基础方，采用类方的形式，寻求其变化的规律，是学用方剂的重要方法和途径。此法可帮助学医者执简驭繁，举一反三，触类旁通，便于记忆、掌握方剂，收到事半功倍的效果。从有关类方的比较联想出发，对基础方（祖方）的不同加减变化，进行配伍原理分析，得出各方适应范围之异同，还可从中探讨其医理学术演变，提高自己的学养。兹以二陈汤、四君子汤为例说明之。

（一）二陈汤

1. 组方功用　出自《太平惠民和剂局方》（又称《和剂局方》，本书简称《局方》），由半夏、陈皮、茯苓、甘草四味药组成（原书还有乌梅、生姜）。方中，半夏化痰和胃、降逆止呕为君药，陈皮燥湿化痰、理气和胃为臣药，茯苓渗湿化痰、健脾安神为佐药，甘草和中化痰为使药。四药相配，具有理气、和中、化痰功效，既可用于肺气失宣的咳嗽痰多，又可用于脾胃不和的呕吐痰涎，还可用治痰湿之体见眩晕、惊悸、失眠等。

2. 类方变化　以二陈汤为基础方（祖方），可加减变化出不少类方，它们各有不同的适应证。可分以下三方面加以归纳。

（1）理肺化痰

六安煎：二陈汤加杏仁、白芥子，宣肺、降气、化痰，治咳喘、痰多。

杏仁散：二陈汤加杏仁、紫苏、前胡、枳壳、桔梗、生姜、大枣，宣肺解表、化痰止咳，治寒热、咳嗽、痰多。

清气化痰丸：二陈汤加杏仁、天南星、枳壳、瓜蒌、黄芩，清热、宣肺、化痰，治肺热咳吐黄痰。

金水六君煎：二陈汤加当归、熟地黄，补肾、养肺、化痰，治久嗽痰咸，肺肾两虚。

（2）调和脾胃

香砂二陈丸：二陈汤加木香、砂仁，理气、和胃、止呕，治胃气不和，胃脘痛、呕恶。

平胃二陈丸：二陈汤加苍术、厚朴，和胃、燥湿、化痰，治脘腹胀痛、呕恶，舌苔白腻。

理中化痰丸：半夏、茯苓、人参、白术、干姜、甘草，温中化痰，治脾胃虚寒，咳痰呕恶。

保和丸：陈皮、半夏、茯苓、神曲、山楂、莱菔子、连翘，和胃消食，治伤食、胃气不和。

（3）安神镇静

温胆汤：二陈汤加枳实、竹茹，化痰、安神，治心虚胆怯，惊悸失眠。

黄连温胆汤：温胆汤加黄连，泻火、化痰、安神，治痰热，惊悸、失眠。

导痰汤：二陈汤加天南星、枳实，化痰、镇痉，治痰厥昏仆。

涤痰汤：二陈汤加人参、石菖蒲、竹茹，化痰、开窍，治中风舌强不语。

半夏白术天麻汤：二陈汤加白术、天麻，化痰、息风，治风痰眩晕。

此外，还有柴陈汤，即二陈汤与小柴胡汤合用，有和解少阳、化痰湿的功用，用治少阳证兼夹痰湿者。蒿芩温胆汤，即温胆汤合碧玉散加青蒿、黄芩，有清肝胆、解暑热、化痰湿之功，治暑热伤于肝胆而兼夹痰湿之证。

（二）四君子汤

1. 组方功用　　出自《和剂局方》，由人参、白术、茯苓、甘草四味药组成。人参大补元气为君，白术健脾燥湿为臣，茯苓淡渗利湿为佐，甘草调和诸药为使。四药成方，健脾补气，燥湿健脾，治脾胃亏虚，运化不健，饮食减少或不思，体瘦面黄，乏力短气，脉弱舌淡等，是为补气健脾之祖方。

2. 类方变化　　从四君子汤这个基础方，可加减变化出不少类方。一般可分为补气健脾、补虚清热、补气养血三类。

（1）补气健脾

异功散：四君子汤加陈皮，以加强理气和胃之力，尤善消除脘胀。

六君子汤：四君子汤加半夏、陈皮，以加强温化痰湿之力，专治脾虚痰证。

香砂六君子汤：四君子汤加木香、砂仁，以加强理气散寒之力，可治脾胃虚寒、痰饮中阻、痞痛吐泻证。

三白汤：四君子汤去人参，加白芍，治虚烦或泄或咳。

参胡三白汤：四君子汤加白芍、前胡，是调理内伤外感之方。

四顺汤：四君子汤去茯苓，加干姜，温阳散寒，治虚寒腹痛泄泻，亦仲景理中丸、人参汤。

（2）补虚清热

七味白术散：四君子汤加葛根、木香、藿香。健脾和胃，清热生津，专治脾虚纳少、发热口渴证。

六神散：四君子汤加山药、白扁豆，补益脾阴，治小儿脾虚口渴，尿频发热之暑季热。

银白汤：六神散再加银柴胡、黄芩，治小儿脾虚口渴，发热甚者。

参苓白术散：六神散加砂仁、薏苡仁，治脾虚湿盛之慢性泄泻。

（3）补气养血

八珍汤：四君子汤补气，四物汤养血，二方相合，补气养血，治气血两虚。再加黄芪、肉桂，名十全大补汤，治气血两虚、阴阳并弱。

人参养营汤：十全大补汤去川芎，加五味子、远志、姜、枣，治心脾两虚。

二、古方加减变化

（一）古方药物加减的意义

1. 用方之妙，莫如加减 《易简方论》："方取简练，不求繁多。"前人在方剂应用上，尤倡加减之法。通过古方加减增强药效，扩大主治范围，制减药毒和副作用，甚而产生更有利于疾病向愈的新的治疗作用，从而提高临床疗效。陈修园："方不在多，贵乎加减得法。"如此则可得到方药配伍的最佳药际关系。

在临床上对古方进行加减变化，要求因人、因时、因地、因证而施。丹波元简："盖用方之妙莫如加减，用方之难亦莫如加减。苟不精仲景之旨，药性不谙，配伍不究，滥为增损，不徒失古方之趣，亦使互相牵制往往有之，加减岂易言。"可见，古方加减绝非易事，一不可生搬硬套，二不可随意加减，以免失其原意，不利治疗。

2. 方证相应，加减有据 《成方切用》："设起仲景于今日，将必有审机察变、损益无已者。"又说："苟执一定之方，以应无穷之证，未免实实虚虚，损不足而益有余，所致杀人者多矣。"可见对张仲景经方最好不与加减，即使加减也必须按其原意，或直接按仲景书中的加减法。在临床上，不论经方还是时方，在加减前尤其要明确该方特定的适应证。药物加减必须以临床具体证候为依据，得以方证严密相应。如证与方完全相应，则不需要加减。只有在证与方部分相应或不全相应时，用方才需要加减。再者，方剂加减法中，又有药物的加减、方剂的合并、药量的增减等不同。以下仅主要就药物加减的内容，进行叙述。

（二）仲景方加减形式和原则

1. 仲景方加减形式

（1）主方名不变的随证加减：加减方的方名，是以原来的方名加上（或减去）新加（或减）的药物名称。其中以桂枝汤加减最典型。值得指出，桂枝汤是方外加减。在《伤寒论》中，桂枝汤的加减类方达20余个，主要有桂枝加桂汤、桂枝加芍药汤、桂枝加葛根汤、桂枝加附子汤、桂枝加大黄汤、桂枝加芍药生姜各一两人参三两新加汤、桂枝加厚朴杏子汤、桂枝去芍药加蜀漆牡蛎龙骨救逆汤、桂枝去芍药加茯苓白术汤等。其中桂枝去芍药加蜀漆龙骨牡蛎救逆汤加减幅度最大，是原方去1味药、加3味药。在诸多加减方中，以寒加附子，热加黄芩，虚加人参，实加大黄为最重要的加减法。桂枝去桂加茯苓白术汤，将主药桂枝去除，而方名基本不变，已和桂枝汤相差较远，故应以桂枝去芍药加茯苓白术汤为方名。

（2）原方名不变的随证加减：小柴胡汤方内加减，如《伤寒论》第96条所示：胸中烦而不呕，去人参、半夏，加瓜蒌实；渴，去半夏，加人参、栝楼根生津止渴；腹中痛去黄芩，加芍药缓急止痛；胁下痞硬，去大枣，加牡蛎软坚；心下悸，小便不利，去黄芩，加茯苓利水宁心；不渴，外有微热，去人参，加桂枝解表，温覆微汗；咳者，去人参、大枣、生姜，加五味子、干姜化饮止咳。

小柴胡汤方后有7种加减法，其中去1味、加1味者4个；去1味、加1味，1味加大剂量者1个；去2味、加1味者1个；去3味、加2味者1个。其加减变化幅度最大者，即小柴胡汤原方去3味药，保留4味药，去的药味数不大于原方药味数的一半；加2味药，加的药味数不及原方药味数的1/3。如此原方名不变的随证加减，在方后进行随证加减者，除小柴胡汤之外，还有小青龙汤、真武汤、理中汤、四逆散、通脉四逆汤等。

（3）成方加减：即直接将两个方加在一起。有桂枝麻黄各半汤、桂枝二麻黄一汤、桂枝二越婢一汤、柴胡桂枝汤。

（4）加减后方名改变：虽是以原方为主进行加减，但加减后有些方名已改。如小建中汤，即桂枝汤加大芍药的用量，再加饴糖，加减幅度不大。

（5）用量加减后方名改变：如小承气汤、厚朴三物汤、厚朴大黄汤三方，是用量加减。其大黄、厚朴、枳实三药组成相同，只是用量不同，主证亦有所不同，此乃药同而方义有所不同的加减变化。小承气汤君大黄攻下，治便秘腹痛。厚朴大黄汤，大黄、厚朴并重，理气除满，攻下通便，治支饮腹满。厚朴三物汤君厚朴行气，治腹胀满痛而秘结。

2. 仲景方加减原则

（1）主药不能减：主药是方中起主要治疗作用的药物，减掉了主药，也就减掉了原方的主要功效。麻黄汤不能减麻黄，半夏泻心汤不能减半夏，炙甘草汤不能减炙甘草，乌梅丸不能减乌梅，大承气汤不能减大黄，四逆汤不能减附子，等等，这是确定无疑的。桂枝汤如果减掉了桂枝，那就没有了桂枝汤的主要功效；没有了桂枝汤的主要功效，方名就不应该再叫“桂枝汤”了。

（2）减的药味数：原则上不能超过原方药味数的一半。如果减的药味数超过原方的一半，其原方主要功效就无法得到保证。如此就超越了加减的范围，不宜保留原来的方名，这时可以选用另外的古方。

（3）加的药味数：原则上不能超过原方药味数的一半。如果加的药味数超过的原方药味数的一半，就不仅仅是原方的功效了，原方的功效即受到影响，此时不宜保留原方名，或以成方合用。

（4）药量加减后也应改变方名：药量的增减也可改变原方的功效，方名也应相应改变。《伤寒论》中类此的例子很多，如桂枝加桂汤、桂枝加芍药汤、桂枝加芍药生姜各一两人参三两新加汤、甘草泻心汤、生姜泻心汤等。

（5）加减应在方名上明确体现：此法在《伤寒论》中已成惯例。如桂枝加葛根汤、桂枝加厚朴杏子汤、桂枝去芍药汤、桂枝去芍药加附子汤等。

（三）后世方加减变化的方法

李梴在《医学入门》论方剂变化时说："外感内伤当依各门类，加、减、穿、合、摘，变而通之……千方、万方，凡药皆然，如此则处方有骨，正东垣所谓善用方而不执方，而未尝不本于方也。"学习方剂要多，使用方剂要约。故云方不在多，贵在加减精当。

1. 一加 即在原方上加一二味药，或是加重原方中一二味药的用量。

2. 二减 即在原方中减去一二味药，或减轻原方中某药的用量。

3. 三裁 如裁衣那样，即在原方上裁去目前不需要的一部分药物。

4. 四采 即在保留原方主要药物的基础上，再把其他方剂中功效最突出的，或配伍最巧妙的二三味药采摘过来。如采旋覆代赭汤之旋覆花、代赭石。

5. 五串 即把所需要的二三个或三四个药方的主要部分，有主次轻重地串联起来，组成一方。如焦树德麻杏二三汤，方采麻黄汤中的麻黄、杏仁二味，再加二陈汤、三子养亲汤，三方合串而成。

6. 六合 即把两个或两个以上方剂合并起来使用。焦树德治疗久久不愈之胃脘痛时，常将良附丸、百合汤、丹参饮三个药方合用，称为三合汤。如痛处固定或有时大便发黑、疼痛较重者，再合入失笑散，则名四合汤。

7. 七化 即把经过变化的药方，除再次对证候、治法、人地时等多种情况进行分析、核对无误外，还要仔细分析药方中各药的组织配伍和药力比重、用量大小、先煎后下、炙炮研炒等是否合适，各药之间以及与证候、治法之间是否有着有机联系，能否发挥其最大的治疗特长，并纠正原药方的所短，使药方达到比原方更符合治疗要求的效果。前人称这种经过变化而取得良好效果的方剂为"出神入化，用当通神"。一些有效的新方，往往在这"化"中所出。实际上，"化"也就是要求方剂的药物组成、配伍变化与证情、治法达到"化合"的水平，而不是将一些药物彼此孤立地"混合"在一起。

三、合方临床应用

合方是两个以上方剂的组合应用，仲景《伤寒论》桂枝麻黄各半汤，即桂枝汤与麻黄汤的合方；东垣麻黄人参芍药汤，即人参芍药汤补虚养阴，与麻黄汤泻实解表的合方。对临床复杂病情，合方较单一病机的相关方更为有效，主治亦更加广泛。以小柴胡汤的合方应用，叙述于此。

1. 柴胡四物汤 小柴胡汤常用治外感热病。一般风寒感冒太阳、少阳合病者甚多，用小柴胡汤加防风、葛根之类透达即可。妇人经期感冒，其临经适来或适断，与常人感冒有所不同。故用四物汤调经，合小柴胡汤透达，合而内和气血，切中其异，是治经期感冒的良方。经期感冒如见有血热烦躁，可用生地、赤芍、丹参凉血，是改四物汤之养血为凉血。

2. 柴胡桂枝各半汤 小柴胡汤调和表里，桂枝汤调和营卫，合二方为一方，可通治虚人、老人经常感冒，身痛不已。若再合用玉屏风散，则既能治病，又可防病，可与补中益气汤媲美。柴胡桂枝各半汤还可用治风湿身痛、关节酸痛、肌肉瞤动。在南方春雨连绵之日，身体素质较差而兼有风湿者，用柴胡桂枝汤加防风、秦艽、威灵仙祛风胜湿，功效尤佳。

3. 柴胡二陈汤　小柴胡汤合二陈汤，补益肺脾，温化寒痰，用治慢性支气管炎、肺气肿。因老年性慢性支气管炎患者多有肺气不足，经常罹患外感，一味解表发汗有伤肺气，只能以调和寒热的小柴胡汤发中有收，攻中有补以祛外邪。若内有痰饮，则合二陈汤理气化痰，或加葶苈子、苏子、五味子降敛肺气。

4. 柴胡加龙牡汤合甘麦大枣汤　以小柴胡汤去生姜，加龙骨、牡蛎，调和肝胆、脾胃，疏理气机郁滞，合甘麦大枣汤则可补益心脾。用治妇人更年期综合征，或治抑郁症均效。

5. 柴胡酸枣仁汤　酸枣仁汤养血安神、清热除烦，合小柴胡汤疏泄肝胆、除烦定惊，治肝郁化火、阴血不足，男女瘦弱之体或更年期综合征的烦惊、心悸、失眠等症。如加白芍、丹参等滋阴养血更佳。

6. 柴胡温胆汤　小柴胡汤与温胆汤的合方，治疗胆胃湿热、肝郁化火的烦躁失眠、耳鸣惊悸、精神抑郁或紧张。此外，凡胆胃湿热、痰热内扰的心悸、期前收缩、耳鸣以及神经系统病症，用之皆能取效。临床上冠心病、间质性肺炎、神经官能症、肝炎、更年期综合征、癫痫等病，只要符合肝郁化火、胆胃湿热的病机，在一定的阶段用之均能异病同治，取得显著疗效。

7. 柴胡陷胸汤　小柴胡汤合小陷胸汤，治疗肝胆不和，痰热阻遏于肺胃者。如支气管肺炎，胸膜粘连，胸腔积液，痰热壅甚，嗽痰不爽，胸胁痞满；或胃窦炎、胆汁反流，湿热中阻，呕吐、呃逆、嗳气、胃胀，大便不畅，舌苔黄腻，脉弦滑数。

8. 柴胡泻心汤　小柴胡汤合半夏泻心汤，疏泄肝胆、调和脾胃湿热。病机重点是肝胆火郁，脾胃气滞，湿热并存，气机阻滞。临床多用于消化道疾病，如胃炎、胆囊炎、肠炎、腹泻等，症见烦躁不寐，胃脘痞胀，胁间胀痛，大便稀软或腹泻等症。病在肝胆，加郁金、川楝子、青皮疏肝；病在胃肠，加枳壳、木香、神曲理气。凡肝胆脾胃同病，气机阻滞，视其病症所在，用之有效。

9. 柴胡平胃散　小柴胡汤合平胃散，又称柴平汤，小柴胡汤加苍术、厚朴、陈皮。用治感冒夹湿，或急性黄疸型肝炎。其症状为恶寒、发热、身疼痛、腹胀、大便稀溏、口淡黏腻，舌苔淡润，脉弦数等。肝病湿邪偏甚者可用之。江南长夏，头痛身热，表证俱在，又见脘痞腹胀、大便稀溏、食纳呆滞，用小柴胡汤外透表邪，用平胃散温化里湿，再加入藿香、滑石，对暑病挟湿，或慢性肝病，或外感挟湿均能有效。

10. 柴胡白虎汤　小柴胡汤加石膏、知母，治少阳阳明合病。临床上四时感冒，汗出热不减，既有少阳往来寒热，又有阳明热盛口渴饮水，用本方兼治少阳阳明，颇合病机。杂病如结核性发热、肿瘤发热、胆道感染发热，也可选用之。

11. 柴胡五苓散　小柴胡汤合五苓散而成方。用小柴胡透达少阳于外，用五苓散化气利水于内。常用于急性黄疸型肝炎，偏重寒湿者（或湿重者）。前贤有以小柴胡胃苓汤治寒湿发黄，即小柴胡汤、平胃散、五苓散三方合用。

12. 柴胡保和丸 小柴胡汤去参、姜、枣疏肝理气、清热解郁，保和丸消积化脂，二陈汤化痰祛湿，三方合用治脂肪肝、高脂血症、肥胖症，对痰瘀互结者有一定疗效。如有瘀血，则加用活络效灵丹化瘀。

13. 柴胡茵陈汤 小柴胡汤与茵陈蒿汤合方，小柴胡汤疏肝和胆，茵陈蒿汤清热退黄。此方用治肝炎、胆囊炎、胆石症见急性黄疸，或有转氨酶增高者。湿热证而不便秘者，或去大黄，加土茯苓利湿解毒。

四、方剂结构中的君药和反佐

（一）君臣佐使论

1. 君、臣、佐、使 方剂是在辨证、立法之后，选定适当的药物与用量组合而成的，其完整结构一般包括君、臣、佐、使4个部分。君臣佐使是方剂的组方原则和结构的基本形式，其确定主要根据药物在方中发挥作用的主次，此外还与药效大小和用量轻重有关。诚如《素问·至真要大论》："所治为主，适大小为制也。君一臣二，制之小也。君一臣三佐五，制之中也。君一臣三佐九，制之大也。适事为故。"（王冰：量病证候，适事用之。）"治有轻重，适其至所为故。君一臣二，奇之制也；君二臣四，偶之制也；君二臣三，奇之制也；君二臣六，偶之制也。近者奇之，远者偶之。近而奇偶，制小其服；远而奇偶，制大其服；大则数少，小则数多。多则九之，少则二之。"都说明方剂大小、药物数量与所治病证（适其至所）有密切关联。

2. 君臣佐使药的基本要求 方剂中的君药，一般要求药量足、药力专，能直达病所，而且明确针对主病主证者，如此才能力堪大任，才能名副其实。当然，考虑到病证的复杂性，在实际组方时，既要遵循组方的结构与要求，又不能在君药选择上过于拘泥。一般而言，臣药是辅助君药，或治兼病兼证者。佐药，大多是减轻君臣药的毒副作用者；与主药相反药性者，少量应用取相反相成者，是为反佐。使药，即引经药或药引，详见第二章《引经药引论》。

3. 方剂不全结构 不少古方君臣佐使结构并不完整，有的也不一定只有1个君药。如六一散、连附六一汤等六一用量比的古方，只有二味药组成（见"滑石"篇）。其中，滑石或黄连量大，当是为君；甘草或附子量小，分别为使药或佐药；臣药缺如。又如验方疮疡三两三，黄芪、银花、当归各30克，生甘草10克，蜈蚣0.1克，主治疮疡。应该是3个君药，1个臣药，1个使药。

（二）君药的认定标准

1. 主病主证者为君 主病之谓君，佐君之谓臣，应臣之谓使。（《素问·至真要大论》）是对方剂中每药身份的界定。对此，李东垣《用药法象》云："主病之谓君，兼见何病，则以佐使药分治之，此治方之要也。"张景岳《类经》云："主病者，对证之要药也，故谓之君……大抵药之治病，各有所主。主病者，君也；辅治者，臣也；与君相反而相助者，佐也；引经及引治病之药至于病所者，使也。"更明确了君、臣、佐、使的作用。

2. 量大者为君　除了主病对证外，药物的用量也是衡量君药的一个条件。如《医学启源》："用药各定分两，为君最多，臣次之，佐使又次之"。《脾胃论》："君药分量最多，臣药次之，使药又次之，不可令臣过于君。君臣有序，相与宣摄，则可以御邪除病矣。"《类经》："君者味数少而分量重，赖之以为主也。"《活人心统》说得更具体："凡用药铢分，主病为君，以十分为率，臣用七八分，辅佐五六分，使以三四分。"以量大为君的方剂很多，如麻黄汤、小青龙汤之麻黄，银翘散之银花，白虎汤之石膏，补阳还五汤之黄芪，六味地黄丸、左归丸的熟地黄，一贯煎、炙甘草汤的生地，温脾汤、大黄附子汤的大黄，乌梅丸的乌梅等。

3. 力大者为君　李东垣提出"力大者为君"。强调君药应"药力居首"，认为药力大者即为方中主帅，主导着方剂的功用与主治。但药力之大小，除了取决于药量，还取决于药物自身特性与配伍。如大承气汤之大黄，用量并非方中最大，但因其药力峻猛，能苦寒泄热，荡涤肠胃，推陈致新，为君药当之无愧。再如龙胆泻肝汤之龙胆草，用量在方中也不居首，然因擅泻肝胆实火、清肝胆湿热而为君。又如主治血淋、尿血的小蓟饮子中，生地虽养阴清热、凉血止血，且用量最大，但凉血止血之力显然不及小蓟，故理应以小蓟为君。

4. 气味厚者为君　中医有药性气味厚薄之说。如《素问·阴阳应象大论》云："阳为气，阴为味……味厚则泄，薄则通，气薄则发泄，厚则发热。"《医学启源》："凡同气之物必有诸味，同味之物必有诸气，互相气味，各有厚薄，性用不等。"由此可知，气味厚薄也是药物之偏性之一，厚者强而薄者弱。为此，《药性论》提出了"以众药之和厚者定以为君，其次为臣为佐，有毒者多为使"。但《梦溪笔谈》认为："所谓君者，主此一方者，固无定物也……设若欲攻坚积，如巴豆辈，岂得不为君哉！"

（三）关于君药的思考

1. 君药的主病主证　由于时代背景与认识角度不同，医家观点不一。《方剂学》教材中对于唐宋之前的方剂主治证的描述，大都是根据现今的表达习惯，以方测证的结果，其间主观因素难以避免，是否为制方者本意也不确定。

2. 药物的量效关系　由于中药多源于天然，其种类及药用部位、性味、功能、毒性与常用量大小都有不同，其间的可比性不强。而且药物的量效之间，有时并非正比关系。如大黄、附子、朱砂等小量即可取效，而生石膏、饴糖、酸枣仁等非大量则难以见功。故量大者为君应该具体分析，不可以偏概全。

3. 产地、采集季节、炮制方法　对药物的气味厚薄刚柔、作用部位、毒性大小等都有着实际影响，致使虽为同一药物而功力大有不同，由此"力大者为君"的说法，也不可全信。

4. 以药物名命名之方　方名药物往往是方中君药，如麻黄汤、桂枝汤、酸枣仁汤、藿香正气散、小柴胡汤、半夏泻心汤、黄连解毒汤、芍药汤等。但又不尽然，如炙甘草汤以生地为君，当归拈痛汤以羌活为君等。

5. 方药等量　一些方剂出于对病证情势的判断，对所用药物采用了等量的组成。如莫枚士《研经言》："古经方必有主药，无之者小青龙汤是也。"后世效法者众多，如朱丹溪治疗六郁的越鞠丸等。若按"量大者为君"来衡量，其君药实难确定。其实有不少治疗复杂病证，如内外合病、上下同病且寒热错杂、虚实夹杂者的一些方剂，如再造散、防风通圣散等，因药物各有所治、各司其职，对君药勉强裁定也并不妥当。

（四）反佐

1. 反佐以小量 用于方剂佐（尤其是反佐）使（引经报使）时，宜以小量。反佐是佐药之一，因其与君臣药性相反，故称反佐，有特殊作用，如减轻主药毒副作用。举例示下。

（1）细辛：对兼有里热虚火者，宜小量用，佐清热泻火之品，是为反佐，以制约寒凉药伤正之弊。如细辛、石膏，细辛、生地，细辛、大黄等。除反佐外，又有引经入少阴作用，如牙痛用细辛，即取其引经上行而入少阴作用，此时细辛同时有佐、使两重性。

（2）乌头：寒邪阻于经脉，久郁化热之痹，疼痛剧烈，在大剂应用清热利湿药时，可少少佐以小剂量乌头反佐增效，能有效缓解疼痛。如白虎加桂枝汤加乌头，越婢加术汤加乌头等，乃乌头反佐石膏。他如，乌头（附子）配山栀，二药成方治心腹冷痛，方中乌头（附子）量大，配小量山栀反佐。小肠疝气，山栀量大，配小量乌头（附子）反佐等。原则上，反佐药必须比君药量小。

2. 名方之反佐 在许多名方中，与君、臣药的药性相反的佐药，是反佐药。

（1）协同君、臣药治病，相反相成

左金丸：黄连、吴茱萸二药，以6：1的用量比组方。黄连苦寒，清热为君；吴茱萸辛温，温中反佐，同时可减缓、制约黄连苦寒伤胃的副作用。一寒一热，寒者正治，热者从治。吴茱萸以热治热，从其性而治之，故治肝经火邪所致的实证。此方治肝，吴茱萸还有引入肝经的作用，故同时为佐、使。

交泰丸：黄连、肉桂以10：1量比组成。黄连清心，安神除烦为君；肉桂温肾，导火归原，是为反佐。一清一温，交通心肾，既济水火，故名交泰。治心肾不交，夜不能寐。又，肉桂用作佐使，可引火下归肾元。如阴虚喉痹或消渴阴阳两虚，在常规滋阴清热方无效时，可加入少量肉桂以反佐之。

（2）在特殊情况下，可适应复杂病情需要

白通加猪胆汁汤：治真寒假热、阴盛格阳。方中附子、干姜性热，分别为君、臣药，回阳救逆，温阳散寒，治下利厥逆脉微之真寒；人尿、猪胆汁性寒为反佐药，治干呕、烦躁之戴阳假热；葱白为使药，是药引。通脉四逆加猪胆汁汤，猪胆汁反佐君药附子、臣药干姜，治假热真寒，也是此类。

五、调整君臣佐使药

（一）逍遥散

综合逍遥散方，养血而不助湿，益气而不伤阴，散火而不用苦寒之味，解郁而舍弃香燥之品，补而不恋邪，泻而不伤正，是为和法主方。逍遥散方通过调整君臣佐使药物，可适用于不同的证候变化。此乃上海张耀卿成法，可作君臣佐使理论临床应用的一种变通。

1. 血虚肝旺，七情郁结　头晕，胸闷，胁痛，时作时休，脉细小，舌苔薄白。须以当归、白芍为君，养血补血；茯苓、白术、甘草、姜为臣，培土扶脾；薄荷炒黑为佐，入血祛风（内风）；柴胡为使，柔肝解郁。

2. 血虚感受外邪　头晕形寒，身热肢倦，纳减食微，脉浮数，苔薄质淡。须以薄荷叶、生姜为君，疏解表邪；当归、白芍为臣，养血和营；茯苓、白术为佐，扶脾健运；柴胡、甘草为使，条达肝脾。

3. 血虚之体，邪入少阳经病　寒热往来，鼻塞头痛，口燥咽干，眩晕嗜卧，脉弦细，苔薄白而燥或薄黄。须以柴胡、薄荷、生姜为君，祛邪出表；当归、白芍为臣，养血和营；茯苓、白术为佐，扶脾健胃；甘草为使，和中生津。

4. 气虚眩晕　神疲肢倦，脉细弱，舌质淡而苔薄白。须以白术、甘草为君，益气扶脾；柴胡、芍药为臣，养血柔肝；当归、茯苓为佐，通调血脉；薄荷、干姜为使，温中理气。

5. 血虚内热，兼受风邪，袭于肝经，上冲于目　头痛而兼眩晕，两目红赤，脉细数。须以甘草、薄荷为君，清解风热；当归、白芍为臣，养血和营；白术、茯苓为佐，健脾和胃；柴胡、姜为使，解郁疏肝。

6. 肝阴亏损，木火上越　两耳蝉鸣，左耳尤甚，头晕目眩，脉弦细。须以芍药、甘草为君，补血柔肝；当归、茯苓为臣，调和血脉；柴胡、白术为佐，疏肝理气；生姜、薄荷为使，清散郁火（木郁）。

7. 肝气郁结，木失调达　胸胁疼痛，忧郁寡欢，脉细涩。须以柴胡、薄荷炒黑为君，疏散肝郁；当归、白芍为臣，养血行血；白术、茯苓为佐，培土扶脾；姜、甘草为使，温中和胃。

8. 血虚肝郁　胁痛喜按，头目眩晕，脉细弱，舌质淡而胖嫩苔薄。须以归、芍为君，养血补血；柴胡、薄荷为臣，疏肝解郁；白术、茯苓为佐，培土涵木；生姜、甘草为使，和中助运。

9. 血瘀气滞，木郁不达（中部）　胁痛拒按，不可转侧，脉涩而有力，苔薄根腻。须以归尾、赤芍为君，柴胡、薄荷为臣，疏泄郁结；白术、茯苓为佐，燥湿益气；生姜、甘草为使，温通脾阳。

10. 肝胃不和，木土为仇（中部）　胸胁痞闷，嗳腐吞酸，脉弦濡，舌苔薄腻。须以茯苓、生姜（苔白用干姜）为君，温中和胃；当归、芍药为臣，和营活血；柴胡、薄荷为佐，疏肝散郁；白术、甘草为使，扶脾燥湿。

11. 肝经抑郁　两胁胀痛，时轻时剧，脉弦劲有力，苔薄腻。须以薄荷（炒黑）、生姜为君，温运散郁；茯苓、甘草为臣，和中健脾；当归、芍药为佐，养血柔肝；柴胡、白术为使，理气通络。

12. 冲任血瘀　妇女经行不畅，少腹胀痛，脉细而涩，舌质淡，边有青紫斑点，苔薄。

须以当归尾、赤芍为君，活血通瘀；柴胡、姜为臣，暖宫解郁；茯苓、薄荷为使，疏散理气；白术、甘草为使，和胃扶脾。

13. 冲任血虚，厥阴气滞 妇女经行凝涩，腹痛不已，脉细而弱。须以当归身、白芍为君，补血养血；柴胡、甘草为臣，调达肝经；白术、茯苓为佐，益气扶脾；薄荷、炮姜为使，温运理气。

14. 气虚摄血无权 妇女经行若崩，色淡不鲜，面色㿠白，心悸，头晕，脉细弱，舌胖嫩，边有锯齿，苔薄净。须以白术、甘草为君，益气固本；当归、白芍为臣，引血归经；柴胡、茯神为佐，疏和肝脾；薄荷（炒黑）、炮姜为使，散郁入营。

15. 气虚脾弱，带脉不固 脾弱胃呆，神疲肢倦，动辄气短，白带绵绵，色白质稀，脉沉数，舌质淡无苔。须以白术、甘草为君，补中益气；当归、白芍为臣，养血滋阴；柴胡、干姜为佐，疏肝温脾（脾阳）；茯苓、薄荷为使，散湿健脾。

16. 肝木侮土（下部） 腹痛阵作，痛则欲泻，得泄则畅，脉时紧时缓（痛则紧，泻则缓）。须以白芍、白术为君，敛肝扶脾；甘草、茯苓为臣，甘缓和胃；炮姜、柴胡为佐，温运止痛；薄荷、当归为使，散郁（湿郁）和营。

17. 血瘀气滞，蕴结少腹（下部） 少腹胀痛而拒按，脉实而涩，舌有瘀斑。以当归尾、赤芍为君，活血化瘀；柴胡、姜为臣，温通疏泄（直达肝经少腹）；茯苓、薄荷为佐，理气散郁；白术、甘草为使，和中健脾。

18. 血虚脾弱 腹痛隐隐，喜按，时轻时剧，多劳多思则发。须以当归身、白术为君，补血益气；白芍、甘草为臣，养阴和胃；柴胡、茯苓为佐，柔肝健脾；薄荷、干姜为使，温中理气。

19. 阳虚脾运失司 胁胀胸闷，便溏溲清，脉虚弱，苔薄质淡。须以干姜、甘草为君，温中扶阳；柴胡、白术为臣，理气健脾；茯苓、当归为佐，行血助运；薄荷、白芍（醋炒）为使，散郁柔肝。

（二）补中益气汤

补中益气汤由黄芪、人参、白术、炙甘草、当归身、陈皮、柴胡、升麻组成。东垣立方为脾胃内伤始得之证，而表现为气高而喘，身热而烦，皮肤不任风寒而生寒热等症，形似外感而实非外感。朱丹溪尝用补中益气汤加表药一二味，以治虚人外感。东垣制补中益气汤，是以甘温补中升阳，益肺气而固腠理。由此可见，补中益气汤不仅是治劳倦内伤的代表方，而且亦可用于虚人外感。方意重在甘温除热，而其加减法中常用麦冬、生地黄等甘寒泻火，对临床应用变通很有启发。临床应用本方治内伤诸证，常可对升麻、柴胡二味佐使药化裁更变，调停去取。兹举数例说明。

1. 护卫益气汤 补中益气汤去升麻、柴胡，加桂枝、芍药。用于脾胃虚弱，不能顾护营卫。"脾为营之本，胃为卫之源"，胃弱脾虚，失于纳运，水谷之资，难以化生精微。营气虚而生寒热，卫气疏而见自汗，补中益气汤去升麻、柴胡，配桂枝、白芍以和畅营卫，调达表里，故名护卫益气汤。

2. 生津益气汤　补中益气汤去升麻、柴胡，加麦冬、五味子。用于元气不足，阴火灼肺，少气心烦，口渴咽干，小便短赤。多由饮食、劳倦所伤，致使脾胃受损，阴火上攻，干心灼肺，耗损元气与津液。气阴被伤，肺失治节，因而小便短赤。对此，应以益元气为主，辅以降阴火，补土生金，增益化源。肺气清肃，阴火下潜，诸症乃除，故名生津益气汤。

3. 扶阳益气汤　补中益气汤去升麻、柴胡，加炮姜、附子。用于脾阳不足，恶寒身倦，少气懒言，肢冷便泻等症。中焦元气虚冷，连及脾肾阳衰，水谷精气失于输布，卫阳不足，难以抗御外邪，则背寒肢冷；中虚谷气下流，则腹胀飧泄。法当补脾建中为主，兼顾肾阳，故于补中益气汤中去升麻、柴胡之僭越，加附子、炮姜之温里，名为扶阳益气汤。

4. 安神益气汤　补中益气汤之升麻、柴胡易为酸枣仁、茯神。用于心脾俱虚，怔忡失眠，头晕目眩，食欲不振之证。病人多因饮食、劳倦或情志所伤，情志不遂，肝气郁结，易于横克脾土而累及心气，以至心脾更虚，气血失调，营卫失济。故制安神益气汤，调理脾胃，安养心神。

5. 各类加减方　除上述化裁运用外，还有补中益气汤以升麻、柴胡易黄柏、知母之降火益气汤，以治阴火上乘，心烦面热。易黄连、吴茱萸之清肝益气汤，以治脾虚肝郁，胸膈痞满，噫气吞酸。易丹参、郁金之宣郁益气汤，以治心气不足，胸中压闷，虚烦太息。易茯苓、半夏之导饮益气汤，以治痰饮胸满，惊悸喘嗽，短气倚息。易金铃子、延胡索之定痛益气汤，以治胃弱气滞，心腹疼痛。易桔梗、枳壳之开膈益气汤，以治肺胃不降，胸膈满闭。易旋覆花、代赭石之平逆益气汤，以治胃气悖逆，咽喉梗塞，呃气呕恶，上气奔豚。易槐花、地榆之止血益气汤，以治肠风下血，痔瘘出血。如此等等，不胜枚举，但必须在脾胃久虚的病变中，保留原方主要药物，正确掌握，灵活变通。（《李聪甫论金匮》）

此外，吴鞠通《温病条辨》以普济消毒饮去升麻、柴胡，加金银花、连翘治大头瘟，改变原方佐使药，也属于此法范畴。可见本法乃出于各家，而有所应变之法。

六、经方与时方联用

（一）经方与时方

1. 经方思维　经方的核心理论是方证对应，以疾病发生的基本脉证规律与治则方药进行论述。其中，《伤寒论》以六经为纲，以方证为目。《金匮要略》是以杂病为纲，以方证为目。临证的着眼点是疾病所表现出的特异性的脉证组合，强调方与证的严格对应，即有是证用是方，直截了当，便于应用，有确切方药固定关系和较好疗效。经方方药罕言其病因病机和病理药理，不论阴阳、五行、藏象、运气，其中实蕴独特理法。

2. 时方思维　从汉唐到明清，绝大部分的中医典籍（除张仲景之外）均属时方体系。时方以阴阳、五行、藏象、经络、运气为理论核心内容。其临证思维特点是根据患者的临床症状，判断气血阴阳盛衰和脏腑虚实等，辨析其相应的病位、病因、病机，进而确定治法，拟定方药，即所谓理、法、方、药，步步为营，层层递进。在时方中，如钱乙的泻白散、左金丸、导赤散，李东垣的补中益气汤、龙胆泻肝汤等方，方名即已显示其辨证思维特征，如白肺、心赤、泻肝、补中（脾）等。在临床上，强调对每一疾病病因病机的认识，以脏腑经络辨证指导方药应用。近今中医更重视辨病治疗，甚而结合西医病理药理指导用药。是为时方思维。

3. 经方与时方思维 对药物的认识，两者亦有很多区别。时方中对孕妇忌用半夏、当归等药，而《金匮要略》即有"妊娠呕不止，干姜人参半夏丸主之"及"妇人怀妊腹中痛，当归芍药散主之"。又，时方药理认为枳实破气，而经方用枳实的要点是心下痞满。再如人参与黄芪均为传统补气药，时方常同用于气虚。而在《伤寒论》中不用黄芪，《金匮要略》也无参、芪同用者。其中原因，是二者有严格的体质指征。此外，到金元以后时方药理更显繁杂，如十八反、十九畏等。而经方之附子粳米汤，恰是附子、半夏同用。此外，时方治病常面面俱到，方大药杂；而经方常单刀直入，击中要害，药简效宏。时方辨证相对主观笼统，经方辨证更为客观精确。

（二）经方与时方联用

1. 临床意义 方是由药物组成的，而药物又是因证而采用的。但证受到客观影响，因此方药应用又有灵活多变的特点。古今人异、气候变化、体质强弱、生活习惯，都能左右证候变化和方药应用。因此主张从临床出发，把时方与经方进行巧妙的结合，是为古今接轨。如此用经方以补时方之纤弱，用时方以补经方之不全，可以提高临床疗效。再者，时方之组成和方义，不少由经方发展而来。如防风通圣散表里双解，起于《伤寒论》大青龙汤之麻黄、桂枝与石膏同用；逍遥散疏肝理脾，气血两调，则方内已具有《金匮要略》当归芍药散之意。

2. 经方接轨时方

（1）湿温病：胸满心烦，夜不能寐，每在下午发热与心烦加重，而有懊憹之症，此为湿热上蕴，气郁火结，是火郁而心烦者。此时如果只用三仁汤清利湿热邪气，因内有火郁为援，而效果则差。为此，可用经方的栀子豉汤与三仁汤合方进行治疗。栀子豉汤擅治虚烦，仲景称之为"心中懊憹"，形容心中烦乱，难以名状。火当清之，郁当发之，所以用栀子豉汤清宣郁火。栀子苦寒清热，但因其体轻而上行，清中有宣，与芩、连苦降直折不同。凡火热郁而烦者，非栀子不能清，所以时方的丹栀逍遥散及越鞠丸的火郁证都用栀子而不用其他。豆豉气轻味薄，既能宣热透表，又可和降胃气，宣中有降，善开火郁，与栀子配用治疗火郁虚烦甚为合拍。湿温病出现心烦，乃是湿热之邪蕴郁于胸的一种见证，除心烦症外，往往胸满为甚。三仁汤能清利三焦之湿热，而不能治疗胸中之火郁，而黄芩、黄连又因苦寒直折，有冰伏湿邪、郁遏气机之弊端。"经方"与"时方"接轨的三仁汤与栀子豉汤，既能清热除烦、开郁理气，又不扰于湿热邪气，有利而无害，发挥了"古今接轨"之能事。

（2）湿热咳嗽：咳嗽频繁，痰多胸满，舌苔白腻，脉来濡缓，用甘露消毒丹汤剂服之奏效。一日治一妇人，观舌切脉，属于湿热之邪，然除咳嗽外，又有气喘"咳逆倚息不得卧"之证。三日来头不接枕，痰声辘辘，周身疲惫，西医按肺炎论治而不效。切其脉浮濡，苔白厚而润，因思此证属于"湿咳"，然而肺失宣降，又出现喘不得卧，则又非甘露消毒丹一方所能治。根据仲景方义，《金匮要略》麻黄杏仁薏苡甘草汤散寒除湿、宣肺平喘，既切中湿咳病机，又无助湿生热之弊。后世之三仁汤方，实从麻黄杏仁薏苡甘草汤悟化而来。于是，在甘露消毒丹方中加入麻黄、杏仁、薏苡仁、炙甘草，甫服一剂，当夜则喘定能卧，熟睡一宵。继以此方治疗，喘症大愈。

（3）食滞伤胃：中焦湿浊不化，食后胃胀痞满，嘈杂反酸，以及胃脘疼痛，舌苔白腻，脉沉滑者，每以经方之大黄黄连泻心汤与时方之平胃散接轨，则疗效明显。胃病反酸涌苦，胃中嘈杂，烧心作痛，多方治疗不愈。切脉视舌为湿浊生热之证。乃用平胃散加黄连、大黄，服至七剂则酸水不泛，嘈杂与烧心皆愈。

3. 时方接轨经方

（1）脚挛急：芍药甘草汤是治疗脚挛急名方。一日同诸生门诊用之弗效，诸生不知所以然，刘渡舟于原方加羚羊角粉 1.8 克冲服、钩藤 16 克（为时方羚角钩藤汤的主药），仅服三剂，而脚挛急全瘳。芍药甘草汤，苦甘酸相合，平肝养血，缓急解痉，而用之不效者，病重药轻也。今用时方之羚角钩藤汤与之接轨，羚羊角与钩藤入足厥阴肝经，有清肝祛风，舒筋凉血之专功。所以治疗脚挛急时，能与芍药甘草汤相互为用。从病理看，两方之治有其统一性。从药味分析，羚羊角与钩藤能加强芍药甘草汤之力，故取之显效。

（2）妇人气郁：小柴胡汤治疗胸胁苦满、肝胆气郁之证，向为医林所用。但治妇人气郁而用此方，尚不尽如人意。可用时方之越鞠丸（汤）与之接轨，服之则心胸快然通畅。若单纯用小柴胡汤或越鞠丸，临床疗效逊于两方接轨之法。圆机活法，灵活变通，方能胜人一筹。

（3）水湿痰热：苓桂术甘汤治疗水气上冲，效果甚佳。然水湿与痰热常可同行，临证除胸满心悸气冲之外，往往出现心烦、少寐、泛呕欲吐等证。曾用加龙骨、牡蛎潜敛镇逆之法，效果也不甚理想。后用时方之温胆汤与之接轨，豁痰行饮，安心定悸，诸证霍然而瘳。

（4）其他：经方四逆散治疗肝气郁滞阻于经络，可与时方之二陈汤、黛蛤散、五磨饮子、金铃子散等合方之法。而用经方之麻黄细辛附子汤治疗心动过缓，以时方菖蒲郁金汤、桃红四物汤、失笑散与之相合，取得了较好的临床疗效，发挥了古今合方之优势。（北京中医药大学学报，1995.3）

（三）联合方组应用

以门纯德经验为例，联合方组主要用于病机复杂、转归缓慢的慢性疑难病症。一般以连续有序，反复循环应用三四方的形式。

1. 寒凝血滞型脉管炎　寒凝为因，血滞为果，故应以温寒通脉为主，活血化瘀为辅，补气养血为助。第 1 方乌头桂枝汤，大热，温经通阳，迅速止痛。第 2 方当归四逆汤，温振末梢血脉，和阳气。第 3 方活络灵效丹，在上述二方基础上活血化瘀。第 4 方人参养营汤，补益气血。每方都用1周，循环反复。如此治病求本，针对主要病机，解决主要矛盾，并防止顾此失彼，有主次，有步骤。

2. 慢性肝炎 头晕，眼干，腹胀，胁痛，少食，多怒，倦怠，失眠，齿衄，手足心热，脉细数，是虚中有郁，气滞血瘀，脾虚有湿，肝肾不足。第1方柴胡疏肝汤，疏肝理气。第2方膈下逐瘀汤，活血化瘀。第3方胃苓汤或香砂六君子汤或小建中汤，健脾，和胃，化湿。第4方一贯煎，滋补肝肾之阴。每方用1周，有序循环反复。通过几轮治疗，以求逐步解决。

3. 慢性肾炎呕吐 急则治标，先治呕吐。第1方小半夏加茯苓汤止呕，或半夏泻心汤治心下痞满。第2方香砂六君子汤，健脾和胃，治不食、少食。第3方真武汤，温肾扶阳。第4方六味地黄汤滋养肾阴，或金匮肾气丸（汤）温补肾阳。每方用1周，有序循环反复。

4. 高血压病或慢性肝炎 见肝肾阴虚，眩晕，胁痛，口渴，腰酸耳鸣；又见脾阳不足，泄泻便溏，食少腹胀。治疗两难，顾此失彼，如以脾阳不足为主，消化功能较差，可先用香砂六君子汤健脾和胃，解决食少腹胀；次用苓桂术甘汤、理中汤温中助阳，解决便溏肠鸣。而后用一贯煎养肝阴，治疗胁痛口渴；六味地黄汤补肾阴，治疗腰酸耳鸣，在治疗过程中体现了中医整体观。

5. 诊中有治，治中有诊 在复杂病证难于立判时，也可用本法。如见60岁老妇，口干渴咽燥，舌干而硬，愈饮愈干，经年日久，便秘，面白，四肢不温，食少，脉沉虚数。以为阳虚津液无以蒸腾所致。但因口干咽燥为主，先用麦门冬汤，次以附子汤，再以竹叶石膏汤。结果第1方解决了口干、便秘；第2方大见其效；至用第3方，又见口干咽燥。因第2方大效，更加深了其阳虚津液不升而成此证，日久难愈的辨证印象，故再与附子汤温阳治口渴，温脾汤温下治便秘。

以上各方先后有序，联合用药，每方都用1周，有序循环反复。

（四）用方进退法

可根据病证性质和病情变化，对一方各药先后有序投治，加以进退。一般用于危重病治疗，如关格、泄痢等。兹示例于下。

1. 进退大承气汤 治泄有太阴、阳明二证。

（1）太阴证不能食，用进法：先煎厚朴半两，水煎服；二三服未已，因有宿食未消者，又加枳实二钱同煎服；二三服泄又未已，如稍加食，尚有热毒，又加大黄三钱，泄止，住药；如泄未止，肠胃有久垢滑黏，又加芒硝，宿垢去尽而愈。

（2）阳明证能食，用退法：先用大承气汤五钱，水煎稍热服；如泄未止，去芒硝，后稍热退，减大黄一半煎二服；如热气虽已，其人必腹满，又减大黄，枳实厚朴汤又煎二三服；如腹胀满退，泄亦自愈，后服厚朴汤数服则已。（《素问病机气宜保命集》卷中）

此法以大承气汤厚朴、枳实、大黄、芒硝四药，据病证变化而次第进退出入。不仅用于泄泻，还可用于痢疾里急后重。又，《家塾方》承气丸也是大承气汤变通进退之剂，以大黄24克、芒硝36克为末，面糊为丸如梧子大，每服3克，以枳实、厚朴各10～15克，水煎送服，治腹满燥实大便不通者。可资师法。

2. 进退黄连汤 黄连汤以黄连、桂枝寒热并用、交通上下之药对，治上热下寒，胃热肠寒，腹痛呕逆者。喻嘉言《医门法律》进退黄连汤则根据此理，妙用进退法，对此黄连、桂枝寒热并用药对，根据上格下关不同变化，进退损益加减。上格则吐逆不得食，用进法从阳，以桂枝为主药，诸药不炒，上开太阳而得食不吐。下关则小便不通，去桂加肉桂，黄连减半，诸药炒制，或加服肾气丸，下转少阴而小便得通。本方今常用于食管癌、胃癌晚期和尿毒症见呕吐、便秘、尿闭之关格者，常有意外疗效。

此外，有二药先后用而进者，如《济阳纲目》卷13陈皮汤，则先用陈皮30克，水煎服；顷刻再用炒枳壳30克，水煎服，治呃逆、噫气。二药先后用，有所变化。

（五）瞻前顾后法

程门雪先生常说，中医辨证首重八纲，特别对疑难重证，更须把握阴阳虚实的证治，方能力挽狂澜。试举他治疗重危病证的验案，说明用方选药时宜瞻前顾后。某孩，男，12岁。高热神昏，形体羸瘦，面色枯悴青白，两目露睛无光，汗出如洗，角弓反张，四肢厥冷，手足瘛疭，喘鸣气促，二便失禁，口唇开裂出血，舌质光红如镜。败象尽露，属慢惊风危候。前已屡更数医，西医诊为结核性脑膜炎，需住院抢救。请中医治疗，有用羚羊角、生地、钩藤、石斛辈，反下利不止；有用附子、干姜、人参、龙牡辈，而角弓反张加剧。

程先生筹思良久，认为此证属脾肾阳竭，肝肾阴伤，阴阳不相维系，离决之际立待。勉拟《福幼编》理中地黄汤1剂。其方：熟地黄15克，山萸肉10克，当归、枸杞各6克，白术9克，炮姜3克，炮附子1.5克，党参9克，炙甘草、肉桂各3克，酸枣仁、补骨脂、炙黄芪各6克，生姜3片，红枣3枚，核桃仁2个（打）。先以灶心土60克煎汤代水，纳诸药浓煎灌服。翌晨，患儿之父叩门来报，谓病情已有起色，急至其家，见角弓反张已渐缓，背部原来垫了3个枕头，今已抽去两个。效不更方，原方继服10余剂，诸症逐渐好转，调治而安。

细观此案，病儿口唇焦裂出血，舌质光红如镜，下焦阴竭，用育阴息风不效者何也？汗出如洗，四肢厥冷，二便失禁，元阳暴脱，用温阳固脱无益者何也？显然不是单纯用阴虚或阳虚可以解释的。本病既属慢惊风，当考之相关专书。《福幼编》云："慢惊之证，缘小儿吐泻得之为最多。或久疟久痢，或痘后疹后，或因风寒饮食积滞，过用攻伐，或禀赋本虚，或误服凉药，或因急惊而用药攻降太甚，或失于调理，皆可致此证也……此实因脾胃虚寒，孤阳外越，元气无根，阴寒之极，风之所由动也。"立方以逐寒荡惊汤（胡椒、炮姜、肉桂、丁香）辛热逐寒，培元救本；以理中地黄汤助气补血以回阳。并指出如胃中尚可受药，四肢抽搐者，可不必用逐寒荡惊汤，而径投理中地黄汤。分析方义，方中地黄、当归、枸杞、山萸肉补肾滋阴；附子、肉桂、炮姜、人参益气回阳，从阴阳互根来调治。所谓阴阳互为根本，孤阴不生，独阳不长，而其真元在肾，五脏之阴非肾不滋，五脏之阳非肾不发，从肾治疗，阴阳维系。诚如张景岳所说："故善补阳者，必于阴中求阳，则阳得阴助而生化无穷；善补阴者，必于阳中求阴，则阴得阳升而泉源不竭"。理中地黄汤功能回阳护阴，正体现了上述旨意。

同时，在辨证时，还必须借鉴过去的治疗情况，"观其已往，以治现在；治其现在，须顾其将来"，即所谓瞻前顾后之法。只有这样反复推敲，才能辨证无误。在辨清阴阳的同时，还须着重辨别虚实。丹波元简指出："为医之要，不过辨病之虚实也已。"在虚实错杂混淆的重证，往往补泻掣肘，动辄得咎，必须认真辨证，始不致贻误病机。临床治疗时，治常易，治变较难，阴阳离决、虚杂互兼之重证，治之更难。在这当中，既需学力，又需经验，必须有胆有识。正如孙思邈所说："胆欲大而心欲小，智欲圆而行欲方"。这就需要平时加强学习，多多积累临床经验，临证才能达到炉火纯青的程度。（陆寿康：重危病证更须分清阴阳虚实——学习程门雪先生经验一得）

第五章　大小剂量成方论

明确每个处方中君臣佐使的主次配伍关系，并选择每药合宜的用量大小比例，是提高方证针对性，提高处方临床疗效的关键。在不少名方中，有以君药用量独大、佐使药用量特小，两者相对配比显著之方，可称为大小剂量成方。本章就此以历代名家名方为据，作分析论述。

一、君臣佐使和药量比例

（一）君、臣、佐、使

方剂是在辨证、立法之后，选定适当的药物与用量组合而成的。其完整结构一般包括君、臣、佐、使4个部分。君臣佐使是方剂的组方原则和结构的基本形式，其确定主要根据药物在方中发挥作用的主次，此外还与药效大小和用量轻重有关。

（二）处方药量的梯度比例

在处方中，主病、主证的药物称为君药或主药。君药决定了本方所治的主要病或证，一般药量较他药大，以示此方的药力和主治，甚或显示治疗趋向的脏腑。佐君之谓臣，臣药或称辅药，常仅加强主药力量，或治次要病证。应君、臣则为佐、使，佐药常辅助君、臣，减轻其副作用（如反佐），加强其正作用。而使药则是引经报使，以示本方的基本作用方向（如升降、归经），也有作药引的。药量的梯度比例关系，应体现在处方各药之间的君臣佐使关系上。《素问·至真要大论》："君一臣二，制之小也；君一臣三佐五，制之中也；君一臣三佐九，制之大也"。可见，在处方中，君药应味数少而分量重，臣药味数稍多而分量稍轻，佐使药量可出入而分量更轻。《素问·至真要大论》："治有轻重，适其至所为故也。"王冰注云："令药气至病所为故，勿太过与不及。"都说明处方用药剂量各有大小，药性、药力也应相应有强有弱。在临床上，要根据病情和证候的轻重，来确定方之大小、药之多少等，一切以药力达到病所为准。

君臣佐使用药的大小剂量比例，都必须遵循这一原则。如此在处方各药用量上，根据具体证候病机的需要，既可有大有小，也可基本一致。对此，一般可从中药性能、量效关系、中药配伍三方面来考虑。《景景医话》："（君臣佐使）用药分量之轻重，当视其病以为准。即古方流传其分量，仍赖用之者增损其间，乃和合病机。同一方也，有见此证则以此药为君，见他证则以他药为君者。"即是其义。

（三）方例

兹以经方、时方示例。

1. 经方 如同样是桂枝、芍药、甘草、生姜、大枣五味药，桂枝加桂汤，桂枝 5 两，芍药 3 两，姜 3 两，大枣 12 枚，炙甘草 2 两，治奔豚。以桂枝平冲降逆为君，药量大。桂枝加芍药汤，芍药 6 两，桂枝 3 两，姜 3 两，大枣 12 枚，炙甘草 2 两，治腹满时痛。以芍药缓急止腹痛为君，药量大。以上两方都是用量按君臣佐使逐级递减。

2. 时方 《傅青主女科》卷下补气升肠饮治脱肛，人参、黄芪、当归各 30 克，白芍 15 克，川芎 10 克，升麻 0.3 克。方中，人参、黄芪、当归三味是君药，组成补脾升阳的药组；白芍一味臣药，川芎佐药，与当归相合，是为缓急和血；升麻使药，升阳引经，其方各组药物用量逐级递减。又，黄芪补气汤，治气虚不摄之腹疼畏寒而小产者，黄芪 60 克，当归 30 克，肉桂 1.5 克。方中君药黄芪补气升提，臣药当归养血和血，使药肉桂温阳散寒，也是用量逐级递减。

二、君药量大、他药量小的名方

在历代名方中，仲景经方配伍严谨，层次井然，药量合度，历来为医界公认，已为大家熟悉，因此以下仅就时方、验方为例，对其配伍用量论述。

(一) 君药量大，他药量小

1. 君药大于其他药用量之和 王清任补阳还五汤，黄芪 120 克（四两），当归尾 6 克，赤芍 4.5 克，地龙、红花、桃仁、川芎各 3 克，水煎服。初治时，日服 1~2 剂。治中风半身不遂，气虚血瘀者。方中君药黄芪用量独大，君药大于其他药用量之和数倍，体现本方益气为主，活血为辅的效用。

2. 君药量特大，使药量特小 君药 90 克，使药 1 克，二药成方，其药量比是 90∶1。如《辨证录》卷 3 方，白术 90 克（三两）、肉桂 1 克（三分），水煎服。治房劳力役又感风湿，腰重腰痛。方中白术为君，祛湿强腰，量大；肉桂温肾为使，是引经药，量特小。又，《辨证录》卷 2 方，人参 90 克（三两），附子 1 克（三分），水煎服。治阴虚而阳暴绝。方中人参大补气阴，为君药，量特大；附子温阳引经而入心肾，故以特小量。

(二) 三两三和六一量比类方

1. 验方三两三 是一组"三两三钱三分"的验方，即君药三味各为一两，共三两，佐药一味量三钱，引使药一味量三分，简称"三两三"。如"疮疡三两三"：黄芪、当归、金银花各 30 克（一两），甘草 10 克（三钱），蜈蚣 0.3 克（三分）另研末冲服，水煎服。治顽固性痈肿疮疡，毒热盛者。现今则用治久治不愈的皮肤病等，以皮疹色红而伴破溃、渗出为特征。上方如此配比，3 个君药黄芪、当归、金银花，总量三两，即今 90 克，托毒排脓、清热生肌，量大力专。臣药甘草，和中、缓急、解毒，10 克。引使药蜈蚣 0.3 克，起到引经报使，搜剔解毒作用。"疮疡三两三"自有出典。如《局方》神效托里散（用银花叶）、《张氏医通》归芪饮、《串雅内编》四金刚，均由黄芪、金银花、当归、甘草组成。除"疮疡三两三"外，还有自汗、溃疡、头风、镇蛔、跌打、热痹等的三两三，分别治疗各种专症。其中如"跌打三两三"，当归、川芎、金银花各 30 克，活血通脉为君；穿山甲

10 克，透络攻瘀为臣；三七粉 0.3 克冲服，因其用量特小，应是使药，引诸药入血分。类此方虽无佐药，但基本上也是各药用量按君臣佐使逐级递减。

2. 六一量比类方　此类方君、佐用量比例为 6∶1，用量差距显著，别有其意。较为著名的有刘河间《宣明论方》六一散，治暑热小便淋涩等。方中滑石、甘草用量六一比，滑石用量 6 倍于甘草，以清暑泄热利水为主；生甘草通淋解毒，是佐药为辅。他如《仙拈集》黄甘散，黄连、甘草治多食炙薄，内有郁热，当心而痛；《朱氏集验方》去杖汤，赤芍、甘草治脚软无力，行步艰辛；《局方》黄芪六一汤，黄芪、甘草治痈疽消渴；《局方》白术六一汤，白术、甘草治脾胃不和；《仁斋直指方》石莲子六一汤，石莲子、甘草治心热梦遗赤浊。以上二味类方，君药量大而力专，佐药均是甘草，缓急和中，配合君药而量小，剂量大小悬殊，与六一散组方量比相同，可称为"六一量比"类方。

3. 君药量大，反佐药量小例　《韩氏医通》卷下交泰丸，黄连 15 克、肉桂心 1.5 克，为末，炼蜜为丸，空心淡盐汤下。治心肾不交，心火旺而心烦，怔忡不寐。方中黄连上行入心，除烦宁神，清降心火，量大为君药。肉桂下行入肾，导火归原，温养肾脏，量小是为反佐。二味和合，其量比是 10∶1，一清一温，交通心肾水火，达到心肾相交、水火既济，阴阳和谐作用，故名"交泰"。心不交于肾，则日不能寐；肾不交于心，则夜不能寐。心肾相交，故有安眠宁神作用。《丹溪心法》左金丸，黄连、吴茱萸六一比，治肝火头痛、胃痛、胁痛、吞酸。方中以黄连苦寒清热泻火为主，用 6 倍之量；吴茱萸辛温散寒降逆，既有反佐黄连以免其苦寒直折的副作用，又可引黄连入肝经而止胁痛，佐、使相兼，一药二用，仅用 1 倍量。以上二方均以二味成对组方，是君药大剂量、反佐药小剂量成方的特殊形式。

三、傅青主用药组方特点

在历代医家中，明代傅青主的方药用量富有特点，故予重点论述。在《傅青主女科》中，他常出前人古方而化裁，方中用治本药（补气、补血、补肝、补肾、补脾等）为君、臣而量大，治标药（止血、化湿、利水、理气、疏肝等）为佐使而量小，组成大量、小量比例悬殊的效方。

（一）君臣药大量以用

《傅青主女科》常设二味或三味君药，大量以用，突出其补益功效。在此基础上，配伍臣药和佐使药。以白术、巴戟天，熟地黄、白术二组药对为例说明之。

1. 白术、巴戟天　白术燥湿补脾，治带脉而利腰脐之气；巴戟天温润肾气，通任脉而调月经。二味燥润同用，脾肾双补，通利带、任两脉奇经。以白术、巴戟天为主，并以大剂量（各 30 克）入煎，是傅青主常用药对。如温胞饮治下部冷而不孕，白术、巴戟天各 30 克，是君药，量大；人参、杜仲、菟丝子、山药、芡实、肉桂各 10 克，是臣药，助君药加强健脾温肾；补骨脂 6 克为佐药，亦温肾补脾；附子 0.6 克为使药，引药入心肾，量特小。类此还有宽带汤、温脐化湿汤、健固汤、化水种子汤、温肾止呕汤、两收汤、并提汤等。在补气健脾时，则选配人参、黄芪、山药、茯苓、芡实、莲子，注意补脾而不碍调经。在补肾、温肾时，则选配菟丝子、杜仲、补骨脂、肉桂、续断等，注意肾水润养之性。

2. 熟地黄、白术 《傅青主女科》用熟地黄、白术各30克，大剂脾肾双补为君药组方。如固本止崩汤治血崩，以熟地黄、白术各30克大补脾肾，是君药；当归15克补血，人参、黄芪各10克补气，应是臣药。少佐以黑姜6克，引经入血分而止血。妙在不全止血，而唯大剂补气补血。并指出："倘畏药味之重而（熟地黄、白术）减半，则力薄而不能止崩。"又如加减当归补血汤治年老血崩，先用黄芪、当归各30克，是君药；三七末10克，是佐药；桑叶14片为引使，两补气血而止崩。初治血止显效后，又在上方基础上再加熟地黄30克、白术15克、山药12克、麦冬10克固本复元，五味子3克收敛为使，以除病根。他如引精止血汤、安奠二天汤、救败求生汤、两收汤、清海丸、益经汤、并提汤，均以熟地黄、白术各30克入煎，分别治疗不孕、血崩、经闭、胎动不安、经前便血、产后呕吐等。

（二）佐使药小量以用

傅青主以荆芥为方中佐使，或引血归经，或疏肝解郁，其用量小。

1. 引血归经 每在大队补药中配以炒黑荆芥6～10克，引血归经。如平肝开郁止血汤，治郁结血崩。方中用白芍30克平肝，白术30克利腰脐，当归30克补血，三味当是君药，量大；三七10克止血，生地、丹皮各10克凉血，三药为臣药；柴胡3克开郁疏肝，黑芥穗6克引血归经，二味应是佐使药。再如补气解晕汤治正产气虚血晕，以人参、黄芪、当归各30克补气血，黑芥穗10克引血归经，姜炭3克行瘀引阳。在临床上，凡月经量多或经期过长，崩漏属血热者，均宗此法。

2. 疏肝解郁 荆芥芳香馥郁，顺肝木之性，故祛风解表，又兼疏肝解郁、调经止带功效。傅青主用此时，常将荆芥穗炒黑，并配小量的柴胡或香附等佐使。如此，一方面减轻其祛风作用，而突显其疏肝解郁之功。如定经汤治经来先后无定期，以为肝气郁结，用菟丝子、白芍、当归各30克，熟地黄、山药各15克，茯苓10克，补益肝肾，是为君、臣；并配以荆芥穗炒黑6克，柴胡1.5克，疏肝之郁，以为佐使。又，完带汤治白带，脾、胃、肝同治，大补脾胃，稍佐疏肝之品。白术、山药各30克，白芍15克，健脾和肝，是君药；苍术、车前子各10克，人参6克，甘草3克，健脾燥湿，是臣药；陈皮、黑芥穗各1.5克，柴胡1.8克，则是佐使。又，安老汤治年老经水复行，人参、黄芪、熟地黄各30克，白术、当归、山萸肉各15克，以大补肝肾脾。在方中，配用阿胶3克，止血养血为佐；黑芥穗3克、香附1.5克为使，使其"肝疏而脾自得养"。

3. 佐使药五味子 五味子禀五味而入五脏，兼有敛补功效。以《傅青主女科》二方为例，他常用五味子1～3克为佐使，酸敛摄血，补肾生水。如固气汤，治少妇血崩，傅氏云"凡气虚而崩漏可以此通治，止血之味含于补气之中"。方中人参30克为君药，固补元气；白术、熟地黄各15克为臣，大补脾肾；当归、杜仲各10克，山萸肉、茯苓各6克，为佐药，加强君、臣补脾肾的作用；远志、甘草各3克，五味子10粒（3克），是使药，养心敛肾。再如温经摄血汤，治经来后期而量多，血寒而有余。熟地黄、白芍各 30 克，为君药，川芎、白术各 15 克，为臣药，大补肝肾脾精血。续断 3 克补肾，柴胡 1.5 克解郁，肉桂 1.5 克祛寒，五味子 1 克是佐使药。傅氏云"凡经来后期俱可用"。二方也是按君臣佐使用量逐级递减。

此外，《傅青主女科》常用补脾肾药大剂，以为奇经之治。如易黄汤治黄带，用山药、芡实各 30 克，专补任脉之虚，是为君药。同时，又用黄柏 6 克清肾火，是臣药；车前子 3 克渗利湿邪，作为佐药，二味同用治带。白果 10 枚，为使药，引药入任脉。以为"凡有带病者，均可治之"。

四、陈士铎用药组方特点

陈士铎宗傅青主，他的用药组方特点是方药配伍自出枢机，主药用量独大。兹以其用玄参治痿证、白术治腰痛述之。

（一）陈士铎用玄参治痿证

在《石室秘录》中，玄参、麦冬、熟地黄三味为君，而且大量应用，以清解阳明之火，大滋肺肾之水，而使两足生力，是陈士铎治痿常用药对。诸方中或配山萸肉补肾，或配菊花清肝。此外，在《辨证录》中还有石斛玄参汤等。

1. 偏治法　玄参 30 克，熟地黄 27 克，麦冬 27 克，甘菊花 10 克，人参 3 克，菟丝子 3 克，水煎服。治阳明火盛之痿。（《石室秘录》卷 1《偏治法》）是君、臣、佐、使药用量逐级递减，大小剂量成方的范例。

2. 卧治法　玄参 90 克，熟地黄 90 克，麦冬 60 克，山茱萸 60 克，制为丸。治阳明火证，肾水不足之痿。（《石室秘录》卷 3 生阴壮髓丹）方以玄参、熟地黄为君，麦冬、山茱萸为臣，滋补肺肾。

3. 石斛玄参汤　玄参 60 克，石斛 30 克，水煎服。药仅二味，玄参咸寒，清胃泻火为君，量大力专；石斛甘寒，养胃生津为臣。治胃火上冲于心，心烦惊悸，久则成痿，两足无力不能动履。（《辨证录》卷 6）

4. 玄母菊花汤　玄参、熟地黄各 60 克，甘菊花 30 克，知母 10 克，水煎服。治太阴脾火旺致痿。（《辨证录》卷 6）玄参、熟地黄为君，菊花为臣，知母为佐使药。

（二）陈士铎用白术治腰痛

1. 药论　《本草新编》谓白术"尤利腰脐之气……腰脐之气既利，而肾中之湿气何能久留，自然湿祛而腰痛忽失也"。陈氏认为腰痛乃水湿之气侵入于肾宫，故主张大剂白术，或单用，或以白术为君药，配用杜仲、熟地黄、黄芪、肉桂等强腰、利湿、温寒之药，治疗寒湿腰痛。

2. 方例　如《石室秘录》利腰丹，用白术、杜仲酒煎服，作长治之法，治风寒腰痛。《辨证录》术桂汤用白术 90 克（三两），肉桂 1 克（三分），水煎服，治房劳力役又感风湿，腰重如带三千文。又，芪术防桂汤，用白术 120 克、黄芪 60 克、防己、肉桂各 3 克，水煎服。治湿气入于肾宫，腰痛如折者。（《辨证录》卷2腰痛门）二者均为以大量白术为君药固腰利湿，肉桂等小量引使入肾之方。

五、张景岳、王清任、张锡纯用药组方特点

在明清和近代医家中，张景岳善用熟地黄，王清任善用黄芪，张锡纯善用山药，并大量用之以为君药来组配方剂，是具有各家方药风格而体现其学术思想的范例。

（一）张景岳用大量熟地黄

张景岳重于补肾，《类经》有大宝论、真阴论，充分表达了其重视真阴、真阳的学术观点，而其方药主要反映在《景岳全书》卷51新方八阵中。在该卷补阵中，用熟地黄为君药补肾养血，常达30~90克（一至三两）。类此名方有贞元饮、大补元煎、左归饮、右归饮、补阴益气煎等。其中较突出的贞元饮，熟地黄为君补肾纳气，用21~60克（七八钱至一二两）；当归为臣养血止咳平喘，6~10克（二三钱）；炙甘草3~6克（一二钱）为佐药，缓急止咳和中。方中药量，按君臣佐使逐级递减。又如丸剂之左归丸、右归丸、归肾丸、血余赞化丹，方中熟地黄每用240克（八两），而山药、枸杞、山萸肉、菟丝子、鹿角胶等常用120克（四两），体现其以熟地黄补肾水、养阴血为主的组方思想。

（二）王清任用大量黄芪

王清任《医林改错》重视血气通达，主治血瘀诸证，重视益气活血和理气活血，其方药配伍简明实用。在益气活血诸方中，尤其善用大量黄芪为主药。他在《医林改错》"半身不遂本源"篇论半身不遂病机是"气亏之证"，系"半边无气"所致。故每方均重用黄芪益气为主，以促血脉通达，化除瘀血。黄芪用量在30~240克之间，大大超过相配伍的臣药、佐使药。他说："元气既虚，必不能达于血管，血管无气必停留而瘀。"故立意补气化瘀而重用黄芪。方中并以较小量的活血化瘀药配伍，如桃仁3~10克，红花3~6克，赤芍3~4.5克等。除补阳还五汤已见上文外，他如黄芪桃红汤治产后抽风，黄芪240克，桃仁10克，红花6克；黄芪赤风汤治瘫，黄芪60克，赤芍、防风各3克；足卫和荣汤治痘后抽风，黄芪30克，桃仁、红花各4.5克，当归3克，酸枣仁、白芍、白术、甘草各6克，党参10克；助阳止痒汤治痘后瘙痒，兼治失音，黄芪30克，桃仁、红花各6克，赤芍、穿山甲、皂角刺各3克。方中药量按君臣佐使递减，也是大小剂量成方的典型方例。

（三）张锡纯用大量山药

张锡纯在《医学衷中参西录》中，善用山药滋阴健脾补肾，治劳瘵、泄泻、痢疾、淋浊、消渴等，留下了不少名方。如以山药方治痨瘵为例，一味方有一味薯蓣饮，以山药120克水煮代茶饮。二味方有珠玉二宝粥、沃雪汤，山药45~60克，分别配薏苡仁、牛蒡子，治脾肺阴虚，虚热劳嗽喘促，饮食懒进等。更有资生汤，用山药30克，玄参15克，白术、牛蒡子各10克，鸡内金6克。醴泉饮用山药30克，生地15克，人参、玄参、天冬、代赭石各12克，牛蒡子10克，甘草6克。二方均治劳瘵身热，喘促咳嗽，形体羸瘦，脉虚数。前方证治偏于脾虚，后者劳热更甚。张锡纯："山药能利水利痰，性兼滋阴，于

阴虚有痰尤宜。"故与以重用为君药治劳嗽身热。多味方中药量也按君臣佐使逐级递减。

综上名家名方之论述，可见中医临床处方必须遵循君臣佐使配伍关系，以药至病所为依据，来决定各药用量大小。主病的主药、君药必须量大，佐使药宜量小而指向明确，以组成大小剂量配比显著之方。决不可君臣、主次不分而"等量"处之，否则会影响疗效。研究名家名方，结合其学术思想，则学用有宗，配方药量合度，自可提高临床证治水平。

第六章 增效减毒论

本章主要介绍方药增效减毒、去性存用和反激逆从三个方面。值得指出，所有药物配伍都应有增效减毒的作用，且常与药量、炮制等有关。而去性存用和反激逆从，则是中药配伍与效用最为特殊的法则，在经方和经典药对中常有所反映。

一、药量和增效减毒

（一）增量和减量

1. 逐级增量 有的药物如细辛、附子、乌头、石膏等，用大剂量增效时宜分级逐渐增量。如此，可避免因突然增量引起一定的毒副作用。

（1）细辛：在临床上，以细辛为主药，用麻黄细辛附子汤治缓慢性心律失常，可从6克开始逐渐加量，逐级递增。服用6剂后，如心率无明显提高，则再增加一个剂量级。如用15克已见效则不再加量，此际即便加量，心率也不会有明显改变。（见"细辛"篇）

（2）石膏：《疫疹一得》清瘟败毒饮治瘟疫热毒，方中生石膏常根据病证轻重，分大剂180~240克，中剂60~120克，小剂24~36克等。生地、黄连也如此。又，孔伯华疫病方亦效法之，石膏也有大剂、中剂、小剂之分级。重用石膏并分级，意在保胃气、存津液，而无伤胃副作用。（见"石膏"篇）

2. 大量、小量和效用 每味中药都存在明确的量效关系，正确掌握则可提高疗效，减毒增效。

（1）麻黄：量多力峻，量少力缓。宣通、引经可用小量，1.5~3克；利水、通脉可用大量，15~30克。

（2）牛蒡子：疏风散热，5~10克；祛风止痛，利水消肿，可用至30克或30克以上。

（3）羌活：小量3~6克，大量30~60克。大量则活血化瘀，如祝谌予葛红汤，治胸痹心痛；小量则升举清阳，如升阳益胃汤，治脾虚泄泻。而小量羌活加入辨证方中，则有通阳助孕之功，可用于不孕、不育等。

（4）附子：小剂量，引经用，1~3克。中剂量，温经散寒，10~20克。大剂量，回阳救逆，20~30克，甚而30~60克。

（5）红花：多用破血通经，酒煮为妙；少用入心养血，水煎则宜。小量引经，或补血、和血，1~3克；常用6~10克。产后血虚应养血补血，只可少量用；若恶露不下，须活血破血，须多用之。

（6）三七：常规用量则止血、活血；小量研末，补虚治虚劳，每服1~2克，或用三七块煮鸡汤食疗。

（二）不同主治，用量不同

在仲景经方中，中药的量效关系尤其显著，值得研究，故特此示例。

1. 生姜　生姜用量较少时（二两以下），病仅在表，以助桂枝、麻黄等解表药，如桂枝麻黄各半汤。生姜用量中等时（三至四两），既可走表，解表散寒，调和营卫；又可走里，配合半夏、大枣，如小柴胡汤。生姜为呕家圣药，较大量时（五两以上）则温胃止呕降逆，如小半夏汤、旋覆代赭汤、厚朴生姜半夏甘草人参汤等。治胃气上逆等里证，生姜必须用大剂量，这在临床上也得到验证。

2. 石膏　大剂量（1斤）或配人参，清热生津止渴，主治身热、汗出而烦渴，如白虎汤、白虎加桂枝汤、白虎加人参汤、竹叶石膏汤；小剂量（半斤和半斤以下）多配麻黄，宣肺清热平喘或宣肺通阳利水，主治汗出而喘、无汗烦躁，或汗出而一身尽肿，如麻黄杏仁甘草石膏汤、大青龙汤、越婢汤等。

二、配伍和增效减毒

（一）配伍增效

通过药物配伍和合，达到增强药效和扩大主治范围的目的。

1. 增强药物效力　如仲景乌头汤、乌头桂枝汤中，桂枝或麻黄温经通络，可增强乌头止痛之功。同时，乌头又可兼制麻黄、桂枝的解表发汗作用。又如气虚寒甚者宜少用附子，以行人参、黄芪。肥人多湿，亦宜少加附子行经。而补药如参芪龙牡汤、补中益气汤中，少加附子引导，其功甚捷，可增方药之效。

2. 扩大主治范围

（1）病脏：药物经配伍后，其适应脏腑范围得以扩大。黄连以泻心、胃火为主，各经泻火药得黄连其力愈猛。如黄连得白芍泻脾火，得石膏泻胃火，得龙胆草泻肝胆火，得知母泻肾火，得黄芩泻肺火，得木通泻小肠火，得黄柏泻膀胱火，得山栀泻三焦火。

（2）病证：药物经配伍后，其适应证候范围增大。如止咳化痰药贝母，一般用于燥痰。而贝母、知母相配，则清热化痰，治热痰；贝母、厚朴相配，则化痰降气，治痰湿气阻；贝母、瓜蒌相配，则润燥止咳，治燥痰；贝母、白芷相配，则散结消肿，治痰核；贝母、半夏相配，则燥湿化痰，治痰湿。

（3）病症：药物经配伍后，其主治病症增多。如桔梗配甘草，通治咽喉口舌病。失音配诃子，声不出配半夏，上气配陈皮，咳嗽加知母、贝母，咳渴加五味子，酒毒加葛根，少气加人参，呕家加半夏、生姜，唾脓血加紫菀，肺痿加阿胶，胸膈不利加枳壳，心胸痞满加枳实，目赤加山栀、大黄，面肿加茯苓，发疹加防风、荆芥，疫毒加牛蒡子、大黄，不得眠加山栀。（《医垒元戎》）

（4）药效：药物经配伍后，其药效亦有所变化，从而使主治范围增大。如细辛配伍麻黄、附子振奋心阳，治心阳虚寒，脉迟心痛。细辛配熟地黄、五味子等则补益肾气，可治男女肾虚诸证。又如，黄连和温热药如附子、干姜、吴茱萸、肉桂等分别配伍，相制而相成，可制黄连之大寒；和寒凉药如黄芩、黄柏、栀子、龙胆草等，相须而分别配用，可泻各脏之火热；和行气药如枳壳、厚朴、香附、木香等，分别配伍，可清肠胃湿热；和补气药如人参、黄芪、白术、茯苓、甘草等分别配用，可补气虚而清火热；和补阴药如麦冬、生地配合，则清热养阴而不伤阴津；和细辛、升麻等引经药分别配用，清少阴或阳明之火热。

（二）配伍减毒

通过药物配伍和合，达到减毒的目的。

1. 乌头、蜜、甘草　张仲景经验，用乌头必配白蜜。蜜善解百毒，并制乌头燥烈毒性，减轻其副作用。又，凡乌头、附子类方（附子汤除外），炙甘草为乌头、附子的 2 倍，甘草善解百毒，甘缓以制附子、乌头毒性。

2. 附子、人参、甘草　徐之才曰：附子畏防风、黑豆、甘草、人参。故附子、人参、甘草相配可减附子毒性，如四逆加人参汤。

3. 半夏、生姜　半夏畏生姜、干姜。生姜、半夏二味同用，如小半夏汤，生姜以助半夏止呕而增效，能解半夏副作用而减毒。后世有姜半夏之炮制，法宗仲景。

4. 葶苈子、大枣　葶苈大枣泻肺汤，即二药相配。大枣甘缓，可减轻葶苈子峻猛伤正之弊，从而可达到泻水消饮的治疗目的。

5. 麻黄、桂枝　在麻黄汤等方中，桂枝温散助麻黄发汗，更能助阳定悸，制约麻黄引起的心悸等反应，故同时有增效、减毒作用。

三、炮制和增效减毒

炮制主要有水制、火制、水火合制三大类，主要能增强药效、适应证治，减制药物毒副作用。

（一）炮制增效

1. 香附　生用则理气，炒黑则止血。得童便浸炒，则入血分而补虚；盐水浸炒，则入血分而润燥。青盐炒则补肾气，酒浸炒则行经络，醋浸炒则消积聚，姜汁炒则化痰饮。

2. 蒲黄　有活血、止血双重作用。生用则性凉，行血而兼消；炒用则味涩，调血而兼止。至于生用、炒用，和病证虚实寒热有关。一般而言，实热者宜生用，虚寒者宜炒用。

3. 黄连　酒黄连以上行，清上焦之热，用于目赤肿痛、口疮；姜黄连以和中，和胃止呕，用于痞满呕吐；吴茱萸炒黄连疏肝和胃，用于肝胃不和之呕吐吞酸。黄连酒煮清暑泄热，则不致寒凉太过。生黄连泻火解毒，治温病、温毒。

（二）炮制减毒

1. 生姜　为治寒之药。用生姜汁拌炒黄连、山栀等，称为姜川连、姜栀子，使苦寒之剂因其从而治其热，故生姜汁常作炮制佐剂。又，姜制南星，天南星用清水浸漂，加生姜、白矾拌和或淘洗，直至口无麻涩味为止，可以解除其毒性。姜制半夏，也有减毒作用。

2. 甘草　为减毒、解药毒常用之品。如《景岳全书·本草正》有甘草制附子法，用甘草不拘多少，大约酌附子之多寡而用，甘草煎极浓甜汤，先浸数日，剥去皮脐，切为四块。又添浓甘草汤，再浸二三日，捻之软透后哎咀为片，入锅文火炒至干。庶得生熟匀等，口嚼尚有辣味，是其度也。今制之必用甘草者，盖欲存其性而柔和其刚耳。

3. 附子　从汉代的火炮法，至现代的甘草制、蒸制、黑豆制等，常见的炮制法有盐制、姜制、蒸制，炮制后的附子有盐附子、黑顺片等不同类型。不同的炮制方法对附子的毒性及药效有着不同的影响，如去皮后的附子毒性可降低将近50%。有研究表明，附子、乌头经炮制后可以起到存效减毒的作用。

四、去性存用与反激逆从

（一）去性存用

去性存用药对配伍法是寒热药性相反相制，去除其不符证情的相应的寒热药性，而存留药物的某种作用，发挥其独特功效的配伍方法。此法可达到某一药性的统一，从而扩大了适用范围。经方较多采用本法，并有不少著名药对。

1. 大黄附子汤之用大黄　《金匮要略》大黄附子汤，由大黄、附子、细辛组成。治"胁下偏痛，发热，其脉紧弦，此寒也，以温药下之"。"脉紧弦"主寒主痛，故本方治寒实内结者。方中附子大辛大热，散寒止痛，与大黄同用，则去大黄寒凉之性，而存其通下走泄之用，故为去性存用法。如此则突显了三药的止痛作用，温散寒凝、苦辛通降。又，以温药下之，是用大黄治大便不通，故是存用者。

2. 麻黄杏仁甘草石膏汤之用麻黄　本方寓麻黄、石膏药对，宣肺清热，治肺热咳喘。《伤寒论》用治风寒入里化热，症见汗出而喘者。后世用于治疗风热袭肺，或风寒郁而化热，壅遏于肺，身热不解，喘逆气急等。不论有汗、无汗皆可用。方中麻黄取其宣肺而泄邪热，是火郁发之；因其性温，故配伍寒凉而用量倍于麻黄之石膏，使宣肺而不助热，清肺而不留邪，肺气肃降有权，喘急可平，是相制为用，去性存用，深得变通配伍之妙。

3. 竹叶石膏汤之用半夏　本方为清补两顾之方，由白虎汤化裁而来。治热病后期、余热未清，气津两伤，胃气不和，身热有汗不解，心胸烦热，气短神疲，脉虚数。治疗以清热生津，益气和胃为主。方中竹叶、石膏清透气分余热，除烦止呕，为君药。人参配麦冬，补气养阴生津，为臣药。半夏和胃降逆止呕，为佐药。甘草、粳米和脾养胃，为使药。其中半夏虽温，但配入清热生津药中，则去其温燥之性，而存其降逆之用，使人参、麦冬补而不滞，使石膏清而不寒。《医方集解·泻火之剂》："半夏之辛温以豁痰止呕，故去热而不损其真，导逆而能益其气也。"又，《金匮要略》麦门冬汤，大量麦冬甘寒配少量半夏，也同此例。

4. 薏苡附子散之用薏苡仁　此《金匮要略》方，治胸痹，以为缓急止痛。方中薏苡仁味甘，缓急散结，逐痰降浊，但其性微寒而凉故有助寒之弊。方中用附子之温以制约薏苡仁之凉，是去性存用。方以附子温阳散寒止痛之性用为主，对胸痹寒证而言，恰中病机。

5. 薏苡附子败酱散之用附子 与上方比较，此方是去附子之性而存其用，用治肠痈热证。本方证乃肠内有痈，营郁成热，故用"薏苡仁破毒肿、利肠胃为君，败酱草排脓破血为臣，附子则假其辛热，以行郁滞之气"（《金匮要略心典》）。证见其身甲错，乃气血郁滞之象。用附子行郁滞之气，以"破癥坚"。而在治疗"肠内有痈，营郁成热"时，辛热之性已无必须，故用薏苡仁、败酱草之清热，正可去附子之性而存其用者。

6. 后世方的去性存用 如天台乌药散在大队温散止痛药中用川楝子，是去川楝子之寒性，而存川楝子理气止痛之用，故也属本法。

7. 去性存用与寒热并用 去性存用配伍法虽属寒热并用，但与寒热错杂证中寒热共用有别。去性存用法多用于纯寒或纯热证，加反佐药意在取用某药之独特功效。

寒热错杂证中则是寒证、热证并见，虚证、实证共存，病情较为复杂。治疗时应寒热共用、虚实兼顾，方能取效，如半夏泻心汤、乌梅丸、麻黄升麻汤等方证。又如附子泻心汤主治心下痞而复恶寒汗出者，邪热有余而正阳不足，此方寒热补泻，并投互治，是寒热互用，攻补并施。

（二）反激逆从

孙思邈提倡反激逆从的配伍，是以性质相反的药物相配，达到激发药效目的的配伍方法，用于一般寒、热、攻、补无效时。主要包括以下两方面。

1. 寒热反激药对

（1）石膏、桂枝：木防己汤、白虎桂枝汤用治热痹，常以石膏寒性，桂枝温性配伍。重用生石膏为主退热消肿，桂枝通络止痛，是成反激。此外，也可用桂枝芍药知母汤加生石膏，实际上含有知母、生石膏、甘草，即合用了白虎汤。如有血热还可用大剂生地黄凉血清热，即含有生地、桂枝反激药对。

（2）生地、桂枝：大量生地甘寒之性，可制桂枝温药燥热。如炙甘草汤三分阳药、七分阴药，方中大量生地黄有制桂枝温燥的作用。又如防己地黄汤用大剂量生地，配伍防己、防风、桂枝等辛温的药物，也是此意。王旭高用防己地黄汤治因过服温热燥药，腿足或遍体肌肤红晕疼痛，如游火之状者。今用治热痹而素体阴虚血热者，如类风湿病、急性风湿热、红斑狼疮等病有阴虚热痹之证者。

（3）附子、石膏：《澹寮方》附子汤用石膏、附子治头部剧痛，附子温经通络止痛为主，而与石膏性寒同用，是为反激逆从。《本事方》玉真丸治肾厥头痛，以石膏之寒，配硫黄大热之品，药性反激逆从，二方有相类处。

（4）附子、干姜、人尿、猪胆汁：用大量附子、干姜温阳救逆，配用人尿、猪胆汁反佐，也属反激逆从。详见上篇第四章《用方规矩论》。

2. 药性相反药对 常用十八反、十九畏的相关药物配对，以取其反激逆从作用，是为霸道之法。又，大毒之疾须用大毒之药劫之，不少相反、相畏药对具有此类增效作用。在临床上，采用此类药对组方治疗顽固病证，常可产生特殊的疗效。如用人参、五灵脂治胸痹，丁香、郁金治胃痛，肉桂、赤石脂治泄泻，均属反激逆从之法。

（1）人参、藜芦：人参、藜芦相反，同用而取涌越，是激其怒性，疗痰在胸膈。他如二陈汤加藜芦、细辛，以吐风痰。

（2）人参、五灵脂：古方疗经闭，四物汤加人参、五灵脂，是畏其不畏，反激逆从之法。上海名家姜春华用人参与五灵脂配伍，治肝脾肿大。而李可用人参、五灵脂治冠心病。

（3）甘遂、甘草：甘遂、甘草是相反药对。如张仲景之甘遂半夏汤中，用此相反相激，治水饮内伏；丹溪莲心散，甘遂、甘草同剂，以治尸瘵。相反配伍还可用于外治。如《外科大成》消瘤二反膏，先用甘草煎浓膏，笔蘸涂瘤四周，待干再涂；次以大戟、芫花、甘遂各等分，细末，醋调，另用笔蘸涂瘤正中，不得近着甘草处。治瘿瘤、瘰疬、结核。

（4）附子（或乌头）、半夏：属十八反。附子粳米汤以附子、半夏相反相激，治急性腹痛雷鸣等。赤丸也用半夏、乌头相配，治寒气厥逆腹痛。

3. 制方立法　《千金方衍义》："诸方每以大黄同姜桂任补益之用，人参协硝、黄佐克敌之功。"此乃力倡反激逆从之法。如《千金要方》治关格大便不通，用大黄、芒硝、麻仁、杏仁泻下，却再加一味乌梅酸敛以相反，引起反激作用，致使大黄、芒硝泻下作用得以倍增。他如三化汤治中风，以大黄、芒硝攻里，配羌活解表；玉屏风散以黄芪固表，配防风发表；滋肾丸以肉桂温肾，配知母、黄柏泻肾，均可从其反激逆从作用考量。诚然，在热盛高热时，大剂寒凉方中加入少量的温热药；寒盛阳微证，温热重剂中加入少量苦寒药，是为反佐从治，也属此类。

4. 现代应用　裘沛然先生根据《千金要方》"反激逆从"方法和治则，特别指出这是疑难病治疗八法之一。如他常用黄连配荜茇、乌梅、诃子配大黄，黄芪配羌活，土茯苓配巴戟天，生地配细辛，石膏配白薇，浮萍配五味子，龙胆草配肉桂，黄芩配熟地黄等，在临床上也屡试不爽。在慢性肾病治疗中，常以辛温发散与酸涩收敛，如浮萍与五味子；清热解毒与温肾助阳，如漏芦、白蔹与巴戟天、肉桂；补气摄精与通利水湿，如菟丝子、黄芪与将军干、防己，几法同用。再如在临床上，以固摄与宣泄反向调适之纵擒宣摄法，用以治疗病理态势相反的难治病，也应属本法范畴。如慢性溃疡性结肠炎，在同时存在有大便溏泻和大便不畅症状时，当予枳实、槟榔、制大黄通腑导滞，白术、肉豆蔻、乌梅、赤石脂涩肠止泻并用。慢性阻塞性肺病缓解期，用熟地黄、山萸肉、蛤蚧、肉桂、沉香固摄肾精为主，紫菀、款冬花、杏仁宣肃肺气为次，也应属于此法。

五、四逆加人参汤刍论

以下就四逆加人参汤等方剂及其组方药物之间的药际关系进行探讨，来说明方药配伍与增效减毒的临床意义。

（一）药对网方

以药对网方为例，四逆加人参汤是完整的网方，因其所有的四味药（人参、甘草、干姜、附子）都能两两相对，成为独立且可付诸临床而有文献记载的药对方。实际上，四逆加人参汤仅是反映如此经方特色之一例，小承气汤、调胃承气汤、栀子柏皮汤为三味方，理中丸、苓桂术甘汤为四味方，桂枝人参汤、附子汤、甘草附子汤、术附汤为五味方，其组成诸药均能两两相对，成为各自独立的药对方和完整的网方。而经方常用的方根人参、甘草、生姜、大枣，也属完整的网方。后世常用的四味方，如黄连解毒汤、四君子汤也是完整的网方。以下就四逆加人参汤、黄连解毒汤析之。

1. 四逆加人参汤 由人参、甘草、干姜、附子四味组成，见于《伤寒论》。治少阴病，阳气虚脱而四肢厥逆、恶寒脉微，亡血伤津而口渴者。方中附子、干姜回阳救逆，人参补虚养血生津，甘草和中缓急，是阴阳两救、气阴两补之剂。张景岳名四味回阳饮，治元阳虚脱，危在顷刻。仲景相应加减方有四逆汤（此方去参）、干姜附子汤（此方去参、草）、通脉四逆汤（此方去参，加重干姜，加葱白）、白通汤（此方去参，加葱白）、茯苓四逆汤（此方加茯苓）等。后世以此为祖方出入，有附子理中汤（此方加白术）、参附汤（此方去姜、草）、参附龙牡汤、参姜汤、近效术附汤、《伤寒六书》回阳救急汤、《景岳全书》六味回阳饮（人参、制附子、炮干姜、甘草、熟地、当归）等。

2. 黄连解毒汤 由黄连、黄柏、黄芩、栀子四味合用成方，首载于《肘后备急方》，方名出《外台秘要》。王好古《汤液本草》："栀子、黄芩入肺，黄连入心，黄柏入肾，燥湿所归，各从其类也。《活人书》解毒汤（即本方）上下内外通治之。"不仅可治外感、伤寒、时气、温疫，对内、妇、杂病三焦热盛证和外科疮疡火毒实热证，尤其多用。方中黄芩泻上焦火热，黄连泻中焦火热，黄柏泻下焦火热，栀子通治三焦火热。以其中药物成方而较有名者，有栀子柏皮汤（栀子、黄柏、甘草）、三黄汤（黄连、黄芩、黄柏）等。此外，本方加大黄而成五黄解毒汤，也是完整的药对网方，有广谱清热解毒作用。

以上二方，一是仲景经方，温补回阳；一是晋唐方，苦寒清热，是成对待。任取方中二味药，均可组成历代方书所记述的药对方，故为完整的网方。由此说明二方临床经验的可重复性和疗效的可靠性。

（二）方剂药对分析法

1. 意义 药对即二味中药的配对应用，是中药配伍的最小单位。以四逆加人参汤为例，方中有附子、干姜，附子、甘草，附子、人参，干姜、甘草，人参、干姜，人参、甘草6个药对，都曾是古代医籍的有效药对方。从药对角度进行解析，可对本方各药的药际关系、方证寻求和方解表述有深入理解，以分析其中相互增效、减毒的作用所在。所谓方剂中的药际关系，指方剂配伍后各药间发生的天然关系，包括增强疗效（增效）、制减毒副作用（减毒）、产生新的效用、不发生关系、减弱某些药物治效、产生或增强药物某种毒副作用等。（邢斌《方剂学新思维》）本书认为，前三项是用方制方应寻求和遵循的方药配伍，后四项则应尽量避免。

2. 药对分析 值得指出，药对，特别是经典药对，是久经历代临床验证的有效药物配伍。因其关系固定（最佳拍档）、方剂实用、作用显著，更便于方剂结构分析和药际关系的确定。

（1）附子、干姜：附子走而不守，干姜守而不走，回阳救逆，温中散寒。大辛大热，相使配用，补中有发，协同增效。干姜又能缓和毒性，缓减附子之毒。二药分别为君药、臣药。

（2）附子、甘草：甘草补中益气，能解附子之毒。附子回阳救逆，其性通行十二经。附子得甘草相配，取长补短。附子之性急，得甘草而后缓；附子之性毒，得甘草而后解。后世温阳祛寒方，均以附子、甘草药对为基础。在四逆加人参汤中，甘草应是使药。

（3）干姜、甘草：甘草甘平补中，干姜辛热温中，辛甘合用，温脾和胃。主治中焦虚寒，如理中汤、甘草干姜汤。在四逆汤中，二味均能助附子，既可增效，又能减毒，此乃仲景心法。附子与干姜、甘草合煎，可以增效减毒。《本草经集注》：俗方每以附子、甘草、人参、生姜，正制其毒也。

（4）人参、干姜：人参甘温补中气，干姜辛热温脾胃，二味和合，是温补中焦虚寒的主要对药，如理中丸（人参汤），加附子则为《局方》附子理中丸，均治脾胃虚寒，脘腹冷痛，下利清谷，畏寒肢冷。《景岳全书》黄芽丸也用人参、焦干姜为丸，治脾胃虚寒。

（5）人参、甘草：人参补气，生津，止渴。甘草生用以清热，炙用以补中。二味相合，如《圣济总录》人参汤治消渴（方见甘草）又，人参、甘草、姜、枣四味和中补气，是胃气不足的药网方，在仲景诸方以为方根。在本方中，二药辅助附子，有甘缓解毒作用。

（6）附子、人参：附子回阳救逆，温肾助阳；人参益气固脱，生津复脉。人参、附子是中药急救之品。当阴阳气血暴脱，或亡阳四逆之际，非用人参、附子救急于顷刻之时。如四逆加人参汤、通脉四逆汤加人参（见该方加减项）二方，均用于"恶寒脉微而复利，利止亡血"。恶寒而利是亡阳，利止而脉不出是亡血（亡阴）。附子为君，人参为臣，可根据其证治需要调整二味用量。

综上所述，附子、人参，人参、甘草，人参、干姜，干姜、甘草4个药对，其药际都产生增强药效的关系。而附子、干姜和附子、甘草两个对药之间，则同时产生增强药效和制减药物（附子）副作用的药际关系。对附子而言，方中三药增效，三药减毒，可谓尽善尽美。此外，以下着重对人参、附子二药配伍，以及各自与他药配成的药对加以分析。

（三）人参、附子相互增效例

人参是补气增效剂，附子是扶阳增效剂，两者可相互增效。示例于下：

1. 人参为主大量，附子为辅常量　产后食冷物，怒伤脾作泄，乃微咳。又三日泄不止，手足冷，发喘，床亦动摇，神飞荡不守。一医以人参五钱（15克）、附子五分（1.5克），疗之如故。加参、附（量），又不效。渐加至参三两（90克）、附子三钱（9克），一剂霍然起。（《先醒斋医学广笔记》）此案先投无效，而后加重参、附药量而愈，此乃增量增效之例。但仍以人参为主、附子为辅，其用量比是10:1。

又，张致和治一人伤寒坏证垂死，手足俱冷，气息将绝，口张不能言。致和以人参一两（去芦），加附子一钱，于石瓶内煎一碗，以新汲水浸之，若冰冷，一服而尽。少顷，病人汗从鼻梁尖上涓涓如水，此其验也。盖鼻梁上应脾，若鼻端有汗者可救，以土在身中周遍故也。(《名医类案》卷1"伤寒")此案参、附按今用量,其量比也是10∶1。从上述二案分析,人参、附子药际应有增效的关系。

2. 人参为主,少佐附子 《辨证录》卷2独参汤,治久痢后下多伤阴,阴虚而阳暴绝,人参三两(90克),制附子三分(1克),水煎服。以人参为主,少佐附子,人参是君药,救阴为主;附子是佐药,以防脱阳。方中用附子有增强人参之效的意义。人参、附子用量比是90∶1

3. 人参半两,附子一两 《正体类要》参附汤,治外伤失血过多,阳随阴走,人参半两(15克),炮附子一两(30克),水煎分服。《济生续方》同名同量,治真阳不足,上气喘息,气短头晕,阳虚气虚之证。(《医方类聚》卷150)其用量比是1∶2,人参是附子量的一半,人参有增强附子药效的作用。

4. 人参、附子等量 丸方,如《景岳全书》卷51一炁丹,人参、制附子各等分,为末,蜜丸如绿豆大。每服1.5～3克,用滚白水送下。治脾肾虚寒,泄泻腹痛,阳痿阴冷,怯寒肢冷等,是参附汤变方。又,汤方,如《圣济总录》卷44附子汤,人参、制附子各等分,锉如麻子大。每服二钱,姜、枣水煎服。治同四逆加人参汤。

5. 人参一两,附子1枚(一两) 四逆加人参汤,方用附子1枚(15～30克)、人参30克,参、附应是等量,用量比是1∶1。治大汗吐利亡血,阳气虚脱,阴液亏损,手足厥冷,脉微欲绝,甚而脉不出者。

6. 参附用量比 人参、附子相互增效,据证应该调整用量比。阴液虚脱,亡阴血重,人参为主,如《辨证录》独参汤。阳气暴脱,亡阳证甚,人参为辅,附子为主,用量比是1∶2,如《正体类要》参附汤。如阳气虚脱,阴液亏损并重,人参、附子等量,用量比1∶1。急性状态用汤,如《伤寒论》四逆加人参汤;慢性状态用丸,如《景岳全书》一炁丹。

(四)附子、人参与他药配伍

1. 附子 附子分别与当归、川芎、石膏、山栀等不同效用的药物配伍,可大大增强当归、川芎、石膏、山栀药效,并产生止痛的新作用。

(1)附子、当归:俞子容治一妇人年逾五旬,病头痛历年浸久。有治以风者,有治以痰者,皆罔效。脉之左寸沉迟而孔。曰:此气血俱虚也。用当归60克,附子10克,一剂报效。再剂其病如失。(《名医类案》卷6)此案方仅二味,当归大量为主,活血止痛;附子常规量温通,可增强当归化瘀止痛之效。值得指出,近贤章次公治难治性头痛,常以当归、附子,也同此理。

(2)附子、川芎:《女科指掌》芎附散,川芎60克,炮附子1枚,细末,每6克,茶调下。治风冷头痛,诸药不效者。川芎大量为主,活血止痛;附子常量温通,增强了川芎化瘀止痛之效。

(3)附子、石膏:附子温经通络,石膏清热除痹。附子、石膏药性相反,同用而反激逆从,增强止痛作用,用治头痛、肢节痹痛。如石膏、附子为末,茶酒送下,对上热下寒的难治性头痛有效。又如热痹，关节剧痛，则可以白虎桂枝汤加少量附子，通络止痛。

（4）附子、山栀：栀子苦寒，降三焦之火；附子（乌头）辛热，散上下之寒。寒温合用，治胸痹、腹痛、寒疝、小肠气痛。如《苏沈良方》栀子汤治胸痹切痛，《三因极一病证方论》（简称《三因方》）卷7仓卒散治寒疝腹痛、心腹猝痛，均以栀子、附子二味，增强了止痛效用。

（5）苍术、附子：丹溪治一妇年五十，患小便涩，治以八正散等剂，小便胀急不通，身如芒刺。以所感霖淫雨湿邪尚在表，因用苍术为君，附子佐之发表，一服即汗，小便随通。（《名医类案》卷9"秘结"）此亦附子增苍术发表散寒除湿之效，引以为证。

2. 人参 以人参与其他扶正、祛邪药配对之例，说明人参的增效作用。

（1）山茱萸、人参：山茱萸固脱敛汗，人参救逆。二药配伍，益气救逆，敛阴固脱。张锡纯用治亡阴证，遍身冷汗，怔忡异常，气息将绝，六脉浮弱无根者。如先用山萸肉60克煎急服之，心定汗止，气已接续。又将人参15克切成小块，与山萸肉60克煎服。（《医学衷中参西录》药物解）如再将此方和参附汤比较，前者以敛阴敛汗为主，后者以回阳救逆为法。均体现了人参增效的作用。此外，人参与各类效用的药物配对，也可增强他药效用。

（2）半夏、人参：人参甘温，补气健脾生津，温中治虚；半夏辛温，和胃化痰散结，降逆止呕。二味合用，则顺胃气和降之性而使下行。人参、半夏是张仲景方中常用药对，人参有增强半夏和胃降逆的作用。如《金匮要略》大半夏汤，治胃反呕吐，朝食暮吐，暮食朝吐，人参、半夏、白蜜，水煎服。

（3）紫苏、人参：是参苏饮药对，用治虚体外感。方中人参甘温补气健脾，苏叶辛温解表散寒，一补一散，人参有辅佐苏叶，增强紫苏辛温解表药效的深意。而人参、柴胡，亦一补一散对药，在仲景小柴胡汤等方中，也是增强柴胡祛邪退热之效。历代以人参组成对药者甚多。如人参、荆芥，人参、葛根，人参、柴胡，人参、生姜等，是人参扶助正气以散表祛邪。再如人参、银花，人参、大黄，人参、黄连，人参、黄芩等，均是人参扶助正气，增强他药清热取效者。

3. 增效的药际关系 综上所述，附子辛热温阳、助阳、回阳，人参甘温大补元气、健脾益气，性味、药效迥然不同，但在与他药配伍后，均能产生良好的增效药际关系。本书认为，此与二药本身药力强、作用显著有关。同时，也和附子扶五脏之阳而尤重心肾，人参补五脏之气而尤重脾胃有密切关系。

于此尤其强调，着力研究方药增效关系，提取方药中的增效剂（药），将对提高中医药治疗效果，有特定的作用和较大的影响。

（五）生姜、大枣、甘草、人参减毒的意义

1. 四味网方 生姜、甘草、大枣、人参四味，是完整的四味网方，即四药之间均可二二相对组成药对方。

2. 仲景经方 值得指出，在仲景书中，含有其中三四味药组成的经方不少，如桂枝汤、小柴胡汤、四逆加人参汤等。甘草、大枣、生姜三味，是仲景最基本的药方组成，辛甘发散，甘以缓急，养胃和中，温脾补气，诸方以此为根本内核，和胃治本，同时有缓急减毒作用。再者，人参、甘草、大枣、生姜药对合用，正是保养胃气最佳组合，是不少经方，如旋覆代赭汤、半夏泻心汤等的方根。

3. 和胃解药毒　甘草能解药毒，早在《神农本草经》已成定例。而大枣能解药毒、和胃气，如葶苈大枣泻肺汤、十枣汤。徐之才：附子畏防风、黑豆、甘草、人参、黄芪。仲景书用人参、甘草解附子中毒，《景岳全书》有甘草炮制附子而减毒的方法，对此历代也有所述。姜解附子毒，在四逆汤方中已有体现。而姜制半夏、姜制南星，或生姜配半夏、生姜配天南星，可解半夏、天南星之毒，也是行业定法。诸此都说明四味和胃解毒、制毒作用，可作为中药减毒剂来进行研究。

第七章　选药精当和方药风格

一、选药精当

处方选药必须精纯，欲求选药精，必须认真辨证、熟识药性。

（一）认真辨证

脏腑的病变有寒热虚实的不同变化，以及病势上逆下陷的区别。而归入同一经的药物由于性味的差异，在功能上有温、清、补、泻、上升和下降的不同。选药因证、因症等而异。

1. 辨证选药　辨证是选药的前提。如同治咳嗽之药有清、温、补、泻不同。黄芩苦寒清肺热，干姜辛热温肺寒，百合甘寒补肺虚，葶苈子苦辛寒泻肺实，应区分病证情况来选药。外邪犯肺，肺气不宣，当用升浮发散、开宣肺气的麻黄、桔梗之类；热邪犯肺，肺失肃降，则当用沉降清肃肺气的桑白皮、黄芩之类。川贝母甘苦凉，清心解郁，清肺化痰，适于燥痰、热痰；浙贝母形坚味苦，适于外感咳嗽，但并不能解郁；土贝母形大味苦，解毒散结消肿，适于痈肿疮毒、乳痈恶疮等。外感咳嗽用浙贝，常和止嗽散等应用。内伤燥痰用川贝，则用于贝母瓜蒌散中。至于消瘰丸则以浙贝、土贝母为宜。

2. 病症选药　治咳喘，须对痰的甜咸、多少、稀稠等辨析。痰甜而稀白者为寒痰，可用苍术、桂枝、白术、茯苓温化；痰甜而稀黄者为热痰，可用贝母、瓜蒌、黄芩、冬瓜子清化。痰咸多属肾水不足、津液上泛，则用熟地黄、当归补肾为要。咳喘日久，常见晨起咳嗽，痰先薄后稠，多属肺脾湿痰，可用苍术、半夏、陈皮等化湿祛痰。痰量少甚而干咳无痰，咽痒剧咳而外无表证，内无痰浊时，可用辛散收敛之法。如以麻黄之辛散，配罂粟壳之收敛，相反相成。在痰少情况下，化痰药应酌用，有痰则罂粟壳不宜用。

3. 病因选药　如伤食停积难化者，立方用药也应各有主对。神曲只能消化水谷，如肉食伤，则非山楂、莱菔子等药；鱼蟹过伤，则须用陈皮、紫苏、生姜；果菜有伤，则须用丁香、桂心；水饮伤，则须用牵牛、芫花；酒饮所伤，又须葛花、枳椇子。必审其所伤之因，对其用药则无不愈。又如久服补气药，可致胀满。服人参者加以莱菔子而消，服黄芪者加以陈皮而消，服甘草者加以肉桂而消，服白术者加以枳实而消。纠偏之法，亦因药而异。

4. 兼症选药　常取一药多效，既治主症又及兼症的药物，兼顾合治。如喘证，大便秘结宜用苏子、杏仁，降气平喘而润肠；大便溏薄宜用五味子、补骨脂、诃子，健脾涩肠而止泻。心悸，便秘气虚者，重用黄芪、柏子仁；阴虚者则用柏子仁、麦冬、玄参、生地，

63

既能养心，又润肠通便。一般而言，咽病多热，用药宜凉忌热；胃病多寒，用药宜热忌凉。对胃痛口渴见咽痛之胃阴虚者，常用沙参、麦冬，加半夏、木蝴蝶。胃脘痞满、嗳气反酸者，多见梅核气，在用半夏、黄连、干姜、黄芩辛散苦泄同时，并用苏叶、厚朴、贝母化痰理气。咽痛便稀，则用诃子、桔梗，利咽而又止泻；咽痛便干，则用牛蒡子、杏仁、贝母，利咽而通便。治上不忘顾下，主次兼顾。

（二）熟识药性

欲求选药精当，必须熟识药性。中药的性能，是指药物在治病方面多种多样的效能的概括，包含有性味、归经、升降沉浮，及有毒无毒等方面。因此，在临床应用时，为了达到选药精纯，获得最佳的治疗效果，应将药物的性味、归经、升降沉浮诸方面因素综合起来加以考虑。下面以苦寒清热、甘温补气药两类述之。

1. 苦寒清热药

（1）清热药性寒凉：黄连、黄芩、黄柏、知母、连翘、栀子等苦寒清热药，药性寒凉，苦能败胃。其中，黄连较少败胃，龙胆草、板蓝根、大青叶则较多伤胃。黄芩是气分药，黄连是血分药。肺主气，故清肺与大肠之热多用黄芩；心主血，故治心与小肠之热多用黄连。但芩、连多同用，取其协同作用。黄连清热作用最强，凉血、解毒、泻火、清湿热、治疮疡，适应广泛。温热一类疾病，在气分流连时间较久，黄芩能清气分之热，故临床选用多于黄连。

（2）知母、黄柏，栀子、连翘：知母、黄柏常同用，取其协同以泻相火。但有时只能单用，黄柏坚阴，不宜于肠燥便秘；知母滑润，不宜于遗泄（包括遗精、大便偏溏）。栀子、连翘常同用，都偏于清气分之热，解郁火。越鞠丸用栀子，保和丸用连翘，均寓此意。但栀子清肝胆之火，用治肝胆病；连翘清心火，用治疮疡、失眠。栀子配豆豉，有透发作用；连翘配银花，既能透发，也能解毒。栀子有滑泄之弊，连翘则无此弊。

（3）黄芩、连翘有多种：枯芩为生长年久的宿根，中空而枯，体轻主浮，善清上焦肺热，主肺热咳嗽痰黄。子芩为生长年少的子根，新根色鲜，体实而坚，质重主降，善泻大肠湿热，主治湿热泻痢腹痛。故上焦病多用枯芩，中下焦疾病多用子芩。条芩即内部充实的新根、幼根，善治胎动不安，以安胎之用。青翘是白露前采的初熟色青绿的果实，善于清热解毒；老翘是寒露前采的熟透色黄的果实，善于透散风热。连翘心长于清心泻火。这又是采集时令、生长长短的用药选药差别。

2. 甘温补气药

（1）人参、黄芪：在补气药中，人参药力最强，各脏气虚均可用之。党参药力较人参弱，太子参更弱。皮尾参、西洋参药性偏凉，可用于气阴两虚。黄芪补气之力仅逊于人参。两药之别：人参补心，黄芪不补心；黄芪走表，人参不走表；黄芪利水，人参不利水；黄芪托毒，人参不托毒。

（2）白术、山药：白术，实际是健脾药。因常与补气药同用，故归属于补气药。白术健脾但有守中之弊，气阴两虚、肠燥便秘者忌用。至于大便溏而不畅，或先硬后溏之便秘则宜之。山药补气但力较弱，有健脾作用但力不如白术，无白术之燥性。

3. 甘草的药效　甘草是补气药，作用颇为特殊，其性味甘平，寒热温凉之药都可配用，故称"国老"。《伤寒论》方以"四逆"为名者都有甘草，可见甘草有顺接阴阳之气的功能。它与干姜、附子同用（或再加人参）则补阳气；与当归、地黄同用，则补阴血。甘草的药效，一曰复脉补心气，故能复脉。二曰缓急。缓急有两意：一是缓急迫之证，如脏躁不安，心悸怔忡，呼吸少气，吐泻频繁，筋脉挛急等；二是缓诸药的毒性和副作用，而不减弱其药力，如麻黄汤之用甘草，可缓和麻黄发越阳气的副作用。三曰和中，《伤寒论》用甘草方有 72 首，主要取其扶正和中。

二、方药风格

（一）古代医家方药风格

因历代医家众多，仅举金元李东垣、清代吴鞠通和近代张锡纯三家方药风格为例以示之。

1. 李东垣方药风格　李东垣是易水张洁古的学生，制方承袭五行生克之理，重视药物气味、归经、升降沉浮。著《内外伤辨惑论》《脾胃论》等书。对脾胃内伤重视病因分证。劳倦伤脾多以补中益气汤为主，补脾益气升阳。饮食内伤肠胃，饮伤用葛花解醒汤，食伤用枳术丸消积化食为主，重者以巴豆方峻下或缓调。不论何方，均小剂量服之，以免损伤脾胃。此乃上述"二论"之旨。然而对热病内外夹杂之证，东垣也有用麻黄汤的案例，如麻黄人参芍药汤（详见"麻黄"篇）。《兰室秘藏》中，东垣还有龙胆泻肝汤案，可见他灵活辨证方药的风范。值得指出的是，东垣用药量都很小，且习惯应用丸剂，与他主治脾胃内伤有关。又，东垣制方经常是一组药为主，再予加味。如脾气下陷之补中益气汤类方，大多以芪、参、术、草为主，配以升、柴，或升、葛，或羌、独、防，等等。祛风以升阳，升阳以散火，是东垣方药治法和别人不同之处。

2. 吴鞠通方药风格　以《吴鞠通医案》为例。治肿胀重用麻黄达一两六钱，以麻黄附子汤、五苓散大剂出入，或发汗，或利水，宗《内经》治水之则，先用《伤寒论》之方，最后以千金鲤鱼汤善后，步法井然。又，宗《金匮要略》治痰饮之理，宗陈士铎方，用控涎丹重剂小量峻下，自制香附旋覆花汤治痰饮轻证。又，宗仲景旋覆花汤意和《临证指南医案》方，自制新绛旋覆花汤，活血化瘀，通络调肝（详见本书"麻黄""香附"篇）。治虚劳，制《温病条辨》加减复脉汤，以仲景炙甘草汤去参、姜、桂、枣辛甘之品，加芍药酸寒敛阴，变温阳益气、养心复脉之方为滋阴养血之剂，治下焦温病肝肾阴涸、邪少虚多之证。且在此方基础上加牡蛎、鳖甲、龟甲、鸡子黄、五味子等，而为一甲、二甲、三甲复脉汤及大定风珠等方以滋阴息风。又在大定风珠基础上，加鲍鱼、海参、猪脊髓、乌骨鸡等血肉有情之品为专翕大生膏，填补奇经八脉。可谓化裁方剂之高手！可见吴氏出入张仲景、叶天士，又自出枢机的方药风格。

3. 张锡纯方药风格　主药重用，新方倡用，药物新用，药对多用，是张氏方药风格。

近代之际，离今不远，故张氏多以新学医理衷中参西，如制镇肝息风汤、建瓴汤治脑出血，方中重用金石药石膏、代赭石、龟甲镇肝，法出风引汤；而以麦芽、茵陈疏肝，白芍柔肝，又多自出枢机。主张龙骨、牡蛎生用，山药、牛蒡子及黄芪、知母配对等，常有个人独到处。以经方为基础，重用主药，加减辅药，又体现了他临床大刀阔斧、单刀直入的用药风格。较有代表性的是他用石膏和白虎加人参汤，如产后温证用白虎加人参汤，以山药代粳米、玄参代知母，并重用玄参一两至二两。诚以石膏、玄参，《神农本草经》皆以载治产乳。法出《金匮要略》《伤寒论》，而实出于《神农本草经》。见本书"石膏"篇。

（二）现代医家方药风格

随着临床阅历增多，每位现代中医都形成了自己的用方用药风格，有不同的方药习惯。有的善用疏肝健脾，灵活调配，如张耀卿用逍遥散有 19 个不同的处方。又如李聪甫用补中益气汤去升麻、柴胡，加上对证的二味，又能变化出若干个主治方药。（见"用方规矩论"篇）南京干祖望善治五官病，活用古方治今病，如用三甲散加味治声带小结，用参苓白术散治慢性咽炎等，别出心裁。

用方别具一格，突出一点，各显手眼，思路活跃，有流派特色。如耿鉴庭的医案，用药多变化灵活，所谓法无定法。学有所长，抓住标本缓急，简方简药，能走捷径，如北京许公岩制苍麻丸，药仅 2 味治寒湿。而张镜人学自家法，善用豆豉治温病发热，黑膏、栀子豉汤、葱豉汤，分治三焦。（见"豆豉"篇）又有大方复法，消补、寒热、缓急并施，看似杂乱，实承《千金要方》《外台秘要》，如裘沛然。

20 世纪 70 年代，我曾有幸在周光英先生处抄方，他善用汗吐下三法，但用吐又不用瓜蒂散，方中无一味伤胃涌吐药，但他能判断药后何时能吐，吐有多时，何时能止。今又有李可敢打硬仗，创用破格救心汤，以大剂附子抢救心衰；更用反激逆从，以三对相畏药对制三畏汤，治顽固性肠胃病。说明天外有天，法无定法。

现代用经方治病，案例详悉、文采斐然者，当数湖南赵守真的《治验回忆录》。而能中西汇通、古为今用者，当今应推章次公、施今墨。施今墨先生是我的师爷爷，我是施门再传，故书内引者众多。其方药学术思想，是古方活用、大方复法、对药并书，案例最早以西医病名、中药治疗，用中药方剂治现代难治病，倡制一病一、二、三方，中成药抗衰老、强心益智，对糖尿病、肠胃病等有独到研究。董德懋恩师崇尚脾胃平调，诸病不愈寻到脾胃而愈，是平中见奇的王道之法。刘渡舟先生常以经方为基础，也活用温病方、后世方，经方和时方接轨，倡水火之论，兼收并蓄。

范文虎说须知治病无边法，都在南阳数语中，此仲景原序"寻余所集，思过半矣"的宏志心愿。裘沛然先生提倡时代精神、传统特色，认为中医当"理宜深究，法应变化，方不拘泥，药贵精选"，这应为我们努力奋斗的方向。又，遵循古法，不泥成法，圆机活法，法无定法，则应是耿鉴庭先生未言的心法。

第八章　施今墨中成药制方研究

施今墨先生（1881—1969）是北京四大名医之一，他创建了华北国医学院，培养了一大批中医高级人才。他主张衷中参西，病名统一。在临床上善用对药，博采古今名方，从中提取有效方剂，复方多法，组成各种有临床针对性的中成药（丸剂为主），并用西医病名来命名（气管炎丸、皮肤病血毒丸等），以应患者不时之需。细析施氏抗老强身、延年益寿丸方和现代慢性病成方，主要有以下几个特点。

一、精、神、气、血、脏、腑同补

（一）两种丸药早晚分服

施今墨先生云："古人谓精、气、神为人身之三宝，原无"血"字，本方加入补血之品。盖以气、神为阳，精、血为阴，配备平衡，方免偏胜。太极阴阳，如环无端，平衡则相抱相守，不平衡则渐离渐远，离远脱环则散矣。故常服此药，能令人精气不散，不言神而神在其中矣。"要求补固神气精血的丸药与保护脏腑的两种丸药，分别在早、晚服用，如此则更易相互发挥效力，令人精气不散，脏腑不损而臻天年。根据《素问·阴阳应象大论》和《上古天真论》对衰老现象的表述，衰老多发生于"年四十而阴气自半"以后，且与肾气的充沛与虚衰有关。故施先生强调此类方药应该在人40岁以后，至迟不过50岁，开始服食，且需服满一年以上。除患感冒、发热或有传染病，诸脏腑患有相应疾病，饮食过饱、疲劳过度等情况时停用之外，一般平日不宜间断。待服食一年以后，可随时按气、血、脏、腑各部发现亏弱之处，选配适合之药，间歇服用，剂量也可适当加减，每年服食数月，保持平衡，勿至中断，虽至多年可也。在服食相应方药时，可选择正方，亦可选择副方，但必须精、神、气、血、脏、腑同补。或因药味配制及服用等问题，施先生特拟定简化统治方一个，仍以各脏腑精气同补为原则，体现了中医整体观点和中年筑基防老的学术思想。

（二）延缓衰老重在补固精血

抗老强身丸药组成的重点，是"补固神气精血"和"保护脏腑"。他认为神、气、精、血的充足，脏腑功能的健全，经络血脉的畅通，是延缓衰老的重要保证。延缓衰老、抗老强身必须由本源入手，否则只知节流，不知开源，就很难达到预期的效果。

试析其养老方剂，其组成主要以补血益精为重点，与历代服食温热峻补者迥异。如诸方用鹿角胶、龟甲胶、阿胶、生熟地、当归、白芍、山萸肉、山药、旱莲草、女贞子、菟丝子、枸杞子、沙苑子、五味子、胡桃肉、柏子仁、莲子、龙眼肉、何首乌、桑椹、葡萄干、黄精、丹参、玉竹、冬虫夏草、海参、燕窝、鱼肚、淡菜、松子仁、黑大豆、紫河车、麦冬、乌梅、诃子、丹参、三七、黑芝麻、天冬、北沙参、芡实、柏叶、松子仁、大枣等，或以滋肾填精，或以补肝养血，或以精血双补，或以涩精固肾，或以清心养阴，或以敛肺生津，或以润燥补液，或以化瘀生新，其中包括40余味药物，无不与补固精血的功能有关。补固精血的药味数量和剂量比重，远远大于温阳药、益气药、理气药和清热药。可见延缓衰老的重点在于"治形"，治形又当以补血固精为先。施先生抗老强身的立方大旨，是基于张景岳真阴论和治形论的精髓内容。所谓"善养生者，不可不先养此形"；"形以阴言，实唯精血二字"；"精血即形，形即精血"；"欲治形者必以精血为先"（《景岳全书》）等，就说明了这个道理。

（三）药物配伍旨在相互调剂

施今墨先生深谙药物性能，精通配伍技巧。他常说："用药之配伍颇具技巧，治病如作战，配伍如将兵，熟习战士特点，善于调配兵伍，指挥裕如，始克顽敌。医者熟习药性，精研配伍，亦同是理。"治病组方是这样，养生治形、抗老强身方面，也是如此。

1. 动静相济 动药属阳，静药属阴，动静相济，水火交通。诸方之中，动药如人参、黄芪、茯苓、白术、石菖蒲、远志、丹参、三七、当归、肉苁蓉、巴戟天、补骨脂、肉桂、淫羊藿、柴胡、枳实、枳壳、砂仁、陈皮、沉香等，其作用不外乎益气健脾，通络化瘀，强心安神，补肾温阳，理气解郁。其药味数量与药量比重虽不及诸静柔药物，但其功能亦不可小觑。从药理角度分析，这些药物的加入，对促进诸药的消化吸收、分布排泄等有益。若从中医理论分析，则寓"阴阳互根""补阳以配阴，补阴以配阳""气为血之帅，血为气之母"的哲理。

2. 寒温合化 值得注意的是，老年人"阴盛者十之一二，阳盛者十之八九，而阳之太盛者，不独当补阴，并宜清火以保其阴"（《慎疾刍言》）。故在持久服食延缓衰老药物时，应当注意其温燥助火伤阴的弊端。除了以甘寒清补为主之外，还必须适量佐以清热药，如方中用黄连、黄芩、黄柏、菊花（叶、茎、根）、柏叶等，有制约甘温、甘寒药物滋腻、呆滞偏性的作用。再者，长期应用寒药又易伤及脾胃，故方中用了砂仁、陈皮、荜澄茄、枳实、枳壳、沉香、柴胡等温燥药物，理气和胃以制寒凉药物之偏性。

3. 心肾独重 施先生在保护脏腑药方后注云："方内培补五脏之药独多，因五脏为人身先后天之根本，损坏不易修整，健全乃可延年。五脏药中，心（包括脑）肾独重，取其水火既济，捍卫加强。诸腑之药次之，诸腑药以消化系统为主，消化系统以通为补。故用药补中有制，制约之药不过防其偏胜耳。"检阅之，该方中补心强心药凡17种，补肾固肾药近20味，共占全方58味药物的一半以上，即是此例。

（四）复方多法，采古方，取今理

1. 制方的文献基础 其制方常以先贤有效方药加减出入，组合而成。如抗老强身之"保护脏腑正方"，即由左归饮、人参养荣汤、七宝美髯丹、还少丹、大补元煎、柏子养心丸、二至丸、三黄丸、四逆散等损益化裁，集补肾益精、气血双补、养心安神、补血和肝、健脾益气诸法于一体，而又佐以清热泻火、理气活血等制约之法，体现了他"复方多法"制剂的特色。同时，施先生根据"药食同源"理论和"食养食治"传统养老的特点，在诸方中应用不少食物药。诸如桑椹、黑大豆、芡实、葡萄干、山药、龙眼肉、乌梅、莲子、燕窝、鱼肚、海参、淡菜、松子仁、胡桃肉等，其性质平和，易于消化吸收，且无刚燥滋腻之偏性，容易为病人服用，适宜于持久防老强身保健之用。

2. 施今墨临床经验　在诸方组成中，他的临床经验（尤其是特色药对）得到了充分体现。如用丹参、三七、琥珀治心，白及、诃子治肺与大肠，枳实、白术治脾胃，鹿角胶、龟甲胶、阿胶补肾养血，何首乌、沙苑子补益肝肾，人参（党参、太子参）、远志、石菖蒲强心益心，荜澄茄、沉香芳香开胃。再者，诸方中又有用各种养老单验方的例子。如"补固神气精血副方"含有漆树叶，出于《后汉书·华佗传》；菊之花、叶、根、茎同用，出自《玉函方》，见诸本草；柏叶"轻身延年"，出自《神农本草经》等。诸如此类，说明施先生诸方系融合传统方药、民间验方和个人经验，又根据具体情况而制定的，其中的理论基础和科学道理值得进一步研究。

3. 精气脏腑统治简化药方　兹以其组成为例，以资补充说明。该方凡26味，由茯神、黄芪、芡实、五味子、党参、黄精、何首乌、枸杞子、玉竹、黑豆、紫河车、葡萄干、白术、丹参、熟地黄、菟丝子、莲子、麦冬、山萸肉、炙甘草、山药、柏子仁、龙眼肉、生地、乌梅等组成，经煎汁浓缩烘干，研末，加桑椹膏和为小丸。每服10克，淡盐汤送下，每日早、晚各一次。服满一年后，可以随时变通，不必严格拘定，药味亦可随宜加减，稍有间断亦自无妨。由上可见其药性平和，阴阳调和，五脏兼顾而独重心肾的制方特点。其食物药的配伍与健脾和胃药的成分，对于老年人持久服用，易于吸收而无腻滞，都有重要意义。

二、现代慢性病的成药研制

（一）冠心病

1. 冠心病治疗需分3期　施今墨先生根据冠心病发病规律和临床表现，分初、中、末3期拟定治疗方剂，制成缓调丸药。在各丸药组方中，同时兼顾本病伴有高血压、高血脂、高血糖的情况，酌选相应药物进行治疗。其方药以强心、通络、活血、行气为法，然配伍比例不同。初、中期以活血通络为主，滋养心阴（血）为辅。末期患者，则以强心益气养阴为主，活血通络为辅。施先生认为，治疗此类病，宜照顾气、血、阴、阳各个方面，要根据病情和证候，分别轻重。在滋养心阴中稍加通阳之品，在理血药中稍加行气之品，用法灵活，疗效方能显著。

2. 初、中期丸药　适合冠状动脉硬化及供血不足，见胸闷、憋气、叹息，或伴有高血压、高血脂及糖尿病者。方中用通络活血之药，如丹参、三七、藏红花、鸡血藤、延胡索、川芎、当归、蒲黄、桂枝等，使血脉通畅，血瘀得除，供血充足，则心肌功能恢复，症状逐渐解除。用益气养阴（血）药，如人参、茯神、五味子、酸枣仁、阿胶、龙眼肉、仙鹤草、生地、白芍、玄参诸味。这两类作为主要组成部分。并指出滋养心肌，增强心脏功能，不可单纯滋养阴血，尚需稍加理气通阳药物，使气血畅通，阴阳协调。药如薤白、桔梗、枳壳、柴胡，宽胸理气；旋覆花、代赭石，降逆平冲：石菖蒲、远志、茯神、琥珀同用，既能开心窍，通心阳，又有宁心安神作用。方中尚用磁朱丸安神，花蕊石化瘀，黄连泻心火、除虚烦，鸡子黄益阴血。

3. 末期丸药 主治心肌缺血、心绞痛、心肌梗死，以及心力衰竭。方中以强心、益气、养阴血为主。如西洋参、野山参、黄芪、茯神、五味子、卧蛋草益气强心，酸枣仁、松子仁、柏子仁、阿胶、龙眼肉、当归养血安神，生地、麦冬、石斛养阴清热，又用益智仁、石菖蒲、远志通心窍、助心气，三七、丹参、琥珀活血通脉而生新血。在诸药之中，加用半夏、陈皮和胃，合秫米可安神定志。此方可强心力，助心血，安心神，理气解郁，活血通脉，服后可使心肌梗死或心绞痛患者的局部症状得以改善。

（二）高脂血症

1. 理气活血治高脂血症 施今墨先生根据冠状动脉性心脏病常伴发高脂血症、高血压病等情况，又拟定相应方药，以资治疗时应用。丸药方有二，一以行气，一以和血，早晚分服，俾气血和谐，易于平衡，从而使症状逐次减退，化验指标有所改善。

2. 甲方 补气养血，活血化瘀，润燥通便，治气虚血燥之证。方用补阳还五汤益气活血，大黄䗪虫丸化瘀通络，当归龙荟丸泄热通便，三方合用而有所加减。又以麝香、白胶香、青木香芳香开窍，血竭、琥珀、血余逐瘀开结，鹿角、紫河车固本元、扶正气而通调奇经。

3. 乙方 理气化痰，软坚散结，有降低血脂、软化血管作用。方中三甲散（穿山甲、龟甲、鳖甲）、三子养亲汤（白芥子、苏子、莱菔子）为主要组成部分，又用郁金、檀香、海藻、昆布、瓦楞子、厚朴、荜澄茄理气解郁，软坚散结；三七、三棱、莪术攻瘀通脉；人参、黄芪、黄精益气强心。

在以上主方基础上，考虑到药味不全或药价昂贵诸因素，又拟综合简易方，既保持了组方的原义，又保证了治疗的实用性。经临床应用，该方对解除心绞痛，降低胆固醇，降血压，助睡眠等也有良好疗效。丸药中用加减复脉汤（桂枝、党参、炙甘草、阿胶、麦冬）、生脉散、枳术汤、逍遥散、柏子养心丹、琥珀养心丹诸方化裁出入，变化应用。又加海藻、昆布、瓦楞子、郁金软坚消脂，蒲黄、地龙、茺蔚子通脉活血，紫河车、鹿胶、龟甲、阿胶、制首乌通补奇经，固益本源。

（三）糖尿病

1. 糖尿病主用药对 糖尿病的临床表现，典型者常呈"三多一少"，即多饮、多食、多尿，肌肉消瘦，体力日衰。中医谓之消渴，分上、中、下三消，而责于肺、脾、肾。除常用六味地黄丸的三补之品滋肾，黄芪、人参、白术、甘草补脾外，又自出机杼，提出玄参、苍术、山药、黄芪为此病主要药对。他认为这些药对可以有效地降血糖、降尿糖，故可常用于此病长期服用的丸药内。

2. 糖尿病丸方一　用六味地黄丸、四君子汤、生脉散、增液汤加减化裁。人参、茯苓、黄芪、苍术、山药益气健脾以养后天，熟地黄、山药、山萸肉、杜仲、玄参、麦冬、龟鹿二仙胶滋补肾精以养先天，即是其例。适于糖尿病血糖、尿糖增高，可长期用。

3. 糖尿病丸方二　适于肾虚精亏，脾虚气弱，气津两伤之上消、下消者（即糖尿病饮多、尿多者）。方中，葛根、天花粉、石斛、玄参、生地、麦冬、天冬、西洋参、五味子，清燥生津止渴；山萸肉、菟丝子、何首乌、女贞子补肾益虚；莲须、银杏、桑螵蛸、金樱子固肾涩尿；黄芪、山药、人参健脾补中，养后天以助先天，且能培土生金。用补骨脂一味阳药，助相火而益脾肾，也是施先生常用的刚柔相济、阴阳互生之法。

4. 糖尿病丸药三　专治中消，用知柏地黄汤、黄连阿胶汤、四君子汤等方加减而成本方。以知柏地黄汤为主，加阿胶、桑椹、白芍，滋肾育阴，养血清热，交通心肾；以党参、红参、西洋参、黄芪、白术、黄精、芡实、莲子等益气健脾，以资后天而气阴两补。肉苁蓉入肾，益阳补肾固精，在诸阴药中加入一味阳药，令阴阳和调，使滋阴清热诸品得效。肉苁蓉与白芍相伍，还可治肠燥便秘。用猪肚和丸，《名医别录》云："补中益气止渴利。"《本草纲目》云："猪水畜而胃属土，故方药用之补虚，以胃治胃也。"故诸药相配，甘寒滋阴，甘平补脾，苦寒泄热，脾肾并治而消渴得平。

（四）神经衰弱

施今墨先生治疗本病，拟定神经衰弱丸一、二，分治阴虚、阳衰两证。

1. 阴血虚损丸药　适于头晕目眩，烦躁失眠，健忘，心悸怔忡，气短，腰酸腿软，男子遗精早泄，女子月经不调者。选用滋腻润厚补肾之品，以生津养阴补血。此方以定志丸、圣愈汤、芎归保元汤、生脉散为主，并增损琥珀养心丹、远志丸、归脾汤、黄连阿胶汤、酸枣仁汤、珍珠母丸等复方合剂。并稍加益气温阳之品，以达制约之效，得其"阴平阳秘，精神乃治"，且无偏盛之弊。

神经衰弱丸一：紫河车、红参、制首乌、玳瑁、甘松、鹿角胶、阿胶、天麻、当归身、龙眼肉、羊乌珠、白术、生龙骨、生牡蛎、石菖蒲、白薇、紫贝齿、茺蔚子、生地、熟地、珍珠母、黄芪、五味子、砂仁、茯苓、炒枣仁、血琥珀、黄精、茯苓、麦冬、天冬、黄连、川芎、白芍、杭菊花、炙甘草，共研细末，水泛为小丸，每丸重 0.15g，阿胶为衣。每日早晚各服 20 粒，白开水送下。

2. 阳气虚衰丸药　适于头晕目眩，精神恍惚，记忆减退，耳鸣，心悸，气短乏力，失眠，形寒肢冷，腰腿酸软，男子阳痿早泄，女子月经不调等。治以壮阳补髓，安神养心，兼调胃肠。此方以十全大补汤、参茸丸为主，兼仿河车丸加减。方中用药使阴阳平衡相济，精血、神气和谐，而症状缓解，病情轻减。

神经衰弱丸二：紫河车、红参、肉桂、黄精、党参、枸杞、巴戟天、生地、熟地黄、鹿茸片、制首乌、五味子、天麻、黄芪、白芍、白术、珍珠母、当归、补骨脂、茯苓、砂仁、川芎、陈阿胶、白薇、炙甘草、紫贝齿、蒺藜、桂枝、石菖蒲、淫羊藿，共研细末，另用羊眼珠、羊腰、猪脊髓捣烂如泥，合药为小丸如梧桐子大，阿胶为衣。每日早晚各服

3～5克，白开水送下。

值得注意的是，以上两方均有紫河车、鹿角之属，以大补先天，通补奇经。阳衰用鹿茸，阴虚以鹿角胶，又示其异。参用八珍汤气血双补，以补后天。又用天麻、珍珠母、蒺藜、制首乌、黄精、黄芪、阿胶、石菖蒲、贝齿、五味子、白薇、砂仁等，或养肝和血，或安脑助神，或清热养阴。

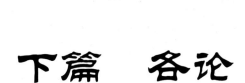

下篇 各论

第一章 补益药

虚则补之。用补益药补虚，是中医药最重要的治疗方法，分为补气、补血、补阴、补阳4类。

第一节 补气药

人参

【药原】 出《神农本草经》。用根。又名人薓。因根部如人形，浸渐长成，故名之。

【药性】 甘、微苦，平。归脾、心、肺经。

【药效】 大补元气，养心安神，健脾和胃，补肺定喘，生津止渴，养老延年。

【药对】

1. 人参、熟地黄 人参纯阳，大补元气；熟地黄纯阴，大补阴精。二味合用加蜜，凡精气大亏，耗伤真阴，下元虚损者宜用之。故张景岳云：凡虚在阳分而气不化精者，宜参术膏；若虚在阴分而精不化气者，宜两仪膏。其有未至大病而素觉阴虚者，用以调元，尤称神妙。(《景岳全书》卷51两仪膏)《医方考》：人参、熟地气血并补，金水相生，得其奥妙之旨。《柳洲医话》有云："余治肝肾亏损，气喘息促之证，必重投熟地、人参"。熟地黄与人参相配，确是补血、补气之妙用药对。补血以熟地黄为主，佐以当归、芍药；补气以人参为主，佐以黄芪、白术。黄芪、白术、白芍、当归或有所当避，而人参、熟地治气血并虚、脾肾两亏，则不可或缺。诸经阳气虚者，非人参不可；诸经之阴血亏者，非熟地不可缺。人参有健运之功，熟地禀静守之效。一阴一阳，一动一静，性味中正，相为互补，相辅相成。八珍、十全气血双补之剂，以为君药双璧。而张景岳则将两药归于四维(熟地黄、人参、大黄、附子)。

2. 人参、半夏 人参甘温，补气健脾生津，益中补虚；半夏辛温，和胃化痰散结，降逆止呕。二味合用，则顺胃气和降之性而使下行。人参、半夏是张仲景方中常用药对，如小柴胡汤、旋覆代赭汤、半夏泻心汤等，凡胃虚心下痞硬者均可应用。值得指出的是，这些方剂中均以人参、半夏和甘草、姜、枣两个药对合用和养胃气，是脾胃虚弱，心下痞硬，呕吐痰涎，不思饮食者的有效药组。如人参10克，半夏30克，白蜜50毫升，水煎服，治胃反呕吐，朝食暮吐，暮食朝吐，心下痞硬。(《金匮要略》大半夏汤)又，干姜人参半夏丸用干姜、半夏、人参组方为丸，治妊娠胃虚有寒，呕吐不止。后世类似方较多，如半夏 15 克（姜汁浸焙），人参 60 克（焙），为末，面糊为丸如绿豆大，每服 30～50 丸，治不思饮食，不拘大人小儿。（《圣惠方》卷 55）

3. 人参、干姜　人参甘温补中气，干姜辛热温脾胃，二味和合，是温补中焦虚寒的主要对药。如人参、白术、干姜、甘草为理中丸（人参汤），加附子则为《局方》附子理中丸，均治脾胃虚寒，脘腹冷痛，下利清谷，畏寒肢冷者。而仲景干姜人参半夏丸则以人参、干姜、半夏组方为丸，治胃虚有寒，呕吐不止。综上可见，人参、干姜配半夏治胃寒呕吐吞酸，人参、干姜配白术治脾寒腹痛泄泻。也有用此二味为治者，如《局方》小地黄丸用人参、炮干姜以生地黄汁为丸，治妊娠吐水，酸心，腹痛，不能饮食者。而《景岳全书》卷 51 黄芽丸，人参 60 克，焦干姜 10 克，为蜜丸，常嚼服，可治脾胃虚寒，饮食不化，胀满泄泻，吞酸呕吐等。

4. 人参、附子　见"附子"篇。

5. 人参、甘草　见"甘草"篇。

6. 人参、白术　见"白术"篇。

7. 人参、黄芪　见"黄芪"篇。

8. 人参、乌梅　见"乌梅"篇。

9. 人参、山萸肉　见"山萸肉"篇。

10. 人参、麦冬　见"麦冬"篇。

11. 人参、鹿角胶　见"鹿角胶"篇。

12. 人参、蛤蚧　见"蛤蚧"篇。

13. 人参、大黄　见"大黄"篇。

14. 人参、石膏　见"石膏"篇。

15. 人参、葛根　见"葛根"篇。

16. 人参、柴胡　见"柴胡"篇。

17. 人参、荆芥　见"荆芥"篇。

18. 人参、代赭石　见"代赭石"篇。

19. 人参、五灵脂　见"五灵脂"篇。

20. 人参、葶苈子　见"葶苈子"篇。

21. 人参、三七　见"三七"篇。

【方药治疗】

1. 大补元气

（1）气虚脱证：人参 60 克，水煎顿服。治诸气虚，气脱垂危。（《景岳全书》卷 51 独参汤）又，人参 60 克，炮姜 15 克，水煎，徐徐服。如不应，急加炮附子。治气虚卒中，不语口噤，或元气虚弱，烦躁作渴，痰喘气促。（《妇人大全良方》卷 3 参姜汤）

（2）阳气虚脱：人参 10～30 克，生附子 1 枚，炙甘草、干姜各 10 克，水煎服。治大汗吐利亡血，阳气虚脱，阴液亏损，手足厥冷，脉微欲绝，甚而脉不出。（《伤寒论》四逆加人参汤）又，人参15克，炮附子30克，分作3服。每取人参5克，炮附子10克，生姜10片，水煎服。治阴阳气血暴脱。（《正体类要》参附汤）若大汗、失血又可加生龙骨、生牡蛎各30克，为参附龙牡汤，固脱尤佳。又，人参30～60克，炮附子、炮干姜各6～10克，炙甘草3～6克，水煎服。治元阳虚脱，汗冷如油，恶寒肢冷，气息微弱。（《景岳全书》卷51四味回阳饮）

（3）亡阴脱证：山茱萸120克，人参15克，先用山萸肉60克水煎急服之。心定汗止，气已接续。又将人参切成小块，与山萸肉60克煎服。治亡阴脱证，遍身冷汗，气息将断，怔忡异常。（《医学衷中参西录·药物》）

2. 养心安神

（1）忧愁悲伤：人参、茯苓各45克，石菖蒲、远志各30克，为末，蜜丸如梧子大。每服6克，日3次。治心气不足，忧愁悲伤，健忘失眠。（《千金要方》卷14定志小丸）

（2）惊恐不安：人参、茯苓、茯神、远志各30克，石菖蒲、龙齿各15克，细末，蜜丸如梧子大。每服6克，日3次。治惊恐不安，睡卧不宁，梦中惊惕。（《医学心悟》卷4安神定志丸）

（3）产后焦虑：人参、茯苓各45克，茯神60克，芍药、当归、桂心、甘草各30克，姜、枣，水煎服。治产后心虚，心中冲悸，意志不定，恍恍惚惚，言语错谬。（《千金翼方》卷7）

（4）心虚盗汗：人参、当归各10克。猪心1枚，破作数片，煎汤取澄清汁，煎药服。治心虚盗汗。（《景岳全书》卷51参归汤）又，人参、当归各10克，研末。猪腰1枚去脂膜，切作小片，糯米30克、葱白2条，水煮。待米熟取澄清汁，加药末6克，水煎服。治产后诸虚，自汗盗汗。（《续易简方》人参汤）

3. 健脾和胃

（1）脾气虚弱：人参120克（切片），白术500克，以流水15碗浸一夜，桑柴文武火煎取浓汁熬膏，入炼蜜收之，每以白汤点服。用于一切脾胃虚损。（《集简方》参术膏）叶天士：神伤于上，精败于下，心肾不交，上下交损，当治其中，用参术膏，米饮汤下。（《临证指南医案》卷1"虚劳"）又，白术、人参各等分，水煎服。治中气虚弱，诸药不应，用药失宜，耗伤元气，虚证蜂起者。（《外科枢要》卷4）又，人参、白术、茯苓、甘草各等分，为细末。每服10～15克，水煎服。治脾气虚弱，全不思食，肠鸣泄泻，恶心呕吐，腹部胀满，脉弱无力。（《局方》卷3四君子汤）如再加半夏、陈皮，则为《医学正传》卷3六君子汤，治脾虚胃弱而有痰湿者。又，人参60克，焦干姜10克，炼白蜜为丸如芡实大，常嚼服之。治脾胃虚寒，饮食不化，胀满泄泻，吞酸呕吐。此药随身常用甚妙。（《景岳全书》卷51黄芽丸）又，半夏15克（姜汁浸焙），人参60克（焙），为末，面糊为丸如绿豆大。每服30～50丸。治不思饮食，不拘大人小儿。（《圣惠方》卷55）

（2）脾胃虚寒：炮附子、人参、白术、干姜、甘草各30克，为末，蜜丸梧子大。每服 6 克，日 2 次。治脾胃虚寒，脘腹冷痛，下利清谷，呕吐恶心，畏寒肢冷。（《局方》卷 5 附子理中丸）又，人参、炮干姜各等分为末，以生地黄汁为丸如梧子大，每服 50 丸，米汤下。治妊娠吐水，酸心，腹痛，不能饮食。（《局方》小地黄丸）

（3）中气下陷：黄芪 15 ~ 30 克，人参、白术、当归各 10 克，甘草、陈皮各 6 克，升麻、柴胡各 3 克，水煎服。治脾胃气虚，发热自汗，面白便溏，少气体乏，困倦言微；或脱肛，阴挺，久泻，久痢等。（《内外伤辨惑论》卷中补中益气汤）又，黄芪、人参各等分为末，蜜丸如梧子大。每服 30 ~ 50 丸，日 2 次。治内伤脾胃，表虚自汗，神短脉微，又用于痈疽内虚。（《本事方》黄芪丸）目今用黄芪、人参煎膏养正补气，是虚劳诸疾膏方主药。又，升麻、人参各 6 克，水煎服。治妊娠气虚转胞。（《妇科玉尺》卷 2 人参升麻汤）

（4）胃虚呕吐：吴茱萸、生姜各 10 ~ 15 克，人参 6 克，大枣 12 枚，水煎服。治食谷欲呕，属胃虚寒者。（《伤寒论》吴茱萸汤）又，人参 10 克，半夏 30 克，白蜜 50 毫升，水煎服。治胃反呕吐，朝食暮吐，暮食朝吐，心下痞硬。（《金匮要略》大半夏汤）又，干姜、人参各 6 克，半夏 12 克，研末，姜汁糊丸如梧子大。每服 10 丸，日 3 次。治妊娠胃虚有寒，呕吐不止者。（《金匮要略》干姜人参半夏丸）又，人参、炙甘草各 6 克，生姜 12 克，水煎服。治干呕。（《肘后方》）

（5）气虚崩漏：人参 30 克，白术、熟地黄各 15 克，当归、杜仲各 10 克，茯苓、山萸肉各 6 克，甘草、远志各 3 克，炒五味子 10 粒，水煎服。治少妇初孕，行房不慎，血虚胎堕，并治气虚崩漏。（《傅青主女科》卷上固气汤）

4. 补肺定喘

（1）肺虚久喘：蛤蚧 1 对（头尾全，去头、足，炙、焙），人参 15 克，共为末。每服 5 克，日 2 次。治肺肾两虚，经久喘嗽，动则气促，颜面肢浮者。（《济生方》参蛤散）又，蛤蚧 1 对（头尾全，去头、足），杏仁、甘草各 150 克，知母、桑白皮、人参、茯苓、贝母各 60 克，为末。每服 3 克，日 3 次。治久病虚喘，肺痿咳嗽者。（《卫生宝鉴》卷 12 人参蛤蚧散）又，人参 10 克，胡桃肉 5 个，生姜 5 片，水煎服。治肺肾两虚，喘嗽气促，不能平卧。（《济生续方》人参胡桃汤）

（2）肺虚咳嗽：人参、款冬花、罂粟壳（炙）各等分，锉散。每服 12 克，阿胶 1 片，乌梅半个，水煎服。治肺虚不能制下，上气喘咳，服热药不效者。（《三因方》卷 12 人参散）

（3）气虚喘逆：人参、麦冬各 15 克，水煎服。治气虚喘逆，虚热，脉浮大按之则空，或濡软，散大无神。（《症因脉治》卷 2 参冬饮）

5. 补气祛邪

（1）久疟：人参、生姜各 3 克，水煎温服。治太阴脾疟，寒热腹满，四肢不暖，脉濡。（《温病条辨》卷 2 露姜饮）又，《临证指南医案·幼科要略》：用人参、生姜曰露姜饮，一以固元，一以散邪，取通神明去秽恶之气。总之久疟气羸，凡壮胆气，皆可止疟。

（2）伤寒瘴疾：人参、柴胡各等分，粗末。每服 10 克，姜 3 片、枣 1 个，水煎服。治伤寒瘴疾，头痛发热，其脉洪实。(《岭南卫生方》卷中愚鲁汤) 人参、柴胡是人参败毒散的核心药对。人参、柴胡一补一散，可治虚人外感、伤寒温疫等，而且此组药对在仲景大柴胡汤、小柴胡汤等方中已有广泛应用，说明其补气扶中祛邪的意义。

(3) 大便不通：人参、生大黄各 4.5 克，水煎服。治气虚甚而又见肠实，大便不通。(《感证辑要》卷 4 参黄汤)《伤寒六书》黄龙汤 (大黄、芒硝、枳实、厚朴、人参、当归、桔梗、姜、枣、甘草) 以大承气汤加人参、当归，是扶正攻邪、泻下补气同用之剂。人参、生大黄并用，又可治脑疽、便毒、伤寒并热霍乱等。又，陈皮、人参各 15 克，为末，每服 10 克。火麻仁 30 克研烂，水煎取汁，加白蜜 1 匙，再煎调入药末，空心腹。治老人大便秘结。(《赤水玄珠》卷 15 陈黄汤)

(4) 溃疡失血：人参、银花各 30 ~ 60 克，水煎服。治溃疡、失血日久，气血俱虚，发热恶寒。(《洞天奥旨》卷 14 参花汤)

(5) 下痢不食：人参 15 克，黄连 30 克，锉，水煎服。治噤口痢不食，脾虚胃热。(《万病回春》卷 5 参连汤)

(6) 牙龈出血：人参、玄参各 6 ~ 21 克，水煎服。治胃经虚火，牙龈出血。(《外科大成》卷 3 二参汤)

6. 生津止渴

(1) 津亏口渴：乌梅 2 枚，人参 10 克，水煎服。用治吐利不止，津液虚亏，不至上焦而烦渴。(《圣济总录》卷 39 人参汤) 又，人参、乌梅、莲子、炙甘草、木瓜、山药各 10 克，水煎服。若液亏甚而脾不虚，去莲子、山药，加生地、麦冬，酸甘化阴。治久痢伤阴，热病液涸，口渴微咳，舌干，无湿热客邪。(《温病条辨》卷 3 人参乌梅汤)

(2) 消渴：人参、栝楼根各等分，研末，蜜丸如梧子大。每服 50 丸，麦冬汤下，日服 2 次，以愈为度。治消渴引饮。(《集验方》玉壶丸) 又，人参、甘草 (半生、半炙) 各 15 克，粗末，水煎服。治消渴，初因酒得。(《圣济总录》卷 58 人参汤)

(3) 气阴虚亏：人参、麦冬各 15 克，五味子 10 克，水煎服。治气阴虚亏，津液耗伤，汗多短气，心悸眩晕，口渴咽干。(《医学启源》卷下生脉散)

【药方】

1. 异功散 人参、白术、茯苓、陈皮、甘草各等分，为细末。每服 10 ~ 15 克，姜 5 片，枣 2 个，水煎服。治脾虚吐泻不食。凡小儿虚冷病，先与数服，以助其气。(《小儿药证直诀》卷下)

2. 白术散 人参、白术、茯苓、甘草、藿香、葛根、木香各等分，为细末。每服 10 ~ 15 克，水煎服。治脾虚而渴。(《小儿药证直诀》卷下)

3. 归脾汤 人参、黄芪、白术、茯苓、当归、远志、酸枣仁、龙眼肉各 10 克，木香、甘草各 5 克，水煎服。治思虑过度，劳伤心脾，气血虚亏，心悸怔忡，健忘失眠。(《济生方》)

4. 参苓白术散 人参、茯苓、白术、山药、炙甘草各 30 克，莲肉、薏苡仁、砂仁、桔梗各 15 克，白扁豆 21 克，为细末。每服 6 克，枣汤送下。治脾虚湿阻，食少便溏，或吐或泻，胸闷脘胀，形体消瘦，四肢乏力。(《局方》卷 3)

5. 人参败毒散 人参、柴胡、前胡、羌活、独活、川芎、桔梗、枳壳、茯苓各等分，为细末。每服 10 克，生姜 3~5 片，薄荷 6 克，水煎服。治伤寒时气，头项强痛，壮热恶寒，身体烦痛，鼻塞咳嗽。(《局方》卷 2)

6. 参苏饮 人参、苏叶、葛根、前胡、半夏、茯苓各 10 克，陈皮、甘草、桔梗、枳壳各 15 克，粗末。每服 12 克，姜 7 片、枣 1 枚，水煎服。治虚人外感风寒，内伤痰饮，恶寒发热，头痛鼻塞，可嗽痰多。或痰积中脘，眩晕嘈杂，呕哕怔忡。(《局方》卷 2) 方中以人参扶正匡邪，紫苏叶辛温解表，芳香和胃为主药；辅以葛根升阳解肌，前胡降气清热，半夏化痰止呕，茯苓利湿调中；佐以陈皮理气化痰而开胃，枳壳行气宽胸以除闷，木香行气和中，甘草甘缓和胃，调和百药；使以桔梗宣通肺气，以利疏风解表。近今按原方用量比例，作汤剂煎服。又，紫苏茎叶 30 克，人参 15 克，为粗末。每服 10 克，水煎服。治咳逆短气。(《圣济总录》卷 66 紫苏汤)

7. 两仪膏 人参 250 克，熟地黄 500 克，水浸一宿。以桑柴文武火煎取浓汁，若味有未尽，再用水数碗煎取汁，并熬稍浓。入真蜂蜜收膏。每服 1 匙，日 1~2 次。治肺肾两亏，气血不足。(《景岳全书》卷 51)

8. 人参荆芥散 人参、荆芥、生地黄、熟地黄、当归、川芎、芍药、柴胡、酸枣仁、鳖甲各 10 克，桂心、甘草各 3 克，水煎服。治妇女血虚风劳。(《医方集解》引《妇人大全良方》)

【医案】

➤ 有人卧则觉身外有身，一样无别，但不语。盖人卧则魂归于肝，此由肝虚邪袭，魂不归舍，病名曰离魂。用人参、龙齿、赤茯苓各一钱，水一盏调飞过朱砂末一钱，睡时服。一夜一服。三夜后，真者气爽，假者即化。(《夏子益怪疾奇方》)

➤ 一人忽然气上喘，不能语言，口中涎流吐逆，齿皆摇动，气出转大即闷绝，名伤寒并热霍乱，用大黄、人参各五钱，水三盏煎一盏服。(《名医类案》卷 7 "牙")

➤ 丹溪治一妇年将七十，形实性急而好酒。脑生疽才五日，脉强紧急且涩。用大黄酒煨细切，酒拌炒为末；又，酒拌人参炒，入姜煎调一钱重，又两时再与，得睡而上身汗，睡觉病已失。此内托之法也。(《名医类案》卷 10 "脑顶疽")

➤ 丹溪治一人年五十余，患咳嗽，恶风寒，胸痞满，口稍干，心微痛，脉浮紧而数，左大于右。盖表盛里虚，问其嗜酒肉有积，后因接内涉寒，冒雨忍饥，继以饱食酒肉而病。先以人参四钱、麻黄连根节一钱半，与二三帖，嗽止寒除。改用厚朴、枳实、青陈皮、瓜蒌、半夏为丸，与二十帖，参汤送下，痞除。(《名医类案》卷 3 "咳嗽")

➤ 一孀妇年六十，素忧怒胸痞少寐，所食枣、栗、面少许。略进米饮，则便利腹痛十年矣。复大怒，两胁、中脘或小腹作痛，痰有血块。用四君加炒黑山栀、茯苓、神曲，少佐以吴茱萸十余剂，及用加味归脾汤二十余剂，诸证渐愈。后因子忤意，忽吐紫血块碗许。次日复吐鲜血盏许，喘促自汗，胸膈痞闷，汤水不入七日矣。六脉洪大而虚，脾脉弦而实。此肝木乘脾，不能统摄其血上涌，故其色鲜，非热毒所蕴。以人参一两、炮黑干姜一钱，服之即寐，觉后喘汗稍缓。再剂熟寐半日，喘、汗、吐血俱止。若脾胃虚寒用独参汤，恐不能运化，作饱或大便不实，故佐以炮姜。(《名医类案》卷8"下血")

➤ 有患衄，出血无已。医以为热，沈宗常投以参、附，或惊阻之。沈曰：脉小而少衰，非补之不可，遂愈。(《名医类案》卷8"血症")

➤ 一人伤寒坏证垂死，手足俱冷，气息将绝，口张不能言。致和以人参一两（去芦），加附子一钱，于石铫内煎一碗，以新汲水浸之，若冰冷，一服而尽。少顷，病人汗从鼻梁尖上涓涓如水，此其验也。盖鼻梁上应脾，若鼻端有汗者可救，以土在身中周遍故也。(《名医类案》卷1"伤寒")汗从鼻梁尖出，是末梢循环恢复的又一指征。

➤ 大司马王浚川呕吐宿滞，脐腹痛甚，手足俱冷，脉微细。用附子理中丸一服愈甚，脉浮大按之细，用参附汤一剂而愈（用而愈甚，复投而愈，始信药力有轻重耳。今人用而不愈，即不肯再投矣。欲其疾之瘳也，难哉）。(《名医类案》卷4"呕吐")

➤ 予妇产后五日，食冷物，怒伤脾作泄。乃微咳。又三日泄不止，手足冷，发喘，床亦动摇，神飞荡不守。一医以人参五钱、附子五分疗之如故。加参附，又不效。渐加至参三两、附子三钱，一剂霍然起。(《先醒斋医学广笔记》)

按：上两案均先投无效，而后坚持加重药力而愈。可见药量、药方是临床又一关键节点。

➤ 张景岳曰：余尝治一衰翁，年逾七旬，陡患伤寒。初起即用温补调理，至十日之外，正气将复。忽而作战，自旦至晨不能得汗，寒栗危甚。告急于余，余用六味回阳饮，人参一两，姜、附各三钱，使之煎服。下咽少顷即大汗如浴，时将及午而浸汗不收，身冷如脱，鼻息几无。复以告余，余令以前药复煎与之。告者曰：先服此药已大汗不堪，今又服此，尚堪再汗乎？余笑谓曰：此中有神，非尔所知也。急令再进，遂汗收神复，不旬日而起矣。呜呼！发汗用此，而收汗又用此，无怪乎人疑之也。而不知汗之出与汗之收，皆元气为之枢机耳。人能知阖关之权，其放与收有所以主之者，则无惑矣。(《古今医案按》)

按：可见汗之有无多少和元气盛衰相关，人参、姜、附之用，可见其扶归固元之义。

➤ 某，发热恶寒，无汗，咳嗽，吐黄痰，心烦口渴，但不引饮，时有呕逆、吐血，便血每日六七次，不进饮食，小便淡黄，精神衰惫，身体消瘦，气短息微，说话无力，面部虚浮，萎黄无华，舌质淡，苔黄腻，脉象数而濡软。化验白细胞总数 41700/mm^3，分类：中性90%，淋巴10%。辨证：正虚邪盛，内热郁闭，肺失宣肃。治法：益气清解，标本同治。方剂：参苏饮合麻杏石甘汤加减。方药：生晒白人参9克（另煎兑入），苏叶、杏仁各10克，桔梗、生麻黄各6克，生石膏（先下）、生藕节各20克，茯苓15克，黄连6克，葛根、生白术、荆芥、白及各9克，生甘草5克，2剂。另：犀黄丸12克，分4次随汤药服；西洋参每日6g，煎水频服。次日，因大便次多，便血亦多，又用土炒白术、诃子肉、藿香、芡实各10克，赤石脂15克，禹余粮20克，伏龙肝60克（煎汤代水）。煎好后兑入前汤药内服。嘱病人服药后温覆取微汗。停用一切西药，输液亦停。两天后复诊，病情减轻，精神好转，能喝些稀米汤，扭转了垂危的局面，再以此方加减进之，病情日渐好转。后来，一直运用辨证论治的方法调治3个多月而痊愈。此方为虚人外感者常用，方中用人参很巧妙。(《方剂心得十讲》焦树德参苏饮合麻杏石甘汤案)

【医家经验】

1. 张仲景用人参　在张仲景《伤寒论》《金匮要略》两书中，用人参方有59首之多，以和胃气、生津液、补元气为目的。一是强心复脉救阴，如四逆加人参汤、通脉四逆汤，治四肢逆冷、恶寒脉微而下利，脉沉迟或微细欲绝或脉不出者。而炙甘草汤用人参益气复脉，治心动悸脉结代，也属此类。二是生津止渴，治舌干烦渴引饮。如白虎加人参汤，《伤寒论》治热盛伤津而大渴者，《金匮要略》治消渴。三是补益元气治虚羸少气，如竹叶石膏汤、麦门冬汤等。四是和胃气，人参常配半夏、甘草，治心下痞硬或呕吐，如桂枝人参汤、甘草泻心汤、吴茱萸汤、大半夏汤等。又如《金匮要略》理中汤治脾胃虚寒，也属此类。

2. 焦树德论参苏饮　用于虚人外感风寒，内有寒饮湿痰，症见恶寒畏冷，头痛发热，咳嗽痰多，呕逆恶心，痰阻中焦，眩晕嘈杂，舌苔白，脉象弱或浮细无力等。人参也可用党参代替，但体极虚弱者仍以用人参为宜。外感风寒而正气不虚者忌用本方。参苏饮去人参、葛根、木香，加杏仁名杏苏散，有宣肺化痰作用。去人参、前胡，加川芎、柴胡名芎苏饮，有疏散解表、宣肺化痰的作用。人参败毒散（人参、柴胡、前胡、羌活、独活、川芎、枳壳、茯苓、桔梗、甘草）与本方均有益气解表的作用，但人参败毒散的散风祛湿力量大于本方，本方则化痰理气的效果优于前方。

中医治外感病，必须先用表药发汗以祛邪外出。正气旺盛者，抗邪力盛，外邪乘药气而出。若正气素虚之人，虽然药气向外发表，但正气内馁，无抗邪之力，轻者邪气半出不出；重者邪气随正气馁弱而内侵，则发热无休，变症百出。所以虚人外感，在发散药中加用人参以扶正气，增强抗邪外出之力，使邪气随药气发散而出，一表即尽。可根据情况而定，扶正是为了祛邪，并非为补养而设。在遇年老体弱患外感风寒证者，常斟酌情况在表散药中稍加扶正之品，如人参、党参、附子、沙参、白术、当归、地黄等随证加入。故在扶正解表法中，又有益气解表、助阳解表、滋阴解表等不同治法。对虚劳病人患外感者，古人还有"补托"法，以托邪外出。例如益营内托散，柴胡、葛根、熟地黄、当归、人参、秦艽、甘草、生姜、大枣。(《方剂心得十讲》)

3. 沈绍功四君子汤应用　四君子汤是健脾主方。当调肾效果不好时，可用补气健脾法，临床可用四君子汤，一般不用炙甘草，因其滋腻对痰和瘀不利。且炙甘草量大，内含有肾上腺皮质激素，留钠、留水会引起水肿。如用于心血管病，则更易引起水肿。故一般不用炙甘草，如用，也以生甘草代之。

方中用人参、白术健脾，茯苓化湿。脾虚易生湿，三味药既能健脾又能化湿。在临床上一般都不用人参，都用党参代替。但对于糖尿病则要用太子参30克代替。四君子汤去炙甘草，加陈皮成异功散，补而不滞，还能消痰，较四君子汤应用要广泛。在 20 世纪 80 年代，我治疗冠心病主张从痰论治，有的中老年人属于脾虚有痰，即用异功散补气祛痰。但此时人参和白术只能用一味，也可以把白术换成白扁豆或仙鹤草。假如白术和人参同用，非但不祛痰而且会恋痰，六君子汤是在四君子汤的基础上加半夏、陈皮，化痰又化湿。注意寒痰可用此方，痰浊化热则不可以用。如痰浊化热，绝对不能用半夏。香砂六君子汤以四君子汤加木香、砂仁，是治疗胃炎、胃溃疡的良方。胃寒可用半夏，姜、枣不用，再加上良附丸，同时要加蒲公英，既健胃又以寒性反佐；胃热不凉而有吞酸，则不用半夏，木香、砂仁可以用，也要用蒲公英，同时加连翘，配以芦根。

六神散，即四君子汤加白扁豆、黄芪、藿香，消食除湿，一般用于 7 月、8 月、9 月 3 个月。夏季或者长夏暑湿重，故加藿香、白扁豆。藿香是季节药，平常没必要用藿香，7 月、8 月、9 月这 3 个月，要重用藿香。外感、肠胃炎、中暑是这 3 个月常见的病，此时有藿香正气散和六神散两个效方，可以交替使用。七味白术散以四君子汤加木香、葛根、藿香，和胃清热，可治疗结肠炎。结肠炎分两类，有过敏的、有溃疡的，表现为腹痛腹泻，大便里有黏液，甚至有血。治疗结肠炎要用灌肠的办法，比口服疗效好，可以拿肛管放到结肠部位，灌入 100 毫升中药，保留 1 小时以上，每天 1 次。（《沈绍功医学经验辑要》）

【前贤论药】

《本草纲目》卷 12 引陈嘉谟：凡内伤脾胃发热恶寒，吐泄怠卧，胀满痞塞，神短脉微者，当以人参为君，黄芪为臣；若表虚自汗亡阳，溃疡痘疹阴疮者，当以黄芪为君，人参为臣，不可执一也。

《本草纲目》卷 12 引李言闻：凡人面白、面黄、面青黧悴者，皆脾、肺、肾气不足，可用也。面赤、面黑者，气壮神强，不可用也。脉之浮而芤、濡、虚、大、迟缓无力，沉而迟、涩、弱、细、结代无力者，皆虚而不足，可用也。若弦长紧实、滑数有力者，皆火郁内实，不可用也。洁古谓喘嗽勿用者，痰实气壅之喘也。若肾虚气短喘促者，必用也。仲景谓肺寒而咳勿用者，寒束热邪壅郁在肺之咳也。若自汗恶寒而咳者，必用也。东垣谓久病郁热在肺勿用者，乃火郁于内，宜发不宜补也。若肺虚火旺，气短自汗者，必用也。

《本草新编》：能入五脏六腑，无经不到，非仅脾、肺、心而不入肝、肾也……人参气味阳多于阴，少用则泛上，多用则沉下。故谓肝、肾之病必须多用人参于补血补精之中，助山萸、熟地纯阴之药，使阴中有阳，反能生血生精之易也。

【方药效用评述】

➤ 人参化生津液而止渴，大补元气而温中。血脱者服之，以其益气而有摄血之功；脉绝者服之，以其益气而有通脉摄血之功。人参气虚、血虚俱能补。气壮而不辛，所以能固气。味甘而纯正，所以能补血。

➤ 人参大补元气，凡脏腑之气虚者皆能补之。生津除烦，聪明头目，安精神，定魂魄，止惊悸，通血脉，气壮而胃自开，气和而食自化。

➤ 人参功专补肺，而兼补五脏。《本草图经》："使二人同走，一与人参食之，一不与，疾走三五里许。其不含人参者必大喘，含者气息自如。"

➤ 缪仲淳《本草经疏》："人参能回阳气于垂绝，却虚邪于俄顷。"配附子是参附汤，回阳气于垂绝；配苏叶是参苏饮，却虚邪于俄顷。参苏饮用治虚体外感，人参甘温补气健脾，苏叶辛温解表散寒，一补一散，别有深意。较有意思的是，《局方》人参败毒散也是益气解表的代表方剂。方中有人参、柴胡，亦一补一散药对，而且此组药对在仲景小柴胡汤等方中，已有广泛应用。诚然，人参、苏叶，人参、柴胡均有药对方，可用治相应病症。

➤ 虚弱者若有表里相兼证，可将人参加入药中，使药得力，祛邪外出，全无补养之意，上文"补气祛邪"或尽此义。和解表里用小柴胡汤柴胡、人参，虚人外感用人参败毒散，都是补气祛邪。他如清热用白虎加人参汤，是人参、石膏并用，有生津止渴作用。通下用黄龙汤，是人参、大黄并用，有助正攻泻意义。人参扶正增效，以人参大力居间深入祛邪，外邪遇正，正邪相当而邪气自退，热退神清。

➤ 历代以人参组成药对者甚多。如人参、荆芥，人参、葛根，人参、柴胡，人参、生姜等等，是人参扶助正气以散表祛邪。再如人参、金银花，人参、大黄，人参、玄参，人参、黄连，人参、黄芩等，是人参扶助正气以清里祛邪者。

➤ 血脱者用人参益气，盖血不自生，须得生阳气之药乃生，阳生则阴长，血乃旺也。若单用补血药，血无由生。故补气须用人参，血脱也须用之。在临床上，大出血时当用独参汤急救，是血脱而气绝，元气所当急固，以防阳气遽散者。又，独参汤急救乃一时权宜，不可为常法。人气脱于一时，失血于顷刻，阳绝于须臾，他药缓不济事，必用大剂人参独当一面，急救顿服。一至阳气回转，须以他药辅佐之，才能相济成功，不能专恃人参一味，期于必胜。

➤ 在临床上，常有气虚血瘀之证，补气活血是必用治法。如《青囊秘传》以人参、三七配合，用治疗气虚血脱，吐血衄血。人参补气摄血，急固元气，恐忧血脱危倾；三七化瘀止血，化瘀生新，则无留瘀之弊。《古今医鉴》琥珀散，以人参煎汤补气固元，琥珀研末化瘀通淋，治疗虚人小便不通淋沥。目今有用人参、三七、琥珀研末分服，治前列腺肥大、冠心病者。《圣惠方》二味参苏饮，用人参补气，苏木化瘀，治产后败血入肺，咳嗽喘急，是益气化瘀的代表性方剂。《得配本草》亦以人参、苏木治血瘀发喘。在临证时，可将两药随证配伍于真武汤、生脉散等方中，治疗老年性慢性支气管炎、肺源性心脏病，久病气虚血瘀见咳喘浮肿、口唇青紫、舌有瘀斑者。

➤ 治慢性病症，人参宜与诸药并用，始能成功。如升阳配升麻为使，而佐以柴胡，则能引之上升而补上，是东垣补中益气汤大法。补肾配熟地黄同用，而佐以茯苓，则能引入下焦而补下，是景岳补肾益气大法。上盛下虚者皆可人参、代赭石并用以治，是张锡纯纳气归原大法。此外，如养心安神配茯神、龙齿、远志，生津止渴配石膏、麦冬，可为临床师法。

➤ 人参有延年益寿作用，能增强体力，改善智力，延缓衰老。日服 1~2 克，连服 4~

5 日，停服 2~3 日后再服。坚持长期服用方有效果。

➤ 人参与藜芦相反，畏皂荚，畏五灵脂。如人参与此类配伍，则是反激逆从之法。《人参考》：东垣李氏理脾胃，泻阴火，交泰丸内用人参、皂荚，是恶其不恶也。古方疗月闭，四物汤加人参、五灵脂，是畏其不畏也。又疗痰在胸膈，以人参、藜芦同用而取涌越，是激其怒性也。（《本草纲目》卷 12 引李言闻）

➤ 人参野生者为野山参，药力峻，补性足。人工培植者为园参，药力缓，补性不足。加工品有红参、生晒参、糖参、掐皮参等，红参、生晒参质优，糖参、掐皮参质次。参须质最次，无人参时可代之，但须量大方有效。

➤《神农本草经·上品》是最早记载人参的文献。此际仅作药物及墓葬神药，不作服食之品。隋以前对人参的认识较为混乱，《伤寒论》《金匮要略》《本草经集注》等所谓人参应是桔梗科党参。金元时期发现紫团参（上党人参）和人参并非一药，功效不同。党参之称最早见于明代《肯堂医论》。清代医家始将二者予以区分，上党人参简称为"党参"，辽参和高丽参则继续称为"人参"。（叶明柱：隋以前人参考。中医药文化，2020 年第 1 期。）

➤《四言举要》："人参味甘，大补元气，补血生津，调营养卫。"符合《神农本草经》义。人参是阴阳合体，既补阴又补阳，既补气又补血，故独参汤是阴阳气血均补之方。在《名医方论》中，柯韵伯称人参有"致冲和"作用。冲和是道家语。当气与血、阴与阳、先天与后天之间达不到和谐状态时，都可以用人参。人参的"致冲和"作用，可促进其间的和谐统一。如此高度和谐统一，道家称为负阴抱阳，医家则称为阴阳和谐。现今又认为人参有适应原作用，义同于此。

【药量】3~10 克，另煎后兑入。抢救时，15~30 克，浓煎分多次灌服。研末每次 1~1.5 克，日 1~2 次。切片含服或开水浸泡后服，日 1~3 克。为成人量。

【药忌】实热证忌用。

᧬ 甘 草 ᧬

【药原】出《神农本草经》。用根与根茎。味甘，用草，故名。

【药性】甘，平。归心、肺、脾、胃经。

【药效】调和诸药，补中益气，养心通脉，清热解毒。

【药对】

1. **甘草、大枣、生姜** 甘草、大枣味甘补脾，但甘草兼润肺、利咽、止咳之效，大枣有养血、补心、健脾之功，是甘温补中土、养心脾之药对，脾肺两虚之食饱而咳可用之，如《千金要方》卷 18 温脾汤。二味又和小麦共同组成《金匮要略》甘麦大枣汤，是治脏躁的效方，也是养心、脾、肝三脏的药对。甘草、生姜辛甘发散为阳，可外散风寒，内温中寒，中消痰饮，是治胃寒呕逆、痰饮咳嗽、风寒外感的药对，如《卫生家宝方》二宣汤，即内外宣散之谓。

　　值得指出的是，三味之间均可相互组成药对。如生姜、大枣调和脾胃，大枣去核，慢火焙干为末，量多少，入生姜末，白糖点服，可调和胃气。（《本草纲目》引《本草衍义》）再者，甘草、大枣、生姜是仲景最基本的药方组成，辛甘发散，甘以缓急，养胃和中，温脾补气，如桂枝汤、小柴胡汤、越婢汤、大青龙汤、小青龙汤等均以此为根本内核，和胃治本。再者，人参、半夏和甘草、大枣、生姜二组药对合用，正是保养胃气最佳组合，是张仲景不少经方的方根。在此方根基础上，加柴胡、黄芩是小柴胡汤，加旋覆花、代赭石是旋覆代赭汤，加黄芩、黄连、干姜是半夏泻心汤。

　　2. 甘草、大黄　甘草甘平，调和胃气而缓急；大黄苦寒，清热降逆而通下。二药相配，可治呕吐食已即呕者，即仲景《金匮要略》大黄甘草汤。又，二味相配，可消肿排脓，治痈疮阳证。如川大黄（一半炭火煨，不可过性；一半生）、大甘草节各60克，为细末。每服3克，日3次，空心温酒调下，以利为度。如无甘草节，终效不速。治发背、痈疡、疔疮、无名肿毒、恶疮异症、焮热疼痛、初起赤溃者。（《医便》卷3 二黄散）

　　3. 甘草、黄芪　黄芪、甘草均是甘味补气健脾药。黄芪托毒排脓，甘草清热解毒，二味同用于消渴疮毒痈疖，可消肿溃脓，生肌敛疮。如黄芪六一汤（《局方》卷5），黄芪用量6倍于甘草，补气健脾，托疮敛汗，常服平补气血，安和脏腑。用治诸虚不足，烦悸消渴，或先渴而后发疮疖，或先痈疽而后发渴。又，《医林改错》黄芪甘草汤，黄芪240克，甘草24克煎汤，治老人溺尿，玉茎痛如刀割，病程经久。历代又有用治肺痈、咳血、盗汗、诸疮等病者。

　　4. 甘草、黄连　生甘草调和胃气，清热解毒；黄连清心降火，清胃热毒。二味相配为用，治心胃火热诸病，在清胃散（生地、当归、丹皮、甘草、黄连）中，即有此对药。甘草、黄连药对可治胃痛、口疮、呕吐等。如黄连18克，生甘草3克，水煎服。用于多食炙缚，内有郁热，当心而痛。（《仙拈集》黄甘散）又，黄连6克，生甘草3克，水煎服。治妊娠儿在腹中啼。（《惠直堂方》止啼汤）又，黄连甘草饮，黄连、生甘草用量之比为10∶6，开水浸泡取汁，分次频服。用于小儿心脾积热，夜啼、口疮、鹅口疮、滞颐、呕吐。（河北中医，2007，4∶325）又，黄连、甘草各10克，水煎服。日1剂，煎汁后少量频服。7日为1个疗程。治顽固性快速性心律失常。（中国中西医结合杂志，1992，10∶606）

　　5. 生甘草、炙甘草　甘草生则清热、炙则补中，虽是同一药，因生制不同而功效殊异。在临床上，常以为药对应用。如生甘草、炙甘草各等分，为细末，蜜丸如梧子大。每服6～10克。治内热便血或痔疮出血。（《医方易简新编》）又，在方中应用，如生甘草、炙甘草、五味子、乌梅各等分，姜、枣，水煎服。治胃热，汗出如雨。（《医学入门》卷7 二甘汤）

　　6. 甘草、麻黄　甘草调和麻黄药性以缓中，麻黄发越水气以利水，二药相配，是诸麻黄剂之标配，如麻黄汤、三拗汤、越婢汤等。二味成方者，可治里水无汗，面目肿，小便不利，恶风寒，如《金匮要略》甘草麻黄汤。而甘草麻黄汤加杏仁，是《金匮要略》杏子汤，又能治风水脉浮咳喘者。《济生方》麻黄甘草汤，也以二味成方，治水肿，腰以上俱肿，以此发汗。有人患气促，积久不差，遂成水肿，服之有效。但老人不可轻用。参"麻黄"篇有关方药治疗。

7. 甘草、人参 甘草生用以清热，炙用以补中。人参补气生津止渴。二味相合，治消渴。如《圣济总录》卷58人参汤，甘草（半生半炙）、人参各等分，为末，每取10克，水煎服。治消渴。又，参、草、姜、枣四味，和中补气，是胃气不足之药网方，在仲景诸方，如小柴胡汤、旋覆代赭汤等方中，均以之为方根。

8. 甘草、干姜 见"干姜"篇。

9. 甘草、滑石 见"滑石"篇。

10. 甘草、附子 见"附子"篇。

11. 甘草、柴胡 见"柴胡"篇。

12. 甘草、金银花 见"金银花"篇。

13. 甘草、小麦、大枣 见"大枣"篇。

14. 甘草、桂枝 见"桂枝"篇。

15. 甘草、石膏 见"石膏"篇。

16. 甘草、白术 见"白术"篇。

【方药治疗】

1. 补中益气

（1）消渴：人参、甘草（半生半炙）各30克，粗末。每服15克，水煎服。治消渴，初因酒得。（《圣济总录》卷58人参汤）人参生津益气以止渴，甘草生则清热，炙则补中，是以治中焦脾胃虚弱之消渴。又，黄芪180克，炙甘草30克，为末，每服6克，水煎服，不拘时。常服平补气血，安和脏腑。用治诸虚不足，烦、悸、消渴。（《局方》卷5黄芪六一汤）又，白芍、炙甘草各10～15克，水煎服。治消渴。（《普济方》卷177引《家藏经验方》）

（2）脾胃不和：白术180克，甘草30克，细末，每服6克，水煎服。常服育神益胃，逐湿消痰。治脾胃不和，心腹痞闷，不思饮食，体瘦肠虚，自利反胃等。（《局方》卷3白术六一汤）

（3）羸瘦：甘草90克，炙焦为末，蜜丸绿豆大。每服5丸，温水下，日2次。治小儿羸瘦。（《本草纲目》卷12引《金匮玉函经》）又，甘草180克，为末，蜜丸如小豆大。每服20丸，日3次。治小儿无辜疳，面黄发直，饮食不生肌肤。（《普济方》卷393甘草丸）

2. 清肺润肺

（1）肺痿：甘草15克，干姜6～10克，水煎服。治肺痿，吐涎沫而不渴，遗尿、小便数，头眩。（《金匮要略》甘草干姜汤）又，生姜15克，甘草、人参各10克，大枣12枚，水煎服。治肺痿，咳吐涎沫不止，咽燥而渴。（《千金要方》卷18生姜甘草汤）从上可见，干姜或生姜配甘草，均可治咳吐涎沫。

（2）肺痈：桔梗 10 克，甘草 10～15 克，水煎服。治肺痈。（《金匮要略》桔梗汤）又，甘草 18 克，丹参、知母、没药各 12 克，水煎服。病重者加三七 6 克，脉虚弱者加人参、天冬 10～15 克。治肺痈，时吐脓血，胸中隐痛，或旁连胁下亦痛。（《医学衷中参西录》清凉华盖饮）

（3）食饱而咳：甘草 15～30 克，大枣 20 枚，水煎分服。治食饱而咳。（《千金要方》卷 18 温脾汤）

3. 养心通脉

（1）心悸：炙甘草 30～60 克，水煎服。治伤寒心悸，脉结代。（《本草汇言》卷 1 引《伤寒类要》）《伤寒论》炙甘草汤以炙甘草为君，配桂枝、生地、麦冬、人参等，治伤寒心动悸，脉结代。方见下文。又，黄连、甘草各 10 克，水煎服。日 1 剂，煎汁后少量频服。7 日为 1 个疗程。治顽固性快速性心律失常。（中国中西医结合杂志，1992，10：606）又，生甘草、炙甘草、泽泻各 30 克，水煎服。日 1 剂，分 2 次服。连用 3～12 剂。治室性早搏。（北京中医学院学报，1983，2：34）

（2）失眠：桂枝末 0.6 克，甘草末 0.3 克，混合，温水送服，日 3 次。治入睡困难，睡前加服 1 次。连用 2 周。

（3）汗证：甘草、炮附子各 30 克，当归 120 克，细末。每服 15 克，水煎服。治伤寒虚汗。（《普济方》卷 140 甘草附子汤）又，生甘草、炙甘草、五味子、乌梅各等分，姜、枣，水煎服。治胃热，汗出如雨。（《医学入门》卷 7 二甘汤）

3. 调和肠胃缓急

（1）呕吐：大黄 30 克，甘草 15 克，水煎服。治食已即吐。（《金匮要略》大黄甘草汤）又，炮姜 10 克，甘草 5 克，水煎顿服。治吐逆，水米不下。（《外台秘要》卷 6）

（2）反胃：甘草 10 克（研末）、滑石 60 克，混匀，姜汁泛丸如梧子大。每服 6 克，水调下。治实火及饮停引起。（《济阳纲目》姜汁六一丸）六一散变为丸剂，用治不同。

（3）胃痛：芍药 15 克，甘草各 15～30 克，水煎服。（《伤寒论》芍药甘草汤）又，乌梅 10 克，甘草 10 克，水煎服。或加白芍 10～15 克。缓肝和胃，用于肝气有余，肝血不足之胃痛。（《医门八阵》乌梅甘草汤）

（4）急性呕血：陈皮、生甘草各 15 克，细末。每服 4.5 克，酒调服。治暴吐血者。（《仙拈集》卷 2 陈甘散）

（5）泻痢：甘草 15 克，炒黄连、干姜各 3 克，水煎温服。治孕妇胎前泻痢。（《宁坤秘籍》卷上甘连汤）

（6）便血：生甘草、炙甘草各等分，为细末，蜜丸如梧子大。每服 6～10 克。治内热便血或痔疮出血。（《医方易简新编》）又，炙甘草、炮川白姜各等分，锉碎。每服 10 克，水煎服。治诸虚出血，胃寒无以收约而出血者。（《仁斋直指方》卷 26 甘草干姜汤）

（7）腹痛：白芍 30 克，炙甘草 10～15 克，水煎服。此方无论寒热虚实，一切腹痛服之神。（《幼幼集成》）即《伤寒论》芍药甘草汤。又，赤芍 180 克，炙甘草 30 克，粗末。每服 15 克，水煎服。治脚气，脚腿赤肿疼痛者。（《传信适用方》中岳方）并治脚气，脚弱无力者。（《朱氏集验方》去杖汤）又，黄连、炙甘草各 6 克，茯苓 15 克，细末。每服 1 克，水调服。治小儿腹痛，不能哺乳。（《普济方》卷 361 乳黄散）

（8）呕逆：苍术 80 克（米泔水浸，焙干后麸炒），生甘草 10 克（盐炒），为末。油炒焦熟，杵和药末。每服 3 克，沸汤点服。治中寒呕逆，痰秽恶心，不思饮食者。（《卫生家宝方》中书汤）

4. 消肿溃脓

（1）痈疽：生甘草 30 克（锉），浓煎，入酒调服。能疏导恶物，治诸痈疽热毒，大便秘者。又治舌卒肿起，满口塞喉。（《直指方》甘草汤）

（2）胃痈：甘草、麦冬、桔梗各 30 克，水煎服。治胃痈。（《疡医大全》卷 21 甘桔汤）又，治肺痈，用桔梗汤，见上。

（3）肿毒疔疮：白菊花 30 克，生甘草 10 克，水煎去滓，冲热黄酒服。治肿毒疔疮。（《仙拈集》卷 4 二妙汤）菊花、生甘草均解毒清热，故治热毒疔疮。

（4）悬痈：当归、甘草各 90 克，桑柴文武火煎头、二、三汁，去滓，再煎成膏。每服 10 ~ 12 克，晨以酒下。治悬痈。（《疡科快捷方式》卷中国老膏）又，当归、大粉草（长流水浸透，焙干，再浸再炙，如此三度，切片）各 90 克，水 3 碗慢火煎至稠膏，去滓再煎，稠厚为度。每日 10 克，无灰好热酒化膏，空心服之。治悬痈已成，服药不得内消者。未成者即消，已成者即溃，既溃者即敛。（《外科正宗》卷 9 炙粉草膏）

（5）热毒疮痈：银花 120 克，甘草 60 克，粗末。每服 20 克，水、酒各半煎服。治热毒疮痈，发背恶疮。（《卫生宝鉴》卷 13 金银花散）

5. 解药食毒

（1）急性食物中毒：生甘草 9 ~ 15 克，煎成 300 ~ 500 毫升，2 小时内分 3 ~ 4 次内服。轻度者一次给药，中度者加服复煎剂，重度者连续 3 日给药，生甘草量可增至 30 克，浓煎成 300 ~ 400 毫升，每隔 3 ~ 4 小时胃管注入 100 毫升。极少数发热者加黄连粉 1 克。（新中医，1985，2：34）甘草荠苊汤，治饮馔中毒，未审何物，卒急无药时。（《金匮玉函方》）

（2）解百药毒：甘草解百药毒，如汤沃雪。有中乌头、巴豆毒，甘草入腹即定。大豆汁、甘草为甘豆汤，解百药毒，其验乃奇。（《本草图经》）又，黑豆 60 克，甘草 60 克，水煎服。（《医方集解》）又，《景岳全书》甘草制附子法，见“附子”篇。

6. 清利下焦

（1）小便淋痛：生甘草梢 10 ~ 30 克，水煎，空心服。（《浮溪单方集》）又，生甘草 1 寸，黑豆 120 粒，水煎乘热入滑石末，食前服。治小儿砂石淋。（《幼科证治大全》）

（2）阴茎痛：黄芪 240 克，甘草 24 克，水煎服。治老人溺尿，玉茎痛如刀割，病程经久。（《医林改错》黄芪甘草汤）

（3）梦遗：石莲子 180 克，炙甘草 30 克，为末。每服 3 克，灯心汤下。治心热、梦遗赤浊。(《仁斋直指方》石莲子六一汤) 又,黄柏、甘草各等分,为末,蜜丸如梧子大。每服20丸,空心及夜卧时,温水或麦冬汤送下。治饮酒过多,内有积热,夜梦遗精。(《圣济总录》卷185黄甘丸) 又,黄柏60克、甘草15克,为末蜜丸,名凤髓丹,坚真精、保肾水。再加砂仁,是封髓丹,治夜梦遗精。

7. 清热解毒

(1) 咽痛:生甘草10~15克,水煎服。治少阴病,咽喉干燥疼痛,无寒热。(《伤寒论》甘草汤) 又,桔梗10克,生甘草10~15克,水煎服。治少阴病咽痛,服甘草汤不愈,见咽干不渴。(《伤寒论》桔梗汤) 又,生甘草30克,升麻、射干各15克,锉细,水煎分服,治伤寒咽喉肿痛。(《圣惠方》卷10甘草散)

(2) 音哑:乌梅、乌药、桔梗、甘草各等分,细末。每服10克,水煎服。(《仙拈集》卷2回音饮) 又,乌梅、炙甘草、人参、半夏(洗)各等分,细末,和枣膏,蜜丸弹子大含之。治口舌干燥。(《外台秘要》卷22引《删繁方》甘草丸)

(3) 暑热热毒:滑石180克(水飞),粉甘草30克,为末。每服10克,加蜜少许,温水调下。不用蜜亦得,日3次。实热欲饮冷者,新汲水调下;解利伤寒,发汗,煎葱白豆豉汤调下。治伤暑感冒,三焦表里俱热,烦躁口渴,泻痢赤白,小便淋痛,吹乳乳痈属热。(《宣明论方》卷10六一散) 又,生石膏180克,粉甘草30克,为极细末。每服3~10克,新汲水或热汤,或人参汤调下。治阳明内热,烦渴头痛,二便闭解,温疫斑黄,热痰喘嗽。(《景岳全书》卷51玉泉饮)

(4) 疫毒:靖康二年春京师大疫,有异人书一方于斋舍。凡因疫发肿者,服之无不效。其方黑豆二两炒令香熟,甘草二寸炙黄,以水二盏煎其半,时时呷之。(《名医类案》卷1"瘟疫")

(5) 小儿撮口发噤:生甘草6~10克,水煎服。令吐痰涎,后以乳汁点儿口中。(《金匮玉函经》甘草汤)

【外用治疗】

1. 乳痈 大黄、甘草各30克,为细末,好酒熬成膏,摊纸上,贴患处。未贴时先用温酒调服1大匙。(《妇人大全良方》卷23引《妇人经验方》)

2. 痔疮 生甘草20~30克,水煎浓汤,熏洗患处。治痔疮,及痔疮经枯痔已落,疮口将敛,其痒异常者。(《魏氏家藏方》引《李防御五痔方》国老方)

3. 阴痒 生甘草20~30克,水煎浓汤,日熏洗患处3~5次。治阴下湿痒。(《本草纲目》卷12引《古今录验》) 又,生甘草30克,水煎浓汤,药液热烫时先熏蒸阴部,温度适宜时坐浴。日2次,连用1周。治老年性阴道炎。

4. 瘿瘤、结核 甘草煎浓膏,笔蘸涂瘤四周,待干再涂;次以大戟、芫花、甘遂各等分,细末,醋调,另用笔蘸涂瘤正中,不得近着甘草处。治瘿瘤、瘰疬、结核。(《外科大成》卷4消瘤二反膏)

5. 耳鼻部炎症 甘草切片,倒入75%酒精,浸没为度,浸2周后压榨取液过滤。药渣再加酒精浸泡2周后，榨取药液。将2次药液相混，即得甘草酊。急性外耳道炎、肉芽性鼓膜炎，在治疗前清洁外耳道，必要时用双氧水洗耳，然后用甘草酊滴耳。鼻前庭炎、外耳湿疹、耳郭冻疮，皆以甘草酊涂患处。每日3次，5～7日为1个疗程。（中国中西医杂志，1992，6：372）

【药方】

1. 甘草汤 生甘草10～15克，水煎服。治少阴病，咽喉干燥疼痛，无寒热。（《伤寒论》）又，治肺痿涎沫唾多，心中温温液液。（《金匮要略》附方）

2. 桔梗汤 桔梗10克，生甘草10～15克，水煎服。治少阴病咽痛，服甘草汤不愈，见咽干不渴。（《伤寒论》）又治肺痈，咳嗽，吐脓痰腥臭者。（《金匮要略》）又，治肺经积热，外感寒邪，口干喘满，咽燥肿痛，唾有脓血。（《鸡峰普济方》国老方）

3. 桂枝甘草汤 桂枝10～15克，炙甘草5～10克，水煎服。治发汗过多，其人叉手自冒心，心下悸欲得按。（《伤寒论》）又，炙甘草、桂枝各30克，粗末。每服10克，水煎服。治妊娠颠仆内损，子死腹中。（《圣济总录》卷159甘草汤）

4. 甘草麻黄汤 麻黄15～30克，甘草10克，先煎麻黄去沫后，再内甘草，水煎服。重覆汗出，不汗再服。治水肿无汗，面目肿，小便不利，恶风寒而无里热。（《金匮要略》）又，治水肿，腰以上俱肿，以此发汗。有人患气促，积久不差，遂成水肿，服之有效。老人不可轻用。（《济生方》麻黄甘草汤）

5. 甘草干姜汤 炙甘草15克，干姜6～10克，水煎服。治咽中干，吐逆，烦躁，手足不温，微恶寒，脚挛急。（《伤寒论》）又治肺痿，吐涎沫而不渴，遗尿小便数，头眩。（《金匮要略》）

6. 芍药甘草汤 芍药30克，炙甘草15～20克，水煎服。治脚挛急，足温者。（《伤寒论》）《医学心悟》治腹痛挛急。《朱氏集验方》本方名去杖汤，治脚弱无力，行步艰难者。

7. 大黄甘草汤 生大黄30克，甘草15克，水煎服。治食已即吐。（《金匮要略》）

8. 甘草泻心汤 炙甘草15～30克，姜半夏20～30克，黄芩、黄连、人参、干姜各10克，水煎服。治胃中虚，心下痞满，干呕，心烦不得安，腹痛肠鸣下利者。（《伤寒论》）治狐惑病。（《金匮要略》）此方缓中降逆，泻痞除烦，寒热并用。

9. 甘草附子汤 炙甘草15克，白术、炮附子、桂枝各10克，水煎服。治风湿骨节疼痛剧烈，不得屈伸，恶风寒，小便不利，汗出短气者。（《伤寒论》）又，炙甘草60克，炮附子30克，为散，每服15克，水煎温服。治四肢疼痛不得屈伸。（《全生指迷方》）

10. 炙甘草汤 炙甘草15～30克，桂枝、生地、麦冬各15～30克，人参10～15克，生姜、阿胶（烊冲）、火麻仁、大枣10枚，酒、水煎服。治伤寒心动悸，脉结代。（《伤寒论》）《千金翼方》治虚劳不足，汗出而闷，心悸，脉结代。《外台秘要》治肺痿涎沫唾多，心中温温液液。（《金匮要略》附方）

11. 甘麦大枣汤 甘草10～20克，小麦30～50克，大枣10枚，水煎服。治妇女脏躁，

数欠伸，善悲伤欲哭。(《金匮要略》)

12. 甘草粉蜜汤　甘草15～30克，米粉10克，蜜30克。先煎甘草去滓取汁，内粉、蜜，搅匀，再煎，入薄粥温服。治蛔虫病，心(腹)痛吐涎，发作有时，毒药不止。(《金匮要略》)

【医案】

➤ 夏小军用甘麦大枣汤治心阴不足、心神不宁之小儿病。

夜啼：谷某，女，11个月，1993年10月6日就诊。夜啼2月，加重10天，伴虚烦，惊惕不安，纳乳差。系早产1月儿，奶粉喂养。查患儿形体瘦弱，面色时青时白，哭声无力，低沉而细，舌红苔白，指纹淡紫达气关。此乃先天禀赋素弱，后天喂养失调，致使神气怯弱，心失所养而见夜啼者。治宜养心镇惊安神。方用甘麦大枣汤加味。淮小麦12克，钩藤6克，大枣4枚，甘草3克，灯心草1.5克。每日1剂，水煎频服。连服3剂，诸症告愈。甘麦大枣汤养心安神，钩藤祛风镇惊，灯心草清热除烦。

盗汗：王某，男，6岁，1992年12月6日就诊。两年前患心肌炎，治愈后盗汗常作，近半年来加重，寐则汗出，遍身湿润，面色无华，气短神疲，形寒肢冷，倦睡而不易叫醒，舌淡苔薄白，脉虚无力。诊为心血不足、气阴两虚者。治宜益气养阴，补血敛汗。方用甘麦大枣汤补益心脾，合生脉散益气养阴。处方：小麦30克(浮、沉各半)，太子参、五味子、麦冬各6克，大枣6枚，甘草3克。每日1剂，水煎分3次服。服药5剂盗汗止，诸症平，续服5剂以固其效。此乃纯阳之体，腠理疏薄，病后失调，气血俱伤，气虚不能敛阴，血虚心无所主，致使心气浮越，心液不藏而外泄者，故用甘麦大枣汤加味。

梦游症：张某，男，9岁，1991年2月24日就诊。3月前被犬追咬受惊吓后即夜寐不安，时而突然惊醒喊叫，表情恐怖，时而起床穿衣出走，开窗扫地，翌日精神疲倦，对昨宵情景不能回忆。近20日来发作频繁，伴心悸胆怯，神疲乏力，纳差，舌苔薄黄而少，脉细弱。属卒受惊恐，心胆受损，阴阳失调，气机逆乱之梦游症。治宜壮胆宁心，镇静安神。方用甘麦大枣汤加味。处方：淮小麦40克，生龙骨(先煎)、生牡蛎(先煎)各12克，大枣10枚，酸枣仁9克，桂枝、甘草各3克。每日1剂，水煎分3次服。服药10剂梦游止，仍睡眠欠安，偶发惊恐，原方更进10剂，诸症悉愈。随访1年未见复发。卒受惊恐，心神不宁，胆气受损，心虚则神摇不定，胆虚则善恐易惊，故发心悸胆怯、夜惊梦游诸症。投甘麦大枣汤加酸枣仁宁心壮胆，安神和中；生龙牡平肝潜阳，镇静安神；少佐辛温的桂枝阳中求阴，诸药合用则阴平阳秘而病除。

多动症：魏某，男，8岁，1994年8月4日就诊。平素好动不闲，思绪不专，性情急躁，兴趣多变，行为冒失，学习困难，上课贪玩，夜寐欠安，偶发惊叫，屡治无效。查患儿形体消瘦，面色无华，心神不定，多动不安，舌淡苔白，脉缓而涩。诊为心脾不足之多动症。治宜养心安神，益脾和中。方用甘麦大枣汤加味。处方：淮小麦40克，大枣20枚，当归15克，生龙骨(先煎)、朱茯苓各9克，黄连、甘草各3克。每日1剂，水煎分2次服，并嘱家庭、学校正面引导。8月16日二诊：服药后食量微增，情绪稍定，夜寐不惊，注意力较前集中。原方大枣去核，另取 5 剂，共研细末，每服 6 克，每日 2 次，白开水送服。服药 2 料，诸症告愈。2 年后随访，学习进步，成绩良好。甘麦大枣汤补养心脾，缓急和中；当归养血安神；生龙骨能镇惊。朱茯苓安神定志，少佐黄连清心除烦。诸药合用则虚烦得除，阳亢得平，诸症息宁。

紫癜：刘某，女，10 岁，1994 年 12 月 17 日就诊。罹患过敏性紫癜 2 年，反复发作，屡服强的松等剂治疗，紫癜时隐时现。症见皮下散在瘀点、瘀斑，色泽暗淡，伴面色无华，口唇色淡，神疲乏力，汗出纳差，腹痛隐隐，舌质淡胖，脉沉细无力。诊为心脾气虚之肌衄。治宜健脾养血，益气补中。方用甘麦大枣汤加味。处方：淮小麦、党参各 20 克，当归、山药各 15 克，阿胶（烊化）、赤芍各 9 克，大枣 6 枚，炙甘草 3 克。每日 1 剂，水煎分 2 次服。服药 15 剂，紫癜已消，腹痛已止，精神转佳。原方更进 10 剂，以固疗效。随访 3 年未复发。疾病迁延日久，心脾气血更虚，心虚则不能生血，脾虚则不能统血，血失所附，不循经脉，溢于脉外，故见紫癜时隐时现，反复发作。（《夏小军医学文集》）

【医家经验】

1. 张仲景用甘草 在《伤寒论》《金匮要略》256 方中，有甘草的 150 余首。张仲景用甘草意义有六：一是配桂枝以通利血脉，平冲制悸，如桂枝甘草汤；一是配芍药以舒挛缓急，如芍药甘草汤；一是逗留药力，使他药作用不致发挥过峻，如调胃承气汤；一是治短气，如栀子豉汤；一是解毒，如治牛肉中毒方、误食水莨菪中毒方等；一是保护黏膜，缓和刺激，如甘草汤、桔梗汤治咽痛等。实际上，可归结为增效、减毒两方面。

2. 柯琴注解炙甘草汤 仲景于不足之脉，阴弱者用芍药以益阴，阳虚者用桂枝以通阳，甚则加用人参以生脉。此以中虚脉结代，用生地黄为君，麦冬为臣，峻补真阴者。然生地、麦冬味虽甘而气则寒，非发陈蕃秀之品，必得人参、桂枝以通阳脉，生姜、大枣以和营卫，阿胶补血，甘草之缓，不使速下，清酒之猛捷于上行，内外调和，悸可宁而脉可复矣。酒七升，水八升，只取三升者久煎之则气不峻，此虚家用酒之法。且知地黄、麦冬得酒则良。此证当用酸枣仁，肺痿用麻子仁可也。如无真阿胶，以龟板胶代之。（《删补名医方论》）

3. 程门雪用甘麦大枣汤 甘麦大枣汤养心安神，百合地黄汤清滋心肺，佐合欢花、珍珠母平肝解郁，故而有效。甘麦大枣汤不仅能治妇女脏躁，也可治癫狂、神志诸证，并不局限于女性患者。甘麦大枣汤是一张治心病、养心气、泻虚火的好方子，也是"肝苦急，急食甘以缓之""损其肝者缓其中"的好方子。而甘麦大枣汤、百合地黄汤同用，治疗神志不宁、精神失常一类疾病，常能取佳效。（《程门雪学术经验集》）

4. 陈潮祖用甘麦大枣汤 脏躁是血脉挛急，甘可缓急，从肝论治。甘麦大枣汤用甘草、大枣、小麦，养心安神，和中缓急，主治脏躁病，证见喜悲伤欲哭，精神恍惚，不能自主，数欠伸。在临床上，正确煎法应为先煎甘草，去滓取汁。然后用甘草汁煎小麦、大枣，煎好后吃麦、枣（去核），服汤。又，小麦不宜久煮。陶弘景：小麦合汤，皆丸用之，热家疗也。作面则温。《唐本草》：小麦汤用，不许皮坼，坼则温，不能消热止烦也。甘麦

大枣汤用小麦，取其消热止烦，久煮皮破则变寒为温，宜留意。（《中医治法与方剂》）

5. 裘沛然用炙甘草汤　根据《伤寒论》"伤寒心动悸脉结代，炙甘草汤主之"的原文，主张用于外邪所致者，如病毒性心肌炎、风心病早搏，不宜于冠心病心律失常。如炙甘草30～45克，党参12～24克，生地30克（或熟地黄30克），桂枝9～15克，阿胶9～15克，麦冬15克，麻仁10克，大枣7枚，生姜3片。浮肿者甘草、生地减量，心动过速加苦参，心动过缓加附子。主药甚而主张大剂应用，如甘草30～60克，生地250克，桂枝30克。（《裘沛然医集》）

6. 蔡福养用甘草　《伤寒论》用甘草方70方次，《金匮要略》88方次。《伤寒论》《金匮要略》治咽痛有八方，其中七方用甘草。《伤寒论》："少阴病二三日，咽痛者，可与甘草汤。"张仲景治咽痛多用甘草。咽痛是甘草所主治之证。临床上，咽痛多伴干燥感、热灼感，局部多充血红肿，凡见此证均大量用甘草治之。蔡福养用甘草治咽痛、口舌糜碎，兼治羸瘦、心悸、咳嗽，以及慢性病的躁、急、痛、逆等。甘草用于瘦人，古时即有见载，如《神农本草经》以之"长肌肉"。《伤寒论》凡治大汗、大吐、大病后病证的方剂，大多配以甘草。吐下汗后气液不足，必形瘦肤枯。《外台秘要》用小便煮甘草数沸服，治大人羸瘦；《证类本草》用甘草粉蜜汤治小儿羸瘦。可见久病迁延体瘦者，可作为甘草应用指征之一。以羸瘦为特征者，如肺阴虚久咳、肾阴虚鼻槁、糖尿病伴声带松弛等，可大量用甘草。（《中医临床家蔡福养》）

【前贤论药】

《神农本草经》：主五脏六腑寒热邪气，坚筋骨，长肌肉，倍力，金疮尰，解毒。

《名医别录》：通经脉，利血气，解百药毒。为九土之精，安和七十二种石、一千二百种草。

《药性论》：诸药众中为君，治七十二种乳石毒，解一千二百般草木毒，调和诸药有功，故号国老之名矣。

《注解伤寒论》：心中悸动，知真气内虚也。与炙甘草汤，益虚补血气而复脉。

《本草纲目》卷12：解小儿胎毒、惊痫，降火、止痛。

《本经逢原》：生用则气平，调脾胃虚热，大泻心火，解痈肿金疮诸毒。炙之则气温，补三焦元气。

《药征》：历观此诸方，无论急迫，其他曰痛，曰厥，曰烦，曰悸，曰咳，曰上逆，曰惊狂，曰悲伤，曰痞硬，曰利下，皆甘草所主，而有所急迫也。仲景用甘草也，其急迫剧者则用甘草亦多，不剧者则用甘草亦少。由是观之，甘草之治急迫也明矣。古语曰：病者苦急，急食甘以缓之。

【方药效用评述】

➤ 甘草有国老之称，诸方用之最多。生用则寒，炙用则温；生则分身、梢而泻火，炙则健脾胃而和中。解百毒，协诸药而不争。甘能缓急，有调摄之功。

➤ 仲景有一物甘草汤，如甘草汤。有二物甘草药对方，如桂枝甘草汤、甘草麻黄汤、甘草干姜汤、芍药甘草汤、大黄甘草汤、桔梗汤等。有名居方首者，如甘草泻心汤、甘草附子汤等。又有潜名于方中而有重要作用者，如四逆汤、理中丸用甘草，恐其僭上也；调胃承气汤用甘草，恐其速下也；白虎汤、小柴胡汤用之，恐其损中也。

➤ 甘草性能缓急而协和诸药。热药得之缓其热，寒药得之缓其寒，寒热相杂者应之得其平。甘草入和剂，则补益脏腑气血，一切劳伤虚损。又，甘草主中，有升降沉浮，可上可下，可外可内，有和有缓，有补有泄，启中之道尽也。（《本草纲目》卷 12 引王好古）

➤ 炙甘草汤有通血脉作用。丹波元简："《名医别录》：甘草通经脉，利血气。《伤寒类要》治伤寒心悸脉结代者，甘草二两，水三升煮一半，服七合，日一服。由是观之，心悸脉结代专主甘草，乃是取乎通经脉、利血气，此所以命方曰炙甘草汤也。"方中生地黄酒煎，在《肘后方》《千金要方》诸方书中，地黄与酒同用者，应有活血化瘀作用，值得重视。

➤ 生甘草清热。按《伤寒论》汤方，甘草大多炙用，炙则助脾土而守中。唯甘草汤生用，生则和经脉而流通，是甘草有解毒清热、利咽喉的作用。又，甘草一味单行，最能和阴而清冲任之热。每见患便（肛）痛者，急煎生甘草 120 克，顿服立愈，则可知其清少阴客热。仲景以之为少阴病咽痛专方，良有以也。

➤ 《医学妙谛》卷中有单用大剂甘草四两浓煎汤服之，治痰涎呃逆，呕黑汁者。方用真西甘草四两浓煎服之，呃停呕止则可救。

➤ 十八反：李时珍："甘草与藻、戟、遂、芫四物相反。而胡洽居士治痰癖，以十枣汤加甘草、大黄，是以痰在膈上，欲令通泄，以拔去病根也。东垣治项下结核，消肿溃坚汤加海藻；丹溪朱震亨治劳瘵，莲子饮用芫花。两方俱有甘草，皆本胡洽居士之意也。故陶弘景言古方亦有相恶、相反者，乃不为害。非妙达精微者，不知此理。"（《本草纲目》卷 12）又，《金匮要略·痰饮咳嗽病脉证并治》用甘遂半夏汤，甘遂、半夏、甘草、芍药、蜜，水煎服。治留饮脉伏，欲自利，利后反快。又，甘草 1 寸（煎水），甘遂末 1 字，同油、蜜、生姜汁，银叉儿搅，调下后，冷水半盏调夺命散。治小儿马脾风。（《儒门事亲》卷 15 玉箸散）两方以甘遂、甘草同用，是相反而反激者。

➤ 粉甘草以大径寸而结紧断纹者为佳。

➤ 欲达下焦，须用梢子。甘草梢治胸中结热，去茎中痛。用于清热通淋者。

➤ 甘草调和诸药，调和脏腑，增效解毒，故历代以甘草入方者众多。在上述药方中，以仲景二味药对方、含甘草之名的方剂为主。实际上，甘草药对方在古代方书中，就有 80 余首。在上述药对中，仅以黄连、柴胡、滑石、黄芪、姜、枣为代表简述之。

➤ 上述的黄甘散、去杖汤、黄芪六一汤、白术六一汤，还有六一散、石莲子六一汤等方，君药分别是黄连、赤芍、黄芪、滑石、白术、石莲子，和臣药甘草二味成方。而且，较有意思的是，君臣用量之比例为 6：1，用量差距显著。当然，除甘草之外，还有当归补血汤，黄芪、当归六一比；连附六一汤，黄连、附子六一比；左金丸，黄连、吴茱萸六一比。可能还有此类方剂的，是君大剂量、臣（佐）小剂量成方（药对）的特殊形式。或可称为"六一量比"类方，加以学用和记忆。

➤ 仲景方中，以甘草汤、甘麦大枣汤、甘草泻心汤、炙甘草汤、甘草附子汤五方为例，甘草汤生用单行，清热解毒利咽止咳，其他四方均用炙甘草，寓甘以缓急、调和补中之义。其中，甘麦大枣汤养心解郁安神，甘草泻心汤调和脾胃寒热，炙甘草汤养心通阳复脉，甘草附子汤温经除痹止痛。如此观，就较容易掌握甘草的性能效用和主要方剂。

➤ 甘草缓急止痛，即便是三味简便方之甘草粉蜜汤亦然。尤其是消化系统的疼痛，或痛而喜按，或挛急发作，或见吐下急迫而腹痛，均可用之。虚者炙甘草，实者生甘草。包括食管、胃、十二指肠、胆、肝、肠、肛门各部。

➤ 甘草药性以甘，药效以和、缓为主，恰如中庸之道，中土之调，中医之治，和诸药，和脾胃，甘以缓急。所以为古今医家所赏用。

➤ 阴虚火浮，以甘草和酸味药同用，是为酸甘化阴法。如肾阴虚用熟地黄，肝阴虚用白芍，肺阴虚用乌梅，脾阴虚用木瓜，心阴虚用五味子等。一般二味药等量即可，效不显时可适当加重甘草用量，倍于酸味药。

➤ 脾虚气陷，甘草常和人参、黄芪、柴胡、升麻同用，是李东垣补中益气汤等常法。若短气息促，疲乏困倦，是胸中大气不足，则以黄芪、甘草、桂枝或柴胡、升麻同用，是张锡纯升陷汤法。

➤ 脾阳虚则以甘草、干姜为主，肾阳虚则以附子、甘草为主。是辛甘化阳法，以使药力持久，疗效巩固。

➤ 炮制：生用清热解毒，炙用补中益气、养心通脉。李时珍：大抵补中宜炙用，泻火宜生用。（《本草纲目》卷12）

【药量】3～10克，主药15～30克，解毒30～60克。

【药忌】湿盛胀满忌用。长期应用可引起水肿、血压升高等。十八反，甘草不可与海藻、大戟、甘遂、芫花同用。

❧ 黄 芪 ❧

【药原】出《神农本草经》。是补药之长，故名（黄）"耆"。用根。

【药性】甘，温。归肺、脾经。

【药效】补气升阳，健脾益气，益气通脉，托毒生肌，固表止汗，利水消肿。

【药对】

1. 黄芪、当归　黄芪补气生血，当归养血补血。相须而配，可治劳倦内伤，肌热面赤，烦渴欲饮；或妇女经行、产后或疮疡溃后，血虚发热。如：黄芪30克，当归6克，水煎服，为当归补血汤。（《兰室秘藏》卷下）此方以黄芪6倍于当归，补气为主，补血为辅，是为气生则血生，故名补血。又，黄芪60克，当归30克，肉桂末5克，水煎服。用治孕妇畏寒腹痛。（《傅青主女科》卷下黄芪补气汤）

2. 黄芪、人参　黄芪实表，人参补中。二味相配，主治内伤脾胃，表虚自汗，气短脉微者。(《本草蒙筌》)又有治痈疽(《本事方》),尿血、砂淋,痛不可忍(《永类钤方》)的。目今用以煎膏,养正补气,是虚劳诸疾膏方主药。又,黄芪、人参、茯苓各等分为末,水煎服,治小儿疳瘦。(《中藏经》玉杖散)又,黄芪、人参、甘草、白芍各等分,为末,水煎服,治慢惊风。(《兰室秘藏》卷下)凡内伤脾胃,发热恶寒,吐泄怠卧,胀满痞塞,神短脉微者,当以人参为君,黄芪为臣;若表虚自汗亡阳,溃疡痘疹阴疮者,当以黄芪为君,人参为臣,不可执一也。(《本草纲目》卷12引陈嘉谟)

3. 黄芪、知母　黄芪大补肺气以益肾水,温升阳气(阳、天、云)为升;知母大能滋肺中津液,寒润滋阴(阴、地、雨)为降,如此阴阳相配而升降得宜,则无黄芪多用有热之弊。张锡纯《医学衷中参西录》升陷汤,即用知母、黄芪相使为主要药对。此外,书中还有十全育真汤、升阳舒肝汤、滋乳汤、玉烛汤、升降汤、玉液汤、气淋汤等方,也有此药对。

4. 黄芪、附子　黄芪益气升阳、敛汗固脱,附子回阳救逆、温阳散寒,是亡阳气脱之对药。《辨证录》参芪归附汤以黄芪、附子固脱回阳,人参、当归大补气血,二组药对组方治气虚亡阳之证,实寓参附汤、芪附汤、当归补血汤诸方之义,更加完善。见本篇"方药治疗"。

5. 黄芪、皂角刺　黄芪补气托毒,皂角刺排脓生肌,二味相配,是治疗外科肿疡,难以成脓外排时的有效药对。药对方如黄芪、皂角刺各30克,研末,每服6克,以酒调下,治乳痈。(《普济方》卷347引《十便良方》)现今有用于肠粘连者。此乃古代托里解毒法的代表。近今上海君和堂蔡德亨,常以大剂量黄芪补气托毒,常规量皂角刺排脓生肌,治疗感染性深部脓肿如脑脓肿等,取得佳效。

6. 黄芪、莪术、三棱　见"莪术"篇。

7. 黄芪、甘草　见"甘草"篇。

8. 黄芪、防风　见"防风"篇。

9. 黄芪、党参　见"党参"篇。

10. 黄芪、土茯苓　见"土茯苓"篇。

11. 黄芪、防己　见"防己"篇。

12. 黄芪、麻黄根　见"麻黄根"篇。

13. 黄芪、地龙　见"地龙"篇。

14. 黄芪、肉桂　见"肉桂"篇。

15. 黄芪、桂枝　见"桂枝"篇。

【方药治疗】

1. 健脾益气升阳

(1)阳气亡脱:黄芪60克,人参30克,当归30克,炮附子10克,水煎服。治气虚亡阳卒仆,形似中风,自汗不止,懒于语言。(《辨证录》卷2参芪归附汤)此方是参附汤、当归补血汤合方。

（2）阳虚伤寒：黄芪、人参、桂枝、白芍各10克，炮附子、甘草、细辛、羌活、防风、川芎各6克，姜3片，枣5枚，水煎服。治阳虚伤寒，恶寒无汗。（《伤寒六书》卷3再造散）本方以人参、黄芪、甘草、姜、附子大补其阳，以羌活、防风、川芎、细辛发表，桂枝、芍药调和营卫。人参、黄芪、附子在解表药队中，则助表药而能发汗解散。东垣、丹溪治虚人感冒，多用补中益气汤加解表药，亦类此意。

（3）中气下陷：黄芪15克，人参10克，白术10克，当归10克，陈皮10克，柴胡5克，升麻5克。水煎服。治中气下陷，阳气不升。（《内外伤辨惑论》卷中补中益气汤）又，黄芪15克，人参10克，白术10克，升麻5克。水煎服。治气虚下陷，血崩，血脱。（《景岳全书》卷51举元煎）

（4）诸虚不足：黄芪180克，甘草30克，细末。每服6～10克，水煎服。治诸虚不足，烦、悸，消渴，先渴而后发疮疖，或先痈疽而后发渴。（《局方》卷5黄芪六一汤）又，黄芪30克，当归6克，水煎服，治劳倦内伤，肌热面赤，烦渴欲饮；或妇女经行、产后或疮疡溃后，血虚发热。（《兰室秘藏》卷下当归补血汤）

（5）消渴：黄芪、茯神、天花粉、麦冬、甘草各30克，干地黄50克，水煎分服。治消渴。（《千金要方》卷21黄芪汤）

（6）虚劳：黄芪60克，人参、白术、桂心各30克，大枣10枚，炮附子10克，姜12克，水煎分服。治肺虚劳短气，皮毛枯涩。（《千金要方》卷21黄芪汤）又，黄芪、麦冬、熟地黄、桔梗各15克，甘草、白芍、五味子各6克，人参10克，水煎分服。治虚劳咯血，肢倦无力。（《卫生宝鉴》卷12五味黄芪散）又，十全大补汤，详见本篇"药方"。

（7）心悸失眠：黄芪、白术、茯苓、酸枣仁各30克，人参、龙眼肉、木香、远志各15克，甘草6克，细末。每服12克，姜5片，枣3枚，水煎服。治心脾两虚，心悸失眠，食少面黄。（《济生方》归脾汤）

（8）脘腹疼痛：黄芪15克，桂枝、白芍、甘草各10克，姜6克，枣10枚，饴糖30克（冲），水煎服。治脾胃虚寒之脘腹疼痛。（《金匮要略》黄芪建中汤）

（9）久痔、脱肛、内脏下垂：黄芪、枳壳各等分为末，丸如梧子大，每服30丸。治久痔、脱肛不收。（《圣济总录》卷142必效丸）又，黄芪120克，防风10克，水煎服。治脱肛。（《医林改错》）今用于内脏下垂，黄芪、枳壳各30～60克，水煎服。

（10）老人便秘：黄芪、陈皮各15克，为末。每10克，用火麻仁1合研烂，以水投，取汁1盏去滓，煎候有乳花起，即加白蜜1大匙，调药末，空心服。（《赤水玄珠》卷15）

（11）痢疾：黄芪30克水煎服，滑石末30克（冲）。治痢疾或白或红，或红白相杂。（《医林改错》保元化滞汤）

（12）肠风下血：黄芪、黄连各等分，为丸如梧子大。每服10克，米饮下。（《普济方》卷38）又，黄芪、卷柏等分，研末。每服6克，米饮下。治脏毒下血。（《证治准绳·杂病》）

（13）胎动不安：黄芪180克，糯米150克，水煎分服。治胎动不安，腹痛，下黄汁。

（《妇人大全良方》卷12黄芪糯米汤）又，黄芪60克，当归30克，肉桂末5克，水煎服。用治孕妇畏寒腹痛。（《傅青主女科》卷下黄芪补气汤）

（14）虚劳遗精：黄芪、五味子比例为2∶1，研末为丸梧子大。每服6克，日2次。（《普济方》卷323芪味丸）。黄芪补肺健脾固表，五味子敛肺滋肾固精，用治脾肺肾虚，虚劳易遗精。

（15）白浊、血精：黄芪、茯苓比例为1∶2，为末。每服3~6克，日2次。治白浊。（《普济方》卷33黄芪散）又，黄芪、桂心比例为5∶1，为末。每服3~6克，日2次。治男子精血出（血精）。（《隐居效验方》）

2. 固表止汗

（1）阳虚自汗：黄芪、炮附子各等分，细末。每服12克，生姜5片，水煎服。治阳虚自汗。（《魏氏家藏方》卷4芪附汤）又治四肢逆冷，吐泻腹通，饮食不入，一切虚寒。（《济阳纲目》）

（2）虚汗无度：黄芪、麻黄根各等分，细末，为丸如梧子大。每服100丸，用浮小麦汤送下，以止为度。（《本草单方》）又，黄芪、黑豆各30克，水煎服。治虚汗。（《仙拈集》卷2芪豆汤）

（3）盗汗：生黄芪30克，当归、黄连、黄芩、黄柏、生地、熟地黄各10克，水煎服。治盗汗。（《兰室秘藏》卷下当归六黄汤）

3. 托毒生肌

（1）乳痈：黄芪、皂角刺各30克，研末。每服6克，以酒调下。治乳痈。（《普济方》卷347引《十便良方》）又，黄芪、金银花各90克，当归、甘草各60克，为末，每12克，水酒煎服。治乳痈。（《德生堂方》涌泉神应散）又，近今用治术后肠粘连，黄芪、皂角刺各30克水煎，去滓留汁，加糯米50克，加水煮粥。日1剂，分2次服，2周为1个疗程。（中西医结合杂志，1989，12∶755）

（2）肺痈：黄芪60克为末，每6克，水煎服。治肺痈得吐脓后，宜以此药排脓补肺。（《济生方》排脓散）又，黄芪、人参各15克，五味子、白芷各10克，水煎服。治同。（《证治准绳·疡科》卷2排脓散）

（3）疮疡肿毒、诸疮：黄芪、银花藤各150克，当归36克，甘草24克，细末，每服6~10克，水酒煎服。治痈疽发背，无名肿毒。（《局方》卷8神效托里散）又，黄芪15克，银花30克，当归24克，甘草6克，水酒煎服。用治无名肿毒。（《串雅内外编》四金刚）《张氏医通》归芪饮即此四味，用治脑疽、腋痈、肛毒等。又，黄芪30克，银花30克，当归30克，甘草10克，蜈蚣末1克，水煎服。为疮疡三两三，用治疮疡毒热盛。（广东中医，1962，2∶封3）又，黄芪、人参、茯苓、地黄各15克，当归、芍药、川芎、桂心、远志各8克，麦冬30克，姜、枣，水煎服。治疮疡溃后脓水不止，或溃后体弱。（《刘涓子鬼遗方》卷3内补黄芪汤）参药方内补生肌散。

（4）痈疽诸毒：黄芪15~30克，炮山甲3克（研末，冲），当归6克，川芎10克，

皂角刺6克，水煎服。治痈疽诸毒，脓成未溃。（《外科正宗》卷1透脓散）

4. 利水消肿

（1）风水：防己15～30克，生黄芪30～60克，白术30克，甘草10克，水煎服。治水肿身重，汗出恶风。又治风湿痹，表虚自汗。（《金匮要略》防己黄芪汤）

（2）小便不通：黄芪15克，当归12克，升麻、柴胡各6克，水煎服。治妇女转胞，小便点滴不通。（《医学衷中参西录》升麻黄芪汤）又，黄芪、甘草、陈皮等分为末。每服15克，水煎服。治老人小便秘涩不通。（《朱氏集验方》卷6利气散）又，生黄芪240克，生甘草24克，水煎服。治老人排尿，茎痛如割。（《医林改错》黄芪甘草汤）

5. 益气活血通脉

（1）偏瘫：生黄芪120～240克，地龙15克，红花6克，桃仁10克，牛膝15克，芍药10克，当归15克，生地10克，水煎服。治类中风半身不遂，气虚血瘀。（《医林改错》卷下补阳还五汤）又可用于高血压病，气虚血瘀。

有人用此方作加减，以之清血管，活血络，防中风。生黄芪120克，地龙3克，西红花3克，桃仁3克，木瓜3克，锁阳6克，续断3克，牛膝3克，芍药4.5克，当归尾6克，生地3克，水煎服。头煎，5碗水煎成1碗。二煎，3碗水煎成1碗。中风重者，3日1剂；轻者6～7日1剂。保健预防，1月1剂。

（2）血痹：黄芪30～60克，桂枝15克，白芍15～30克，生姜15克，大枣12枚。水煎服。（《金匮要略》黄芪桂枝五物汤）

（3）鹤膝风：生黄芪240克，金石斛60克，薏苡仁60克，肉桂10克，水酒煎服，服后即拥被而坐，任其出汗。治鹤膝风属水湿者。（《辨证录》卷10蒸膝汤）又，黄芪240克，远志90克，石斛120克，川牛膝90克，水酒煎服。治鹤膝风。（《验方新编》四神煎）

（4）腰痛：炙黄芪30克，党参30克，当归15克，制狗脊15克，怀牛膝15克，先用黄酒60克倒入中药内浸泡1小时后，再加水煎煮。治腰肌劳损，寒冷疼痛，夜半后加剧。黄酒作引，通络行经，活血温阳，必须用之。全方用量为三两半，故名。（马云翔验方三两半）

（5）产后乳少或无乳：生黄芪30克，当归、白芷各15克，七孔猪蹄1对煮汤去油煎药。新产无乳者，不用猪蹄，水、酒各半煎服。（《达生篇》通脉汤）

（6）痫证、产后抽风：生黄芪240克，桃仁10克，红花6克，水煎服。治产后抽风。（《医林改错》卷下黄芪桃红汤）又，黄芪60克，赤芍、防风各3克，水煎服。治痫证。（《医林改错》卷下黄芪赤风汤）

【外用治疗】

手汗 生黄芪、葛根各30克，荆芥10克，水煎，热熏而温洗。（《串雅外编》卷2）又，人有手汗出者，以生黄芪30克，葛根30克，荆芥10克，防风10克，水煎汤一盆热熏而温洗，3次即无汗。连用此汤亦可，然不若每日一换之为妙。（《石室秘录》卷4浴治法）

【药方】

1. 保元汤 黄芪 10 克，人参、甘草各 3 克，肉桂 2 克，水煎服。治劳损虚怯，元气不足，气陷久泻，痘毒内陷。（《博爱心鉴》卷上）此方人参益内，甘草和中，黄芪实表，是得三才之道；官桂助阳，是扶一命之危。

2. 升陷汤 生黄芪 18 克，知母 10 克，柴胡 4.5 克，桔梗 4.5 克，升麻 3 克，水煎服。气分虚极下陷者加人参，或加山萸肉。用治胸中大气下陷，气短不足以息，或努力呼吸，有似乎喘；或气息将停，危在顷刻。脉象沉迟微弱，关前尤甚。其剧者或六脉不全，或参伍不调。（《医学衷中参西录》）

3. 内托生肌散 生黄芪 120 克，天花粉 90 克，甘草 60 克，丹参 45 克，生乳香 45 克，生没药 45 克，白芍 60 克，研末，开水送服 10 克，日 3 次。若用汤剂，需将天花粉改为 144 克，一剂分作 8 次煎服。用治瘰疬疮疡破后，气血亏损不能化脓生肌，或其疮数年不愈，外面疮口甚小，里边溃烂甚大，且有串至他处不能敷药。（《医学衷中参西录》）上文内补黄芪汤亦托毒生肌之方。

4. 补中益气汤 黄芪 15 克，人参 10 克，白术 10 克，当归 10 克，陈皮 10 克，柴胡 5 克，升麻 5 克。水煎服。治中气下陷，阳气不升。（《内外伤辨惑论》卷中）

5. 十全大补汤 黄芪 15～30 克，人参、白术、茯苓、当归、白芍、川芎、地黄各 10 克，甘草 6 克，肉桂 3 克，水煎服。治气血两亏，阳气虚寒。（《医垒元戎》）《医方集解·理血》引王海藏：气血俱衰，阴阳并弱，法天地之成数，故曰十全。

6. 升阳益胃汤 黄芪 18 克，人参 9 克，白术 12 克，茯苓 12 克，炙甘草 9 克，陈皮 12 克，半夏 9 克，柴胡 9 克，白芍 12 克，羌活 12 克，独活 12 克，防风 12 克，泽泻 12 克，黄连 6 克，姜 5 片，大枣 2 枚，水煎分 3 次温服。治脾胃气虚，湿郁生热，见倦怠嗜卧，四肢乏力，肢体困重，食欲不振，大便不调，舌淡苔腻，脉细滑数。（《内外伤辨惑论》卷中）

【医案】

➤ 万密斋治董氏子，年十七，病请治。诊其脉浮大无力，问其证，无恶寒头痛，但身热口渴，四肢倦怠，曰：似白虎汤证而脉虚，乃饥渴劳力得之。黄芪（炙）、当归（酒洗）各一两，作汤服之而愈。（《续名医类案》卷 10）

➤ 章次公辨治慢性肾病。

张女，18 岁。初诊：1956 年 7 月 15 日。慢性肾脏炎已历五六年之久。遍身浮肿，尿蛋白（＋＋＋），血红蛋白低，肾功能尚好。近来大便溏，日五六行，溲少。生黄芪 18 克，红人参 6 克，黑附子 6 克，苍、白术各 6 克，云茯苓 15 克，杭白芍 9 克。水煎服。又，上肉桂心、沉香各 0.9 克，研末，分 2 次冲服。

二诊：1956 年 7 月 22 日：胃口已较好，大便次数已减少，日二三次，尿仍不多，肿亦如故。生黄芪、红人参、赤小豆各 30 克，黑附子 9 克，苍、白术各 6 克，云茯苓、党参各 15 克。水煎服。又，肉桂心、沉香各 0.9 克，研末，分 2 次冲服。

三诊：1956 年 8 月 5 日。浮肿大消，足跗肿仍然。面容较红润，脉稍稍有力。生黄芪、赤小豆各 30 克，红人参 4.5g，生麻黄 6 克，福泽泻、桑白皮各 12 克，广陈皮 9 克。水煎服。又，肉桂心、公丁香各 0.9 克，研细末，分 2 次吞服。

四诊：1956 年 8 月 12 日。足跗肿大见消退。牙龈浮肿，漱口时常出血。生黄芪 18 克，大生地 24 克，生麻黄 6 克，怀牛膝、福泽泻各 9 克，桑白皮 12 克，金银花、肥玉竹各 12 克，陈皮 6 克。水煎服。

五诊：1956 年 8 月 19 日。足之浮肿全消，验尿蛋白（++）。经停 2 个月，腹部不舒适。生黄芪、京赤芍各 18 克，桑白皮、全当归、肥玉竹各 12 克，车前子 15 克，生蒲黄、生茜草各 9 克，生甘草 6 克。水煎服。

六诊：1956 年 8 月 26 日。月经已见，初不舒适，量正常后较舒。生黄芪 24 克，生麻黄 3 克，福泽泻、生白术各 12 克，车前子 18 克，瞿麦穗 9 克，葫芦瓢 15 克，粉甘草 6 克。水煎服。又，红参 30 克，橘皮、琥珀各 18 克，木香、干蟾皮、桂心各 9 克，研细后和匀。每服 3 克，每日 3 次，与三餐距离 2 小时许。

七诊：1956 年 9 月 2 日。足仅微肿，尿蛋白（+），小便日三四次，胃口好转，大便成形。红参、橘皮、炒车前子各 36 克，干蟾皮 18、广木香各 18 克。上药共研极细，均分 20 包，每日用 1 包，再分 3 次远食服。另用黄芪、赤小豆、薏苡仁、红枣各 30 克，每日煎汤代茶服之。

八诊：1956 年 9 月 16 日。足已不肿，尿蛋白（-），小便通畅，腰无酸痛。日后饮食调养，最为重要。红参、橘皮、炒车前子各 36 克，木通 9 克，广木香、泽泻各 18 克。共研极细，均分 20 包，每日用 1 包，再分 3 次远食服。嘱多食豆类与鱼类，可以增加日常之利尿作用。

此例慢性肾炎经历五六年久治无效者，初诊遍身浮肿，溲少，尿蛋白（+++），纳呆便溏，脉弱无力，一派脾肾阳虚、水湿泛滥证象。治宜温壮脾肾、通利水湿。方用真武汤之附子、茯苓、白芍、苍白术以温壮脾肾、通阳利水；合保元汤之红参、黄芪、肉桂以补中益气、温煦脾肾；选沉香散之沉香、附子、肉桂以开胃降气、温壮脾肾。二诊胃口已开，肿仍如故，于是重用红参、生黄芪、赤小豆至 30 克，附子至 9 克（芪附汤）以温振脾肾，益气利水。三诊浮肿大消，脉稍有力，面容红润，唯足跗仍肿，遂取麻黄连翘赤小豆汤之麻黄、赤小豆以发汗驱湿、健脾利水；合五皮饮之桑白皮、陈皮以泻热平喘、行气消肿；选升阳益胃汤之黄芪、红参、泽泻以升阳益气、健脾导湿。四诊足肿大消，出现龈肿衄血，为阴虚内热之故，前方加生地、银花、牛膝、玉竹，养阴清热、凉血止血。五诊足肿全消，尿蛋白（++）。经停 2 个月，腹部不适，加蒲黄、当归、赤芍、茜草，以活血祛瘀、通经除积。六诊月经已见，宗原意出入，汤剂与散剂并进。七诊尿蛋白（+），主用香砂六君汤之红参、木香、橘皮、车前子，以温中理气、健脾渗湿。八诊尿蛋白（-），小便通畅，继用前方加减。并嘱饮食调养以善其后。（王羲明《章次公学术经验集》）

【医家经验】

1. 董德懋用补中益气汤 补中益气汤为李东垣创制的名方，用以甘温除大热，升提中气。历代医家颇为推崇，方论和验案甚多，在此谈谈自己在临床应用的体会。

脾胃居于中焦，为全身气机升降的枢纽。脾主升清，胃主降浊。只有脾胃升降功能正常，才能维持心肺阳降、肝肾阴升的正常局面，达到水火既济、阴平阳秘的动态平衡。倘若饮食失节，寒温不适，情志乖变，或久病调养不当，禀赋脾胃虚弱，都可造成脾胃升降失司，特别是长期的脾胃病证，更易形成中气下陷的变化。可见气短懒言，四肢无力，面色无华，肌肉消瘦，自汗心烦，虚热时起，食入不化，腹胀，大便溏薄甚至泄泻，舌质淡，脉象虚弱无力。同时，还可见腹部下坠感，内脏下垂，及妇女月经量多、漏下不止。均为中气下陷者，可用本方。

东垣书中升阳益胃汤、清暑益气汤、调中益气汤、清燥汤等，均为补中益气汤加减而成。又如腹痛加白芍，腹胀加厚朴，心下痞加黄连，头痛加蔓荆子、川芎，身痛加羌活、防风，口渴加葛根等，为本方加减之例，临床应用广泛。于临床常用本方加减，治慢性腹泻、先兆流产、脱肛、内痔出血见中气下陷者颇验。

补中益气汤用于慢性泄泻，见中气下陷也常有效。如有 12 年腹泻史的一病人，迭用中西药物治疗无效，西医诊为慢性结肠炎。用本方加川芎 2 克，砂仁 3 克，姜炭 3 克，4 剂症减，15 剂病已。方中用川芎，宗尤在泾《金匮翼》芎劳丸治泄泻之意，砂仁行气醒脾化湿，姜炭温中止泻，为笔者临床治慢性虚泄必用之药。又有一小儿，痢疾反复发作 5 年，造成直肠脱垂。某院嘱其手术，然床位紧张，需要等待，求诊于笔者。辨证为脾气虚弱，中气下陷，以补中益气汤加防风 3 克，炒枳壳 6 克，5 剂而已。黄芪、防风、枳壳 3 味为三奇汤，原治老人气虚便秘，笔者以治脱肛，因思枳壳、防风能收缩内脏平滑肌，竟获速效。可知学无止境，唯有悉诵古今医书，寻求古训，融会新知，方能取得较好的临床效果。

又如一国际友人，女，40 余岁，妊娠 1 月，阴道流血，诊为先兆流产，用黄体酮等无效。见其面色无华，四肢乏力，气短心悸，腰膝酸痛，少腹下坠，下部见红，舌质淡，脉虚细。询其生育史，曰曾育 1 女，以后连滑 7 胎，都是在孕后 3 月以内滑胎。此次怀孕方月余，又罹是证。用西药保胎无效，某医院嘱住院治疗，患者不允。证属中气下陷，脾不统血，肾不摄纳，胎元不固所致，治以补中益气汤升提中气，加阿胶、艾叶温摄止血，杜仲、续断补肾固胎，生地、白芍凉血止血，温凉并用，脾肾同治，而以升提温摄为主。并嘱卧床休息，10 余剂后血止，后间断用药。5 月后回国，此后曾来信云："已足月顺产 1 男孩。"而后以本方加减，治愈先兆流产多人，一般 10 剂血止。常用药物剂量为黄芪 15 克，白术 6 克，党参 10 克，黑升麻 3 克，柴胡 5 克，甘草 6 克，杜仲 10 克，续断 10 克，阿胶 12 克，艾叶 5 克，芥穗炭 5 克。补中益气汤有当归、陈皮，因当归动血，陈皮破气而去之，并常以黑升麻、芥穗炭，以黑能止血，能升清阳之气。

内痔出血亦为本方加味有验病证。如康姓患者，男，30 余岁，某制刷厂工人。内痔出血 8 年，贫血，面色㿠白，四肢无力，腹部下坠感，大便后带血，色鲜红，淋漓不已。笔者以补中益气汤原方，加槐花、地榆、侧柏炭各6克，5剂而已。方中槐花、地榆、侧柏炭清热凉血，以治其标；补中益气汤升提中气，以治其本。标本兼顾，宿恙可速痊。又有王姓患者内痔出血，本人亦知医，曾用补中益气汤原方无效，笔者加上述3味药即效。可见方药治疗，妙在化裁得法。（《董德懋内科经验集》）

2. 张志远重用黄芪

（1）早搏：方用益气复脉汤，黄芪150克，生地黄120克，桂枝、炙甘草各12克，甘松15克。以大剂黄芪益气复脉，大剂生地黄滋阴复脉，桂枝、甘草辛甘化阳，通阳复脉。其中黄芪温补升气，乃如雨时上升之阳气；生地黄甘寒滋阴，乃将雨时四合之阴云。二药并用，具阳升阴应、云行雨施之妙。用于各种原因引起的心律失常。如心动过速加紫石英30克，茯苓18克；心动过缓加熟附子15克，红参9克。但大剂黄芪在早搏的应用中，时可出现脉搏散乱，歇止无定，病情似有加剧之势，此乃阴足而脉道盈满通利之兆，自当无虞。

（2）单纯性肥胖：方用益气消脂饮，黄芪180克，防己、白术各15克，泽泻、制首乌各30克，决明子15克，水蛭、荷叶各6克。黄芪每剂用量应在150～250克为宜，若黄芪少于60克则效差。肥胖症者都有满闷短气，动则气喘，心悸乏力之症，此乃胸中大气下陷。黄芪补气兼能升气，又善开寒饮，以其能补胸中大气，大气壮旺自能运化水饮。防己、白术、泽泻、首乌，皆利水祛湿、化浊降脂，使湿浊去，水饮消，清浊分明，久之必降脂轻身。

（3）鼓胀：方用益气五苓散，黄芪200克，丹参30克，苍白术各20克，茯苓18克，猪苓30克，泽泻50克，益母草100克，车前子30克（包）。鼓胀多本虚标实，虚实夹杂，治当扶正固本为先，兼以利水化瘀祛湿理气，寓消于补，祛邪而不伤正。应用大剂黄芪益气扶正利水；苍白术、茯苓、猪苓、泽泻、车前子理气利水、行湿散满；丹参、益母草利水化瘀。如属恶性者，加半枝莲、半边莲、白花蛇舌草、山豆根、山慈菇、龙葵以抗癌消癥。本病切忌应用峻下逐水之剂，以免耗伤正气，邪去正伤，邪气复来而医者束手。

（4）重症肌无力：方用黄芪胆星正睑汤，黄芪120克，红参、白术各15克，茯苓18克，当归、鸡血藤各30克，菟丝子、枸杞子各18克，胆南星、石菖蒲各15克，佛手9克。黄芪配当归是当归补血汤，气能生血。黄芪配红参、白术益气提摄。当归、鸡血藤养血活血，使血行风自灭。胆南星治"筋痿拘缓"，得黄芪补益之力，其效尤宏。复用石菖蒲通九窍，窍开目明；佛手疏肝理气为佐。如兼肾阳虚者，可加熟附子12克，淫羊藿18克。（《张志远医学经验集》）

3. 汪受传治小儿反复呼吸道感染　复感小儿识证之要不在邪多，而在正虚。其病机关键为肺表不固、营卫失和。

（1）营卫失和，腠理疏松：多见于脾气虚弱、卫阳不足小儿，或感冒后治疗不当者。卫阳不足，营阴外泄，汗出多而不温是其特征。扶正固表，调和营卫，用桂枝加龙骨牡蛎汤。汗多加碧桃干，咳甚加百部、杏仁、炙枇杷叶、炙款冬花，身热未清加青蒿、连翘、银柴胡，扁桃体肿大加板蓝根、玄参、浙贝母，咽肿便秘加瓜蒌仁、枳壳、生大黄。兼燥邪去黄芪，加麦冬；挟滞加焦山楂、神曲。

（2）肺脾两虚，肌表不固：后天失调，喂养不当。肺虚者屡受外邪，咳喘迁延，多汗；脾虚者面黄少华，肌肉松软，厌食便溏。治以健脾益气，补肺固表。用玉屏风散加味。余邪未清加大青叶、黄芩、连翘，汗多加稽豆衣、五味子，纳少厌食加鸡内金、炒谷芽、生山楂，便溏加薏苡仁、茯苓，便秘积滞加生大黄、枳壳。

（3）肾虚骨弱，精血失充：先天不足或后天失调，固护失宜，日照不足，骨骼生长不良，肾虚骨弱，肺卫不固，故骨骼软脆，不堪风寒。其特征是生长发育迟缓，出现五迟。治以补肾壮骨，填阴温阳。方用补肾地黄丸加味。五迟加鹿角霜、补骨脂、煅牡蛎，补肾壮骨；汗多加黄芪、煅龙骨，益气固表；低热加鳖甲、地骨皮，清虚热；阳虚者加鹿茸、紫河车、肉苁蓉，温阳固本。

（4）主方加减：本病患儿多表现为面黄少华，形体偏瘦或虚胖而肌肉松软，多汗溱溱而抚之不湿，辨证属于营卫不和与肺脾两虚相兼而见，因此治疗常调和营卫与补肺固表法二者兼施，以桂枝加龙骨牡蛎汤与玉屏风散合方加减。主方：黄芪15克，白术10克，防风5克，桂枝3克，白芍10克，炙甘草3克，煅龙骨15克，煅牡蛎15克。食欲不振加焦山楂、神曲，咳嗽加桔梗、款冬花，干咳加天花粉、百合，喉痒加蝉衣、牛蒡子，痰多加法半夏、陈皮，喷嚏加白芷，咽红加桔梗、生甘草、射干，鼻流清涕加辛夷、苍耳子。并认为黄芪、白术、防风三药比例为3:2:1时疗效佳。

（5）恢复期调理：本病感染期以邪实为主，迁延期正虚邪恋，用汤剂以治其急，使患儿短期内减少复感。恢复期则以正虚为主，可以主方加减制成浓缩糖浆剂。小儿虚证，应以调理为主，不可大滋大补。而浓缩糖浆剂尤宜于儿科慢性病治疗，促使其自身生长发育和功能健全，祛病强身。（《汪受传儿科医论医案选》）

【前贤论药】

《本草衍义》卷8：防风、黄芪世多相须而用。唐许嗣宗为新蔡王外兵参军，王太后病中风，不能言，脉沉难对，医告术穷。嗣宗曰：饵液不可进。即以黄芪、防风煮汤数十斛，置床下，气如雾，熏薄之，是夕语。

《嵩崖尊生书》卷3：黄芪性入肺、脾，功在肌、皮。大凡脾气虚而肺源绝，用以温分肉而戢汗出。内外君佐，与参表里。疮陷寒脱不可少，火炎痰壅不可入。制法：恶寒酒炒，胃虚泔浸，外科用盐，嘈杂用乳，无汗煨用，有汗蜜炙。生用亦泻火，制法岂执一。

《医学衷中参西录·药物》：能补气，兼能升气，善治胸中大气下陷……与发表药同用，能祛外风；与养阴清热药同用，能息内风也。谓主痈疽、久败疮者，以其补益之力能生肌肉，其溃脓自排出也。表虚自汗者，可用之以固外表。小便不利而肿胀者，可用之以利小便。妇女气虚下陷而崩带者，可用之以固崩带。为其补气之功最优，故推为补药之长，而名之曰芪也。黄芪之性温而上升，以之补肝，原有同气相求之妙用。凡肝气虚弱不能条达，用一切补肝之药皆不效，重用黄芪为主，而少佐以理气之品，服之即见效验。

【专论】

1. 李东垣补中益气汤类方析义

（1）补中益气汤立方之旨：《内外伤辨惑论》卷中《饮食劳倦论》：脾胃虚者因饮食劳倦，心火亢甚而乘土位，其次肺气受邪，须用黄芪最多，人参、甘草次之。脾胃一虚，肺气先绝，故用黄芪益皮毛而闭腠理，不令自汗，损其元气。上喘气短，人参以补之。心火乘脾，须炙甘草之甘泻火热，而补脾胃中元气。白术苦甘温，除胃中热，利腰脐间血。胃中清气在下，必加升麻、柴胡以引之，引黄芪、人参、甘草甘温之气上升，能解卫气而实其表。血虚以人参补之，更以当归和之。气乱于胸中，清浊相干，用陈皮去白理之，又助阳气上升，以散滞气，助诸甘辛为用。（文有节略）

（2）原方用量：黄芪（劳役热甚者3克）、甘草（炙）各1.5克，人参、升麻、柴胡、陈皮、归身（酒洗）、白术各1克。（《内外伤辨惑论》）水2盏煎至1盏，去滓，早饭后服。伤之重者，二服而愈，量轻重治之。《脾胃论》卷中："量气弱、气盛，临病酌水盏大小。"临床用量基本据此。

（3）类方：有补中益气汤、升阳益胃汤、黄芪人参汤、补脾胃泻阴火升阳汤、清暑益气汤、调中益气汤、清燥汤、通气防风汤、升阳顺气汤、半夏白术天麻汤等10方。

①芪、参、草、术：十方以补中益气为治则，有黄芪、人参、甘草、白术（补脾胃泻阴火升阳汤、调中益气汤是苍术，也有二术并用者，如清暑益气汤、黄芪人参汤），健脾补气，是类方主药。

②陈皮：除清燥汤、补脾胃泻阴火升阳汤外，八方中有陈皮和胃理气，较为重要。

③升麻、柴胡：除天麻半夏汤外，诸方均有之。但升阳益胃汤无升麻，有羌活、独活、防风；黄芪人参汤无柴胡；清暑益气汤有升麻、葛根，无柴胡。

④当归：补中益气汤、清燥汤、黄芪人参汤、升阳益气汤四方，有当归以补血，说明其非主药，有无当归，视病证需要。升阳益胃汤无当归，有芍药是治腹痛之品。

⑤麦冬、五味子、人参：是生脉散。在清暑益气汤、黄芪人参汤、清燥汤三方有之，一般用于暑热伤气汗多者。清燥汤还有生地，乃针对燥热伤阴。

⑥神曲、麦芽、青皮、半夏、草豆蔻：升阳顺气汤有神曲、半夏、草豆蔻，通气防风汤有青皮、草豆蔻，黄芪人参汤、清燥汤有神曲，半夏白术天麻汤有神曲、麦芽、半夏，调中益气汤有木香，清暑益气汤有青皮、神曲。是有肠胃积滞病证。

⑦泽泻：升阳益胃汤、半夏白术天麻汤、清燥汤（还有猪苓）有泽泻，升阳益胃汤有茯苓。说明这些方治中，湿邪较盛。

⑧黄连、黄柏：清燥汤有黄连、黄柏，升阳益胃汤有黄连，半夏白术天麻汤有黄柏，补脾胃泻阴火升阳汤有黄芩、黄连、石膏。黄连清心火，黄柏泻相火。说明这些方治中，火邪较盛。

（4）半夏白术天麻汤：《医学启源》天麻半夏方主治风痰眩晕，但组成与此方不同。《医学启源》方，由柴胡、黄芩、二陈汤、天麻组成，应有小柴胡汤证。而《脾胃论》半夏白术天麻汤，脾胃因下而虚损，故以黄芪、人参、白术、茯苓、陈皮、半夏，即六君子汤等健脾补气和胃。

（5）类方主治总结归纳：

①病因：劳役所伤，饮食不节。

②病症：身热而烦，皮肤不任风寒而发寒热，夏热犹恶寒。汗出，自汗或汗少，头痛口渴。怠惰嗜卧，精神不乐，心烦不安。四肢困倦，懒于动作，体重节痛，身体沉重；肢节烦痛，难以屈伸，有的腰背痛，有的肩背痛。也有两脚痿软，腰下痿软不能动。饮食无味，不思饮食，食则不消，饥则常饱，不喜冷物。腹胁满闷而难舒伸，也有胃脘痛的。便溏而频，大便不调，小便频数而少。脉洪大，面白。

2. 金寿山论药性升降　药性升降，重点谈升。人的气机有升降，药性也有升降。近世受温病学说的影响，用升药是一个禁区。其实清阳宜升，清升则浊降，这是东垣学说的精髓。升药首推葛根、升麻、柴胡。

头目耳鼻诸病而无湿者宜升，选用升麻、葛根或升麻、柴胡；用于贫血、神经衰弱，配合补气血药；有热者配合清热药，方可用益气聪明汤；血压高者不忌，特别是血压高而见项强者更宜重用葛根；有阴虚见症者慎用。中气下陷，如久泻、脱肛、内脏下垂等，陷者举之宜升。方选补中益气汤或七味白术散，久泻者葛根宜重用。这些病症常需配用降药及理气药；中气虚则湿聚，多见胸痞者，故补中益气汤不用葛根而用柴胡。因柴胡理气，葛根不理气。降药选用枳壳、枳实，枳、术等量或枳多于术，是枳术汤之法也。

湿热下注，见二便异常而有气虚见症者宜升。此《内经》所谓"中气不足，溲便为之变"也。升药还有散的作用，升是升其阳气，散是散风、散火的意思，故亦称升散药。火郁于中，燥见于外，用清火滋阴药不应者，可用升散药，方如升阳散火汤。多数散风药如羌活、防风、蔓荆子、川芎、菊花、青蒿、荷叶等也都有升的作用。升散药还可与活血化瘀药同用，取其走而不守，增强活血化瘀的作用。著名的活血化瘀方如血府逐瘀汤、补阳还五汤、复元活血汤中有柴胡、川芎、桔梗等均属此理。（浙江中医杂志，1981 年第 1 期）

【方药效用评述】

➤ 黄芪生用固表，无汗能发，有汗能止，温分肉，实腠理，泻阴火，解肌热，托毒排脓。炙用补中，益元气，温三焦，壮脾胃，生血。

➤ 黄芪补脾胃诸虚。同人参则益气，同当归则补血，同白术、防风则固表，同防己则祛风湿，同桂枝、附子则治阳虚汗不止，为腠理开合之总司。

➤ 凡中气不振，脾土虚弱，清气下陷者最宜。其味浓质厚，固护卫阳，充实表分，故表虚诸病最为适宜。

➤ 人参、黄芪相配，须别主次。内伤脾胃，发热恶寒，嗜卧困倦，呕吐泄泻，胀满痞塞，形羸力乏，脉虚神少，治之须益气健脾，参为君，芪为臣。表虚而自汗盗汗，诸溃疡多耗气血，阴毒不起者，治之实卫护营，当以芪为君，参为臣。

➤ 仲景方中，黄芪主治肌表之水，故能治黄汗、皮水，又能治身肿、不仁。肿与不仁皆肌表之水。

➤ 黄芪大剂不仅补气，而且能活血通脉，但须配当归、红花、桃仁、牛膝等活血药更佳，可用治气虚血瘀、血脉不通之痹证，中风瘫痪和产后诸疾。

【药量】10～30克，大量时可用至240克。生黄芪利水、固表、托毒，炒黄芪健脾益气，蜜炙黄芪补肺润燥。

【药忌】气滞、湿阻、表实邪盛者，外疡初起者忌用。

☙ 党参 ❧

【药原】原名上党人参，出《本经逢原》，《本草从新》始名党参。用根。

【药性】甘，平。归脾、肺经。

【药效】补中益气，补脾养胃，润肺生津。

【药对】

党参、黄芪　党参健脾养胃，润肺生津；黄芪补中益气、固表升阳。二药相须和合，大补元气，益气生血。如《医林改错》可保立苏汤用此药对，健脾益气、保脾护中，治疗小儿慢惊。中药成药参芪膏，用大量党参、炙黄芪浓缩收膏，大补元气，治元气不足。以下《医醇賸义》养胃汤、《医学衷中参西录》升降汤，用治脾胃虚弱诸证，均首选黄芪、党参。

【方药治疗】

1. 补脾养胃

（1）胃痛：党参12克，山药10克，黄芪、茯苓各6克，白术、陈皮、砂仁、白芍各3克，木香、甘草各1.5克，枣2枚，姜3片，水煎服。治脾胃虚弱，气滞胃痛。（《医醇賸义》卷4养胃汤）是香砂六君子丸加黄芪、山药等。

（2）不食：党参、黄芪、白术、陈皮、厚朴、鸡内金、生姜各6克，白芍、知母各10克，桂枝、川芎各3克，水煎服。治脾虚肝郁，胸胁胀满，不能饮食。（《医学衷中参西录》升降汤）

（3）久泻：党参、山药、黄芪、白术各6克，肉豆蔻、茯苓各4.5克，升麻、甘草各3克，水煎服。治久泻、久痢、脱肛。（《不知医必要》卷3参芪白术汤）

（4）带下：党参、茯苓、山药、车前子、枸杞子、煅龙骨、煅牡蛎、杜仲、生地、柴胡、赤石脂各30克，细末，蜜丸梧子大。每服6～10克，白术汤下。治脾肾虚亏，赤白带下。（《医方简义》卷5断下丸）

2. 润肺生津

（1）咳喘：党参300克，沙参150克，龙眼肉120克，水煎浓缩，加蜜成膏。每服1匙，日2次。治咳喘，气阴不足。（《得配本草》卷上党参膏）

（2）消渴：党参、白术、当归、茯苓、生地各6克，麦冬、知母、黄柏、天花粉、黄芩、甘草各3克，水煎服。治消渴，饮水不止。（《验方新编》卷3三消汤）

3. 补中益气

（1）阳气暴脱：党参、炮附子各 24 克，干姜、白术各 12 克，甘草 10 克，桃仁、红花各 6 克，水煎服。治霍乱吐泻，阳气暴脱。（《医林改错》卷下急救回阳汤）

（2）小儿慢惊：党参、酸枣仁各 10 克，黄芪 45 克，白术、甘草、当归、白芍、枸杞子、山萸肉、补骨脂各 3 克，胡桃 1 个，水煎服。治久病吐泻，四肢抽搐。（《医林改错》卷下可保立苏汤）

【药方】

1. 宣阳汤　党参 12 克，麦冬 18 克，地肤子 3 克，威灵仙 4.5 克，水煎服。治小便不利，气弱而水道不通。（《医学衷中参西录》）

2. 参芪膏　党参、炙黄芪各 2500 克，浓煎 3 次，去滓取汁，滤清浓缩，加冰糖 5000 克收膏。每服 10 克，日 2 次。大补元气，治元气不足。（《全国中药成药处方集》）

【前贤论药】

《本草从新》：补中益气，和脾胃，除烦渴。中气微虚用以调补，甚为平妥。

《本经逢原》：上党人参虽无甘温峻补之功，却有甘平清肺之力，亦不似沙参之性寒专泄肺气也。

【方药效用评述】

➤ 党参味甘性平，不燥不腻，性秉中和，补脾养胃，润肺生津，健运中气。凡脾肺亏虚、气虚血少皆可以之代人参。功似人参，唯药力缓弱，不能持久。

➤ 党参健运脾土而不燥，滋养胃阴而不温，润肺而不致寒凉，养血而不偏滋腻。辽参力量厚重而少偏阴柔，高丽参气味雄壮而微嫌燥烈，本品则平和可以长期应用。因此党参自清代以降，成为人参代用品，而广泛应用于临床。

【药量】10～30 克。生药补气生津，炒药健脾益气。

【药忌】实热和阴虚火旺者忌用。

☙ 白术 ❧

【药原】原名术，出《神农本草经》，《本草经集注》始称白术。用根茎。

【药性】苦、甘、温。归脾、胃经。

【药效】补气健脾，燥湿利水，安胎。

【药对】

1. 白术、人参　白术苦温，健脾和胃；人参甘温，大补元气。二者和合则健脾补气作用倍增，是四君子汤（白术、人参、茯苓、甘草）中的静药、守药。也有仅用此药对为方治脾虚者，如：白术 500 克，人参 120 克，均切片，以流水 15 碗浸一夜，桑柴文武火煎取浓汁熬膏，入炼蜜收之，每以白汤点服。用于一切脾胃虚损。（《集简方》参术膏）又，白术、人参各 10 克，水煎服。治中气虚弱，诸药不应，用药失宜，耗伤元气，虚证蜂起。（《外科枢要》卷 4）

2. 白术、苍术　白术补气健脾，苍术运脾燥湿，临床常二味同用，为脾虚湿病药对。以脾虚为主者君白术，以脾湿为主者君苍术。如《素庵医要》二术丸，白术 240 克（土炒），苍术 120 克（米泔浸），研细，另以姜、枣同煎后去生姜渣，以枣肉和药末为丸如绿豆大。每服 6 克，每日早晚服，米汤下，用治脾虚经闭，饮食欠差，肌肉不充者。苍术、白术二药有时可互易，如与防风同用，无汗用苍术、防风以发汗，有汗用白术、防风以止汗。

3. 白术、附子　白术健脾燥湿，附子温阳散寒，同用则利水祛湿、通畅经脉，可用于脾肾阳虚，寒湿痹痛，四肢重着，头重眩晕等。如《近效方》术附汤，以白术为君，附子为臣，甘草为佐，治风虚头重眩苦极，是其明证。《冯氏锦囊·杂症》术附汤用治风寒湿相搏，肢体疼痛重着，当源于《金匮要略》白术附子汤治痹证。《金匮要略》治寒湿痹证的桂枝附子汤、甘草附子汤、白术附子汤等方，均以此药对为主加味。如再加茵陈蒿为茵陈术附汤，用治阴证发黄。又，白术、附子、白芍、茯苓、生姜为真武汤，可治阳虚阴盛之水肿、心悸、眩晕等重症。叶天士《临证指南医案》卷 3 "肿胀"：久嗽四年后失血，乃久积劳伤，酒肉不忌，湿郁脾阳为胀。问小便仅通，大便仍溏，浊阴乘阳，午后夜分尤剧。生於（白）术、熟附子。

4. 白术、桂枝　白术燥湿健脾，化饮利水；桂枝通阳化气，温散寒饮，二者和合，是张仲景治疗痰饮、水肿、寒湿的常用对药。如苓桂术甘汤是温化痰饮主方，五苓散是小便不利、水入即吐的常用方。麻黄加术汤治寒湿痹，方中也有桂枝、白术。后世又有仿五苓散治热病小便不利、烦渴引饮的方剂。如《普济方》卷 147 术桂汤，大剂白术（原书作三两）为君，桂枝（原书作桂一分，应为一两）为臣，细末。每服 6 克，米饮下，日 2~3次。治伤寒、温热病，表里未解，头痛发热，烦渴引水，水入即吐；或小便不利，及汗出表解，烦渴不止者。是为白术、桂枝药对方。

5. 白术、枳实　白术补脾，守和太阴；枳实理气，通降阳明。二味相配，是调理脾胃药对。如《金匮要略》枳术汤，白术 60 克，枳实 7 枚，水煎服。治水饮所作，心下痞坚，大如盘者。仲景云："腹中软即当散也。"汤者荡也，所以此是消散水饮之方。《内外伤辨惑论》卷下张洁古方枳术丸，白术 60 克（土炒），枳实 30 克（麸炒），为细末，荷叶裹饭丸如梧子大，每服 50 丸，治脾虚湿滞，脘痞腹胀。常服进食，健脾治痞，消食强胃。丸者缓也，所以是和缓健脾强胃之剂。非白术不能去湿，非枳实不能消痞，故枳术丸以术为君。又，《素问病机气宜保命集》卷下有束胎丸，用白术、枳壳各等分，研末饭丸如梧子大。每月一日食前服三五十丸。胎瘦易生也，服之产则已。以上三方中枳实（壳）、白术的用量比例均有差别。以仲景方枳实为多，攻坚消饮。刘河间方枳壳、白术等量，仅用以束胎，枳壳理气，白术安胎，用于孕妇不宜过于克伐。而张洁古方枳实、白术用量比例，居于两方之间，是攻补兼施者。又，曲麦枳实丸用神曲、麦芽消食积，橘半枳术丸用陈皮、半夏治痰停气滞，香砂枳术丸用木香、砂仁治气滞食积，主病各有侧重，分别在张洁古枳术丸基础上进行加味。

6. 白术、巴戟天 见本篇"医家经验"。

7. 白术、茯苓 见"茯苓"篇。

8. 白术、鸡内金 见"鸡内金"篇。

9. 白术、白芍 见"白芍"篇。

10. 白术、山药 见"山药"篇。

11. 白术、泽泻 见"泽泻"篇。

12. 白术、黄芩 见"黄芩"篇。

13. 白术、厚朴 见"厚朴"篇。

14. 白术、麻黄 见"麻黄"篇。

15. 白术、熟地黄 见"熟地黄"篇。

16. 白术、牡蛎 见"牡蛎"篇。

【方药治疗】

1. 补气健脾

（1）脾胃气虚：白术、人参、茯苓、甘草各等分，粗末。每服 10 克，水煎服。治饮食失节，损伤脾胃，用药失宜，耗伤元气，一切脾胃虚损。（《局方》卷 3 四君子汤）又，白术 5000 克，白蜜 1000 克。白术先煮汤待冷，浸一宿，陈壁土拌蒸透，再以米粉拌蒸，刮去浮皮，切片晒干。将水百碗，桑柴火煎取 30 碗，加白蜜熬成膏。每服 1 酒杯，淡姜汤点服。补胃健脾，和中进食。（《摄生秘剖》山蓟膏）

（2）脾胃不和：陈皮 120 克，白术 60 克，研末，酒糊为丸如梧子大。每食前木香汤下 30 丸。治脾胃不和，食少呕逆，脘腹胀满。（《指迷方》宽中丸）

（3）脾虚生痰：生白术 60 克，生鸡内金 60 克，各自研细慢火焙熟，和匀炼蜜为丸如梧子大。每服 10 克，开水送下。治脾胃虚弱，不能运化饮食，以至生痰。（《医学衷中参西录》健脾化痰丸）又，白术 60 克，半夏 30 克（生姜汁浸一宿，焙），粗末。每服 10 克，水煎服。治咳嗽痰盛呕逆。（《圣济总录》卷 156 白术汤）

（4）脾虚烦渴：麦冬 3 克，白术 4.5 克，水煎作汤代茶饮。夏月服之，健脾止渴。（《摄生众妙方》卷 4）

（5）脾虚盗汗：白术 120 克，切片，分为 4 份，每份分别同黄芪、牡蛎、石斛、麦麸炒后，拣术为末。每服 10 克，食后粟米汤下，日 3 次。（《本草纲目》卷 12 引丹溪方）又，白术 15 克，小麦 1 撮，水煮干，去麦为末。每服 3 克，用黄芪汤下。治老小虚汗。（《全幼心鉴》）

2. 燥湿健脾

（1）外感风寒：白术 60 克（如需发汗用苍术），防风 60 克，水煎服。上解三阳，下安太阴。（《此事难知》）王好古用术如神，发汗用苍术，止汗用白术。

（2）外感头目昏痛：川芎、白术各等分，粗末。每服 10 克，水煎服。治外感头目昏痛，鼻塞声重。（《御药院方》卷 1 芎术汤）

（3）伤寒：黄芩、白术各等分，新瓦上炒令香，为散。每服 10 克，水煎加姜 3 片、枣 1 枚，水煎温服。治妊娠伤寒。但头痛发热二三服差，唯四肢厥冷阴证者未可服。仍安胎益母子。（《妇人大全良方》白术散）

（4）冒暑：泽泻、白术、茯苓等分为散，每服 15 克，水煎服。治冒暑引饮过多，小便不利，头晕恶心。（《局方》卷 3 解暑三白散）

（5）黄疸：白术 60 克，炮附子 15 克，粗末。每服 12 克，水煎服。治阴证发黄，里有寒湿。（《普济方》卷 147 术附汤）

（6）疟疾：白术 15 克，生姜 10 克，井河水煎服。治孕妇疟疾，右脉微滑，左脉微弦，脾虚有痰。寒多者宜之。（《续名医类案》卷 24 疟疾门）又，白术 36 克，生姜 45 克，酒水煎服。治产后呕逆，别无他疾。（《济阴纲目》卷 13 姜术散）

（7）痢疾：白术 30 克（米泔水浸 1 宿，土炒焦），槐角米 120 克（炒），为末。每服 10 克，白痢淡姜汤调服，赤痢红砂糖调服。治休息痢。（《幼科金针》卷下槐术散）

（8）痹：白术 60 克，炮附子 15 克，粗末。每服 12 克，水煎服。治风湿相搏，腰膝疼痛，四肢重着。（《冯氏锦囊秘录》卷 9）张仲景《金匮要略》以桂枝附子汤、甘草附子汤、白术附子汤等治寒湿痹证，均以术、附为主加味。

3. 调和升降

（1）痰饮：泽泻 30 克，白术 10 克，水煎服，治心下有水饮，其人苦冒眩。（《金匮要略》泽术汤）又，白术 30 克，桂心、炮干姜各 15 克，为末，蜜丸如梧子大。每服 20～30 丸，温水下。治留饮、癖饮、痰饮、溢饮、流饮。（《局方》卷 2 倍术丸）茯苓、白术各 30 克，桂枝、甘草各 10 克，水煎服。治痰饮者，当以温药和之。（《金匮要略》苓桂术甘汤）

（2）眩晕：神曲 60 克（炒），白术 90 克，为末。每服 6 克，生姜煎汤调下。或以酒糊为丸如梧子大。每服 30～50 丸。治冒湿眩晕，经久不愈，呕吐涎沫，饮食无味。（《三因方》卷 7 曲术散）。又，近效术附汤治风虚头重眩晕，见本篇"药方"。

（3）嘈杂：白术 120 克（土炒），黄连 30 克（姜汁炒），细末，神曲糊丸如黍米大。每服 100 丸，姜汤下。治嘈杂。（《景岳全书》卷 3 术连丸）

（4）心腹痛：当归 240 克，白术 30 克，为末。每服 6 克，沸汤点服。治心脾疼痛。（《医学入门》卷 7 归术散）

（5）泄泻：白术 30 克，白芍 15 克，研末为丸如梧子大。每米饮下 50 丸。冬月不用白芍，用煨肉豆蔻。治脾虚泄泻。（《丹溪心法》卷 5 白术丸）又，白术 250 克（黄土炒过），山药 120 克（炒），为末，饭丸如梧子大，或加人参 10 克。量人大小，每服 3～10 克，日 2 次。治老小脾虚滑泻。（《濒湖集简方》）又，白术 30 克，茯苓 21 克，粗末。每服 30 克，水煎食前服。食入而泻为胃有宿谷者，加枳实 15 克；酒入而泻为湿热泻者，加黄芩 15 克。（《素问病机气宜保命集》卷中和胃白术汤）又，白术 30 克，车前子 15 克，水煎服。治水泻。（《石室秘录》卷 1 分水丹）又，白术 90 克，白芍 60 克，防风 30 克，陈皮 45 克，细末。每服 10 克，水煎服。治肝脾不和，腹痛即泻、泻而痛止。（《丹溪心法》卷 2 刘草窗

痛泻要方)

（6）便秘：生白术、肉苁蓉各 30 克，制附子 3 克，水煎服。治肾中火微，畏寒喜热，大便秘结，小腹作痛。（《辨证录》卷 9 暖阳汤）又，生白术 60 ~ 90 克，生地 30 克，升麻 3 克，水煎服。治脾运不健，阴虚肠燥。（魏龙骧经验）

（7）酒癖：白术 60 克，炮附子 30 克，为粗末，分作三服，姜 10 片水煎服。治阳虚而嗜酒无度，酒随寒化，结为酒癖痰饮。（《是斋百一选方》卷 5 倍术散）

（8）水肿：白术 90 克为末，每服 15 克，大枣 3 枚，水煎服。治四肢肿满者。（《普济本事方》大枣汤）又，白术 15 克，滑石 10 克，水煎服。治水肿。（《赤水玄珠》卷 5 二奇汤）又，白术 210 克为末，干香薷 500 克浓煎取汁，和术为丸如梧子大。每服 10 丸，日夜 4 ~ 5 次。治风水、气水，遍身皆肿。（《外台秘要》卷 20 引《深师》薷术丸）

（9）腰痛：熟地黄 500 克，白术 250 克，水煎服。治跌打闪挫，腰折不能起床，状似佝偻。一连数剂而腰如旧。（《辨证录》卷 2 续腰汤）又，白术 27 克，杜仲 15 克，酒煎服。10 剂可愈。治风寒湿腰痛。（《石室秘录》卷 3 利腰丹）又，白术 24 克，生薏苡仁 21 克，水煎服。治腰痛如系重物者。（《不知医必要》卷 2 白术汤）又，白术 90 克，肉桂 1 克，水煎服。治房劳力役，又感风湿，腰重如带三千文，不能俯仰，兼治腰痛。（《辨证录》卷 2 术桂汤）

（10）大便下血：白术 500 克（土炒研末），干地黄 250 克（饭上蒸熟），捣和，干则少入酒为丸如梧子大。每服 15 丸，米饮下。日 3 次。治肠风痔漏，脱肛下血，面色萎黄，积年不愈。（《圣济总录》卷 143 香术丸）

4. 调经止带安胎

（1）白带：白术 30 克，鸡冠花 30 克，水煎服。治妇女终年下流白物，如涕如唾，不能禁止。（《辨证录》卷 11 束带汤）又，白术、山药各 30 克，人参 6 克，白芍 15 克（酒炒），车前子、苍术各 10 克，甘草 3 克，陈皮、黑芥穗各 1.5 克，柴胡 1.8 克，水煎服。大补脾胃之气，稍佐疏肝之品。治白带。（《傅青主女科》卷上完带汤）

（2）痛经：白术 30 克（土炒），巴戟天 15 克（盐水浸），茯苓 10 克，山药 15 克，扁豆 10 克（炒，捣），白果 10 枚（捣碎），莲子 30 枚（不去心），水煎服。治下焦寒湿，经水将来，脐下先疼。（《傅青主女科》卷上温脐化湿汤）

（3）经闭：白术 240 克（土炒），苍术 120 克（米泔浸），研细，另以姜、枣同煎，去生姜渣，枣肉和丸如绿豆大。每服 6 克，每日早晚服，米汤下。用治脾虚经闭，饮食欠差，肌肉不充。（《素庵医要》二术丸）又，白术 60 克，人参、茯苓各 30 克，粗末，水煎服。治经闭浮肿。（《普济方》卷 333 三物汤）

（4）经前泄水：白术 30 克（土炒），巴戟天 15 克（盐水浸），人参 15 克，茯苓 10 克，薏苡仁 10 克，水煎服。治脾虚不固，经前先泄水，后行经。（《傅青主女科》卷上健固汤）

（5）安胎：白术、熟地黄各 30 克，水煎服。用于胎动不安。（《万氏女科》卷 1 黑白

安胎散）又，白术、黄芩各等分，炒为末，米饮和丸梧子大。每服 50 丸，白汤下。治胎热不安。（《丹溪纂要》）

（6）束胎助产：白术、枳壳各等分，研末，饭丸如梧子大。每月 1 日，食前服 30～50 丸。胎瘦易生也，服之产则已。（《素问病机气宜保命集》卷下束胎丸）

（7）产后泄泻腹痛：厚朴 60 克（炙），白术 30 克（炒），水煎分服。治产后泄泻腹痛。（《圣济总录》卷 164）

（8）产后呕逆：白术 18 克，生姜 24 克，酒水煎，分 3 次服。治产后呕逆，别无他疾。（《妇人大全良方》卷 18）

（9）不孕：白术 30 克（土炒），半夏、人参、黄芪、当归各 10 克，茯苓 15 克，柴胡 3 克，陈皮 1.5 克，水煎服。治肥胖不孕痰多，脾气虚痰湿盛。（《傅青主女科》卷上加味补中益气汤）又，巴戟天 30 克（盐水浸），白术 30 克（土炒），茯苓 15 克，菟丝子 15 克（酒炒），芡实 15 克（炒），车前子 6 克（酒炒），肉桂 3 克，水煎服。治不孕，腹胀脚肿，小便艰涩。（《傅青主女科》卷上化水种子汤）

（10）妊娠吐泻腹疼：白术 60 克（土炒），人参、山药、山萸肉各 30 克，续断、枸杞子、杜仲、菟丝子各 10 克，肉桂研末 6 克，炮附子 1.5 克，水煎服。治妊娠吐泻腹疼，救脾胃之土十之八，救心肾之火十之二。（《傅青主女科》卷下援土固胎汤）

【药方】

1. 白术附子汤　白术 15 克，炮附子 15 克，炙甘草 6 克，生姜 5 片、枣 6 枚，水煎服。治风湿痹身痛甚，大便坚、小便自利。（《金匮要略》）

2. 近效术附汤　白术 15 克，炮附子 10 克，炙甘草 6 克，剉。每服 15 克，姜 5 片、枣 1 枚，水煎服。治风虚头重眩，自汗，不知食味。（《金匮要略》附《近效方》）

3. 枳术汤　枳实 30 克，白术 15 克，水煎服。治心下坚，大如盘，边如旋盘者。（《金匮要略》）

4. 泽术汤　泽泻 30 克，白术 10 克，水煎服，治心下有支饮，其人苦冒眩。（《金匮要略》）《素问病机气宜保命集》用治水湿肿胀。《罗氏会约医镜》用治咳逆难睡，其形如肿者。

5. 白术六一汤　白术 180 克，甘草 30 克，为细末，每服 6 克，水煎服。常服育神益胃，逐湿消痰。治脾胃不和，心腹痞闷，不思饮食，体瘦肠虚，自利反胃等。（《局方》卷 3）

6. 枳术丸　白术 60 克（土炒），枳实 30 克（麸炒），为细末，荷叶裹饭丸如梧子大，每服 50 丸，治脾虚湿滞，脘痞腹胀。（《内外伤辨惑论》卷下）

7. 白术散　白术、茯苓、人参各 10 克，葛根、藿香、木香各 6 克，炙甘草 3 克，细末。每服 6～10 克，水煎服。治小儿脾虚发渴，或有泄泻。（《小儿药证直诀》卷下）

8. 参苓白术散　人参、白术、茯苓、桔梗、砂仁各 12 克，山药、莲子、薏苡仁、扁豆各 15 克，甘草 6 克，大枣 5 枚，细末。每服 10 克，水煎服，治脾虚湿停，气短乏力，

肠鸣泄泻。(《局方》卷3)

【医案】

➤ 丹溪治一妇人有胎,至三个月左右即堕,其脉左大无力,重取则涩,乃血少也。以其妙年,只补中气,使血自荣。时正初夏,浓煎白术汤,调黄芩末一钱,服至三四两,得保全而生。(《名医类案》卷11"堕胎")

➤ 徐某,男,59岁,农民。1968年4月来诊。约在七八月前,于田间劳作后,忽然出现极度饥饿感,心慌出冷汗,清水满口。急食熟猪油连渣二斤,自感舒适。自此后每隔一二日,最多三日,又复如前状。如无猪油,菜油、花生油也须顿饮一大碗(约一斤许),正常饮食反而减少,形体日见消瘦,精神不支。四处求医,或曰中消,投地黄黄连剂不效。或曰异食症,用驱虫药也不效。察患者面色青黄,骨瘦如柴,精神疲惫,表情痛苦,舌质淡边有齿痕,苔白厚而润,六脉无力,右关脉尤弱,乃断为中虚。方选《局方》白术六一汤,即白术180克,甘草30克,水煎服。专从补益脾气入手以消息之。剂量颇大,意在填补。两日一剂,共3剂。一周后其妻来告:药后颇见效,几天内仅小发一次,坚忍未食油类,难受片时也自安。原方改为散剂,日3次,每次服15克。进五六料,病渐愈,饮食增进,精神转好,多年未复发。(《读书辨疑与临证得失》)

【医家经验】

1. 傅青主用白术治妇科病 《傅青主女科》常用白术、巴戟天药对,白术燥湿补脾,治带脉而利腰脐之气;巴戟天温润肾气,通任脉而调月经。二味燥润同用,脾肾双补,且通利任带两脉。白术、巴戟天大剂量(各30克)入煎,是傅青主常用药对,如宽带汤治少腹急迫而不孕,温胞饮治下部冷而不孕,并提汤治胸满不思食不孕,温脐化湿汤治经水将来脐下先疼,健固汤治经前泄水,化水种子汤治小便不利、腹胀而足肿,温肾止呕汤治产后恶心呕吐,两收汤治产后肉线出等。在补气健脾时,则选配人参、黄芪、山药、茯苓、芡实、莲子,注意补脾而不碍调经;在须补肾、温肾时,则选配菟丝子、杜仲、补骨脂、肉桂、续断等,注意脾土喜燥之性。又喜用熟地黄、白术药对,详见"熟地黄"篇。

2. 陈士铎用白术治腰痛 白术尤利腰脐之气。腰脐之气既利,而肾中之湿气何能久留,自然湿祛而腰痛忽失。认为腰痛乃水湿之气侵入于肾宫,故主张大剂白术,或单用,或以白术为君药,配用杜仲、熟地黄、黄芪、肉桂等强腰、利湿、温寒之药,治疗寒湿腰痛。如《石室秘录》伸腰散,单用白术,水酒煎服,治腰痛不可俯仰。利腰丹,用白术、杜仲酒煎服,作长治之法,治风寒腰痛。《辨证录》术桂汤用白术、肉桂水煎服,治房劳力役,又感风湿,腰重如带三千文。又,芪术防桂汤,用白术120克、黄芪60克、防己、肉桂各3克,水煎服。治大病后湿气入于肾,误服补肾药腰痛如折者。

3. 刘炳凡用白术治头汗、脱影

(1)头汗、脱影的病因病机:与自汗、盗汗有所区别,头汗、脱影多出现于寒冷季节。时令不能潜其阳而头汗,不能制其热而脱影。在治疗上,欲治其汗,当利其尿,使湿热有下渗之机。欲实其表，必先疏其风，使卫气行固密之职。

（2）头汗：在进食饮汤或见辛辣食品时，满头汗出如雨。冬令寒冷时节，也头面蒸蒸，热气腾腾，俗称"蒸笼头"。方用白术、泽泻各12克，茯苓、白芍各10克，牡蛎15克，鹿衔草10克，桑叶20克（烘干，研细），水煎分服。

（3）脱影：夜卧遍身出汗，次晨被面、垫褥皆湿如水渍，仰卧、侧卧、俯卧都留下一个人影，故称"脱影"。方用黄芪20克，白术、泽泻各10克，防风5克，牡蛎15克，桑叶20克（烘干，研细），水煎分服。（《中医临床家刘炳凡》）缪仲淳："桑叶甘所以益血，寒所以凉血，甘寒相合，故下气而益阴，是以能主阴虚寒热及内热出汗。"

【前贤论药】

《医学启源》：其用有九。温中，一也；去脾胃中湿，二也；除脾胃热，三也；强脾胃，进饮食，四也；和脾胃，生津液，五也；主肌热，六也；治四肢困倦，目不欲开，怠惰嗜卧，不思饮食，七也；止渴，八也；安胎，九也。凡中焦不受湿不能下利，必须白术以逐水健脾。

《本草纲目》卷12引王好古：本草无苍、白术之名，近世多用白术，治皮间风，止汗消痞，补胃和中，利腰脐间血，通水道。上而皮毛，中而心胃，下而腰脐。在气主气，在血主血。

《本草汇言》：白术乃扶植脾胃、散湿除痹、消食除痞之要药也。脾虚不健，术能补之；胃虚不纳，术能助之。是故劳力内伤，四肢困倦，饮食不纳，此中气不足之证；痼冷虚寒，泄泻下利，滑脱不禁，此脾阳乘陷之证；久疟经年不愈，或久痢累月不除，此胃虚失治、脾虚下脱之证；痰涎呕吐，眩晕昏痛，或腹满肢肿，面色萎黄，此胃虚不运，脾虚蕴湿之证。以上诸疾，用白术总能治之。

《医学衷中参西录·药物》：性温而燥，气香不窜，味苦微甘微辛，善健脾胃，消痰水，止泄泻。治脾虚作胀，脾湿作渴，脾弱四肢运动无力，甚或作疼。与凉润药同用，又善补肺；与升散药同用，又善调肝；与镇安药同用，又善养心；与滋阴药同用，又善补肾。为后天资生之要药，故能于肺、肝、肾、心四脏皆能有所补益也。

【方药效用评述】

➤ 白术和中补气，守中扶正。四季脾旺不受邪，故可用白术配黄芩、防风、川芎等治外感兼见脾虚者。白术健脾除湿，故又用治疟、疸、痢等湿邪为患者。

➤ 补脾用白术，运脾用苍术。补运相兼，则苍术、白术等量用；补多运少，苍术量少而白术量多；运多补少，苍术量多而白术量少。此二术之量随证而变。

➤ 白术守正补脾，以治五脏。配人参、黄芪而补肺，配地黄、山药而补肾，配龙眼、酸枣仁而补心，配枸杞子、五味子而补肝。又，白术与黄芩、黄连配伍，泻胃火；与苍术、厚朴配伍，燥脾湿；与陈皮、半夏配伍，化痰湿。枳实、白术消痞除满，黄芩、白术安胎调气。白术、干姜治寒湿，白术、黄连治湿热，麻黄、白术治表里俱有湿邪。

➤ 白术固腰脐，除寒湿，仲景治腰重如带五千钱之肾着，用甘姜苓术汤，白术、干姜、甘草、茯苓煎汤。白术固腰脐，安胎气，仲景治宿有风冷，妊娠胎萎不长，用白术散，即以川椒、白术、牡蛎等为散。

➤ 生白术通便、利水、止汗、除痹，炒白术安胎、补气、健脾、止泻。

【药量】 10~15 克，大量 30~90 克。

【药忌】 阴虚内热、津亏液涸者忌用。

❧ 山药 ❧

【药原】 原名薯蓣，出《神农本草经》。《本草衍义》始称山药。用根茎。

【药性】 甘，平。归脾、肺、肾经。

【药效】 健脾益气，补肺益肾。

【药对】

1. 山药、白术 山药偏润，白术偏燥，二药均健脾益气，燥湿止泻，相配应用，相得益彰。如《不居集》六神散是四君子汤加山药、扁豆，是脾虚阴亏的主方，可用于脾虚热渴。而《局方》参苓白术散也以此为主，用补气健脾、燥湿利水之品组方，治脾虚泄泻。《医学衷中参西录》扶中汤，用山药、白术、龙眼肉治脾虚日久，气血两虚。

2. 山药、芡实 二味既入药，又能食，俱能健脾补肾，止泻涩精。在临床上，可配他药为方，如《辨证录》卷 8 二白散，用山药、芡实各 4 斤，万年青 4 片，炒研为末。每服适量，加白糖调服。治脾劳，食不消化，吐痰溏泻，腹胀肚痛，气短难续等。更多的是作食疗用，如《寿世保元》卷 4 神仙粥，用山药、芡实、粳米煮粥，治痨瘵失精。《辨证录》卷 8 祛崇丹，用山药、芡实、鳗鱼煮汤食之，治痨瘵，潮热盗汗，咳嗽咯血等。在现代临床上，可用山药、薏苡仁各 250 克，芡实 250 克，大米 500 克，分别炒成淡黄色，混合研细备用。每日 2 次，每次 1 匙冲服。20 日为 1 个疗程。治小儿厌食症。

3. 山药、牛蒡子 见"牛蒡子"篇。

4. 山药、车前子 见"车前子"篇。

5. 山药、滑石 见"滑石"篇。

6. 山药、熟地黄、山茱萸 见"山茱萸"篇。

7. 山药、薏苡仁 见"薏苡仁"篇。

【方药治疗】

1. 补虚治损

（1）虚损：山药、紫河车，细末，蜜丸如梧子大，每服 50 丸，米饮下。治脾肾两亏，虚损瘦弱。（《医述》卷 6 大造丸）又，山药、五味子各 30 克，鹿茸 15 克，青盐 10 克（另研），为末。炼蜜为丸如梧子大。每服 30 丸，治精血两虚。（《史载子方》卷下鹿茸丸）又，山药 30 克，鹿角 15 克，发灰 6 克，为末，苎麻根捣汁糊为丸如梧子大。每服 50 丸。治房室劳伤，小便出血。（《不居集》卷 14 山鹿丸）又，山药 30 克，山萸肉、熟地黄、黄芪、黄精、当归各 20 克，甘草 10 克，烘干研末。每服 10 克，日 2 次。治体虚乏力等。

（2）虚热劳嗽：生山药60克，生薏苡仁60克，捣碎，煮至烂熟，再将柿饼霜24克切碎，调入融化，随意服之。治脾肺阴虚，虚热劳嗽，饮食懒进。（《医学衷中参西录》珠玉二宝粥）又，山药45克、牛蒡子12克，水煎后加柿饼霜18克服之。治脾肺阴虚，虚热劳嗽，饮食懒进，肾不纳气作喘。（《医学衷中参西录》沃雪汤）又，山药30克，车前子12克，水煎服。治虚劳咳嗽有痰。张锡纯：其能利水利痰，性兼滋阴，于阴虚有痰尤宜。（《医学衷中参西录》薯蓣苓苈汤）又，生山药、生薏苡仁各50克，煮粥食用，日2次，连服数月至半年，治肝硬化腹水伴低蛋白血症。

（3）痨瘵：生山药120克，煮取2大碗，代茶徐徐温饮之。治痨瘵发热，喘嗽，自汗，心悸，小便不利，大便滑泻，一切阴分亏损。（《医学衷中参西录》一味薯蓣饮）也可以大剂山药末单味煮粥，或加鸡子黄，治阴虚劳热，喘嗽泻泄等。

（4）盗汗：山药为末，临卧服10克，酒调下。（《赤水玄珠》卷11）又，病后体虚汗出者，可多食鲜山药。（《文堂集验方》卷2）

2. 健脾止泻

（1）脾胃虚弱：山药、人参、黄芪各40克，五味子30克，白术120克，细末，蜜丸梧子大。每服20～30丸，米饮下。治脾胃虚弱，肌体羸瘦。（《圣济总录》卷46山药丸）又，山药、白术、龙眼肉各30克，水煎服。治泄泻久不止，气血两虚。（《医学衷中参西录》扶中汤）

（2）消化不良：山药10克，车前子4克，水煎服。6个月以下减半，2岁以上加量1/3。伤食加炒麦芽，生冷伤胃加藿香，风寒外感加葛根，风热外感夹芦根，腹痛哭闹加白芍，呕吐加灶心土。治小儿单纯性消化不良。（中医杂志，1984，5：9）

（3）泄泻：白术250克（黄土炒），山药120克，为末饭丸，量人大小，米汤服。治老小脾虚滑泻。（《濒湖集简方》）又，苍术、山药等分饭丸，每服6克，日2次，米饮服，治湿泄，大人小儿皆宜。（《本草单方》）前者用白术偏于虚泄，后者用苍术偏于湿泻。又，糯米（炒）、山药（炒）各30克，为细末，和匀。每日清晨入白糖2匙、川椒末少许，滚汤调食。治泄泻，饮食少进。久服之，其有精寒不孕者，亦孕。（《景岳全书》卷57）又，生山药30克，生车前子12克，同煮稠粥服之，日3次。治阴虚肾燥，大便滑泻、小便不利者，兼治虚劳有痰作嗽。（《医学衷中参西录》薯蓣苓苈汤）又，生山药粉每次5～10克，加水适量调和后，加温熬成粥状，饭前服，日3次。也可代乳食。治婴幼儿腹泻。

（4）痢疾：山药半生半炒，为细末。每服6克，米饮下。治噤口痢。（《卫生易简方》）又，石莲肉、干山药各等分，为细末。每服10克，姜、茶煎汤调下。治滞下。（《证治准绳·类方》卷6蓣莲饮）

（5）厌食：山药、薏苡仁各250克，芡实200克，大米500克，分次下锅微火炒成淡黄色，和匀研细。每服1匙，日2次，20日为1个疗程。治小儿厌食症。

3. 健脾补肾

（1）痰喘：生山药捣烂半碗，入甘蔗半碗，和匀。顿热饮之，立止。治痰气喘急。（《简便单方》）又，熟地黄240克，炒山药、山萸肉各120克，炒丹皮、茯苓、炒麦冬各90克，泽泻60克（盐酒炒），五味子（蜜酒制）、肉桂各30克，细末，熟地黄捣烂和药末，蜜丸梧子大。每服12克，淡盐汤或生脉散下。清肺补肾，治肺肾不足咳喘。（《冯氏锦囊秘录》卷11 加味七味丸）

（2）消渴：生山药30克，生地30克，生黄芪15克，山萸肉15克，生猪胰子10克切碎。先将四味水煎，送服生猪胰子5克；再煎后送服余一半。用治消渴。若上、中焦实热，脉象洪实者，可先服白虎加人参汤清热后，再服此方。（《医学衷中参西录》滋膵饮）又，生山药100克，生南瓜150克，小米100克，枸杞子30克，莲子10克，水煮成粥，分3次服用。日1剂，3个月为1个疗程。

（3）小便数多：乌药、益智仁各等分，细末，酒煎山药为糊，和药末为丸如梧子大。每服70丸，米饮下。治下元虚冷，小便频数，小儿遗尿。（《妇人大全良方》卷2 缩泉丸）又，山药500克，人乳汁200毫升，混匀蒸熟晒干研末。每次服5克，日3次。治劳淋。

（4）遗尿：炒山药研末。每服6克，日2次。或加太子参30克，焙干研末，与山药调匀服用。治脾胃虚弱，小儿遗尿。

（5）白浊：制鹿茸、制肉苁蓉、山药、茯苓各等分，细末，米糊和丸梧子大。每服30丸，枣汤下。治白浊烦渴。（《古今医统大全》卷72引《济生方》四精丸）

（6）梦遗：山药60克（姜汁炒），人参、黄芪、远志（炒）、茯苓、茯神各30克，桔梗10克，甘草6克，木香7.5克，麝香3克、朱砂6克（另研），细末。每服6克，酒下。治梦遗失精，惊悸郁结。（《医方集解·补养》王荆公妙香散）

（7）滑胎：炒山药120克，炒杜仲90克，炒续断60克，为末，糯米糊为丸如梧子大。每服10克，米饮下。治习惯性堕胎者。（《达生编》卷下保胎丸）也可用炒山药50克，糯米100克，煮粥，常服以治滑胎。

（8）不育：糯米1000克水浸一宿，沥干，小火炒令极熟，磨粉，加炒山药1200克为末，和匀。每日清晨用半盏，入白糖2匙、椒目少许，沸水调食。治精寒不育。（《仙拈集》卷3 天仙面）

（9）赤白带：生山药30克，生龙骨18克，生牡蛎18克，海螵蛸12克，茜草10克，水煎服。赤带加白芍、苦参各6克，白带加鹿角霜、白术各10克。（《医学衷中参西录》清带汤）

（10）耳聋：炒山药90克，茯苓60克，杏仁75克，细末，用黄蜡融化和药为丸弹子大，每服1丸，盐汤下。少气咽干者，生脉散煎汤下。治耳聋，肺气虚者。（《外科大成》卷3 蜡弹丸）

（11）目暗内障：山药、干地黄、人参、茯苓、防风、泽泻各等分，细末，蜜丸梧子大。每服10丸，空心，茶汤下。治肝风目暗内障。（《眼科龙木论》卷2 山药丸）

【外用治疗】

1. 肿毒　山药、蓖麻子、糯米各等分，水浸研为泥，外敷肿处。(《普济方》卷272)

2. 乳吹　生山药捣烂，外敷局部。治乳吹肿痛不可忍。(《古今医鉴》卷12)

【药方】

1. 薯蓣丸　山药300克，人参70克，当归、桂枝、地黄、神曲、大豆黄卷各100克，甘草200克，白芍、川芎、防风、麦冬、杏仁各60克，茯苓、柴胡、桔梗各50克，阿胶70克，干姜30克，白蔹20克，细末，大枣100枚为膏，和药蜜丸弹子大。每服1丸，日3次。治虚劳风气百疾。(《金匮要略》)

2. 小三五七散　山药210克，山萸肉150克，天雄90克，细末。每服10克，清酒下，日2次。治头风目眩。(《千金要方》卷13)

3. 加味天水散　生山药30克，滑石18克，生甘草10克，水煎服。治暑日泄泻不止，肌肤热而燥渴，小便不利，或兼喘促。小儿多见，用此方更佳。(《医学衷中参西录》)

4. 三宝粥　生山药30克，煮粥；送服三七末6克、鸦胆子(去壳)50粒。用治久痢脓血腥臭，肠中欲腐，兼下焦虚惫，气虚滑脱。(《医学衷中参西录》)

5. 通变白虎加人参汤　生石膏60克，人参15克，甘草6克，白芍24克，生山药18克，水煎服。用治下痢后重腹痛，周身发热，服凉药而热不休，脉有实热之象。(《医学衷中参西录》)

6. 燮理汤　生山药24克，银花15克，生白芍18克，牛蒡子(炒捣)、甘草各6克，黄连、肉桂(后下)各4.5克。每日1剂，水煎服。赤痢加生地榆6克，白痢加生姜6克。血痢加鸦胆子(去皮)20粒，药汁连服。治赤白痢者。若下痢已数日，亦可服此汤。又治噤口痢。(《医学衷中参西录》)

7. 玉液汤　生山药30克，生黄芪15克，知母18克，生鸡内金末6克，葛根4.5克，五味子10克，天花粉10克，水煎服。用治消渴，即西医所谓糖尿病。(《医学衷中参西录》)

8. 无比山药丸　山药60克，肉苁蓉120克，五味子180克，菟丝子、杜仲各90克，牛膝、泽泻、地黄、山萸肉、茯神、巴戟天、赤石脂各30克，细末，蜜丸梧子大。每服20~30丸，食前酒下，日2次。治虚劳百损。(《千金要方》卷19)

9. 还少丹　炒山药、制牛膝、茯苓、山萸肉、炒小茴香各45克，续断、酒制菟丝子、炒杜仲、巴戟天、酒苁蓉、五味子、枳实、远志、熟地黄各30克，细末，蜜丸梧子大。每服30丸，盐汤下。补虚劳，益心肾，生精血。治心虚肾冷，漏精白浊梦遗。(《仁斋直指方》卷9)

【医家经验】

张锡纯用山药

(1)变饮为粥用于肠胃病症：张锡纯："至治泄泻必变饮为粥者，诚以山药汁本稠黏，若更以之作粥，则稠黏之力愈增，大有留恋肠胃之功""山药性本收涩，故煮粥食之，其效更捷也"。如一味薯蓣粥、珠玉二宝粥、三宝粥、薯蓣鸡子黄粥、薯蓣芣苢汤等。"凡呕吐之人饮汤则易吐，食粥则借其稠黏留滞之力，可以略存胃腑，以待药力之施行"。如薯蓣半夏粥，用清半夏30克水煎去渣取汤，调入山药细末30克，再煎两三沸成粥，和白糖食之。用治胃气上逆，冲气上冲，呕吐不止，闻药气则呕吐益甚。

（2）山药用治外感热病：白虎加人参以山药代粳米汤，用治伤寒、温病实热，已入阳明之腑，燥渴，嗜饮凉水，脉象细数者。以其既能补气分托邪外出，更能生津止渴、滋阴退热，洵为完善。通变白虎加人参汤，以白芍代知母，山药代粳米。治热痢后重而发热不退。滋阴宣解汤，山药、滑石、白芍、甘草、连翘、蝉衣，治太阳阳明温病，其人胃阴已亏，腑证未实，燥渴多饮而滑泻等。宁嗽定喘饮用生山药煎汤，调入甘蔗汁、石榴汁、生鸡子黄以调养之，用于阳明大热已退，其人素虚或在老年，虚弱喘嗽等证。（《医学衷中参西录》）

【前贤论药】

《本草纲目》卷27：益肾气，健脾胃，止泄痢，化痰涎，润皮毛……山药入手、足太阴二经，补其不足，清其虚热……山药虽入手太阴，然肺为肾之上源，源既有滋，流岂无益，此八味丸所以用其强阴也。

《嵩崖尊生全书》：生则凉，干则化温，味甘专补脾阴，色白兼能调肺。土旺生金，一切虚证必需，性缓力微，量倍方任。

《医学衷中参西录》：山药脾肾双补，在上则清，在下能固，利小便而实大便。色白入肺，味甘归脾，液浓益肾。能滋润血脉，固摄气化，宁嗽定喘，强志育神，性平可以常服多服。宜用生者煮汁饮之，不可炒用。

【专论】

1. 薯蓣丸

（1）薯蓣丸方：《金匮要略·血痹虚劳病脉证并治》："虚劳诸不足，风气百疾，薯蓣丸主之。薯蓣三十分，当归、桂枝、（神）曲、干地黄、（大）豆黄卷各十分，甘草二十八分，人参七分，芎劳、芍药、白术、麦冬、杏仁各六分，柴胡、桔梗、茯苓各五分，阿胶七分，干姜三分，白蔹二分，防风六分，大枣百枚为膏。上二十一味，末之，炼蜜和丸如弹子大，空腹酒服一丸，一百丸为剂"。

此乃大方，药21味。王旭高歌曰："薯蓣丸方缓风气，复脉（汤）去麻合八珍（汤），加入柴胡防豆卷，神曲白蔹桔杏仁。"（《王旭高医书六种》）

（2）服用方法：剂型选择以蜜为丸。丸剂适于慢性虚损者，缓调久久为功。王道无近功，欲速则不达。还须注意服药方法，方后注"空腹酒服一丸，一百丸为剂"，以酒送服助药力。长期服用，1日3丸，一丸约3～4克。疗程是1个月，即以"一百丸"为1个疗程，以逐步改善诸虚体质。若百丸后尚未全效，还可进服。也可改丸为汤，1剂服2天。

（3）方解：《金匮要略》薯蓣丸扶正祛邪。用山药为君，补肺脾肾，既能滋润又能收敛。《神农本草经》薯蓣："味甘温，主伤中，补虚羸，除寒热邪气，补中益气力，长肌肉。"方中以四君子汤补气，四物汤补血，合为八珍汤气血双补；干姜、大枣甘温扶阳，辛甘化阳以补阳虚；又有阿胶、麦冬滋阴，芍药、甘草酸甘化阴，可补阴虚；并有桂枝、防风、柴胡、白蔹、大豆黄卷等动药，升阳达表、祛除风气；杏仁、桔梗升降气机，使全方补中有行，补而不滞，是治虚劳诸不足风气百疾的大方。薯蓣丸结构完整，助消化以防食药积聚；祛湿健脾，澄源洁流以复生化；调升降出入，以防瘀滞。扶正祛邪，强身祛病。故薯蓣丸为补虚第一方。岳美中盛赞其平补功效，认为薯蓣丸不寒不热，不攻不泻，不湿不燥，故适于老人虚损，可常服无弊。《局方》牛黄清心丸即此方加牛黄、羚羊角、冰片、麝香，可治中风。

（4）体质调理："虚劳诸不足，风气百疾"，即慢性虚损性病证，正气虚衰，反复患病，气血不足兼有风气诸疾者。薯蓣丸属强壮剂，为体质调理而非对病方。主治以久病虚弱，体质瘦弱，倦怠乏力，贫血貌，头晕目糊，心悸气短，食欲不振，骨节酸痛，大便不成形，易感冒，舌淡嫩苔腻，脉软等为特征的虚劳状态。《千金要方》用治头目眩晕，心中烦郁，惊悸狂癫诸症。《古今录验》大薯蓣丸以薯蓣丸化裁，治男子五劳七伤，晨夜喘急，内冷身重，骨节烦疼，腰背僵痛，羸瘦不得饮食，妇人绝孕疝瘕。现今多用于消化、呼吸系统肿瘤手术、放化疗后，慢性白血病，多发性骨髓瘤，慢性肝炎，慢性肾病，老人体虚，虚人复感等，在改善体质，纠正贫血，调节免疫力等方面有良好疗效。

（5）仲景补方：集中于《金匮要略·血痹虚劳病脉证并治》。有虚劳风疾之薯蓣丸，内有干血的大黄䗪虫丸，梦遗失精之桂甘龙牡汤、天雄散，肾气不足、少腹拘急的肾气丸，中阳虚寒的小建中汤，心动悸之炙甘草汤（为附方），开后世补虚方之先河。

2. 养脾阴刍议　滋养脾阴，人多忽之。或以脾胃相关，脾阳统胃阳、胃阴统脾阴而混治之。笔者曰不然。脾阴之说，由来已久。自明清之际，周慎斋、胡慎柔、吴澄、缪仲淳、唐容川等名贤，代有发挥。从临床实践看，脾阴虚弱也颇多见，从滋养脾阴着手常可得效。中医理论认为，一切事物都具有阴阳对立的两个方面，脾脏自无例外。脾阳是脾脏运化水谷的生理功能；脾阴是脾脏运化水谷化生的营养物质，诸如营血、津液、脂膏等。从作用上讲，脾阴有灌溉脏腑，营养肌肉，磨谷消食，濡润孔窍的作用。在病理状态下，诸如暑、燥、湿邪化热，耗津夺液；饮食偏颇，嗜食辛辣厚味；慢性消耗性疾病，特别是长期的脾胃病等，都可损耗脾阴，造成脾阴不足的病证。

就临床证候而言，脾阴虚常见低热，不思食，或食入难化，腹胀，四肢无力，肌肉萎缩，口渴心烦，身时烘热，面色㿠白但两颧潮红，大便溏薄，小便频数，唇舌红赤，脉象虚细无力等。从病机分析看，脾主健运，需要阴阳两方面的配合，脾阳主温运，脾阴主融化。脾阴不足，运化失常，故不思食，食入难化，腹部胀满。脾阴不足，用阳失健，中气不足以升，故大便溏，小便频数。脾主肌肉，外合四肢。脾阴不足，水谷精微无以濡养肢体，故四肢无力，肌肉萎缩。脾为气血生化之源，脾阴不足，生化无由，气血不能上荣于面，故面色㿠白。

从证候鉴别看，脾阴虚和脾阳虚是不同的。脾阳虚，阳虚生外寒，故形寒肢冷，腹中冷痛，食入运迟，大便溏薄，口不渴，舌淡苔白，脉沉迟。脾阴虚，阴虚生内热，津伤则化燥，故颧红，口渴，心烦，唇舌红，脉细数。同时，脾阴虚和胃阴虚也不同。脾主运化，脾阴虚不足以运化，则腹胀便溏。胃主纳谷，胃阴虚不足以纳谷，则纳呆，或知饥不食，干呕作呃，口干咽干，脉细数。因此脾阴虚从生理、病理、证候上讲是有其实际内容的。常用补脾阴的方剂主要有以下几种。

中和理阴汤：人参、山药、扁豆、莲肉、老米、燕窝。（吴澄《不居集》）

慎柔养真汤：人参、白术、茯苓、甘草、山药、莲肉、白芍、五味子、麦冬、黄芪。（胡慎柔《慎柔五书》）

六神散：人参、白术、茯苓、甘草、山药、扁豆。（陈无择《三因方》）

参苓白术散：人参、白术、茯苓、甘草、扁豆、薏苡仁、砂仁、莲肉、桔梗、陈皮。（《局方》）

药物除人参、白术、茯苓、甘草（即四君子汤）外，最主要的有山药、扁豆、莲肉。周慎斋："用四君加山药引入脾经，单补脾阴，再随所兼之证而用之，俟脾之气旺，旺则土能生金，金能生水，水升而火降矣"（《慎斋遗书·虚损门》卷7）。缪仲淳："胃气弱则不能纳，脾阴亏则不能消，世人徒知香燥温补为治脾虚之法，而不知甘凉滋润益阴之有益于脾也"（《先醒斋医学广笔记》）。

可见，滋养脾阴必须用滋润甘凉之品，取其甘以补脾，润以益阴，滋而不腻，运而不燥。临床运用较多的是慎柔养真汤和陈无择六神散。小儿于夏季，见发热，口渴，多饮，多尿，便溏，不思食，舌质红，脉虚细数等症，诊为小儿夏季热者，辨证属脾阴不足，投以上方有效。目前大多数人认为参苓白术散是理脾阴正方，其中砂仁、陈皮似嫌香燥，薏苡仁渗利，对单纯脾阴虚者不宜。如脾阴虚兼水湿内停者，用此方较为妥帖。

山药的功用，李时珍《本草纲目》说："按吴绶云，山药入手、足太阴二经，补其不足，清其虚热。"黄宫绣《本草求真》认为，山药补脾益气除热，能补脾肺之阴。近世张锡纯创一味薯蓣饮，单用山药一味，称其"能滋阴又能利湿，能滑润又收涩，是以能补肺肾兼补脾胃"（《医学衷中参西录》）。可见山药是补脾阴的良药，其性质和平，不似黄芪之温、白术之燥，故为常用。胡慎柔在《慎柔五书》中，还详细介绍了补脾阴方药的煎法，认为应当去头煎不用，只服第二、三煎。头煎燥气尚未除尽，二、三煎则成甘淡，所谓淡养胃气，微甘养脾阴。详见总论第三章。

【方药效用评述】

➤ 山药既能补益脾、肺、肾之气，又能滋脾、肺、肾之阴，补气而不滋，养阴而不腻，为培补脾、肺、肾最平和之品。

➤ 山药药性兼涩，固肾涩精，收敛精气，故可用于脾亏之泄泻，肺虚之咳喘，肾虚之漏精、尿频、带下、消渴等。

➤ 山药药食两用，性平和缓，大量用才可见效。山药、薏苡仁相配，山药偏于黏腻，薏苡仁偏于淡渗，配用则避免单味之弊。山药君人参、白术则补脾，山药君人参、麦冬则补肺，山药君人参、当归则补心，山药君人参、枸杞则补肝，山药君人参、地黄则补肾。

➤ 山药多辅助他药而成功。如补脾肺，必主人参、白术；补肾水，必主地黄、山萸肉；固精气，宜配菟丝子；涩带浊，宜配补骨脂。

【药量】 15～30克。补脾止泻、益肾固精炒用。

【药忌】 湿热者忌用。

大枣

【药原】 出《神农本草经》。用干燥成熟果实。

【药性】 甘，温。归脾、胃经。

【药效】 补中益气，养血安神，缓和药毒。

【药对】

1. 大枣、小麦、甘草 甘草、大枣味甘补脾，但甘草兼润肺利咽止咳之效，大枣有养血补心健脾之功。二味配伍，是甘温扶中而养心脾的药对，脾肺两虚而食饱而咳可用之，是为《千金要方》温脾汤。又，小麦为补心要药，大枣、小麦、甘草三味组成《金匮要略》甘麦大枣汤，是治脏躁效方。如仔细对比，甘麦大枣汤甘以缓急，也是补养心、脾、肝三脏的药对。又，乌梅、大枣为丸治热病后喜睡，详见"乌梅"篇。

2. 大枣、生姜、甘草 见"甘草"篇。

3. 大枣、葶苈子 见"葶苈子"篇。

【方药治疗】

1. 缓和药毒 如十枣汤、葶苈大枣泻肺汤，用大枣和胃暖中，以缓药毒之性。

2. 调和营卫 如桂枝汤等，与生姜、甘草配用，大枣、甘草甘缓，生姜辛散，协同以调和营卫，和胃暖中。

3. 久咳 大枣250克，杏仁30克，豆豉45克，捣丸枣核大。每服1丸，含咽之。治三十年咳。(《医心方》卷9大枣丸)

4. 心神恍惚 茯神15克，粟米30克，大枣27枚，水煎去滓，下米煮粥，温食之。治心神恍惚，有安神健脾作用。(《圣惠方》卷96大枣粥) 又，甘草10～20克，小麦30～50克，大枣10枚，水煎服。治妇女脏躁，数欠伸，善悲伤欲哭。(《金匮要略》甘麦大枣汤)

5. 脾胃虚弱 陈皮、厚朴各15克，甘草、姜、枣各10克，炒苍术24克，细末。每服6克，空心、食前盐汤点服。治脾胃不和，不思饮食。(《局方》卷3枣肉平胃散) 又，大枣400克(蒸熟，去皮核，研膏)，熟艾叶180克(浓煮粳米粥，拌匀，焙干)，炒杏仁、半夏各60克，人参120克，细末，以枣膏为丸梧子大。每服20丸，米饮下。补脾胃，长肌进食。(《圣济总录》卷187大枣丸)

6. 泄泻 晋枣40克，炮附子90克。用晋枣20克，煮附子至五分软，去皮脐，另用晋枣20克，再煮附子软，切片，焙干，捣为细末，枣肉为丸梧子大。每服30丸，空心，米饮下。治脾气虚弱，大肠冷滑泄泻。(《普济方》卷226枣附丸)

7. 便秘 大戟 30 克，大枣 30 枚，水煎至水尽为度。去大戟不用，将枣焙干，和剂作丸。每服 3～6 丸。治斑疹后便秘。(《素问病机气宜保命集》卷下枣变百祥丸)

8. 肿满 白术 90 克，粗末。每服 15 克，大枣 3 枚（破），水煎服。(《普济本事方》卷 4 大枣汤)

9. 血崩 大枣 30 克，黄芪 15 克，阿胶（烊冲）24 克，甘草 6 克，水煎服。治妇人五崩。(《医心方》卷 21 大枣汤)

【药方】

1. 甘麦大枣汤 甘草 10～20 克，小麦 30～50 克，大枣 10 枚，水煎服。治妇女脏躁，数欠伸，善悲伤欲哭。(《金匮要略》)

2. 十枣汤 甘遂、大戟、芫花各等分，细末。先煎大枣 10 枚，去滓，纳药末。强人服 1 克，羸人 0.5 克，温服之。得利后，糜粥自养。治支饮、悬饮。(《金匮要略》)

3. 葶苈大枣泻肺汤 葶苈子 10 克（捣），大枣 12 枚，水煎服。治水饮流于肠间，并见咳喘胸痛肠鸣。(《金匮要略》)

【医家经验】

刘邦来用十枣汤治支饮

1. 支饮用十枣汤 《金匮要略》："咳逆倚息，短气不得卧，其形如肿，谓之支饮""咳家其脉弦为有水，十枣汤主之"。又云："支饮家，咳烦胸中痛者，不卒死，至一百日或一岁，宜十枣汤。"膈间支饮最是咳嗽根底，也最为顽固。即使用十枣汤，亦无法达到一剂而饮去，又不可连续久服。咳家有水之证，常见咳嗽经久不愈，乃至双眼突出，咯大量白色泡沫痰或清水涎沫，上气喘急，肩息不得卧。而膈间支饮不去，咳嗽终无宁日。然欲去支饮，别无良法，当服十枣汤，去其饮邪，方可安正。《金匮要略》："久咳数岁，其脉数大者死，其脉虚者，必苦冒，以其人本有支饮在胸中故也，治属饮家。"即使病程迁延数年，正虚邪亦衰，亦当用十枣汤，去邪安正。

2. 十枣汤和十枣丸 十枣汤服用方法是服一至二次，得快利后停服，糜粥自养。余思之，慢性支气管炎、哮喘乃多年顽疾，岂能一剂而除其病根？再则，久病体虚，患者也无法承受此猛剂。苦无良法。反复阅读《伤寒论》，其中大陷胸丸是峻药缓攻，想十枣汤可否制成丸剂，仿大陷胸丸之意峻药缓攻？一次在翻阅《喻嘉言医学全书》时，见卷下有十枣丸，恍然大悟。

3. 十枣丸配制方法 甘遂、大戟、芫花各 30 克研末，大枣 1000 克去核，和药末共研，水泛为丸，晒干。每日清晨服 5～10 克，米汤下。根据患者体质病情，缓慢增加药量，以大便稍稀为度。如出现腹泻，可暂停药一两日，或减少药量，或隔日 1 次，全凭医者酌情裁度。余用此法治慢性支气管炎、哮喘属支饮者。

4. 十枣丸服用方法 其一，认准病情。悬饮内痛属寒饮者（当与水热互结之结胸证鉴别）、咳喘属膈间支饮者，如有外寒内饮，当先解外后再服十枣丸。其二，峻药缓攻。病情较重者，量小为宜，多服一段时间。其三，服用十枣丸期间不能服用中药甘草或含有甘

草成分的成药。（刘邦来《中医传薪录》）

【前贤论药】

《神农本草经》：主心腹邪气，安中养脾，助十二经。平胃气，通九窍，补少气、少津液，身中不足，大惊，四肢重。和百药，久服轻身长年。

《药性论》：主补男子肾虚冷，脚膝无力，夜梦鬼交，精溢自出；女子崩中漏血，赤白带下。

【方药效用评述】

➤ 大枣甘甜香醇，补中益气，调和药性，养血安神，在方中大都作为佐使药。

➤ 大枣心脾同补，养生保健，药食并用，所谓"一日食三枣，终生不显老"。

➤ 十枣汤用于胸水、腹水，胡希恕对此有所改良。可先用大砂锅煮大枣 250～500 克至稀烂，去枣皮、枣核，留汤、肉。再将甘遂、大戟、芫花各 6～10 克放入枣汤煎煮。然后去滓，仅食枣汤、枣肉。要注意小口慢饮，饮一点停一会，再饮一点停一会，待开始泻下则停服。如此即便是肝性腹水，亦用之有效。

【药量】 6～15 克。

【药忌】 湿热者忌用。久食易助湿生热引起中满。

第二节　补血药

熟地黄

【药原】 地黄出《神农本草经》。熟地黄是地黄块根经晒干蒸熟所得者，始见于《备急千金要方》，而后见载于《本草图经》。

【药性】 甘，温。归肾、肝经。

【药效】 补肾滋阴，养肝生血，补精填髓，调经安胎。

【药对】

1. 熟地黄、当归　熟地黄滋肾补血，性静主守；当归补肝养血，性动主走。二味合用，滋肾养肝，补益精血，相辅相成，为四物汤中补血养肝的药对。在临床上，一可补血安胎，如《本事方》内补丸。用当归养肝血，熟地黄补肾气，是冲任脉虚、胎寒腹痛效方，诸家有载。且有薛立斋医案为凭（见本篇"医案"）。又用以养血润肠治便秘，如通幽汤、济川煎。二可补肾平喘，治肾虚久喘。如《景岳全书》贞元饮，用大剂熟地黄、当归水煎服，补肾纳气，治肾虚气短似喘，呼吸促急，提不能升，咽不能降，气道噎塞，势剧垂危，脉必微细无神。张景岳："元海无根，亏损肝肾，此子午不交，气脱证也，尤为妇人血海常亏者最多此证，宜急用此饮济之缓之。"（《景岳全书》卷51 贞元饮）而金水六君煎即熟地黄、当归加二陈汤。

2. 熟地黄、白术　熟地黄色黑，补肾益精，养血安胎；白术色白，健脾补气，固腰安胎。二者相配合用，脾肾双补，先天、后天同调，可用治脾肾两亏。再者，熟地黄大剂应用常可造成大便溏薄、胃纳不佳等副作用，如配用白术健脾燥湿，则可避免之。如白术、熟地黄各30克，水煎服。治脾肾不足，胎动不安。(《万氏女科》卷1黑白安胎散) 方以益脾肾，安胎气，强腰脊，是安胎良方。又，熟地黄500克，白术250克，水煎服。治跌打闪挫，腰折不能起床，状似佝偻者。一连数剂而腰如旧也。(《辨证录》卷2续腰汤) 除治外伤腰折之外，更宜于肾虚寒湿腰重痛。又，《傅青主女科》常用此药对组方，以脾肾双补治妇女病证 (见本篇"医家经验")。再者，有白术、生地方，如白术500克 (土炒)，研末；生地250克 (饭上蒸熟)，捣和，干则少入酒为丸梧子大。每服15丸，米饮下，日3次。用于脱肛痔漏，肠风下血，面色萎黄，积年不差。(《杂病源流犀烛》卷17)

3. 熟地黄、麻黄 熟地黄补肾益精，性主柔、静；麻黄宣肺平喘，性主刚、动。二药相配，刚柔相济，动静互济，宣通补摄，可破寒凝痰滞。熟地黄得麻黄则补血而不腻膈；麻黄得熟地黄则通络而不发表。在阳和汤中，熟地黄量大，为30克；麻黄量小，为1.5克。熟地黄味厚滋腻，补养精血，在方中合鹿角胶补精养血作用更强。麻黄温通经脉，宣散发郁，在方中合炮姜、肉桂 (或桂枝) 解除寒凝，消散瘀血。因此用治阴盛寒凝、精血不足之阴疽和肾虚不纳、阳虚寒盛之久喘。今又用治经久骨痹，如骨关节病、骨质疏松症等。

4. 熟地黄、生地黄 熟地黄补血补肾，生地清热凉血，相合为用，可和血补血，治妇女诸虚劳热和漏胎出血。如生地黄、熟地黄等分为末，每服15克，用白术、枳壳煎汤调下，日2次。治漏胎下血。(《素问病机气宜保命集》卷中二黄丸) 又，生地、熟地黄等分为末，姜汁入水相和，糊丸如梧子大，每服30丸，地黄汤下或酒、醋、茶汤下。治妇人劳热心忪。(《妇人大全良方》卷5) 现代医家张伯臾用生地、熟地黄治急性吐血，血色鲜红，脉虚数。又，应用生地炭、熟地炭，既有补肾滋阴作用，又增涩肠生血之效。治慢性泄泻，生地炭、熟地炭各15克，与焦山楂同用补而不腻，止而不滞；治慢性出血，生地炭、熟地炭各20~30克，与炒当归同用，生血、止血，并行不悖。

5. 熟地黄、人参 见"人参"篇。

6. 熟地黄、菟丝子 见"菟丝子"篇。

7. 熟地黄、苍术 见"苍术"篇。

8. 熟地黄、山茱萸、山药 见"山茱萸"篇。

9. 熟地黄、细辛 见"细辛"篇。

【方药治疗】

1. 补肾养肝

(1) 虚劳：人参125~250克，熟地黄500克，浓煎2次，加白蜜125~250克收膏。每服1匙，开水冲服。治气血两虚，形体消瘦，短气乏力。(《景岳全书》卷51两仪膏) 又，菟丝子、熟地黄各250克，细末酒糊为丸如梧子大。每服50丸，人参汤送下。治下部弱，肾水冷。(《是斋百一选方》卷4引史载之方) 又，黄芪、熟地黄、白芍、当归、川芎各36克，肉桂、甘草、人参各10克，细末。每服18克，姜3片、枣1枚，水煎服。治虚劳气血不足者。（《医学发明》卷9双和散）又，人参30～60克，熟地黄60～90克，山萸肉、山药、杜仲、当归、枸杞子各10克，甘草6克，水煎服。治气血大亏，精神不守。（《景岳全书》卷51大补元煎）又，左归饮、右归饮、归肾丸，见本篇"药方"。

（2）痨瘵：天冬、熟地黄各10～15克，水煎服。治痨瘵咳嗽，骨蒸潮热，五心烦热。（《症因脉治》卷2天地煎）又，熟地黄、天冬、人参各等分，细末，蜜丸梧子大。每服6克，米饮下。治阴虚痨瘵，肾虚咳嗽。（《儒门事亲》卷15三才丸）

（3）咯血：生地、熟地黄各60克，水煎服。治先咳嗽不已，觉喉下气不能止，必咯血而后快。此为肾气之逆。（《辨证录》卷3生熟二地汤）又，熟地黄60克，麦冬30克，水煎服。治劳伤虚损肾水而嗽血。（《辨证录》卷3熟地麦冬汤）

（4）久咳：熟地黄、麦冬各60克，水煎服。治肾虚肺燥，久咳不愈，口吐白沫，气带血腥。（《辨证录》卷4子母两富汤）

（5）虚喘：熟地黄21～60克，当归6～10克，甘草3～10克，水煎服。治气短似喘，呼吸促急，势极垂危。（《景岳全书》卷51贞元饮）又，熟地黄21～30克，当归6～10克，半夏、茯苓各10克，陈皮、甘草各6克，水煎服。治肺肾虚寒，水泛为痰，久咳虚喘，肾虚脉沉痰咸。大便不实去当归，加山药15克；痰盛气滞胸胁不快，加白芥子3克；阴寒盛而嗽不愈，加细辛3克，表邪寒热加柴胡6克。（《景岳全书》卷51金水六君煎）

（6）失眠：熟地黄180克，黄芪、龙齿、当归各110克，人参、远志、桂心各55克，茯神75克，甘草36克，为散。每服18克，水煎服。治心肾不交，惊悸失眠。（《医略六书》卷30安神熟地黄散）又，熟地黄90克，菟丝子30克，肉桂6克，水煎服。治水火两衰，热极不能熟睡，日夜两眼不闭。（《辨证录》卷6水火两滋汤）

（7）痿证：熟地黄60克，麦冬、玄参各30克，牛膝6克，水煎服。治阳明胃火烁尽肾水，骨中空虚，久卧床席。（《石室秘录》卷3润阴坚骨汤）

（8）类中风：熟地黄60克，枸杞30克，水煎服。治类中风，不良于步，眼花晕厥。见医案。（《续名医类案》卷17《目门》）又，地黄饮子治中风暗痱，见本篇"药方"。

（9）反胃：熟地黄、山萸肉各90克，肉桂、茯苓各10克，水煎服。治反胃，朝食暮吐，暮食朝吐。（《石室秘录》卷6定胃汤）又，熟地黄60克，肉桂6克，水煎服。治关格，上吐下结，气逆不顺，饮食不入，溲溺不出，腹疼按之稍可。（《辨证录》卷5化肾汤）

（10）泄泻：熟地黄10～30克，炒山药6克，炒扁豆6克，炙甘草3～6克，焦干姜3～10克，制吴萸1.5～2.1克，炒白术3～10克，水煎服。治脾肾虚寒作泻，甚而久泻腹痛不止。（《景岳全书》卷51胃关煎）

（11）便血：熟地黄、荸荠各90克，水煎服。治肾虚火旺所致便血。（《辨证录》卷3荸荠熟地汤）又，生熟地黄（并酒浸）、五味子各等分为末，炼蜜为丸梧子大。每服70丸，温酒下。治肠风下血。（《是斋百一选方》地黄丸）又，苍术、熟地黄、干姜、甘草各

等分，研末，蜜丸梧子大。每服 50 丸，日 2 次。治脾湿肾虚，肠风便血久痔。（《素问病机气宜保命集》卷中黑地黄丸）

（12）便秘：熟地黄、当归各等分，细末，蜜丸梧子大。每服 6 克。治久虚失血，大便燥结。（《医垒元戎》益血丹）又，熟地黄、当归各 15 克，牛膝 6 克，肉苁蓉 10 克，升麻 1.5 克，泽泻 4.5 克，枳壳 3 克，水煎服。治肾虚便秘。（《景岳全书》卷 51 济川煎）又，当归身、升麻、桃仁各 3 克，红花、炙甘草各 0.3 克，生、熟地黄各 1.5 克，水煎去渣，调槟榔细末 1.5 克服。治血虚肠燥便秘。（《兰室秘藏》卷下通幽汤）又，熟地黄 60 克，当归、肉苁蓉各 30 克，水煎空心服。治同。（《辨证录》卷 9 濡肠饮）又，熟地黄 150 克，水煎 3 次，共滤药液 950 毫升，兑入蜂蜜 50 克，煮沸，装瓶备用。每日晨、午各服 250 毫升，晚服 500 毫升，连服 3 日。治抗精神病药物所致的大便秘结。（山东中医杂志，1997，12：569）

（13）小便不利：熟地黄 120 克，生地 60 克，肉桂 1 克，水煎服。治阴亏之甚，小便不通。（《辨证录》卷 9 加生化肾汤）又，熟地黄 30 克，生龟甲（捣碎）、生白芍各 15 克，地肤子 3 克，水煎服。治阴分虚损，小便不利。（《医学衷中参西录》济阴汤）

（14）阳痿：熟地黄 60 克，白术、巴戟天各 30 克。水煎服。治肾火阳痿，二便牵痛，数圊不得便。（《辨证录》卷 6 润涸汤）

（15）血精：熟地黄 150 克，人参 60 克，丹皮 30 克，水煎服。（《辨证录》卷 6 三仙膏）

（16）肌衄：熟地黄 60 克，麦冬、人参各 30 克，三七末 10 克（冲服），水煎服。治肺肾两亏，虚火外越，皮毛出血。（《辨证录》卷 3 肺肾两益汤）

（17）小儿五迟：熟地黄 24 克，山萸肉、山药各 12 克，泽泻、丹皮、茯苓各 10 克，细末蜜丸梧子大。每服 3～6 克，日 2 次。治小儿五迟，肾水虚怯，神不足，囟开不合，目中白睛多，面色㿠白。（《小儿药证直诀》卷下六味地黄丸）

2. 调经安胎

（1）月经不调：熟地黄、白芍、当归、川芎各等分，粗末。每服 15 克，水煎服。调益营卫，滋养阴血，治妇女月水不调，脐腹绞痛；妊娠宿冷，胎动不安等。（《局方》卷 9 四物汤）

（2）妇女劳热心忪：生干地黄、熟干地黄各等分为末，生姜自然汁入水相和，打糊丸如梧子大。每服 30 丸，地黄汤下，日 2 次。（《妇人大全良方》卷 5 地黄煎）

（3）干血痨：熟地黄、大黄各 90 克，细末，蜜丸梧子大。每服 6 克，日 3 次。治月经不通，干血痨内热。（《郑氏家传女科万全方》卷 1 二生丹）

（4）胎萎：熟地黄、当归、川芎、熟艾各 36 克，甘草、阿胶各 18 克，粗末。每服 12 克，水煎服。治妊娠胎萎，羸瘦不长。（《圣济总录》卷 155 熟干地黄汤）

（5）胎动不安：白术、熟地黄各 30 克，水煎服。用于胎动不安。（《万氏女科》卷 1 黑白安胎散）又，缩砂仁 30 克研细，熟地黄 60 克酒炒，水、酒各 2 碗煎取 1 碗，分 2 次服。治胎动必欲下。（《简明医毂》卷 7 缩地汤）

（6）胎漏下血：生地、熟地黄等分，细末，每服 15～30 克，白术、枳壳各 15 克煎汤调下。（《素问病机气宜保命集》卷中二黄散）又，炒熟地黄、炮干姜各 6 克，研末米饮下。治胎漏，漏血如月经以致胞干，母子俱损。（《叶氏女科》卷 2）

（7）妊娠溺血：熟地黄、阿胶（蒲黄炭炒）各等分，为散蜜丸梧子大。每服 15 克，米饮下。治妊娠溺血，脉虚数。（《医略六书》卷 28 补阴丸）

（8）产后虚渴：熟地黄 36 克，人参 110 克，麦冬 75 克，花粉 150 克，甘草 18 克，水煎服。治产后虚渴，少气脚弱，头晕目眩。（《三因方》卷 18 熟地黄汤）

（9）产后腹痛：熟地黄 30 克，陈生姜 15 克，同炒干为末。每服 6 克，温酒下。治产后血痛有块，并月经行后，腹痛不调。（《妇人大全良方》黑神散）

（10）产后中风：熟地黄、荆芥穗各 60 克，细末。每服 18 克，水煎温服，不拘时候。或口噤，或角弓反张，或狂言，或抽搐。（《普济方》卷 350 荆芥穗散）

3. 明目聪耳利咽

（1）目暗：生地、熟地黄、川椒（微炒）各等分，为细末，蜜丸梧子大。每服 30～50 丸，空心盐汤下。治目昏多泪。（《医方考》卷 5 真人明目丸）又，苍术 120 克（米泔浸）、熟地黄 60 克（焙），细末，水丸梧子大。每服 5 克，日 2 次。治脾肾不足，目昏目燥，坐起生花。（《普济方》卷 354 合德丸）又，熟地黄、五味子、炒枳壳、炙甘草各 10 克，细末蜜丸梧子大。每服 50 丸，清茶下，日 3 次。治血弱阴虚，视物昏花。（《银海精微》卷下熟地黄丸）又，生、熟地黄各 90 克，石斛、枳壳各 22 克，羌活、防风、牛膝各 15 克，菊花 60 克，杏仁 36 克，细末，蜜丸梧子大。每服 50 丸。治肝肾虚热，眼目昏暗。（《仁斋直指方》明眼生熟地黄丸）

（2）耳聋：熟地黄、山萸肉、山药各 15 克，枸杞、茯苓、菟丝子各 10 克，水煎服。治肾虚耳聋。（《不知医必要》卷 2 地黄汤）又，熟地黄 60 克，麦冬 30 克，菖蒲 3 克，水煎服。治耳衄。（《辨证录》卷 3 填窍止衄汤）

（3）咽喉红肿：熟地黄 90 克，山茱萸 30 克，茯苓 15 克，肉桂 10 克，水煎服。肾火上炎，咽喉红肿，日轻夜重，喉间成蛾，宛如阳证，但不甚痛，此为阴蛾。（《辨证录》卷 3 收火汤）又，熟地黄、麦冬各 30 克，水煎服，徐徐服之。治咽喉白腐音哑。（《重楼玉钥·续编》两富汤）又，生地、熟地黄、玄参各 36 克，肉桂 1 克，黄连、花粉各 12 克，水煎服。治喉痹。（《辨证录》卷 3 两地汤）

4. 托毒治伤

（1）阴疽：熟地黄 30 克，鹿角胶、炮附子、白芥子、甘草各 10 克，麻黄、姜炭、肉桂（桂枝）各 3～6 克，水煎服。治阴疽、痰核、流注、鹤膝风，阳虚阴盛、痰瘀寒凝。（《外科全生集》卷 4 阳和汤）

（2）外伤腰痛：熟地黄 500 克，白术 250 克，水煎服。治跌打闪挫，腰折不能起床，状似佝偻者。一连数剂而腰如旧也。（《辨证录》卷 2 续腰汤）除治外伤腰折之外，更宜于肾虚寒湿腰重痛。

【药方】

1. 四物汤 熟地黄、白芍、当归、川芎各等分，粗末。每服 15 克，水煎服。调益营卫，滋养阴血，治妇女月水不调，脐腹绞痛；妊娠宿冷，胎动不安等。（《局方》卷 9）

2. 三才丸 熟地黄、天冬、人参各等分，细末，蜜丸梧子大。每服 6 克，米饮下。治阴虚痨瘵，肾虚咳嗽等。（《儒门事亲》卷 15）另有《温病条辨》三才汤治暑温日久，气阴两伤，用生地、人参、天冬。

3. 地黄丸 熟地黄 24 克，山萸肉、山药各 12 克，泽泻、丹皮、茯苓各 10 克，细末蜜丸梧子大。每服 3～6 克，日 2 次。治肾阴不足诸证。（《小儿药证直诀》卷下）

4. 地黄饮子 熟地黄、巴戟天、石斛、山茱萸、炮附子、五味子、肉桂、茯苓、麦冬、菖蒲、远志各等分，粗末。每服 15 克，姜 5 片，枣 1 枚，薄荷 1.5 克，水煎服。治下元虚衰，痰浊上逆，肾虚喑痱，舌强不语，足废不用。（《宣明论方》卷 2）

5. 大补阴丸 熟地黄、龟甲各 180 克，炒黄柏、知母（酒浸）各 120 克，为细末，猪脊髓和蜜为丸梧子大。每服 10 克，日 3 次。治肝肾阴虚，虚火上炎，盗汗咳血，手足心热。（《丹溪心法》卷 3）

6. 左归饮 熟地黄 60～90 克，山萸肉、山药、龟甲胶、杜仲、当归、枸杞子各 10 克，甘草 6 克，水煎服。治肾阴水亏。（《景岳全书》卷 51）

7. 右归饮 熟地黄 60～90 克，山萸肉、山药、鹿角胶、杜仲、当归、枸杞子各 10 克，附子、肉桂、甘草各 6 克，水煎服。治肾阳火亏。（《景岳全书》卷 51）

8. 归肾丸 熟地黄 240 克捣烂为膏，山萸肉、山药、茯苓、枸杞子、菟丝子、杜仲各 120 克，当归 90 克，细末，炼蜜同熟地膏为丸梧子大。每服 100 丸，日 2 次，空心盐水下。治肾水真阴不足。（《景岳全书》卷 51）

【医案】

➤ 陈十七，疬劳在出幼之年，形脉生气内夺，冬月可延，入夏难挨。由真阴日消烁，救阴无速功，故难治。两仪煎。（《临证指南医案》卷 1）

➤ 薛立斋治一妇人每受胎三四月作痛欲坠，此为胎痛。用当归二钱、熟地黄三钱而愈。（《续名医类案》卷 24 "胎动"）

➤ 魏玉璜云："金封翁年近七旬，病晕厥，即类中风也。小愈后眼花，不良于步。或教以一味蒺藜水泛为丸，每早晚服四钱。既可祛风，又可明目，且价廉而工省。才服数日觉口咽苦燥，再服遂陡然失明。重以郁怒，晕厥复作，目闭不语，汗出如珠。延诊脉已散乱。姑以熟地二两，杞子一两煎服……证属三阴亏竭，五志之火上炎，故卒然晕厥。且病人以误服蒺藜之燥，失明而病作……二味服下，神气渐苏，乃减半，入沙参、麦冬、沙苑蒺藜而愈。今常服之两年，能辨瓷器花色也。"（《续名医类案》卷 17 "目"）

【医家经验】

1. 张景岳用熟地黄 张景岳以为熟地黄主补阴血。《景岳全书》："阴虚而神散者，非熟地之守不足以聚之。阴虚而火升者，非熟地之重不足以降之。阴虚而躁动者，非熟地之静不足以镇之。阴虚而刚急者，非熟地之甘不足以缓之。阴虚而水邪泛滥者，舍熟地何以自制？阴虚而真气散失者，舍熟地何以归源？阴虚而精血俱损，脂膏残薄者，舍熟地何以厚肠胃？"（《景岳全书》卷48《本草正》）《景岳全书》卷51《新方八阵》自创新方186首，其中有熟地黄者49首。尤其是补阵29首新方中，用熟地黄组方者22首，在其他无熟地黄的7首中，又有3首在加减项中使用了熟地黄。可见熟地黄为景岳最常用的中药之一，故人称其"张熟地"。较有代表性的，是张景岳所创左归饮、左归丸、右归饮、右归丸四方。左归饮、左归丸由六味地黄丸变化而来。左归饮乃六味地黄丸去泽泻、丹皮，加枸杞子、甘草；左归丸乃六味地黄丸去泽泻、丹皮、茯苓，加枸杞、龟甲胶、牛膝、鹿角胶、菟丝子，是纯甘壮水之剂，大补真阴不足者。右归饮、右归丸由《金匮要略》肾气丸变化而来，右归饮乃肾气丸去泽泻、丹皮、茯苓，加枸杞、甘草、杜仲；右归丸乃肾气丸去泽泻、丹皮、茯苓，加枸杞子、杜仲、当归、鹿角胶、菟丝子，是纯甘补火之剂，大补真阳不足者。四方均重用大剂熟地黄为君药，组成补肾阴或补肾阳之剂。又，归肾丸治肾水真阴不足，用六味地黄丸去泽泻、丹皮，加枸杞子、杜仲、当归、菟丝子，张景岳以为左归、右归二丸之次。再者，熟地黄兼散剂始能发汗，以汗化于血，而无阴血则无以作汗。故张景岳用熟地黄配解表药同用，治虚人外感见血虚不能托邪外出者，如五柴胡饮用熟地黄配柴胡，大温中饮用熟地黄配柴胡、麻黄，都是培血气以逐邪，使邪从营解。又，熟地黄兼温剂始能回阳，以阳生于下元，无火则不能成乾。

2. 傅青主用熟地黄 熟地黄、白术各30克，大剂脾肾双补，是傅青主常用药对。如固本止崩汤治血崩，以熟地黄、当归补血，人参、白术、黄芪补气，而少佐以黑姜止血。妙在不全止血，而唯大剂补气补血。并指出："倘畏药味之重而减半，则力薄而不能止崩。"加减当归补血汤治年老血崩，先用黄芪、当归、三七、桑叶止崩，继而加熟地黄、白术、山药、麦冬固本复元，以除病根。引精止血汤治交感血出，人参、白术补气，熟地黄、山萸肉补肾精，车前子、茯苓利水，又以黄柏为引引精外出，荆芥、黑姜止血治标，所谓"调停曲折"者。安奠二天汤以人参、白术、熟地黄、山萸肉、山药为主，补先后天之本，正所以固胞胎，治疗胎动不安之妊娠腹疼。求生汤治产后血崩，是不慎房事心肾两伤之故。该方用大剂人参、白术、当归、熟地黄，补气回阳，摄血以归神。类此方剂还有两收汤、清海丸、益经汤、并提汤，均以熟地黄、白术各30克入煎。此外，《傅青主女科》温肾止呕汤、十全大补汤、顺肝益气汤、顺经两安汤、固气汤、利气泄火汤，也用熟地黄、白术配伍，分别治疗不孕、血崩、经闭、胎动不安、经前便血、产后呕吐等。

【前贤论药】

《医学启源》：其用有五：益肾水真阴，一也；和产后气血，二也；去脐腹急痛，三也；养阴退阳，四也；壮水之源，五也。

《易简方》：男子多阴虚，宜用熟地黄；女子多血热，宜用生地黄。又云：生地黄能生精血，天门冬引入所生之处；熟地黄能补精血，用麦冬引入所补之处。

《医学正传》：生地黄生血，而胃气弱者服之，恐妨食；熟地黄补血，而痰饮多者服之，思泥膈。

《本草纲目》卷 16 引张元素：地黄生则大寒而凉血，血热者须用之；熟则微温而补肾，血衰者须用之。又，脐下痛属肾经，非熟地黄不能除，乃通肾之药也……凉血生血，补肾水真阴，除皮肤燥，去诸湿热。

《得配本草》：得乌梅引入骨髓，得砂仁纳气归阴，得炒干姜治产后血块，得丹皮滋阴凉血，使玄参消阴火。

【方药效用评述】

➤ 熟地黄甘温滋腻，为常用补血养精、滋肾养肝之品。与人参相配确是补血、补气之妙用药对。补血熟地黄为主，佐以当归、芍药；补气以人参为主，佐以黄芪、白术。诸经阳气虚者，非人参不可；诸经之阴血亏者，非熟地不能。人参有健运之功，熟地禀静守之效。一阴一阳，一动一静，性味中正，相为互补，相辅相成。八珍汤、十全大补汤气血双补之剂，以熟地、人参为君药双璧。

➤ 脾为生痰之原，肺为贮痰之器。如痰出脾肺，熟地黄即便少用，也有助痰湿而腻胸膈之弊。肾为生痰之根，如痰生于肾，肾虚而水泛为痰，见病久痰咸而尺脉沉虚者，熟地黄尤不可少。熟地黄为补肾化痰正药，配以半夏、茯苓、陈皮、甘草，为景岳金水六君煎，是肾虚久咳、久喘之妙方。其中熟地黄常用 30 克以上，用量宜多不宜少，此时熟地黄不仅不腻膈碍胃，而且常可消痰开胃。

➤ 熟地黄、生地黄都可用于中风。著名的地黄饮子即以熟地黄为君药，治疗中风喑痹肾虚者。又有庄在田《福幼编》理中地黄汤，脾肾并补治小儿慢惊风，也以熟地黄为君药。而陈士铎《石室秘录》《辨证录》常用熟地黄为主，治疗痿证、中风等。此外，熟地黄、菟丝子和熟地黄、枸杞子两组药对，补益肝肾，补精填髓，养老延年，是心、肝、肾精血虚亏之良药，可用于须发早白、眼目昏花、耳鸣耳聋等，值得作为抗衰老药研究。

➤ 熟地黄是调经安胎主要药物。傅青主常以熟地黄、白术相配，详细内容见上文。又，地黄有二用，熟地黄甘温，补血补肾调经，适于血虚、血寒；生地黄甘寒，凉血清热调经，而适于血热、血瘀。故四物汤有以熟地黄、白芍、当归、川芎为补方，又有以生地、赤芍、当归、川芎为泻方之用者，临证当详细辨析。

➤ 四物汤首见于《仙授理伤续断秘方》，熟地黄、白芍、当归、川芎各等分，细末，水煎服，用治外伤而腹痛，肠内有瘀血者。《局方》卷 9 用治冲任虚损，月经不调，崩中漏下，血瘕硬块诸疾。在四物汤中，熟地黄、白芍补养肝肾，性柔为静药；川芎、当归和血活血，性刚为动药。动静互补，刚柔相济，是为妇科调经安胎名方。如妊娠宿冷，胎动不安者加阿胶、艾叶，名胶艾四物汤。方中尚可变更具体药物，如易熟地黄为生地，易白芍为赤芍，以凉血清热。《医宗金鉴》三黄四物汤，即是本方加大黄、黄连、黄芩，治血热盛者，宜用生地、赤芍凉血。在临床上，还可调整补血药与活血药的用量比例，以适应寒热虚实证候的不同。如《医宗金鉴》卷 44 桃红四物汤，即本方加桃仁、红花以治血瘀。而温清饮则是黄连解毒汤与四物汤的合方，治血分热毒者。

【药量】5～10克，大量可至30～60克。用量较大者，可以少量砂仁拌制或佐用，以免滋腻伤脾胃。炒药可减其滋腻碍胃之性。

【药忌】湿热内盛，脾虚湿盛，腹胀便溏者忌用。

∽ 当 归 ∾

【药原】出《神农本草经》。用根。

【药性】甘，辛，温。归肝、心、脾经。

【药效】补血养血，活血通络，和血调经，托毒消肿。

【药对】

1. 当归、白芍　当归温润补血，性动主走；白芍凉润补血，性静主守。肝藏血，二味合用补血养肝，温凉参半，相辅相成，为四物汤中补血养肝的药对。养血敛阴而不致滞留，行血活血而不致动血。此组药对最早见于《金匮要略》当归芍药散，是临床常用的疏肝运脾方剂。而后有《仙授理伤续断秘方》四物汤，为常用补血方，其中即有当归、白芍二味。《傅青主女科》一书大量应用当归、白芍，全书诸疾78证，应用当归、白芍药对27证，占1/3。

在临床上，当归、白芍的应用主要有3种。一是调经血，治疗月经不调等证，这在当归芍药散、温经汤、逍遥散中均有体现。二是和血疏肝，不仅用于妇科调经，也普遍用于肝血不足，乳、胁、胃、小腹胀痛等证。如《石室秘录》卷3心肝双解饮，当归15克，白芍10克，有火加山栀10克，无火加肉桂3克，水煎服。治心（胃）痛肝虚者。三是用于痢疾，大量应用芍药、当归则可行血活血、通利止痛，以行血为主，辅以调气，是治疗痢疾腹痛后重的主要配伍原则，在芍药汤中就有体现（见下文）。所谓行血则便脓自愈，调气则后重自除。如芍药90克，当归60克，枳壳、槟榔、甘草各6克，滑石10克，木香、莱菔子各3克。每日1剂，水煎服。治血痢不止者。（《石室秘录》救绝神丹）

又，赤芍、当归各240克，用麻油250克浸后，次日慢火熬药，后再加黄丹、乳香，最后成膏药外敷，用治痈疽恶疮、乳痈等。（《医方类聚》卷219乳痈膏）另，《傅山男女科》肩臂痛方亦重用二味，可治肩周炎。（见本篇"药方""医家经验"）

2. 当归、川芎　当归和血养血，川芎化瘀止痛，二味和血活血，药性刚动，是四物汤中的重要药对。在临床上，瘀血为病者，必用二药相配。如《本事方》佛手散，当归180克（洗，切，焙干），川芎120克（洗），为末。每服6克，水酒煎服。用于孕后五七月，因事伤胎，或子死腹中，恶露下疼痛不止，口噤欲绝。又，《经效产宝》云：此方治胎动下血，心腹绞痛，儿在腹死活不分，服此药，死即下，活即安，是古时试胎良方。《济生方》芎归方，用于一切失血过多，眩晕不苏。《局方》尤其明确指出，此方可用于胎动、崩中、金疮、拔牙去血过多引起的昏晕欲倒。而《医学心悟》则应于产后瘀血停积，阻碍新血不得归经，恶露不绝，腹痛拒按。可见，此方活血化瘀，止痛、止血，可用于妊娠、产后时期，妊娠可试胎、安胎、下胎，产后可排恶露，止腹痛，有一定的祛瘀生新作用。

又，重用二药活血定痛，用治重症偏头痛有效，如陈士铎《辨证录》头痛救脑汤。

3. 当归、鹿茸 当归养肝补血而水旺，鹿茸益肾补精而助火，用以补益肝肾而填补滋养，可治精血大耗，面色黧黑，耳聋目昏，腰痛脚弱，上燥下寒诸证。如：鹿茸（酒蒸）、当归（酒浸），各等分为细末，煮乌梅膏为丸如桐子大。每服50丸，空心米饮下。（《济生方》黑丸）《洪氏集验方》用二味以水煎服，治妊娠下血腰痛不可忍者。《千金要方》则以鹿茸、当归、蒲黄为散，治冲任亏损之漏下。而《张氏医通》四味鹿茸丸，用鹿茸、当归、地黄、五味子为丸，治咳嗽吐血，脉虚无力，上热下寒者。

4. 当归、黄连 当归和经脉阴血为臣药，黄连清肠道湿热为君药，二味配伍，切合痢疾之病机，可用于痢疾大便脓血而里急后重者。如《千金要方》卷17驻车丸，主用黄连、当归，配以干姜、阿胶治痢，即是其例。也有单用此药对治痢的，如《本事方》用黄连60克（切瓦焙令焦），当归30克（焙），为末。每服6克，陈米饮下。治热毒下痢。《普济方》卷207胜金丸治久痢，《圣惠方》卷74黄连散治妊娠疟疾，寒热腹痛。如加白芍、黄柏，则为《宣明论方》芍药柏皮丸，用治湿热痢。加紫草为丸，治热入血分，大便秘结不通者。（《张氏医通》）又，《脾胃论》卷下清胃散，也有当归、黄连二味，再配生地、丹皮凉血清热，治胃火牙痛、口疮。

5. 当归、升麻 当归养血和血，润燥通便；升麻清阳明热，且有引经、升提作用。二味相配，如通幽汤、济川煎治血虚肠燥便秘，方中用当归、熟地黄等润肠通便，升麻、枳壳以升降气机佐之。再如清胃散，方中用当归、生地等凉血，升麻引诸药入阳明胃经，治胃火诸证。

6. 当归、熟地黄 见"熟地黄"篇。

7. 当归、黄芩 见"黄芩"篇。

8. 当归、苦参 见"苦参"篇。

9. 当归、龙胆 见"龙胆"篇。

10. 当归、肉苁蓉 见"肉苁蓉"篇。

11. 当归、黄芪 见"黄芪"篇。

【方药治疗】

1. 发汗、止汗

（1）外感而营虚：当归30克，柴胡15克，炙甘草2.4克，水煎服。或加生姜，或加陈皮，或加人参。治外感寒邪，而营虚不能作汗。（《景岳全书》卷51 归柴饮）

（2）温暑时证：当归10~15克，葛根6~10克，水煎服。治阳明温暑时证，大热大渴，津液枯涸，不能作汗。（《景岳全书》卷51 归葛饮）

（3）盗汗：当归、黄连、黄芩、黄柏、生地、熟地黄各10克，黄芪20~30克，水煎服。治盗汗。（《兰室秘藏》卷下当归六黄汤）

（4）产后多汗：当归、黄芪各30克，麻黄根15克，水煎服。治产后自汗盗汗，胃气虚弱。（《济阴纲目》卷13当归二黄汤）又，当归、人参各等分，细末。每服6克。先以猪腰子 1 只切片，糯米 60 克，葱白 2 条，水煎汤煮米熟澄取清汁，入药末再予水煎服。治产后诸虚发热，自汗盗汗。（《续易简方》人参汤）

（5）心虚盗汗：当归、人参各等分，细末。每服 6～10 克。用猪心 1 枚破作数片煎汤澄取清汁，再煎药末后服之。治心虚盗汗。（《景岳全书》卷 51 参归汤）又，人参 30 克，乳香 10 克另研，当归 60 克，共研细末，山药煮糊为丸梧子大。每服 30 丸，食后枣汤下。治心气不足，怔忡自汗。（《证治准绳·杂病》参乳丸）

2. 补血止血

（1）血虚发热：炙黄芪 30 克，当归 6 克（酒洗），水煎服。治血虚发热，肌热燥热，烦渴引饮，脉洪大而虚，重按无力，此血虚之候。以及经行、产后血虚发热等。（《兰室秘藏》卷下当归补血汤）当归味厚而养血，黄芪味甘而补气，黄芪 5 倍于当归，阳生则阴长，气足则血生。

（2）虚损：生地、当归各等分，酒蒸 7 次，蜜丸如梧子大。每服 70 丸，空心，温酒下。治虚损属阴血亏虚。（《医学入门》卷 7 二宜丸）又，《摄生众妙方》卷 2 当归膏，则用两药等分煎膏，治血少疮疡，自汗遗精，肌肤瘙痒等。

（3）肝劳：鹿茸（酒蒸）、当归（酒浸），各等分，细末，煮乌梅膏为丸如梧子大。每服 50 丸，空心，米饮下。治精血大耗，面色黧黑，耳聋目昏，腰痛脚弱，上燥下寒诸证。（《济生方》黑丸）此证《杂病源流犀烛》则称为肝劳。

（4）干血痨：当归 15～30 克，酒洗，水酒各半，浓煎服。（《古方汇精》卷 3 一味生新饮）

（5）失血眩晕：当归 60 克，川芎 30 克，研末。每用 15 克，水酒煎服。治各种出血，失血眩晕。（《济生方》芎归方）

（6）尿血：白芷、当归各 15 克，研末。每服 6 克，米饮下。治溺血。（《仙拈集》卷 2 引《经验方》）

（7）便血：赤小豆 150 克（浸令芽出，曝干），当归 30 克，为末。每服 3～6 克。水调服，日 3 次。治先血后便为近血者。也可用于狐惑，目赤如鸠。（《金匮要略》赤豆当归散）《张氏医通》还用治肠痈便脓。

（8）舌衄：郁金 30 克，当归 15 克，为散。每服 3 克，以生姜、乌梅汤送下。治心脏积热，血脉壅盛，舌上出血。（《圣济总录》卷 69 郁金散）

（9）脱发：侧柏叶 240 克（焙干），当归身 120 克，细末，水丸梧子大。每服 50～70 丸，日 2 次。治头发脱落。（《古今医鉴》卷 9 引贺兰峰方）又，赞化血余丹治肾虚白发，见鹿角胶药方。

3. 调经和血

（1）妇人百病：当归 60 克，细末，蜜丸如梧子大。食前服 15 丸，米饮下。治妇人百病，诸虚不足。（《太医支法存方》）

（2）月经或前或后：当归 120 克，香附 240 克（童便浸透，晒干，再加酒、醋、盐、姜四制），为细末，醋糊为丸如梧子大。每服 10 克，空腹，砂仁煎汤送下。治妇女气乱，月经或前或后。（《张氏医通》归附丸）

（3）绝经期而月经不止：条芩 120 克（醋浸，纸裹煨），当归 60 克（酒洗），为末，醋糊为丸如梧桐子大。每服 50～70 丸，空腹霹雳酒下，日 3 次。治妇人四十九岁后，月经当住，每月却行或过多不止，冲任热盛。（《古今医鉴》子芩丸）今用治绝经期而月经不止，凉血调经。

（4）痛经：当归、肉桂各等分为末。每服 6 克，水一盏，入少许醋，煎服。治妇人血气心腹痛，属寒凝。（《朱氏集验方》卷 10 香桂散）又，炮附子、当归各等分，粗末。每服 6 克，水煎服。治月经不调，痛经，属寒凝血瘀。（《袖珍方》卷 4 小温经汤）又，当归 30 克，生艾叶 15 克，红糖 60 克，水煎分服。治手足不温，下腹寒冷，经行腹痛。（蒲辅周当归艾叶汤）

（5）倒经：先以京墨磨汁止之，后以当归尾、红花各 10 克，水煎温服，其经自通。治月经逆行，血从口鼻出。（《简便方》）

（6）经闭：延胡索、当归各等分，研末。每服 10 克，加姜，水煎服。治血滞经闭。（《类证治裁》元归散）

（7）怒气伤肝：橘皮 60 克，当归 30 克，细末，蜜丸。每服 20 丸，温酒下。治怒气伤肝，血失常经，肌肤手足俱有血线。（《朱氏集验方》卷 10 橘归丸）

（8）胎伤：当归 60 克，川芎 40 克，粗末。每服 10～15 克，水酒煎服。治妊娠伤动或子死腹中，血下疼痛。（《外台秘要》卷 33 引《张文仲备急方》神验胎动方）

（9）胎动作痛：当归、白芍各 15～30 克，泽泻、白术、茯苓各 10～15 克，川芎 6～10 克，细末。每服 6 克，温酒下。治妊娠腹痛，胎动不安，月经不调。（《金匮要略》当归芍药散）又，当归 6 克，熟地黄 10 克，水煎服。治妇女每受胎，三四月作痛欲坠，此为胎痛。（《续名医类案》卷 24 "动门"）又，熟地黄 60 克，当归 30 克（微炒），为末，蜜丸如梧子大。每服 30 丸，温酒下。治妊娠冲任脉虚，胎寒腹痛。（《本事方》内补丸）

（10）胎漏下血：益母草、当归各 120 克，细末，水丸如梧子大。每服 30 丸，空心，白汤下。治胎孕三四月及五六月小产。（《竹林寺女科秘方》益母丸）又，防风、当归（去尾）各等分，研末为丸。每服 3 克，白汤下。治肝经有风，妊娠下血。（《医钞类编》卷 17 防风当归丸）

（11）产后血晕：延胡索 90 克，当归 60 克，研末。每服 10 克，红花酒热调下。未服药前，以硬炭半段烧红，好醋五升，作醋炭熏人，方服药。治血晕冲心欲死者。（《普济方》卷 335 延胡索散）

（12）产后中风：当归、荆芥穗各等分，细末。每 6 克，酒水煎服。治产后中风，见口噤、抽搐、昏迷。（《全生指迷方》当归散）

（13）产后腹痛：当归 30 克，生姜 50～100 克，羊肉 500 克，水煎服。治产后腹痛虚寒。又治寒疝腹痛，胁痛里急。（《金匮要略》当归生姜羊肉汤）又，当归 24～30 克，川

芎、桃仁各 6 ~ 10 克，黑姜、甘草各 3 克，水煎服。治产后恶露不行，少腹疼痛。（《傅青主女科·产后》生化汤）

（14）产后败血冲心：苍术 30 克（炒黑），当归 5 ~ 10 克，为末，每服 6 克，酒煎服。（《产宝诸方》当术散）又，五灵脂（炒）、当归各等分，研末。每服 6 克，以酒煎服。治产后败血上冲，不省人事。（《鸡峰普济方》卷 16 二圣散）

4. 和血润肠治痢

（1）大便不通：熟地黄、当归各等分，细末，蜜丸如梧子大。每服 6 克。治久虚失血，大便燥结。（《医垒元戎》益血丹）又，玄明粉 10 克冲，当归尾 15 克，水煎服。治血热便秘。（《痘疹金镜录》卷 4 玄明粉散）又，熟地黄、当归各 15 克，牛膝 6 克，肉苁蓉 10 克，升麻 1.5 克，泽泻 4.5 克，枳壳 3 克，水煎服。治肾虚便秘。（《景岳全书》卷 51 济川煎）又，当归、升麻、桃仁各 3 克红花、甘草各 0.3 克，生地、熟地黄各 1.5 克，水煎去渣，调槟榔细末 1.5 克服。治血虚肠燥便秘。（《兰室秘藏》卷下通幽汤）

（2）血痢：芍药 90 克，当归 60 克，枳壳、槟榔、甘草各 6 克，滑石 10 克，木香、莱菔子各 3 克。每日 1 剂，水煎服。治血痢便血，一日间至百十次不止。（《石室秘录》救绝神丹）又，当归 60 克，吴茱萸 30 克，同炒香，去吴茱萸不用，为末，蜜丸如梧子大，每服 30 丸，米饮下。治久痢不止。（《普济方》卷 35 胜金丸）又，白芍 10 ~ 15 克，黄芩 10 ~ 15 克，黄连 6 ~ 10 克，当归 10 ~ 15 克，木香 6 克，槟榔 10 克，制大黄 6 克，肉桂 3 克，甘草 6 克。治痢疾里急后重初起。（《宣明论方》卷中芍药汤）又，生白芍 30 克，当归 15 克，山楂 18 克，莱菔子 15 克（炒，捣），甘草、生姜各 6 克。或身体壮实者，可加大黄、朴硝各 10 克下之。治下痢初起赤白，腹痛里急后重。（《医学衷中参西录》化滞汤）

5. 活血通络止痛

（1）头痛欲裂：当归 60 克，炮附子 10 克，水煎服。治头痛欲裂。（见本篇"医案"）又，当归、川芎各 30 克，细辛 6 克，蔓荆子、辛夷花各 10 克，水煎服。治真头痛，头痛连脑、双目赤红、如破如裂。（《辨证录》头痛救脑汤）

（2）心痛：当归 15 克，白芍 10 克，有火加山栀 10 克，无火加肉桂 3 克，水煎服。治心（胃）痛肝虚。（《石室秘录》卷 3 心肝双解饮）

（3）心腹痛：当归 24 克，白术 3 克，细末。每服 6 克，沸汤点服。治心脾疼痛。（《医学入门》卷 7 归术散）

（4）手足厥寒疼痛：当归 30 克，桂枝、芍药、细辛、木通各 10 克，甘草 6 ~ 10 克，水煎服。（《伤寒论》当归四逆汤）

（5）肩臂痛：当归、白芍各 90 克，陈皮、柴胡各 15 克，羌活、秦艽、白芥子（炒研）、半夏各 9 克，附子 3 克。水 6 碗，煎 3 沸，取汁 1 碗，入黄酒服之，一醉而愈。治肩臂痛，肝气郁。以平肝散风，去痰通络为治。今治肩周炎。（《傅山男女科》肩臂痛方）

（6）跌仆伤损疼痛：当归、桃仁、川芎、泽泻、丹皮各 10 克，红花、苏木各 6 克，水煎服。治跌打损伤未破口。（《验方新编》卷 13 当归汤）

（7）血虚身痛：独活 12 克，当归 6～15 克，酒煎服。治血虚身痛，并产后中风，身痛自汗。（《千金要方》卷 3 引《小品方》）

（8）乳房硬痛：没药 3 克，当归、甘草各 10 克，水煎，加酒少许服。（《丹溪心法》卷 5）

（9）眼痛：当归、大黄各 30 克，乳香 3 克，水煎温服。（《御药院方》卷 10 当归立效散）又，当归、川芎、白芍、熟地黄各 10 克，白芷、羌活、防风各 6 克，水煎服。治睛珠痛甚，或红赤羞明泪多。（《原机启微》卷下当归养荣汤）

6. 平喘止咳

（1）咳喘：当归、熟地黄各 10～15 克，半夏、陈皮各 6～10 克，茯苓 10 克，甘草 6 克，水煎服。治肺肾虚寒，水泛为痰饮而咳喘。（《景岳全书》卷 51 金水六君煎）又，苏子 24 克，前胡、厚朴、当归、甘草各 10 克，半夏 12 克，橘皮 9 克，大枣 5 枚，生姜 10 克，桂心 12 克，粗末。水煎分服，白天 3 次，夜晚 2 次。治痰涎壅盛，咳喘短气，胸膈满闷。（《局方》卷 3 苏子降气汤）

（2）肾虚久喘：熟地黄 30 克，当归 30 克，甘草 6～10 克，水煎服。治肾虚气短似喘，呼吸促急，提不能升，咽不能降，气道噎塞，势剧垂危，脉必微细无神。（《景岳全书》卷 51 贞元饮）

7. 托毒消肿

（1）悬痈：当归、甘草各 90 克，桑柴文武火煎头、二、三汁，去渣，再煎成膏。每服 10～12 克，晨以酒下。（《疡科快捷方式》卷中国老膏）又，当归、大粉草（长流水浸透，焙干，再浸再焙，如此三度，切片）各 90 克，水 3 碗慢火煎至稠膏，去渣再煎，稠后为度。每日 10 克，无灰好热酒化膏，空心服之。治悬痈已成，服药不得内消。未成者即消，已成者即溃，已溃者即敛。（《外科正宗》卷 9 炙粉草膏）

（2）疮疡痈毒初起：金银花 240 克，当归 60 克，以水 10 碗，煎银花至 2 碗，再入当归同煎，顿服之。散毒，治痈疽初起。（《洞天奥旨》卷 14 神散汤）又，天花粉 12 克，白芷、贝母、赤芍、当归、皂角刺各 10 克，穿山甲、乳香、没药、防风、陈皮、甘草各 6 克，银花 30 克，水煎服。治痈肿疮疡阳证，脓未成者可消，脓已成者可溃。（《医宗金鉴·外科心法要决》仙方活命饮）

（3）粉刺疙瘩：苦参末 120 克、当归末 60 克，酒糊为丸如梧子大。每服 70～80 丸，食后热茶送下。治血热酒齄鼻。（《古今医鉴》卷 9 参归丸）《北京市中药成方选集》当归苦参丸用治血燥风热，头面生疮，粉刺疙瘩，口舌糜烂。

【外用治疗】

1. 水火烫伤　当归、大黄各 30 克，细末。麻油调敷。（《外科全生集》锦线油）又，当归、白蜡各 30 克，麻油 120 克，以油煎当归焦黄去渣，纳白蜡煅搅成膏，出火毒，每用时，取适量，以帛涂贴之。（《圣惠方》卷 68 神效白膏）

2. 眼目痛赤　当归、赤芍、黄连各等分为散。每用 3 克，沸汤浸去渣，乘热洗。治风

毒上攻，眼目暴赤疼痛，连睑赤烂。(《圣济总录》卷 105 当归散)

【药方】

1. 当归芍药散　当归、白芍各 15～30 克，泽泻、白术、茯苓各 10～15 克，川芎 6～10 克，细末。每服 6 克，温酒下。治妊娠腹痛，月经不调。(《金匮要略》)

2. 当归四逆汤　当归、桂枝、白芍各 10～20 克，甘草、细辛、通草各 5 克，大枣 5 枚，水煎服。治血虚寒，手足冷。(《伤寒论》)

3. 当归散　当归、白术、黄芩、芍药各 10 克，川芎 6 克，细末。每服 6 克，温酒下。治胎动不安，血虚有热。(《金匮要略》)

4. 当归补血汤　黄芪 30 克，当归 6 克(酒洗)，水煎服。治血虚发热，肌热燥热，烦渴引饮，脉洪大而虚，重按无力，此血虚之候。以及经行、产后血虚发热等。(《兰室秘藏》卷下) 方中当归味厚而养血，黄芪味甘而补气，黄芪 5 倍于当归，阳生则阴长，气足则血生。

5. 当归六黄汤　当归、黄连、黄芩、黄柏、生熟地黄各等分，黄芪加倍，水煎服。治盗汗。(《兰室秘藏》卷下)

6. 当归拈痛汤　当归 15 克，羌活、防风、人参、苍术、茵陈、白术、茯苓、泽泻、猪苓、苦参、知母、黄芩各 10 克，葛根、升麻、甘草各 6 克，水煎服。治湿热为病，肢节烦痛，肩背沉重，胸膈不利，遍身疼，下注于胫，肿痛不可忍。(《医学启源》卷下)

7. 泻青丸　当归、川芎、山栀、大黄、羌活、防风各等分，冰片少许，细末，蜜丸鸡头米大。每服半丸或 1 丸，竹叶汤下。治小儿肝热，抽搐痉挛。(《小儿药证直诀》卷下)

8. 清胃散　当归、黄连各 6 克，生地 12 克，丹皮 10 克，升麻 3 克，水煎服。治胃火牙痛、口疮。(《脾胃论》卷下)

【医案】

➤ 俞子容治一妇人年逾五旬，病头痛历年浸久。有治以风者，有治以痰者，皆罔效。脉之左寸沉迟而芤。曰：此气血俱虚也。用当归二两，附子三钱，一饮报效，再饮其病如失(《名医类案》卷 6 "首风")。章次公用附子、当归治头痛、胃痛、痛经剧烈者，或宗于此。

➤ 张琪用当归拈痛汤案。

例 1：刘某，女，56 岁，2005 年 2 月初诊。因食海鲜火锅而出现双下肢皮肤紫癜，舌尖红，苔腻微黄，脉弦微数。尿常规：蛋白(＋)，红细胞 10～15 个/HP。治疗用当归拈痛汤加入清热凉血剂。处方：当归、茵陈、泽泻、知母、猪苓、藕节、生地黄各 20 克，羌活、白术、苍术、黄芩、升麻、防风各 15 克，苦参 10 克，白茅根 30 克。用药 14 天后皮肤紫癜完全消退。尿检：蛋白(－)，红细胞 1～5 个/HP。又在上方基础上加侧柏叶 20 克、小蓟 25 克，14 剂。服药后无新出紫癜，上方续服 30 剂尿检正常而告痊愈。半年后随诊，紫癜未复发，复查尿常规正常。过敏性紫癜性肾炎部分患者的病机，为湿热之邪蕴结于血分，迫血妄行，血溢脉外，渗于肌肤，发为紫癜；湿热循经下侵于肾，损伤脉络而为尿血。以清热利湿、凉血止血。

例2：周某，男，46岁，2003年3月初诊。3天前大量饮酒后深夜在自家楼道内睡眠数小时，次日下午出现周身肢节疼痛，左肘关节红肿热痛，口渴不欲饮，尿黄，心烦，舌质红、苔黄腻，脉滑数。辨证属湿热蕴于肌肉关节。治以清利湿热、宣通经络，方用当归拈痛汤加减：当归20克，苍术、黄柏、黄芩、知母、羌活、泽泻、茵陈、苦参、猪苓各15克，防风、甘草各10克。服药10剂后，左侧肘关节红肿热痛和周身肢节疼痛减轻，继服10剂症状消失。2年后随访未再复发。本方主治湿热蕴于肌肉关节，肌肉烦痛，或肢节红肿，或全身痛，风湿结节硬痛红肿，或红斑痒甚，伴周身沉重，口渴不欲饮，尿黄，心烦胸闷，舌质红、苔黄腻，脉滑数。治以清利湿热、宣通经络。

例3：刘某，女，60岁，2004年5月入院。入院前2个月发现尿蛋白（++），血肌酐585μmol/L，当地医院诊断为慢性肾衰竭，服多种中西药后，颜面、双上肢皮肤出现丘疹且瘙痒，血肌酐608μmol/L。住院时患者除皮肤丘疹外，还有周身乏力、纳差症状，舌质淡红、苔白腻，脉细微数。治疗拟急则治其标为原则，用当归拈痛汤加四物汤化裁：当归、茵陈、泽泻、知母、猪苓、生地黄各20克，羌活、白术、苍术、黄芩、升麻、防风、川芎、赤芍各15克，苦参10克，白鲜皮30克。服药7剂后，丘疹明显减轻，因患者肾功能不全，续用上方减生地黄、川芎、赤芍，加蝉蜕、砂仁各15克，大黄10克，桃仁、枳实各20克，土茯苓50克。服7剂后患者丘疹完全消失。此后辨证施治以巩固疗效，肾衰竭与皮肤丘疹未再发作。慢性肾衰竭患者由于肾功能受损，肾小球滤过率下降，体内毒素不能完全排出，一部分患者服药后容易过敏而皮肤丘疹，丘疹如指甲大小、突出于皮肤、色红、瘙痒。此为毒热蕴于血分，渗于肌肤，发为丘疹。治以利湿清热、活血疏风。（《张琪讲临床》）

【医家经验】

1. 傅青主用当归配伍黄芪、人参　当归是《傅青主女科》中常用的补血调经药物。其中，以当归、黄芪或当归、人参大补气血，当归、川芎活血化瘀（见"川芎"篇），当归、白芍补血平肝解郁（见"白芍"篇），三方面的药对为主要内容。此处主要论述补气补血的药对。

当归、黄芪组方是东垣当归补血汤，原方以黄芪为君药，当归为臣药，用量比例是6∶1，治血虚发热。傅氏宗此方而又有变化，常以黄芪补气、当归补血，各30克并用以大补气血。包括加减当归补血汤、黄芪补气汤、送子丹、补气解晕汤、补气升肠饮、通乳丹六方。加减当归补血汤用黄芪、当归各30克，佐以三七、桑叶，治年老血崩，固本复原止崩。黄芪补气汤用黄芪60克，当归30克，少佐肉桂1.5克，治畏寒腹疼小产，补气生火安胎。送子丹用黄芪、当归、麦冬各30克，佐以熟地黄、川芎，治血虚难产。药少力专，应是当归补血汤加味方。

而补气解晕汤、补气升肠饮、通乳丹三方，则用大剂人参、黄芪各30克补气，和当归30克（一方为60克）补血并用，分别治产后气虚血晕、产后直肠脱垂、气血两虚乳汁不下。实际上，可视为补中益气汤的加味方。傅氏方药化裁常出前人古方，治本（补气、补血、补肝、补肾、补脾）药用量大，治标（止血、化湿、利水、理气、疏肝等）药用量小，组成大量、小量比例悬殊的效方，此亦其组方最主要的特点。诚然，还有不少方中用当归、人参各 30 克，如降子汤、转天汤、舒气散、救母丹、疗儿散，治难产、死胎。较有代表性的是治产后气喘，气血俱脱，气因血失的救脱活母汤，重用人参补气固脱接续元阳为君，臣以熟地黄、当归、麦冬补血而补养肺肝肾，佐以山萸肉、枸杞、阿胶，使以肉桂引火归原、黑芥穗引血归经。

2. 刘完素用加添四物汤和六合汤　《素问病机气宜保命集》加添四物汤即六合汤，有四物汤的方解和加味法。熟地黄补血，如脐下痛，非熟地黄不能除之，此通肾经之药。川芎治风，泻肝木，如血虚头痛，非川芎不能除之，此通肝经之药。芍药和血理脾，治腹痛非芍药不能除之，此通脾经之药。当归和血，如血刺痛如刀刺状，非当归不能除之，此通心经之药。并列出兼证可于四物汤各加二味用之。血虚腹痛，恶风微汗，加莪术、桂心，为"腹痛六合"；如风虚眩晕，加秦艽、羌活，为"风六合"；如发热而烦，不能安卧者，加黄连、栀子，为"热六合"；如虚寒脉微，自汗气难布息，不渴，清便自调，加干姜、附子，为"寒六合"；如中湿，身沉重无力，身凉微寒，加白术、茯苓，为"湿六合"。还列出四时增损。春防风四物，加防风，倍川芎；夏黄芩四物，加黄芩，倍芍药；秋天冬四物，加天冬，倍地黄；冬桂枝四物，加桂枝，倍当归。反映了《局方》时期重时四时用药，主张通治方一方治诸病的风尚。

3. 李可用《傅山男女科》肩臂痛方　《傅山男女科》："肩臂痛手经病，肝气郁。平肝散风，去痰通络为治。"细玩其意，大略肩臂乃手少阳、手阳明二经所过，肝气郁则木来克土，脾主四肢，脾气虚则痰湿内生，流于关节，故肢体为病。加之，50 岁后气血渐衰，复加风霜雨露外袭，日久乃成本病。原方加生黄芪 120 克，桂枝 15 克，止痉散（全虫 3 克，蜈蚣 4 克）研粉冲服，入络搜剔；更加桃仁、红花、地龙活血通经。如患者酒量较大时，令用水与黄酒各半煎之，热服取汗，以开表闭、逐寒凝，3 剂。而后据云服第 1 剂后得微汗，当夜安然入睡，次日顿觉大为松动，数月来开始穿衣不需人助。不料服第 2 剂后，竟暴泻黏稠便 10 余次，而臂痛亦减轻十之八九。因畏泻，剩一剂未服。六日后遇，云服后又腹痛作泻 5 ~ 6 次，右肩上举、后展已如常人。考致泻之由，一是当归大量难免滑肠，二是温药消溶痰湿由大便而去。煎服法未遵傅山法度，药量大，3 沸难以充分溶解有效成分。故改为冷水浸泡 1 小时，急火煮沸半小时，兑入黄酒，2 次热服。（《李可老中医急危重症疑难病经验专辑》）

【专论】

当归拈痛汤

（1）气味制方法：张元素在药性理论中以药物的性、味属性为纲目，制方理论中则以气味用药为核心，将制方方法分为两类，一类为气味制方法，另一类为五行生克制方法，两法均涉及气味用药。这里仅就张元素气味制方法述之。该法是对《医学启源·用药备旨》"制方法"的概括，其理论依据主要来源于《内经》中记载的药物气味性用使用经验，如《素问·脏气法时论》中"辛散、酸收、甘缓、苦坚、咸软"，以及《素问·阴阳应象大论》中"辛甘发散为阳，酸苦涌泄为阴"等。基于《黄帝内经》相关理论，张元素在《医学启源·用药备旨》中进一步总结为"辛能散结润燥，苦能燥湿坚软，咸能软坚，酸能收缓，甘能缓急，淡能利窍"，极大地扩展了药物气味性用使用依据。药物的气味性用结合四时气交、五脏生理病理特性演变为"升降浮沉补泻法"和"脏气法时补泻法"。医家学者通常所讲的"五脏苦欲补泻法"实为"脏气法时补泻法"的主体内容。在临床实践过程中，气味制方法的具体操作为识其病之标本脏腑、寒热虚实、微甚缓急，而用其药之气味，随其证而制其方也，是故方有君臣佐使、轻重缓急、大小反正逆从之制也。

（2）方论：经云湿淫于内，治以苦温。辛能散、苦能燥湿，羌活苦辛透关利节而胜湿；防风甘辛，温散经络中留湿，故为之君。水性润下，升麻、葛根苦辛平，味之薄者，阴中之阳，引而上行，以苦发之也；白术苦甘温，和中除湿；苍术体轻浮，气力雄壮，能去皮肤腠理之湿，故以为臣。血壅而不流利则痛，当归身辛温以散之，使气血各有所归；人参、甘草甘温，补脾养正气，使苦药不能伤胃。湿热相合，肢节烦痛，苦参、黄芩、知母、茵陈者，乃苦以泄之也。凡酒制者，以为因用。治湿不利小便，非其治也，猪苓甘温平，泽泻咸平，淡以渗之，又能导其留饮，故以为佐。气味相合，上下分消，其湿气得以宣通矣。此方见于《医学启源》卷下，是张洁古气味制方法的代表范例。其治法治则和药物选取，均以药物气味性用为据，充分体现了气味制方法的组方思路。

（3）效用主治和配伍加味：本方有除湿、清热、祛风、升阳、散结，宣通经脉和止痛、止痒、消肿等效用。主治湿热相搏之关节痹痛，全身疮疡、溃疡流脓水，全身皮肤瘙痒，肉瘤、包块、筋痹等，见苔薄黄者。目今大多用治类风湿关节炎、各种皮肤感染、丹毒、湿疹、脂溢性皮炎及脱发、银屑病、脂肪瘤、肩周炎、睾丸鞘膜积液等。也有用于岭南地区湿热毒所致的皮肤疮疡、口腔溃疡、疮疖痈肿、肛肠病，甚至白塞氏病等。常配用三黄汤、赤豆当归散、薏苡败酱散、上焦宣痹汤等。刘志明用本方与中焦宣痹汤为主，治湿热痹。热加黄芩、连翘、山栀、忍冬藤，湿加防己、苦参、滑石、薏苡仁，寒加附子、白术，气阴虚加黄芪、太子参、生地、白芍等。

【前贤论药】

《医学启源》：能和血补血，尾破血，身和血……其用有三，心经药一也，和血二也，治诸病夜甚三也。

《日华子诸家本草》：治一切风，一切血，补一切劳，破恶血，养新血，主癥癖。

《本草纲目》卷14：头止血而上行，身养血而中守，梢破血而下流，全活血而不走。

《本草备要》：血滞能通，血虚能补，血枯能润，血乱能抚。

【方药效用评述】

➤ 当归味甘而重，专能补血；气清而辛，又能行血。补中有行，行中有补，诚血中气药，血分圣药。佐以补则补，故能养血生血，补肝养心，安五脏，强形体，益神志。佐以攻则通，故能活血化瘀，止痛，通便，利筋骨，通血脉，润燥涩。又，同人参、黄芪补气而生血，同红花、桃仁则行气而活血，从桂、附则热，从大黄、芒硝则寒。当归、白芍同用，养血敛血；当归、川芎同用，养血而活血；当归、熟地黄同用，养血而生血。

➤ 当归主血分之病。川产力刚可攻，秦产力柔宜补。凡用血病宜酒制，有痰宜姜制。血虚以人参、赤石脂为佐，血热以生地黄、黄芩为佐，血积配以大黄。要之，血药不可舍当归。故古方四物汤以当归为君，芍药为臣，地黄为佐，芎䓖为使。

➤ 当归补养通脉，血虚而不能作汗者，可用当归养阴血，且配柴胡、葛根等解表和解以发汗；阴血虚亏而汗出不止者，则用当归补阴血，并配黄芪补气固表以止汗。

➤ 当归主咳逆上气（《本经》），治诸病夜甚（《医学启源》），常用于慢性咳喘。苏子降气汤、金水六君煎均有当归，止咳平喘。《杂病源流犀烛·咳嗽门》：日轻夜重咳血少也，可用二陈汤多加当归。义同景岳。

➤ 当归为疮家要药，有托毒消肿、敛疮生肌作用，是治疗外科疮疡、皮肤病血热证的常用药物。治痈疡初起肿痛，可配金银花、天花粉、白芷、防风，如仙方活命饮。若脓成不溃，或溃后脓出不畅，或久溃不敛，常配以黄芪、党参、熟地黄、肉桂等，补托透脓，敛疮生肌，如冲和汤等。

【药量】6～15克。大量可达30克。酒炒活血，炭药止血。

【药忌】便泄者慎用。

⤳ 白 芍 ⤳

【药原】原名"芍药"，出《神农本草经》，白芍为芍药之一种，《本草经集注》芍药有赤、白两色。用根。

【药性】苦，酸，微寒。归肝、脾经。

【药效】补血养肝，缓急和中，通利二便，敛阴止血。

【药对】

1. 白芍、白术 白芍养血补肝，白术补气健脾。二药合用，两调肝脾，疏肝健脾，制肝以安脾。如《丹溪心法》卷5白术丸，白术30克，白芍15克，为末，粥和丸梧子大。每米饮下50丸，日2次。治脾虚腹痛泄泻。刘草窗痛泻要方是在此药对基础上，加上防风、陈皮，治肝脾不和腹痛即泻、泻而痛止者。实际上，《金匮要略》当归芍药散方中即有此药对。现今以二味等量研末为丸，名阴阳双补丹，治脾虚消瘦者，以白术补脾气，白芍补脾营。

2. 白芍、赤芍 赤芍、白芍之分始于《图经本草》。白芍益脾，能于土中泻木；赤芍散血，能行血中之瘀。又，白芍味甘而补性多，赤芍味苦而泻性多。因此，原则上补养和缓以白芍为主，通利清化以赤芍为宜。故《本草求真》："白芍则有敛阴益营之力，赤芍则止有散邪行血之意。白芍能于土中泻木，赤芍则能于血中活滞。"虚实相兼，血虚、血瘀并见时，可二药成对并用，称为赤白芍。

3. 白芍、附子　见"附子"篇。

4. 白芍、枳实　见"枳实"篇。

5. 白芍、当归　见"当归"篇。

6. 白芍、桂枝　见"桂枝"篇。

7. 白芍、黄芩　见"黄芩"篇。

8. 白芍、柴胡　见"柴胡"篇。

9. 白芍、防风　见"防风"篇。

10. 白芍、川芎　见"川芎"篇。

【方药治疗】

1. 敛阴退热

（1）伤寒：桂枝、芍药各10克，甘草6克，生姜3片，大枣10枚，水煎服。治太阳病，头痛发热，汗出恶风。又，治病人脏无他病，时发热，自汗出而不愈者。（《伤寒论》桂枝汤）又，白芍60克，桂枝15克，为末。每服10克，水煎服。治伤寒腹中痛。（《素问病机气宜保命集》卷中芍药散）又，桂枝15克，白芍10克，粗末。每服15克，姜3片、大枣1枚，水煎服。腹痛加大黄。治太阴伤风，自汗咽干，胸腹满，自利不渴，手足自温，四肢倦怠。（《三因方》卷4桂枝芍药汤）实际上就是桂枝汤证。

（2）春温：黄芩、白芍各4.5克，水煎服。咳嗽加杏仁10克，川贝、桑叶各3克；痰多气急加苏梗、桔梗、橘红各3克。治春温气分证，发热咳嗽，痰多气急。（《医方简义》卷2黄芩白芍汤）

2. 调经和血

（1）月水不调：熟地黄、白芍、当归、川芎各等分，粗末。每服15克，水煎服。调益营卫，滋养阴血，治妇女月水不调，脐腹绞痛，妊娠宿冷，胎动不安等。（《局方》卷9四物汤）

（2）经乱先后不定：白芍（醋炒）、熟地黄各6克，生地、丹皮、地骨皮各10克，乌梅5枚，水煎服。治血虚经乱先后不定，或血枯经闭，喘嗽骨蒸。（《医门八法》卷4丹地乌梅四物汤）

（3）崩中下血：白芍45克（炒黄），侧柏叶180克（微炒），为细末。每服6克，酒调下。（《妇人大全良方》柏叶汤）

（4）赤白带下：炒白芍、炒艾叶、干姜（炒黄）各等分，为末，稠粥和丸梧子大。每食前服30丸。治赤白带下，连年不瘥。（《圣惠方》卷73）又，白芍60克（炒），干姜15克（炒黄），研末。每服10克，米饮下。治赤白带下，脐腹疼痛，不论新久。（《景岳全书》卷51白芍药散）

（5）妊娠腹痛：当归、芍药、川芎、茯苓、白术、泽泻各等分，细末。每服10克，日2次。治妊娠腹痛，胎动不安。（《金匮要略》当归芍药散）

（6）胎动下血：白芍、木贼草各40克，煅牡蛎、熟干地黄、乌贼骨、炮姜各20克，

细末。每服 3 克，食前米饮或温酒下。治胎动腹痛，下血不止。(《圣济总录》卷 154 芍药散)

(7) 产后腹痛：白芍、枳实各等分，为末。每服 5～10 克，日 3 次。治产后腹痛，烦满不得卧。(《金匮要略》枳实芍药散)

(8) 产后虚渴：当归、白术各 6 克，五味子 10 克，白芍、乌梅、泽泻、茯苓、川芎各 3 克，细末，蜜丸梧子大。每服 20～30 丸，日 3 次。治产后去血多，津少虚渴而饮无度。(《普济方》卷 211 引《便产须知》)

3. 缓急和中

(1) 腹痛：白芍 20～30 克，炙甘草 10 克，水煎服。治腹急挛痛者。(《伤寒论》芍药甘草汤) 又，恶寒者加附子。(《伤寒论》芍药甘草附子汤) 夏月加黄芩 1.5 克，恶寒加肉桂 3 克，冬月大寒再加桂 3 克，水煎服。治腹中虚痛。(《用药法象》) 此方无论寒热虚实，一切腹痛服之神方。(《幼幼新书》)

(2) 胃痛：桂枝 10～20 克，白芍 30 克，甘草 10 克，大枣 10 枚，生姜 15 克，水煎服。治虚寒胃痛、腹痛。(《伤寒论》桂枝加芍药汤) 也可用桂枝 10～20 克，白芍 30 克，甘草 10 克，大枣 10 枚，生姜 15 克，水煎，去滓后加饴糖 30 克冲服。治虚寒胃痛、腹痛。(《伤寒论》小建中汤) 又，当归 15 克，白芍 10 克，有火加山栀 10 克，无火加肉桂 3 克，水煎服。治心(胃)痛肝虚。(《石室秘录》卷 3 心肝双解饮) 又，炒栀子、白芍各 15 克，水煎服。治胃痛属火。(《石室秘录》卷 1 自焚急救汤)

(3) 身痛：人参、桂枝各 10 克，白芍、甘草各 20 克，生姜 5～10 片，大枣 10 枚，水煎服。治身痛脉沉迟。(《伤寒论》新加汤)

(4) 胁痛：白芍、川芎、青皮、丹皮、柴胡、枳壳、薄荷、甘草各 10 克，水煎服。治怒伤胁痛。(《医学集成》卷 3 平肝散)

(5) 三叉神经痛：白芍 50 克，炙甘草 30 克，酸枣仁 20 克，木瓜 10 克，水煎服。(中医杂志，1983，11：9)

4. 缓急止泻

(1) 湿热泄泻：黄芩、白芍各 15 克，甘草 10 克，大枣 3 枚，水煎服。治热泻腹痛。(《伤寒论》黄芩汤)

(2) 脾虚泄泻：白术 30 克，白芍 15 克，为末，和丸如梧子大，每米饮下 50 丸，日 2 次。(《丹溪心法》卷 5 白术丸) 刘草窗痛泻要方，再加防风、陈皮，治腹痛即泻，泻后痛缓。

(3) 痢疾：芍药 90 克，当归 60 克，枳壳、槟榔、甘草各 6 克，滑石 10 克，木香、莱菔子各 3 克。每日 1 剂，水煎服。患痢便血，一日间至百十次不止。(《石室秘录》救绝神丹) 又，生白芍 30 克，当归 15 克，山楂 18 克，莱菔子(炒捣)15 克，甘草、生姜各 6 克。或身体壮实者，可加大黄、朴硝各 10 克下之。治下痢初起赤白，腹痛里急后重。(《医学衷中参西录》化滞汤)

5. 补血养肝

（1）失眠：白芍、炒枣仁各30克，远志15克，水煎服。治胆气虚，夜不能寐，睡卧反侧不安，或少睡而即惊醒，或再睡而恍如捉拿。（《辨证录》卷4肝胆两益汤）又，白芍30克，当归、麦冬各15克，菟丝子、巴戟天、酸枣仁、茯神各10克，龙齿、柏子仁各6克，水煎服。治肝血亏虚，卧则神气不安，魂梦飞扬，闻声惊醒，通宵不寐。（《辨证录》卷4引寐汤）

（2）消渴：白芍45克，甘草30克，粗末。每服10克，水煎服。（《朱氏集验方》卷2神宫散）又，白芍、甘草各等分，细末，每服3克，日3次。治消渴引饮。（《本草纲目》卷14引陈日华经验）又，白芍、生地各30克，丹皮15克，知母3克，水煎服。治风消，口渴饮水，皮肤飞屑，肌肉消瘦。（《辨证录》卷6丹白生母汤）

（3）梦遗：白芍、山药、芡实各30克，炒栀子10克，水煎服。治怒气伤肝，梦遗不止，胁多闷胀，火易上升头目等。（《辨证录》卷8芍药润燥丹）

（4）喘息：白芍30克，甘草10克，细末。每服30克，水煎服。治支气管哮喘、喘息性支气管炎。（中医杂志，1987，9：66）日久咳嗽，白芍亦为止咳良品，如张仲景小青龙汤方中有白芍，即缓急止咳。

（5）耳鸣：白芍15克，山栀、生地、麦冬、茯苓各10克，柴胡6克，石菖蒲、半夏各1.5克，水煎服。治胆气不决，风邪乘之，两耳肿痛，内流清水，耳鸣作响。（《辨证录》卷3止鸣丹）

（6）瘰疬：白芍15克，白芥子、白术、茯苓、香附、天葵草各10克，当归、郁金各6克，柴胡3克，甘草2.4克，全蝎1.5克，水煎服。治瘰疬，肝胆郁结。（《洞天奥旨》卷8开郁散）

6. 敛阴止血

（1）便血：白芍、黄柏、当归各等分，细末，水丸如梧子大。每服50～70丸，煎甘草汤下。治脏毒，先血后便。（《医方类聚》卷140芍药丸）

（2）小便出血：白芍、黄柏各等分，细末，醋糊为丸如梧子大。每服50丸，温水下。治膀胱湿热，小便出血。（《普济方》卷215二圣散）

（3）咯血、衄血：白芍30克，水牛角30克（代原方犀角），为末。每服3克，水调下，以血止为度。（《普济方》卷189白芍药散）

（4）吐血：白芍60克，当归30克，荆芥炭10克，炒山栀、丹皮各6克，甘草3克，水煎服。治大怒吐血色紫，气逆两胁胀满作痛。（《辨证录》卷3平肝止血散）又，白芍、青皮、陈皮、丹皮、郁金、山栀、贝母、香附、泽泻各10克，水煎服。治怒伤吐血。（《医学集成》卷2化肝煎）

7. 通利二便

（1）水肿：生白芍180克，水煎2大碗，去滓后，将阿胶60克烊化其中服之。治阴虚小便不利，大便不通，水肿甚剧。（《医学衷中参西录》）详见本篇"医案"。

（2）小便不利：生白芍 15 克，熟地黄 30 克，生龟甲 15 克（捣碎），地肤子 3 克，水煎服。治阴虚血亏致小便不利。（《医学衷中参西录》济阴汤）又，白芍、滑石各 30 克，知母、黄柏各 24 克，水煎服。治下焦实热，尿管闭塞，小便不通。（《医学衷中参西录》寒通汤）

（3）淋证：白芍、白薇各等分，为细末。每服 6 克，温酒调下。治热淋、血淋。并治妇人肺热遗尿。（《千金要方》卷 2 白薇散）

（3）便秘：生白芍 24 ~ 40 克，生甘草 10 ~ 15 克，水煎服。治肠燥便秘。阴虚液燥甚者加阿胶 9 ~ 15 克，血虚偏寒者加当归 9 ~ 15 克，兼气滞者加麦芽 10 克。高血压，肝旺者去甘草，加代赭石 20 ~ 30 克；痰湿甚者去甘草，加半夏、陈皮各 10 克。（杨作楳经验，中医杂志，1983，8：79）

（4）积聚：大黄、芍药各 60 克为末，蜜丸如梧子大。每服 5 ~ 10 丸，日 3 次，以知为度。治腹内积聚，二便不通，腹中胀满，逆害饮食。（《千金要方》卷 11 神明度命丸）

8. 活血通脉

（1）脚膝肿痛：白芍 15 克，川芎 30 克，威灵仙 9 克，水煎服。或为末，水丸如梧子大，每服 50 丸。治湿毒蕴结所致的脚膝肿痛，或攻注生疮。（《杨氏家藏方》卷 4 芎仙丸）

（2）腓肠肌痉挛：白芍 50 克，桂枝 15 克，甘草 15 克，木瓜 10 克，水煎服。（中医杂志，1985，6：50）

【药方】

1. 黄芩汤　黄芩、白芍各 15 克，甘草 10 克，大枣 3 枚，水煎服。治热泻腹痛。（《伤寒论》）

2. 芍药汤　白芍 10 ~ 15 克，黄芩 10 ~ 15 克，黄连 6 ~ 10 克，当归 10 ~ 15 克，木香 6 克，槟榔 10 克，制大黄 6 克，肉桂 3 克，甘草 6 克。治痢疾里急后重初起。（《宣明论方》卷中）

3. 复脉汤　生白芍、炙甘草、干地黄各 18 克，麦冬 15 克，阿胶、麻仁各 10 克，水煎服，日 3 次，夜 1 次。剧者甘草加至 30 克，地黄、白芍各 24 克，麦冬 21 克。治温病津液大伤，脉虚大，手足心热，舌赤苔老，口舌干燥，神倦欲眠，心中震震，汗自出，中无所主。（《温病条辨》卷 3）如汗自出，中无所主，加生龙骨 12 克，生牡蛎 24 克；脉虚大欲散，加人参 6 克，为救逆汤。

4. 当归芍药散　当归、白芍、川芎、茯苓、白术、泽泻，按 1：4：1：1.5：1：1.5 的用量比例配方组成，共研细末，装入胶囊内，每粒含药末 0.5 克。每服 3 克，日 2 次。治月经不调，包括月经经量增多，经期延长，月经周期缩短及周期延长，又用治功能性子宫出血。方中以白芍为主药。（《金匮要略》之刘树农变方）

5. 清肝止淋汤　白芍药（醋炒）、当归（酒炒）各 90 克，生地黄（酒炒）15 克，阿胶（面炒）、牡丹皮各 10 克，黄柏、牛膝各 6 克，香附（酒炒）3 克，大枣 10 枚，黑大豆 30 克，水煎服。治赤带。（《傅青主女科》卷上）。

6. 归魂饮　白芍60克，人参15克，贝母、香附各10克，郁金3克，水煎服。治心肝气郁，相思成病，梦魂交接。（《辨证录》卷10）

【医案】

➤ 一童子年十五六岁，于季春得温病，经医调治，八九日间大热已退，而心犹发热，怔忡莫支，小便不利，大便滑泻，脉象虚数，仍拟外邪未净为疏方。用生杭白芍二两，炙甘草一两半，煎汤一大碗，徐徐温饮下，尽剂而愈。（《医学衷中参西录·芍药解》）

➤ 一妇人年三十许，因阴虚小便不利，积成水肿甚剧，大便亦旬日不通，一老医投以八正散不效。友人高夷清为出方，用生白芍六两，煎汁两大碗，再用阿胶二两融化其中，俾病人尽量饮之……尽剂而二便皆通，肿亦顿消……此必阴虚不能化阳，以致二便闭塞。白芍善利小便，阿胶能滑大便，二药并用，又大能滋补真阴，使阴分充足以化其下焦偏胜之阳，则二便自能通利也。（《医学衷中参西录·芍药解》）

➤ 长子荫潮治一水肿证，其人年六旬，二便皆不通利，心中满闷，时或烦躁。知其阴虚积有内热，又兼气分不舒也。投以生白芍三两，橘红、柴胡各三钱，一剂二便皆通。继服滋阴理气，少加利小便之药而愈。（《医学衷中参西录·济阴汤》）

➤ 四嫂，足过多行走则肿痛而色紫，始则右足，继乃痛及左足。天寒不可向火，见火则痛剧，故虽恶寒必得耐冷。然天气过冷则又痛。眠睡至晨而肿痛止，至夜则痛如故。按历节病，足亦肿，但肿常不退。今有时退者，非历节也。唯痛甚筋挛，先用芍药甘草汤以舒筋。赤白芍各一两、生甘草八钱，三剂愈。（《经方实验录》）

➤ 刘渡舟谈芍药甘草汤的应用。

例1：化脓性髋关节炎。

周某，女，12岁。右臀被踢后数天，局部红肿、疼痛，右腿难伸，某院诊为化脓性髋关节炎，久治无效。患女面色苍白，形体消瘦，右臀红肿灼手，针管可抽出少量脓液，右腿蜷曲不伸。脉弦细而数，舌质绛而苔薄白。系足少阳胆经之气血瘀滞而化热伤阴，结毒于环跳穴所致。治宜平肝理血，和阴解痛，以缓解筋之拘挛；然后清热消肿，以疏散少阳之毒气。药用：白芍24克，炙甘草18克。2剂后，小便排出白色黏液甚多，右臀肿痛随之减轻；效不改方，又续服2剂，右腿逐渐伸开。最后转用：当归、赤芍、天花粉、甘草节、浙贝母、牡丹皮各10克，金银花12克，川芎、陈皮、白芷、防风、乳香、没药、穿山甲、皂角刺各6克。3剂后，红肿基本消失。又服芍药甘草汤3剂而愈。

例2：双髋股头缺血性坏死。

杨某，男，33岁。始由右腿髋关节疼痛，行动困难；两个月后，左腿亦痛，不能步行，随之肌肉萎缩。某院诊为双髋股头缺血性坏死后，就治于我科。脉弦细，舌红绛苔薄。乃肝阴虚而血不荣，筋脉拘紧是以作痛。治当和血柔筋，止痛缓急，疏利血脉。投白芍24克，炙甘草12克。3剂后痛减安睡，两腿轻松。转方用：当归、赤芍、天花粉、甘草节、牡丹皮各10克，乳香、没药、川芎、浙贝母、陈皮、穿山甲珠、皂角刺各6克，金银花12克。3剂后，再以《金匮要略》赤豆当归散与芍药甘草汤交替服用，两个月后可弃

杖步行，X线复查两腿髋股头血运通畅。（刘渡舟《经方临证指南》）

【医家经验】

傅青主用白芍、当归　白芍、当归药对，最早见于张仲景当归芍药散，是临床常用的疏肝运脾药对。而后有《仙授理伤续断秘方》四物汤，为常用补血方，其中有当归、白芍二味。当归温润补血，性动主走；白芍凉润补血，性静主守。肝藏血，二味合用补血养肝，温凉参半，相辅相成，为四物汤中补血养肝的药对。养血敛阴而不至滞留，行血活血而不至动血。

《傅青主女科》一书大量应用当归、白芍，其目的是平抑肝气，安和阴血。全书诸疾78证，应用当归、白芍27证，约占1/3。较有特点的是应用白芍、当归各30克，以补血平肝疏郁。如平肝开郁止血汤治郁结血崩，以白芍平肝、当归补血、白术利腰脐为主（各30克）以治本，再配以生地、三七、丹皮、黑芥穗等，清血热而止血以治标。解郁汤治因怀抱忧郁而胎动不安，子悬胁疼者，用白芍开肝气之郁结，当归补肝血之燥干，配白术、茯苓、人参补脾，山栀、薄荷解郁，砂仁、枳壳理气，是逍遥散变方。定经汤用白芍、当归各30克为主补肝，菟丝子、熟地黄、山药补肾，再加柴胡、芥穗解肝郁，以补为疏，认为肝肾得补，用芍药平肝，则肝气得舒，郁结即开，则经水自可定期而至。此外如开郁种玉汤治妒忌肝郁不孕，清肝止淋汤治赤带，消恶安胎汤治妊娠胎动不安，宣郁通经汤治痛经等，均以当归、白芍补肝血、疏肝郁为主，或配健脾补气，或配清肝火凉血，或配解肝郁理气以治标。

【前贤论药】

《日华子诸家本草》：治风补劳，主女子一切病，并产前后诸疾，通月水，退热除烦，益气，治天行热疾温瘴。

《医学启源》：其用有六。安脾经，一也；治腹痛，二也；收胃气，三也；止泻痢，四也；和血脉，五也；固腠理，六也。

《景岳全书·本草正》：白者味甘，补性多……故入血分，补血热之虚，泻肝火之实……退虚热，缓三消，诸证于因热而致者为宜……止血虚之腹痛，敛血虚之发热，白者安胎热之不宁。

《本草纲目》卷14：同白术补脾，同芎䓖泻肝，同人参补气，同当归补血，以酒炒补阴，同甘草止腹痛，同黄连止泻痢，同防风发痘疹，同姜、枣温经散湿。今人多生用，唯避中寒以酒炒，入女人血药以醋炒耳。白芍药益脾，能于土中泻木。赤芍药散邪，能行血中之滞。

《止园医话》卷2：若日久咳嗽不止，渐有虚象，白芍一味实有特效，加入治嗽药中，百不失一。此药不但止嗽，而止血之力更胜于西药之麦角等。且又能止汗，故对于肺痨吐血而有虚汗者，实为无上妙品。用量必须五六钱以上。

《本草从新》：泻肝火，安脾肺，固腠理，和血脉，收阴气，敛逆气，缓中止痛，除烦敛汗，退热安胎……其收降之性，又能入血海而至厥阴。

【专论】

1. 白芍、赤芍 芍药在我国的应用历史十分久远。作为药材，在南北朝之前统称为芍药，其功效是当代赤芍与白芍的结合，而与今赤芍较为一致。南朝陶弘景初次提出赤、白之说，但未在药材品种上做出区分。隋唐时期出现赤、白芍之名，但临床仍多混用。宋人将赤、白芍在功效、植物形态上做出区分，主要以花色或根色进行区分，但两种药材的划分标准莫衷一是，较为混乱。元明时期将两药分项而列，明确划分标准。清末以后，两味药的划分标准与今相近。民国以后确定以野生不去皮晒干者为赤芍，栽培去皮煮干为白芍的划分标准，并沿用至今。历代所用芍药的基原主流应为芍药 P. lactiflora，现代普遍认可的白芍道地产区为浙江杭州、金华，四川中江，安徽亳州等地，而赤芍道地产区为内蒙古多伦等地。总之，宋之前的芍药与今赤芍接近，但后世沿用过程中较多采用今白芍者，可根据处方功能主治并结合方义衍变确定。宋以后，尤其是明代以后，赤、白芍的划分基本与今一致，对于宋以后仍采用芍药之名的处方，也可通过方义主治确定。

2. 大剂白芍应用论 白芍味苦、酸，微寒，能升能降，能泻能散，能补能收。有滋阴养血、退热除烦之功，又有平肝止痛、养血调经而敛阴止汗之效。白芍功全在平肝，肝平则不克脾胃而脏腑各安，大小便自利，火热自散，郁气自除，痛肿自消，坚积自化，泻痢自去，痢痛自安。大剂白芍可用治疼痛、麻痹、水肿、泻痢、经闭等。如《石室秘录》泻火止痛汤治火郁心痛。白芍60克，栀子10克，甘草、半夏、柴胡各3克。《洞天奥旨》化肝消毒汤治两胁胀满，发寒发热，痛极生痈。白芍、当归各90克，炒栀子15克，生甘草10克，金银花150克，水煎服。治赤带用清肝止淋汤：白芍药（醋炒）、当归（酒炒）各90克，生地黄（酒炒）15克，阿胶（面炒）、牡丹皮各10克，黄柏、牛膝各6克，香附（酒炒）3克，大枣10枚，黑大豆30克，水煎服。（《傅青主女科》）他如治面神经麻痹、三叉神经痛、下肢挛急，用大剂白芍、甘草配地龙、蜈蚣。大量白芍与附片同用，如真武汤，可收元阳下归宅窟，以防阳无所依而飞跃上奔。如畏其性寒而伤脾胃，常酌加干姜、陈皮、白蔻仁、砂仁、半夏等，防其弊而善其功。

【方药效用评述】

➤ 白芍苦酸微寒，主入肝经，养血敛阴，平肝和血，缓急止痛。肝藏血，体阴用阳，阴血足则柔润以养肝。女子以血为本，以肝为先天。若肝血不足，肝气不调，肝阳上扰，常见经行眩晕头痛、月经不调、子晕、胎动、绝经前后诸证等，常可以四物汤出入为治，而其中白芍不可或缺。

➤ 白芍主入肝经，疏肝和血，缓急通利，能敛能利，动静相因，可升可降。其缓急之效突出。如止咳平喘，日久咳嗽，白芍为止咳良品，张仲景小青龙汤方中有白芍，即缓急止咳平喘。芍药甘草汤、小建中汤善解脘腹疼痛。治过敏性结肠炎，可配白术、防风；溃疡病虚寒则配黄芪、当归。对于偏头痛、三叉神经痛、关节炎、痛经等剧痛者，常常加用大剂白芍30～90克而效。

➤ 白芍配人参补气，配当归补血，配黄连治泻痢，配甘草治消渴、腹痛，配黄芪治盗汗，配生地治失血。与当归、地黄配伍，可生新血；与桃仁、红花配伍，可化瘀血；与甘草配伍，可调和气血；与附子配伍，可通阳利水。又，白芍配利水药则利水，配祛瘀药则祛瘀。

➤ 凡痢疾腹痛，必以白芍、甘草为君，当归、白术为佐，寒痛加肉桂，热痛加黄连。白芍为止腹痛要药，同甘草止气虚腹痛，同当归、川芎止血虚腹痛，同山楂、厚朴止积滞腹痛，同砂仁止胎孕腹痛，同黄芩、黄连止热痢腹痛，同附子、干姜止阴寒腹痛。

➤ 芍药和中以安脾胃，治胃痛、腹痛、腹泻；缓急以平肝木，治面痛、面肌痉挛。在缓急方药中，以芍药甘草汤为代表，可普遍用于各种急性疼痛、挛急（如咳喘、抽搐、脚挛急痛等）症状，其关键即重用白芍，配以甘草。又，此方缓急通利，以腹部、下肢血脉痹阻为主，临床可用于痹、痿、痛、肿者。

➤《伤寒论》芍药甘草汤是治脚挛急之方。脚挛急系肝血不足，血不养筋所致。此方甘酸化阴，故能补血，血得补，则肝不急而筋不挛。唯柯韵伯《伤寒来苏集》认为脚挛急是脾不能为胃行津液以灌四旁所致。用甘草以生阳明之津，芍药以和太阴之液，其脚即伸。刘渡舟用治髋部病症，也有显效，见本篇"医案"。

➤《伤寒论》用芍药，力主通达。如桂枝汤之白芍通畅营气，四逆散之芍药通调肝气，麻子仁丸之白芍通便泄下，真武汤之白芍通利水道，当归四逆汤之白芍通络行滞。

➤ 白芍古代产于杭州，名杭白芍，品质佳。

➤ 有炒白芍、酒炒白芍、土炒白芍。养血、敛阴、平肝、止痢宜生用，养血柔肝、健脾止泻、缓急止痛宜炒用。酒炒缓其寒敛之性，醋炒增其柔肝行血之效。

【药量】6～12 克，大量可至 30～60 克。生用和血敛阴，酒炒养血、调经、缓急。

【药忌】虚寒者不宜。

阿胶

【药原】出《神农本草经》。驴的干燥皮或鲜皮经煎煮、浓缩制成的固体胶。

【药性】甘，平。归肺、肝、肾经。

【药效】补血，止血，润燥。

【药对】

1. 阿胶、黄芩　阿胶甘平，补血止血，润燥通肠，补肺止咳；黄芩苦寒，清肺定嗽，调经安胎，清热除烦。二药和合，最早见于《金匮要略》黄土汤，和方中之术、附辛温对待而立，以治便血阳虚。而《嵩崖尊生全书》止经丸，仅用此二味，清血热，调经血，治更年期经行而宫热。更有喻嘉言《寓意草》用阿胶润肺燥，黄芩清肺热，治上焦热而下焦气化不通，小便不利，脐突阴肿，是治水之上源。《重订通俗伤寒论》阿胶黄芩汤，则以此药对为主药，上以清肺燥，下以清肠热，具体病证、方药见下文。

2. 阿胶、鸡子黄　鸡子黄实土而定内风，阿胶补液而息内风。二味均是血肉有情之品，首见于仲景黄连阿胶汤，清热安神治心烦失眠。叶天士则以此二味滋阴息风，其主证一是阴虚，一是风动。如阴伤劳损，津液干涸，二味加炙甘草、生地、麦冬、麻子仁，参复脉汤；肺肾阴虚，消渴，心悸，失音喉痹，二味配沙参、麦冬、生地、天冬；阴虚风动，配鸡子黄、阿胶、龟甲、龙骨、牡蛎，滋阴息风，即吴鞠通大定风珠、小定风珠者。赵睛初有以二味治妇人肝风之经验。叶天士治经闭、咽痛、心悸，因郁成劳而病久者，单用清阿胶为丸，鸡子黄汤送服，以缓图收功。（《临证指南医案》）而俞根初则用二味为主，组成阿胶鸡子黄汤，治热病后水亏火旺，液枯动风。

3. 阿胶、艾叶　见"艾叶"篇。

4. 阿胶、鹿角胶　见"鹿角胶"篇。

5. 阿胶、鹿角胶、龟甲胶　见"鹿角胶"篇。

6. 阿胶、黄连　见"黄连"篇。

7. 阿胶、血余炭、仙鹤草　见"仙鹤草"篇。

【方药治疗】

1. 补血止血

（1）衄血：阿胶（炙）60 克，蒲黄 30 克，细末。每服 10 克，生地汁 30 克，水煎服。治鼻衄、舌衄。（《圣济总录》卷 69 阿胶汤）

（2）咳血：白及（研末）12 克，陈阿胶（烊冲）6 克调服。治咳血，肺叶痿败，喘咳夹红。（《医醇賸义》卷 3 白胶汤）

（3）老妇经行：条芩 120 克，阿胶 60 克，细末，醋糊为丸梧子大，每服 100 丸，空心腹。治五十岁后月经尚行，或是盛，或是热。（《嵩崖尊生全书》卷 14 止经丸）

（4）崩漏：陈棕榈（烧存性）、陈阿胶各等分，细末。每服 10 克，温酒下即止。（《绛囊撮要》二陈摄本散）又，艾叶、当归各 10 克，芍药 12 克，生地 15 克，阿胶珠、川芎、甘草各 6 克，水煎服。治冲任虚损，血虚有寒，漏下不止，胎漏下血。（《金匮要略》胶艾汤）又，艾叶、阿胶（烊冲）、当归各 10 克，芍药 12 克，生地 15 克，川芎、甘草各 6 克，水煎服。治产后血崩，下血腹痛。（《千金翼方》卷 20 大胶艾汤）又，艾叶、阿胶（烊冲）、当归、熟地黄、白芍、川芎、黄芩各等分，粗末。每服 15 克，水煎服。治肝经虚热，血崩不止，经后潮热。（《妇人大全良方》卷 1 奇效四物汤）

（5）胎漏：艾叶（醋浸一宿，煮干为度）30 克，阿胶（锉，炒）15 克，细末，醋糊为丸梧子大。每服 50 丸，空心，粟米汤下。治胎漏。（《普济方》卷 329 二气丸）

（6）痢疾下脓血：山栀 20 枚，水煎去滓，以烊化阿胶 20 克，服之。治下痢脓血。（《肘后方》）又，白头翁 30 克，黄连、黄芩、秦皮、甘草各 10 克，阿胶（烊冲）6 克，水煎服。治血痢后重。（《金匮要略》白头翁加甘草阿胶汤）

（7）便血：黄土 30 克（先煎），再以煎汁煎下药：地黄、白术、附子、阿胶、黄芩、甘草各 10 克。去滓分服。治脾虚阳衰，大便出血。（《金匮要略》黄土汤）

2. 补肺润燥

（1）秋燥：阿胶、黄芩各 10 克，杏仁、桑白皮各 6 克，白芍、甘草各 3 克，鲜车前草、甘草梢各 15 克。先用生糯米 30 克，开水泡取汁出，代水煎药服。治秋燥，上则咽痒干咳，甚而痰黏带血，下则腹热肛门热痛，腹痛泄泻。（《重订通俗伤寒论》阿胶黄芩汤）又，清燥救肺汤见下药方。

（2）咳嗽：阿胶 45 克，牛蒡子、甘草各 6 克，马兜铃 15 克，杏仁 10 克，糯米 30 克，水煎服。治肺虚燥火，咳嗽痰少，或夹痰血。（《小儿药证直诀》卷下补肺阿胶散）又，阿胶、当归、白芍、地黄各 10 克，川芎 6 克，水煎服。治血虚久咳。（《杂病源流犀烛》卷 1 阿胶四物汤）

（3）小便不通：黄芩 6～10 克，山栀 2 枚，水煎服。治小便不通，因肺燥热。（《卫生宝鉴》卷 17 清肺汤）又，黄芩、阿胶各 10 克，水煎服。治阴囊肿而小便不通。喻嘉言《寓意草》："用黄芩、阿胶清肺之热，润肺之燥，治其源也。气行而壅自通，源清斯流自洁。"

（4）产后便秘：阿胶、枳壳各等分，细末，蜜丸梧子大，另研滑石末为衣。每服 20 丸，温水下。半日以来，未通再服。治产后虚羸，大便秘结。（《妇人大全良方》阿胶枳壳丸）

【药方】

1. 黄连阿胶汤　黄连 12 克，阿胶 10 克，芍药、黄芩各 6 克，鸡子黄 2 枚。先煎黄连、芍药、黄芩，以药汁烊化阿胶，再入鸡子黄搅匀，温服。治少阴热化，心中烦，不得卧；亦用于热伤阴血，下痢脓血。（《伤寒论》）

2. 阿胶鸡子黄汤　鸡子黄 2 枚先煎代水，阿胶（烊冲）、钩藤各 6 克，白芍、络石藤各 10 克，石决明 15 克，生地、生牡蛎、茯神木各 12 克，炙甘草 10 克，煎服。治热病后期，水亏火旺，液枯动风，筋脉拘挛，手足瘛疭。（《重订通俗伤寒论》）

3. 大定风珠　干地黄、生白芍、麦冬（连心）各 18 克，阿胶 10 克，生龟甲、生鳖甲、生牡蛎、炙甘草各 12 克，麻仁、五味子各 6 克，生鸡子黄 2 枚，水 8 杯，煮取 3 杯，去滓再入鸡子黄，搅令相得，分 3 次服。喘加人参，自汗者加龙骨、人参、小麦，悸者加茯神、人参、小麦。治下焦温病，热邪久羁，吸烁真阴，或因误表，或因妄攻，神倦瘛疭，脉气虚弱，舌绛苔少，时时欲脱者，大定风珠主之。此邪气已去八九，真阴仅存一二之治。观脉虚苔少可知，故以大队浓浊填阴塞隙，介属潜阳镇定。以鸡子黄一味从足太阴，下安足三阴，上济手三阴，使上下交合，阴得安其位，斯阳可立根基，俾阴阳有眷属一家之义，庶可不致绝脱欤！（《温病条辨》卷 3）

4. 清燥救肺汤　阿胶珠、桑叶、枇杷叶、牛蒡子、杏仁各 10 克，生石膏 15～30 克，麦冬 15 克，人参、甘草各 6 克，水煎服。治秋燥干咳，发热头痛口渴。（《医门法律》卷 4）

【医案】

➤ 蒲辅周大定风珠治重症肺炎案。

张某，女，1 岁。因发热咳嗽 5 日，于 1959 年 1 月 24 日入住某院。

住院摘要：体温 38℃，皮肤枯燥，消瘦，色素沉着，夹有紫癜，口四周青紫，肺部叩浊音，水泡音密聚，心音弱，肝大 3cm。血化验：白细胞总数 4200/mm³，中性 61%，淋巴 39%，体重 4.16kg。诊断：重症迁延性肺炎，Ⅲ度营养不良，贫血。病程与治疗：入院表现精神萎靡，有时烦躁，咳嗽微喘，发热，四肢清凉，并见拘紧现象，病势危重，治疗一个半月，虽保全了性命，但褥疮形成，并见肺大片实化不消失，体重日减，使用各种抗生素已一月之久，并多次输血，而日沉困，转为迁延性肺炎，当时在治疗上常困难。

于 3 月 11 日请蒲老会诊，症见肌肉消瘦，形槁神呆，咽间有痰，久不退，脉短涩，舌无苔，属气液枯竭，不能荣五脏、濡筋骨、利关节、温肌，以致元气虚怯，营血消烁，宜甘温咸润生津，并益气增液。

处方：生地、清阿胶（另烊）、白芍、党参、炙甘草各 10 克，麦冬 6 克，生龙骨、生牡蛎、炙鳖甲各 12 克，炙龟甲 24 克，远志肉 4.5 克。水煎取汁 300 毫升，鸡子黄 1 枚（另化服），童便 1 杯（先服），分 2 日服。连服 3 周，大便次数较多，去干生地、童便，加大枣 3 枚，浮小麦 10 克，再服 2 剂。痰尚多，再加胆南星 3 克，天竺黄 6 克。服中药后，病情逐渐好转。于 2 周后，体温逐渐恢复正常，肺大片实化逐渐消失。用药 1 周后，褥疮消失，皮肤滋润，色素沉着渐退。一个半月后，皮下脂肪渐丰满。体重显增，咳嗽痰壅消失，食欲由减退到很好，由精神萎靡转为能笑、能坐。同年 5 月 8 日痊愈出院。（《蒲辅周医案》）

➤ 刘渡舟治肝风舌颤齿击案。

沈某，女，31 岁。素体脾胃虚弱，运化无力，食少体疲，头晕而便干，月经后期而量少。入冬之时，不慎外感，经治后表证已解，但遗低热（37.5℃）不退，并添舌体颤抖而齿击有声，伴心悸、失眠等证。某医按心脾两虚治疗无效，反增口舌干燥。舌红少苔，脉弦细。此为肝阴虚而风阳发动，治当柔肝息风，养血安神。白芍、生地、石斛、茯神各 15 克，钩藤、白薇、当归各 10 克，珍珠母、夜交藤各 30 克，黄连 6 克，水煎服。研琥珀、朱砂各 3 克，分 4 次冲服。

服药后心悸大减，夜能安寐。但舌颤齿击未效。转用龟甲、牡蛎、龙骨、珍珠母各 15 克，麦冬 24 克，生地 18 克，白芍 12 克，丹皮、阿胶、炙甘草各 10 克，鸡子黄 2 枚，五味子 3 克，水煎服。3 剂后，舌颤齿击均止，大便畅通而神爽。上方加玄参、酸枣仁各 15 克，续服 7 剂巩固之。（《经方临证指南》）

【医家经验】

吴鞠通《温病条辨》阿胶方 较为突出的是卷 3 下焦篇中加减复脉汤和大定风珠、小定风珠等滋阴息风之剂，诸方均应用阿胶润燥养血。加减复脉汤从仲景炙甘草汤变化而来，去原方之桂枝、人参、姜，加白芍滋阴养血而成。加减复脉汤和一甲复脉汤、二甲复脉汤、三甲复脉汤均以甘草、白芍、生地、麦冬为主，是以滋阴复脉，缓急柔肝。其中取用仲景方中之地黄、麦冬、阿胶、麻仁，是滋阴润燥，滋养肝肾者。所谓"热邪深入，或在少阴，或在厥阴，均以复脉"。少阴者心肾，厥阴者肝木，所以见有神昏、舌强、汗出、心中震震，口燥咽干等心、肾、肝脏病证，须用复脉救液滋阴，而又见手指蠕动等内风，则以牡蛎、龟甲、鳖甲镇肝潜阳。大定风珠、小定风珠以阴虚内风为主，故以龟甲、阿胶为主，滋阴血，补肝肾，息内风，是治下焦温病后期之方法。热邪久羁，灼烁真阴所致，故用鸡子黄、阿胶血肉有情之品，交通心肾；白芍、生地、麦冬养阴滋液；生牡蛎、生龟甲、生鳖甲介类补阴潜阳息风；五味子收敛欲脱之阴，甘草调和诸药，酸甘化阴；火麻仁养阴润燥。吴鞠通还提出本方之禁：壮火尚盛者不得用定风珠、复脉汤，邪少虚多者不得用黄连阿胶汤，阴虚欲痉者不得用青蒿鳖甲汤，此诸方之禁也。可见大定风珠用于邪少虚多或者纯虚无邪生风者。又，小定风珠与大定风珠均为滋阴息风之剂，大定风珠滋阴息风之力强，有敛阴固脱之功；小定风珠滋阴息风之力较弱，有平冲降逆之功。

【前贤论药】

《神农本草经》：主心腹内崩，劳极洒洒如疟状，腰腹痛，四肢酸痛，女子下血，安胎。

《本草纲目》：疗吐血、衄血、血淋、尿血、肠风、下痢。女人风痛、血枯、经水不调、无子、崩中、带下、胎前产后诸疾……和血滋阴，除风润燥，化痰清肺，利小便，调大肠。

【方药效用评述】

➤ 阿胶既入肝经养血，复入肾经滋阴。水补而热自制，液补而息内风。《温病条辨》有大定风珠、小定风珠，治阴血虚亏而内风动。

➤ 阿胶可治各种出血，临床作用广泛。如治大便出血、小便不利，有热者配黄芩，清肺润燥，清肠止血；痢疾脓血者，配白头翁、黄连，清肠止痢；胎漏者，配艾叶、四物汤去川芎，安胎止漏；秋燥咳喘，配桑叶、麦冬、石膏，润燥清肺；心烦失眠，水虚火盛者，配鸡子黄、黄连、黄芩，清心养阴；阴液亏损，内风作搐者，配生地、白芍、麦冬、三甲之属，滋阴息风。

【药量】 烊化兑服，3～10克，炒阿胶可入丸散或汤剂。捣碎，或蛤粉、滑石拌炒成珠用。蛤粉炒润燥，蒲黄炒止血，生用滋阴补血。

【药忌】 湿热、实热、脾虚便溏者忌用。

第三节　补阴药

❧ 麦冬 ❧

【药原】 出《神农本草经》。用根。

【药性】 甘，平。归心、肺、胃经。

【药效】 清热养阴，清心润肺，养胃生津，消暑止渴。

【药对】

1. 麦冬、半夏　麦冬甘平，质柔润，清养肺胃，补虚降火；半夏辛温，质刚燥，下气化痰，和胃降逆。二味合用，以麦冬为主，半夏为辅，是和胃肃肺，治疗咳逆上气、气逆欲呕、虚羸少气的药对。这从仲景麦门冬汤、竹叶石膏汤方证中即可索验。而仲景的温经汤方中用麦冬、半夏，应该也有肺胃气逆之证。此三方均以半夏量少而麦冬量多为二药配伍比例。其中的温经汤、竹叶石膏汤，麦冬一升，半夏半升，而助以人参二三两，可见是用治肺胃气虚，见烦热少气，又有气逆、呕吐或咳喘。诸方中半夏量少而麦冬量多，半夏之燥性因麦冬甘寒润养配伍而去，仅存其降逆和胃之用，如此配伍，人称去性存用。去性存用是张仲景经方配伍的一大发明，值得重视。再者，仲景书用麦冬之方还有炙甘草汤，生地、麦冬、人参、阿胶同用，养心阴，益心气，主治心动悸、脉结代，和上述三方主证病所有所不同，而以心脉病症为主。

2. 麦冬、人参　人参为君，补元气而生脉；麦冬为臣，敛心阴而止汗。《症因脉治》卷2参冬饮用此二味，治心肺气虚，汗多少气，烦热喘促，脉气浮大而虚空者。东垣生脉散以人参、麦冬、五味子组成。《温病条辨》上焦篇生脉散，则用治暑温喘喝欲脱，汗多而脉散大。吴鞠通："汗多而脉散大，为阳气发泄太甚，内虚不司留恋。"以生脉散酸甘化阴之法，守阴留阳而汗自止。脉不敛再作服，以脉敛为度。在仲景炙甘草汤中，用人参、麦冬复脉益气，治心动悸、脉结代。方中人参以补心益气为主，配以甘草、桂枝、生姜、酒助阳；麦冬以滋养阴血为主，配以地黄、火麻仁、阿胶、大枣等敛阴。

3. 麦冬、黄连　黄连苦寒泻心火，清热毒；麦冬甘寒养心阴，清肺热。凡心肺有火而阴液不足皆可用此药对，如不寐、心悸、咽痛、消渴。如黄连、麦冬各60克，和捣为丸如梧子大，食后饮下50丸，日再。治消渴。（《崔氏海上集验方》）又，《内外伤辨惑论》黄连清膈丸，用黄芩、黄连、麦冬，治心肺间有热者。

4. 麦冬、天冬　二药甘寒，质柔多汁，并入手太阴，清润养阴，润燥生津。常同用于阴虚内热，津液亏耗，肺热劳咳者。但麦冬尚入手少阴心，清心降火安神；天冬还可行足少阴肾，滋肾养阴清热。故安神方中多用麦冬，涩精方中多用天冬，此二药有归经效用之异。诚然也有同用者，如天王补心丹治失眠、心悸、梦遗。

5. 麦冬、玄参　见本篇"医家经验"。

6. 麦冬、沙参　见"沙参"篇。

7. 麦冬、生地黄、石斛　见"生地黄"篇。

8. 麦冬、乌梅　见"乌梅"篇。

9. 麦冬、茯苓　见"茯苓"篇。

10. 麦冬、玄参、生地黄　见"生地黄"篇。

【方药治疗】

1. 清热养阴

（1）虚热：人参10克，麦冬10克，五味子3～6克，水煎服。治心肺气虚，因暑热所伤，汗多短气，甚而喘促。(《内外伤辨惑论》卷中生脉散)又，人参、麦冬各10～20克，水煎服。治虚热，脉浮大而重按之空，或见濡软、散大而无神。(《症因脉治》卷2参冬饮)

(2) 目痛：麦冬60克，天冬15克，生地、玄参各30克，水煎服。治肾火乘肺，两目生翳，色淡绿，瞳仁痛不可当。(《辨证录》卷3益肺汤)

(3) 口疮：麦冬、玄参、天冬各30克，为末，蜜丸如弹子大，每用1丸，含化。治口疮。(《圣济总录》卷117玄参丸)

(4) 咽喉干涩：玄参、麦冬各15～30克，甘草、桔梗各10克，水煎服。治慢性咽炎，咽喉干涩。(玄麦甘桔汤)

(5) 大便秘结：生地，麦冬、玄参各30克，水煎服。治阳明温便，阴液亏损，大便秘结。(《温病条辨》卷2增液汤)

(6) 小便不通：麦冬、小麦各15克，葛根、人参、茯苓、木通、甘草各10克，灯心草6克，水煎服。治心经火热，小便涩痛，口渴心烦。(《杨氏家藏方》卷3除热饮子)又，麦冬90克，茯苓15克，水煎服。治肺气虚燥，小便不出，中满作胀，口中甚渴。(《辨证录》卷9麦冬茯苓汤)又，冬地三黄汤，见本篇"药方。

(7) 阳强：玄参、麦冬各30克，肉桂0.3克，水煎服。治虚火炎上，阳强不倒。(《石室秘录》卷6倒阳汤)

2. 滋阴润肺

(1) 秋燥：麦冬、生石膏各30克，桑叶、胡麻仁、枇杷叶各15克，阿胶、人参、甘草各10克，水煎服。治燥热伤肺，发热头痛，烦渴咳喘。(《医门法律》卷4清燥救肺汤)

(2) 喘：人参、麦冬各10～20克，水煎服。治喘逆而心肺气虚者，脉浮大按之空，或见濡软、散大无神。(《症因脉治》卷2参冬饮)又，麦冬30克，知母10～30克，水煎服。治燥火犯肺胃，喘逆，呕吐，烦渴引饮。(《症因脉治》卷2门冬知母汤)又，麦冬50粒(姜炒)，粳米50粒，水煎服。治喘满肢肿。(《医方集解·利湿》麦门冬汤)

(3) 哮：麦冬90克，桔梗10克，甘草6克，水煎服。治热哮，因伤热伤暑而发，也治盐哮、酒哮等。(《仙拈集》卷1虚哮汤)

(4) 咳嗽：麦冬(去心)500克，天冬(去心)500克，入砂锅，水煎取汁，再将药滓水煎，直至无味为度。将几次药汁和合，入蜜熬成膏。空心，白汤下2～3匙。治虚损咳嗽，痰涩烦渴，属肺胃燥热。(《摄生秘剖》卷4二冬膏)又，麦冬、天冬、贝母、知母各10～15克，水煎服。治燥痰咳嗽，或肺热燥咳。(《症因脉治》二冬二母汤)又，熟地黄、麦冬各60克，水煎服。治肾虚肺燥，久咳不愈，口吐白沫，气带血腥。(《辨证录》卷4子母两富汤)又，竹叶石膏汤治上半日嗽多，属胃中有火。(《张氏医通》)又，《金匮要略》麦门冬汤，治咳逆上气。两方均见本篇"药方"。

(5) 衄血：生地、麦冬各15克，水煎服。治上焦血热，鼻衄、耳衄。(《医宗金鉴·杂病心法要决》)又，人参、麦冬各1.5克，五味子3枚，黄芪、白芍、甘草各3克，当归

1 克，紫菀 5 克，水煎服。治脾胃虚弱，气促神少，吐血、衄血。（《内外伤辨惑论》卷中门冬清肺饮）

3. 养胃生津

（1）呃逆：生地、麦冬各 15 克，水煎服。用治呃逆不止。（《丛桂堂医草》）又，麦冬、枇杷叶、橘皮、竹茹各 12 克，人参、半夏、茯苓各 10 克，甘草 6 克，姜 5 片，水煎服。治气阴两虚之呃逆、呕吐。（《济生方》橘皮竹茹汤）

（2）呕吐：《金匮要略》麦门冬汤治气阴不足呕吐，见本篇"药方"。又，麦冬、芦根各 15 克，竹茹、玉竹各 12 克，人参、白术、茯苓、甘草、陈皮各 10 克，姜 3 片，水煎服。治脾胃虚热，呕吐恶心，口渴食少，脉虚数。（《三因方》卷 5 麦门冬汤）

（3）烦渴：竹茹、麦冬各等分，粗末。每服 21 克，水煎服。治病后虚热，内无津液，烦躁口渴。（《古今医统》卷 47 竹茹麦门冬汤）又，梨汁、鲜藕汁、鲜芦根汁、鲜麦冬汁、荸荠汁，临时斟酌多少，和匀凉服。治太阴温病，口渴，吐白沫黏滞不快。（《温病条辨》卷 1 五汁饮）临床以洁净的纱布绞汁或榨汁后，冷饮或温饮，每日数次。麦冬、梨、藕清热养阴润肺，鲜芦根生津除烦，荸荠清热化痰、消积利湿，适用于肺热津伤，咳痰、皮肤干燥、咽干口渴者。

4. 清心除烦

（1）惊狂：麦冬、生地、玄参各 12 克，黄连、酸枣仁、茯苓、甘草各 10 克，木通、灯心草各 6 克，水煎服。治水不制火，惊狂烦乱，多言多笑，夜不能寐。（《景岳全书》卷 51 二阴煎）又，麦冬、生地、芍药、石斛、石菖蒲、丹皮、茯神各 6 克，陈皮 3 克，木通、知母各 4.5 克，水煎服。治惊狂火盛。（《景岳全书》卷 51 服蛮煎）

（2）虚烦：玄参、麦冬各 60 克，水煎服。治火有余而水不足，心热虚烦。（《辨证录》卷 4 玄冬汤）

（3）子烦：麦冬（去心）、防风、茯苓各 30 克，人参 15 克，粗末。每服 12 克，姜 5 片，竹叶 15 片，水煎服。治妊娠心惊，胆怯烦闷。（《济生方》麦门冬汤）

5. 消暑止渴

（1）中暑：人参 60 克，麦冬 90 克，水煎服。治中暑热极，阴阳两衰，妄见妄言，安宁不烦，口不甚渴。（《辨证录》卷 6 人参麦冬汤）

（2）劳复：麦冬 30 克，大枣 20 枚，竹叶 10 克，甘草 10 克，粗末。先用水煮粳米令熟，去米纳药，再予煎取药汁，分 3 次服。治劳复，气欲绝。（《千金要方》卷 10 麦门冬汤）

（3）消渴：麦冬 60 克（去心）捣烂，纳黄连末 60 克，和捣制丸梧子大。食后饮下 50 丸，日 3 次。治消渴，渴而饮水多。（《海上集验方》）又，麦冬（去心，焙）、乌梅（去核，炒）各 60 克，粗末。每服 10 克，水煎服。治消渴饮水不止者。（《圣济总录》卷 58 麦门冬汤）又，麦冬（去心，焙）、栝楼根各 30 克，粗末。每服 10 克，水煎服。治口干舌燥，心热。（《圣济总录》卷 117 麦门冬汤）又，玄参 90 克，麦冬 30 克，五味子 3 克，

山茱萸 12 克，肉桂 9 克，水煎服。治消渴，饮一溲一，口吐清痰，面热唇红。(《辨证录》卷 9 引龙汤)

【药方】

1. 麦门冬汤 麦冬 30～60 克，姜半夏 15 克，人参 15 克，甘草 10 克，粳米 30～60 克，大枣 12 枚，水煎服。治咳逆上气，咽喉不利，止逆下气。(《金匮要略》)

2. 竹叶石膏汤 竹叶 10 克，生石膏 30～60 克，麦冬 30～60 克，姜半夏 15 克，人参 15 克，甘草 10 克，粳米 30～60 克，水煎服。治虚羸少气，气逆欲吐。(《伤寒论》)

3. 五味麦门冬汤 麦门冬、人参、五味子、炙甘草、生石膏各 30 克，水煎服。治伤寒下后，烦热口渴。(《外台秘要》卷 2)

4. 生脉散 麦冬、人参各 10 克，五味子 6 克，水煎服。治心肺气虚，因暑热所伤，口渴心烦，汗多短气，甚而喘促，脉气欲绝。(《内外伤辨惑论》卷中)

5. 二阴煎 麦冬、生地、玄参各 12 克，黄连、酸枣仁、茯苓、甘草各 10 克，木通、灯心草各 6 克，水煎服。治水不制火，惊狂烦乱，多言多笑，夜不能寐。(《景岳全书》卷 51)

6. 清燥救肺汤 生石膏、麦冬各 30 克，桑叶、火麻仁、枇杷叶各 15 克，阿胶、人参、甘草各 10 克，水煎服。治燥热伤肺，发热头痛，烦渴咳喘。(《医门法律》卷 4)

7. 增液汤 麦冬、玄参、生地各 30 克，水煎服。治温病便秘，阴亏液涸者。(《温病条辨》卷 2)

8. 冬地三黄汤 麦冬 24 克，玄参、生地各 12 克，黄连、黄芩、黄柏各 3 克，生甘草 10 克，银花露、苇根汁各半酒杯(冲)，水煎服。治阳明温病，小便不利。(《温病条辨》卷 2)银花露、苇根汁可用银花、芦根各 30 克代之。今用于阴津损伤、热毒郁结之小便疼涩不利者。

大凡小便不通，有责之膀胱不开者，有责之上游结热者，有责之肺气不化者。温热之小便不通，无膀胱不开证，皆上游(指小肠而言)热结，与肺气不化而然也。小肠火腑，故以三黄苦药通之；热结则液干，故以甘寒润之；金受火刑，化气维艰，故倍用麦、地以化之。(《温病条辨》卷 2)《吴鞠通医案·暑温》：甘苦合化阴气利小便法，举世不知，在温热门中诚为利小便之上上妙法。盖热伤阴液，小便无由而生，故以甘润益水之源；小肠火腑非苦不通，为邪热所阻，故以苦药泻小肠而退邪热。甘得苦则不呆滞，苦得甘则不刚燥，合而成功也。

【医家经验】

陈士铎用麦冬、玄参 麦冬养胃补肺，除热解烦；玄参清热泻火，养阴解毒。二药合用可泻肺胃之火，而清补肾阴之水，可用治口舌肿痛，咽喉干涩，鼻衄舌衄，肺胃热甚而阴伤者。大量则泻火救阴，能泻心胃大火，治阳明大热，烦躁发狂。

(1) 口舌红肿：玄参、丹参、麦冬各 30 克，为末水煎服。治口舌红肿，不能言语，时时饥渴。(《辨证录》卷 6 玄丹麦冬汤)

（2）舌衄：玄参、麦冬各 30 克，石菖蒲 0.9 克，茯神、人参、三七根末各 9 克（另吞），五味子 3 粒，水煎服。治心火上炎，肾水不济，舌上出血不止，舌红烂裂纹。（《辨证录》清心救命丹）

（3）鼻衄：玄参 60 克，生地 30 克，麦冬 90 克，水煎服。治鼻中出血，经年经月不止。（《辨证录》止衄汤）

（4）热病发狂：玄参 500 克，麦冬 250 克，水煎服。后用胜火神丹，玄参 180 克，熟地黄、麦冬各 90，山萸肉 30 克，水煎服。治热病发狂，阳明火盛，舌如芒刺，饮食不休，痰色光亮，面如火肿。（《石室秘录》卷 3 玄麦至神汤）

【前贤论药】

《本草衍义》：治心肺虚热及虚劳。与地黄、阿胶、麻仁同为润经益血、复脉通心之剂，与五味子、枸杞子同为生脉之剂。

《医学启源》：麦门冬治肺中伏火，脉气欲绝，加五味子、人参二味为生脉散，补肺中元气不足须用之。

【方药效用评述】

➤ 麦冬味甘气平，能益肺金；味苦性寒，能降心火；体润质补，能养肾水。仲景用治脾胃为主，如呕吐、呃逆、烦燥、口渴，热病后期等；后人则以治心肺为多，如心悸、咳喘、劳损、虚热等。病机重在暑热、气虚、津伤，而以汗、脱为着眼点。又可治口舌、咽喉、二便诸症。

➤ 麦冬泻肺中之伏火，清胃中之热邪，补心气之劳伤，止血家之呕吐。益精强阴，解烦止渴，美颜色，悦肌肤，退虚热，解肺燥，定咳嗽。既可恃之为君，如麦门冬汤；亦可借之为使，如温经汤。

➤ 作为君药、臣药时，麦冬用量决不可少，当在 30 克以上，如增液汤、生脉散、麦门冬汤、清肺救燥汤等。

➤ 麦冬配白芍、甘草、阿胶、地黄，救阴复脉，生津存液，是诸复脉汤的主要组成。同人参、五味子是为生脉散，补气养阴，生津清暑，是暑热耗伤气阴良方，今又作为心脉病主剂。与甘草、粳米、竹叶、石膏，则清热邪而泻肺胃，是为竹叶石膏汤，应是清代喻嘉言清肺救燥汤的祖方。

➤ 麦冬不仅能治心、肺、脾、胃病，而且可治上下诸窍病症。如口舌红肿、鼻衄、舌衄和热病发狂等，陈士铎常用大剂麦冬、地黄、玄参养阴清热泻火而治。又有吴鞠通《温病条辨》宗叶天士医案，立增液汤治温热病便秘，冬地三黄汤治温热病小便不利，是通过养阴增液而通利二便之方。

【药量】 10～30 克。生药养阴清热、润肺，朱砂拌清心除烦，炒药养胃生津。

【药忌】 脾胃虚寒，寒湿、痰饮者忌用。

❧ 沙参 ❧

【药原】 出《神农本草经》。《本经逢原》明确指出南沙参、北沙参之功效有所不同。用干燥根。

【药性】 甘，微苦，凉。归肺、胃经。

【药效】 养阴清肺，益胃生津，养肝滋肾。

【药对】

1. 沙参、麦冬 沙参、麦冬俱归肺、胃二经，二味相须为用，清肺胃之热，养肺胃之阴。但沙参偏寒，清肺养阴；麦冬性平，尚能养心，此二味不同。如肺阴虚损之四阴煎，燥热伤肺之沙参麦冬汤，胃津不复之致和汤、益胃汤，俱以沙参、麦冬清养肺胃为主。此外，沙参、麦冬也可配他药，养心滋肾，养肝清目。心肾不交治淋浊之化精丹，肝虚胁痛之一贯煎等方中，也配用了沙参、麦冬。

2. 北沙参、南沙参 是不同科的两种植物。北沙参伞形科，根细小而质坚；南沙参桔梗科，根粗大而质松。两者均清养肺胃之阴，故临床常并用成对连书，称为南北沙参。两者相比，清养之功北逊于南，润降之性南不及北，各有特点。

【方药治疗】

1. 养阴清肺

（1）咳喘：南北沙参、杏仁、蛤粉、瓜蒌皮、玉竹各 10 克，石斛、贝母、茜草根、茯苓各 6 克，天冬、麦冬各 4.5 克，梨 3 片，藕 5 片，水煎服。治燥热伤肺，发热咳嗽，甚而喘而失血。（《医醇賸义》卷 2 清金保肺汤）

（2）肺痿：北沙参、白及、葶苈子、杏仁、紫菀各 10 克，炒石膏、薏苡仁各 18 克，生地 15 克，桑白皮 6 克，川贝 4.5 克，水煎服。治肺痿咳吐臭痰。（《镐京直指医方》卷 2 肺痿汤）

（3）劳损：沙参、麦冬、白芍、百合各 6 克，生地 10 克，茯苓 4.5 克，生甘草 3 克，水煎服。治阴虚劳损，烦渴咳嗽，吐衄多热。（《景岳全书》卷 51 四阴煎）又，沙参、生黄芪、知母、甘草、玄参、牛蒡子各 10 克，生地 15 克，川贝 6 克，水煎服。治肺金虚损，劳热咳嗽，肺痿失音。（《医学衷中参西录》清金益气汤）

（4）上消：南沙参、蛤粉各 12 克，北沙参、石斛、玉竹、茯苓各 10 克，贝母 6 克，天冬、麦冬、半夏各 4.5 克，陈皮 3 克，胡黄连 1.5 克，水煎服。治上消，肺气焦满，渴饮不休。（《医醇賸义》卷 3 逢原饮）

（5）燥热：沙参麦冬汤（《温病条辨》卷 1）见本篇"药方"。

2. 益胃生津

（1）霍乱后：北沙参、生扁豆、石斛、陈仓米各 12 克，枇杷叶、鲜竹叶、麦冬各 10 克，生甘草 3 克，水煎服。治霍乱后津液不复，咽干口燥。（《霍乱论》卷 4 致和汤）又，北沙参、茯神、神曲、山楂炭各 10 克，藿香 4.5 克，白芍、陈皮各 3 克，荷叶 1 角，水煎

服。治霍乱后脾胃不调。(《医方简义》卷2 保和汤)

(2) 胃阴虚亏：沙参10克，麦冬、生地各15克，玉竹4.5克，冰糖3克，水煎分服。治阳明温病，下后汗出，胃阴受伤。(《温病条辨》卷2 益胃汤)

(3) 胃经虚热：人参、沙参各36克，苦参60克，玄参18克，丹参10克，细末蜜丸如梧子大。每服10~20丸。治胃经虚热，不能饮食，食则呕逆，不欲闻人语。(《千金翼方》卷12 五参丸)

(4) 噎膈：北沙参、陈仓米(炒熟)各90克，丹参60克，荷叶、陈皮、茯苓、川贝(去心，黏米炒)、五谷虫(酒炒焦黄)各30克，细末。每服6克，米饮下，日3次。治噎膈。(《医学心悟》卷3 调中散)

3. 养肝滋肾

(1) 淋浊：沙参、麦冬、白术、山萸肉各30克，熟地黄60克，牛膝、人参、生枣仁各15克，车前子10克，水煎服。治心肾不交，水道涩痛。(《辨证录》卷6 化精丹)

(2) 肝虚胁痛：一贯煎(《续名医类案》卷18)见本篇"药方"。

【药方】

1. 沙参麦冬汤 沙参、麦冬各10克，玉竹6克，桑叶、生扁豆、天花粉各4.5克，生甘草3克，水煎分服。治燥伤肺胃阴分，或热或咳。(《温病条辨》卷1)

2. 益胃汤 沙参10克，麦冬、生地各15克，玉竹4.5克，冰糖3克，水煎分服。治阳明温病，下后汗出，胃阴受伤。(《温病条辨》卷2)

3. 一贯煎 北沙参、麦冬、当归各10克，生地15~30克，枸杞子10~18克，川楝子5克，水煎服。治肝阴不足，胁痛，吞酸，疝瘕，一切肝病。(《续名医类案》卷18)可参"枸杞子"篇专论。

【前贤论药】

《神农本草经》：主血积惊气，除寒热，补中，益肺气。

《本草汇言》：治一切阴虚火炎，似虚似实，逆气不降，清气不升，为烦为渴，为咳为嗽，为胀为满不食，用真北沙参五钱，水煎服。(引《林仲先医案》)

【方药效用评述】

➤ 沙参清养肺胃，临床常和麦冬相配。凡肺虚燥热之咳喘、咯血、肺痿、劳损，胃虚津伤之不食、噎膈、吞酸、胃痛皆可选用。

➤《本经逢原》：有南北二种，北者质坚性寒，南者体虚力微。南沙参尚有祛风止痒之效，可用治皮肤瘙痒；而北沙参则性质柔腻，不宜用于外证。

【药量】北沙参6~12克，生用；南沙参10~15克，生用养阴，蜜炙润燥。

【药忌】湿热者忌用。

～ 山萸黄 ～

【药原】出《神农本草经》。《小儿药证直诀》名之"山萸肉"，是去核用肉者。用成熟果实。

【**药性**】酸、涩，微温。归肝、肾经。

【**药效**】补益肝肾，固脱，敛汗，止血，开痹通脉。

【**药对**】

1. 山茱萸、生龙骨、生牡蛎　山茱萸补益肝肾，固脱敛汗，固精涩尿；生龙骨、生牡蛎收涩敛汗，安神宁心，收敛止血。是张锡纯常用配伍药对，用于阴阳欲脱，喘逆息促，咳血吐血，妇女血崩等证，如补络补管汤、定心汤、参赭镇气汤、固冲汤、既济汤、来复汤等方中均有之。山茱萸、牡蛎相伍，敛阴止汗，固涩补益作用更强，施今墨常用治自汗盗汗，遗精滑精，女子带下，糖尿病尿糖不降者。

2. 山茱萸、人参　山茱萸补益肝肾，固脱敛汗；人参补益脾胃，补气救逆。二药配伍，益气救逆，敛阴固脱，用于忽然大汗心悸，气息将绝，六脉浮弱无根者。在临证时，可先急用山茱萸60克，煎数沸顿服之。而后，用人参15克（切小块）、山茱萸60克，加水浓煎服之。（《医学衷中参西录·药物》）来复汤重用山萸肉救脱敛汗，再合龙骨、牡蛎、人参，是以治阴阳欲脱，大汗淋漓，目睛上串，喘逆怔忡，气虚不足以息，势危欲脱者。（《医学衷中参西录·医方》）如再将此方和参附汤比较，前者以敛阴敛汗为主，后者以回阳救逆为法。

3. 山茱萸、熟地黄、山药　山茱萸补肝，熟地黄补肾，山药补肾，是六味地黄丸之"三补"，医所皆知者。然而，不知三补之药尚可用于外感热病者，而张锡纯书中明见之，可见本篇"医案"。

【**方药治疗**】

1. 固脱敛汗止血

（1）脱证：山茱萸90～120克，水煎分服。治因脱汗、失血、脱水等引起的血压骤降。（中国中医急症，1994，5：214）张锡纯既济汤、来复汤等方均是治脱证良方。见药方。

（2）汗证：黄芪、人参、白术、甘草、防风、川芎、当归、肉桂、山萸肉、五味子各10克，茯苓15克，熟地黄20克，肉苁蓉30克，粗末。每服15克，水煎服。治阳虚自汗。（《魏氏家藏方》卷4大补黄芪汤）又，山茱萸、泽泻各等分，研末后装胶囊。每次3克，盐水温服，连服8周。治阴汗。（王辉武经验）

（3）咳血、吐血：山茱萸、生龙骨、生牡蛎各30克，水煎服。吐血甚者，加代赭石15克，或用药汁送服三七粉6～10克。治咳血、吐血等出血证。（《医学衷中参西录》补络补管汤）

（4）血崩：山萸肉24克（去核），煅龙骨24克（捣细），煅牡蛎30克（捣细），白芍18克，白术30克，生黄芪18克，海螵蛸12克（捣细），茜草10克，棕榈炭6克，水煎；五倍子1.5克（细末），用药汁冲服。脉有热者加生地30克，寒者加乌附子6克。治妇女血崩。（《医学衷中参西录》固冲汤）

2. 补益肝肾

（1）肾虚肝郁：山药、山萸肉、熟地黄各 30 克，泽泻、茯苓、丹皮、当归、五味子、柴胡各 10 克，甘草 6 克，水煎服。治肾虚肝郁，情志不遂，月经不调，胁痛小腹痛，形瘦面色不泽。（《妇人大全良方》卷 8 滋肾生肝饮）

（2）失眠：山茱萸、炒枣仁、生枣仁各 15 克，煅牡蛎、煅龙骨各 15 克，当归 9 克，甘草 6 克，水煎服。用于肝虚虚烦不得眠，用酸枣仁汤、归脾汤等无效者。（门纯德经验山萸二枣汤）又，山萸肉、龙眼肉、党参各 30~50 克，水煎服。治失眠。两方可用治肝虚虚烦不得眠之证，和酸枣仁汤异曲同工。

（3）肝虚眩晕：山萸肉、防风各 30 克，山药、川芎、细辛、菊花、炮天雄各 15 克，细末。每服 6 克，温酒下，治头眩、目疼、身痛。（《圣惠方》卷 22 山茱萸散）又，山萸肉、山药各 60 克，水煎服。治产后大汗，肝风内动，四肢抽搐。（《医学衷中参西录》山萸肉解）

（4）反胃：山茱萸 90 克，熟地黄 60 克，肉桂 10 克（后下），水煎，顿服。治朝食暮吐，暮食朝吐而肾虚者。（《仙拈集》卷 1 补肾汤）

（5）虚劳失精：山萸肉、龙骨各 30 克，巴戟天 60 克，韭子 120 克，细末，蜜丸梧子大。每服 6 克，日 2 次。治虚劳失精。（《圣济总录》卷 91 金锁丸）

（6）小便白浊：先用大萝卜 1 只，切下青蒂，当中挖成凹坑，放入山茱萸，盖上蒂，在饭内蒸萝卜至软烂，取出山茱萸，晒干为末，面糊为丸如梧子大。每服 30~40 丸，空心、食前温酒、盐汤服。治小便白浊。（《是斋百一选方》卷 15 金锁丹）又，龙眼肉 20 克，山茱萸 10 克，大米 50 克。用水煮米粥如常法，米将熟，入二药煮熟，加少许盐当早餐。下午以龙眼肉 20 克开水泡后，代茶服。治乳糜尿。（河北中医，2001，2：87）

（7）眼目内障：生地、山药、山萸肉、当归、五味子、丹皮、柴胡各 15 克，熟地黄 60 克，泽泻、茯苓各 10 克，细末，蜜丸梧子大。每服 10 克，日 2 次。（《兰室秘藏》卷上益阴肾气丸）

3. 开痹通脉

（1）肩痛：山茱萸（去核）35 克，水煎服。症状改善后减量至 10~15 克。治肩关节周围炎。（中医杂志，1984，11：35）

（2）腹痛：山萸肉 60 克，当归、柏子仁、丹参各 15 克，水煎服。治烦恼之余常有腹痛，因怒久伤肝而作。（《医学衷中参西录·药物》）

（3）腿疼：山茱萸 30 克，知母 18 克，生乳香 10 克，生没药 10 克，当归 10 克，丹参 10 克。治肝虚腿疼，左脉微弱。或加生黄芪、续断各 10 克。（《医学衷中参西录》曲直汤）

（4）四肢坚硬如石：山茱萸、木香各 10 克，水煎服。治发寒热，四肢坚硬如石，击之有钟磬声，日黄瘦。（《名医类案》卷 9 "四肢"）

【外用治疗】

1. 口疮　山萸肉粉 10 克，用醋调成糊状，分别置于两块纱布中央，每晚敷贴于双侧涌泉穴上，次日晨起洗净。10 次为 1 个疗程，须治 1～4 个疗程。（新中医，1992，3：16）

2. 虚汗　干山萸肉 100 克研细末，陈醋调敷神阙、涌泉穴。治小儿体虚汗出。

【药方】

1. 补络补管汤　山茱萸（去核）30 克，生龙骨（捣细）30 克、生牡蛎（捣细）30 克，水煎；三七（细末）6 克，用药汁冲服。服上方血犹不止者，可加代赭石细末 15 克。用治咳血、吐血久不愈。（《医学衷中参西录》）

2. 既济汤　熟地黄 30 克，山萸肉（去核）30 克，山药 18 克，生龙骨（捣细）18 克，生牡蛎（捣细）18 克，茯苓 10 克，白芍 10 克，乌附子 3 克。用治大病后阴阳不相维系，阳欲上脱，或喘逆，或自汗，目睛上串，心中摇摇如悬旌；阴欲下脱，或失精，或小便失禁，或大便滑泻。一切阴阳两虚，上热下凉之证。（《医学衷中参西录》）

3. 来复汤　山萸肉（去核）60 克，生龙骨（捣细）30 克，生牡蛎（捣细）30 克，白芍 18 克，人参 12 克，甘草 6 克。用治寒热往来，虚汗淋漓，或但热不寒，汗出热解，须臾又热又汗，目睛上串，势危欲脱，或喘逆或怔忡，或气虚不足以息。（《医学衷中参西录》）

4. 草还丹　山茱萸肉 500 克（酒浸），破故纸 250 克（酒浸，焙干），当归 120 克，麝香 3 克，为末。炼蜜丸如梧子大。每服 81 丸，临卧盐酒下。益元阳，补元气，固元精，壮元神，乃延年续嗣之至药。（《扶寿精方》）

【医案】

➤ 一幼女年九岁。于季春上旬感受温病，医者以热药发之。服后分毫无汗，转觉表里大热，盖已成白虎汤证也。医者不知按方施治，迁延二十余日，身体尪羸，危险之征兆歧出，其目睛上窜，几至不见，筋惕肉瞤，周身颤动，时作嗳声，间有喘时，精神昏愦，毫无知觉，其肌肤甚热，启其齿见舌缩而干，苔薄微黄。其脉数逾六至，左部弦细而浮，不任重按，右部亦弦细而重诊似有力。大便旬日未行。此久经外感之热灼耗，致气血两虚，肝风内动，真阴失守，元气将脱之候也。宜急治以白虎加人参汤，再辅以滋阴固气之品，庶可救愈。特虑病状若此，汤药不能下咽耳。其家人谓偶与以勺水或米汤，犹知下咽。想灌以药亦知下咽也。处方：生石膏细末二两，野台参三钱，生怀山药六钱，生怀地黄一两，生净萸肉一两，甘草二钱。共煎两大盅，分三次温饮下。此方即白虎加人参汤，以生地黄代知母，生山药代粳米，而又加山萸肉也。此方若不加萸肉，为愚常用之方，以治寒温证当用白虎加人参汤而体弱阴亏者。今重加山萸肉一两者，诚以人当元气不固之时，恒因肝脏之疏泄而上脱。此证目睛之上窜，乃显露之征兆，重用萸肉以收敛肝脏之疏泄，元气即可不脱。且喻嘉言谓上脱之证，若但知重用人参，转令人气高而不返。重用萸肉为之辅弼，自无斯弊，可稳重建功。（《医学衷中参西录·医论》阳明病白虎加人参汤证）

➤ 治一少年，时当夏季，午间恣食西瓜，因夜间失眠，遂于食余当窗酣睡。值东风

165

骤至，天气忽变寒凉，因而冻醒。其未醒之先，又复梦中遗精，醒后遂觉同身寒凉抖战，腹中隐隐作疼。须臾觉疼痛加剧。急迎为诊治，其脉微细若无，为疏方，用麻黄二钱，乌附子三钱，细辛一钱，熟地黄一两，生山药、净萸肉各五钱，干姜三钱，公丁香十粒，共煎汤服之。服后温覆，周身得微汗，抖战与腹疼皆愈。此于麻黄细辛附子汤外而复加药数味者，为其少阴暴虚腹中疼痛也。(《医学衷中参西录·医论》少阴病麻黄细辛附子汤证)

【医家经验】

1. 张锡纯用药

（1）敛汗固脱：山萸肉、龙骨、牡蛎组成补络补管汤，不仅用于止血，治吐血咳血久不愈者，还可敛汗固脱。如治虚劳时，脉弦、数、细、微，或自汗，或咳逆，或喘促等，可用十全育真汤。若其汗过多，服药仍不止者，可但用生龙骨、生牡蛎、山萸肉各30克，不过两剂其汗即止。汗止后再服原方（《医学衷中参西录》十全育真汤）。若先冷后热而汗出者，其脉或兼微弱不起，多系胸中大气下陷。如：有一人年四十八，大汗淋漓，数日不止，势近垂危。第1天，先用60克山萸肉煎汤，汗止。第2天，汗止而遍体犹湿，脉沉迟细弱，右部尤甚。询之胸中气不上升，有类巨石相压。知其大汗淋漓，系大气陷后，卫气无所统摄而外泄也。用生黄芪30克，山萸肉、知母各10克。1剂胸次豁然，汗尽止。又用升陷汤，服数剂以善其后。

（2）纳气平喘：对忽发喘逆，无气以息，汗出遍体，四肢逆冷，脉按之即无，危在顷刻者。急用山萸肉120克，先暴火水煎即饮，汗与喘皆微止。再与水煎数沸饮下而愈。如阴阳两虚，喘逆迫促，有将脱之势。可用参赭镇气汤，方用山萸肉、生龙骨、生牡蛎、人参、代赭石、山药、芡实、白芍、苏子，补气、纳气、固脱。也可以镇摄汤用山萸肉、人参、代赭石、山药、芡实、半夏、茯苓，用治肾虚不摄，冲气上干，致胃气不降、胸膈满闷，较参赭镇气汤证轻。

（3）补肝止血：山萸肉为补肝妙药，凡因伤肝之吐血、咳血者，山萸肉在所必需。而龙骨、牡蛎安魂强魄，收涩敛补，又可助之。是以用此三味组成补络补管汤。马氏少妇咳血3年，百药不效，即有愈时，旋复如故。其夜间多汗，用山茱萸30克（去核），生龙骨、生牡蛎各30克（捣细），水煎服。先止其汗，又服1剂，咳血亦愈。山茱萸、龙骨、牡蛎同用敛之涩之，故咳血亦随之而愈。除此之外，用山萸肉、龙骨、牡蛎、白芍、白术、黄芪、海螵蛸、茜草、棕榈炭、五倍子，组成固冲汤，用治妇女血崩，亦属此例。

（4）补虚固脱：除单用大剂山萸肉煎汤顿服，敛汗固脱、止血平喘之外，张锡纯主以既济汤、来复汤两方。既济汤在六味地黄丸三补基础上，加龙骨、牡蛎、茯苓、白芍、附子敛阴扶阳而固脱。来复汤则重用山萸肉救脱敛汗，合龙骨、牡蛎、人参，是以治阴阳欲脱重证。既济汤是金匮肾气丸、真武汤的合方、变方，用于将脱之证，尚可从容应对。而来复汤则可视为参附龙牡汤变方，此际必须急救者。（《医学衷中参西录》）

2. 裘沛然用药 山茱萸有补肝肾、填阴精、敛精气、收神散、止泄泻、潜虚火之功。

（1）养心阴，治心肌损伤：冠心病或心肌炎所致的心肌损伤或冠状动脉供血不足所致的心悸怔忡，汗出、短气、口干等心气虚者，用山茱萸养阴涩精敛津，有一定功效。《药品化义》："心若散乱而喜收敛，敛则宁静，静则清和，以此收其涣散，治心虚气弱，惊悸怔忡。"

（2）补肝阴，治肝细胞损害：可用于慢性活动性肝炎、肝硬化、低蛋白血症等。山茱萸酸性入肝，《药品化义》云其为"补肝胆良品"。《医学衷中参西录》："善补肝，是以肝虚极而元气将脱者，服之最效。"

（3）补肾填精，治肾功能衰竭：《医学入门》："盖诸病皆系下部虚空，用山茱萸补养肝肾以益其源，则五脏安利，闭者通而利者止，非若他药轻飘流通之谓也。"

（4）治五更泄泻：《本草新编》："盖五更泄泻乃肾气之虚……山茱萸补肾水而性又兼涩，一物二用而成功也。"

（5）治肾虚火旺之遗精滑精：《本草新编》："阴虚火动，非山茱萸又何以益阴生水，止其龙雷之虚火哉……山茱萸正治阴虚火动之神药。"

（6）配伍应用：山茱萸配熟地黄填精补血，配巴戟天补肾阴阳，配五味子敛精固摄，配黄柏滋阴降火，配枸杞子调补肝肾，配益智仁治尿失禁，配党参补气养阴，配泽泻补肾利水，配黄精生精种子。与黄柏、巴戟天配以扶正，可治肿瘤。

（7）应用相宜：如肾阳不足遗精尿频，配合熟地黄、菟丝子、沙苑子、补骨脂等同用。还能固经止血，用治妇女体虚、月经过多，可与熟地黄、当归、白芍等配伍。

（8）禁忌：性欲亢进、手足心发热、失眠多梦者不可用，否则会导致症状加重。体内有湿热，舌红苔黄腻，或小便淋漓涩痛，或胃酸过多等均不适宜。

3. 张志远经验　山茱萸味酸收敛，性温能补肝肾，益阴又养阳，对遗精、阳痿、血崩皆有疗效，特别是对大气下陷诸证更为擅长。自《神农本草经》载入后，含有本品最早的处方为金匮肾气丸，明代张景岳极为赏识，在《新方八阵》左归丸、右归丸中，均配加此药，既益阴又养阳。在临床上，余常以之为君治疗4种疾患。

（1）阅读书报不能持久，时间稍长则"目眩无所见"。将山茱萸同熟地黄、枸杞、甘菊花配伍，炼蜜为丸，疗效显著。

（2）女50岁、男65岁左右，进入更年期，经常腰痛腿酸、头晕耳鸣。可和杜仲、女贞子、旱莲草、十大功劳配伍。

（3）女性在生育期不孕，月经周期延后，血下过多，冲任无损。宜与当归、茜草、紫石英、鹿角胶配伍，验方续嗣丹即由此五药组成。

（4）大气下陷，汗出不已，心中怔忡，呼吸微弱，手足厥冷，动则头眩，呈现虚脱之象。配以参附汤急火煎服，山萸肉用量45～75克，能收良效。（《张志远临证七十年日知录》）

4. 王辉武用以止汗　山萸肉用治各种原因所致的心肌缺血引起的多汗心悸，是其主治特长。但必须大剂量应用方效，剂量太小则无效。在临床上，一般大剂量应该用30～40

克，水煎服，散剂吞服则应在 10 克左右。根据不同的疾病进行药物选配，非常重要。如是肺结核盗汗，应配伍百合、北沙参、黄精等；对风心病、冠心病的自汗，则配以煅龙牡、白芍、丹参；晚期肝癌多汗，可配鳖甲、山甲珠、夏枯草；更年期症多汗，配生地、百合、浮小麦、合欢皮等；小儿多汗，配桑叶、鲜石斛。

治虚汗可据患者的不同情况，变通给药途径。一般用汤剂内服，疗效较快。在病情恢复期，则可将山茱萸打成细粉吞服，或装胶囊服用，更为方便，也可制成蜜丸、片剂口服。对小儿体虚不能口服者，还可外用，如用干山萸肉 100 克研细末，陈醋调敷神阙、涌泉穴。山茱萸在治虚汗的同时，还可壮阳补肾，治疗性功能减退。又，阴汗多是肾虚阳痿、早泄等性功能减退的先导，与慢性前列腺炎有关。《珍珠囊补遗药性赋》有泽泻治阴汗的记载，但必须配用山茱萸敛阴汗、补肾兴阳始效。同时，还可预防阳痿、早泄发生。（马有度《方药妙用》）

【前贤论药】

《药性论》：补阳道，坚阴茎，添精髓……止老人尿不节。

《本草述钩元》：凡心血虚致虚火外淫而汗出不止者，不用黄芪固表，但君此味（山萸肉）以敛其中，使真阴之气不泄而真阳乃固，则心血可益、虚火可静也。

《医学衷中参西录》：山萸肉救脱之功较参、术、芪更胜，不独补肝也。凡阴阳气血将散者，皆能敛之。凡人元气之脱，皆脱在肝。救脱之药当以山萸肉为第一。《神农本草经》谓山茱萸"主心下邪气，寒热，温中，逐寒湿痹。"是山萸肉不但酸敛，而更善开通可知。李士材治肝虚作疼，山萸肉与当归并用。余治肝虚腿疼，重用山萸肉随手奏效。是以既济汤可用以治心腹疼痛，曲直汤用以治肢体疼痛，补络补管汤用以治咳血吐血。再合以来复汤重用之，最善救脱敛汗。山萸肉味酸性温，大能收敛元气，振作精神，固涩滑脱。得木气最厚，收涩之中兼具条畅之性，故又能通利九窍，流通血脉，治肝虚自汗，肝虚胁疼、腰疼，肝虚内风萌动，且敛正气而不敛邪气，与他酸敛之药不同。

【方药效用评述】

➤ 山萸肉补肝之良药，救逆敛阴、固脱降气，能止血、平喘、敛汗，不独补肝也。凡阴阳气血将散者皆能敛之，在临床上，可大剂单用急救，也可和人参、黄芪、附子同用。

➤ 山萸肉不仅可用于内伤阴阳将散欲脱之大汗淋漓、四肢逆冷，也可用于外感之邪不净而出汗者。如张姓年十七八，伤寒表药太过，汗出不止，心中怔忡，脉洪数不实，用山萸肉、生山药、生石膏各 30 克，生龙骨、生牡蛎、知母各 18 克，甘草 6 克，水煎服，2 剂愈。（《医学衷中参西录》山萸肉解）此为白虎汤、补络补管汤合方。

➤ 张仲景《伤寒论》未用本品，仅《金匮要略》肾气丸用治肾气虚者。《医学衷中参西录》大大开拓了本品的主治范围，尤其是重用救逆固脱。书中有不少将山萸肉、生山药、熟地黄与白虎汤、麻黄细辛附子汤同用于外感病的医案，上文仅示例而已。

➤ 山萸肉不仅止汗、止血，还可止痛治肩痛、腹痛等，如曲直汤用山萸肉、乳香、没药、当归、丹参治肝虚腿痛等。

➤ 本品补益敛阴，用治血崩、白浊、小便失禁、乳糜尿，又可治慢性肾炎蛋白尿。补益养肝，用治心虚怔忡、失眠等。

【药量】一般 10～15 克；大量以固脱救逆，30～60 克。生药敛阴止汗，蒸药涩精缩尿，酒制补益肝肾。

【药忌】实证忌用。

☙ 旱莲草 ❧

【药原】原名金陵草，出《千金要方·月令》。《新修本草》名鳢肠，《本草图经》始名旱莲草。用干燥地上部分。

【药性】甘，酸，寒。归肝、肾。

【药效】补益肝肾，凉血止血。

【药对】

1. 旱莲草、女贞子　女贞子甘平，少阴之精，隆冬不凋，其色青黑，益肝补肾；旱莲草甘寒，汁黑入肾补精，益下荣上，强阴而黑发。（《医方集解·补养》）二药相配即补养肝肾的二至丸：旱莲草、女贞子二药等分，细末为丸，治肝肾不足，须发早白，头晕眼花，腰背酸疼，下肢痿软。《医便》名之，以冬青子（即女贞子）冬至日采，是一阳生；旱莲草夏至日采，是一阴生，是取天之阴阳以调人之阴阳。《摄生众妙方》则名女真（贞）丹。首乌延寿丹方中，也含二药配伍，见本篇"药方"项。

2. 旱莲草、车前草　旱莲草滋养肝肾，凉血止血；车前草清热利水，通淋凉血。二药相合，一以凉血为主，一以清利为长，相配为用。清利凉血作用更强，故常用于小便淋痛，小便出血之症。车前草、旱莲草各 30 克，水煎服。治热淋、血淋。（《杂病源流犀烛》卷 17 二草丹）施今墨常用以治疗泌尿系感染、结石引起的尿痛、尿频、尿急、尿血、急性肾炎水肿等。

3. 旱莲草、蒲黄　见"蒲黄"篇。

【方药治疗】

1. 补益肝肾

（1）眩晕、白发：女贞子 62 克（冬至日采，阴干，蜜酒拌蒸，过一夜，去皮晒干，研末），旱莲草 300 克（夏至日采，捣汁熬膏），不拘多少，九蒸九晒，蜜丸梧子大。每服 6 克，日 3 次。治肝肾虚亏，眩晕、白发。（《证治准绳·类方》二至丸）

（2）高血压病：制首乌、生地、玄参、白芍、女贞子、旱莲草、沙苑子、豨莶草、桑寄生、怀牛膝各 10 克，水煎服。治高血压病，肝肾不足。（周凤梧首乌合剂）

（3）滑精：旱莲草焙干研末，每次 6 克，空心米饮下，日 3 次。治肾虚滑精。

2. 凉血止血

（1）小便出血：车前子、旱莲草各等分捣自然汁，每日清晨空心服 200 毫升。

（2）淋：车前草、旱莲草各 30 克，水煎服。治热淋、血淋。（《杂病源流犀烛》卷 17

二草丹）又，黄芪 60 克，人参、滑石、五味子、茯苓、煅磁石、旱莲草各 30 克，桑白皮 21 克，黄芩、枳壳各 15 克，粗末。每服 10 克，水煎服。治劳淋肾虚。（《圣济总录》卷 98 黄芪汤）

（3）大便下血：旱莲草细末，槐花煎汤调炒米糊粉为丸梧子大。每服 10 克，人参汤下。治大便下血虚弱者。（《医学实在易》卷 7 旱莲丸）又，旱莲草研末，每服 6 克，米饮下。治肠风脏毒，下血不止。（《本草纲目》卷 16 旱莲草散）

（4）赤白带下：旱莲草 30 克，水煎服。又，旱莲草 120 克，水煎内服，并加钩藤 10 克，水煎取汁，加白矾少许，外洗局部。治阴道炎。

（5）鼻衄：旱莲草鲜者 1 握，洗净，捣烂。每取 5 酒杯炖热，饭后温服，日 2 次。

（6）眼底出血：旱莲草、生蒲黄各 24 克，丹参、郁金各 15 克，丹皮、生地、荆芥炭各 12 克，川芎 6 克，水煎服，日 1 剂。治眼底出血，视力减退，血热者。（《眼科六经法要》生蒲黄汤）又，生蒲黄、生地、白茅根、枸杞子、旱莲草各 15 克，赤芍、当归、菊花各 10 克，水煎。治眼底出血。（《眼科六经法要》蒲黄明目汤）

【外用治疗】

1. 刀伤出血　旱莲草鲜者 1 握洗净，捣烂外敷。或干者研末外敷之。

2. 疟疾　旱莲草鲜者捣碎，置内关穴，以钱压之，未久起疱。（《针灸资生经》卷 3 旱莲膏）

3. 固齿　旱莲草、青盐、川椒各 60 克，枯矾 30 克，白盐 120 克，将旱莲草、川椒水煎去渣，得汁 1 茶盏，拌盐、矾内炒干，共研细末，擦牙漱口。

【药方】

1. 首乌延寿丹　制首乌 2250 克，豨莶草、菟丝子各 500 克，杜仲、牛膝、女贞子、桑叶各 250 克，忍冬花、生地各 120 克，桑椹膏、黑芝麻膏、金樱子膏、旱莲草膏各 500 克。先将前 9 味研细末，合四膏和匀，加白蜜为丸梧子大。每服 9 克，日 2 次。补肝肾，益精血，乌须发，延年益寿。（《良方集腋》卷上）

2. 止血片　旱莲草 1250 克，地锦草 750 克，土大黄 750 克，拳参 500 克，珍珠母 500 克，研末水煎，提取浓缩后压片，每片 0.3 克。每次 4～8 片，日 3 次。治各种出血。（《药品标准·中药成方制剂》第四册）

【前贤论药】

《滇南本草》：固齿，乌须。

《本草经疏》：善凉血。须发白者血热也，齿不固者肾虚有热也。凉血益血则须发变黑，而齿亦因之而固也。

【方药效用评述】

➤ 旱莲草甘以补，寒以清，益肾补阴，养肝生血，是乌须发、固牙齿、益肝肾之品。二至丸、首乌延寿丹中均有本品，其养生、益寿、美容作用不可忽视。

➤ 凉血止血，主治鼻衄、齿衄、肌衄和二便出血、月经过多、赤带等，以血热者为宜。能治热淋、血淋、劳淋，有清热通淋之效，如配车前子草、白茅根更佳。而《眼科六经法要》二方均用生蒲黄、旱莲草配伍成方，治眼底出血，也须重视。

【药量】6～12克，鲜药加倍。

【药忌】脾胃虚寒，大便溏泻者忌用。

❧ 枸杞子 ❧

【药原】出《神农本草经》。用成熟果实。根皮为地骨皮，见下篇第三章。

【药性】甘，平。归肝、肾经。

【药效】补益肝肾，明目，延年。

【药对】

1. 枸杞子、龙眼肉 枸杞子甘平味厚，柔润多汁，养血补肝，益阴助阳。龙眼肉甘平濡润，大补阴血，补脾养心。二味均为药食兼用之良品。故合而以养血安神，强精益智，润肤驻颜，养心健脾，补肝益肾。如《摄生秘剖》杞圆膏，用枸杞子、龙眼肉大剂等量，不时加用新汲水，以砂锅桑柴火慢慢熬成膏。不拘时候，频服二三匙。治血虚面色萎黄，失眠多梦。是心肾相交、水火既济、脾肾双补、阴阳互生之剂，可广泛用于久病后的调补。

2. 枸杞子、黄精 枸杞子、黄精甘平味厚，滋肾益精，二药均为古人服食辟谷之品，是抗衰老良药。而枸杞子尚可入心补血，黄精还能入脾补气，二味合用则心脾肾肝兼补，是称"二精"。《圣济总录》卷198二精丸称："助气固精，保镇丹田，活血驻颜，长生不老。"《景岳全书》枸杞子丸，枸杞子、黄精各等分，久蒸久晒，为细末后，相和捣作饼子，焙干为末，炼蜜为丸如梧子大。每服百余丸，空心，食前温酒送下。治肾虚精滑者。现代用此加味，枸杞子、黄精、桑椹、大枣、百合、酸枣仁、香橼、佛手、紫苏，用以缓解失眠疲劳。

3. 枸杞子、菊花 见"菊花"篇。

4. 枸杞子、苍术 见"苍术"篇。

【方药治疗】

1. 抗老延年 枸杞子、黄精各1000克，八九月间采取。先用清水洗黄精令净，控干细杵，与枸杞相合杵碎令匀，阴干，再捣罗细末，蜜丸梧子大。每服30～50丸。助气固精，活血驻颜，长生不老。（《圣济总录》卷198二精丸）又，春采枸杞叶（天精草），夏采花（长生草），秋采子（枸杞子），冬采根（地骨皮），并阴干，用无灰酒浸一夜，晒露四十九昼夜，取日精月华之气，待干为末，炼蜜为丸如弹子大。每早晚各用1丸细嚼，以隔夜百沸汤下。助气固精，活血驻颜，长生不老。（《本草纲目》卷36引刘松石《保寿堂方》地仙丹）

2. 补益肝肾

（1）虚劳：枸杞子1000克，酒2000克，同煎或渍之，每日随量饮用。治肝劳，面青口苦，精神不守，恐惧而不能独卧。（《医方考》卷3枸杞酒）又，枸杞子酒浸，再入生地

汁同浸成枸杞子酒。用于精血虚损。(《圣济总录》卷 187 枸杞酒)

(2) 虚风：枸杞子 30 克，水煎服，并食其渣。治血虚变生一切风证者。(《本草汇言》卷 10 引山西车经历传方)

(3) 短气：枸杞子粗末 10 克，生姜切碎一枣大，水煎去滓温服，日 3 次。(《圣济总录》卷 67 枸杞汤)

(4) 疰夏：枸杞子、五味子各 10 克，研细，滚水泡，封 3 日，代茶饮效。治疰夏虚病。(《治疹全书》卷下引《摄生方》)

(5) 胁腹痛：枸杞子 12 克，生地 18 克，川楝子 6 克，沙参、麦冬、当归各 10 克，水煎服。治肝肾阴虚，胁腹疼痛。(《续名医类案》卷 18 一贯煎)

(6) 阳痿：枸杞子 120 克，当归 60 克 (酒洗净)，地黄 180 克，粗末，绢袋盛，入坛内，用好酒五六大壶，煮 2 炷香。取起出火性，7 日后饮之，每日空心及将晚时饮之，不可多饮。补肾助阳坚举，久服多子。(《墨宝斋集验方》固精煮酒)

(7) 不育：枸杞子 15 克，每晚嚼食，连服 1 个月为 1 个疗程。对精子异常者有效。

(8) 血崩：枸杞子、白术各 15 克，大枣 10 枚，水煎服。治气血两亏，脾不统血。(《嵒斋急应奇方》卷 2)

(9) 血虚经闭：枸杞子 30 克，红花 5 克，水煎服，每月服 12 剂。

(10) 耳聋：木香 30 克，枸杞子 90 克，为末。每食后服 6 克。(《本草汇言》卷 2 引《外台秘要》)

(11) 舌衄：枸杞子 30 克，水煎漱口，慢慢咽下。(《嵒斋急应奇方》卷 2)

(12) 面黑疱：枸杞 1000 克，生地 300 克，为末。每服 5～10 克，日 3 次，温酒下。(《圣惠方》)

3. 明目

(1) 眼目昏花：枸杞子 (去枝，拣净) 300 克，菟丝子 (去沙，无灰酒浸一宿，逼干，随饭蒸熟，入白捣三五十下，取起焙干，净取) 300 克，细末，炼蜜为丸如梧子大。每服 30 丸，冷酒、热茶下。治肝肾不足，眼目昏花。(《普济方》卷 86 卯戌丸) 又，枸杞子 (去蒂)、生地黄 (极肥大者，酒洗净) 各 500 克，河水砂锅内熬膏，以无味为度，去渣浓煎，每 500 克入炼蜜 180 克，滴水成珠成膏。每空心服 1 匙，白汤送下。治老年肝肾两亏眼花。(《先醒斋医学广笔记》) 又，苍术 500 克 (分作 4 份，各用酒、盐水、醋、米泔浸几日，将苍术合作一处后晒干)，枸杞子 500 克 (晒干，另研细用)，为末，和匀，酒糊为丸如梧子大。每服 50～70 丸，空心服。治肝肾虚弱，眼目昏花，饮食少进者。今可作养生方用。(《普济方》卷 218 枸杞还童丸) 又，枸杞子、炒楮实子、五味子、制乳香、炒川椒、人参各 30 克，熟地 60 克，肉苁蓉、菟丝子各 120 克，为末，蜜丸如梧子大。每服 30 丸，空心姜汤下。治心肾虚，血气不足，下元虚亏，视物不明，如纱遮睛。(《银海精微》卷上驻景丸)

(2) 青盲：枸杞 10 克，菊花 3 克，水煎服。久服，青盲可以复明。(《仙拈集》卷 2

杞菊散）又，枸杞（酒浸，焙）、甘菊花（不苦者，酒浸）各 500 克，细末，蜜丸梧子大。每服 12～15 克，服之久久有效。终生无目疾，兼不中风，不生疔毒。（《集效良方》卷 4 杞菊丸）又，枸杞 220 克，菊花 37 克，巴戟天 110 克，肉苁蓉 150 克，研末，蜜丸如梧子大。每服 50 丸，盐汤下。治肾虚不足，青膜遮盖瞳仁。（《异授眼科》巴菊枸杞丸）

【药方】

1. 杞菊地黄丸　枸杞、菊花、熟地、山萸肉、山药、丹皮、茯苓、泽泻各等分，细末，蜜丸如梧子大。每服 50～70 丸，日 2 次。治肝肾不足，头晕目眩，视物昏花。（《医级》）

2. 五子衍宗丸　枸杞子、五味子、菟丝子、车前子、覆盆子各等分，研末蜜丸如梧子大。每服 50 丸，盐汤下。治肝肾不足，填精补髓，种子。（《摄生众妙方》卷 11）

3. 明目枸杞丸　枸杞子 600 以酒渍，作 4 份。1 份小茴香炒，1 份脂麻炒，1 份川椒炒，1 份枸杞独炒；熟地、白术、甘草各 36 克，白菊花 75 克，共为末，蜜丸如梧子大。每服 50～70 丸，空心，盐汤下。明目。（《奇效类编》卷上）

4. 一贯煎　生地 18 克，川楝子 6 克，沙参、麦冬、当归各 10 克，枸杞子 12 克，水煎服。治肝肾阴虚，胁腹疼痛。（《续名医类案》卷 18）

【医案】

➤ 缪仲淳从父病后眼花，服此立愈。盖肝肾二经虚也。真甘枸杞一斤，去蒂；真怀生地黄一斤，极肥大者酒洗净。河水砂锅内熬膏，以无味为度，去渣重汤煮，滴水成珠成膏。每膏一斤入炼蜜六两，空心白汤送下。（《先醒斋医学广笔记》）

➤ 魏玉璜曰：金封翁年近七旬，病晕厥，即类中风也。小愈后眼花，不良于步。或教以一味蒺藜水泛为丸，每早晚服四钱。既可祛风，又能明目，且价廉而工省。才服数日觉口咽苦燥，再服遂陡然失明。重以郁怒，晕厥复作，目闭不语，汗出如珠。延诊脉已散乱。姑以熟地二两，杞子一两煎服……证属三阴亏竭，五志之火上炎，故卒然晕厥。且病人以误服蒺藜之燥，失明而病作……二味服下，神气渐苏，乃减半，入沙参、麦冬、沙苑蒺藜而愈。今常服之，两年许能辨瓷器花色也。（《续名医类案》卷 17 "目"）

➤ 周仲瑛医案。

例 1：复发性口腔溃疡。吴某，女，30 岁，2005 年 11 月 7 日初诊。主诉口腔常有溃疡，反复发作已数年，多发于口腔黏膜、舌边等处，劳累受凉后易发。平素不耐久立，站久腰肾区酸胀感，无明显口干，但饮水较多。面色较好，月经及饮食睡眠正常。舌苔黄，质暗红，脉细。辨证属阴虚火炎，治以滋阴生津，清热泻火。处方：大生地 12 克，北沙参、玄参、麦冬、石斛、地骨皮、丹皮各 10 克，肿节风 20 克，芦根 15 克，黄柏、西青果、诃子肉各 6 克，白残花 5 克，川楝子、黄连、生甘草各 3 克，水煎服。2 周后复诊，药后口腔溃疡较前有明显改善，口腔黏膜溃烂、疼痛消失，但上腭黏膜处仍有溃破、肿胀、局部隆起，腰酸好转，苔薄黄，脉细，药已对证，仍从阴虚火炎治疗。原方加马勃、木蝴蝶各 5 克，凤凰衣 6 克，制香附、藿香、炒黄芩各 10 克。其后复诊诉口腔溃疡未再发作，余无明显不适，继守原法，原方再进14剂以巩固疗效。

患者属阴虚火炎，故用一贯煎益阴治本，加玄参滋阴降火、凉血解毒，石斛清肾中浮火，除胃中虚热而止烦渴；地骨皮泻肺火，清虚热；黄连、黄柏苦寒泻火。白残花为治口腔溃疡的专药。用少量诃子肉收敛，可促使口腔溃疡愈合。

例2：免疫性肝病。杨某，女，57岁，2005年11月14日初诊。2004年2月因恶心、纳差，四肢乏力去当地医院检查，肝功能明显异常，同时查HBV-DNA正常，"两对半"阴性，抗核抗体（+++），诊断为免疫性肝功能损害。先后用多种中、西药物，经半年以上治疗，反复查肝功能多次，转氨酶均在正常范围以上。最近一次查肝功能示ALT 169IU/L，AST 211IU/L，GGT 103IU/L，ALP 277IU/L。就诊时症见右后背痛，恶心欲吐，纳谷不馨，疲乏无力，每夜燥热，口干口苦，盗汗，两腿酸软无力。小便偏黄，大便干结，1~2日一行。舌苔薄黄，舌尖暗红，中有裂纹，质紫，脉小弦滑。辨证为肝肾阴伤，湿热瘀郁，拟滋阴疏肝，清热化湿。处方：北沙参、麦冬、枸杞子、川楝子、丹皮、丹参、苦参、秦艽各10克，当归9克，生地、茵陈蒿、炙鳖甲（先煎）各12克，垂盆草30克，合欢皮15g，老鹳草、苍耳草各15克，雷公藤5克，银柴胡6克，水煎服。2005年11月21日二诊：药后口干有明显好转，大便转畅，仍诉睡眠差，药已奏效，原方加功劳叶10克，白薇12克，知母9克，夜交藤20克。2005年12月12日三诊：药后烘热有明显减轻，双腿酸软好转，行走有力，大便偏稀，舌苔薄黄，质紫，脉细滑。昨日复查肝功能ALT 41IU/L，AST 52IU/L，GGT、ALP均有下降。效不更方，初诊方加焦白术、功劳叶各10克，白薇15克，夜交藤20克，川石斛9克，山药、地骨皮各12克，14剂以善其后。

本例患者属阴虚湿热体质，年近六十。每夜燥热明显，口干口苦，盗汗，两腿酸软无力，小便偏黄，大便干结，舌中有裂纹等，均属肝肾阴精亏虚，湿热瘀郁，正虚与邪实并见。治以滋养肝肾，清热化湿。方用一贯煎合秦艽鳖甲散加茵陈蒿、垂盆草、老鹳草、苍耳草、雷公藤、苦参、丹皮、丹参清热利湿，凉血化瘀。养肝肾益阴血，方能化气有力，疏泄正常，正胜邪退。一贯煎补肝肾之阴而不滞，秦艽鳖甲散滋阴养血，清热除蒸。肝经湿热瘀郁，故加清热利湿、活血化瘀药。阴虚与湿热瘀郁病机不同，但可互为因果，相互转化，促进疾病的发展。湿热瘀郁为肝肾阴虚所致，故用一贯煎配合清热利湿、活血化瘀之剂治疗本例免疫性肝病患者，取得了满意疗效。（《周仲瑛医论选》）

【医家经验】

马有度用一贯煎　一贯煎滋阴调肝，为魏玉璜创方。现代临床已广泛用于肝肾阴虚所致之咳喘、消渴、胁痛、臌胀、胃脘痛、便血和疝痛等。举凡见口燥咽干，舌尖红无苔者，不论何病，皆可投以此方而获验。

外感病辛温宣散太过，表虽解而化燥伤阴者，或外感风热，辛凉透表不及时、不足量，热虽退而阴已伤，见口唇糜烂者，每用此方辄效。如张某，高热，体温40℃，发热已4天，经用西药，高热虽退，但鼻衄，鼻唇沟起泡，口唇糜烂，舌苔白，脉沉细数。本方加黄连、茅根、芦根、小蓟、藕节治之，3剂而愈。

多种原因所致之口疮，如单纯性口疮、复发性口疮、肿瘤化疗后口疮等，常用本方取效。如杜某，患卵巢浆液性乳头状囊腺癌，腹膜转移，用氟尿嘧啶 8 次后，牙龈及口腔疼痛，胃部烧灼，即停止治疗。继而出现口腔溃疡，吞咽困难，胃痛纳减，腹泻每日 3～4 次，用冰硼散、克泻痢宁、维生素等治疗，溃疡稍有好转。会诊时，见舌光红无苔，脉细濡数。投本方加川连、蒲公英、建曲、山药、砂仁，翌日泻止，口腔溃疡逐日好转，4 剂后诸症消失。

远年咳喘，肺肾阴伤，阴损及阳，尝以本方去川楝子，合玉屏风散、二陈汤，加山药、炙紫菀、炙款冬花、芦根，兼咯血者加白茅根、藕节。症状基本控制后，加蛤蚧制为蜜丸，长服甚效。如刘某，男，16 岁，咳喘 1 年余，遇感冒则加重，稍劳即发，上学走路亦感气憋，咳痰黄白兼见，舌质淡、苔薄白，脉沉细数。按本方案治之，未及两月诸症消失，终以人参健脾丸、六味地黄丸合用，先后天并补，长服以巩固疗效。

胁痛、臌胀（迁延或慢性肝炎、早期肝硬化、肝硬化腹水）凡属肝肾阴虚型，均用本方增损。如兼黄疸者，多断为瘀黄，本方合下瘀血汤加茵陈、山栀仁、丹参；胁痛甚者，加郁金、延胡索、香附、青皮；絮状、浊状试验异常，加黛矾散（青黛、明矾）、银花、蒲公英、山慈菇、白茅根、茵陈。肝硬化腹水之肝肾阴虚型，用本方确有滋养肝肾之妙，需以大剂生麦芽代川楝子为佳。

失眠属阴虚水不济火者，本方投之颇效。如陈某，女，47 岁，以头昏目眩、烦躁心悸、眠差多梦而就治，舌质红、无苔、脉沉细数，投归脾汤合栀子豉汤，加麦冬、白芍、柏子仁，两剂未效，改投本方加川连、熟地、麦芽、甘草，3 剂好转，又 3 剂即能熟睡。

脏躁（经前紧张症、更年期综合征）而见心烦口渴、悲伤欲哭、舌质红无苔者，本方合百合地黄汤、百合知母汤、甘麦大枣汤治之，疗效尚可。

一般情况，北沙参、生地、麦冬各 5 克，枸杞 10 克；阴虚甚者可加至 30 克。火甚加川连 2～5 克，吐衄用至 10 克。气阴两虚者，北沙参用 30 克，再加太子参 30 克。（《医方妙用》）

【前贤论药】

《药性论》：能补益精诸不足，易颜色，变白，明目，安神，令人长寿。

《景岳全书·本草正》：此物微助阳而无动性，故用之以助熟地最妙。

《本草纲目》卷 36：盖其苗乃天精，苦甘而凉，上焦心肺客热者宜之；根乃地骨皮，甘淡而寒，下焦肝肾虚热者宜之。此皆三焦气分之药，所谓热淫于内，泻以甘寒也。至于子则甘平而润，性滋而补，不能退热，只能补肾润肺，生精益气，此乃平补之药，所谓精不足者，补之以味也。分而用之则各有所主，兼而用之则一举两得。世人但知用黄芩、黄连苦寒以治上焦之火，黄柏、知母苦寒以治下焦阴火，谓之补阴降火，久服致伤元气，而不知枸杞、地骨甘寒平补，使精气充而邪火自退之妙。

《本草汇言》：枸杞前古言生血气，强阴阳，耐寒暑，坚筋骨，止消渴，去风湿周痹，有十全之功。故甄氏方治内损不足，精元失守，以致骨髓空虚，腰脊无力，血亏眼花，虚蒙昏涩。又治骨间风痛，肾脏风痒，滋阴不致肾衰，兴阳常使阳举。俗云枸杞善能治目，非治目也，能壮精益神，神满精足，故治目有效。又言治风，非治风也，能补血生营，血足风灭，故治风有验也。世俗但知补气必用参、芪，补血必用归、地，补阳必用桂、附，补阴必用知、柏，降火必用芩、连，散湿必用苍、朴，祛风痹用羌、独、防风，殊不知枸杞感天令至阳之气，而兼地之至阴之气以生。四气俱备，五精俱存。能使气可充，血可补，阳可生，阴可长，火可降，风湿可祛，有十全之妙用焉。

《重庆堂随笔》：《圣济》以一味治短气，余谓其专补心血，非他药所能及也。与玄参、甘草同用，名坎离丹，可以交通心肾。

【专论】

论一贯煎

（1）出典：一贯煎首见于《续名医类案·心胃痛》高鼓峰、吕东庄胃痛治验按语中。魏氏说："高、吕二案，持论略同，而俱用滋水生肝饮，予早年亦尝用此，却不甚应。乃自创一方名一贯煎，用北沙参、麦冬、地黄、当归、杞子、川楝六味出入加减，投之应如桴鼓。口苦燥者加酒（黄）连尤佳。可统治胁痛、吞酸、吐酸、疝瘕，一切肝病。"王孟英称赏此方，辑入《柳洲医话》。

陆定圃《冷庐医话·肝病》："赵养葵《医贯》，徐灵胎砭之是矣。然观其治木郁之法，先用逍遥散，继用六味地黄汤加柴胡、白芍以滋肾水，俾水能生木。此实开高鼓峰滋水生肝饮之法门。再传而魏玉璜之治胁痛用一贯煎，法益详备，学者不可忘其所自来也。"一贯煎滋水以育肝体，养金以制肝用。《论语·里仁》："吾道一以贯。"本方立法遣药本脏腑制化之理，如环相贯，故名"一贯"。

（2）制方之理：其一，肝为万病之贼。魏氏认为内伤诸病之本，皆在乎肝。云："肝木为龙，龙之变化莫测，其于病也亦然，明者遇内伤症但求得其本，则其标可按籍而稽矣。"并说这是临证数十年的宝贵经验。王孟英对此亦推崇备至，谓："外感由肺而入，内伤从肝而起，魏氏长于内伤，此言先得我心。"（《柳洲医话》）其二，治肝须用补，补肝须柔润。明清之际，赵养葵、高鼓峰治病皆主肝肾。魏氏受其熏陶于先，复宗叶天士柔肝于后，倡言"治肝须用补，补肝须柔润，大剂滋补则津液充而木自柔"，并力斥"肝无补法"之非。

（3）制方之药：可分3组，一以重用生地黄为主，并配枸杞子，滋水以育肝体。二用沙参、麦冬甘寒质润，养金以制肝用。三用辛温之当归，养血活血以调肝；更入少量川楝子，性寒不燥，顺肝木条达之性，并制诸药滋腻碍胃之弊。全方总以肾为肝母，滋水即能生木，以柔其刚悍之性；肺能克肝而本主治节，养金所以制木，以平其逆动作乱。药虽6味，寓疏散于滋补之中，滋补而不壅滞，疏散而不伤正，可使阴血复、肝气疏，诸症可平。

（4）主治病证：凡肝肾阴亏、肺胃津伤、血燥气郁之证，俱可加减应用。临证之际，应抓住舌红少津、咽干口燥、脉细弦、虚大等辨证要点。在临床上，部分病人已有明显燥热证时，也可不必强求舌象，用之也有效。如病人主诉食管或胃部有灼热感，肿瘤放疗患者出现燥热损津伤阴征象，即使舌不红亦可用之。手术后邪热稽留用之，加大量石斛可获佳效，不必担心恋邪。

（5）方药加减：郁火亢盛加黄连，脾胃阴虚加石斛、薏苡仁，虚热汗多加地骨皮，放疗伤阴加石斛、鲜芦根，术后热恋加大量金石斛（鲜枫斗尤佳），胸胁疼痛加鳖甲、牡蛎、生麦芽，夜不安寐加小麦、酸枣仁，大便秘结加瓜蒌仁，胁胀加生大麦芽。此外，滋阴养血可加白芍、山萸肉；疏泄条达可加玫瑰花、佛手、香橼，辛香不燥，用量宜轻；养阴生津可加天冬、玉竹甘寒之品。

【方药效用评述】

➤ 枸杞子体润滋阴，入肾补血，味甘助阳，入肾补气。能使气可充，血可补，阳可生，阴可长，火可降，风湿可祛，有十全之妙用焉。滋阴而不致阴衰，助阳而能使阳旺。

➤ 枸杞子是明目良药，得青盐、川椒治肝虚目暗，同熟地、茯苓治肾虚目暗。明目最佳配伍是枸杞子、菊花。值得指出的是，枸杞子、菊花药食同源，均能作养老、美颜、明目之用。而且本草书载可采四时叶、茎、子、花、根相配成方，如地仙丹，值得深入研究。

➤ 枸杞子一味专治短气，其为纯甘，能补精神、气血、津液诸不足。有人参滋补之功，而无其温热之弊。

➤ 枸杞子是养老精品。能补肝肾，益精血，治诸不足，令人长寿，种子助阳益精。目今用以嚼食或炖服，可软化血管，降低血脂、血压，增强记忆力。

➤ 魏之琇善用枸杞，一贯煎以此为主药。《柳洲医话》："余治肝肾亏损，气喘息促之证，必重投熟地、人参。无力之家不能服参者，以酸枣仁、枸杞子各30克代之。"

➤ 枸杞子益阳而兼滋阴，是佐阳药以兴阳。地骨皮益阴而不能助阳，是佐阴药以降火。

➤ 肝肾精血亏损之失血，非寒非热时以此为要药。临床可配白芍治衄血、紫癜，有效。

➤ 枸杞得北五味，生心液；得杜仲、萆薢，治肾虚腰痛；得麦冬，治干咳；佐白术、茯苓，补阴而不滑泄。

➤ 枸杞子30克，每早晚各干嚼，并以川萆薢15克水煎汤送服。治痈疽恶毒，溃烂不已，或瘰疬结核，延结不休，或风毒流注，上愈下发等。又，本品以干嚼养生更佳。

【药量】入药水煎服，6～15克。尚可蒸服、浸酒服、熬膏服，也可入粥、汤等作食膳。

【药忌】脾虚泄泻者慎用，或先调脾胃再服，或配山药、茯苓、薏苡仁、莲子肉等健脾药同用。

ꙮ 百合 ꙮ

【药原】出《神农本草经》。用根。

【药性】甘，平。归心、肺、胃经。

【药效】润肺养阴，安神养心，养胃止痛。

【药对】

1. 百合、生地黄 百合清养肺阴、养心安神，张仲景《金匮要略》用百合药治百合病，寓"见心之病，知心传肺，当先实肺"之理。生地黄用汁，不仅凉血清热，且能大补肾阴，补肾水以制心火。张仲景用此二味和合，组成百合地黄汤，是为百合病的主方，药虽二味，而同治心、肺、肾三脏。是方和百合知母汤均以百合为主药。生地黄偏于凉血养阴，而知母偏于清热除烦。前者应有阴伤血热之象，如口渴，舌红绛等；后者应有热盛之象，如烦躁，失眠等。如见低热、小便少时，可宗仲景法，加用滑石。

2. 百合、乌药 百合清养胃腑，润燥止痛；乌药温通降逆，理气止痛。清温并施，而以清润补养为主，用治心胃气痛，服诸热药不效者。如陈修园《时方歌括》卷下百合乌药汤：百合30克，乌药10克，水煎服。在临床上，适于胃有燥热而痛者。百合治心胃痛，应该是《神农本草经》"邪气腹胀心痛"、《名医别录》"除腹胀痞满"的经验继承。现代临床上，焦树德治胃痛诸证，有三合汤、四合汤，均包含百合乌药汤。可见其方虽小，而效验却大。

3. 百合、紫苏叶 "百合花昼开夜合，紫苏叶朝挺暮垂，因悟草木之性，感天地阴阳之气而为开阖者。如春生、夏长、秋成、冬藏，四时之开阖也；昼开、夜合、朝出、暮入，一日之开阖也"（《侣山堂类辨》卷下）。百合色白入肺，能助呼吸开合；紫苏紫赤，枝茎空通，有如经脉流行。二味合用以协和昼痼夜寐之常，而用治阴阳开合不利，痼寐失常者。以百合为君，主养心肺；紫苏为臣，调和气血。又因其生长开合之道与昼痼夜寐之常相符，故从中省悟药理而组方，可作为研究中药途径之一。

【方药治疗】

1. 安神养心

（1）百合病：百合30~50克，生地黄30克，水煎服。（《金匮要略》百合地黄汤）虚烦加酸枣仁、知母、茯苓，虚热、小便少加滑石，头眩加代赭石。

（2）焦虑：百合30~50克，生地黄30克，甘草10~20克，小麦30~50克，大枣10枚，水煎服。治焦虑烦躁，悲伤欲哭，数欠伸，心悸不寐，口苦，小便黄，脉虚数。可配白芍、茯苓、紫石英、生龙骨、生牡蛎等。（程门雪经验）

2. 润肺养阴

（1）虚劳咳嗽：百合15克，生地、熟地、当归、白芍、麦冬、玄参、贝母、桔梗、甘草各10克，水煎服。治肺阴虚热咳嗽。（《慎斋遗书》卷7百合固金汤）

（2）肺热咳嗽：新百合120克，蜜和蒸软，时时含1片，吞津。治肺脏壅热，烦闷咳嗽。（《本草纲目》卷27引《圣惠方》）又，百合、知母、贝母、麦冬各10克，茯苓、天花粉、前胡、陈皮、白术、黄芩、桔梗各6克，水煎服。治肺热咳嗽。（《济阴纲目》卷28百合二母汤）

（3）咳血：新百合捣汁，和水饮之。也可煮食。治咳血。（《本草纲目》卷27引《卫生易简方》）又，百合（蒸、焙）、款冬花各等分，细末，蜜丸龙眼大。每服1丸，食后服。治喘嗽或痰中带血。（《济生方》百花丸）

3. 养胃止痛

（1）胃痛：百合、丹参各30克，乌药10克，砂仁6克，檀香3~5克，水煎服。是百合乌药汤、丹参饮合方。治胃痛诸方不效者。（焦树德经验方二合汤）

（2）腹满作痛：百合炒为末，每服3~5克，日2次。治百合病腹满作痛。（《小品方》）

【外用治疗】

天疱疮 生百合捣涂，一二日即安。（《濒湖集简方》）

【药方】

1. 百合知母汤 百合7枚，知母10~20克，二药分别煎取汁，和合药汁后再煎取汁，分温再服。治百合病，发汗后虚烦。（《金匮要略》）

2. 百合地黄汤 百合7枚，地黄10~20克，二药分别煎取汁，和合药汁后再煎取汁，分温再服。治百合病病形如初，口苦小便黄，脉微数。（《金匮要略》）

3. 滑石代赭汤 百合7枚，滑石30克，代赭石10克，先煎百合取汁，后煎滑石、代赭石取汁，和合药汁后再煎取汁，分温再服。治百合病，下后小便少，头眩或痛。（《金匮要略》）

4. 百合乌药汤 百合30克，乌药10克，水煎服。治胃痛。（《时方歌括》）

5. 百合苏叶汤 百合30克，苏叶10克，水煎服。治阴阳开合不利，寤寐失常。（《侣山堂类辨》）

【医案】

➤ 石顽治一老妇，日怀念其子久出不归，虚火不时上升，自汗不止，心神恍惚，欲食不能食，欲卧不能卧，口苦，小便难，溺则洒然头晕。自去岁迄今，历更诸医，每用一药，辄增一病。用白术则窒塞胀满，用橘皮则喘息怔忡，用远志则烦扰烘热，用木香腹热咽干，用黄芪则胸闷不食，用枳壳则喘咳气乏，用门冬则小便不禁，用肉桂则颅胀气逆，用补骨脂则后重燥结，用知柏则消腹枯瘪，用芩栀则脐下引急，用香薷则耳鸣目眩，时时欲人扶腋而走。用大黄则脐下筑筑，少腹愈觉收引。遂致畏药如蝎，交春虚火倍剧，火气一升则周身大汗，神气骎骎欲脱，唯倦极少寐，寐则汗不出而神思稍宁。觉后少顷，火气上升，汗亦随至，较之盗汗迥异。直至仲春中旬，邀石顽诊之，其脉微数。石顽云：此证唯仲景《金匮要略》言之甚详，本文原云：诸药不能治，所以每服一药，则增一病，唯百合地黄汤为之专药。奈病久中气亏乏已尽，复经药误而成坏病。姑先用生脉散，加百合、茯神、龙齿以安其神，稍兼黄连以折其势。数剂稍安，即令勿药以养胃气，但令日用鲜百合煮汤服之。交秋天气下降，火气渐伏。同时其子回家，欣然勿药而康。（《张氏医通》百合病）

➤ 庄某，男，37岁。初诊：1965年4月13日。肝升太过，右降不及，烦躁不宁，头痛偏右，眩晕不清，筋脉拘挛，夜寐不安，大便难，脉虚弦，苔白腻。甘麦大枣汤合百合地黄汤加味。野百合15克（先煎），大生地12克，淮小麦30克，炙甘草3克，炒酸枣仁9克（研），川贝母6克，合欢花6克，珍珠母15克（先煎），红枣4枚，5剂。二诊：前诊用甘麦大枣汤、百合地黄汤合法尚合度，烦躁不寐、头偏痛、眩晕已差，筋脉拘挛依然如故，仍守原法加重。野百合15克（先煎），大生地12克，淮小麦30克，炙甘草4.5克，炒酸枣仁（研）9克，左牡蛎15克（先煎），珍珠母15克（先煎），红枣4枚，5剂。（《程门雪医案》）

【医家经验】

魏龙骧用滑石代赭汤治溺后眩厥　小便溺时头疼或头眩，是膀胱气化交替之时，人体气血下注，头部虚阳浮飞，即可发生短时间的厥逆的临床症状。而后待人的体位平伸，阴阳气接，即可恢复正常。相当于体位性低血压引起的一过性脑贫血。《金匮要略》滑石代赭汤，用百合滋阴润燥安神；滑石利尿泄热，通下窍以复阴气；用代赭石镇敛上逆，下潜浮阳。三药共同应用，滋阴镇逆通神，可治此疾。（《中医临床家魏龙骧》）

【前贤论药】

《神农本草经》：邪气腹胀，心痛，利大小便，补中益气。

《名医别录》：除浮肿腹胀，痞满寒热，通身疼痛，及乳难喉痹，止涕泪。

《大明本草》：安心定胆益志，养五脏，治癫邪、狂叫、惊悸，产后血狂运。

《本草纲目》卷27：按王维诗云：冥搜到百合，真使当重肉，果堪止泪无，欲纵望江目。盖取本草百合止涕泪之说。

《本草崇原》卷中：百合色白属金，味甘属土，昼开夜合，应天道之昼行于阳，夜行于阴，四向六合，应土气之达于四旁。主治邪气腹胀心痛者，邪气下乘于脾，则地气不升而腹胀。邪气上乘于肺，则天气不降而心痛。盖腹者脾之部，肺者心之盖也。利大小便者，脾气上升，肺气下降，则水津四布，糟粕营运矣。补中者，补脾。益气者，益肺也。

【方药效用评述】

➤　百合色白入肺，清肺润燥，养心安神。可食可药，药食同源，以补养清润心肺为功，用治百合病、脏躁证、肺痨咳嗽等，尤宜于长期服用，而无不良作用。张石顽案有单用鲜百合煮汤食疗的治验过程，值得推荐。

➤　百合病有起于热病后，如《金匮要略》所言者，是心肺阴伤而有余热，其证较轻；有从内伤七情，焦虑忧思，如《张氏医通》医案，是五志过极，心肺阴液亏损所致，其证较重。故仲景《金匮要略》主用百合一味，为百合病的专病专药。未经误治而病形如初者，以百合地黄汤为主方；如百合病已经汗、吐、下误治，已成坏病，则分别应用百合知母汤、百合鸡子黄汤、滑石代赭汤等方。故《金匮要略心典》云："百合病为邪少虚多之病，不可直攻其病。"

➤　张石顽《张氏医通》书载百合病案，脉证并治表述系统，病机方药析疑精当，尤其是案中对用药过程和病人药后反应的记载，可谓详细周密，是为佳文。或可作《金匮要略》百合病的补充。

➤ 程门雪学宗仲景、叶桂，师从丁甘仁。用甘麦大枣汤养心安神，百合地黄汤清滋心肺，佐合欢花、珍珠母平肝解郁。程门雪认为，甘麦大枣汤不仅能治妇女脏躁，也可治癫狂、神志诸证，并不局限于女性患者。甘麦大枣汤是一张治心病、养心气、泻虚火的好方子，也是"肝苦急，急食甘以缓之""损其肝者缓其中"的好方子。而甘麦大枣汤、百合地黄汤同用，治疗神志不宁、精神失常一类疾病，常能取得较好效果。

➤ 在魏龙骧医话中有"溺后眩晕头痛"的描述，读者可参见《金匮要略》百合病原文："每溺时头痛者，六十日乃愈；若溺时头不痛，淅然者，四十日愈；若溺快然，但头眩者，二十日愈"。此时应用滑石代赭汤之方，原文并无明确的对应关系，是他活用经方奥妙之处。

➤ 在《金匮要略》中，百合诸汤煎法颇有讲究：先浸百合一宿去沫，用泉水煎煮取汁；再另煎其他药物，取汁后，和百合药汁混合；然后再次煎汤取汁，分温再服。与今时不同。

➤ 止涕泪、治心腹痛、利大小便等功效，近时忽略，应予重视。

➤ 甘肃天水出产的百合质优，为道地药材。

【药量】10～30克，单味食疗最多可达30～60克。

【药忌】实热、湿热者忌用。

第四节　补阳药

鹿茸、鹿角、鹿角胶

【药原】出《神农本草经》。鹿茸，雄鹿未骨化密生茸毛的幼角；鹿角，已骨化的角或锯茸年后次年春季脱落的角基；鹿角胶，鹿角经水煎煮，浓缩制成的固体胶。

【药性】鹿茸甘、咸，温；鹿角胶甘，温；鹿角咸，温。均归肾、肝经。

【药效】益精生血，温补肝肾。鹿茸壮阳气，鹿角通督脉，鹿角胶补精血，鹿角霜又可助阳活血、散瘀消肿。

【药对】

1. 鹿角胶、人参　鹿角胶补精血，人参补元气，合而同用则大补先天肾命，治病久肾气式微，命火不足，精血亏耗引起的不孕不育，自可种子。如鹿角胶、人参各120克。人参咀片入铜锅或砂锅，用水8碗熬至2碗，去滓，又熬1碗取起。又将鹿角胶入京酒3杯熬化，同人参膏和匀，以瓷瓶贮之。入好白蜜120克，铜锅隔水煮，候膏滴水成碎为度。每早淡酒调数匙，就以食压之。（《墨宝斋集验方》卷上人参鹿角膏）又，有以二药为末水煎服，《食疗本草》用治肺虚久咳，《肘后方》用治食后喜呕等。

2. 鹿角胶、阿胶　鹿角胶补肾益精，阿胶养血生血。二味相配，施今墨用治肾虚血亏之月经过多、崩漏、习惯性流产、白带、经闭、不孕症，据证可分别参以胶艾四物汤、左

181

归丸等。还可用治血虚的头痛、眩晕、健忘，以鹿角胶填精通髓，阿胶养血生血。

3. 鹿角胶、龟甲胶、阿胶 鹿角胶壮命火而补督脉之精，龟甲胶滋肾水而养任脉之血，《证治宝鉴》卷3合为龟鹿二仙胶，通补督脉、任脉，填精益髓。阿胶补血生血，润燥复脉，血充则冲血海自足，是补冲脉药。冲、任、督一源而三歧，其源即肾之天一真水。三胶配伍，通补任督，温阳滋阴，实为肾经虚损而设。

施今墨常三胶合用，治高血压病（虚证）、动脉硬化症、神经衰弱、贫血、血小板减少症、糖尿病、溃疡病等慢性病，以作善后补虚时用。虚热加白薇、石斛、茯神、生地、麦冬，虚寒加人参、黄芪、肉桂、附子、杜仲、巴戟天，气血不足合八珍汤、十全大补汤、当归补血汤等。再者，三胶并用，冲、任、督同调，治疗男科、妇科虚损病症，如遗精、阳痿、早泄、不育、不孕、经闭、崩漏，或精血亏虚，或精血漏失，用以补养、充填、固摄，常合六味地黄丸、五子衍宗丸、胶艾四物汤诸方。凡血虚、失血引起之眩晕、失眠、健忘重症，断为脑髓空虚者，施氏常用紫河车、鹿角胶、阿胶三味，补肾充髓，养脑生血。而久痰、久痹，肝肾亏虚者则参虎潜丸意，鹿角胶、龟甲胶、肉苁蓉、巴戟天同用。

4. 鹿角胶、紫河车 鹿角胶补肾益精，紫河车大补先天。二味相配，用治肾虚之遗精、阳痿、早泄、男子发育不良，在临床上常合五子衍宗丸等方用。治虚劳肾虚诸证，用治阿迪森氏病、小儿早老症、一氧化碳后遗症、脱发重症，则可合八珍汤、肾气丸等。还可治腰椎结核、糖尿病等。

5. 鹿角、麋角 "鹿以夏至陨角而应阴，麋以冬至陨角而应阳。鹿肉暖，以阳为体；麋肉寒，以阴为体。以阳为体者，以阴为末；以阴为体者，以阳为末。末者，角也。故麋茸补阳利于男子，鹿茸补阴利于妇人，韩懋所著甚明。今合二角为二至，乃峻补精血之良药。男妇俱可服此，以血补血，非以一切草木可比也。男子精盛则思室，女人血盛则怀胎，安得不孕。"（《名医类案》卷11 "求子"）

6. 鹿茸、当归 见 "当归" 篇。

【方药治疗】

1. 肾阳虚损 龟鹿二仙膏、十补丸、斑龙二至丸、安肾丸、赞化血余丹等。均见本篇 "药方"。

2. 肝劳 鹿茸（酒蒸）、当归（酒浸），各等分，细末，煮乌梅膏为丸如梧子大。每服50丸，空心，米饮下。治精血大耗，面色黧黑，耳聋目昏，腰痛脚弱，上燥下寒诸证。（《济生方》黑丸）《杂病源流犀烛》则称为 "肝劳"。

3. 阳痿 鹿茸15~30克，山药30克，浸酒7日后，每服适量。（《普济方》卷38鹿茸酒）又，鹿茸、菟丝子、沙苑子、紫菀、肉苁蓉、官桂、炮附子、阳起石、黄芪、蛇床子、桑螵蛸各等分，细末，蜜丸梧子大。每服50丸，温酒食前下，日2次。治劳伤思想，肾阴阳虚，遗精白淫。（《杏苑生春》卷7鹿茸内补丸）

4. 精滑白浊 鹿角霜、菟丝子（浸，研成饼）各等分，细末，面糊为丸，如梧桐子大。每服20~40丸，食前温酒或醋汤送下。治肾气不固，男子精滑白浊，妇女经少尿频等。(《魏氏家藏方》卷10) 鹿角霜通督脉而补血涩精,菟丝子补肝肾而养精缩尿。

5. 水肿　鹿茸10克,制附子10克,菟丝子10克,茯苓15~30克,草果3克,水煎服。治肾虚寒湿,足跗肿胀。(《温病条辨》卷3 鹿附汤)

6. 腰痛　鹿茸6克,杜仲、补骨脂、胡桃肉各30克,前3味研细末,再入胡桃肉共捣烂,面粉适量煮糊为丸梧子大。每服6克,日2次。治老人肾虚腰痛,小便频数。(《是斋百一选方》卷11 补髓丹) 又,鹿茸、鹿角各等分,为末,每服1.5克,日3次。(《普济方》卷154 茸角丸) 本方中以鹿茸补精血而益肾,鹿角通血脉而通督,合用以治肾虚寒凝血瘀者。又,用鹿角霜、炮山甲片各10克入煎,可治腰痛而肾虚血瘀者。(程门雪经验)

7. 尿血　鹿茸、当归、干地黄各60克,炒蒲黄30克,细末。每服6~10克,日3次。治尿血日夜不止。(《外台秘要》卷27 鹿茸散)

8. 崩漏　鹿茸3克(研冲),阿胶10克(烊化),当归12克,乌贼骨18克,炒蒲黄10克,水煎服。治冲任虚寒,崩漏下血,月经量少。(《千金要方》卷4 鹿茸散) 又,鹿角胶10克(烊冲),乌贼骨30克,龟甲12克,人参30克,黄芪18克,腹痛加三七粉3克(冲服),水煎服。治气不摄血,冲任不固。(《妇科治疗学》鹿角补冲汤)

9. 带下　鹿茸6克,白蔹、狗脊各10克,细末,糯米捣和胃。每服清稀色白,冲任虚寒。(《济生方》白蔹丸) 又,鹿角霜30克,芡实、菟丝子、莲须、银杏、牡蛎各15克,杜仲18克,白术10克,水煎服。治肾虚不固,白带清稀,久下不止。(《妇科治疗学》鹿角菟丝丸)

10. 不育,不孕　生髓育麟丹,见本篇"药方"。又,人参鹿角膏,见本篇"药对"。

11. 乳癖　鹿角片、山甲片各等分,细末蜜丸梧子大。每服3~6克,日2~3次。可用于产后缺乳,妇女乳癖、乳核(乳房纤维瘤、乳房小叶增生症),又可用于甲状腺结节、子宫肌瘤等。鹿角片、山甲片均有通乳之功,鹿角片温散消肿,穿山甲散结化瘀,故可用于诸种乳疾。

12. 小儿五迟　熟地125克,山药、山萸肉各60克,泽泻、丹皮、茯苓各45克,鹿茸30克,五味子15克,细末,蜜丸梧子大。每服3克,日3次。治小儿先天不足,发为五迟。(《医方一盘珠》卷8 六味鹿茸丸)

【药方】

1. 斑龙二至丸　菟丝子、柏子仁、熟地黄、鹿角霜、鹿角胶各等分,他药研细末,鹿角胶黄酒烊化后,拌药末为丸梧子大。每服3~6克,日2次。治虚损肾阳虚,理百病,驻颜益寿。(《医方集解》) 一方加补骨脂。

2. 龟鹿二仙胶　龟板胶250克,鹿角胶500克,人参50克,枸杞100克,煎熬成膏。每服10克,日2次,空心开水下。治肾阴肾阳两虚。(《证治准绳·类方》)

3. 生髓育麟丹　鹿茸1对,龟板胶、枸杞子各250克,熟地、桑椹子各500克,胎盘2个,山药、山萸肉各300克,人参、麦冬、肉苁蓉各180克,当归150克,鱼鳔125克,五味子90克，柏子仁60克，细末蜜丸梧子大。每服10克，日3次，连服3月。治肾虚精血亏损，不育，不孕。（《辨证录》卷10）

4. 安肾汤 鹿茸、胡芦巴、补骨脂、菟丝子、茯苓各10克，熟附子、大茴香、炒苍术各6克，炒韭子各3克，水煎服。治脾肾虚寒，腰膝酸软，肢冷便溏，腹痛喜温。（《温病条辨》卷3）

5. 十补丸 鹿茸（去毛，酒蒸）、山药、熟地、山茱萸、丹皮、茯苓、泽泻，五味子、制附子各10克，细末，蜜丸梧子大。每服20丸，日2次。治肾阳虚损，面色黧黑，肢体羸瘦，足冷足肿，小便不利。（《济生方》）

6. 赞化血余丹 血余240克，肉苁蓉、当归、熟地、枸杞子、菟丝子、鹿角胶、杜仲、巴戟天、胡桃肉、制首乌、茯苓、小茴香各120克，细末，蜜丸梧子大。每服6克，日2次。治肾虚白发、大便秘结者。（《景岳全书》卷51）

【医案】

➤ 吴球治一男子，因病后用心过度，遂成梦遗之患，多痰瘦削，群医以清心莲子饮久服无效。吴诊脉紧涩，知冷药利水之剂太过，致使肾冷精遗而肾气独降，故病益剧。乃以升提之法，升坎水以济离火，降阳气而养血滋阴，次用鹿角胶、人乳填补精血，不逾月而愈。（《名医类案》卷5"遗精"）

【医家经验】

施今墨用药经验 在临床上一般用鹿角胶者居多。鹿茸仅作壮阳之用，若用鹿角（或鹿角霜），则以治疗久疡不敛或各种肿瘤为主。在施今墨神经衰弱丸方中，以鹿茸补阳气虚，鹿角胶治阴血虚，并配以紫河车、人参、阿胶及八珍汤，气血并调，阴阳分治，缓调补虚，益精养脑。鹿角胶益精生血，通督养脑。施今墨用治内分泌疾病及精神症状，如阿迪森氏病、小儿早老症，以紫河车与鹿角胶相配，合附桂八味丸、十全大补汤。治神经症时，则加白薇、龙骨、牡蛎、小麦、甘草等，安神镇静。（《中医临床家施今墨》）

【前贤论药】

《神农本草经》：主漏下恶血，寒热惊痫，益气强志，生齿不老。

《药性论》：主补男子肾虚冷，脚膝无力，夜梦鬼交，精溢自出，女子崩中漏血……又主赤白带下，入散用。

【方药效用评述】

➤ 李中梓云："鹿得天地之阳气最全。善通督脉，足于精者""龟得天地之阴气最全，善通任脉，足于气者""二物气血之属，味最纯厚，又得造化之玄微，异类有情"。（《医宗必读》）龟甲胶、鹿角胶配伍，称为龟鹿二仙胶，善于调补督任，填髓益脑。

➤ 应用鹿角胶等胶类滋补药物时，可配合理气和血或健脾和胃之品，如鸡内金、陈皮、枳壳、砂仁、山楂、玫瑰花、白芍、当归等，动静相济，以助吸收。

➤ 鹿角切片或研末用。补肾助阳，强筋壮骨。可代鹿茸，但药力弱。又能活血消肿，治疮疡肿毒，瘀血疼痛，腰脊疼痛。常用10～15克。程门雪常以鹿角片、山甲片、小茴香治肾虚腰痛。

➤ 鹿角霜，鹿角熬胶所余的骨渣，性味、归经、作用同鹿角，药力更弱，补而不腻，常用 10~15 克。

➤ 鹿角胶，性味、归经、作用同鹿角，温补肝肾，填精益髓，养血止血。开水或黄酒加温烊化服，每次 3~6 克。

【药量】鹿茸常研粉冲服，每次 1~2 克，不入煎剂。如须入煎，以鹿角片或鹿角霜代之，每次 5~10 克。

【药忌】阴虚火旺、湿热、实热者忌用。

⁓ 补骨脂 ⁓

【药原】出《雷公炮炙论》。又名"破故纸"。用成熟果实。

【药性】辛、苦，温。归肾、脾经。

【药效】温脾止泻，温肾壮阳。

【药对】

1. 补骨脂、胡桃　补骨脂温肾健脾，暖中焦，补下元，止泄泻；胡桃补肾纳气，强腰脊，泽肌肤，润肠道。二药合用为青蛾丸，是补益强壮，平补肾脏的良方。《普济方》卷222 云："温精髓，补劳伤，补五脏，去百病，益肌肤，壮筋骨，活血驻颜，黑髭乌发，秘精益阳。老者服之还童，少者服之行步如飞。"可见其功不仅可治肾虚腰痛、喘嗽，且能延年增寿，养生美颜。因此，《医方集解·补养》云补骨脂属火，入心包、命门，能补相火以通君火，暖丹田，壮元阳；胡桃属木，能通命门，利三焦，温肺润肠，补养气血，有木火相生之妙。气足则肺不虚寒，血足则肾不枯燥，久服利益甚多，不独上疗喘嗽，下强腰脚而已也。

2. 补骨脂、肉豆蔻　肉豆蔻以补脾，破故纸以安肾，合用之称为二神，是治疗脾肾两亏，火不生土，全不进食，清晨作泄，久泻不止的药对。脾主水谷，肾主二便。脾弱则不能消磨水谷，肾虚则不能禁固二便，故令泄泻不止。肉豆蔻辛温而涩，温能健脾，涩能止泻；破故纸味辛而温，辛能散邪，温则暖肾，脾肾不虚不寒，则泄泻止矣。（《医方考》）

3. 补骨脂、黄连　见"黄连"篇。

【方药治疗】

1. 温脾止泻

（1）久泻：补骨脂（炒香）120 克，肉豆蔻 60 克，为细末。大枣 49 枚，生姜 120 克切片，同煮。枣烂去姜，去枣剥去皮核用肉，研为膏，入药合杵，丸如梧子大。每服 30 丸，盐汤下。治脾肾虚亏，火不生土，五更泄泻。（《本事方》卷 2 二神丸）又，补骨脂（炒香）36 克，罂粟壳 150 克，细末，蜜丸弹子大。每服 1 丸，姜、枣水煎服。治赤白痢、水泻。（《是斋百一选方》）

（2）不食：补骨脂（炒香）120 克，肉豆蔻 60 克，为细末。大枣 49 枚，生姜 120 克切片，同煮。枣烂去姜，去枣剥去皮核用肉，研为膏，入药合杵，丸如梧子大。每服 30 丸，盐汤下。治脾肾虚亏，火不生土，全不进食者。（《本事方》卷 2 二神丸）

2. 温肾壮阳

（1）肾虚：补骨脂、人参各 30 克，研末，胡桃 100 个取肉为丸如梧子大。每服 50 丸，空心，温酒下。（《普济方》卷 224 引《医学切问》养肾丸）又，补骨脂（淘洗净，焙干，隔纸炒香，为末）180 克，胡桃肉（浸去膜，研如泥）120 克，和匀，蜜丸梧子大。每服 30 丸，渐加至 50 丸，空心、临卧，温酒、盐汤任下。或研如泥，和蜜存瓷器内，以熟水或酒调服，便以饭压之。治肾虚腰痛、喘嗽、虚损。（《普济方》卷 222 引《风科集验方》青蛾丸）又，补骨脂（炒）60 克，茯苓 30 克，为末；没药 15 克以酒浸后，煮化和上药末，为丸梧子大。每服 30 丸，空心、临卧，温酒、盐汤任下。治老年肾精心血不足。（《朱氏集验方》养心返精丸）本方以补骨脂补肾，茯苓补心，没药活血，为养心补肾、养生延年之剂。

（2）房劳伤损：补骨脂（炒香）120 克，菟丝子（酒蒸）120 克，胡桃肉（去皮）30 克，分别研细末；乳香、没药、沉香各研 7.5 克，和匀蜜丸梧子大。每服 20～30 丸，空心，温酒、盐汤任下。自夏至起冬至止，日 1 服。治下元虚败，手脚沉重，夜多盗汗。此药壮筋骨，益元气。（《局方》卷 5 补骨脂丸）

（3）喘嗽：补骨脂 300 克，酒蒸为末；胡桃肉 600 克，去皮烂研，蜜调如饴。每晨酒服 1 大匙。不能饮酒者熟水调下。治肺虚气乏而痰多喘嗽，肾虚则腰脚酸痛。（《医方集解·补养》引唐郑相国方）

（4）腰痛：补骨脂（酒浸炒）150 克、杜仲（去皮，姜汁浸炒）150 克，细末；大蒜 150 克煮熟，与胡桃肉（去皮）20 个、青盐 36 克同捣为膏，和药末，蜜丸梧子大。每服 20 丸，空心，温酒下，妇人淡醋汤下。常服壮筋骨，活血脉，乌髭须，益颜色。治肾气虚弱，风冷乘之，或血气相搏，腰痛如折，俯仰不利。（《局方》卷 5 青蛾丸）本方诸药强腰补肾，且用大蒜温经通络，青盐引药入肾，用治各种腰痛。又，补骨脂 120 克（炒香，研末）、杜仲 120 克（姜水炒，研末），紫河车 1 具煮烂，炼蜜为丸如梧子大。每服 30～50 丸，空心、临卧，温酒、盐汤任下。治内伤腰痛，真阳不足。（《症因脉治》卷 1 青蛾丸）本方中以补肾纳气药为主，故还治肾不纳气而慢性喘嗽。又，补骨脂（炒）、小茴香（炒）、辣桂各等分，为末。每服 6 克，热酒下。治打坠腰痛。（《仁斋直指方》）又，补骨脂 36 克（炒），黑牵牛 75 克，细末。每服 10 克，食前橘皮汤下。治寒湿腰痛。（《杨氏家藏方》卷 4 补骨脂散）

（5）精滑、梦遗：补骨脂、青盐各等分，细末。每服 6 克，米饮下。治肾气不固之精滑。又，补骨脂、韭子各 30 克为末。每服 10 克，水煎服，日 3 次。治玉茎硬不痿，精流不歇，时如针刺，此为肾漏者。（《名医类案》卷 8 "前阴"）又，补骨脂 60 克，鱼胶珠 30 克，细末，与胡桃肉 30 克同捣蒸之，取油和药末蜜丸梧子大。每服 10 克，盐汤下。治精寒精清，老人阳虚无火。（《医学正印》卷上补骨脂丸）又，补骨脂、巴戟天、煅龙骨各

36 克，益智仁 75 克，细末，羊肾去膜细切，煮烂如泥，入药末为丸梧子大。每服 100 丸，盐汤下。治梦遗。(《普济方》卷 180 引《郑氏家传方》补骨脂丸)

(6) 白浊：补骨脂 (炒)、青盐各 120 克，茯苓、五倍子各 60 克，为细末，酒糊为丸如梧子大。每服 30 丸，空心，温酒或盐汤下。治小便白浊。(《太医院经验奇效良方》卷 34 锁精丸)

(7) 尿频：补骨脂 300 克 (酒蒸)，小茴香 300 (盐炒)，细末，酒糊为丸梧子大。每服 50 丸，盐汤、温酒下。或以末掺猪肾煨食之。治小便无度，肾气虚寒。(《普济方》卷 29 破故纸丸) 又，补骨脂 12 克，黄芪、益智仁、乌药、菟丝子各 10 克，山药、五味子、桑螵蛸各 5 克，水煎服。日 1 剂，连服 7 剂。治小儿神经性尿频。

(8) 小儿遗尿：补骨脂炒为末，每夜热汤调服 1.5 克。(《婴童百问》) 又，补骨脂 (盐炒)、益智仁 (盐炒) 各 60 克，研细末，过筛，分作 6 包。每日早晨，米汤泡服 1 包顿服。成人加倍。6 日为 1 个疗程。(湖南中医杂志，1984，1：34)

(9) 疝气：补骨脂 (炒，研细)、黑牵牛头 (研末)，各等分。先用陈米醋煮蒜瓣熟，研烂入前药末，和匀成剂，为丸如梧子大。每服 20 ~ 30 丸，空心，淡醋或橘皮汤下。治小肠气痛不可忍。(《医方类聚》卷 89 引《必用全书》祛痛丸) 又，补骨脂、萝卜子、牵牛子、橘核各等分，各炒令焦黄色为度。均研细，酒糊为丸如绿豆大。每服 30 丸，盐汤下。治小儿气卵之疾。(《普济方》卷 399)

(10) 赤白带下：补骨脂、石菖蒲 (炒) 各等分为末。每服 6 克，石菖蒲酒调服。(《妇人大全良方》卷 1 补骨脂散) 又，补骨脂、杜仲、醋牡蛎、五味子各等分细末，蜜丸梧子大。每服 30 丸，日 2 次。治老人久带。(《妇科玉尺》卷 5 补骨脂丸)

(11) 血崩：补骨脂 (炒黄)、炒蒲黄、千年石灰、大黄各等分，为细末。每服 10 克，空心，热酒调服。治妇人血崩。(《瑞竹堂经验方》蒲黄散) 又，补骨脂、阿胶各 10 ~ 20 克，海螵蛸 30 ~ 50 克，水煎服。治因服避孕药所致者。单味亦可加入辨证方药中，治功能性子宫出血。

(12) 耳聋：补骨脂 300 克，先以米泔水浸 1 夜，晒干；再以黄柏 60 克煎水浸 1 夜，晒干；再用食盐浸 1 夜，晒干；再用黑芝麻 500 克，烧酒 1000 克，童便 500 克，共煮干，晒干，炒香。取出补骨脂研末，不用黑芝麻，以陈米醋为丸如绿豆大，每服 6 克，食后，杜仲、知母各 3 克煎汤送下。(《吉人集验方》故纸丸)

【外用治疗】

1. 白癜风 补骨脂 180 克，75% 酒精 400 毫升。浸泡 1 周后，滤汁去渣备用。外涂患处，日 3 ~ 5 次。颜面或皮肤黏膜交界处慎用。

2. 牙痛 补骨脂 60 克，青盐 15 克，同炒至微爆为度，候冷取出，为细末。每用少许，擦于痛处。治牙痛久不已者。(《御药院方》卷 9 补骨脂散)

【药方】

1. 四神丸 见"肉豆蔻"篇。

2. 脾肾丸 补骨脂、熟地、山药、茯苓、山萸肉各 30 克，泽泻、丹皮、车前子、牛膝各 10 克，炮附子、肉桂、砂仁各 6 克，细末，蜜丸梧子大。每服 6 克，日 2 次。治老人肾虚久喘。(《杂病源流犀烛》卷 1)

【医案】

➤ 一人玉茎硬不痿，精流不歇，时如针刺，捏之则胀，乃为肾满漏疾。用韭子、破故纸各一两为末，每三钱，日三服即止。(《名医类案》卷 8 "前阴")

【前贤论药】

《本草纲目》卷 14：治肾泄，通命门，暖丹田，敛精神。

《得宜本草》：得菟丝子治下元虚怯，得杜仲、胡桃治肾虚腰痛，得茯苓、没药能定心补肾，得茴香治小便无度，得韭子治肾漏茎举，得肉果治脾肾虚泄，得粟壳治洞泄久利。

《得配本草》：得肉果、大枣为丸，治脾肾虚泄，或加木香；得山栀、茯神，治上热下寒；配茴香、肉桂，治血瘀腰痛；配胡桃、杜仲，治风寒腰痛。

【方药效用评述】

➤ 补骨脂补脾肾宜用盐、酒炒制。补骨脂辛香而温，盐咸入肾，酒行阳道，熟则温补，故四神丸等方中用此则有效。

➤ 补骨脂、胡桃治腰痛有效，但以虚寒肾虚者为宜，不可用于燥火之体。又可治肺肾虚亏之痰多喘嗽。二味相配补益肺肾，是为的对，诚如《医方集解·补养》云："古云黄柏无知母，破故纸无胡桃，犹水母之无虾也。"

➤ 补骨脂、骨碎补相配，可补肾强骨，用于骨折后调理，并治骨质增生症、骨质疏松症等有肾虚证者。亦可单味研末服之。

➤ 补骨脂、肉苁蓉、巴戟天、菟丝子、淫羊藿五味皆温肾壮阳药，润而不腻，温而不燥，可治肾虚诸证。

➤ 现代研究证明，本品对黑色素生物合成过程中的关键酪氨酸酶有较强的激活作用，故可内服、外用治疗白癜风。如用黄芪、人参叶、熟地黄、当归、川芎、肉桂、鸡血藤、补骨脂、淫羊藿各等分，研末制成片剂，每片含生药 30 克，口服。（克白灵 2 号）成人每次 6~8 片，黄酒加热或温开水送服。适于寒凝阳虚者。

【药量】 6~15 克。

【药忌】 实热者不可用。

❧ 巴戟天 ❧

【药原】 出《神农本草经》。用根。

【药性】 辛、甘，温。归肺、肾经。

【药效】 补肾助阳，强筋壮骨。

【药对】

1. 巴戟天、菟丝子 巴戟天补肾阳，除风湿，定心气；菟丝子益肝肾，坚筋骨，固肾精。二味和合，养心神，固肾精，精力充沛，阴阳平秘，水火相交，肾气坚强。所以临床可用此药对，治虚劳、健忘、不眠、阳痿、性冷、不育、不孕、小便不禁症等肾虚诸证。

2. 巴戟天、白术　见"白术"篇。

【方药治疗】

1. 肾虚　巴戟天、补骨脂、小茴香各 15 克，黑附子 30 克，细末。酒熬一半熬成膏，一半搜拌为丸梧子大。每服 20 丸，食前盐汤下，日 3 次。治肾虚久冷，脐腹疼痛，饮食无味，腰膝痛无力，精虚梦泄。（《医方类聚》卷 10 引《简要济众方》巴戟天丸）

2. 健忘　巴戟天、菟丝子各 30 克，水煎服。治健忘。（《辨证录》卷 4 天丝饮）又，巴戟天 15 克，石菖蒲、地骨皮、茯苓、茯神、远志各 30 克，人参 10 克，细末，米粉同茯苓末作糊，石菖蒲汤调为丸梧子大。每服 30 丸，日 3 次。治髓海不足之健忘。（《古今医统大全》卷 50 巴戟天丸）

3. 癫、惊、不寐　巴戟天 30 克，制半夏 10 克，水煎服。治癫。（《辨证录》卷 2 天半神丹）又，人参、白术、茯神、巴戟天、车前子各 10 克，山药 30 克，制半夏、肉桂各 3 克，水煎服。治心下畏寒作痛，惕惕善惊。（《辨证录》卷 2 巴戟天汤）又，引寐汤治不寐，详见本篇"药方"。

4. 寒痹　巴戟天 6 克，附子、五加皮、石斛、茯苓、甘草、当归各 3 克，牛膝、萆薢各 4.5 克，肉桂、防风、防己各 1.5 克，姜 3 片，水煎服。治寒痹，脚膝肿痛，行履艰难。（《张氏医通》卷 14 巴戟天汤）

5. 脚气　巴戟天 15 克（糯米同炒，米微转色去米），大黄 30 克（剉，炒），为末，炼蜜为丸梧子大。每服 50~70 丸，温水送下。仍禁酒。治脚气风毒，脚膝沉重，行履艰难，头面虚肿。（《名医类案》卷 6 "脚气"）

6. 小便不禁　巴戟天、菟丝子、桑螵蛸、益智仁各等分，细末，酒糊丸梧子大。每服 20 丸，空心盐汤下。治肾虚小便不禁。（《奇效良方》卷 36）又，巴戟天、生地各 45 克，桑螵蛸、肉苁蓉、山药、山萸肉、菟丝子各 30 克，肉桂、附子各 15 克，远志 12 克，石斛 24 克，鹿茸 1 对，细末蜜丸梧子大。每服 30~50 丸，空心、临卧，米饮或温酒下。治胞痹虚寒，脐腹痛，小便数或不利，睡则遗尿。（《张氏医通》卷 14 巴戟丸）

7. 白浊　川椒、巴戟天各等分，细末，醋面为丸梧子大。每服 15~20 丸，日 2 次。治虚劳下元虚亏，小便白浊。（《圣济总录》卷 92 补益椒红丸）

8. 疝气　胡芦巴 500 克，巴戟天 180 克，同炒为末，酒糊为丸梧子大。每服 15 丸，空心盐汤下。治小肠疝气，偏坠阴肿，腹痛不可忍。（《普济方》卷 247 胡芦巴丸）又，巴戟天、炒小茴香、炒川楝各等分细末。每服 6 克，温酒下。治偏坠。（《卫生易简方》卷 6）

9. 不育　巴戟天、山药各 15 克，仙茅、淫羊藿、熟地、山萸肉、黄精、川牛膝、白蔻仁、桂枝、甘草各 10 克，蜈蚣 1 条，水煎服。治肾精不足。（河南中医，2005，5：51）

10. 不孕　巴戟天 30 克（盐水浸），白术 30 克（土炒），茯苓 15 克，菟丝子 15 克（酒炒），芡实 15 克（炒），车前子 6 克（酒炒），肉桂末 3 克，水煎服。治不孕，腹胀脚肿，小便艰涩。（《傅青主女科》卷上化水种子汤）又，茯苓12克，巴戟天、仙茅、肉苁蓉、女贞子、鹿角霜、生熟地各10克，淫羊藿、紫石英、麦冬各12克，水煎服。肾阳虚加肉桂、附子，肾阴虚加龟甲、枸杞。治不孕。（蔡小荪经验方）

11. 痛经　白术30克（土炒），巴戟天15克（盐水浸），茯苓10克，山药15克，扁豆10克（炒，捣），白果10枚（捣碎），莲子30枚（不去心），水煎服。治下焦寒湿，经水将来，脐下先疼。（《傅青主女科》卷上温脐化湿汤）

12. 经前泄水　白术30克（土炒），巴戟天15克（盐水浸），人参15克，茯苓10克，薏苡仁10克，水煎服。治脾虚不固，经前先泄水，后行经。（《傅青主女科》卷上健固汤）

13. 肾病　巴戟天、山萸肉各30克，水煎服。治因儿童肾病，长期用激素而呈库欣氏征者。（上海中医药杂志，1985，11：46）

【药方】

1. 巴戟丸　巴戟天、杜仲各45克，肉苁蓉60克，牛膝、山药、续断、蛇床子、菟丝子、五味子、远志、茯苓、山萸肉各30克，细末蜜丸梧子大。每服30丸，空心温酒下。治虚劳，肾气虚弱，面无颜色，羸瘦多忘，男子阳道衰弱，小便白浊。（《圣济总录》卷92）

2. 引寐汤　白芍30克，当归、麦冬各15克，菟丝子、巴戟天、酸枣仁、茯神各10克，龙齿、柏子仁各6克，水煎服。治肝血亏虚，卧则神气不安魂梦飞扬，闻声惊醒，通宵不寐。（《辨证录》卷4）

【医案】

➤《衍义》治一人嗜酒后患脚气甚危。乃以巴戟天半两，糯米同炒，米微转色，去米，大黄一两剉炒，同为末，炼蜜为丸，温水送下五七十丸，仍禁酒，遂愈。（《名医类案》卷6"脚气"）

【前贤论药】

《本草蒙筌》：禁梦遗精滑，补虚损劳伤……安五脏健骨强筋，定心气利水消肿。

《本草汇》：为肾经血分之药，补助元阳则胃气滋长，诸虚自退，其功可居萆薢、石斛之上。但其性多热，同黄柏、知母则强阴，同苁蓉、锁阳则助阳。

《本草经解》：风气入肝，巴戟入肝，辛甘发散。辛甘入胃，温助胃阳，则五脏皆安。

【方药效用评述】

➤ 巴戟天甘温，故专以温补元阳，因温而不热故又不损阴水，其补火生土而健脾开胃。巴戟天得纯阴药黄柏、知母强阴，有既济之功。补气药加之，健脾开胃；补血药加之，润肝养肺。

➤ 助阳，枸杞煎汁浸蒸；祛风湿，好酒拌炒；摄精，金樱子汁拌炒；理肾气，菊花同煮。

➤ 巴戟辛温而强筋骨，祛风气，凡肾虚腰痛、脚气水肿等，用之效佳。

【药量】6～15克，浸酒、制丸、膏用。盐制补肾壮阳，生品祛风湿、强筋骨。

【药忌】 湿热忌用。

☙ 淫羊藿 ❧

【药原】 出《神农本草经》。又名"仙灵脾"。用地上部分。

【药性】 辛、甘，温。归肺、肾经。

【药效】 补肾壮阳，强筋壮骨。

【药对】

1. 淫羊藿、肉苁蓉　二味均甘温补肾壮阳，是温润平补之品，与附子、肉桂刚燥之性不同。补而不峻，助阳而不伤阴，临床常相须配对而用，无论阳虚还是阴虚而火不旺者皆可使用。唯肉苁蓉有润肠通便作用，所以便秘用肉苁蓉，便溏用淫羊藿，大便正常则二药并用。一般淫羊藿 10 克，肉苁蓉 12 克，入煎即可。补益肝肾，调摄冲任，适于妇人肾虚而月经不调者。若二药与大剂生地同用，则平调阴阳，可治慢性肾炎、支气管哮喘等病，有类激素作用。

2. 淫羊藿、仙茅　二味皆为甘温补肾药物，相配为用，是治疗肾阳虚亏，男子不育、阳痿，妇女不孕、月经不调的药对，现代常用于更年期病证，如更年期高血压用二仙汤。再加仙鹤草，是三仙汤，用治脱力劳伤。

3. 淫羊藿、仙茅、仙鹤草　见"仙鹤草"篇。

【方药治疗】

1. 肾虚　淫羊藿 500 克（用叶，去毛，酥油涂炙黄透），当归 240 克（酒洗，去须头），仙茅 120 克（米泔水浸，去赤汁，黑豆拌蒸烂，去豆不用），鹿茸 60 克（酥炙），粗末，绢袋盛之，悬坛内，浸入陈老酒 2500 克，封口，煮 3 炷香取其，埋地下 7 日夜。将药晒干，研细末，蜜丸梧子大。每服 20 ~ 30 丸，清晨原酒送下，半月见效。或加人参 30 克。固精壮阳，强筋壮骨，延年广嗣。（《墨宝斋集验方》卷上）

2. 风痹　淫羊藿、威灵仙、川芎、桂心、苍耳子各 30 克，细末。每服 3 ~ 6 克，温酒下，日 2 次。治风痹走注疼痛，来往不定。（《圣惠方》卷 21 仙灵脾散）又，淫羊藿 500 克，酒 5000 克，浸之 5 ~ 7 日。适量服之。理脚膝冷，兴阳，益丈夫。（《食医心鉴》）又，淫羊藿、牛膝、炮附子、杜仲各 60 克，石楠叶 30 克，锉细，绢袋盛之，酒 5000 克浸 7 日。适量服之。治妇人风痹手足不遂。（《圣惠方》卷 69 仙灵脾酒）

3. 脱力　淫羊藿、仙茅、仙鹤草各 30 克，水煎服。治精神不振，神疲乏力，健忘失眠，肾虚血亏。（干祖望三仙汤）

4. 不育　熟地 30 克，淫羊藿 20 克，菟丝子、枸杞子、覆盆子、车前子各 15 克，五味子 10 克，水煎服。治男性不育。（河南中医，2007，27：53）

5. 高血压病　淫羊藿 30 ~ 50 克，水煎服。对更年期高血压病有效。今大多用二仙汤。见本篇"药方"。

6. 糖尿病　淫羊藿 40 克，枸杞子 30 克，开水浸泡 2 小时，代茶频服。（中医杂志，

1999，11：645）

7. 痤疮 淫羊藿 10 克，生山楂 12 克，蒲公英、薏苡仁各 30 克，水煎服。

【外用治疗】

牙痛 淫羊藿不拘多少，粗末，水煎漱口。治肾虚牙痛。（《奇效良方》卷 62 固牙散）

【药方】

二仙汤 淫羊藿、仙茅、巴戟天、当归各 10 克，知母、黄柏各 6 克，水煎服。治肾虚之更年期综合征、高血压病等。（《中医妇科学》）

【前贤论药】

《神农本草经》：主阴痿绝伤，茎中痛。利小便，益气力，强志。

《医学入门·本草》：治偏风手足不遂，四肢皮肤不仁。

《本草纲目》卷 12：淫羊藿味甘气香，性温不寒，能益精气，乃手足阳明、三焦、命门药也。真阳不足者宜之。

【方药效用评述】

➤ 淫羊藿补阳而不补阴，取其补男女之阳，则男子精热而能施，女子精热而能受。所以临床多用于男科、妇科病证。

➤ 祛风寒痹，酒浸之止可治风寒湿痹之不遂，不可用于中风而手足不遂者。

➤ 老人小便余沥用之，因甘温补肾，助其气化，非利小便者。

➤ 益气安神。福建民间用大量（100 ~ 200 克）水煎调酒服之，以补力益气。失眠患者药中加之，有安神助眠作用。

➤ 妇女用之温补命门，尤定小腹痛，去阴门痒，暖胞宫寒，止白带湿。

【药量】 6 ~ 15 克。炒用补肝肾，生用强筋骨。

【药忌】 阴虚火旺、实热者忌用。

肉苁蓉

【药原】 出《神农本草经》。用肉质茎。

【药性】 甘、咸，温。归肾、大肠经。

【药效】 补肾壮阳，润肠通便。

【药对】

1. 肉苁蓉、当归 肉苁蓉补肾润肠，当归补血润肠，二味相配，治肾虚白发、大便秘结者。张景岳赞化血余丹用此二味，与熟地、枸杞、菟丝子、鹿角胶、杜仲、巴戟天、胡桃肉、首乌、茯苓、小茴香、血余相配成方，大补气血，乌须发，壮形体，方见本篇"药方"。而济川煎则以二味为者润肠补养，治老人肾虚便秘。

2. 肉苁蓉、淫羊藿 见"淫羊藿"篇。

【方药治疗】

1. 虚劳 肉苁蓉、黄鳝为末，黄精自然汁丸。服之，力可十倍。强精健髓。（《证类备急本草》卷7）又，肉苁蓉（酒洗，去鳞甲）、土茯苓各120克，萆薢、当归各30克，黄鳝1000克（炙干），为末。黄精自然汁丸如梧子大，每服30丸。（《集验良方》大增力丸）又，肉苁蓉120克，水煮令烂，薄切细，研为末，掺羊肉片，以米粥空心食。治精败面黑。（《药性论》）又，肉苁蓉、山药各300克，当归360克（酒洗），天冬500克（去心），为末。羊肉3500克去筋膜、脂皮，批开，入药末，缚定，用无灰酒4瓶煮，令酒干，入水二斗煮烂，再入黄芪1500克，人参90克，白术60克，为末。糯米饭作饼焙干，和丸梧子大。每服30丸，温酒下。治亡血过多，形槁肢羸，饮食不进。（《医方集解·补养》天真丸）

2. 痿证　肉苁蓉、牛膝、菟丝子、制附子各30克，为末。白面60克酒糊为丸如梧子大。每服20丸，食前温酒下。治举体无力，四肢缓弱，不能行立。（《圣济总录》卷7苁蓉丸）又，肉苁蓉、杜仲、菟丝子、萆薢各等分，细末，酒煮猪肾，捣泥为丸梧子大。每服50丸，空心盐汤下，日2次。治肝肾虚亏，筋骨痿软，不能行步。（《素问病机气宜保命集》卷下金刚丸）

3. 健忘　肉苁蓉（酒浸）、续断、远志（去心）、石菖蒲、茯苓各等分，研细末。每服6克，食后温酒服。（《证治准绳·类方》苁蓉散）

4. 消渴　肉苁蓉、山茱萸、五味子各等分，为细末，炼蜜为丸如梧子大。每服30丸，盐酒下。治消中易饥。（《普济方》卷178苁蓉丸）

5. 白浊　肉苁蓉、鹿茸、山药、茯苓各等分，为末，米糊丸如梧子大。每服30丸，枣汤下。治肾虚白浊。（《圣济总录》卷59）

6. 小便出血　肉苁蓉（切，焙）、干地黄、菟丝子（酒浸1宿，捣烂，焙）、鹿茸（去毛，酥炙）各等分，为细末，煮糊为丸如梧子大。每服30丸，空心服。治小便纯血，血下则凝，亦无痛处，短气，阳气不固，阴无所守。（《全生指迷方》苁蓉丸）

7. 便秘　肉苁蓉（酒浸，焙）60克研，沉香末30克，为末，米糊丸如梧子大。每服70丸，白汤下。治老人、虚人便秘。（《济生方》润肠丸）

8. 阳痿　肉苁蓉、菟丝子、蛇床子、五味子、远志、续断、杜仲各30克，细末，蜜丸梧子大。每服20丸，日2次，空心盐汤下。治男子劳伤，阳痿不起。（《医心方》卷28肉苁蓉丸）

9. 眼花　肉苁蓉、巴戟天、枸杞、菊花各等分，细末蜜丸梧子大。每服20丸，日2次，空心盐汤下。治老人肝肾亏虚，眼花目眩，视力减退。（《养老奉亲书》苁蓉丸）

10. 白发　肉苁蓉（酒浸，焙）250克，菟丝子（酒浸1宿，捣烂，焙）125克，捣匀，生地黄500克，慢火熬膏。另取青竹沥撒膏内，候稠黏而冷，再合前药，和丸梧子大。每服30~50丸，日2次，空心盐汤下。治肾虚须发早白。（《圣济总录》卷185补真丸）

11. 不育　肉苁蓉、五味子各等分，细末，蜜丸如梧子大。每服30丸，日3次服。（《折肱漫录》卷3）

12. 痤疮　肉苁蓉12克，生山楂12克，蒲公英、薏苡仁各30克，水煎服。

13. 高脂血症 肉苁蓉 400 克，山楂、金樱子各 200 克，研细末，蜜 900 克，制丸成 10 克重蜜丸。次 1 丸，日服 3 次。1 个月为 1 个疗程。（中医杂志，2003，2：91）

【药方】

1. 肉苁蓉丸 肉苁蓉（酒浸，焙）、菟丝子（酒浸，煮烂）、山萸肉、熟地、人参、芍药、黄芪、官桂、防风各 15 克，炮附子、泽泻、羌活各 8 克，羊肾 1 对炙干，细末，蜜丸梧子大。每服 30 丸，空心，温酒下，日 2 次。治肾虚耳聋。（《景岳全书》卷 53）

2. 济川煎 当归各 15 克，肉苁蓉 10 克，牛膝 6 克，升麻 1.5 克，泽泻 4.5 克，枳壳 3 克，水煎服。治肾虚便秘。（《景岳全书》卷 51）

3. 赞化血余丹 血余 240 克，肉苁蓉、当归、熟地、枸杞子、菟丝子、鹿角胶、杜仲、巴戟天、胡桃肉、制首乌、茯苓、小茴香各 120 克，细末，蜜丸梧子大。每服 6 克，日 2 次。治肾虚白发、大便秘结。（《景岳全书》卷 51）

【前贤论药】

《神农本草经》：主五劳七伤，补中，除茎中寒热痛，养五脏，强阴，益精气，多子，妇人癥瘕。

《本草汇言》：肉苁蓉滋肾补精血之要药……甘能除热补中，酸能入肝，咸能滋肾。肾肝为阴，阴气滋长则五脏劳热自退，阴茎中寒热痛自愈。肾肝足则精血日盛，精血盛则多子。

【方药效用评述】

➤ 肉苁蓉益肝肾，补精血。甘而微温，咸而质润，温而不热，暖而不燥，滑而不泄，滋而不腻，补而不峻，作用平和，故有从容之意。

➤ 肉苁蓉是极润之品，味咸下降，滑能通肠，益阴通阳，通腑而不伤津液，故治肾虚便秘。

【药量】10～30 克。生用润肠，酒制补肾壮阳。

【药忌】阴虚火旺、脾虚便溏，实热便秘者忌用。

☙ 菟丝子 ❧

【药原】出《神农本草经》。用种子。

【药性】甘，温。归肝、肾、脾经。

【药效】补肾益精，养肝明目，强志抗老，安胎。

【药对】

1. 菟丝子、五味子 菟丝子柔润多脂，平补阴阳，益阴固阳，益肾固精；五味子兼入五脏，补肝养血，滋肾涩精，敛肺止汗，安神宁心。二味合用是五子衍宗丸中的主要成分，能补肾脏之阴阳，固精气之滑泄。如菟丝子 60 克（淘酒蒸），五味子 30 克，为细末，炼蜜为丸如梧子大。每服 70 丸，空心食前盐汤下。治真精不足，肾水涸燥，咽干多渴，耳鸣头晕，目视昏花，面色黧黑，腰背疼痛，脚膝酸弱者。（《济生续方》双补丸）《千金要方》三子丸，用菟丝子、五味子、蛇床子为丸，主治阳痿，腰膝冷痛，宫寒不孕等。

2. 菟丝子、熟地黄 菟丝子辛甘性平，平补阴阳，补肾阳，益肾气，固肾精；熟地甘温，偏补阴血，补肾养肝，滋阴生血。二味相须为用，合而平补，不燥不热，可补益肾元，填精补髓，延年美颜。如菟丝子、熟地各 250 克，细末，酒糊为丸如梧子大。每服 50 丸，人参汤送下。治下部弱，肾水冷。如气不顺，沉香汤送下；心气虚，茯苓汤送下；心气烦躁不得眠，酸枣仁汤送下；肾气动，茴香汤送下；小便少，车前子汤送下；小便多，益智仁汤送下。(《是斋百一选方》卷 4 引史载之方) 又，《寿老养亲书》以此治衰老。又，张景岳左归丸、右归丸、巩堤丸等方中，均有熟地、菟丝子二味，是固约肾精之意。

3. 菟丝子、桑寄生、续断 菟丝子蔓延于草木之上，善吸它物之气以自养，大能补肾，肾旺则能荫胎。桑寄生寄生树上，善吸空中气化之物，犹胎之寄母腹中，气类相感能使胎气壮旺，故《神经本草经》载其能安胎，《药性论》谓能令胎牢固，主怀妊漏血不止。续断补肾安胎而强筋骨，大有连续维系之意。三药均入肝、肾两经，补肝肾，强筋骨，益血安胎。如再加阿胶滋阴补肾、养血止血，则成寿胎丸平补肾气、安胎调经，主治滑胎。全方不偏寒热，补而不腻，温而不燥。

4. 菟丝子、巴戟天 见"巴戟天"篇。

【方药治疗】

1. 强志抗老

(1) 衰老：菟丝子不拘多少，以酒 1 斗浸良久，漉出晒干，又浸，令酒尽为度，为细末。每服 6～10 克，日 3 次。去风冷，益颜色，久服延年。(《圣惠方》卷 94 神仙饵菟丝子方) 又，菟丝子洗净，好酒入砂锅内煮，愈煮愈佳，吐丝为度。放竹器内晒干，磨粉，再用炒米粉拌和，加白砂糖调和，白汤下。或用山药打糊为丸梧子大，每服 6 克，日 2 次。大有补益，延年却病。(《集验良方》卷 2 延年却病方) 延年益寿之邵应节七宝美髯丹、《世补斋医书》首乌延寿丹中均有本品。

(2) 健忘：巴戟天、菟丝子各 30 克，水煎服。治健忘。(《辨证录》卷 4 天丝饮) 也可用于阳痿、性冷、不育、不孕等肾虚诸证。

(3) 不寐：茯神 (茯苓也可)、菟丝子各等分，为末，面糊为丸如梧子大。每服 50 丸，白汤或酒下。交通心肾，治心神不安，肾精虚亏所致不寐。(《普济方》卷 219 交感丹)

(4) 骨蒸：菟丝子、五味子各 30 克，生干地黄 90 克 (焙)，细末，蜜丸如梧子大。每服 30 丸，食前米饮下。治阴虚火旺，四肢发热。(《全生指迷方》卷 2 菟丝子丸)《普济方》卷 236 菟丝子散用治骨蒸。

(5) 食少不化：白术 (酒浸，九蒸九晒)、菟丝子 (酒浸，晒干) 各等分为末，蜜丸如梧子大。每服 6～10 克。治虚弱枯瘦，食而不化，脾肾不足，火不生土。(《本草纲目拾遗》卷 3) 又，菟丝子配肉豆蔻，可增进饮食。(《得配本草》)

2. 补肾益精

（1）消渴：菟丝子不计多少，酒浸3宿，焙干，研末，蜜丸梧子大。每服50丸，食前服。或作散，服12克。治消渴。又，菟丝子（酒浸，研，焙干，另取末）300克，五味子（酒浸，另为末）210克，白茯苓、莲子肉各90克，细末，干山药末180克，混匀酒糊为丸如梧子大。每服50丸，米饮下。治三消渴利。（《三因方》卷10玄菟丹）

（2）腰痛：菟丝子（酒浸十日，水淘，焙干为末）60克，杜仲（蜜炙，捣）30克，山药末酒煮糊为丸如梧子大。每服50丸，空心，酒送下。治腰膝虚冷，疼痛麻木无力。（《证类本草》卷6引《经验后方》固阳丹）又，牛膝、菟丝子各30克，均酒浸5日后，晒干，为细末，酒煮糊丸梧子大。每空心酒服20～30丸。治腰膝疼痛，顽麻无力。（《经验后方》）

（3）肾虚阳痿：菟丝子、熟地各250克，细末酒糊为丸如梧子大。每服50丸，人参汤送下。治下部弱，肾水冷。（《是斋百一选方》卷4引史载之方）又，菟丝子（酒煮，捣成饼，焙干）500克，制附子120克，研末，酒糊为丸如梧子大。每服50丸，酒送下。补肾气，壮阳道，助精神，轻腰脚。（《扁鹊心书·神方》菟丝子丸）又，菟丝子、熟地各30克，山茱萸、巴戟天各15克，水煎服。治阳事不刚，易于走泄，骨软筋麻，饮食减少，畏寒。（《辨证录》卷8菟丝地黄汤）

（4）白浊：菟丝子150克，茯苓90克，石莲子肉60克，为末。酒糊为丸如梧子大。每服30～50丸，空心，盐汤下。治思虑太过，心肾虚损，真阳不固，渐有遗沥，小便白浊，梦寐频泄。（《局方》卷5茯菟丸）又，菟丝子（酒浸研）150克，茯苓、石莲子肉各60克，为末，山药糊为丸如梧子大。每服50～100丸，空心温酒下。如脚膝无力，木瓜汤下。日2次。治白浊、女劳疸。（《种福堂公选良方》卷2小菟丝子丸）

（5）梦遗、滑精：菟丝子90克，加水10碗煎汁3碗，日分3服。治心肾两虚，梦遗滑泄。（《本草新编》）又，韭子、天冬各150克，菟丝子、车前子各30克，川芎、龙骨各45克，为末。每服3克，温酒下，日3～4次。治小便失精及梦泄精。（《千金要方》卷19韭子散）又，菟丝子（酒浸，煮熟，捣膏，晒干）480克，煅牡蛎、金樱子（蒸熟）、茯苓各120克，细末，蜜丸梧子大。每服10克，空心盐汤或温酒下。治梦遗精滑。（《景岳全书》卷51固真丸）又，茯苓、炒白术、莲子肉各120克，五味子（酒蒸）、炒山药各60克，杜仲（酒炒）90克，菟丝子（酒浸，煮烂捣饼，焙干）300克，细末，陈酒煮为丸梧子大。每服100丸，空心，温酒下。治脾肾虚亏，不能收摄，梦遗精滑。（《景岳全书》卷51苓术菟丝丸）

（6）小便频多或不禁：鹿角霜、菟丝子（酒浸，研成饼）各等分研细末，酒面糊为丸如梧子大。每服20～40丸，食前，温酒送下。治妇人本虚经弱，小便频数，男子肾亏，精滑不固。（《魏氏家藏方》卷10菟丝子丸）又，菟丝子30克，桑螵蛸30克，金樱子30克，生龙骨、生牡蛎各30克，水煎服。治老人夜尿频多。又，《景岳全书》卷51巩堤丸治膀胱不藏，水泉不止，命门火衰，小便不禁。见本篇"药方"。

（7）小便赤浊：菟丝子（淘，酒蒸，擂）60 克，麦冬（去心）60 克，细末，炼蜜为丸如梧子大。每服 70 丸，空心食前盐汤下。治心肾不足，精少血燥，口干烦热，头晕怔忡，或口干生疮，目赤头晕，小便赤浊，五心烦热，多渴引饮。但是精虚血少，不受峻补者，悉宜服之。（《济生续方》心肾丸）

（8）膏淋：菟丝子、炙桑螵蛸各 20 克，泽泻 10 克，研末蜜丸梧子服 20 丸。（《鸡峰普济方》卷 10 菟丝子丸）

3. 养肝明目　眼目昏花：车前子、菟丝子，细末。炼蜜为丸如梧子大。每服 50 丸，食后服。治肝肾俱虚，眼目昏花，或生障翳，迎风流泪。又主小便淋涩，能导小肠热。（《医方类聚》卷 145 引《千金月令》驻景丸）《圣惠方》卷 33 加干地黄，如加地黄、枸杞子则更加全面。又，菊花（捣细末）、菟丝子（酒浸捣细末）各等分和匀，炼蜜为丸如梧子大。每服 20～30 丸，食前温酒下。明目，益精，壮下元，进饮食。（《圣济总录》卷 198 菟丝子丸）

4. 安胎　胎动不安、滑胎：寿胎丸，详见本篇"药方"。

【外用治疗】

1. 痔　菟丝子熬令黄黑研末，以鸡子黄和涂之。治痔，下部痒痛，谷道刺痛。（《肘后方》）又，菟丝子、鹤虱、蛇床子各 30 克，水煎熏洗。治肛门瘙痒。（《中医皮肤病学简编》）

2. 白癜风　鲜菟丝子 90 克，浸酒精内，1～2 日后过滤成菟丝子酊。用时取适量外涂之。

3. 粉刺、痤疮　菟丝子酒浸数日，捣绞汁，涂。（《简明医彀》卷 5）菟丝子 30 克，加水 500 毫升煎取 300 毫升，待温，外洗或用纱布浸后外敷患处。日 1～2 次，7 日为 1 个疗程。（浙江中医杂志，1996，4：179）

【药方】

1. 寿胎丸　菟丝子 120 克，桑寄生、续断、阿胶各 60 克，前 3 味研细末，水化阿胶和丸。每丸 0.3 克，开水冲服，日 2 次。治滑胎。（《医学衷中参西录·医方》）

2. 五子衍宗丸　枸杞子、菟丝子各 240 克，五味子、车前子各 80 克，覆盆子 160 克，细末蜜丸梧子大。每服 90 丸，空心盐汤或温酒下。治肾虚腰痛，阳痿不育，遗精早泄，尿后余沥。（《摄生众妙方》卷 11）

3. 七宝美髯丹　制首乌（九蒸九晒）500 克，当归、茯苓、菟丝子（酒浸）、枸杞子、怀牛膝各 250 克，补骨脂（芝麻拌炒）120 克，细末，蜜丸梧子大。每服 6 克，日 2 次。治肝肾两虚，须发早白，筋骨痿弱，腰膝酸软。（《医方集解·补养》引邵应节）

4. 定经汤　菟丝子、当归、白芍各 30 克，熟地、山药各 15 克，茯苓 10 克，荆芥穗 6 克（炒黑），柴胡 1.5 克，水煎服。治月经先后无定期。（《傅青主女科》卷上）

5. 巩堤丸　熟地、菟丝子（酒煮）、白术各 60 克，北五味子、益智仁（酒炒）、补骨脂（酒炒）、炮附子、茯苓、炒韭子各 30 克，为细末，山药煮糊为丸如梧子大。每服 100

丸，日2次，空心温酒或白汤下。治膀胱不藏，水泉不止，命门火衰，小便不禁。（《景岳全书》卷51）

【医家经验】

杨家林用寿胎丸经验　寿胎丸出张锡纯《医学衷中参西录》治女科方，主治滑胎。由菟丝子、桑寄生、川断、阿胶组成。临床以寿胎丸加减广泛用于月经不调、崩漏、闭经、胎漏、胎动不安、滑胎、不孕等，取得较好疗效。凡妇科病中属肾气不足或肾精亏虚之证，均属本方主治范畴。

（1）胎漏、胎动不安、滑胎：胎系于肾，任主胞胎，八脉丽于肝肾，因此保胎以补肾为主。如肾气不足，冲任不固，胎失所系，可致胎漏、胎动不安或屡孕屡堕，宜用本方加杜仲、枸杞；兼气虚者，以本方加党参，名加参寿胎丸，或以本方合四君子汤或异功散而脾肾同治，先后天同补；妊娠伴见腹痛，加白芍、甘草缓急止痛；偏寒加乌药、艾叶，热者加炒川楝、黄芩，气滞加木香、陈皮。胎动下血者，以本方合二至丸加苎麻根、黄芩或仙鹤草、侧柏叶，清热凉血，止血安胎。滑胎宜在未孕时进行调治，避孕节欲一段时间，预服补肾气益肾精，调冲固任之品。用寿胎丸合五子衍宗丸加减内服，一旦停经，无论是否出现症状均按保胎处理，治疗到超过以往流产月份。

（2）月经不调：因先天肾气不足，冲任未盛，或生育期多次刮宫，小产屡伤肾气，或更年期肾气日衰、冲任功能紊乱，以致月经或前或后，经量或多或少者，均可以本方为主补肾益气、调固冲任。月经提前量多，偏肾阴虚者，本方合左归饮、二至丸，加茜草、乌贼骨补肾滋阴、固冲止血。月经延后量少者，寿胎丸去阿胶，合参芪四物汤，加鸡血藤补肾养血活血，或加温肾之巴戟天、淫羊藿、枸杞、补骨脂、鹿角霜（或片）、河车粉。崩漏，因肾气不足或亏损导致封藏失司，冲任不固者，出血期治以补肾益气、固冲止血，本方合举元煎，加茜草、乌贼骨、炒艾叶等；血止后，固本调治仍以本方为基础，偏肾阴虚者，合左归饮、二至丸；偏肾阳虚者，加仙茅、淫羊藿、巴戟天、肉苁蓉或鹿角霜。青春期或更年期崩漏，或人流术后所致崩漏，用之更为合适。

（3）闭经：因先天肾气不足或年逾16岁尚未初潮者，本方去阿胶合参芪四物汤，加枸杞、鸡血藤或巴戟天、紫河车、淫羊藿等补肾养血调经之品，并可配服定坤丹。如因胎堕甚密，损伤肾气，伤残肾精，导致闭经者，本方配服归芍左归饮补肾益精，养血调经缓缓调治，后佐以活血通络之鸡血藤、茺蔚子、川芎等补中有通，闭经有望治愈。

（4）不孕症：治疗首重调经，经调而子嗣至。月经正常后以补肾气、益肾精、补冲任为主。气盛精足，冲任相资，自能种子。如肾气不足，冲任虚寒不能摄精成孕；肾精不盛，结胎不易也影响受孕，本方合五子衍宗丸补肾益精助孕；气虚者加参、芪；血虚加当归、白芍、熟地；肾虚兼肝郁者补肾中佐以疏肝，本方合逍遥散加减。

总之，寿胎丸为平补肾气，安胎调经助孕之良方。由于药味平正，无论肾阴虚或肾气虚、肾阳虚，只要加减得当均可使用。但应注意：方中桑寄生、菟丝子、续断用量宜大，以15～30克为宜。阿胶使用时当另包烊化入药，若置罐中同煎，恐胶着罐底，影响药效。

且阿胶滞胃，中满闷者可去之，或加健胃之砂仁。本方原系丸剂，改用汤剂同样有效，且加减更灵活。(《中医临床家杨家林》)

【前贤论药】

《名医别录》：养肌强阴，坚筋骨，主茎中寒，精自出，溺有余沥。

《药性论》：治男子女人虚冷，添精益髓，去腰疼膝冷，久服延年，驻颜悦色，又主消渴热中。

《景岳全书·本草正》：补髓添精，助阳固泄，续绝伤，滋消渴，缩小便，止梦遗带浊余沥，暖腰膝寒疼，壮气力筋骨，明目开胃，进食肥肌……欲止消渴，煎汤任意饮之。

《本草汇言》：补肾养肝，温脾助胃之药也。主男子阳道衰微，阴茎痿弱，或遗精梦泄，小便滑涩。治女人腰脊酸疼，小腹常痛，或子宫虚冷，带下淋沥，或饮食减少，大便不实。是皆男妇足三阴不足之证。

【方药效用评述】

➤ 菟丝子辛甘性平，平补阴阳，补肾阳，益肾气，固肾精。为男女足三阴经要药。温脾助胃，治饮食减少，脾虚便溏；固肾益精，治男女阴冷，腰酸膝软，阳痿精滑，滑胎不孕；养肝明目，治筋骨不壮，目暗昏花。现代又以酒精浸制成酊，外涂白癜风。名方主要有寿胎丸治滑胎，五子衍宗丸治遗精早泄，七宝美髯丹治白发等。

➤ 五味衍宗丸诸药皆为植物种仁，味厚质润。滋补阴血，蕴含生生之气，性平偏温，善于益肾温阳。方中菟丝子温肾壮阳，枸杞子填精养血；五味子五味兼有，补中寓涩，敛肺补肾；覆盆子甘酸微温，固精益肾；妙在车前子一味，泻而通泄，泻有形之阴浊。全方性味平和，不温不燥，涩而有通，补而不滞，滋而不腻，适于肾虚精亏者常服。

➤ 心虚之人日夜梦精频泄者，用菟丝子90克，水10碗煮汁3碗，早、中、晚各分服之，即止。此乃心、肝、肾三经齐病，水火两虚所致。菟丝子正补心、肝、肾，不杂别味而则力专，所以能直入三经以收全效。他如夜梦不安，两目昏暗，双足乏力，皆可用30～60克，与人参、熟地、白术、山萸肉之类用之。

➤ 菟丝子补而不峻，温而不燥，善滋阴液，是养阴通络上品。《神农本草经》云其"续绝伤，补不足，益气力，肥健人"，是于滋补之中，又有宣通百脉、温运阳和之意。能柔润肌肤，美颜养肤；强坚筋骨，延年防老。入肾经，虚可以补，实可以利，寒可以温，热可以凉，湿可以燥，燥可以润。非如知柏苦寒而不温，有泻肾经之气；非若肉桂、益智仁辛热而不凉，有动肾经之燥；非若肉苁蓉、锁阳甘咸而滞，有生肾经之湿，因此和一般的温阳、滋阴药有所区别。

➤ 菟丝子补益肝肾，调经安胎。凡肝肾虚亏之月经先后无定期、月经过少、不孕、滑胎（习惯性流产）、崩漏（功能性子宫出血）等妇女病皆可用之为主药，或佐以山药、熟地、当归、白芍补肾养肝以调经，或佐以桑寄生、续断、白术、黄芪、杜仲以健脾补肾以安胎。

➤ 菟丝子是温健脾胃、补火生土之品。配肉豆蔻、白术、砂仁，能助增饮食，如

《本草纲目拾遗》卷3用白术、菟丝子各等分为末蜜丸治虚弱枯瘦，食而不化，脾肾不足，火不生土者。又，《得配本草》云：菟丝子配肉豆蔻，可增进饮食。肝肾不足的老年习惯性便秘者，可用菟丝子20～30克为主配生地、槟榔，水煎服，补肾通便。如气虚而排便无力者，则加黄芪。若有脾肾两虚的慢性泄泻，又可配补骨脂、山药、莲肉、白术、党参、茯苓等，以脾肾双补而止泻。

➤ 本品能补肝明目，历代方药常配枸杞子、决明子、沙苑子、五味子、楮实子、青葙子、茺蔚子、车前子、菊花、地黄等，临证时可据证选配之。其中，最著名的是驻景丸，用治肝肾不足眼目昏暗等。

【药量】10～30克。生用或作熟饼用，后者称为菟丝饼。陶弘景云：菟丝子宜丸不宜入煎。生用明目、养肝，炒用补肾、涩精、固胎。

【药忌】阴虚火旺、阳强易举，大便溏薄者忌用。

❧ 蛤蚧 ❧

【药原】出《雷公炮炙论》。用干燥体。

【药性】咸，温。归肺、肾经。

【药效】补益肺肾，纳气平喘，固本助阳。

【药对】

蛤蚧、人参 人参大补元气，健脾养肺；蛤蚧补肾助阳，纳气平喘。合用则用治肺肾久虚，虚喘而动则气促，言语难续，颜面四肢浮肿者。如参蛤散，用蛤蚧1对头尾全，炙焙；人参15克，共为末。每服5克，日2次。（《济生方》）又，蛤蚧、人参、三七治老年及体虚之咳喘。（岳美中经验）

【**方药治疗**】

1. 虚喘 紫河车100克，蛤蚧5对，炙焙研末。三七粉50克，与上药和匀。每服5～10克，日1～2次。治肺肾不足，动则短气喘息，气不能续。或加川贝30克。

2. 咳喘经久 《卫生宝鉴》人参蛤蚧散，治久咳喘满。又，红参、沙参各15克，蛤蚧1对，麦冬、橘红、川贝、五味子各10克，紫河车24克，研细末，装0.3克胶囊。每服5粒，日2次。治咳喘经久，肺肾俱虚。（朱良春经验）

3. 肺痿 蛤蚧1对，杏仁、甘草各150克，人参、茯苓、知母、贝母、桑白皮各60克，细末。每服3克，日2～3次，米饮下。治肺痿咳嗽，上气喘满，咯唾脓血。（《博济方》卷2蛤蚧散）

4. 阳痿 蛤蚧、蜈蚣各10克，淫羊藿、当归、白芍、甘草各30克，研末。每服6克，日2次。

【**药方**】

人参蛤蚧散 蛤蚧1对，杏仁、甘草各150克，人参、茯苓、知母、贝母、桑白皮各60克，细末。每服3克，日2～3次，米饮下。治久病咳嗽，上气喘满，肺痿失音。（《卫

生宝鉴》卷 12）

【前贤论药】

《本草纲目》：补肺气，益精血，定喘止嗽，疗肺痈、消渴，助阳道。

《本草便读》：肺虚咳嗽、肾虚遗滑等证，皆可用之。

【方药效用评述】

➢ 咳喘因肾虚不能纳气者，除与紫河车、人参相配者，施今墨用蛤蚧、补骨脂相配成对，以补肾纳气、止咳平喘。

➢ 治肾虚阳痿，《朱良春医集》常以蛤蚧、鹿茸各等分，研末，每晚服 2 克。

【药量】 一般研末用，每次 1～1.5 克，日 2 次。

【药忌】 阴虚肺燥，相火旺盛者和风寒、痰热咳喘忌用。

第二章 解表药

解表药以辛味药为主，辛以入肺，解表而退热，故称"解表"。又因性温、性寒之别，分为温解、和解、凉解3类。温解药治风寒；凉解药治风热；和解药介于两者之间，风寒、风热均可治之。

肺为水之上源，辛以入肺，故有的解表药还有利水消肿作用，如麻黄、桂枝、羌活辛温，蝉蜕、牛蒡子辛凉，均能治水肿。而苏叶、防风等又能治小便不通，也属此例。此外，本类药大多通利鼻、咽窍，又善治皮肤风疾，可从肺之藏象功能去理解。

第一节 温解药

桂枝

【药原】牡桂出《神农本草经》，桂出《名医别录》，《伤寒论》始名桂枝。用肉桂的干燥嫩枝。

【药性】辛、甘，温。归心、肺、肝、膀胱经。

【药效】调和解表，通阳化气，温经通脉，降逆平冲。

【药对】

1. 桂枝、芍药 桂枝辛温，辛能发散，温通卫阳。芍药酸寒，酸能收敛，敛养营阴。桂枝君芍药，发散中寓敛汗之意；芍药臣桂枝，于和营中有调卫之功。两药相配为用，是组成桂枝汤的主要药对，可用以调和营卫，治脉缓、汗出之外感表证。桂枝、芍药同用，不仅调和营卫以解表，而且温补中焦脾胃，治脾胃虚弱内伤诸疾，如小建中汤、黄芪建中汤等。再者，还能温经通脉而止痛，如桂枝加芍药汤治腹满时痛，当归四逆汤治手足寒痛，黄芪桂枝五物汤治血痹身痛，均体现了桂枝、芍药配伍温经通脉的作用。

2. 桂枝、附子 附子温经散寒，桂枝通阳活络，二味相配为用，可增强温通散寒、活血止痛作用。张仲景桂枝与附子相伍共有八方，适应证中见有风湿相搏、骨节疼烦掣痛者有桂枝附子汤、甘草附子汤、桂枝芍药知母汤等方。其余，如桂枝加附子汤、桂枝去芍药加附子汤，乃桂枝汤证见阳虚而伍以附子之法，意在除身痛、止漏汗。临床可用于阳虚者而又外感风寒，见自汗不止、身体烦痛、恶风恶寒等。而肾气丸中用桂枝、茯苓配伍附子，主要是起通阳利水、补肾助阳作用。再者，《金匮要略》桂枝去芍药加麻黄细辛附子汤，是用附子协助桂枝、麻黄，温阳逐水。

3. 桂枝、茯苓 桂枝辛温，通阳化气而能利水；茯苓甘淡，渗湿利水而可健脾。此药对是苓桂术甘汤温阳化饮、五苓散通阳利水的重要组成部分，可用于痰饮、水湿诸疾，治疗泄泻、咳喘、水肿、心悸等。类方尚有苓桂味甘汤、苓桂姜甘汤、苓桂甘枣汤等，总称为"桂苓剂"。桂苓剂的核心是桂枝辛通、茯苓淡渗，助阳化气而利水化饮。也有以此药对治水饮者，如《张氏医通》卷16桂苓饮，用桂枝10克、茯苓20克，水煎服，治肾气上逆，水泛为痰，逆冲胸膈。其辨证要点在水色、水舌、水环等，见"麻黄"篇。

4. 桂枝、甘草 桂枝辛温助阳通脉，得甘草而内补心阳，二味和合，辛甘发散，平冲降逆，扶阳补心，止汗宁心。桂枝甘草汤用治"发汗过多，其人叉手自冒心，心下悸，欲得按者"，是心阳虚之轻证。吉益东洞《药征》："叉手冒心者，以悸而上冲故也。"类此药对组成的仲景方还有桂枝甘草龙骨牡蛎汤、苓桂术甘汤、苓桂甘枣汤、桂枝加桂汤、茯苓甘草汤、炙甘草汤等，原文中常有冲逆动悸之症。方中均含桂枝、甘草二味，而且用量不小。由此辨析，可见其平冲气、止悸动，以心神散乱、心脉虚亏为目标。又，桂枝平冲气，不仅见于桂枝加桂汤治奔豚，还有"太阳病下之后其气上冲者，可与桂枝汤，若不上冲者不得与之"等条文可证之。

5. 桂枝、吴茱萸 桂枝、吴茱萸二味辛温，温经散寒，通脉助阳，仲景用于当归四逆加吴茱萸生姜汤中，治手足不温，疼痛麻木。又，二味还能温中降逆，和胃散寒，可用治脾胃虚寒，脘腹疼痛。如《肘后方》用此二味，治卒心痛，《简要济众方》则治冷气往来、冲心腹痛，均是例证。

6. 桂枝、黄芪 桂枝温阳通络，调和气血，散寒活血；黄芪益气健脾，固表止汗，补养气血。二味相配治血痹，如《金匮要略》黄芪桂枝五物汤；治表虚自汗，如《医略六书》桂枝加芪术汤。再者，治黄汗用黄芪芍药桂枝苦酒汤（黄芪、桂枝、芍药，苦酒、水煎服）或桂枝加黄芪汤，虚劳用黄芪建中汤，方中均有桂枝、黄芪，益卫气以固表，通血络以温里。

7. 桂枝、石膏 见"石膏"篇。

8. 桂枝、枳实（或枳壳） 见"枳壳"篇。

9. 桂枝、白术 见"白术"篇。

10. 桂枝、黄连 见"黄连"篇。

11. 桂枝、生地黄 见"生地黄"篇。

12. 桂枝、乌头 见"乌头"篇。

13. 桂枝、葛根 见"葛根"篇。

14. 桂枝、麻黄 见"麻黄"篇。

【方药治疗】

1. 调和解表

（1）恶风汗出：桂枝、芍药、生姜各10克，甘草6克，大枣5枚，水煎服。治中风，发热头痛，恶风汗出，表虚而营卫不和。或病人脏无他病，时发热，自汗出而不愈。（《伤

寒论》桂枝汤）

（2）恶风项强：葛根 15～30 克，桂枝、芍药、生姜各 10 克，甘草 6 克，大枣 5 枚，水煎服。治中风，发热头痛，恶风汗出，项背强。（《伤寒论》桂枝加葛根汤）又，葛根、栝楼根、桂枝、芍药各 10 克，水煎服。治柔痉有汗。（《此事难知》桂枝加葛根栝楼根汤）

（3）小儿伤寒：桂枝、芍药、防风各 6 克，甘草、生姜各 3 克，大枣 5 枚，水煎服。治小儿伤寒，恶寒发热，汗出喘息，面白脉浮。（《幼幼集成》卷 2 桂枝防风汤）

（4）伤寒劳复：桂枝、麻黄、山栀各 10 克，豆豉 6 克，粗末，水煎服。无汗用麻黄，自汗去麻黄。治伤寒劳复，脉浮。（《伤寒总病论》卷 3 桂枝栀子汤）本方以麻黄、桂枝与栀子、豆豉 2 组药对成方。脉浮表证未去，劳复内有郁热，故用之。

（5）多汗：黄芪、桂枝各 10 克，白术、芍药各 5 克，生姜、甘草各 3 克，大枣 3 枚，水煎服。治表虚多汗，脉虚缓。（《医略六书》卷 20 桂枝加芪术汤）

2. 通阳化气

（1）痰饮：茯苓、白术各 15～30 克，桂枝 6～10 克，甘草 6 克，水煎服。治心下有痰饮，胸胁支满，目眩者。短气有微饮，当从小便去之。（《金匮要略》苓桂术甘汤）又有用桂枝、茯苓药对方者，如桂心、茯苓各等分（一方减桂，倍茯苓），细末，熬稠粥糊为丸如梧子大。每服 30 丸，陈皮汤下。治水饮不消，停留胸腹，短气上喘，头眩心悸，面目浮肿，心胸注闷，不思饮食，小便不利，腰腿沉重。（《鸡峰普济方》卷 18 桂苓丸）又，桂枝 10 克，茯苓 20 克，水煎服。治肾气上逆，水泛为痰，逆冲胸膈。（《张氏医通》卷 16 桂苓饮）

（2）水逆：猪苓、白术、茯苓各 10 克，桂枝 6 克，泽泻 15 克，研细末，和匀。每服 6 克，日 3 次。治脉浮发热，小便不利，烦渴欲饮，水入即吐。或有头眩、脐下悸，吐涎沫。（《伤寒论》五苓散）

3. 温经通脉

（1）风寒湿痹：桂枝、炮附子、白术、甘草各 10～20 克，水煎服。治风寒湿痹，以寒痹剧痛为主者。（《金匮要略》桂枝附子汤）又，桂枝 12 克，炮附子、干姜、白术各 10 克，水煎服。治寒湿伤阳，形寒脉浮。（《温病条辨》桂枝姜附汤）又，桂枝、炮附子（久煎）、甘草各 15 克，水煎服。治低血压症见眩晕欲倒者。（黑龙江中医药，1988，2：19）

（2）风湿热痹：桂枝 15～20 克，生石膏 30～60 克（先煎半小时），知母 10～15 克，生甘草 10～20 克，粳米 30～60 克，水煎服。治风湿热痹，发热，汗出口渴，脉大。（《金匮要略》桂枝白虎汤）又，桂枝、芍药、知母、防风、白术各 10～15 克，生姜 20 克，炮附子、麻黄、甘草各 6 克，水煎服。治肢节肿胀烦疼，身形羸瘦，汗出恶寒而无发热。（《金匮要略》桂枝芍药知母汤）

（3）手足寒痛：桂枝 15～30 克，芍药 10～15 克，细辛 6～10 克，当归 15 克，甘草 10 克，水煎服。内有久寒则加吴茱萸、生姜。治手足寒痛，肢麻为主者。（《伤寒论》当归四逆汤）今用于雷诺病等。

（4）血痹：桂枝、黄芪各 30 克，芍药 10 ~ 15 克，甘草 10 克，生姜 10 克，大枣 30 克。水煎服。治血痹，气血虚亏。（《金匮要略》黄芪桂枝五物汤）

（5）胸痹：瓜蒌 30 克，薤白、枳实、桂枝、姜半夏各 10 克，水煎服。治胸痹心中痞满，胁下气逆而上冲胸。（《金匮要略》枳实薤白桂枝汤）

（6）胃痛：桂枝、生姜各 10 ~ 20 克，枳实 6 ~ 10 克，水煎服。治寒饮诸逆，心下胃脘悬痛。（《金匮要略》桂枝生姜枳实汤）又，饴糖 30 克冲服，桂枝、芍药、甘草各 10 克，生姜 6 克，大枣 5 枚，水煎服。治脘腹疼痛，寒则发作，喜温、喜按而痛减。（《伤寒论》小建中汤）

（7）胁痛：桂枝 15 克，炒枳壳 30 克，为末。每服 6 克，日 2 次。治因惊伤肝，胁痛不已。（《本事方》卷 7 桂枝散）又，桂心、片姜黄、枳壳、甘草各等分，细末。每服 6 克，日 2 次。治右胁疼痛，胀满不食。（《济生方》推气散）

（8）小腹痛：桂枝 30 克，炮附子 10 克，柴胡、青皮、甘草各 12 克，粗末。每服 15 克，水煎服。治小腹痛，口吐涎沫而不渴。（《丹台玉案》卷 2 桂附汤）

（9）经闭腹痛：桂枝、芍药各 9 克，桃仁、甘草各 3 克，干地黄 6 克，粗末。每服 15 克，姜、枣，水煎服。治月经不行，腹痛，或脐下积块。（《鸡峰普济方》卷 17 桂枝桃仁汤）

4. 降逆平冲

（1）奔豚：桂枝 30 克，白芍 15 克，甘草 10 克，生姜 10 克，大枣 10 枚，水煎服。治奔豚气从少腹上冲心，胸闷气促。（《金匮要略》桂枝加桂汤）

（2）恶阻：桂枝 10 克，白芍 10 克，甘草 10 克，生姜 10 克，大枣 3 ~ 5 枚，水煎服。治妊娠恶阻，不能食而作呕者。即用小剂桂枝汤，治胃气虚弱者。

（3）心悸：桂枝、甘草各 10 ~ 15 克，水煎服。治发汗过多，其人叉手自冒心，心下悸而上冲，欲得按。（《伤寒论》桂枝甘草汤）

【外用治疗】

1. 中风口㖞　桂枝 60 克，酒适量煎成浓液，以布渍药汁，趁热敷患处。㖞右敷左，㖞左敷右。治中风面瘫。

2. 小儿遗尿　桂枝末若干，醋调成饼状，临睡时先用温水熨脐 10 分钟，再将药饼贴脐，纱布固定。晨起取下，每晚 1 次。轻者 3 ~ 4 次愈，重者连用半月效。（中医杂志，1995，1：7）

3. 足癣　桂枝、防风各 30 克，枳壳 10 克，水煎熏洗。日 1 次。治足癣脱屑型。（同上）

4. 神经性皮炎　桂枝、银花各 30 克，枳壳 15 克，水煎沸 5 分钟，待微温洗患处。日 1 次。（同上）

【药方】

1. 桂枝汤　桂枝、芍药、生姜各 10 克，甘草 6 克，大枣 5 枚，水煎服。治太阳病，头痛发热，汗出恶风。又，病人脏无他病，时发热，自汗出而不愈。(《伤寒论》)本方外调营卫治汗出脉浮，内补脾胃治脘腹虚痛。

2. 苓桂术甘汤 茯苓、白术各15～30克，桂枝6～10克，甘草6克，水煎服。治心下有痰饮，胸胁支满，目眩者。又，短气有微饮，当从小便去之，苓桂术甘汤主之。(《金匮要略》)又，治心下逆满，气上冲胸，起则头眩，脉沉紧，发汗则动经，身为振振摇。(《伤寒论》)

3. 炙甘草汤 炙甘草15～30克，桂枝、生地、麦冬各15～30克，人参10～15克，生姜、阿胶(烊冲)、麻仁各10g，大枣10枚，酒、水煎服。治伤寒心动悸，脉结代。(《伤寒论》)《千金翼方》治虚劳不足，汗出而闷，心悸，脉结代。《外台秘要》治肺痿涎沫唾多，心中温温液液。(《金匮要略》附方)

4. 小建中汤 饴糖30克(冲)，芍药20克，桂枝、甘草各10克，生姜5片、大枣5枚，水煎服。治伤寒阳脉涩，阴脉弦，法当腹中急痛，先与小建中汤。心中悸而烦者，小建中汤主之。(《伤寒论》)又，虚劳里急，悸，衄，腹中痛，梦失精，四肢酸疼，手足烦热，咽干口燥，小建中汤主之。(《金匮要略》)

5. 桂苓白术散 人参、藿香、木香、桂枝、茯苓各15克，泽泻、白术、甘草、葛根、石膏、滑石、寒水石各30克，细末。每服10克，水调下，日2次。治冒暑饮食所伤吐泻，或湿热内盛而霍乱吐泻，或小儿惊风吐泻。(《医学启源》卷中)

【医案】

➤ 一人伤寒六日，谵语狂笑，头痛有汗，大便不通，小便自利，脉洪而大。众议承气汤下之，李(士材)力排众议用桂枝汤，及夜笑语皆止，明日大便自通。(《续名医类案》)

➤ 黎某，女，42岁。1972年5月初诊：因2月冬寒时节人工流产术后，坐货运车司机室，自安庆至上海。而后一直恶风怕冷，即使气候温暖，别人已穿夏衣，亦仍自感似吸入寒冷空气，寒冷彻内至心胸，须穿棉袄、戴口罩以御寒。脉寸浮，苔薄白。此小产血亏，外感风寒，营卫不和者，法以桂枝汤原方出入。其间又用艾草煎汤洗浴，遂形寒加剧，大汗不止，脉寸浮而尺沉。效仲景太阳漏汗之治，以桂枝加附子汤，漏汗止，形寒减轻，但手足麻痹，则以当归四逆汤加味，重用吴茱萸、细辛、生姜，证情好转。继以新加汤合四物汤，温通经脉，调和气血，方善其功。(寿康医案)

【医家经验】

1. 叶天士用桂枝汤

(1)虚人外感：加人参、当归、陈皮。病后复感加杏仁，或去生姜，加黄芪、牡蛎；阴虚风温加杏仁、天花粉。

(2)风寒袭肺，咳嗽形寒：去芍药，加杏仁、天花粉。痰多加瓜蒌，饮邪加茯苓、薏苡仁、半夏。

(3)中虚伏饮喘证：去甘草，加杏仁、薏苡仁、茯苓。短气不得卧、脉弦，加半夏、茯苓、干姜、五味子；内有蕴热，再加石膏；身热头痛，加黄芩。

（4）疟疾烦渴，虑其邪陷为厥：加黄芩、天花粉、牡蛎，清热滋阴。

（5）洞泄：营气清阳皆伤，以煨姜易生姜，加肉桂、人参、茯苓。

（6）中阳虚痞证：去芍药，加茯苓。

（7）心阳虚，水气凌心：去芍药，加附子。

（8）表证身痛：去生姜，加当归、五加皮、秦艽。

（9）背痛，阳虚形寒：去芍药，加附子。

（10）劳力胃痛，得食自缓，胃阳虚：去芍药，加人参、茯苓，或加当归、桃仁，或加厚朴、橘皮、当归。

（11）虚寒腹痛：加当归、茯苓。寒甚，以肉桂易桂枝，炮姜易生姜；阳虚甚则去芍药。

（12）胁痛：虚寒加当归、肉桂，痰阻加瓜蒌、薏苡仁。

（13）奇脉损伤，腰痛：加当归、茯苓。

（14）气血凝滞，时常发疹：去姜、枣，加当归、酒大黄、枳实。（《叶天士临证大全》）

2. 祝谌予、薛钜夫用桂枝汤

（1）对于一切因脾胃虚弱所引起的疾病，都可用桂枝汤为主方。

（2）可用治虚人感冒；夏天还穿棉衣者；小儿无虫积，但能食而体虚日瘦者。

（3）桂枝汤治习惯性便秘而小便清长者，屡有效验。慢性腹泻、急慢性结肠炎，诸法不效者，常取此方。得微汗而愈。

（4）对于焦虑、强迫症、女性更年期综合征等病，兼见有脾胃虚弱证者，用本方随证加减，确有速效。

（5）治疗妇科痛经、妊娠恶阻，因脾胃功能虚弱引起的月经量少、色淡等病证，只要适用桂枝汤方证者，皆有良效。

（6）治疗小儿无食欲，纳少等，可用原方治疗，其效益佳。

（7）桂枝汤加生石膏15克，治鼻塞、流涕、喷嚏，闻不见气味者。

（8）用治遇冷而发湿疹、荨麻疹、冬季干燥性皮炎，大便偏干者屡用屡效。大便秘结者，可加熟大黄3~5克，瓜蒌15克，麻仁15克，其效甚捷。

（9）用治现代办公室空调所致的腰冷、足凉等病，效佳。

（10）对营养不良、低蛋白性浮肿有佳效。

又，祝肇刚常以本方加减治疗自主神经失调引起的疾病。（薛钜夫《〈伤寒论〉读书会讲稿》）

【前贤论药】

《本草纲目》卷34引陈承：凡桂之厚实气味重者，宜入治水脏及下焦药；轻薄气味淡者，宜入治头目发散药。故《本经》以菌桂养精神，牡桂利关节。仲景发汗用桂枝，乃枝条，非身干也，取其轻薄能发散。

《本草纲目》卷34引王好古：桂枝入足太阳经，桂心入手少阴经血分，桂肉入足少阴、太阴经血分。细薄者为枝为嫩，厚脂者为肉为老。去其皮与里，当其中者为桂心。

《本草纲目》卷34：麻黄遍彻皮毛，故专于发汗而寒邪散，肺主皮毛，辛走肺也。桂枝透达营卫，故能解肌而风邪去，脾主营，肺主卫，甘走脾，辛走肺也。

《本草纲目》卷15：桂枝虽太阳解肌轻剂，实为理脾救肺之药也。

《本经疏证》：凡药须究其体用。桂枝……能利关节，温经通脉，此其体也……故能调和膜理，下气散逆，止痛除烦，此其用也。盖其用之之道有六，曰和营，曰通阳，曰利水，曰下气，曰行瘀，曰补中。其功之最大，施之最广无如桂枝汤，则和营其首功也。

《长沙药解》：桂枝入肝家而行血分，走经络而达营郁，善解肝郁，最调肝气。升清阳之脱陷，降浊阴之冲逆，舒筋脉之急挛，利关节之壅阻。入肝胆而散遏抑，极止痛楚；通经络而开痹涩，甚去湿寒。

《医学衷中参西录》：而《神农本草经》论牡桂（桂枝），开端先言其主咳逆上气，似又以能降逆气为桂枝之特长……桂枝善抑肝木之盛，使不横恣；又善理肝木之郁，使之条达也。为其味甘，故又善理脾胃，能使脾气之陷者上升，胃气之逆者下降，脾胃调和则留饮自除，积食自化。其宣通之力，又能导引三焦，下通膀胱，以利小便。

《药征》：桂枝主治冲逆也。旁治奔豚、头痛、发热、恶风、汗出、身痛。

【专论】
汤本求真《皇汉医学》桂枝类方腹证

（1）桂枝汤腹证：芍药、大枣、甘草之证必诊得肌肉之挛急，而其中腹直肌最能明确触知。以此肌之挛急称为三药之腹证。然含此三药之桂枝汤证亦有腹直肌挛急现象。但如桂枝汤证非瘀血性的腹直肌挛急，必现于右侧，而左侧不全挛急，即或挛急亦较右侧为轻。而于气上冲之际，亦必沿右侧而发而左侧不见矣。

（2）桂枝加芍药汤腹证：东洞云：腹满时痛者，即拘急而痛也。故独以芍药为主，盖因腹直肌挛急过甚，有自觉的疼痛且腹壁膨满者，则以桂枝加芍药汤治之。桂枝加芍药大黄汤证其所以大实痛者，不仅腹直肌之挛急而已，并为肠内有病毒，则以桂枝加芍药汤治腹直肌之挛痛，以大黄驱除肠内之病毒。故于诊腹上桂枝加芍药汤证则恰如按鼓皮，仅腹肌挛急膨满而腹内空虚。而桂枝加芍药大黄汤证者，则并其腹内亦触知多少之抵抗，以指压之而诉疼痛。

（3）当归建中汤腹证：本方于桂枝加芍药汤或小建中汤加以当归，则于腹证上亦同为腹直肌挛急，然左侧殊甚，脐下部（殊于左肠骨窝部）有软弱瘀血块，呈一般贫血之虚状。

（4）桂枝去芍药汤腹证：即桂枝汤证虽经误治，未至腹力脱弱，腹直肌尚挛急，故用有芍药之桂枝汤。然本方证由误治，腹力既脱弱，腹直肌不唯不挛急，且此腹力脱弱，使上冲证增剧，并使脉促胸满，故用桂枝去芍药汤应之。此东洞所以下本方定义为治桂枝汤证之不拘挛者，以其不拘急故去芍药也。

（5）桂枝甘草汤腹证：本方证因发汗过多、亡失体液而变为虚证，故腹部见软弱无力，然尚未陷于阴证。且上冲急迫，心悸亢进颇剧，脉促疾而心脏及心下部现悸动，腹部之大动脉搏动亦甚，较桂枝去芍药汤证之脉促胸满，其上冲急迫更为高度。然此心悸亢进异于实证，以不伴血压之升腾为常。

（6）苓桂术甘汤腹证：凡当瘀血上冲必发于左腹部，且沿同侧腹直肌，不凭右侧而现。气及水毒上冲之际，必发于右腹部，且随同侧之腹直肌而上，常不凭左侧而现。而气上冲胸，心下逆满，亦必沿右侧腹直肌而发。现胸胁支满亦在于右肋骨弓下，虽头痛时亦右侧痛而左侧不痛，或右侧比左侧痛甚。以茯苓、桂枝为君臣药的方证，大概发作无定。故本方证亦有发作则增剧，休止则轻快或潜伏，发作可由于心身过劳等诱起。

（7）苓桂甘枣汤腹证：于腹证上，前方为右腹直肌之挛急微弱，而本方有明显"按之则痛"之证。但与芍药之挛急浮于腹表而强硬者有异，此则沉于腹底，有软弱触觉而挛引。故东洞下本方定义曰：治脐下悸而挛急上冲者。

（8）苓姜术甘汤腹证：即苓桂术甘汤无干姜而有桂枝，故其证必有上冲目眩之证，是水毒之上冲也，主集于上半身，前证之外且现胃内停水。至苓姜术甘汤无桂枝而有干姜，此水毒不上冲而下降，集中于下半身，故其证无上冲目眩，胃内停水完全不存，或虽存在亦不过些微而已。故腹部软弱无力，肌肉组织弛纵膨大。往往类似八味丸证之脐下不仁，然无如彼之有口渴烦热之证，得以分之。

【方药效用评述】

➤ 桂枝汤为仲景群方和剂之首，乃调和营卫、解肌发汗的祖方。凡头痛发热，恶风恶寒，其脉浮而弱、汗自出者，不拘何经，不论中风、伤寒、杂病均能用治，唯以脉弱、自汗为主。在临床上，常以此方治自汗、盗汗、虚疟、虚痢，随手而愈。因仲景方可通治百病，与后人分门类证者不可同日而语。

➤ 桂枝汤是补中虚的常用方剂。以桂枝、白芍之相须，姜、枣之相得，借甘草之调和，阳表阴里平衡，卫气营血并行，刚柔相济相和。桂枝汤中五味药，无一不是对脾胃起作用的。因而桂枝汤有安内攘外，和中气、补中虚的作用。桂枝汤及其加味方（如小建中汤、黄芪建中汤）实际上都是温中健脾、扶正强壮的方剂。桂枝汤之和营卫，实源于健脾胃。叶天士以络虚则痛为论，用桂枝汤治胃痛；董廷瑶以桂枝汤治小儿厌食症，均宗此义。

➤ 桂枝汤精义，在于服后须臾啜热稀粥，以助药力。盖谷气内充，不但易酿汗，更使已入之邪不能少留，将来之邪不得复入。又妙在温覆令一时许，微似有汗，是授人以微汗之法。不可令如水流漓，病必不除，是禁人不可过汗之意。凡中风伤寒，脉浮弱，汗自出而表不解者，皆得而主之。但见一二证即是，不必悉具。

➤ 桂枝汤方证为发热、头痛，汗出、恶风，脉浮缓。在临床上，不论是外感病还是内科杂病，只要见到上述脉证，均可以桂枝汤为主方随证加减。因患其他病，在恢复期出现桂枝汤方证者；患外感性疾病，因误治后桂枝汤方证仍在者；不仅病在太阳经，病在其他经，如阳明、太阴经，只要有桂枝汤脉证者，仍可用桂枝汤治疗。病属桂枝汤方证治疗范围，用桂枝汤治疗效果不显者，只要辨证无误，可继续用桂枝汤治疗。本属桂枝汤方证，经用是方不效，反而增加烦躁者，可配合针刺风池、风府而取效。

➤ 桂枝汤类方计有桂枝、芍药组成的方剂11首，桂枝、甘草组成的方剂11首，共22首。重要的加减有桂枝（桂枝加桂汤），芍药（桂枝加芍药汤），葛根（桂枝加葛根汤），黄芩（阳旦汤），附子（桂枝加附子汤），人参（桂枝加芍药生姜名一两人参三两新加汤），大黄（桂枝加大黄汤），黄芪（桂枝加黄芪汤、黄芪建中汤），龙骨、牡蛎（桂枝加龙骨牡蛎汤、桂枝甘草龙骨牡蛎汤），当归（当归四逆汤、当归建中汤），茯苓、白术（桂枝去杜加茯苓白术汤、茯苓桂枝白术甘草汤）等。程门雪认为，寒加附子，热加黄芩，虚加人参，实加大黄，是其中最重要的加减法。

➤ 桂枝善于宣通，能升大气，降逆气，散邪气。仲景苓桂术甘汤用之治短气，是取其能升；桂枝加桂汤用之治奔豚，是取其能降；麻黄汤、桂枝汤、大青龙汤、小青龙汤用之治外感，是取其能散。

➤ 桂枝平冲降逆，是仲景遗法。"太阳病下之后，其气上冲者，可与桂枝汤"。"若不上冲者，不可与之"。（《伤寒论》）即是例证。又，用桂枝降逆止呕，治疗恶阻，见于《金匮要略·妇人妊娠病脉证并治》。也是本品降逆明证。

➤ 《金匮要略》："妇人得平脉，阴脉小弱，其人渴，不能食，无寒热，名妊娠，桂枝汤主之。"此即妊娠初期之恶阻。胃气虚弱不和，呕而不能食，是为轻证，故用桂枝汤调和胃气。又，言庚孚经验：妊娠恶阻其要莫过于阻，无论虚实，均可用桂枝。实阻者，宜下、宜通、宜行，量宜重；虚阻者，宜补中、宜和营，量宜轻。

➤ 前人有"桂枝下咽，阳盛则毙"之戒，乃指桂枝汤全方而言，非桂枝单味药。同时必须指出，"酒客"不可用桂枝汤。因其具辛温助阳而攻中有补，故凡湿热蕴中、阳热内盛者，均不能用桂枝汤。

➤ 生药解表散寒，用于表寒。炒药祛寒温中，用于里寒。如用于脾胃虚寒，可用蜜炙者。

【药量】6~15克，大量30~60克，甚至有用90~120克的。外感以轻，内伤以重。量小则温阳、和营、解表、宣通，量大则通脉、活血。

【药忌】上焦有热及常患血证者忌之。

∽ 麻黄 ∽

【药原】出《神农本草经》。用草质茎。

【药性】辛、微苦，温。归肺、膀胱经。

【药效】发汗解表，宣肺平喘，利水消肿，兴奋神经，宣通引经。

【药对】

1. 麻黄、桂枝 麻黄辛苦温散，发汗平喘；桂枝辛甘温通，解肌和营。二味配伍相须为用，在方中是君臣关系。如此组成，发汗解表力较单味为强，而且有较强的平喘止咳作用。麻黄汤、大青龙汤、小青龙汤、葛根汤等仲景方中，均有此配伍药对，用于外感风寒，发热恶寒无汗，咳嗽喘息之证。又，麻黄、肉桂，用量比例为 4∶1，为末，每服 3 ~ 6克，水煎服，治寒嗽。（《宣明论方》卷 9 润肺散）

2. 麻黄、石膏　麻黄宣肺发散，石膏清解里热，是治肺热的有效药对。在麻杏石甘汤、越婢汤两方中，有此对药。越婢汤治汗出而肿，麻黄与石膏的比例为 3∶4，石膏量大于麻黄。此方的麻黄并没有发汗作用，而仅有利水消肿作用。大青龙汤证是不汗出而烦躁，方中麻黄与石膏的比例为 3∶2，麻黄量大于石膏，麻黄发汗力量仍然强烈。可见石膏有制约麻黄发汗的效果。在必须发汗时，石膏量不能大于麻黄。

3. 麻黄、附子　麻黄发太阳之汗，以解在表之寒邪，且能利水；附子温少阴之里，以补命门之真阳，且能止痛。故二味配用，合治太阳、少阴表里同病，见恶寒无汗，或兼水肿、身痛、头痛等，如麻黄附子甘草汤、麻黄细辛附子汤方证者。而《金匮要略》桂枝去芍药加麻黄细辛附子汤，温经通阳，宣散水气，桂枝、麻黄、附子、细辛四味药同用，非为发汗，是以温阳宣透利水为用，因少阴阳虚水肿而设者。

4. 麻黄、白术　麻黄解表发汗，利水消肿；白术健脾燥湿，固表止汗。如《金匮要略》麻黄加术汤，用麻黄汤祛散风寒，白术除湿祛湿。麻黄得白术，虽发汗而不致过汗；白术得麻黄，能行表里之湿。对湿家身烦疼，外感风寒而又湿盛者，可用之仅发微汗。如须发汗时，当用苍术。

5. 麻黄、苍术　麻黄解表发汗，利水消肿；苍术祛湿除痹，宽中发汗。二药相配，则有解表宣散、温燥祛湿之功。在临床上，可根据具体病证，调整二药用量比例。麻黄、苍术两者等量，能发大汗；苍术倍于麻黄，则发小汗；苍术 3 倍于麻黄，则有利小便作用，可治水肿；苍术四五倍于麻黄，则化湿功效突显。《杨氏家藏方》顺解散，用苍术、麻黄各等分，每服 6 克，加葱白、姜煎，温服。治伤寒温疫，风寒湿表证。近今许公岩制苍麻丸治寒湿证，当出于此。

6. 麻黄、杏仁　麻黄性刚而发表开腠理，杏仁性柔而宣肺通肺络。二味相合，刚柔相济，宣肺降气，平喘止咳。在临床上，如外感发汗，则以麻黄为主，杏仁为辅；如治咳喘，则以杏仁为主，麻黄为辅。他如麻黄汤（麻黄、杏仁、桂枝、甘草）证见无汗而喘，麻杏石甘汤（麻黄、杏仁、石膏、甘草）证见汗出而喘。二方对比，可知麻黄、杏仁二味相配是仲景用以宣肺平喘止咳的药对。后世有仅以二味成方者。如治上气咳逆，麻黄（去节）、杏仁各等分为散，服 5 ~ 15 克，气下为候。（《外台秘要》卷 10 二物散）又，杏仁（麸炒研膏）、麻黄各等分研末，和匀，橘皮汤调下。治哮喘气逆，喉中水鸡声，时发时止。（《全生指迷方》杏子散）更反映了此组药对宣肺平喘止咳的效用。又，麻黄、麻黄根、桃仁、杏仁、白果仁、郁李仁组方是现代医家陈苏生的经验方——二麻四仁汤，可用治哮喘。

7. 麻黄、葶苈子　二药相配，止咳平喘，泻肺利水，用治喘息，无论寒热均可。如寒喘者，麻黄 9 ~ 12 克，葶苈子 5 克；热喘者，麻黄 3 克，葶苈子 10 ~ 15 克；虚者用炙麻黄，并加甘草 10 克。虚喘在肺者，用生脉散加麻黄；在肾者，用贞元饮加麻黄。虚喘麻黄

用量为实喘的一半，1 日量掌握在 3 ~ 6 克为宜。（王少华麻黄葶苈汤）

8. 麻黄、细辛 麻黄辛温发散，有发汗利水、平喘止咳之功；细辛辛温开散，有祛寒止痛、温心肾阳之效。二味相配，辛温解表而走少阴，温散祛寒，温阳平喘。温散祛寒则配附子，是《伤寒论》麻黄细辛附子汤，治少阴伤寒初起，脉沉头痛。温阳平喘则配干姜、五味子，是小青龙汤、射干麻黄汤，治寒饮咳喘者。近今还用二味振奋心阳，治心动过缓、病态窦房结综合征等。

9. 麻黄、乌头 见"乌头"篇。

10. 麻黄、浮萍 见"浮萍"篇。

11. 麻黄、甘草 见"甘草"篇。

12. 麻黄、熟地黄 见"熟地黄"篇。

13. 麻黄、地龙 见"地龙"篇医家经验。

【方药治疗】

1. 发汗解表

（1）伤寒表证：麻黄 10 克，桂枝 10 克，杏仁 10 克，甘草 10 克，水煎服。治伤寒太阳病头痛，发热，恶寒，身痛，骨节疼痛，无汗。（《伤寒论》麻黄汤）又，麻黄 10 克，葛根 12 克，葱白 4 茎，豆豉 15 克，水煎服。治伤寒初起，恶寒无汗，头项腰背痛，脉紧。（《外台秘要》卷 1 引《崔氏方》麻黄汤）

（2）伤寒发热：麻黄、黄芩、生姜各 36 克，生石膏、芍药各 18 克，桂心、杏仁各 12 克，为末。每服 6 克，水煎服。治少小伤寒，发热，咳嗽口渴，头面热。（《千金要方》卷 5 麻黄汤）方内含有麻黄汤、越婢汤、麻黄杏仁甘草石膏汤、阳旦汤意。

（3）时行疫疬：麻黄、葛根各 36 克，山栀、黄芩、杏仁、芍药各 12 克，豆豉 50 粒，为末，每服 15 克，水煎服。治时行疫疬，头痛身热燥渴，骨节疼痛。（《圣济总录》卷 22 麻黄汤）

（4）感冒头痛：甘草、麻黄各等分，炒至微黄，研细末。每服 10 克，用水盅半煎一大沸，温服后盖被，汗出为度。治风寒感冒头痛，疔疮初起，风痹不仁，手足麻木，皮肤癣等。（走马通圣汤）

2. 宣肺平喘

（1）咳嗽喘息：麻黄 10 克，杏仁 10 克，甘草 10 克，水煎服。治因风寒而咳嗽喘息。（《局方》三拗汤）又，麻黄、杏仁、陈皮、桑白皮、苏子、茯苓、甘草各 10 克，水煎服。治风寒所致咳嗽喘息者。（《博济方》卷 2 华盖散）麻黄、杏仁、甘草各 10 克，生石膏 30 克，水煎服。治发热汗出咳喘。（《伤寒论》麻黄杏仁甘草石膏汤）又，炙麻黄、生甘草、黄芩、陈皮各 6 克，杏仁、前胡、桑叶、桑白皮、炙百部、炙紫菀、海蛤粉各 15 克，水煎服。治哮喘性支气管炎发作。（黄文东经验方）又，凤凰衣 30 个（微炒），麻黄 30 克，款冬花 50 克，百合 50 克，先浸一宿，文火煎 2 遍，滤出澄清，加入蜜 60 克，鲜生姜汁 1 匙，收成清膏 500 克，分作 1 周服。日 2 ~ 3 次，每次 1 匙。治小儿咳嗽喘息。（丁光迪百花膏）

（2）哮喘：杏仁（麸炒研膏）、麻黄各研末，等分和匀，每服 10 克，橘皮汤调下。治哮喘气逆，喉中水鸡声，时发时止。（《全生指迷方》杏子散）又，射干 10 克，麻黄 10～15 克，细辛 6～10 克，紫菀 10～20 克，姜半夏 15～20 克，款冬花 10 克，甘草 10 克，水煎服。治哮喘而喉中水鸡声。（《金匮要略》射干麻黄汤）又，射干 12 克，麻黄 18 克，炙甘草 15 克，大枣 10 枚，水煎服。治脉浮，咳逆喘息，喉中水鸡声者。（《外台秘要》卷 10 引《深师方》麻黄汤）

（3）小儿百日咳：麻黄 10 克，杏仁 10 克，生石膏 20～30 克，甘草 10 克，加水浓煎取汁，再加糖溶化后服。治百日咳痉挛期者。（叶橘泉经验方）

（4）咳嗽：生麻黄、杏仁、白前各 10 克，生甘草 6 克，矮地茶 15 克。寒痰加干姜、细辛、紫菀、款冬花；热痰加石膏、黄芩、鱼腥草；湿痰加半夏、陈皮、茯苓；外感风寒加苏叶、生姜；外感风热加连翘、薄荷；兼慢性鼻炎或过敏性鼻炎者，加辛夷花、苍耳子、卫矛、防风、路路通。（洪广祥经验方）

3. 利水消肿

（1）风水：麻黄 10～20 克，生石膏 30 克，生姜 10 克，甘草 10 克，大枣 10 枚，水煎服。治风水恶风，一身悉肿，脉浮而渴，汗出而无大热。恶风加附子，小便不利加术。（《金匮要略》越婢汤）今用于急性肾炎。又，甘草麻黄汤加杏仁 10 克，治脉浮之风水。（《金匮要略》杏子汤）

（2）里水：麻黄 10～15 克，甘草 6 克，先煎麻黄去沫后，再内甘草，水煎服。重覆汗出，不汗再服。治里水，水肿无汗，面目肿，小便不利，恶风寒而无里热。（《金匮要略》甘草麻黄汤）又，治水肿，腰以上俱肿。以此发汗。有人患气促，积久不差遂成水肿，服之有效。老人不可轻用。（《济生方》麻黄甘草汤）又，麻黄 10～15 克，炮附子 10 克，甘草 6～10 克，水煎服。治水之为病，脉沉小，属少阴。（《金匮要略》麻黄附子汤）又，桂枝、麻黄、甘草、生姜各 10 克，炮附子 6～15 克，细辛 3～10 克，大枣 5 枚，水煎服。治气分，心下坚大如盘，水饮所作者。今多用于腹水。（《金匮要略》桂枝去芍药加麻黄细辛附子汤）

（3）上腔静脉压迫综合征：生麻黄 10～15 克，葶苈子 15～20 克，猪苓 15 克，泽泻 15 克，益母草 15～30 克。治晚期肺癌所致面、颈、胸部水肿，静脉怒张，呼吸气急，面色晦暗。（洪广祥经验）

（4）肺源性心脏病：生麻黄 10～15 克，杏仁 10 克，椒目 10 克，防己 15～30 克，红花 6 克，益母草 30 克，泽泻 15～30 克，葶苈子 15～30 克。水煎服。治心肺功能不全者，见全身高度浮肿，咳嗽喘满，舌质紫暗，肝脏肿大。（洪广祥经验方）

4. 兴奋神经

（1）嗜睡：麻黄、苍术各 10 克，甘草 5 克，水煎服。（《肘后方》疗人嗜眠喜睡方）

（2）小儿遗尿、神经性尿频症：麻黄 3～10 克，水煎服，连用 15～30 天。

（3）闭经：麻黄、桂枝、当归、芍药、川芎各 10 克，炮附子、细辛各 3～6 克，葛根

213

30 ~ 60 克，治女子闭经、性功能低下属血寒者。

5. 宣通引经

（1）阴疽：熟地 30 克，鹿角胶、炮附子、白芥子、甘草各 10 克，麻黄、炮姜炭、肉桂（或桂枝）各 3 ~ 6 克，水煎服。治阳虚阴盛、痰瘀寒凝引起的阴疽、痰核、流注、鹤膝风等。（《疡科心得集》阳和汤）方中用麻黄温经宣通，开泄走表。

（2）肾绞痛：麻黄、细辛各 5 克，淡附子 15 克，加水武火速煎去上沫后顿服。若不效，半小时后再服。（浙江中医杂志，1988，6：247）

（3）乳汁不通：麻黄 10 克（蜜炙），天花粉 10 克，当归 10 克，水煎服。（《方脉正宗》）

6. 宣散郁热

（1）黄疸：麻黄、桑白皮、杏仁、甘草各 10 克，连翘根（或连翘）、赤小豆各 30 克，姜 6 克，枣 5 枚，水煎服。治身热发黄，小便不利，无汗，烦闷。（《伤寒论》麻黄连翘赤小豆汤）又，生麻黄 10 克，杏仁 10 克，薏苡仁 20 克，石菖蒲 10 克，溪黄草 20 克，茵陈 30 克。治急性黄疸型肝炎，湿邪或寒湿偏重。（洪广祥宣肺退黄汤）

（2）痤疮：麻黄、杏仁、甘草各等分，研末。每服 3 克，酒调下，日 3 次。治肺气郁滞，血脉壅阻。（《普济方》卷 50 麻黄散）

（3）疔毒走黄：麻黄、野菊花、豨莶草、苍耳子、地丁、半枝莲、重楼各 10 克，水煎服，药后出汗。治疔毒走黄，面肿如斗，神识昏愦。（《外科正宗》七星剑汤）

（4）荨麻疹：麻黄、干姜皮、浮萍各 3 克，杏仁 4.5 克，陈皮、丹皮、僵蚕各 9 克，丹参、白鲜皮各 15 克，水煎服。治慢性荨麻疹因寒湿而致者。（赵炳南经验方）又，麻黄、黄连各 10 克，蝉衣 15 克，白鲜皮、地肤子、浮萍各 20 克水煎服。又可治荨麻疹、湿疹、药疹等。（张效良经验方）

（5）银屑病：麻黄、生地、紫草、金银花、沙参各 15 克，桂枝、当归、白芍、丹皮、蜂房各 12 克，土茯苓 30 克，蜀羊泉 20 克，黄连 9 克，水煎服。因其冬月重而夏月自愈，故宜用大剂麻黄、桂枝开腠理、和营卫，引阴出阳，并伍以凉血、养血、解毒之品。（夏少农经验方）

7. 祛风除湿

（1）风湿：麻黄 10 克，桂枝 10 克，杏仁 10 克，白术（或苍术）15 克，甘草 10 克，水煎服。水煎服。治湿家身烦疼。（《金匮要略》麻黄加术汤）又，麻黄 10 克，杏仁 10 克，薏苡仁 15 ~ 30 克，甘草 6 ~ 10 克，水煎服。治风湿身疼发热，日晡所剧。（《金匮要略》麻黄杏仁薏苡甘草汤）

（2）历节疼痛：川乌 5 枚（破），以蜜 250 毫升煎取后，即出乌头。麻黄、芍药、黄芪、炙甘草各 10 ~ 15 克，㕮咀，水煎去滓，内蜜煎中，更煎服。不知，尽服之。治寒湿痹阻经脉，历节疼痛，不可屈伸。（《金匮要略》乌头汤）

（3）寒湿腰痛：麻黄 10 克，淡附子 10 ~ 15 克，芍药 30 克，细辛 10 克，甘草 10 ~ 15

克，水煎服，服后避风。用于体壮实、皮肤粗黑，以急性腰扭伤、腰椎间盘突出属寒湿者为宜。

【外用治疗】

1. 哮喘 麻黄 3 克，胡椒 4 粒，共研末，贴敷肺俞穴，2～3 小时即见效。日 1 次，一般用 2～3 次。

2. 脂溢性皮炎、斑秃 麻黄 15 克，清水一小碗，武火煎沸后再煮 5 分钟，外洗患处。也可内服，日 1 剂，连服 10 剂。治各种顽癣。（中医杂志，1992，4：5）查。

3. 麻疹 生麻黄 15 克，西河柳 15 克，浮萍 15 克，鲜芫荽 125 克（如无，用芫荽子 9 克）。加水 3000 毫升，黄酒 250 毫升，煮沸备用。使水蒸气弥漫于病室中。用于麻疹出而不畅或隐而不透者，每日 1 剂，连用 3 日。一日多次用面巾浸药液乘温频擦头面四肢。能促进麻疹透发，防止疹毒内陷。（徐小圃经验）

【药方】

1. 大青龙汤 麻黄 10 克，桂枝 10 克，杏仁 10 克，甘草 10 克，生石膏 15～30 克，生姜 10 克，大枣 20～30 克，水煎服。治太阳病，恶寒，发热，身痛，不汗出而烦躁，脉浮紧。（《伤寒论》）

2. 小青龙汤 麻黄 12 克，桂枝、芍药各 6 克，半夏、干姜、细辛 6～10 克，五味子 10～15 克，甘草 3 克，水煎服。治外感风寒，恶寒无汗，内有水饮，咳喘脉浮。（《伤寒论》）

3. 甘草麻黄汤 甘草 10 克，麻黄 20～30 克（先煎去沫纳甘草），水煎温服，汗出。不汗再服。慎风寒。治里水无汗肿胀者。（《金匮要略》）

4. 黑散 麻黄、杏仁各 15 克，大黄 7.5 克，先捣麻黄、大黄为散，另研杏仁如脂，纳上药末，又捣令调和，纳密器内，取适量，以乳汁和服。治小儿变蒸中夹时行温病，或非变蒸中而得时行者。（《备急千金要方》卷 5）

本方表里双解，方中有两个药对，既有麻黄、杏仁宣肺散寒，又有杏仁、大黄清泄阳明，是寒温时行病的典型代表方，类此方剂在《千金》《外台》二书中殊多，如《千金要方》卷 9 青散，治春伤寒头痛发热，厚朴、苦参、石膏、大黄、细辛、麻黄、乌头。《外台秘要》卷 4 麻黄散，麻黄、大黄、附子、厚朴、苦参、石膏、乌头。可见伤寒、温病本无绝对分界。临床可用于上有咳喘身痛，下有腹满便秘，外见发热者（有汗、无汗皆可）。

5. 续命汤 麻黄、桂枝、当归、人参、石膏、干姜、甘草、川芎、杏仁各 10 克，水煎服。治中风痱，身体不能自收持，口不能言，冒昧不知痛处，或拘急不得转侧。服后小汗则愈。并治但伏不得卧，咳逆上气，面目浮肿。（《古今录验》）身体不能自收持，指四肢肌力下降，肌张力降低；冒昧不知痛处，是感觉障碍；口不能言，指言语不清，吞咽功能障碍；拘急不得转侧，指肌张力增高，伴神经性疼痛等。

6. 麻黄加知母汤 麻黄 12 克，桂枝尖 6 克，甘草 3 克，杏仁 6 克，知母 10 克，先煎麻黄五六沸，去上沫，纳诸药煮取一茶盅。温服覆被，取微似汗。治伤寒无汗。加知母者，诚以服此汤后间有汗出不解者，非因汗出不透，实因余热未清也，佐以知母于发表中兼清热之意，自无汗后不解之虞。（《医学衷中参西录》）

7. 馏水石膏饮 生石膏60克，甘草10克，麻黄6克，用蒸气水煎两三沸，取清汤一大碗，分6次温服下。治胸中有蕴热，又受外感，胸中烦闷异常，喘息迫促，脉浮洪有力，按之未实，舌苔白而未黄者。取蒸气水轻浮之力，能引石膏上升，以解胸中之烦热。甘草甘缓之性，能逗留石膏不使下趋，以专其上行之力。又少佐以麻黄解散太阳之余邪，兼借以泻肺定喘，而胸中之满闷可除也。（《医学衷中参西录》）

8. 阳和汤 熟地30克，鹿角胶、炮附子、白芥子、甘草各10克，麻黄、炮姜炭、肉桂（桂枝）各3~6克，水煎服。治阳虚阴盛、痰瘀寒凝引起的阴疽、痰核、流注、鹤膝风等。（《疡科心得集》）

【医案】

➤ 丹溪治一人年五十余，患咳嗽，恶风寒，胸痞满，口稍干，心微痛，脉浮紧而数，左大于右。盖表盛里虚，问其嗜酒肉有积，后因接内涉寒，冒雨忍饥，继以饱食酒肉而病。先以人参四钱、麻黄连根节一钱半，与二三帖，嗽止寒除。改用厚朴、枳实、青陈皮、瓜蒌、半夏为丸，与二十帖，人参汤送下，痞除。（《名医类案》卷3"咳嗽"）

➤ 一锦衣夏月饮酒达旦，病水泄数日不止，水谷直出，服分利消导升提诸药则反剧。时珍诊之，脉浮而缓，大肠下努，复发痔血，此因肉食生冷茶水过杂，抑扼阳气在下，木盛土衰，《素问》所谓久风成飧泄也。法当升之扬之，遂以小续命汤投之，一服而愈。（《本草纲目》卷15）

➤ （东垣）治一贫士，七月中病脾胃虚弱，气促憔悴，因与人参芍药汤：麦冬、当归身、人参各1克，炙甘草、白芍药、黄芪各3克，五味子5个，分2服。每服水煎，去渣稍热服。既愈，继而冬居旷室，卧热炕而吐血数次。余谓此人久虚弱，附脐有形而有大热在内，上气不足，阳气外虚。当补表之阳气，泻里之虚热。冬居旷室，衣服复单薄，是重虚其阳。表有大寒壅遏里热，火邪不得屈伸，故血出于口。因思仲景太阳伤寒，当以麻黄汤发汗而不与之，遂成衄血，与之立愈。因与麻黄人参芍药汤。人参、麦门冬各1克，桂枝、当归身各1.5克，麻黄、炙甘草、白芍药、黄芪各3克，五味子5个，水煎服。（《脾胃论》卷下）

➤ 吴鞠通治水肿案：陈姓，先自头面肿起，而后全身浮肿，腹部胀大，满腹青筋暴起，六脉沉弦而急，久治无效。继则耳目失于聪明，口中血块累累续出。先从鲤鱼汤治，俾症状减轻。其方用活鲤鱼大者一尾，不去鳞甲，不破肚，加葱姜各一斤，水煮熟透，加醋一斤任服之。后宗《内经》病始于上而盛于下，先治其上后治其下，以开鬼门之剂，用麻黄60克、熟附子48克、甘草36克。嘱其得汗止后服，不汗再服，以得汗为度。取麻黄开表发汗治肺，附子温肾壮阳治肾，甘草补益中州治脾。因患者阳衰阴盛，气化无力而汗不得出，乃复师仲景桂枝汤用粥发胃家汗法之意，用鲤鱼汤与上方交替服用，鼓舞胃气而始次第汗出，腰以上肿得退。然肿未得尽消，故宗洁净府之旨，取五苓散温阳化气利小便，并加人参、肉桂，方用五苓散60克、肉桂12克、辽参10克，助阳益气，俾阳气布而阴邪除，元气复而水道得通。然使肿势尽消，继以调理脾胃全功。（见《吴鞠通医案》肿胀门）

综观全案，初用温经发汗，以治肺为主，兼顾少阴；继用温阳化气以利膀胱，而亦顾及元气、肾阳；终以调补脾胃收功。初、中、末三法，层次井然，刻刻注重肾气、胃气。其方药味少，药量重，药力峻，单刀直入。在用开鬼门法而汗不出时，吴氏亦不为所惑，仍坚持守方，且化裁变通，运用得体，既有一定法度可循，又有移步换形之妙，值得后学者借鉴。

➢ 周光英医案：徐某，女性，28岁，1988年6月9日初诊。主诉：手足皮疹瘙痒3月余。现病史：患者于3月前出现手足皮疹瘙痒，甚则皮疹搔破出水。曾经多次中西医治疗无效，或少效易发，观其先前中医所治多为银翘散、三仁汤之类加减。刻下症：手足、躯干多处散发红色疹点，有爪痕，甚至疹破溢出血水，因奇痒而致白昼不宁，夜寐不能，大便溏，小便色黄量少，脉细滑，苔薄黄腻。治法：清热逐水、宣肺解表。处方：生麻黄3克，杏仁10克，甘遂6克，淡黄芩10克，漏芦10克，陈皮3克。7剂，水煎服。1988年6月16日二诊。患者自诉未服其他中、西药，唯以本方治疗后，大便泄泻水样，日三四次，但症情大减，现仅有轻度瘙痒，已能正常上班、生活。遂嘱原方续进7剂而告愈。该患者已历清热利湿、疏风止痒等法治疗，均告罔效，如再步此后尘，则为下工。患者解表利湿不愈，恐内湿壅阻，病重药轻。故试以攻下逐水之甘遂，意在疏通；以麻黄、杏仁散表，使水湿内外分消；并以黄芩、漏芦清热燥湿、解毒，少许陈皮理气化湿。药共六味，各司其职，获预期之效，处方可谓精当。（江西中医药，1993，5：14）

➢ 蒲辅周医案：包某，男，3岁，1964年2月29日初诊。支气管肺炎，发热咳嗽气喘1天。检查：两肺布满水泡音。胸部X线检查：两肺纹理粗重模糊，并有小型斑点状浸润性阴影，两肺下部有轻度肺气肿。血白细胞总数14100/mm³，中性粒细胞84%，淋巴细胞16%。起病即邀薛伯寿诊治，用麻杏石甘汤加桔梗、前胡、豆豉、葱白。服2剂未效，患儿仍高热，体温39.6℃，咳喘气促，目如脱状，腹满膈扇，喉间痰声辘辘，鼻翼扇动，头汗出，时有烦躁，欲饮而不多，咳甚作呕，时吐涎沫，舌尖边红，苔白微腻，脉浮弦数。

乃请蒲辅周老师诊，认为肺气郁闭，热饮内蕴，治宜辛凉开泄，必佐化饮，用越婢加半夏汤化裁。处方：麻黄5克，生石膏15克，甘草4克，法半夏6克，前胡4.5克，炒苏子4.5克，茯苓6克，生姜3片，大枣3枚。2剂。药后热退，痰少，咳喘基本已平，续予调理肺胃、清气化痰而愈。

蒲辅周告曰："医者寒饮易晓，治饮宜温，主以苓桂术甘汤。外寒内饮，则用小青龙汤；热饮难知，患者热象既重，又兼夹饮，证属热重于饮，宜用越婢加半夏汤；若饮重于热，则当选用小青龙加石膏汤。"越婢加半夏汤与麻黄杏仁甘草石膏汤君臣药虽同，皆用麻黄、生石膏发泄透达肺之邪火，但其佐使药有异，因而作用有别。越婢加半夏汤有透发邪火兼蠲饮之长。若热饮咳喘，目如脱状，主以越婢加半夏汤，其效甚速。因饮蕴于肺，邪有依附，邪火难清，麻黄杏仁甘草石膏汤则无祛饮之功，故难取效。若病延日久，热灼其饮，更为胶结难解。可见运用麻黄剂必须从君臣佐使药全面考虑，方可提高疗效。

➤ 薛伯寿医案：

（1）支气管肺炎、咽炎。赵某，男，5岁，1980年3月15日初诊。咽痛音哑、咳嗽加重而喘，已有3天，前医用银翘散加减未能控制。检查：体温39℃，咽部充血，扁桃体Ⅰ°~Ⅱ°，两肺呼吸音粗糙，有细小水泡音，血白细胞总数15000/mm³，中性81%，淋巴19%，胸部X线检查结果符合"支气管肺炎"。头痛汗出不畅，手凉，大便2日未行，舌红，苔薄黄腻少津，脉浮滑数。肺与大肠相表里，腑气宜通，拟宣肺透邪，散风泄热。处方：麻黄4.5克，杏仁6克，僵蚕6克，酒大黄3克，姜黄3克，豆豉6克，葱白3寸。2剂。药后当夜得畅汗，大便亦通，喘咳、咽痛随之大减，体温逐渐恢复正常，续予调理肺胃而愈。

本例起病音哑咽痛，继则喘咳，大便秘结，为风温上受，肺热炽盛，表气尚郁，腑气不通，采用表里双解，上下分消之法，治用麻黄杏仁甘草石膏汤合升降散、葱豉汤，透邪清热，方中麻黄与酒大黄同用，麻黄透发肺邪，可复肃降之能而利于通腑；大黄通腑泄邪，疏通里气而表郁易散。若无里热内结便秘，误用大黄，则有引邪内陷之虑。

（2）间质性肺炎。郑某，女，33岁，1986年5月5日初诊。患者于4月18日始发热，体温在39℃左右，伴咳嗽，胸疼。第7天在某医院诊为间质性肺炎而住院，经用大剂清热解毒之品，并静脉滴注红霉素、肌内注射庆大霉素7天后，体温37.5~38℃，咳嗽，胸疼依然，纳减。继用大剂养阴清热法，如生地、麦冬、玄参重用至40~50克，发热不减，于是自行出院前来诊治。

患者每日体温38℃左右，发热以下午为甚，依然咳嗽，胸闷，气短，有少量白黏痰，胸背作疼，高热时关节亦痛，汗出不畅，烦热口干而饮少，手足心热，神疲乏力，纳呆食少，每日只能进食一两左右，形瘦面黄，大便数日一行，尿遗，舌质略红，苔薄白微黄，脉细弦而数。证属邪郁未达，气阴已伤。治宜宣肺透邪，兼顾气阴。处方：麻黄8克，杏仁10克，薏苡仁15克，芦根15克，冬瓜仁12克，竹叶12克，生石膏20克，沙参12克，胆南星5克，麦冬12克，半夏10克，甘草6克。3剂。药后胸闷、胸疼消失，周身有微汗，食欲日增，日可进食六七两，低热减退，继用竹叶石膏汤加白薇、连翘3剂调治而愈。

本案由外邪郁肺，失于宣透，先有冰伏凉遏之弊，继又误补而闭门留寇，致郁热十余日不能透达。病已17天，患者尚有发热咳嗽、胸闷、气短、汗出不畅等肺气失宣之证，若不用麻黄则难于透达肺邪，故用麻黄杏仁薏苡甘草汤透达；因外邪郁而化热，痰热蕴肺，有胸背作痛、白黏胶痰等症，故复取千金苇茎汤以清化痰热，病久气阴必伤，故合用竹叶石膏汤以兼顾气阴，取用复方终获满意之效。

（3）慢性支气管炎、肺源性心脏病。刘某，男，59岁，1980年11月1日初诊。咳喘二十余年，逐年加重，诊断为慢性支气管炎、阻塞性肺气肿、肺源性心脏病。近日气候转冷以来，咳喘倚息不得平卧，张口抬肩，胸闷短气，心悸，咳吐泡沫白痰，痰不易咳出，小便不利，下肢浮肿，动则喘促，短气不足以息，有时关节疼痛，近一月小腿后侧起结节，皮色不变，纳少乏味，大便时干时溏，舌暗苔薄白，脉右寸滑，余脉沉细弱。此乃因病致虚，肺损及肾，虚则难以适应时令之变，更易感受外邪，故治宜温肾纳气，兼以故寒定喘，方用阳和汤加厚朴、杏仁。处方：熟地20克，炙麻黄6克，白芥子6克，鹿角（镑）12克，肉桂2克，炮姜3克，炙甘草5克，杏仁9克，厚朴6克，远志5克，茯苓9克。药进12剂，喘咳缓解，痰已很少，夜能平卧数小时，精神大为好转，食纳增加，下肢浮肿减轻，大便偏溏，日2～3次，舌质略暗无苔，脉沉细弱，用原方加白术培土生金，续服7剂后，动则气喘明显再减，小便增多，下肢浮肿基本消失，小腿结节亦消散。停药观察一年，咳喘未再大发，身体较前几年为好。

慢性支气管炎、肺气肿、肺源性心脏病每因外感寒邪等而加重，其本在肾，而其标在肺，当标本兼顾。此例本属肾不纳气之喘，然正气虚易感外邪，受寒加重，采用阳和汤加厚朴、杏仁取得较好疗效。若畏用麻黄之剂，忽略熟地伍麻黄补肾透邪、白芥子与麻黄同用涤痰化饮，则难以取效。

【医家经验】

1. 张仲景用麻黄　发汗解表治风寒表证，用麻黄汤、大青龙汤、小青龙汤、桂枝麻黄各半汤、桂枝二麻黄一汤、桂枝二越婢一汤，麻黄必配桂枝。宣肺定喘止咳，如麻黄汤、大青龙汤、小青龙汤，则麻黄必配杏仁。麻黄与石膏配伍，解表清热，如麻黄杏仁甘草石膏汤、越婢汤等，不仅可用于大热、大汗而喘，也可用于汗出而喘，无大热者。麻黄、桂枝配用发汗，若方中有芍药则发表作用减弱，如小青龙汤和桂枝麻黄各半汤等。而麻黄、附子同用，为少阴病恶寒发热、脉沉者而设，温阳散寒。麻黄连翘赤小豆汤中的麻黄，发泄郁热而退黄，和《千金要方》麻黄醇酒汤（《金匮要略》附方）治黄疸意同。越婢汤、越婢加术汤、越婢加半夏汤，石膏量大于麻黄，方中麻黄没有发汗作用，而仅有利水消肿作用，均治一身悉肿者。用麻黄者，《伤寒论》《金匮要略》两书凡20余方，据证而斟酌麻黄用量。大青龙汤、越婢汤、越婢加术汤，麻黄用六两，用于浮肿或无汗，且多配石膏，发汗或利水力强。麻黄杏仁甘草石膏汤、麻黄汤、葛根汤、葛根加半夏汤、甘草麻黄汤、麻黄醇酒汤、乌头汤、小青龙汤、射干麻黄汤、厚朴麻黄汤等用三四两，用于咳喘、身痛、无汗者，或发汗，或平喘。麻黄附子甘草汤、麻黄细辛附子汤、麻黄连翘赤小豆汤，用麻黄二两。前二方治脉沉无汗或浮肿，后方用于黄疸无须发汗。在桂枝麻黄各半汤、桂枝二麻黄一汤、桂枝二越婢一汤中，麻黄仅用一两或半两，治疗风寒轻证微汗即可，况佐以芍药敛汗者。

2. 刘渡舟用小青龙汤　小青龙汤是麻黄汤的变方，即麻黄汤去杏仁，加干姜、细辛、五味子、半夏、芍药，治疗寒饮咳喘。此方乃辛烈走窜的峻剂，具有伐阴动阳之弊，如用之不慎，往往会使病情加重。因此，必须掌握小青龙汤的辨证。

（1）辨气色：小青龙汤证为水寒射肺或寒饮内伏。寒饮为阴邪，必羁縻阳气，心胸之阳不温，荣卫之行涩而不能上华于面，故患者面部呈现黧黑色，此即水色。或两目周围呈现黑圈，互相对称，是水环。或在患者的额头、鼻柱、两颊、颏下的皮里肉外显现黑斑（如同妇女妊娠期蝴蝶斑），即是水斑。

（2）辨脉：小青龙汤证乃寒饮之邪为患，故脉见弦，主饮病；或见脉浮紧，则为表寒里饮俱实；如果寒饮内伏，浸循日久，其脉见沉，主水病。然须注意的是，凡尺脉迟或尺脉微，或两寸濡弱无力，是心肾先虚，荣气不足，血少故也。如此就不要滥用小青龙汤发虚人之汗。

（3）辨舌：小青龙汤证为水饮凝滞不化，肺寒津凝，故舌苔多呈水滑，舌质一般变化不大。唯阳气受损以后舌色淡嫩，此时用小青龙汤须加减化裁，而不能原方照搬不变。

（4）辨痰涎：小青龙汤治肺寒金冷、津凝气阻之证，所以咳嗽必然多痰，咯痰较爽，因系寒性水饮，故痰涎清稀不稠，形如泡沫，落地化水。然亦有咳出的痰明亮晶彻，形同蛋清者，亦属寒凝津聚，必冷如凉粉，口舌感凉而为辨。

（5）辨咳喘：小青龙汤证的咳喘有 3 种，临证时务必分清。一种是咳重喘轻，如《伤寒论》第 41 条"伤寒心下有水气，咳而微喘"，指咳嗽为重而气喘反轻的证情。另一种是喘重咳轻，如《金匮要略·痰饮咳嗽病脉证并治》"咳逆倚息，不得卧，小青龙汤主之"，是指喘息为重，而咳嗽为轻的证情。第三种是咳喘皆重的证候，如《金匮要略·痰饮咳嗽病脉证并治》"膈上病痰，满喘咳吐，发则寒热，背痛腰疼，目泣自出，其人振振身𥆧剧，必有伏饮"，是咳与喘俱重。尽管咳喘有轻重，但治法皆应以小青龙汤温寒蠲饮为主。

（6）辨兼证：小青龙汤证为水饮之证，除咳喘外，由于水邪变动不定，而有许多兼证出现。如水寒上犯，阳气受阻，则兼噎；水寒中阻，胃气不和，则兼呕；水寒滞下，膀胱气化不利，则兼少腹满、小便不利；若外寒不解，太阳气郁，则兼发热、头痛等症。

以上 6 种辨证，是正确使用小青龙汤的客观依据，但也不必悉具，见其中的一两个主证而无讹误，便可使用小青龙汤治疗。

3. 张菊成用麻黄治中风　唐代《千金要方》小续命汤治真中风，《外台秘要》续命汤治风痹，均有麻黄。一则以宣肺调治节，二则用其活血化瘀的功用。《本经》云麻黄可"破癥坚积聚"。在临床上，麻黄可用治脑梗死。见气虚血瘀者，用补阳还五汤加麻黄、杏仁；脉络风虚、风邪入中，偏寒用小续命汤，偏热用《古今录验》续命汤；风痰瘀阻以导痰汤加麻黄、水蛭；痰热腑实则用星蒌承气汤加麻黄、杏仁、石膏；阴虚火旺则在滋养肝肾方中佐以麻黄、石膏等。如服后又烦躁，只要调整麻黄配伍比例即可。（国医研究，1996，5：262）

【前贤论药】

《图经本草》：张仲景治伤寒，有麻黄汤、葛根汤及大小青龙汤，皆用麻黄。治肺痿上气，有射干麻黄汤、厚朴麻黄汤，皆大方也。

《汤液本草》：麻黄治卫实之药，桂枝治卫虚之药，桂枝、麻黄虽为太阳药，其实营卫药也……肺主卫，心主营……故麻黄为手太阴之剂，桂枝为手少阴之剂。

《景岳全书·本草正》：柴胡、麻黄俱为散邪要药，但阳邪宜柴胡，阴邪宜麻黄，不可不察也。

《本草纲目》卷15：麻黄乃肺经专药，故治肺病多用之……是则麻黄汤虽太阳发汗重剂，实为发散肺经火郁之药也。

《本经疏证》：柴胡主之寒热，曰往来寒热，休作有时；与麻黄所主之寒热，一日二三度发、日再发者有别矣。柴胡证则不恶寒但有微热，麻黄证则无热而但恶寒。知此则两证之异，昭昭然无可疑矣。

《药征》：麻黄主治喘咳水气也明矣。故其证而恶风、恶寒、无汗、身疼、骨节痛、一身黄肿者，用麻黄皆治也。

《中医临床家叶熙春》：若用量在五分以内，麻黄亦可止汗，其效果与麻黄根、节相近。

【专论】

1. 关于温病初起寒包火用小剂麻黄　《重订通俗伤寒论》"春温伤寒"，又名"客寒包火"，因膜原温邪而春寒触发及温邪伏于少阴，新感春寒引发的外寒里热证。何廉臣："初起时头痛身热，微恶寒而无汗者，仿张子培法，银翘散略加麻黄，辛凉开肺以泄卫，卫泄表解则肺热外溃"（《重订通俗伤寒论》春温伤寒）。"伤寒为外感六气之通称，凡夹痰证，必先分辨六淫而施治。如冒风邪而生痰，痰因肺津郁结而化，仍当从肺管咳出。肺位最高，风为阳邪，当用辛凉轻剂，吴氏桑菊饮加减，重则张氏银翘麻黄汤。银花3克，连翘4.5克，带节麻黄1克，薄荷2克，炒牛蒡子3克，橘红2.4克，桔梗2克，甘草1.5克"（《重订通俗伤寒论》夹痰伤寒）。"伏温自内发，风寒从外搏，而为内热外寒之证者，余治甚多。重则麻杏石甘汤加连翘、牛蒡子、桑叶、丹皮；轻则桑菊饮加麻黄，唯麻黄用量极轻，约二分至三分为止，但取其轻扬之性，疏肺透表，效如桴鼓"（《重订通俗伤寒论》风温伤寒）。

2. 最早的药用麻黄和现存药方　最早的药用麻黄，见于新疆楼兰遗址出土的3800年前的墓葬。而甘肃武威汉代医简治鲁氏青行解腹方（麻黄三十分，大黄十五分，厚朴、石膏、苦参各六分，乌喙、附子各二分）与《千金要方》卷9青散药方近似，而和《外台秘要》麻黄散组成相同。但是该方重用麻黄（其中麻黄、大黄比为2:1），是治伤寒逐风，行解解腹，是并治肠胃病的方剂。而湖南张家界古人堤出土的木牍医方治赤谷方，又和《千金要方》卷9赤散组成及配伍比例最近。据考证，源自西域乌孙都城赤谷和西域大月氏都城蓝氏城（鲁氏青）的医方，可能都是被军医获得而传给太医令、丞，成为西汉永光年间（前40年）少府中藏方的验方，再以诏书的形式发布至各郡国，从而传布中原各地。《神农本草经》麻黄别名"龙沙"，即西域白龙堆沙漠，证明麻黄药用出自楼兰，且与当地特殊的宗教崇拜有关。（王兴伊，两张简牍医方与月氏迁徙及麻黄传布考，中医药文化杂志，2020，2）

【方药效用评述】

➤ 麻黄善走肌表，表散外邪，祛除寒毒。若寒邪深入少阴、厥阴之间，非用麻黄、官桂以逐寒毒。但须配用佐使者，或兼气药助力，可得卫中之汗；或兼血药助液，可得营中之汗；或兼温药助阳，可逐阴凝寒毒；或兼寒药助阴，可解温热疫毒。

➤ 麻黄轻清上浮，专疏肺郁，宣泄气机，是为治外感第一要药。虽曰解表，实为开肺；虽曰散寒，实为泄邪。风寒固得之外散，即温热亦无不赖之以宣通。所以温病初起有用小剂量麻黄配入桑菊饮、银翘散以宣透外邪者。

➤ 麻黄宣散郁热。肺与皮毛相表里，麻黄宣肺走表开腠理，故可用于疮疖疔肿、无名肿毒及顽癣等，以宣散皮表之风毒、郁热病邪，而治皮外诸疾。麻黄外开腠理，内调水道，故又可治瘀热在里之黄疸。

➤ 麻黄辛温宣通，小量能行气调血，大量能破瘀化痰，故有止痛作用。又，常用小量麻黄，以引诸药入太阳经，又可治膀胱、子宫病证。

➤ 古时多用麻黄治中风，如续命汤诸方，一则以宣肺调治节，二则用麻黄活血化瘀。又，重用之可以治疗水肿，如越婢汤治风水，麻黄附子甘草汤治里水等。又如历节风、寒痹痛等，常用麻黄、附子、黄芪、桂枝，如麻黄杏仁薏苡甘草汤、麻黄细辛附子汤、乌头汤等。

➤ 麻黄、桂枝配用：桂枝不仅以温散助麻黄发汗，更能助阳定悸，制约麻黄引起心悸的副作用。《伤寒论条辨》："麻黄汤中用桂枝何也？麻黄者，突阵擒敌之大将也。桂枝者，运筹帷幄之参军也。故委之以麻黄，必胜之算也。监之以桂枝，节制之妙也。"道出仲景配伍增效减毒之旨。同时，麻黄的发汗作用还可用石膏、苍术等配伍来制约。

➤ 麻黄"止好睡"，有兴奋中枢神经作用。故近今亦用于面瘫、嗜睡、重症肌无力、小儿遗尿等的治疗。也有用麻黄细辛附子汤加味治经闭、月经愆期、性冷淡和男子阳痿者，还有用小柴胡汤加小量麻黄治功能性不射精症，温胆汤加小量麻黄治焦虑症等。

➤ 宣肺平喘，麻黄用量最少10克，儿童亦不低于这个剂量。虚实寒热皆可。如服麻黄后出现心率加快或轻微兴奋，可加生甘草10~15克，以消除副作用。

➤ 炮制：生麻黄又称净麻黄，宜先煎去沫，其发散力大，解表发汗，利水消肿。水炙麻黄表散力缓，多用于咳喘而表邪未净者。蜜炙麻黄辛散力更差，尤其适用于咳喘而无须表散者。又，水炙麻黄是取清水适量，淋入麻黄中拌匀，置炒制容器中炒至微焦，取出晾凉。蜜炙麻黄是取炼蜜加开水适量，淋入麻黄中拌匀闷润，置炒制容器中，用文火加热炒至黄色，不粘手时取出晾凉。每100克麻黄，用20克炼蜜。存放时须防其霉变。此外，还有用生姜、甘草煎汤，药味出则乘热浸泡麻黄，浸后晒干。每500克麻黄用生姜、甘草各30克。

➤ 麻黄单次用过量，会产生副作用。麻黄过量，会引起心悸、气促、失眠、烦躁、汗出、震颤、心绞痛、血压升高等。严重中毒时可引起视物不清、瞳孔散大、昏迷、呼吸困难、惊厥等。中毒量为30~45克，但久煎可减轻副作用。

➤ 张仲景用以先煎去上沫，值得研究。有人认为，麻黄应先用武火煎沸，后文火煎约30分钟。久煎后麻黄挥发油随水汽蒸发，长期服用或大剂量服用并无汗出伤阳耗阴等副作用。

➤ 临床高血压病、哮喘兼患者，必须用麻黄平喘时，可考虑地龙、麻黄同用，参

"地龙"篇"医家经验"。

➤ 李东垣麻黄人参芍药汤，用麻黄、桂枝发表，人参、麦冬、五味子生脉，黄芪、人参补气，芍药、桂枝调营卫，不避衄家忌辛温之品而治，是其佳作。

【药量】2～10克，量多力峻，量少力缓。生用力峻，发汗、利水、平喘；炙用力缓，宣肺、醒脑。宣通、引经可用小量，1.5～3克；利水、通脉可用大量，15～30克。一般情况尽量不要用大量，宁可再剂，不可过剂。

【药忌】体虚、大汗，高血压、心动过速、青光眼患者忌用。麻黄有一定的活血化瘀作用，故孕妇忌用。年老体弱，心脏病患者须慎用之，或用蜜炙之品。

⌘ 附：　麻黄根 ⌘

【药原】同麻黄。用麻黄之根节。

【药性】甘，平。归肺经。

【药效】固表止汗。

【药对】

麻黄根、黄芪　黄芪益气固表，麻黄根固表止汗，相配是治疗表虚、气虚和产后自汗的药对。《本草纲目》载当归六黄汤加麻黄根，治盗汗尤捷。其中，用麻黄根、黄连等治汗证之标，黄芪、当归补气血治汗证之本。

【方药治疗】

1. 虚汗无度　黄芪、麻黄根等分为末，面糊丸如梧子大，每用10克，浮小麦50克煎汤下。(《淡野翁试验方》)

2. 产后虚汗　黄芪、当归各30克，麻黄根60克，为末。每用30克，水煎服。

3. 气弱虚汗　煅牡蛎30克，茯苓、人参、白术、白芍、麻黄根各10克，细末。每服6克，米饮下。治神气羸弱，虚汗不止者。(《圣惠方》卷12牡蛎散)

【前贤论药】

《本草纲目》卷15：当归六黄汤加麻黄根，治盗汗尤捷。盖其性能行周身肌表，故能引诸药外至卫分而固腠理也。

【药量】5～10克。

【药忌】阴虚盗汗、阳虚自汗慎用。

⌘ 生姜 ⌘

【药原】出《名医别录》。用新鲜根茎。

【药性】辛，微温，归肺、脾、胃经。

【药效】发散风寒，温胃止呕，温肺止咳，温脾散寒，解药食毒。

【药对】

1. 生姜、半夏　生姜、半夏二味均味辛为用，生姜之辛偏于温散，半夏之辛主降逆。小半夏汤以半夏、生姜二味组成，生姜之辛佐半夏以散水结，且能解半夏戟喉之毒副作用。如此则心下痞硬得消，呕吐噫气自除，如加茯苓、桂枝则水饮可化。同样以生姜（干姜）、半夏二味为对，或为小半夏汤，或为生姜半夏汤，或为生姜泻心汤，或为半夏干姜散。其中，小半夏汤用生姜，生姜半夏汤用姜汁，半夏干姜散用干姜，生姜泻心汤则生姜、干姜同用。姜汁止呕作用最佳，而干姜偏于温胃。治呕吐为主则以生姜，心下痞硬而腹痛泄泻则应用干姜。如此则姜、半夏的特殊性可识别，姜、半夏之功能也可以此循按。

2. 生姜、大枣、甘草　见"甘草"篇。

3. 生姜、乌梅　见"乌梅"篇。

4. 生姜、黄连　见"黄连"篇。

5. 生姜、生地黄　见"生地黄"篇。

6. 生姜、吴萸　见"吴茱萸"篇。

【方药治疗】

1. 发散风寒

（1）感冒：生姜15克，葱白10克，水煎服。治恶风头痛，无汗身痛，鼻塞流涕，属外感风寒者。以取微汗为度。又，生姜、紫苏、乌梅、葱头各1撮，水煎，加砂糖适量冲服。治外感风寒而无汗。（《同寿录》五虎汤）

（2）风痰：炮附子10克，生姜15克，水煎服。治痰冷癖气，胸满短气，呕吐头痛。亦主卒风。（《千金要方》卷18 姜附汤）又，竹沥30克，姜汁6～7滴，分2次服。治中风痰盛，口噤不语或半身不遂。

（3）咳嗽：生姜汁1匙，白蜜2匙，和匀，重汤炖服。治新久咳嗽，未经见血。（《古方汇精》卷1 和兑饮）生姜汁温燥痰饮，白蜜润肺养胃，润燥兼施、补消并投，是治疗顽咳之法。《千金要方》卷18 治三十年嗽，用姜汁、白蜜2：1的比例，煎令姜汁尽，唯有蜜在。每以口含，日三服。又，胡桃肉10克、生姜3片，水煎服。治痰喘。（《世医得效方》卷5）又，生姜10克，水煎成姜汤，冲下白糖1撮，清晨服之。治寒痰咳嗽，觉冷气上冲咽喉。（《医林纂要》卷6 生姜白糖汤）

2. 和胃止呕

（1）呕吐：半夏30克，生姜30克，水煎服。治呕家不渴，心下有支饮。（《金匮要略》小半夏汤）又，生姜30克打碎，半夏15克，水煎徐徐服之，加橘皮更效。治一切呕哕。（《仙拈集》卷1 姜半饮）又，生姜30克，白术30克，水酒煎服。治产后多呕逆，不能食，别无他疾。（《济阴纲目》卷13 姜术散）

（2）反胃噎膈：生姜汁、韭汁、藕汁、梨汁各10毫升，牛乳60毫升，混匀，少量频服。（《新增汤头歌诀》五汁安中饮）

（3）心下痞满：陈皮、生姜各15克，枳实10克，水煎服。治饮停于胃，心下痞满而呕逆。（《金匮要略》橘枳姜汤）又，桂枝、生姜各15克，枳实6～10克，水煎服。治饮停于胃，向上冲逆，心下痞满而痛。（《金匮要略》桂枝生姜枳实汤）又，生姜、陈皮各560克，神曲72克，细末。面糊为丸如梧子大。每服50～70丸，食后米饮下。治痰饮。

（《杨氏家藏方》卷8 生姜橘皮丸）

（4）妊娠恶阻：生姜（带皮切片）、伏龙肝各（煎取澄清液备用）60克，童子鸡1只。将童子鸡处死，去毛洗净，去内脏，内生姜于腹中，置瓷钵内，加入伏龙肝澄清液适量，食盐少许，盖严炖烂，取汤徐徐饮之，鸡肉也可食之。每日或隔日服1剂。吴光烈经验用治205例，有效率97%。（福建中医药，1988，5：24）又，生姜片搽舌，或以姜汁少许点汤药，徐饮之。治恶阻重症，进食服药即吐。

3. 温脾散寒

（1）脾虚不食：生姜汁280克，白蜜360克，人参末140克，入锅内搅匀，慢火熬成细饧。每服1匙，热粥调下。治脾胃气虚，不能饮食。（《圣惠方》卷5 生姜煎）有用治神经性呕吐有效。

（2）腹胀：厚朴、生姜、半夏各10克，炙甘草3克，人参6克，水煎服。治脾胃虚弱，心下痞硬，腹胀满。（《伤寒论》厚朴生姜半夏甘草人参汤）又，用治疗糖尿病性胃轻瘫。（新中医，2008，11：74）

（3）腹痛：生姜汁150克，蜂蜜100克，搅匀，1次顿服。治胆道蛔虫病引起的腹痛。（广西中医药，1983，6：15）又，鲜生姜30克捣烂绞汁，蜂蜜60毫升，搅匀，为1剂。每次1～2岁1/4剂，2～4岁1/3剂，4～7岁1/2剂，7～14岁2/3剂，15岁以上1剂。日3次。并配服植物油，14岁以下每次配服50毫升，14岁及以上每次配服100毫升。鼻饲者可由胃管灌入。每4～6小时重复1次，4～6次无效者改用手术治疗。治蛔虫性肠梗阻。（中西医结合杂志，1986，2：114）

（4）痢疾：陈腊茶6克（研末），生姜10片（连皮），水煎服。治赤白痢。（《续易简方》卷4 姜茶散）姜能助阳，茶能助阴，二者皆能消散，又且平调阴阳，况于暑毒、酒食毒皆能解之也。不问赤、白、冷、热痢，皆通用之。（《仁斋直指方》卷2 姜茶治痢法）又，生姜、砂糖各120克，乌梅15个（去核），共捣汁，开水调匀频服。治噤口痢。（《仙拈集》卷3 三仙饮）

4. 温经散寒

（1）痛经：生姜（切）120克，生地（切）240克，为散。每服3克，温酒调下。治室女经脉虚冷，月水来腹痛。（《圣济总录》卷123 姜黄散）又，煨老生姜、芫荽子各30克，红糖60克，水煎3碗，分3次服。行经时服之。（《蒲辅周医疗经验集》芫荽老姜汤）

（2）产后腹痛：当归10～30克，生姜15～30克，羊肉50克，水煎服。治产后腹痛属血虚有寒。（《金匮要略》当归生姜羊肉汤）

5. 解毒

（1）食鱼蟹毒：紫苏叶、生姜各10克，水煎服。治食鱼蟹毒，呕吐腹泻，腹痛。

（2）解菌蕈毒：生姜18克，砂仁、桂心各7.5克，甘草10克，水煎服。（《医方类聚》卷164引《吴氏集验方》伐阴汤）

【外用治疗】

1. 痛证 生姜、芋头等量。芋头削皮切碎，捣烂如泥；生姜捣烂绞汁，一同搅拌，再加入适量面粉，搅如糊状。依照疼痛部位大小，摊于布上，贴患处。每日更换 2 次。临时配制，当天使用为好。治腰肌劳损、关节痛、肋间神经痛等。

2. 褥疮 茶油姜片：取生姜适量，洗净晾干，切成 1 毫米厚的薄片，浸泡在茶油中，以油浸过生姜为度，浸泡 8 ~ 12 小时后用。茶油姜糊：取生姜捣烂，与茶油混合调成糊状，搁置 8 小时后用。Ⅱ度褥疮有水疱时，在无菌操作下，用注射器抽出水疱内的渗液，取茶油姜片敷于患处，消毒纱布覆盖，胶布固定。疮面大的Ⅲ度褥疮，应尽量清除坏死组织，用生理盐水彻底清洗疮面，再用茶油姜片敷于患处，消毒纱布覆盖，胶布固定。经常出汗或尿液刺激等因素致皮肤片状糜烂时，先用生理盐水彻底清洗疮面，再用茶油姜糊涂患处。日 1 次，局部涂药后予以暴露，但要避免摩擦。（中医杂志，1991，7：13）

3. 急性睾丸炎 取肥大老生姜，用清水洗净，横切成 0.2 厘米厚的薄片，每次用 6 ~ 10 片外敷患侧阴囊，盖上纱布，兜起阴囊，每日更换 1 ~ 2 次。（江西中医药，1990，2：6）

【药方】

1. 生姜泻心汤 生姜 15 ~ 30 克，黄连、黄芩、人参各 10 克，干姜、甘草各 6 克，半夏、大枣各 12 克，水煎服。治胃阳虚寒，水饮内停，心下痞硬，干噫食臭，肠鸣腹泻。（《伤寒论》）有用以治疗急性胃肠炎。

2. 生姜半夏汤 半夏 15 克，生姜汁 30 克，先煎半夏，而后内姜汁再煎，去滓取汁，小冷分服。治似呕不呕，似哕不哕，心中愦愦然无奈。（《金匮要略》）

3. 小半夏汤 半夏 30 克，生姜 30 克，水煎服。治呕家不渴，心下有支饮。（《金匮要略》）

【医案】

➤ 宪宗赐马总治泻痢腹痛方：以生姜和皮切碎，如粟米大，用一大盏，并芽茶相等，煎服之。（《名医类案》卷 4 "痢"）

➤ 高丽人治疾，用药只一味二味，至三味则极多矣，未有至四味者。盖药唯性专则达，二则调，四则参与制，再多则相牵而不能奏功。偶传治痢二方，甚简而验，今录于此。治痢止二味，色白者患寒，用生姜一两、细茶五钱；色赤者患热，用细茶一两、生姜五钱；赤白杂者，姜茶各五钱、青皮三钱、陈皮二钱，酒一碗、河水一碗煎至一碗，温服即愈。（《续名医类案》卷 8 "疟痢"）

姜能助阳，茶能助阴，二物皆消散恶气，调和阴阳，且解湿热及酒食、暑气之毒，不问赤白，通宜用之。（《本草纲目》卷 26 引杨士瀛）

【医家经验】

1. 张仲景用姜 仲景常用姜，且常常姜、枣并用，调和营卫。以大枣之甘缓，不使生姜透表为汗，而致旋转于营卫之间。一说，姜、枣之用，专行脾之津液而和营卫。《伤寒论》113 首方中有 39 首含有生姜，其中生姜、大枣并用者就有 30 余首。《金匮要略》有

30 余首方含生姜，生姜、大枣并用者近 20 首。生姜或为君药，或为佐使。生姜半夏汤、吴茱萸汤、旋覆代赭汤等仲景方中均重用生姜，如生姜半夏汤多至半升，吴茱萸汤生姜用至六两，旋覆代赭汤用至五两，生姜泻心汤用至四两。绝不可以生姜寻常之品而等闲视之。在临床中若能运用生姜得法，不仅可提高疗效，亦可消除部分药物对胃肠的刺激，因此有必要研究生姜的应用规律，特别是生姜的剂量与疗效关系。见下专论。

2. 叶熙春治疗胃痛用姜　生姜用于和胃止呕，干姜温中止泄止痛，炮姜暖肾止血。有时取其性，如以姜汁炒竹茹；有时减其味，如用淡姜渣微温以舒胃气。用小建中汤时每以炮姜易生姜，取其色黑入肾而寓补命火、暖中土之意，循此法以进，则诸如附片、肉桂等温补肾阳之品，均可随证选用。对久病入络，瘀而夹寒者，配以黑炮姜、桂枝、川椒；中焦虚寒者，可配理中汤，去党参，改干姜为炮姜，再加红枣、蒲公英。炮姜、蒲公英寒热相济，温经而又柔络。（《中医临床家叶熙春》）

【前贤论药】

《本草经集注》：杀半夏、莨菪毒，去痰下气，止呕。

《注解伤寒论》：姜、枣味辛、甘，专行脾之津液而和营卫。药中用之，不独专于发散也。

《本草纲目》卷 26 引李杲：生姜之用有四：制半夏、厚朴毒，一也；发散风寒，二也；与枣同用，辛温益脾胃元气，温中去湿，三也；与芍药同用，温经散寒，四也……俗言上床萝卜下床姜，姜能开胃，萝卜消食也。

《本草纲目》卷 26：姜辛而不荤，去邪辟恶，生啖熟食，醋、酱、糟、盐、蜜煎调和，无不宜之。可蔬可和，可果可药，其利博矣。

《本草崇原》：生姜辛温而散，肺脾药也。散风寒，止呕吐，化痰涎，消胀满，治伤寒头痛鼻塞，咳逆上气呕吐等病。凡中风中暑，及犯山岚雾露，毒恶卒病，姜汁和童便灌之，立解。

《本草汇言》：生姜、干姜，不拘寒热虚实，并外感内伤，及不内外因诸证，唯痈疡痔血之证，宜禁用。

《本草思辨录》：生姜泻心汤，有生姜，又用干姜，以生姜治干噫食臭，干姜治腹鸣下利也。

《药征》曰：干姜主治结滞水毒也，旁治呕吐咳嗽，下利，厥冷，烦躁，腹痛，胸痛、腰痛。

【专论】

关于《伤寒论》生姜的剂量分析　《伤寒论》主方中用到生姜者，量最多者用至八两，最少仅用六铢（一两为二十四铢）。可见仲景用生姜，针对不同的方证用量非常讲究，对证十分精准。

（1）生姜用三两的方剂：共二十方。主要是桂枝汤类方，如桂枝汤、桂枝加葛根汤、桂枝加厚朴杏子汤、桂枝加大黄汤、桂枝加附子汤、桂枝加芍药汤、桂枝去芍药汤、桂枝去桂加茯苓白术汤、小建中汤等。如桂枝汤证"发热，汗出，恶风，脉缓"，用生姜之辛，佐桂枝以解肌表，助桂枝、甘草以益卫，助芍药、甘草以畅津，全方共奏祛风解表、调和营卫之功效，治疗太阳表虚证。此外，小柴胡汤、大青龙汤也用生姜三两。亦有针对桂枝汤证的"干呕"，小柴胡汤证的"喜呕"，葛根加半夏汤证的"但呕"者，主要起到和胃降逆止呕的作用。

（2）生姜用四两的方剂：共二方，有生姜泻心汤和桂枝加芍药生姜各一两人参三两新加汤（简称"新加汤"）。新加汤生姜用量比桂枝汤多一两（达四两），意在加强温胃益卫之力。《伤寒论》第62条："发汗后，身疼痛，脉沉迟者，桂枝加芍药生姜各一两人参三两新加汤主之。"发汗后，身复疼痛，为外未解，法宜桂枝汤发汗以解之。但如果见脉沉迟，为胃气津两虚，只凭甘草、大枣平淡之品已无力振兴胃气，故加人参、生姜以复胃气，更加芍药以滋津液，温养肌腠。

（3）生姜用五两的方剂：共三方，有大柴胡汤、旋覆代赭汤。如大柴胡汤证的"心下急，呕不止"，旋覆代赭汤证的"伤寒发汗，若吐、若下，解后心下痞硬，噫气不除者"，生姜均用至五两，以加强和胃降逆止呕的作用。又《金匮要略》当归生姜羊肉汤证的"寒疝，腹中痛，及胁痛里急者"，生姜五两，甚而一斤，温散寒邪。

（4）生姜用六两的方剂：共一方，吴茱萸汤。如"食谷欲呕，属阳明也，吴茱萸汤主之"，"干呕，吐涎沫，头痛者，吴茱萸汤主之。"吴茱萸汤证的呕吐比较重，因此生姜用至六两以降逆和胃止呕，配合吴茱萸、人参、大枣等，温中补虚，降逆止呕。主治肝胃虚寒，浊阴上逆证，见食后泛泛欲吐，或呕吐酸水，或干呕，或吐清涎冷沫，胸满脘痛，巅顶头痛，畏寒肢冷，甚则手足逆冷，大便泄泻，烦躁不宁，舌淡苔白滑，脉沉弦或迟等。临床用于慢性胃炎、妊娠呕吐、神经性呕吐、神经性头痛、耳源性眩晕等属肝胃虚寒者。

（5）生姜用八两的方剂：共三方，有厚朴生姜半夏甘草人参汤、小半夏汤和当归四逆加吴茱萸生姜汤。如"发汗后，腹胀满者，厚朴生姜半夏甘草人参汤主之"，症见腹胀满，心下痞满，纳差，呕吐，苔薄白或白腻，脉无力等。治疗重在消而不在补，可谓"七消三补"，因此人参和甘草用量宜小，以免胀气滞气。

（6）其他用量：共七方。有桂枝麻黄各半汤、柴胡加芒硝汤用生姜1两，桂枝二越婢一汤用生姜一两二铢，桂枝二麻黄一汤用生姜一两六铢，柴胡桂枝汤及黄芩加半夏生姜汤用生姜一两半，麻黄连翘赤小豆汤用生姜二两等。以上方中生姜用量较少，主要用于表郁轻证，配合桂枝、麻黄、柴胡等解表药，用量轻而佐以益卫散邪。即所谓病重药亦重，病轻药亦轻。

生姜辛温，辛能散能走，温能助阳温阳，其作用部位既可在表，也可在里。生姜用量较少时（二两以下），作用在表，以助桂枝、麻黄等解表药祛邪解表，调和营卫，多用于表郁轻证，如桂枝麻黄各半汤。生姜用量中等时（三四两），既可走表，解表散寒，调和营卫；又可走里，配合半夏、大枣等和胃利饮，降逆止呕，如小柴胡汤。生姜用较大量时（五两以上），主要作用在里，有温胃止呕、温中降逆、温阳利饮、温阳补中的作用，如小半夏汤、旋覆代赭汤、厚朴生姜半夏甘草人参汤等。生姜为呕家圣药，因此，胃气不和、胃气上逆越厉害，呕逆症状越严重，仲景用生姜的剂量也越大。莫枚士《经方例释》："在表易发，在里难发。"治胃气上逆等里证，生姜必须用大剂量，在临床上也得到验证。（《经方源流临证探微》）

"近世医林视生姜为无足轻重，仅于辛温解表方末，大书一二片，与葱头为伍，无复有用作一方之主药者。尝考仲景之用生姜，如生姜半夏汤，多及一斤（约今三两），如生姜泻心汤亦至四两（约今一两弱），其增损之际，亦具规律，以较一二片之漫不经心者，诚不可同日语矣。又按时医虽薄生姜，而于干姜则畏之如虎，握管疏方，辄冠淡字，斯皆叶天士之流毒，而徐灵胎之所为长太息者也。又奄忽失血，色白脉芤，或过事寒凉，血溢不止，脉反紧疾者，则止血药中尤不可无干姜，以为济急之策，是非区区数分之漂淡干姜所能为力。或作今世医家参悟之用。"（章次公《药物学纲要》）

【方药效用评述】

➤ 生姜药、食兼用，为家常必备。能愈小疾，能治急病，治病保健，简便有效。可君可臣，可佐可使，是止呕圣药。

➤ 生姜汁可走经络，配竹沥治热痰，同半夏去寒痰。

➤ 生姜发散，性多走散，能祛肌表之风寒。干姜温里，性多守中，能除肠胃之寒湿。生姜止呕吐且治泄泻、下痢，干姜止腹痛而治脐腹攻痛。生姜之散表、发汗、解毒、止呕、疏肝、导滞，其功优于干姜。

➤ 凡中风、中暑、中气、中毒、中恶、干霍乱，一切卒暴之病，用姜汁与童尿服，立可解散。姜能开痰下气，童尿降火。

➤ 呕吐患者服药时，应徐徐饮下，不要倾杯而下，以免引起呕吐而药不能发挥作用。在处方用姜汁时，切不可用生姜片代之，生姜片的止呕作用不及姜汁。

➤ 生姜为治寒之药。用生姜汁拌炒黄连（姜黄连）、山栀（姜栀子）等，使苦寒之剂因其从而治其热，故生姜汁常作炮制佐剂。

➤ 生姜可解鱼蟹、菌蕈毒，也可用于生半夏、生南星、乌头中毒。

➤ 炮制：鲜姜解表散寒，温胃止呕。煨姜温中止痛，姜汁祛风痰、止呕吐，生姜皮利水消肿。

【药量】5～10克，或捣为生姜汁冲服。外用捣烂敷之，或炒热熨之。

【药忌】实热者忌用。《本草纲目》卷26：食姜久，积热患目，（时）珍屡试有准。凡病痔人多食兼酒，立发甚速。痈疮人多食则生恶肉。

❧ 细辛 ❧

【药原】出《神农本草经》。用全草。

【药性】辛，温。归肺、肾、心经。

【药效】散寒止痛，温肺化饮，温散通窍，振奋心肾。

【药对】

1. 细辛、大黄　细辛辛开散郁，大黄清热泻火，辛散苦降，一温一寒，相反相成，无燥烈伤阴之弊。《金匮要略》大黄附子汤即用此药对。张秉成《成方便读》："治胁下偏痛而脉弦，此阴寒成聚偏着一处，非温不能散其寒，非下不能去其积。故以细辛、附子之辛热善走者搜散之，而后大黄得以行其积也。"又，酒大黄、细辛配伍，还可用之治疗肝旺火郁、风火上扰之头痛。

2. 细辛、附子　细辛、附子皆辛味温热散寒，归心肾之品。细辛辛温开散，附子辛热温通，是其特点。如二药配麻黄则走表，是《伤寒论》麻黄细辛附子汤，治少阴伤寒，脉沉无汗，头痛身痛者；二药配大黄则走里，是《金匮要略》大黄附子汤，治胁下偏痛而脉弦，阴寒凝聚偏着者。二方对比，证治方药自可互参。

3. 细辛、生地黄（熟地黄）　细辛味辛，辛能润燥，故通少阴。生地甘寒，寒能凉血，故能止血。两味配对，寒温相配，生地为主，凉血止血，得细辛温散而不留瘀，如此止血而不留瘀，且无凉遏之弊。如生地30～60克，细辛3克，水煎服，治崩中漏下。（《千金要方》卷4生地黄汤）又，生地与细辛相配，细辛尚有反佐之义。故以细辛辛散上行，引地黄清热滋阴，用治阴虚火旺、虚火上炎为宜。施今墨用此常以细辛、生地同捣，可免生地寒滋太过，而无燥热滋腻之弊。用治各种口疮、牙痛、咽痛、痄腮，有清热泻火作用。而且可用治头痛、面痛、腰腿痛和关节痹痛。此外，施今墨还常以熟地、细辛同捣入煎，细辛升散为动药，熟地滋补为静药，动静结合，阴阳制约，治男女科肾虚诸证，而无熟地滋腻之弊。

4. 细辛、黄连　见"黄连"篇。

5. 细辛、石膏　见"石膏"篇。

6. 细辛、干姜、五味子　见"五味子"篇。

7. 细辛、独活　见"独活"篇。

8. 细辛、麻黄　见"麻黄"篇。

【方药治疗】

1. 散寒止痛

（1）头痛：麻黄10～15克，制附子10～15克，细辛6～10克，水煎服。治恶寒无汗，头痛身痛，脉沉，遇冷甚剧，遇热则缓，属阴盛寒凝。（《伤寒论》麻黄细辛附子汤）又，山药90克，细辛45克，秦艽、天雄各60克，独活、桂心、山茱萸各75克，细末。每服10克，酒送下。治头痛连目，偏视不明，因肝肾不足，风邪入侵。（《千金要方》卷13薯蓣散）又，细辛、川芎、陈皮、天南星、茯苓各4.5克，半夏6克，枳实、甘草各3克，水煎服。治痰厥头痛。（《奇效良方》卷24芎辛导痰汤）

（2）背寒或痛：细辛3～6克，桂枝10～15克，茯苓30克，干姜10克，五味子10克，水煎服，治心下有痰饮，其人背寒冷痛，咳清稀泡沫痰，苔白舌淡。（《金匮要略》桂苓五味姜辛汤）

（3）胃痛：桂枝、芍药各 10～15 克，生甘草、当归、吴茱萸、生姜、细辛各 10 克，水煎服。治胃寒久痛。（《伤寒论》当归四逆加吴茱萸生姜汤）或可加白芷、半夏。如上证同时有嘈杂口苦，寒热错杂，可加黄连、黄芩。

（4）胸痹背痛：细辛、地黄、炙甘草各 75 克，桂心、茯苓各 185 克，枳实、白术、生姜、瓜蒌实各 110 克，细末。每服 10 克，日 2 次。治胸痹连背痛，短气。（《千金要方》卷 12 引《深师方》细辛散）

（5）痛痹：细辛、制附子、桂枝、麻黄、防风、苍术、甘草各 10 克，水煎服。治寒凝络闭，血阻瘀滞之关节剧烈疼痛。（《金匮要略》桂枝去芍药加麻黄细辛附子汤）血瘀甚者，加当归、芍药、川芎、红花活血；气虚甚者，黄芪、人参、白术、茯苓补气。又，独活寄生汤治久痹，必以足量细辛之温散止痛方效。

（6）腹痛：大黄、炮附子、细辛各 10 克，水煎服。治寒结便秘，胁腹剧痛，脉弦。（《金匮要略》大黄附子汤）又，细辛、吴茱萸、干姜各 15 克，当归、防风各 30 克，芍药 60 克，甘草 10 克，粗末。每服 10 克，水煎分服。治腹痛寒盛。（《元和纪用经》细辛汤）

（7）产后身痛：细辛 3～15 克，独活、桂枝、秦艽各 10 克，白术 10～15 克，制附子、甘草各 5～10 克，防风 20 克，鸡血藤 30 克，水煎服。治产后气血不足而风寒入侵所致身痛。

2. 温肺止咳

（1）风寒咳喘：麻黄 12 克，桂枝、芍药各 6 克，半夏、干姜、细辛 6～10 克，五味子 10～15 克，甘草 3 克，水煎服。治外感风寒，恶寒无汗，内有水饮，咳喘脉浮。（《伤寒论》小青龙汤）又，麻黄 10 克，甘草 3 克，防风、细辛各 6 克，水煎服。治外感风寒咳嗽。（《百一选方》卷 5 宣肺汤）

（2）支饮咳喘：茯苓 30～50 克，甘草、细辛、干姜各 10 克，五味子 15～20 克，水煎服。治下焦阳虚，支饮上盛，见咳喘胸满，气从少腹上冲胸咽。（《金匮要略》苓甘五味姜辛汤）或可加半夏 15～30 克。

（3）肺胀：厚朴 15～20 克，麻黄 10～15 克，甘草、细辛、干姜各 10 克，五味子 15～20 克，姜半夏 30 克，小麦 30 克，生石膏 30 克，水煎服。治胸满喘息，痰声辘辘，头汗出，烦躁，苔厚腻，脉浮。（《金匮要略》厚朴麻黄汤）

（4）久咳：细辛、半夏各 3 克，炙甘草、乌梅各 6 克，五味子、桑白皮、罂粟壳各 10 克，水煎服。治痰饮久咳。（《局方》卷 4 细辛五味子汤）又，细辛、干姜、五味子、半夏、橘红、茯苓、甘草、人参、白术各等分，粗末。每服 10 克，姜、枣，水煎服。治肺胃俱寒咳嗽。（《仁斋直指方》卷 8 加味理中汤）

3. 温散通窍

（1）鼻鼽：细辛 3 克，黄芪、党参各 15 克，白术 10 克，辛夷、防风各 12 克，牡蛎 20 克，甘草 5 克，姜 3 片，水煎服。治变应性鼻炎。（新中医，2002，11：57）又，麻黄、细辛、甘草各 10 克，水煎服。治鼻痒喷嚏不断，流清涕不止，过敏性鼻炎属寒饮者。如病程经久，脾气虚亏者，可与补中益气汤、玉屏风散、桂枝汤等合用。

（2）眼病：细辛 0.6 克，川芎、蔓荆子各 1.5 克，甘草、白芷各 3 克，防风 4.5 克，粗末。水煎服。治眼目隐涩难开，羞明昏暗，红肿疼痛。（《兰室秘藏》卷上芎辛汤）又，细辛 3~6 克，川芎、菊花、石菖蒲、密蒙花、黄连、蒺藜各 10 克，水煎服。治眼涩痒痛，羞明难开，迎风流泪。（赵冠英经验）

（3）口臭：细辛、甘草、桂心等分为末，每服 3 克，温水调下。（《太平圣惠方》卷 36 细辛散）也可取细辛 3~5 克温水浸泡，含漱。

（4）音哑：细辛、薄荷、黄柏各 5~10 克，甘草、桔梗各 10 克，先煎黄柏、甘草、桔梗 30 分钟，后煎细辛、薄荷 10~20 分钟，取汁 200 毫升分服。治慢性咽炎，咽痛，音哑、失声。

4. 振奋心肾

（1）缓慢性心律失常：生麻黄 3~6 克，细辛 6 克，熟附子 10~20 克，甘草、红参各 6~10 克，黄芪 30 克，水煎服，日 1 剂，分 2 次服。治窦性心动过缓。（国医论坛，2001，6：10）方中细辛用量可逐级递增，参本篇"方药效用评述"。

（2）阳痿：细辛 5 克，韭子 7.5 克，开水 200 毫升浸泡 10 分钟后，代茶频饮，日 1 剂。也可将细辛 3~5 克，入证治方中，有引药入少阴之妙。又，妇女肾虚经闭，用细辛 3 克配五子衍宗丸、二仙汤、金匮肾气丸治，经通病愈。

（3）重症肌无力：麻黄 9 克，炮附子 30 克（先煎 1 小时），细辛 6 克，黄芪 30 克，人参（另煎兑入）、当归各 12 克，白术 15 克，菟丝子 24 克，紫河车末 4 克（冲服），鹿茸粉 3 克（冲服），炙甘草 6 克，制马钱子粉 0.5 克（冲服）。水煎服。治顽固性重症肌无力。（上海中医药杂志，2008，7：39）

5. 引经报使

（1）三叉神经痛：细辛 3~5 克，生石膏 30 克，知母 10 克，白芍 30~50 克，生甘草 10 克，或可加蜈蚣 1 条，水煎服。治本病见面痛、面热、烦躁、口渴，属阳明风火者。方名细辛白虎汤，细辛反佐石膏，引药上行头面而治面痛、齿痛等。（陆寿康经验方）

（2）呃逆：细辛 6 克，丁香 3 克，研末，每服 3 克，柿蒂 15 克煎汤送服。（《本草汇言》）治久病重病或术后呃逆不止，他药无效者。也可用丁香柿蒂汤，加细辛 3 克以加强温胃降逆之功。水煎服。元气虚者加人参。（赵恩俭经验）

【外用治疗】

1. 鼻塞　瓜蒂、细辛各等分为末，绵裹如豆大许，塞鼻中。治鼻塞不闻香臭者。（《千金要方》卷 6）又，细辛少许为末，吹入鼻内。治鼻塞不通。（《普济方》卷 213）

2. 口舌生疮　细辛、黄连等分研末，患处掺之。一方用细辛、黄柏。（《三因方》卷 15 兼金散）细辛末 2.5 克，加适量面粉，温水调成黏稠饼状，直径 3~4 厘米，厚 0.5 厘米，直接敷脐，盖以塑料薄膜，纱布贴膏固定。早晚各换药 1 次，3 日为 1 个疗程。用于

小儿则易行。（中医药学报，1991，3：39）

3. 偏头痛　雄黄、细辛各等分，细末。每取少许，嗜鼻，左痛嗜右，右痛嗜左。（《圣济总录》卷6 神灵散）又，细辛、辛夷各6克，青黛3克，川芎、鹅不食草各30克，细末。口含凉水，令人将药末吹入鼻内，取嚏为效。治头风日久，连及眉棱骨痛。（《医宗金鉴》卷63 碧云散）

4. 牙痛　细辛、荜茇各6克等分，水煎热嗽冷吐。（《圣济总录》卷111 细辛汤）又，细辛、荆芥穗、藁本、香附子各等分，粗末。每用10克，水煎，乘热漱口，至冷吐出。（《御药院方》卷9 漱风散）又，细辛10克，生石膏30克，水煎，乘热漱口，至冷吐出。治阳明胃火，牙、口、舌肿痛不可忍。（《景岳全书》卷51 二辛散）又，细辛、白芷各15克烘干，冰片1克，研细末过筛，装入空西瓜霜塑料瓶备用。取少许吹入患侧鼻腔，1～5分钟即能止痛。

5. 鹅口疮　细辛3克，研细末，置脐内以平脐为度，后用胶布覆盖固定。2日后去之，用1～2次即效。

6. 乳房小叶增生症　细辛20克、山奈10克，研末，以凡士林拌和成软膏，摊于纱布上，覆盖在肿痛结块处，外罩以乳罩。隔2日换药1次。10～15次为1个疗程。治本病乳房胀痛有块而活动度佳，月经前为甚者。

7. 阳痿　巴戟天30克，吴茱萸40克，细辛10克，为末。每用适量，加温水调成糊状，每晚睡前敷脐部，用纱布固定，晨起取下。

【药方】

1. 大黄附子汤　大黄、炮附子、细辛各10克，水煎服。治寒结便秘，胁腹剧痛，脉弦。（《金匮要略》）

2. 麻黄细辛附子汤　麻黄、炮附子、细辛各10克，水煎服。治少阴病始得之，反发热脉沉。（《伤寒论》）

【医家经验】

张任城用细辛

（1）咳喘：对痰饮夹表证，治宜温化痰饮，平喘止咳，以小青龙汤加减。方中细辛都用5～8克，且与五味子、炮姜等量同用，以免辛散太过耗伤正气。属风寒者可增加麻黄、杏仁、桂枝药量，有化热者加大青叶、鱼腥草、生石膏等，对久病或年老体衰者常加蜂房补肾止咳平喘，久病夹瘀者加丹参、当归，痰饮甚者加二陈汤、三子养亲汤，反复感冒引起者加玉屏风散。

（2）心悸：心阳虚属窦性心动过缓，常取细辛5～10克，辛温入少阴经，具温通心阳之功。配以炙麻黄、制附子、桂枝，合丹参饮加减。

（3）痹证：细辛温经散寒，祛风止痛，可用以治疗痹证，常用8～15克。血痹者加当归、白芍、桂枝、通草、熟地、麻黄、姜黄、乌梢蛇等，通经活血，散寒祛风。行痹则合防风汤加减，痛痹者则合乌头汤加减。强直性脊柱炎，予补肾强筋、祛湿通痹止痛之品。

坐骨神经痛，予祛风胜湿、舒筋活血，如伸筋草、威灵仙、鸡血藤、木瓜、当归、延胡索、乌梢蛇等。

（4）头痛：外感头痛多为新感，以风邪为主，而有夹寒、夹热、夹湿之异。常取细辛5～8克祛风散寒止痛，配制川乌、川芎、皂角、白芷等，加减应用。夹寒者合川芎茶调散，夹热者去川乌合银翘散、小柴胡汤，夹湿者合羌活胜湿汤，夹瘀者则合通窍活血汤，久痛者则酌加虫类药及益肾填精生髓之品。

（5）鼻炎：中医称鼻窒、鼻鼽，细辛辛温入肺，具通窍开闭之功，常用5～8克。属风寒者合辛夷散，风热者合桑菊饮、苍耳子散，如属肺肾两虚，外感邪侵，清涕常流者，细辛合缩泉丸、桂枝汤、玉屏风散加减。

（6）口齿病：口糜有虚有实，可从脾胃辨证。取细辛3～6克，散浮郁之火。胃热者配生石膏、泻黄散，脾气虚合四君子汤，肾阴虚合六味地黄丸。牙痛取细辛5～6克，辛温入肾而止痛。胃火合清胃散、玉女煎，虚火合六味地黄丸。

一般而言，治痛症，尤其是痛痹，及血虚寒凝之厥，必用9～10克温经通脉，不必先煎。痰饮咳喘，多用5～6克温肺化饮。对兼有里热虚火的牙痛、三叉神经痛、过敏性鼻炎、复发性口腔溃疡等头面疾患，多用3～5克，可用以佐清热泻火之剂。（辽宁中医杂志，2007，1：15）

【前贤论药】

《本草纲目》卷13：辛温能散，故诸风寒、风湿头痛，痰饮，胸中滞气，惊痫者宜用之。口疮、喉痹、䘌齿诸病用之者，取其能散浮热，亦火郁则发之之义也。辛能泄肺，故风寒咳嗽上气者宜用之。辛能补肝，故胆气不足，惊痫、眼目诸病宜用之。辛能润燥，故通少阴及耳窍，便涩者宜用之。

【专论】

细辛的用量 陈承《本草别说》："细辛若单用末，不可过半钱匕，多用即气闷塞不通者死。"《本草纲目》中引曰"（承曰）细辛非华阴者不得为真，若单用末不可过一钱，多则气闷塞不通者死"，并将"半钱匕"改成"一钱"。以宋明时期度量衡来计算，1钱约合今之3克。此乃"细辛不过钱"说的出典。

细辛首见于《神农本草经》上品，而且言其可"久服"。善用细辛者，张仲景实为翘楚。《伤寒论》《金匮要略》应用细辛22处，十七方，其用量以三两为多见。虽然对汉代剂量的考证至今仍争论不休，有一两约为3克、5克、15克之别，但即使按《伤寒论讲义》中的一两折合1钱（3克），三两也大约为9克。有人对243例使用乌梅汤病案的药量做统计，细辛最大用量为15克，以温脏寒；对350例使用小青龙汤的病案资料做统计，细辛的最大用量为40克，取其温肺散寒、涤痰化饮；对315例使用麻黄细辛附子汤病案的统计表示，细辛的最大用量为30克，通彻表里、温经散寒。在这些统计资料中，细辛的常规用量多为3～9克。

《本草纲目》言细辛因根细、味极辛而得名，并指明但以根入药。据《中药大辞典》

《中药学》第7版，现代细辛的入药部位已变为全草。药理研究表明，细辛的叶与根挥发油含量具有显著的差异。故古今细辛已不能同日而语，继续照搬"细辛不过钱"显然不合情理。进一步分析陈承的原意，可理解为单用细辛根粉末一次的用量不过钱。如不论单方还是复方，入汤剂还是散剂，煎煮时间的长短等，一味地将细辛用量限制在1钱之内，是对"细辛不过钱"的一种误解。

又，现代的野生细辛地道药材少见，种植的细辛多以全草入药，据抽样调查，大多是叶全而根残，其挥发油成分必然明显偏低。现代人的营养、体质、寿命较明显超越古人，接触各类药物的机会也多于古代人，因此对药物的耐受力也较强。复方煎煮时药物会发生相互作用，可能使细辛的挥发油成分遭到破坏。因此，笔者于临床中，恒用细辛10～15克于水煎剂中（煎50分钟以上），治愈各种风湿病、头痛、三叉神经痛、咳喘、鼻炎等患者数百例，疗效卓著而未见有一例出现不良反应的。因此，大量的事实说明，在现实条件下，以细辛3克入复方，实为隔靴搔痒，药不能尽病，反令细辛倍受责难。故细辛入水煎剂的常用量，当以10～15克为宜。至于单用散剂，细辛不过钱仍可为是。（白长川《外感热病发微》）

【方药效用评述】

➤ 细辛芳香宣散，疏散风邪。气盛而味烈，能疏散上下之风邪，内而宣通络脉，疏通百节，外而行孔窍直透皮毛。上达巅顶通利耳目，旁达四肢筋骨关节。又能温通心肾阳气，治心、肾寒疾，如心痛脉迟、肾虚痹痿等。

➤ 细辛辛散，《本草衍义》云其善治头面风痛。《药性论》云细辛能止眼风泪下，明目。《本草纲目》卷13谓其能散浮热，治口舌生疮，起目中倒睫。《医林纂要》云本品串达九窍，潜通咽喉。故能上行头面诸窍，可治头、面、目、咽、口、齿、鼻病症。

➤ 细辛入手足少阴，为引经佐使药。配附子则振奋心阳，如麻黄、附子、细辛之配伍，治心阳虚寒，脉迟心痛等。细辛配熟地、五味子等，则补益肾气，可治男女科肾虚诸证。在上述配伍药对中，大多例证说明小量细辛分别配伍大黄、生地、石膏等寒凉药，不仅能宣散止痛，反佐制约寒凉药伤正之弊；而且能引经报使，引药上行头面，或增强他药的温散作用。

➤ 细辛辛散入肺止咳，干姜温脾化饮散寒，五味子纳气补肾，合用以温肺化饮，可用治寒饮咳喘。张仲景治痰饮方以细辛、干姜、五味子配伍者，有小青龙汤、小青龙加石膏汤、苓桂五味姜辛汤、厚朴麻黄汤等。而以细辛、附子助阳散寒入方者，则有大黄附子汤、麻黄细辛附子汤等。前者治阳虚寒结，腹胁痛而便秘，手足逆冷。后者则治阳虚寒闭，恶寒无汗，手足不温。

➤《千金要方》《千金翼方》治口、鼻、目、咽病者甚多。目病由劳者、障翳、生珠管者皆不用，眼暗、泪出、眦赤者用。鼻病则生息肉、衄血者不用，鼻塞、齆者用。口病口臭、齿痛多用之，而耳病以外治为多。

➤ 细辛只可少用而不可多用，只可共用而不可独用。气清而不浊，善降浊气而升清气，所以能治各种头痛。但其味辛而性散，故常须配伍补血活血药，使气得血而不散。如《千金要方》薯蓣散治头痛连目，大三五七散治头风寒证，细辛配以山药、山茱萸、桂心、天雄等，补益肝肾、温寒通络。

➤ 临床轻证及年老体弱者、儿童、产妇，都不可过量应用本品。丸散吞服，更不可违背"细辛不过钱"的传统规约。对阳虚寒盛之顽固咳喘、痹痛、胸痹、心痛，脉迟缓者，或可在密切注视下突破常规应用大剂量，但也必须先煎 30～60 分钟，以去其黄樟醚等有毒成分，以策安全。

➤ 有临床报道，以细辛为主药治缓慢性心律失常，可从 6 克开始逐渐加量，逐级递增。其增量规律为 6 克－10 克－12 克－15 克－18 克－20 克－25 克－27 克－31 克。细辛一般用于麻黄细辛附子汤方中，水煎服。日 1 剂，2 次服。服用 6 剂后，如心率无明显提高，则再递增一个剂量级。如用 15 克已见效，则不再加量，即便加量心率也不会有明显改变。（中医杂志，1993，8：454）

➤ 药理表明，细辛的毒性主要来源于它的挥发油。大剂量的挥发油可使动物兴奋，继而出现麻痹，随意运动及呼吸运动逐渐减弱，反射消失，终因呼吸麻痹而死亡。这种挥发油的含量取决于细辛的剂型，如细辛散剂在 4～5 克时就使人产生胸闷、恶心等不良反应。溶剂类型，如醇浸出剂的毒性明显高于水煎剂。水煎剂的毒性取决于细辛的煎煮时间，细辛煎煮 30 分钟之后，其毒性成分黄樟醚的含量已不足以引起中毒反应。

【药量】1～6 克，大量可至 10～15 克。外用适量，可含漱、塞鼻、敷脐或掺于局部等。生品解表祛风，散寒止痛；蜜炙温肺化饮，祛痰止咳。

【药忌】阴虚火旺、肺燥伤阴者忌用。

∽ 紫苏 ∾

【药原】出《名医别录》。用茎叶，叶称苏叶，茎为苏梗。子是苏子，另列之。

【药性】辛，温。归肺、脾经。

【药效】解表散寒，宣肺止咳，理气和胃，安胎，解毒。

【药对】

1. 紫苏、香附　紫苏叶外散风寒、和胃止呕，香附宽胸理气、疏肝解郁。二味合用，内外同调，既能外散风寒治四季外感，又可调和脾胃治脘腹胀痛。还能顺气安胎，曲尽其妙。如香附子（炒香）、紫苏叶各 120 克，炙甘草 30 克，陈皮（不去白）60 克，为粗末。每服 10 克，水煎服。治外感风寒，气滞不舒者。（《局方》卷 2 香苏散）。万全《保命歌括》正气天香散，用香附、苏叶、乌药、陈皮、干姜等组成，治妇女诸气作痛，或上攻心胃，或攻筑胁腹，腹中结块，发则刺痛，月经不调，眩晕呕吐，往来寒热。无问胎前产后，一切气痛皆治。目今苏叶可换作苏梗，或苏叶、苏梗同用，用治胃痛、腹痛。如施今墨治急性胃炎，呕吐恶心，脘腹痞痛，则合藿朴夏苓汤、左金丸、平胃散。治胸痹气滞者，则合瓜蒌薤白汤、丹参饮。治妊娠胎动不安，肚腹微痛，又加黄芩、白术、砂仁、阿胶等安胎之品。而安胎理气之功，出于《中藏经》铁罩散，香附末用苏叶汤送下有效。

2. 紫苏、杏仁　紫苏辛温，外散风寒，宣通降气；杏仁苦温，宣肺止咳，降气化痰。二味和合，外散风寒，宣肺降气，止咳化痰，是临床治疗外感咳嗽和寒性咳喘的常用药对。如杏苏散、九宝散、一服散均有杏仁、苏叶二味即是其义。如咳嗽重加麻黄、甘草，是和三拗汤同用；痰多加半夏、陈皮，即配以二陈汤。胸闷不舒加枳壳、桔梗等，杏仁、枳壳、桔梗、苏叶四味宽胸理气，是治此症的常用药组，不仅能治肺胃，且有调气通便的作用。

3. 紫苏叶、陈皮　紫苏叶、陈皮皆理气和胃，降逆止呕之品。苏叶尚能解表散寒、解鱼蟹毒；陈皮则可化痰燥湿、消食开胃。二药相配，常用于外感风寒、胃气不和者，如香苏散、藿香正气散、杏苏散等。又有人用于急性胃肠炎的腹泻、呕吐，有食物过敏史，或因食鱼蟹而吐泻者。见本篇医家经验。

4. 苏叶、桑叶　见本篇医家经验。

5. 苏叶、苏梗　见本篇医家经验。

6. 苏叶、黄连　见"黄连"篇。

7. 紫苏、百合　见"百合"篇。

8. 紫苏、杏仁、防风　见"杏仁"篇。

9. 苏梗、黄连　见"黄连"篇医家经验。

10. 紫苏、藿香　见"藿香"篇。

【方药治疗】

1. 解表散寒

（1）外感风寒：香附（炒香）、苏叶各120克，炙甘草30克，陈皮（不去白）60克，为粗末。每服10克，水煎服。治外感风寒，气滞不舒，恶寒发热，头痛无汗，胸闷脘痞，不思饮食。（《局方》卷2香苏散）又，香附、苏叶各45克，砂仁30克，藿香90克，炙甘草18克，陈皮15克，为粗散。每服10克，水煎服。治孕妇伤暑感冒，吐泻脉浮。（《医略六书》加味香苏散）虚人外感可用参苏饮，见本篇"药方"。

（2）外感凉燥：杏仁、苏叶、桔梗、枳壳、前胡、半夏、陈皮、茯苓、甘草各10克，姜3片，枣3枚，水煎服。治外感凉燥，恶寒无汗头痛，咳嗽鼻塞。（《温病条辨》卷1杏苏散）

2. 宣肺止咳

（1）暴嗽：苏叶、半夏、杏仁各10克，阿胶2片（烊冲），乌梅2个，罂粟壳3个，生姜10片，甘草3克，水煎服。治急性咳嗽。（《朱氏集验方》卷5一服散）

（2）伤寒咳嗽：苏叶30克，麻黄45克，杏仁60克，炙甘草60克，粗末。每服10克，水煎服。治伤寒咳嗽。（《圣济总录》卷24紫苏汤）

（3）咳逆短气：紫苏茎叶30克，人参15克，粗末。每服10克，水煎服。治咳逆短

气。(《圣济总录》卷66 紫苏汤)

3. 理气和胃

(1) 胃冷呃逆：苏叶、沉香、豆蔻各等分，细末。每服10克，柿蒂10克，水煎服。治胃冷呃逆，经久不止。(《医学入门》卷7 三香散) 又，《本草纲目》卷14引《千金要方》，香苏浓煎顿服，治卒哕不止。

(2) 胃痛、腹痛：香附、苏叶、乌药各10~15克，陈皮、干姜各6克，为散。每服10克，日2次。治气滞胃痛、腹痛。原治妇女诸气作痛，或上攻心胃，或攻筑胁腹。(《保命歌括》正气天香散) 目今苏叶可换作苏梗，或叶、梗同用。

(3) 呕吐：黄连1~3克，苏叶1~3克，水煎服。治湿热呕吐，是肺胃不和，胃热移肺，肺不受邪。(《湿热病篇》黄连苏叶汤) 可参"黄连"篇医家经验。

(4) 噎膈反胃：苏叶、苏子、厚朴、茯苓、半夏、枳实、砂仁、陈皮各4.5克，甘草1.5克，剉碎，姜3片，水煎服。治情志不遂，噎膈反胃。(《古今医鉴》卷5 四七调气汤)

(5) 鱼蟹毒吐泻：紫苏叶茎30~50克，浓煎顿服。

4. 降逆化痰

(1) 梅核气：半夏、生姜、茯苓各15~30克，厚朴、苏叶各10克，水煎服。治咽中如有炙脔，又名梅核气。(《金匮要略》半夏厚朴汤)

(2) 消渴膈热：紫苏叶、白梅肉、乌梅各15克，人参、诃子、麦冬各10克，百药煎、甘草各45克，为末，丸如芡实大。每服1丸，含化咽津。治消渴膈热烦躁。(《圣济总录》卷58 梅苏丸)

5. 安胎理气 炒香附末1~2克，紫苏叶茎10克，煎汤送下。治胎气不安。(《中藏经》铁罩散)

【药方】

1. 香苏葱豉汤 苏叶10克，香附(炒香)、炙甘草、陈皮、葱白、豆豉各10克，水煎服。治外感风寒，内伤气滞合病。(《重订通俗伤寒论》)

2. 参苏饮 人参、苏叶、葛根、前胡、半夏、茯苓各10克，陈皮、甘草、桔梗、枳壳各15克，粗末。每服12克，姜7片，枣1枚，水煎服。治虚人外感风寒，内伤痰饮，恶寒发热，头痛鼻塞，咳嗽痰多。或痰积中脘，眩晕嘈杂，呕哕怔忡。(《局方》卷2)

3. 杏苏散 杏仁、苏叶、桔梗、枳壳、前胡、半夏、陈皮、茯苓、甘草各10克，姜3片，枣3枚，水煎服。治外感凉燥，恶寒无汗头痛，咳嗽鼻塞。(《温病条辨》卷1)

4. 九宝散 苏叶、杏仁、大腹子并皮、肉桂、甘草、桑白皮各30克，麻黄、陈皮、薄荷各90克，粗末。每服20克，乌梅2个，姜5片，加童便，水煎服。治久喘，每至秋冬增剧，不可坐卧。(《苏沈良方》卷5)

5. 百合苏叶汤 百合30克，苏叶10克，水煎服。治阴阳开合不利，寤寐失常。(《侣山堂类辨》)

【医家经验】

1. 刘尚义药对苏叶、苏梗 苏叶是紫苏的叶，解表散寒，行气宽中。苏梗是紫苏的干燥茎，气味芳香，归肺、脾、胃经，理气宽中、止痛、安胎。两药配伍，解表行气，宽中安胎。

临床应用，如诸般气疾之肩、背、胁、肋走注疼痛，痞、胀、呕、喘、浮肿、脚气。妇人怀妊，因虚所致冲任不固，胎失所系，胎动不安者；肺虚气亏，劳伤久嗽，喘咳痰盛；小儿因食积气滞，腹胀泄泻等。

诸般气疾可用苏叶、苏梗与黄芪、当归等配伍。如流气饮子，黄芪、桂心、桔梗、白芍药、甘草、当归、陈皮、大腹皮、桑白皮、苏叶、苏梗、大黄、木通，理气和血，化湿畅中。治肝郁气滞，血虚气弱，湿浊内阻，致眩晕，脘腹痞满，呕恶气逆者。

因虚所致冲任不固，胎失所系，怀妊二月，脉微滑者。用苏叶、苏梗与当归、阿胶等配伍，如调经紫苏汤，苏叶、白芍、当归、阿胶、人参、丹参、炙甘草、苏梗、大枣，培养血气以养胎气，荣经脉，固冲任，补阴益血。

怀妊4月，脉滑疾者，用苏叶、苏梗与菊花、白芍等药配伍。如菊花汤，菊花、苏叶、白芍、当归、阿胶、人参、麦冬、炙甘草、苏梗、大枣，疏血气以通血脉，疏热补虚以养胎息，扶元气以长胎元，无不热解经荣而胎元日长矣。

肺虚气亏，劳伤久嗽，喘咳痰盛，常用定喘丸：苏梗、白芥子、苏子、桑皮、苏叶、百合、杏仁、莱菔子、橘皮、天冬、川贝母、知母、法半夏、麦冬、生地、款冬花、白术、当归、首乌、阿胶、茯苓、黄芪，理肺补气，止嗽定喘，治肺虚气亏之咳喘。

食积气滞之腹胀泄泻可用苏叶、苏梗与麦芽、山楂等药配伍，如肥儿糕，主治腹胀泄泻，虚劳羸怯。小儿随其心性，不可触逆。凡有所爱之物，不可强直取之，心神所好，若不遂欲，心气解散，神逐物迁，不食不言，神昏如醉，四肢下垂，状如中恶。可用苏叶、苏梗与沉香等药配伍，如沉香顺气散，沉香、茯神、苏叶、苏梗、人参、甘草，治小儿物忤逆触。

苏叶、苏梗二药功效略有不同，当注意使用。今人恒以茎、叶、子三者分主证，盖此物产地不同，形状亦别，多叶者其茎亦细，而茎秆大者则叶又少，故分析辨治，尤为精切。

2. 陈笑夫用紫苏、陈皮治腹泻 治有食物过敏史，以虾蟹等发物为主，曾有类急性胃肠炎的腹泻、呕吐等发病过程，急性发病后可因饮食不节反复发作者。

急性发病：肠鸣腹痛，呕吐，恶寒发热，重用紫苏茎叶30克，陈皮10克，加焦山楂、焦神曲、焦麦芽、苍术、厚朴各10克，一两剂即效。

慢性腹泻：时发时止，夹有黏液，肠鸣腹痛，食欲减退。紫苏茎叶30克、陈皮10克，并因证选用温中、补阳、理气等药。获效后用紫苏茎叶30克，陈皮10克，桔梗9克，白芍、莲子各15克，山药20克，木香、干姜各3克、甘草9克。（《医海拾贝·江苏当代老中医经验选》）

3. 徐青用紫苏、桑叶治崩漏 《本草纲目》卷14引《斗门方》："治诸失血证，紫苏

239

不限多少，入大锅内，水煎令干，去滓熬膏。以炒赤豆为末，和丸梧子大。每酒下五十丸，常服之。"引《永类钤方》："金疮出血，以嫩紫苏叶、桑叶同捣贴之。受其启发，自拟苏桑二至饮，治月经量多或崩漏出血有效。"紫苏（或苏梗）6～10克、桑叶20～30克，女贞子15～20克，旱莲草20～30克，白薇10～15克，水煎服。阴虚加生地、阿胶，血热加青蒿或黄柏，血瘀加赤芍、山楂，气血亏加黄芪、当归，肾阳不足加紫石英、鹿衔草等。（光明中医杂志，1996，3：49）

【前贤论药】

《本草图经》：通心经，益脾胃。

《本草纲目》卷14：苏性舒畅，行气和血，故谓之苏……苏子与叶同功，发散风气宜用叶，清利上下则宜用子也……紫苏近世要药也。其味辛，入气分；其色紫，入血分。故同橘皮、砂仁则行气安胎；同藿香、乌药则温中止痛；同香附、麻黄则发汗解肌；同芎劳、当归则和血散血；同木瓜、厚朴则散湿解暑，治霍乱、脚气；同桔梗、枳壳则利膈宽肠；同杏仁、莱菔子则消痰定喘。

《本草乘雅半偈》：致新推陈之宣剂、轻剂也。故主气下者，可使之宣发；气上者，可使之宣摄。叶则偏于宣散，茎则偏于宣通，子则兼而有之，而性稍缓。

《本草汇言》：散寒气，清肺气，宽中气，安胎气，下结气，化痰气，乃治气之神药。

《长沙药解》：苏叶辛散之性，善破凝寒而下冲逆，扩胸腹而消胀满，故能治胸中瘀结之证而通经达脉，发散风寒，双解中外之药也。（紫苏）致新推陈之宣剂，轻剂也。故主气下者可使之宣发，气上者可使之宣摄。

《侣山堂类辩》卷下：苏色紫赤，枝茎空通，其气朝出暮入，有如经脉之气，昼行于阳，夜行于阴，是以苏叶能发表汗者，血液之汗也（白走气分，赤走血分）。枝茎能通血脉，故易思兰先生常用苏茎通十二经之关窍，治咽膈饱闷，通大小便，止下利赤白。予亦常用香苏细茎，不切断，治反胃膈食，吐血下血，多奏奇功……《经》云：阳络伤则吐血，阴络伤则下血。通其络脉，使血有所归，则吐下自止。夫茜草、归、芎之类，皆能引血归经，然不若紫苏昼出夜入之行速耳！於戏，阴阳开阖，天地之道也，进乎技矣！

【方药效用评述】

➤ 紫苏春夏秋冬均可用，可药可食。外散风寒，内调肠胃，宣肺疏肝，和解祛毒。又能芳香化浊，解暑辟秽。既能安胎理气，又能调经止血。

➤ 苏叶解表散邪，苏梗顺气宽中，苏子降火清痰，是一物而有三用，当分别之。黄坤载：苏叶则偏于宣散，苏梗（茎）偏于宣通，苏子则兼而有之而性稍缓。

➤ 苏梗长于行气宽中、和胃止呕，有理气安胎作用。配陈皮、大腹皮治脘腹痞胀，配砂仁、生姜用于妊娠呕吐，配黄芩、白术治胎动不安。

➤ 荆芥、防风、紫苏均为辛温表散之品，而又有不同功用。荆芥轻扬走肌肤，治咽痒、咳嗽，可治月经病、产后病；防风祛风胜湿入肌肉，可治腹痛、腹泻；紫苏入血，外散皮毛，内疏胸膈，解郁行气，可治呕吐、胃痛、腹痛而肝郁气滞者。三者俱解毒，荆芥解疮疡毒，防风解金属毒，苏叶解鱼蟹毒。

➤ 紫苏、香附为香苏散，治外感风寒，今治胃痛、腹痛；紫苏、藿香为藿香正气散，治暑湿吐泻；紫苏、乌药、香附为正气天香散，治气滞腹痛；紫苏、黄连治湿热呕吐；紫苏配杏仁为杏苏散，治秋燥咳嗽。又，百合、苏叶相配，可用治金不制木、肝不藏魂之失眠者。

【药量】6～10克，重用可至30～50克，入煎宜后下。

【药忌】阴虚、实热者忌用。

～ 白芷 ～

【药原】出《神农本草经》。用根。

【药性】辛，温，芳香。归肺、胃、大肠经。

【药效】祛风解表，散寒止痛，排脓消肿，燥湿止带。

【药对】

1. 白芷、贝母 白芷排脓散结，引药入乳；贝母化痰软坚，消肿破坚。二药合用，常用于外证痈肿等，未成脓、已成脓均可用之，如仙方活命饮即有此药对。又，二味成方，广泛用于便痈（《永类钤方》）、乳痈（《秘传外科方》）、发背、痈疽（《古今医鉴》）、瘰疬（《种福堂方》）和一切乳症（《杂病源流犀烛》）等。如《古今医鉴》二仙散，白芷（未溃用30克，已溃用15克）、贝母（未溃用15克，已溃用30克），好酒煎服。治发背痈疽，未成已成，未溃已溃，痛不可忍者。

2. 白芷、大黄 白芷消肿止痛、生肌排脓，大黄清热解毒，活血化瘀。二味合用，既可内服，又能外用，以治热毒壅阻，脉实便秘之疮毒、痈肿、背疽等证。此乃宣通攻毒之剂，脉沉实便秘者宜服，其功甚大；脏腑调和，脉不实者则不可用。如《景岳全书》卷51宣毒散，用白芷、大黄（煨）各15克，水煎服。治一切疮毒、痈疽赤肿，脉实便秘者。《外科大成》卷4黄白散治杖伤，白芷、大黄各30克，水煎浓汁，揉洗杖伤处，以痒至痛、痛至痒，瘀散见红为度，拭干贴药。

3. 白芷、川芎 见"川芎"篇。

4. 白芷、薏苡仁 见"薏苡仁"篇。

【方药治疗】

1. 祛风解表

（1）感冒发热：白芷30克，生甘草15克，剉为末。每服6克，生姜2片，大枣2枚，水煎服，取汗，不汗再服。治因外感风寒，发热无汗头痛。如伤寒时疾，去姜、枣，加葱白3寸，豆豉50粒，汗出更妙。治一切伤寒时疾，不问阴阳轻重，老少孕妇皆可服之。（《养老奉亲书》神白散）

（2）鼻塞流涕：白芷30克，荆芥穗3克，为末。每服6克，蜡茶点服。治伤寒鼻塞流涕。（《百一选方》卷7）又，白芷末、葱白各等分，捣丸如小豆大，每服20丸，茶清调

下。治小儿风寒流涕。(《本草纲目》卷14引《圣惠方》)

2. 散寒止痛

(1) 偏正头痛:炒白芷75克,炒川芎、甘草、生制川乌各30克,为末,每服3克,细茶、薄荷汤调下。用于寒证而前额头痛者佳。(《淡野翁试效方》)又,川芎、白芷、荆芥、石膏各等分,为细末。每服3克,食后沸汤下。治风热上壅,头胀头痛。(《仁斋直指方》芎芷散)

(2) 眉棱骨痛:白芷洗晒为末,炼蜜丸弹子大,每嚼1丸,茶清或荆芥汤下。治风寒之眉棱骨痛,头风眩晕。(《百一选方》都梁丸)又,白芷、黄芩各等分为末,每服6克,茶清调下。治风热夹痰。(《丹溪心法》卷1)

(3) 胃痛:白芷30~60克,甘草15~30克,水煎服,治胃痛属寒。脾胃虚寒加桂枝、白芍,肝气犯胃加香附、柴胡,胃酸过多加海螵蛸,瘀血阻滞加失笑散等。(山东中医杂志,1982,2:165)

(4) 痹痛:红花、白芷、防风各15克,威灵仙10克,水煎服。治历节四肢疼痛。(《医学从众录》卷7红花白芷防风饮)

3. 排脓消肿解毒

(1) 背疽痈肿:大黄、白芷等分为末,水丸,每服10~15克,用黄酒煮葱烂后,取酒送下,盖卧出汗;老人、虚人,则用人参加生姜煎汤送下,以上半身得汗则已。治背疽诸毒坚硬。(《外科大成》卷1)又,痈肿、疮毒等见本篇"药对"。

(2) 疔疮初起:白芷3克,生姜30克,擂酒1盏煎,温服取汗,即散。(《袖珍方》)又,白芷、夏枯草、金银花各9克,蒲公英、紫地丁各6克,甘草3克,水煎服。治疔疮(青蛇头)。(《外科真诠》卷上白芷散)

(3) 乳痈初起:白芷、贝母各6克为末,温酒服之。(《秘传外科方》)又,金银花、瓜蒌各30克,白芷、当归、青皮各10克,灯心草3克,生甘草6克。治乳吹。(《医学心悟》瓜蒌散)

(4) 乳疬:白芷、大贝母各等分为末。每服6克,白酒调下。如有郁证,加白蒺藜。如有孕,忌用白芷。(《种福堂方》卷4内消乳疬方)

(5) 瘰疬:白芷、土贝母各15克,为末。每服10克,糖霜调陈酒下。(《种福堂方》卷2)

(6) 毒蛇咬伤:雄黄、白芷等分为末,掺之。每服10克,用新汲水调末服之,或热酒送下。(《普济方》卷307白芷散)又,雄黄、白芷等分为末,每服10克,黄酒浓煎服。治破伤风。(《鲁府禁方》卷4立效散)又,白芷为末,水调下。治恶蛇咬伤,顿仆不可疗者。(《三因方》卷10白芷散)

(7) 金疮:白芷、川芎、炙甘草各等分,熬令变色,捣为散。每服6克,水调下,日5次,夜2次。治金疮烦闷。(《刘涓子鬼遗方》卷2白芷散)

4. 燥湿去浊

（1）淋：白芷、郁金、滑石各 30 克为末。每服 3 ~ 6 克，温酒下。治五淋。（《普济方》卷 214 香白芷散）

（2）痢：茵陈、白芷、秦皮、茯苓皮、黄柏、藿香，水煎服。治酒客久痢，饮食不减。（《温病条辨》卷 3 茵陈白芷汤）

（3）疟：白芷 30 克，石膏 120 克，知母 50 克，粗末。每服 30 克，水煎服。治疟疾余邪未尽。（《丹溪心法》卷 2 白芷石膏三物汤）

（4）带下：白芷、乌贼骨、白术、薏苡仁、茯苓、芡实各 30 克，为末。每服 15 克，米饮下。治带下日久，清腥如水。（《医级》卷 9 白芷散）又，白芷 12 克，升麻、川芎各 6 克，黄连、木通各 3 克，当归、白术、茯苓各 10 克，水煎服。治妇女阴内脓水淋漓，或痒或痛。（《景岳全书》卷 64 白芷升麻汤）又，白芷、桔梗、甘草各 10 ~ 15 克，水煎服，治寒湿者。白芷、椿根皮则治湿热带下。

（5）便痈肿痛：贝母、白芷等分为末，每服 10 克，酒煎服。并以淬贴之。

5. 祛风润肤

（1）痤疮：白芷 15 ~ 30 克，人参叶、老君须各 5 ~ 10 克，或苦参、淫羊藿各 5 ~ 10 克，水煎服。溃破者加连翘、蒲公英等清热解毒，形成硬结者加化瘀散结药。妇女经前焦虑烦躁者，加疏肝解郁药。（周光英经验方）

（2）黄褐斑：白芷 3 克，柴胡、当归、白芍、白术、茯苓、薄荷、甘草各 10 克，水煎服。白芷小量用以引经，加入逍遥散中。或可据证加桃仁、红花。

6. 引药阳明

（1）阳痿：白芷 120 克，当归 90 克，蜈蚣 30 条，研细末，分 30 包，每次 1 包，每日 2 次。（祝友韩经验）

（2）痿证：白芷、玉竹各 30 克，湿热下注所致者加苍白术、四妙散等燥湿清热，肾虚不足引起的可配地黄、巴戟天、山萸肉等补肾润燥。（章亮厚经验方）

【外用治疗】

1. 黄褐斑　白芷 50 克，滑石粉、红花各 30 克，绿豆粉 30 克，各研细末和匀。每用少许，用凉开水或茶叶水调成糊状，涂于患处，次日清晨清水洗净。连用 1 月。

2. 蝴蝶斑　白芷 200 克，白附子 40 克，研细末。菟丝子 400 克，洗净加冷水 1500 毫升浸泡 2 小时，文火煮沸 1 小时，滤出药汁 400 毫升。将药末乘热掺入药液中，充分搅匀装瓶。每晚温水洗面后取上药适量，均匀涂于皮损处，保留 2 小时以上，临睡前轻轻用面纸擦去，勿用水洗。1 ~ 2 月有效。（余国俊经验方）

3. 头痛　石膏、白芷各 6 克，薄荷、芒硝各 9 克，郁金 3 克，研极细末。每取少许吹鼻内。治伤寒头痛。（《兰室秘藏》卷中白芷散）

4. 鼻渊　白芷、苍耳子、辛夷各等分研末，每次少许嗜鼻。（孟景春经验方）

5. 牙痛　白芷 20 克，花椒、细辛各 10 克，开水浸泡 15 分钟，微温含漱。

6. 毒蛇咬伤 雄黄、白芷等分为末，掺之。每服10克，用新汲水调末服之，或热酒送下。（《普济方》卷307 白芷散）也可外用涂治带状疱疹。

7. 头屑多 藁本、白芷各等分为末。夜搽旦梳，垢自去也。（《便民图纂》）又，白芷、王不留行各等分，为末。每用适量搽头发内，微揉后以篦子刮去药末。去头垢，除寒气。（《济阳纲目》卷108 白芷散）

8. 阴痒 川椒30克，白芷45克，水煎外洗阴户。治阴痒。（《竹林寺女科秘要》椒芷汤）

9. 痔漏 白芷90克，白矾30克，研细末。铁勺熔成饼，再入炭火煅，令净烟取出，去火毒，为末。用面糊和为锭子成条插入漏内，直透里痛处为止。每日上3次，至7日为止，至9日疮结而愈。如漏未痊，用生肌药。治痔漏。（《万病回春》白银锭子）

10. 鼻衄 山栀、白芷各等分细末。每取少许，吹鼻中。（《何氏济生论》卷2 冰灰散）

11. 外疡 僵蚕、白芷各等分为末，取适量摊入膏药中用，也可用姜、醋调敷之。治外疡由风、痰、湿引起。（《青囊秘传》僵芷散）

12. 痈疮已溃 白芷、黄连、地榆各30克，细末，鸡子白调涂，日换药3次。治痈疮已溃。（《圣惠方》卷61 白芷散）

13. 风瘙痒 白芷根叶煮汁洗之。治风瘙痒瘾疹。（《千金要方》卷22）

14. 宫颈糜烂 白芷50克，干燥粉碎，过100目筛，与青黛30克和匀，加冰硼散少量混匀，为芷黛散。待洁尔净阴道冲洗后，用适大棉球于蒸馏水浸泡后，蘸上芷黛散，塞入阴道至宫颈，早晚各1次，半个月为1个疗程。月经干净后3天开始用药，续用3个月经周期。治宫颈糜烂，带下黏稠色黄。（海峡医学，1999，11：6）

15. 面斑 白芷、白蔹、白术、白及、细辛各90克，炮白附子、白茯苓各45克，为细末。用鸡子白和丸弹子大。每卧时先洗面，后取1丸，浆水研化涂面，明旦井水洗之。治面疱。（《圣济总录》卷101 白芷膏）今又用七白散（见药方），应从此出。

【药方】

1. 都梁丸 白芷洗晒为末，炼蜜丸弹子大。每嚼1丸，茶清或荆芥汤下。治风寒之眉棱骨痛，头风眩晕为佳。（《是斋百一选方》）

2. 白芷散 白芷、乌贼骨、白术、薏苡仁、茯苓、芡实各30克，为末。每服15克，米饮下。治带下日久，清腥如水。（《医级》卷9）

3. 芎芷散 川芎、白芷、荆芥、石膏各等分，为细末。每服3克，食后沸汤下。治风热上壅，头胀头痛。（《仁斋直指方》）

4. 七白散 白芷、白蔹、白术、白及、白附子、白茯苓、僵蚕各等分，为细末。鸡子清调涂面部。美颜增白。

【医案】

➤ 刘全备治一男子，惊恐自汗。曾服麻黄根、黄芪、牡蛎等药不效。用白芷一两、辰砂半两为细末。每服二钱，酒调下。因不能饮，用茯神、麦冬煎汤调下而愈。盖此药能敛心液故也。(《名医类案》卷5"汗")

【前贤论药】

《本草衍义》：《经》曰：能蚀脓。今人用治带下，肠有败脓，淋露不已，腥秽殊甚，遂致脐腹更增冷痛，此盖为败脓血所致，卒无已期，须以此排脓。

《本草纲目》卷14：所主之病不离三经。如头目眉齿诸病，三经之风热也；如漏带痈疽诸病，三经之湿热也。风热者辛以散之，湿热者温以除之。为阳明主药，故又能治血病胎病，而排脓生肌止痛。

《本草汇言》：上行头目，下抵肠胃，中达肢体，遍通肌肤，以至毛窍而利泄邪气。

《本草正义》：白芷辛温，芳香燥烈，疏风散寒，上行头目清窍，亦能燥湿升阳；外达肌肤，内提清阳之气，功用正与川芎、藁本近似。

【方药效用评述】

➤ 白芷解表散寒，通窍发汗，祛风止痛，除湿去浊，排脓生肌。配解表散风药，如苏叶、荆芥等，治外感风寒；配祛风止痛药，如川芎、细辛，治偏正头痛、眉棱骨痛；配散结解毒药，如连翘、金银花等，治痈毒疮疖。配息风解痉药，如全蝎、蜈蚣、僵蚕等，治破伤风；配除湿去浊药，如乌贼骨、三妙散，治妇女带下淋浊；配诸白色药，如白术、白茯苓、白及等，治面斑；配祛风止痒药，如白鲜皮、荆芥、防风等，治风瘾疹、湿疹等。

➤ 《神农本草经》云白芷"长肌肤，润泽颜色，可作面脂"。张元素用治肺经风热，头面皮肤风痹燥痒。故为疗风通用，善行头面而润肤美颜，用治面部皮肤病症，如黄褐斑。又能祛风止痒，治风疹、湿疹瘙痒，还有用治头屑多、白癜风者。《本草纲目》白芷条下，有治痔疮、乳痈、疔疮、痈疽、丹瘤等外科阳实热毒证，可见其排脓消肿之功效。

➤ 白芷入阳明经，足阳明经过于乳，故白芷能引药入于乳，不仅可治乳痈而消肿排脓，而且能治产后缺乳。在《清太医院配方》下乳涌泉散中，就有白芷作为通络下乳之用。目今临床治产后乳汁过少，常配漏芦、通草、王不留行、路路通、穿山甲等通乳药，如气血虚加黄芪、当归，气郁加青皮、陈皮、郁金等。

➤ 《神农本草经》本品主治女人漏下赤白；《大明本草》补胎漏滑落，破宿血，补新血；《本草纲目》用治血风眩运。目今以治带下为多，以其祛浊排腐。阳明主润宗筋，治痿独取阳明。白芷辛温而引药入阳明，故有用治痿证之验。

【药量】6～10克。不可久煎，只可煎15～20分钟，以免降低疗效。

【药忌】阴虚液亏或有里热者忌用。

ꙮ 苍耳子 ꙮ

【药原】出《神农本草经》。用成熟带总苞果实。

【药性】辛、甘，温，有小毒。归肺经。

【药效】通利鼻窍，祛风散寒，解毒止痒。

【药对】

苍耳子、辛夷 苍耳子、辛夷二味均辛温，是外散风寒、宣通鼻窍之临床药对，用治鼻窍不通诸疾，如鼻塞、鼻渊、流涕等。如见头痛则加薄荷、白芷，为苍耳子散，是鼻渊效方。也有人用苍耳子、辛夷配伍，有祛风除痹止痛作用，治风湿痹证。夏翔用黄芪、生地、知母、地龙、薏苡仁、徐长卿、千里光等配入苍耳子、辛夷，养阴益气治本，祛风散寒治标，治自身免疫性风湿病，如类风湿关节炎等，有一定疗效。（浙江中医杂志，1997，12：532）

【方药治疗】

1. 风湿痹痛 苍耳子36克捣末，水煎服。治风湿痹痛，四肢拘挛。（《食医心鉴》）又，苍耳子30克，水煎代茶饮。治老人风冷痹，筋脉缓急。（《养老奉亲书》苍耳茶）

2. 风疹瘙痒 苍耳子、花、叶各等分，细末。每服6克，以豆淋酒调下。治妇女风瘙瘾疹身痒。（《履巉岩本草》）又，苍耳子、苦参、蒺藜（微炒去刺）各75克，蝉蜕（微炒）36克，细末蜜丸梧子大。每服20丸，日2次，温酒下。治同。（《圣惠方》卷69苍耳丸）

3. 鼻渊 苍耳子、薄荷、白芷、辛夷各等分，细末。每服6克，日2次。治鼻渊流浊涕，头额疼痛。（《济生方》苍耳子散）又，桑叶、辛夷、薄荷、白芷各6克，苍耳子10克，芦根30克，水煎分2次服。治急性鼻窦炎、慢性鼻窦炎急性发作。（干祖望经验方）

4. 头痛眩晕 苍耳子30克，天麻、菊花各12克，水煎服。治诸风眩晕或头脑攻痛。（《本草汇言》）

5. 肠痈 苍耳子6克，杏仁、瓜蒌、薄荷、甘草各3克，水酒煎服。并将药滓外敷脐上。（《赤水玄珠》卷25消痈苍耳汤）

6. 麻风 苍术、玄参各90克，金银花75克，蒲公英、苍耳子各30克，桔梗10克，水煎服。治大麻风。（《洞天奥旨》卷15化疬仙丹）

7. 紫白癜风 黄芪120克，苍耳子36克，防风10克，细末为丸梧子大。每服10克，米饮下。（《疡医大全》卷28三味黄芪丸）

8. 肠风痔漏 苍耳子或叶焙干为末。每服6克，日2次，蜜调下。（《仙传外科秘方》）

9. 疔 苍耳子（炒黄）、蝉蜕各等分，每服10克，蜜水调服。唾调3克，外敷局部。治疔疮。（《慈济方》）

10. 天蛇头、手指结毒 蒲公英、苍耳草各10克，为末，酒送下。更以米醋浓煎浸泡。治天蛇头。（《简明医彀》卷8英苍散）

【外用治疗】

1. 牙痛 苍耳子36克水煎，乘热含漱，疼则吐，吐复含。若无子，茎叶亦可。治牙痛。（《千金翼方》卷11）

2. 疔 苍耳子（捣烂）、霜梅肉各等分和匀，取适量，贴疔上。生肌拔毒，治疔，并治痈疽、发背。作围药。（《疮疡经验全书》卷4拔疔围药）

3. 疬风 苍耳子、苦参、地骨皮、荆芥、防风各 20 克，细辛 5 克，水煎，熏洗遍身，血出即效。(《万病回春》卷 8 洗大风方)

4. 痹 鲜苍耳草茎叶，洗净后捣烂如泥状备用。先将患部用温水擦干净，再将捣烂的草泥敷于痛处，药泥厚 0.5 ~ 1 厘米。然后用薄膜把药泥与关节一起包裹上，使之固定。敷药后不可下地活动，以免药汁溢出。每年初伏、中伏、末伏的第 1 天开始，每隔 10 天敷药 1 次，可连续用药 2 ~ 3 次。敷药 1 ~ 2 小时后取下药泥，温水擦干净，忌用冷水。当天一般出现不适，第 2 天局部皮肤出现暗红色皮疹和水疱，10 天后小退，局部留下色素沉着。此为药物发泡法。(中国中医基础医学杂志，1998，4：149)

【药方】

1. 苍耳子散 见本篇"方药治疗"。

2. 加味二陈汤 苍耳子、天南星、半夏、陈皮、茯苓、甘草各 10 克，酒黄连、酒黄芩各 6 克，薄荷、细辛各 3 克，水煎服。治头风。(《医方考》)

3. 苍耳膏 秋季采新鲜苍耳草（连果实）5000 克（去蔸），清水洗净，切碎，置大锅内加清水煎熬，过滤取汁。药渣再置锅内加水熬煎滤汁。如此连煎 3 次后去渣。然后将 3 次药汁同置锅内煎熬浓缩，每 5000 克鲜草可熬药膏约 200 克，存放小瓷罐内加盖密封。放置干燥处，严禁渗入生水，以便长期保存。气清香，味苦。可用治麻风、梅毒。(《豫章医萃》熊廷诏经验)《本草纲目》卷 15 引《集验方》万应膏类此，用治一切痈疽发背，无头恶疮，肿毒疔疖，一切风痒，臁疮杖疮，牙疼喉痹。只是采收根叶于五月五日与苍耳膏不同，可同参之。

4. 苍耳子麻油滴鼻剂 干燥苍耳子 300 克，生麻油或花生油 900 克，以 1：3 的比例，冷油下药，文火缓慢煎炸至苍耳子变焦黄色时为止，除去苍耳子，待油冷却后过滤，取油装入滴药瓶备用。让患者取仰卧低头位，肩与台缘相齐。头部垂于台缘或床缘，保持鼻孔朝天、头顶朝地状，使颌部与两外耳道口处于一垂直线上。每侧鼻腔滴入 4 ~ 5 滴油液，约 5 分钟后坐起，头向前倾数分钟，使鼻庭药液流向鼻底、鼻前部，以防流入咽部或呛入喉内。每日滴药 2 ~ 3 次，连续滴药 30 天为 1 个疗程。若继续用药，可减少滴药次数或滴数，待症状好转后，可间隔滴药或停药。对单纯性鼻炎、干燥性鼻炎、萎缩性鼻炎疗效更为显著，肥厚性鼻炎、过敏性鼻炎、副鼻窦炎较差。(李咸珠经验方)

【医家经验】

1. 朱良春以苍耳子通督升阳 苍耳子通督升阳，以解项背挛急。常与葛根配伍，邪在筋脉则更配当归、威灵仙、蚕沙等；邪已深入骨节则佐以熟地、鹿衔草、淫羊藿、乌梢蛇、露蜂房等。苍耳子能走督脉，项背挛急为督脉主病，用之有引经祛邪之功。祛风解毒，配一枝黄花治流感发热风热者。苍耳子能抗病毒，一枝黄花凉而能散，疏风清热解毒。二味相伍，祛风解毒，透窍发汗。一味苍耳子还能治湿胜濡泻，用风药治泻，风能胜湿。夏秋之季，湿邪浸淫，濡泻多见，可加入辨证方药中奏效更佳。(《朱良春用药经验》)

2. 蔡福养用苍耳子散治鼻息肉 苍耳子散由苍耳子、薄荷、白芷、辛夷组成，治风热鼻渊，疏散风热，芳香开窍。鼻息肉色灰白或透明者属湿郁血络，加陈皮、半夏、茯苓、南星，燥湿化痰。鼻息肉色红者属热郁血络，加生地、丹皮、当归、赤芍、川芎，清热活血。溃烂者属湿热熏蒸，加黄柏、苦参、瓦松，清利湿热。鼻黏膜充血者属肺经伏热，加地骨皮、桑白皮、黄芩，清肺热；干燥者属肺热伤津，加麦冬、生地、玄参，清热养阴。（《中医临床家蔡福养》）

【前贤论药】

《本草汇言》：通巅顶去风湿之药也。甘能益血，苦能燥湿，温能通畅，故上中下一身风湿病不可缺。

《本草备要》：善发汗，散风湿，上通脑顶，下行足膝，外达皮肤。治头痛、目暗、齿痛、鼻渊。

《玉楸药解》：消肿开痹，泄风去湿，治疥疮、风瘙、瘾疹。

【方药效用评述】

➤ 苍耳子上达巅顶，疏通脑户，治头风、头痛、风眩。外达皮表肌肉，祛风解毒，治皮肤瘾疹、瘙痒、疬风、梅毒、疔毒痈疽。流利关节，治四肢痹痛拘挛，乃风寒湿痹着之最有力之良药。

➤ 目今苍耳子用于鼻病为多。不仅可用治鼻窦炎（鼻渊），也有制成滴鼻剂用于过敏性鼻炎、萎缩性鼻炎有效的。

➤ 苍耳草即其茎叶，苦辛寒，疏风清热解毒，主治类似苍耳子，而偏于清热解毒，可外用于痈肿疔疮、痹证。苍耳虫为寄生于茎中的一种昆虫的幼虫，多于秋分前捕获，可放入麻油备用。一般外用以治疗疮肿毒。

➤ 苍耳子中毒有头痛、头晕、食欲不振、恶心呕吐、腹痛腹泻、发热面红、风团瘙痒等症状，严重者出现烦躁不安，昏迷抽搐，心动过缓，血压升高，肝功能损害，尿常规改变等，需要密切观察。

➤ 历代医家多以苍耳子入药。因其有小毒，易耗散气血，故应用较谨慎，用量亦小。周仲英则以苍耳草代子入药，一般用 10～15 克，治类风湿关节炎、哮喘、荨麻疹等，可避免苍耳子的毒性。

【药量】 3～10 克，有小毒，每次不可超过 30 克，也不可长期服用，以免中毒。

【药忌】 心、肝、肾有器质病变者忌用。

第二节　和解药

❀ 柴胡 ❀

【药原】 出《神农本草经》。用根。

【药性】 苦、辛，微寒。归肝、胆、脾经。

【药效】和解退热，疏肝解郁，升阳举陷。

【药对】

1. 柴胡、甘草 柴胡为主药解热泄利，甘草为辅药解毒缓急，用治包括伤寒、时病、中暑、伏暑等各种外感热病，故云推陈出新。如柴胡120克，炙甘草30克，为细末，每服10克，水煎服。治伤寒之后邪入经络，体瘦肌热及时病、中暑、伏暑。推陈致新，解利伤寒。冬月可以润心肺，止咳嗽，除壅热；春夏可以御伤寒时气，解暑毒。（《本事方》）不仅有治疗作用，还有防疫功效。《孙尚药秘宝方》用柴胡、甘草、茅根，水煎后，任意时时服，用治湿热黄疸。《景岳全书》卷51柴胡石膏汤，柴胡、甘草、生石膏，用治少阳、阳明外感，头痛口干，身热恶寒拘急者。而近今则有用治传染性肝炎者，或有所宗者。柯琴《伤寒来苏集》："先辈论此汤（小柴胡汤），转旋在柴、芩之间，以柴胡清表热，黄芩清里热。半夏、黄芩俱在可去之例，唯不去柴胡、甘草，当知寒热往来，全在柴胡解外，甘草和里。"此外，柴胡剂不仅可用于伤寒，也可治疗疟、痢等发热者。如《症因脉治》柴胡桂枝汤治寒疟，寒伤少阳，寒多热少者。《济生方》用柴胡、黄芩等分水煎，治积热下痢。《圣济总录》柴胡汤，用柴胡、麻黄等分为末，加童便煎，治发热肢体烦疼，出汗即愈。

2. 柴胡、人参 柴胡疏泄祛邪，人参补气扶正，是治外邪入里而胃气已虚者，如小柴胡汤。柴胡、人参还可作为虚人外感之药对，如柴胡、人参各等分，每服10克，姜枣同水煎。《澹寮方》用以治虚劳发热，《岭南卫生方》卷中愚鲁汤，治伤寒瘴疟，头疼发热，其脉洪实。除人参外，也有柴胡配当归扶正祛邪者。如柴胡、甘草、当归组方为归柴饮，则用治营血虚不能作汗，及真阴不足而外感寒邪难解者。（《景岳全书》卷51）

3. 柴胡、地骨皮 柴胡清肝胆热，地骨皮泻肺肾火，为常用的退虚热对药。如：柴胡30克，地骨皮60克，为末，每服6克，麦门冬汤下。治热劳如燎。（《圣济总录》）又，柴胡、地骨皮各10克，水煎服。治口舌糜烂，水谷不下。（《兰室秘藏》卷下）后世诸方悉宗于此，如秦艽鳖甲汤（《温病条辨》）等。又，治小儿骨蒸、疳证，用柴胡、黄连（《幼幼新书》卷20引《庄氏家传》煮鸡丸）；治盗汗潮热，用柴胡、胡黄连等分为丸。（《小儿卫生总微论方》卷15柴胡黄连膏）亦属其类。此外，柴胡也可与秦艽、青蒿等药配伍，以治虚劳骨蒸潮热。

4. 柴胡、白芍 柴胡疏肝理气，白芍养血和肝，治肝气不疏、血虚不和之证。如四逆散，在此药对基础上再配以枳实、甘草，理气疏肝，治两胁胀痛等。而《局方》逍遥散，养肝疏肝并举，重用当归、白芍养肝，少用柴胡、薄荷是佐使引经之意。王绵之"退热散邪用柴胡宜重，必配黄芩；养血调经用柴胡宜轻，必配白芍"，亦是此义。

5. 柴胡、前胡 柴胡纯阳上升，入少阳、厥阴，和解退热；前胡阳中之阴而下降，入手足太阴、阳明，下气化痰，故合用以治胸胁不舒而咳嗽者。外感风寒方如荆防败毒散，内伤虚劳方如柴前连梅汤（柴胡、前胡、黄连、乌梅等），均有此药对，不论虚实均可配用。

6. 柴胡、半夏 柴胡解热泄利，半夏降逆和胃，用治伤寒往来寒热而呕者，柴胡30克，半夏15克，生姜3~5片，水煎服。心下痞加枳实，里实加大黄。（《素问病机气宜保命集》卷中柴胡散）

7. 柴胡、牡蛎 见本篇"医家经验"。

8. 柴胡、青蒿 见"青蒿"篇。

9. 柴胡、升麻 见"升麻"篇。

10. 柴胡、黄芩 见"黄芩"篇。

【方药治疗】

1. 和解退热

（1）外感发热：柴胡30~60克，姜半夏15~20克，人参10克，黄芩15~30克，生甘草10克，生姜10克，大枣12枚，水煎服。治伤寒，寒热往来、胸胁苦满、口苦咽干，属少阳病。（《伤寒论》小柴胡汤）去人参，加枳实、芍药、大黄，是《伤寒论》大柴胡汤，用治胁腹痛而大便不通，为少阳、阳明合病。

（2）三阳发热：柴胡、葛根、黄芩各15~30克，芍药、羌活、白芷、桔梗各6~10克，甘草3~6克，姜3片，枣2枚，水煎服。治外感风寒，邪已化热，寒轻热重；或寒热往来，发热较甚，头痛肢疼，目痛鼻干，病在太阳、阳明、少阳三阳。（《伤寒六书》卷3柴葛解肌汤）

（3）疟疾：柴胡30克，人参10克，黄芩15克，甘草10克，栝蒌根15克，生姜10克，大枣12枚，水煎服。治疟病发渴，亦治劳疟。（《金匮要略》附方柴胡去半夏加栝蒌汤）又，柴胡30克，黄芩15克，桂枝15克，干姜10克，牡蛎10克，栝蒌根15克，甘草10克，水煎服。治疟寒多微有热，或但寒不热。（《金匮要略》附方柴胡桂姜汤）

（4）虚劳发热：柴胡15~30克，地骨皮15克，青蒿15~30克，秦艽15~30克，鳖甲15~30克，甘草10克。治虚劳发热，潮热盗汗等。（《卫生宝鉴》卷5秦艽鳖甲汤）又，柴胡、鳖甲、知母各30克，地骨皮45克，粗末。每服10克，乌梅1枚，青蒿3克，水煎服。治虚劳夜热盗汗。（《圣济总录》卷89柴胡鳖甲汤）又，柴胡、青蒿、秦艽、鳖甲、知母、地骨皮、丹皮、白芍各10克，黄芩6克，胡黄连、甘草各3克，水煎服。治阴虚火旺，骨蒸潮热。（《血证论》卷7柴胡清骨散）

（6）热入血室：柴胡、黄芩、芍药、丹皮、地黄各10克，甘草6克，水煎服。治经期发热，胸胁痞满，神识不清。（《四圣心源》卷10柴胡地黄汤）又，柴胡、桂枝各10克，天花粉、牡蛎各15克，炮姜、甘草各6克，水煎服。治妇女经来，寒热如疟见狂妄。（《嵩崖尊生书》卷12柴桂汤）

2. 疏肝解郁

（1）肝郁脾虚：当归、白芍各12克，茯苓、白术各10克，柴胡、甘草、薄荷各6克，生姜3片，水煎服。治肝郁脾虚，胁痛眩晕，神疲食少，或月经不调，乳胀痛经等。（《局方》卷9逍遥散）又，上方加丹皮、山栀，治肝郁脾虚，内有郁热，潮热盗汗，胁疼眩

晕，心烦口干，月经不调等。（《内科摘要》卷下加味逍遥散）

（2）脘腹、胸胁疼痛：柴胡、枳壳、香附、紫苏叶、陈皮、川芎、甘草各10克，水煎服。治肝郁气滞，脘腹胸胁疼痛。（《景岳全书》卷56柴胡疏肝散）又，柴胡、枳壳、苏梗、青皮、黄芩、山栀、知母、木通、甘草各10克，钩藤12克，水煎服。治肝胆郁热，脘腹、胸胁疼痛。（《症因脉治》卷1清肝饮）

（3）抑郁症：柴胡10～30克，半夏10～20克，生龙骨30克，生牡蛎30克，茯苓30～60克，生甘草10克，小麦30～50克，大枣12枚，水煎服。（《伤寒论》柴胡加龙骨牡蛎汤合《金匮要略》甘麦大枣汤）

（4）阳痿：柴胡、升麻、川芎、香附、蒺藜、桑白皮、橘叶各10克，水煎服。治抑郁伤肝，阳痿不起。（《杂病源流犀烛》卷18达郁汤）

（5）月经不调：柴胡、黄芩、姜半夏、人参、当归、白芍、川芎、白术、茯苓、泽泻各10克，甘草、生姜各6克，大枣3～5枚，水煎服。治气血不足，月经不调。（柴胡当归芍药汤）即小柴胡汤和当归芍药散合方。

（6）痛经：柴胡、香附、郁金、黄芩、甘草各3克，白芥子6克，山栀10克，当归、白芍、丹皮各15克，水煎服。治血虚肝郁，瘀热阻滞。（《傅青主女科》卷上宣郁通经汤）

（7）黄褐斑：柴胡、半夏、黄芩、当归、白芍各10克，天花粉、茯苓各15～30克，甘草6克，水煎服。是小柴胡汤加味，用治黄褐斑见月经不调，有小柴胡汤证之一二者。

（8）眼目昏花：柴胡、青皮各1克，川芎、甘草各3克，人参、白术、熟地、白芍各4.5克，水煎服。治怒伤肝脾，眼目昏花，视物不明。（《审视瑶函》卷5柴胡参术汤）眼目病用柴胡散火清热，或作引药，以其入少阳、厥阴。

（9）疮疡初起：柴胡、川芎、防风、当归、生地、连翘、牛蒡子、黄芩、山栀、白芍、天花粉各12克，甘草6克，水煎服。治腋下、胸胁疮疡初起，红肿热痛，尚未成脓。（《外科正宗》卷2柴胡清肝汤）柴胡能散诸经血结气聚，用于疮疡病，功与连翘同，多用于消散方中。

3. 升阳举陷

（1）中气下陷：黄芪、人参、白术、当归各15～20克，陈皮、柴胡各10克，升麻、甘草各5克，水煎服。治脾胃内伤，气虚下陷者。（《内外伤辨惑论》卷中补中益气汤）

（2）大气下陷：黄芪30克，知母10克，升麻、柴胡、桔梗各5克，水煎服。治宗气下陷，短气似喘息，脉参伍不调。（《医学衷中参西录》升陷汤）

（3）脾虚泄泻：苍术、泽泻、猪苓、神曲、麦芽、陈皮各10克，柴胡、升麻、羌活、防风、甘草各6克，水煎服。治脾虚湿盛，清阳不升，泄泻无度。（《兰室秘藏》卷下升阳除湿汤）

（4）脱肛：黄芪15～30克，人参、白术、当归、川芎、陈皮、甘草各10克，柴胡、升麻、黄连、黄芩、白芷各6克，水煎服。治脾虚下陷，脱肛不收，腹泻便溏。（《医林绳墨》卷8提肛散）

（5）白带：白术30克，山药30克，白芍15克，人参6克，苍术10克，车前子10克，柴胡1.8克，黑芥穗1.5克，陈皮1.5克，甘草3克，水煎服。治脾虚白带。（《傅青主女科》完带汤）

（6）耳聋：柴胡500克，香附、川芎各250克，研细末。每服5～10克，日2次。治耳聋不闻雷声者。（《医林改错》卷下通气散）今又用治分泌性中耳炎性耳聋取效。柴胡理气疏肝、通络益聪，入厥阴、少阳而能治耳窍病证。

（7）胎气不安：黄芪、白术、人参、茯苓、酸枣仁各6克，当归、远志、龙眼肉、柴胡、枳壳、山栀各3克，木香、甘草各2克，水煎服。治妊娠四五月，脾虚肝郁，气血不足，胎气不安，胁痛腹胀，心悸失眠者。（《叶氏女科》加味归脾汤）

4. 理气活血

（1）气滞血瘀：柴胡、白芍、当归、川芎、生地、桃仁各10克，桔梗、红花、枳实、甘草各6克，水煎服。治心胸血瘀，心悸胸痛胸闷，头痛剧烈发作，唇暗舌紫等。（《医林改错》卷下血府逐瘀汤）

（2）跌打损伤：柴胡12克，天花粉、当归、桃仁各10克，红花、穿山甲、酒大黄、甘草各6克，水煎服。治跌打损伤，瘀血留于胁下，疼痛不可忍者。（《医学发明》卷3复元活血汤）

【药方】

1. 小柴胡汤　柴胡30～60克，姜半夏15～20克，人参10克，黄芩15～30克，生甘草10克，生姜10克，大枣12枚，水煎服。治见寒热往来、胸胁苦满、口苦咽干，属少阳病者。（《伤寒论》）

2. 柴葛解肌汤　柴胡、葛根、黄芩各15～30克，芍药、羌活、白芷、桔梗各6～10克，甘草3～6克，姜3片，枣2枚，水煎服。治外感风寒，邪已化热，寒轻热重；或寒热往来，发热较甚，头痛肢疼，目痛鼻干，病在太阳、阳明、少阳三阳。（《伤寒六书》卷3）

3. 逍遥散　当归、白芍各12克，茯苓、白术各10克，柴胡、甘草、薄荷各6克，生姜3片，水煎服。治肝郁脾虚，胁痛眩晕，神疲食少，或月经不调，乳胀痛经等。（《局方》卷9）

【医案】

➤ 张知合久病疟，热时如火，年余骨立，医用鹿茸、附子等药热益甚，召医官孙琳诊之。琳投小柴胡汤一帖，热减十之九，三服脱然。琳曰：此名劳疟，热从髓出，加以刚剂气血愈亏，安得不瘦。盖热有在皮肤、在脏腑、在骨髓，非柴胡不可。（《本草纲目》卷13）

【医家经验】

1. 张景岳用柴胡散邪　在《景岳全书》卷51《新方散阵》十七方中，以柴胡为主药散邪者有十三方。寒散配黄芩、生地、山栀，如一柴胡饮；温散配生姜、麻黄、官桂，如麻桂饮。气虚劳倦而感者，配人参、白术、甘草，如大温中饮；血虚而感者，配当归、熟地等，如归柴饮、五柴胡饮。阳明温热、表邪不解者，配石膏、黄芩、麦冬，如柴胡白虎煎；见风湿加五苓散，如柴苓饮。表里俱热，散毒养阴，用柴葛煎（柴胡、葛梗、连翘、黄芩、芍药）。其中，以正柴胡饮（柴胡、防风、陈皮、芍药、甘草、生姜）治外感风寒，凡气血平和宜从平散者。

2. 傅青主女科用柴胡 在调经、止带、治带、通乳方中，每佐以小量柴胡，其药量轻巧，多在 1~3 克之间。旨在疏肝之性而宣畅气血。如定经汤，当归、白芍、菟丝子（均 30 克）、熟地、山药（均 15 克）为主而重用，补益肝肾精血，少量应用荆芥 6 克、柴胡 1.5 克引经佐使而入肝调经，治经来无定时者。平肝开郁止血汤，重用白芍平肝，少佐柴胡开郁，用治郁结血崩。如只开其郁，"而不知平肝，则肝气大开，肝火更炽，血亦不能止"。温经摄血汤大剂熟地补血，少用柴胡解郁，使"补中有散而散不耗气，补中有泄而泄不损阴"。宣郁通经汤治肝郁痛经，以小量柴胡（3 克）与当归、芍药、丹皮、山栀相配，"补肝之血而解肝之郁，利肝之气而降肝之火"，气血得调而痛经自止。完带汤治脾虚白带，用柴胡解肝木闭塞，促脾土之升腾，"寓补于散之中，寄消于升之内"。而通肝生乳汤用当归、白芍、麦冬、白术（均 15 克）补养气血，配通草、柴胡（均 3 克）引经宣通，治产后郁结之乳汁不通者有效。（《傅青主女科》）

3. 陈苏生用柴胡、牡蛎 柴胡、牡蛎两药配伍，宣阳气之不达，展阴气之不舒，能潜浮阳，敛真阴，疏肝郁，软坚癖，自成协同、双相调节之妙。柴胡辛散有煽动肝阳上升之弊，配牡蛎沉降潜阳平肝，一升一降，一散一收，可调节血压。柴胡散邪，散而不收，牡蛎敛而不散，合用可互相牵制。以此解诸高热，便无汗出阳越之弊。柴胡治寒热往来，除骨节营卫之留热，故外感、内伤之热均可用之。柴胡善治胁下满，而牡蛎佐之软坚散结。凡淋巴系统病变引以为主药。柴胡能调经解郁，牡蛎善治妇人带下，除老血癥瘕，同用对女子经带不调、情志不调者，有宣畅气血之功。柴胡为肝胆病必用，而牡蛎化痰软坚、理脾消积，故肝、胆、脾、胃病证均可用治。而且两药均可抗病毒，促进免疫功能，故常用于免疫功能失调性疾病，如肾炎、狼疮、风湿热、哮喘等。有时，还加入土茯苓、忍冬、连翘、白薇药组佐之。在临床上，常配他药组成药组据证应用。如清热祛邪，则配防风、桂枝、葛根、白薇、黄芩、龙胆草、豆豉、知母、石膏、人参、附子。宣畅气血，配乌药、香附、郁金、石菖蒲、苍术、厚朴、瓜蒌、酸枣仁、磁石、生地。推陈致新，则配用大黄、赤芍、玄参、桃仁、葶苈子等。（《中医临床家陈苏生》）并参"牡蛎"篇"医家经验"。

4. 孟澍江用四逆散

（1）消化系统疾病：四逆散疏肝理气，调和肝脾，治肝、胆、脾、胃病。

①慢性胃炎、溃疡病肝胃不和证：胃脘作胀疼痛，牵引两胁，嗳气吞酸，便秘或不畅，用四逆散，枳壳易枳实，加延胡索、乌贝散、半夏等。嗳气加煅代赭石、橘皮，伴呕恶者加姜竹茹、姜川连，胸中有火热感者加蒲公英。

②慢性肝炎肝郁气滞证：两胁作痛，右胁尤甚，腹胀纳少，体倦乏力，肝肿大，性情急躁者，四逆散加赤芍、延胡索、川楝子、丹参、干地黄等。牙龈常出血，加桑椹、大黄炭；小便黄，口干苦，加黄芩、芦根；轻度黄疸，湿热盛者，加茵陈、栀子、猪苓、茯苓、车前子等。

③慢性胆囊炎肝郁气滞证：右上腹疼痛，或胀痛或钝痛，或牵引及肩背，胃脘部每有灼热感，嗳气呕恶，饮食减少，厌进油腻者，四逆散加延胡索、川楝子、鸡内金、木香、郁金等。呈急性发作，上腹痛甚，寒热时作，或有黄疸者，加茵陈、大黄、栀子、蒲公英、金银花、黄芩等。伴有结石者，加金钱草、制大黄、虎杖、鱼脑石等。

④慢性肠炎：肝脾不和者，胸胁不舒，腹中隐痛，或腹中鸣响，便溏而一日二三行，纳少，食后作胀，易烦躁，肢倦乏力，四逆散加青陈皮、山药、白术、煨诃子。久泻不止，食油腻则便溏，加土炒防风；腹痛较甚，痛后作泻，泻后痛缓，合痛泻要方；时有形寒，肢体不温，加桂枝温经和营。

（2）神经系统疾病：通过四逆散疏理气机，恢复升降而调整机体功能。

①功能性低热：病久气血两虚，肝脾失调，营卫不和，低热不退，下午形寒恶风，面色淡黄，精神倦怠，心慌纳差，睡眠不实，四逆散用枳壳，加玉屏风散。如形寒恶风，加桂枝、生姜、红枣等。

②抑郁症：情志不遂所致者，以更年期妇女为多，精神抑郁，终日寡言笑，多疑虑，心中惶恐，惕惕不安，胸闷胁胀，或善怒或叹息，用四逆散加龙齿、酸枣仁、柏子仁、香附、郁金等。神志不定，精神恍惚，加百合、知母；便结难解，加生地、火麻仁。

（3）生殖系统疾病：多与肝、肾、心、脾有关，四逆散善调肝脾，疏理气机，故可用治之。

①月经不调：肝郁引起月经或超前或落后，或先后无定期，胸胁不舒，经前乳胀，少腹胀痛，经色紫黑有块等，用四逆散加赤芍、丹皮、当归、制香附等。月经下行不畅，脐腹满痛，合《济阴纲目》玄归散（玄胡、当归）；肝郁有瘀热，加玄胡、刘寄奴、赤芍、丹皮；如肝郁有瘀血，经少、经闭或痛经，加制香附、川芎、红花。

②不孕症：肝郁所致者，月经先后无定期，经量少，经前乳胀，痛经，胸满不适，精神抑郁，舌红脉弦，用四逆散，枳壳易枳实，加当归、白术、茯苓、川芎等。乳胀有块加王不留行、路路通；有热感或触痛，加川楝子、蒲公英、制香附；体胖、面白、胸闷苔白腻，合启宫丸。（《中医临床家孟澍江》）

5. 薛钜夫用小柴胡汤治疗糖尿病　在《伤寒论》第96条中，提到"胸中烦而不呕，或渴"，此乃糖尿病的常见症状。第230条亦载"阳明病，胁下硬满，不大便而呕，舌上白苔者，可与小柴胡汤。上焦得通，津液得下，胃气因和，身濈然汗出而解"。柴胡剂能和胃气，畅达三焦的津液输布，从而上焦得通，津液得下，胃气因和。这正是治疗糖尿病特别重要的病机所在。"糖尿病经常出现上热下寒。上边爱出汗，或者爱长口腔溃疡、痤疮，下边脚还是冰凉的，这是为什么呢？因为中焦不通。这时张仲景就在原文中告诉我们了，用小柴胡汤可以解决津液上不来的问题。为什么会脚凉呢？是阳气下不去，小柴胡汤就可以让阳气下去。大多数人都认为小柴胡汤是一个和解剂。我认为除了和解剂以外，它还是一个升降剂，调节升降的"。

小柴胡汤治疗糖尿病的5个要点："第一，胁下、脘腹板硬；第二，舌苔白满，脉浮弦或者沉弦，另外还有的病人是两关脉单侧或双侧略大于尺、寸；第三，咽干与口渴同时出现，大便或结，或结溏交替；第四，伴有高血压、高脂血症，如兼见一症以上者，均可以小柴胡汤随证加减化裁；第五，一些交替出现的症状，比如这个人喜怒无常，亲戚朋友都不知道她情绪为什么变化，或者又怕冷又怕热，大便又干又结又结溏交替；或者表里同见、上下同见的病，都可以用小柴胡汤，它是一个调和矛盾的调节剂"。（《国医薛钜夫》）

【前贤论药】

《药性论》：主时疾内外热不解，单煮服良。

《本草纲目》卷13：劳在脾胃有热，或阳气下陷，则柴胡乃引清气退热必用之药。

《药品化义》：柴胡性轻清主升散，味微苦主疏肝。若多用二三钱，能祛散肌表，属足少阳胆经药，治寒热往来，疗疟疾，除潮热。若少用三四分，能升提下陷，佐补中益气汤，提元气而左旋，升达参芪以补中气。

《本经疏证》：仲景著小柴胡汤之效曰：上焦得通，津液得下，胃气因和，身濈然汗出而解。以是知柴胡证，皆由于上焦不通，上焦不通则气阻，气阻则饮停，饮停则生火，火炎则呕吐。半夏、生姜能止吐饮，然不能彻热；黄芩能彻热，然不能通上焦。能通上焦者，其唯柴胡也。

《本草正义》：柴胡主治止有二层：一为邪实，则外泄之在半表半里者，引而出之，使还于表而寒邪自散。一为正虚，则清气之陷于阴分者，举而升之，使返其宅而中气自振。此外则有肝络不疏一证，在上为胁肋疼痛，在下为脐腹膜胀，实皆阳气不宣、木失条达所致。于应用药中加入柴胡，以为佐使而作向导，奏效甚捷。

《章次公论外感病》：柴胡其用有三，一祛瘀，二解热，三泄下。

《药征》：柴胡主治胸胁苦满也。旁治寒热往来，腹中痛，胁下痞硬。

【方药效用评述】

➤ 仲景六经分证，各有主治之方。如桂枝汤、小柴胡汤同为和剂，而桂枝汤和营卫，为太阳病主方；小柴胡汤和表里，为少阳病主方，是其各有部位深浅不同。小柴胡汤升清降浊，通调经腑，和其表里，以转枢机，故为少阳病主方。内调三焦，外解寒热，"上焦得通，津液得下，胃气因和"（《伤寒论》），是其方效。

➤ 小柴胡汤重于和里，桂枝汤重于解肌，仲景用此二方最多，可为表里之权衡，随机应用，无往不宜。又，小柴胡汤是方内加减，第96条方下所示："若胸中烦而不呕者去半夏、人参，加瓜蒌实一枚……若腹中痛者去黄芩，加芍药三两。"如此等等。而桂枝汤是方外加减，有桂枝加桂汤、桂枝加芍药汤等20余方。读者自当留意对比。又，小柴胡汤煎服法，是以一斗二升水煎取六升，去滓后再煎取三升，温服一升，日3服。也须留意。

➤ 小柴胡汤治热病高热，须用大量（30 克以上）和解退热。在临床上，柴胡用 120 克，每日分 4 次煎服，对消退高热有效，可用于各种病毒、细菌引起的炎性高热而见柴胡证者，"但见一症便是，不必悉具"。又，小柴胡汤尚可治气虚低热，柴胡小量，用 6 克左右，配黄芩、半夏、甘草各 3 克，党参 6g、姜 3 片，枣 3 枚。在临床上，无论外感内伤，舌苔白而垢腻为柴胡汤证之眼目。

➤ "诸疟以柴胡为君，随所发时所在经分，佐以引经之药。"（《本草纲目》卷 13）疟疾以柴胡为主药，以寒热往来为主症已成规矩，如截疟七宝饮即柴胡、半夏、黄芩、常山、知母、草果、甘草为方。

➤《医学实在易·咳嗽》：余见咳嗽百药不效者……止于《伤寒论》得之治法。《伤寒论》云"上焦得通，津液得下，胃气因和"三句，是金针之度。《伤寒论》小柴胡汤谓咳者去人参、生姜，加干姜、五味子，余取"上焦得通"三句，借治劳伤咳嗽，往往获效。

刘渡舟对此有深刻体会，常用小柴胡汤加干姜、细辛、五味子治咳嗽、哮喘，每收良效。

➤ 陈慎吾认为柴胡桂枝干姜汤治少阳病而又兼见"阴证机转"者，用之最恰。在临床上，既有少阳热象，又见太阴寒证。太阴虚寒是下利、腹胀，少阳热象是口苦、胁痛、恶心欲吐，还可见后背痛或胁痛。脉沉弦而缓，舌苔白滑而润。有小柴胡汤与理中汤合方以治虚寒之义，与大柴胡汤治实热相对应。在主证基础上，还可出现两手麻木，或兼见小腹胀满、小便不利。如果本证兼见糖尿病，口渴欲饮，血糖、尿糖增高，也可用本方治疗。

➤《医学启源》："少阳、厥阴引经药也……引胃气上升以发散。"李杲《内外伤辨惑论》立补中益气汤，借柴胡生发之气，与黄芪、人参、白术、甘草同用，振清阳而举下陷，故称其为升阳药。特点是小量柴胡和补气健脾药配伍。

➤《本经》："主心腹肠胃中结气，饮食结聚，寒热邪气，推陈致新。"小柴胡汤治"阳明病，胁下硬满，不大便而呕，舌上白苔者，可与小柴胡汤。上焦得通，津液得下，胃气因和，身濈然汗出而解"（《伤寒论》）。其理在枢转少阳，俾三焦气机调畅，津液得下而大便自通。柴胡能升能降，并不是用根以升、用梢以降，而在用量。升提以小量，下降以大量。一以外感热病寒热往来，发热持续不退，大便不通，用之清热通便。二则内伤肝气郁结，胁肋胀满，便下不爽，用之助其疏泄。但必须舌上白苔而腻，方可用柴胡疏达而得通肠胃之效。

➤ 柴胡配伍有两类。一以柴胡为主治外感发热，或合甘草，或合黄芩，或合桂枝等，如《伤寒论》之柴胡剂，总以祛邪为主。二以柴胡为佐治内伤虚劳发热，而配用人参、当归等，如补中益气汤等是以扶正为主。而小柴胡汤既有黄芩、生姜、甘草，又有半夏、人参、大枣，故兼以祛邪退热之功，又有扶正调和之效。

➤ 银柴胡清热治阴虚内热，如秦艽鳖甲散。北柴胡清热治伤寒邪热，如《伤寒论》小柴胡汤、大柴胡汤。软柴胡（狭叶柴胡）清热治肝郁内热，如逍遥散等。其出处生成和形色长短均不同，故主治功用有别，当予识别。

【药量】一般 10～15 克，疏肝、和解、调经等。小量引经，升阳举陷，1.5～5 克；大量退热，30～60 克。鳖血拌柴胡以退虚热为主。生品用以和解退热，炒品疏肝解郁、升阳举陷。

【药忌】血虚、阴虚、阳亢者忌用。

☙ 防　风 ☙

【药原】出《神农本草经》。用根。

【药性】辛，微温，归膀胱、肝、脾经。

【药效】祛风解表，胜湿止泻，解毒，止痒，升举清阳。

【药对】

1. 防风、黄芪　防风祛风疏解，黄芪固表止汗，相配为用，可用于表虚易感者，若再加白术则为《丹溪心法》玉屏风散，治表虚自汗，功效更佳。如黄芪、防风、赤芍同用，为《医林改错》黄芪赤风汤，用治气虚血瘀引起的痹证，有补气活血作用。《本草衍义》："防风、黄芪世多相须而用。"又，《本草纲目》卷13："防风能制黄芪，黄芪得防风其功愈大，乃相畏而相使也。"《医方考》："黄芪甘而善补，得防风而功愈速，祛风补虚，两得之也。"

2. 防风、枳壳　防风祛风升清阳，枳壳理气降浊阴，升降得宜，则清升浊降，可用治肠腑风虚，大便下血。如防风如神散，用防风、枳壳各等分，为细末，每服10克，水煎服。(《妇人大全良方》)又治老人大便秘涩，防风、枳壳各30克，甘草15克，为细末，每服6克。可消风顺气，通便调肠。(《本草纲目》卷13引《简便方》)又，补中益气汤加防风、枳壳各20～30克，水煎服。治胃下垂。

3. 防风、荆芥　二味辛温，疏风解表。但防风可胜湿止泻，升举清阳；荆芥尚能透疹止痒，凉血止血。荆芥、防风配伍，主要用治外感表证，无汗或有汗，脉浮者。有汗身热咽痛则合桑叶、菊花，无汗头痛身疼则配羌活、独活，如荆防败毒散。病轻药轻，荆芥、防风较麻、桂平稳。当外感时证，麻黄、桂枝嫌热，银花、连翘嫌寒者，取用荆芥、防风更为妥切。二药为主，又可用治风疹、湿疹，皮肤瘙痒者，如《外科正宗》消风散。

4. 防风、苍术　防风辛温祛风，可治外风，升清胜湿兼治腹痛泄泻；苍术苦燥祛湿，可解外湿，运脾化浊并治腹胀泄泻。二药相配为用，可用治寒湿痹痛、发热无汗，身痒湿疹，湿泄寒泻，水谷不化。孙一奎苍术防风汤用治水泻、湿泄；刘草窗痛泻要方用治痛泻，脾虚有汗用白术，无汗则用苍术，腹痛则泄，泄后不痛者，均以二味为主。《卫生家宝方》用麻黄、葛根、石膏、白芷、川芎、防风、苍术组成神白汤，用治四时伤寒，高热恶风无汗，是取其解表祛湿散寒的效用。

5. 防风、白芍　防风搜肝气，又能升脾气；芍药和肝血，又能止腹痛。白芍、防风为对，用治泄泻伴腹痛者有效。如痛泻要方、防风芍药汤二方均以此药对成方，治泄泻腹痛，肝脾不和。

6. 防风、半夏　见"半夏"篇。

7. 防风、天南星 见"天南星"篇。

8. 防风、羌活 见"羌活"篇。

【方药治疗】

1. 祛风解表

（1）外感风寒：防风、苍术各 10 ~ 20 克，葱白、生姜、甘草各 10 克，水煎服。治外感风寒，内伤生冷，恶寒无汗。（《阴证略例》神术散）又，荆防败毒散，治外感风寒，发热恶寒。（《摄生众妙方》卷 2）见本篇"药方"。

（2）外感风热：防风、葛根、蔓荆子、升麻、芍药、黄芩、生石膏各 30 克，甘草 15 克，粗末。每服 15 克，水煎服。治外感风热。（《圣惠方》卷 20 防风散）

（3）伤风：防风、白芷、羌活、黄芩、生地、白术、川芎、甘草各 3 克，水煎服。治伤风有汗，脉浮缓。（《医学入门》卷 4 防风冲和汤）

（4）汗证：防风 10 ~ 15 克，浮小麦 30 ~ 50 克，水煎服。治盗汗。（《洪氏集验方》卷 4）又，防风 6 克，黄芪 15 克，白术 10 克，水煎服。治自汗。（《丹溪心法》玉屏风散）

（5）皮肤瘙痒：防风、僵蚕、杏仁各 60 克，甘草 10 克，细末。每服 6 克，蜜、酒下。治风毒瘙痒。（《圣惠方》卷 11 防风散）又，荆芥、防风、当归、生地、苦参、苍术、蝉蜕、火麻仁、牛蒡子、知母、生石膏各 6 克，木通、甘草各 3 克，煎服。治风疹、湿疹、皮肤瘙痒有渗出。（《外科正宗》卷 4 消风散）

2. 祛风除痹

（1）风湿痹证：黄芪、防风、羌活、姜黄、白芍、当归各 45 克，甘草 15 克，粗末。每服 15 克，姜 5 片，水煎服。治风寒湿痹，身体烦痛，项背拘急，手足麻痹。（《杨氏家藏方》卷 4 蠲痹汤）又，防风、羌活、独活、升麻、芍药、甘草各等分，粗末。每服 15 克，水煎服。治风湿痹证，手足不仁或肿痛不已。（《朱氏集验方》卷 1 防风汤）

（2）久痹：防风、白术、当归、地黄、白芍、黄芪、杜仲各 60 克，川芎、炮附子各 45 克，羌活、人参、甘草、牛膝各 30 克，粗末。每服 15 克，姜、枣，水煎服。治气血不足，风寒痹证，经久不愈。（《局方》卷 1 大防风汤）

3. 祛风通络

（1）头痛：防风、白芷各等分为末，蜜丸弹子大，每 1 丸，茶清下。治偏正头痛，痛不可忍。（《普济方》卷 45）又，防风 60 克，白芷 30 克，白术 90 克，为末，每服 10 克，日 3 服。治头面风肿。（《千金要方》卷 13 防风散）又，防风 15 克，羌活 18 克，黄芩 10 克，甘草 3 克，粗末，水煎服。治风热眉棱骨痛。（《杏苑生春》卷 5 清热汤）

（2）头风眩晕：防风、山药各 210 克，山茱萸、干姜各 150 克，天雄、细辛各 90 克，细末。每服 6 克酒调下，日 2 次。治头风眩晕。（《千金要方》卷 13 大三五七散）又，防风、川芎、天麻、甘草各等分，细末蜜丸，每丸 3 克，朱砂为衣。每服 1 丸，荆芥汤下。治风痰郁热上攻，头痛眩晕。（《局方》卷 1 防风丸）

（3）面瘫：防风、天南星各 6 克，甘草 3 克，粗末，水煎服。治中风痰壅，口眼㖞斜，眩晕偏瘫。（《易简方》醒风汤）又，防己、防风、升麻、桂心、麻黄、川芎各30克，羚羊角45克，剉。每服6克，水煎服。治中风口眼㖞斜。（《圣济总录》卷6防风汤）又，防风30克（水煎），冲服蜈蚣2条（研末），日1剂，10日为1个疗程，治周围性面瘫。病程长者加当归、川芎。

（4）脾热弄舌：防风120克，藿香21克，石膏15克，甘草90克，山栀30克。为细末。每服3～6克，水煎服。治脾热弄舌，口舌生疮。（《小儿药证直诀》卷下泻黄散）

（5）鼻渊：防风45克，黄芩、川芎、人参、天冬、甘草各30克，细末。每服12克，日3次。治脑热鼻渊。（《圣惠方》卷116防风散）又，防风、银柴胡、苍耳子各12克，辛夷、白芷、黄芩、蝉蜕、乌梅、甘草各10克，五味子、甘草各10克，细辛3克，水煎服。治过敏性鼻炎。

（6）眼病：防风、羌活、黄芩、黄连等分，粗末，每10克，水煎服。治眼暴赤肿。（《素问病机气宜保命集》卷中散热饮子）又，谷精草、防风等分为末，每10克，米饮下。治目翳。（《本草纲目》卷13）又，防风、蔓荆子、黄连、地黄、玉竹、茯神各15克，大黄、甘草、各6克，为末，蜜丸梧子大。每服20丸，日2次。治眼中黑花。（《外台秘要》卷32引《近效方》防风蔓荆子丸）又，防风60克，菊花120克，蒺藜、牛蒡子各30克，为散。每服10克，熟水调下。治肝风目睛不正，视物偏斜。

（7）耳鸣：防风30～40克，茯苓、白术各30克，泽泻、桂枝各15克，甘草10克，水煎服。治浊阴上扰，头重如裹，眩晕呕恶，耳鸣隆隆不休者。

4. 升举清阳

（1）腹痛泄泻：防风、白术、白芍各15～20克，陈皮10克，水煎服。治肝气克脾，腹痛即泻，泻后痛减。（《丹溪心法》卷2引刘草窗痛泻要方）又，防风、芍药、黄芩各15克，粗末。每服15～20克，水煎服。治泄泻、痢疾初起，身热腹痛而渴。（《素问病机气宜保命集》卷中防风芍药汤）又，防风5克，升麻1.5克，钩藤6克，葛根5克，水煎服。治乳儿风泻，泄如败卵，气如鱼腥，或伴有恶寒发热，苔白腻。

（2）便血：黄芪、防风、枳壳、竹叶、甘草各等分，粗末。每服20克，水煎服。治痔疮便血。（《鸡峰普济方》卷17）又，防风、枳壳各等分，粗末。每服20克，水煎服。治妇人风虚便血。（《妇人良方》卷8防风如神散）

（3）痢后里急后重：防风、黄芪、枳壳各等分，细末。每服6克，米饮下。治痢后里急后重，亦治老人虚坐努责。（《普济方》卷213三奇散）

（4）血崩：防风、炒蒲黄各等分为末，每服10克，白汤调下。（《本草汇言》卷1）加入补脾统血方药中更佳。

（5）术后腹胀：防风50克，木香15克，水煎服，治术后肠胀气者。（吉林中医药，1988，4：22）

5. 解毒

（1）砒中毒：防风60克，水煎汁，饮之，立解；如不愈，再煎服1剂，即愈。治砒霜中毒。(《近录良方》砒霜急救良方) 又，防风 15～30 克，绿豆、红糖各 10 克，甘草 3 ～6 克，水煎服。连服 14 日为 1 个疗程，1～2 个疗程。治砷中毒。(新医药学杂志，1973，7：6)

(2) 药物中毒：凡热药毒，只用防风一味，擂冷水灌之。(《本草纲目》卷 13 引《万氏积善堂方》) 又，杀附子毒。(《本草纲目》卷 13 引徐子才) 又，附子、乌头毒，并用防风煎汁饮之。(《本草纲目》卷 13 引《千金要方》) 又，天南星得防风则不麻。(《本草纲目》卷 17) 又，防风 20 克，生姜 10 克，水煎服，治疗生南星误食中毒，口舌麻辣，不能言语。

6. 祛风止痉

(1) 惊风：防风、天竺黄、钩藤各 30 克，僵蚕、全蝎、白附子各 15 克，细末蜜丸每丸 3 克。每服 1～2 丸，荆芥汤下。治小儿惊风。(《普济方》卷 374 己风丹) 又，防风、天南星、羌活、独活、天麻、人参、川芎、荆芥、全蝎、甘草各等分，细末，蜜丸芡实大。每服 10 丸，薄荷汤下。治小儿惊痫。(《婴童百问》卷 2 化风丹)

(2) 破伤风、打仆伤损、狂犬病：防风、天南星(汤洗 7 次)各等分。破伤，以药敷贴疮口，而后温酒调下 3～6 克。或治打伤内有损伤者。(《本事方》玉真散) 又，防风通圣散加全蝎尾，治破伤风有阳明证者。(《医宗金鉴》卷 39)

7. 安胎止血

妊娠胎漏：防风、炒黄芩各等分，细末，酒糊为丸，绿豆大。每服 30～50 丸，米饮下。治妊娠肝经有热，便血、吐衄、血崩、胎漏。(《妇人大全良方》卷 12 防风黄芩丸) 又，防风 30 克，黄芩 90 克，煎汤冲阿胶 15 克，热服。治妊娠肠风下血。(《陈素庵妇科补解》卷 3 防风黄芩二物汤)

8. 排脓生肌

(1) 乳痈：防风、牵牛子(炒令香)各 60 克，细末。每服 12 克，空心，沸汤调下。微利为度，未利再服，渐减服之。治乳痈。(《圣济总录》卷 128 防风散)

(2) 疮疖：防风、甘草节、赤芍、黄芪、当归、白芷各 15 克，皂角刺 7.5 克，肉桂 3～15 克(阳证 3 克，阴证 15 克)，大黄 3～15 克(阳证 3 克，阴证 15 克)，捣碎，水酒 2：1 煎服。治热毒疮疖，寒性脓肿。(《瑞竹堂经验方》卷 5 防风当归散)

【外用治疗】

1. 破伤风 生天南星、防风等分为末，先以口含浆水吮洗伤口，用绵拭干，方上药末。(《卫生宝鉴》卷 20 定风散)

2. 手汗 生黄芪、葛根各 30 克，荆芥、防风各 10 克，水煎乘热熏洗，3 次即无汗。(《神仙济世良方》卷下)

3. 痛疽 防风、白芷、甘草、赤芍、川芎、当归尾各 6 克，雄猪蹄 1 只，连须葱白 5 根，水煎洗之。治痛疽已溃不收口。(《医学心悟》卷 6 防风汤)

4. 白癜风 附子、川乌头、防风各 60 克，凌霄花、踯躅花、蜂房各 30 克，细末。用

猪脂 1500 克煎药，令黄焦成膏。以膏摩之，以愈为度。(《证治准绳·疡医》卷 5 摩风膏)

【药方】

1. 大三五七散　防风、山药各 210 克，山茱萸、干姜各 150 克，天雄、细辛各 90 克，细末。每服 6 克，酒调下，日 2 次。治头风眩晕，口眼㖞斜。(《千金要方》卷 13)

2. 防风通圣散　防风、连翘、麻黄、薄荷、当归、川芎、白芍、酒大黄、芒硝各 15 克，生石膏、黄芩、桔梗各 30 克，荆芥、白术、山栀各 7.5 克，甘草 60 克，滑石 90 克，细末。每服 6 ~ 9 克，姜 3 片，水煎服。亦可水泛为丸梧子大，每服 6 ~ 10 克。解表通里，泄热解毒。治外感风邪，内有蕴热，表里俱实，风热壅盛。(《宣明论方》卷 3)

3. 消风散　荆芥、防风、当归、生地、苦参、苍术、蝉蜕、火麻仁、牛蒡子、知母、生石膏各 6 克，木通、甘草各 3 克，水煎服。治风疹、湿疹，皮肤瘙痒，有渗出。(《外科正宗》卷 4)

4. 荆防败毒散　荆芥、防风、羌活、独活、川芎、柴胡、前胡、桔梗、枳壳、茯苓、甘草各等分，粗末。每服 10 克，生姜、薄荷少许，水煎服。治外感风寒，湿浊中阻，发热无汗，头痛身疼，气虚体乏。(《摄生众妙方》卷 2)

5. 驱风散热饮子　防风、羌活、川芎、薄荷、大黄、赤芍、山栀、连翘、牛蒡子、当归、甘草各等分，粗末。每服 15 克，水煎服。治漏睛疮，天行赤眼。(《审视瑶函》卷 3)

6. 泻黄散　防风 120 克，藿香 21 克，石膏 15 克，甘草 90 克，山栀 30 克。为细末，每服 3 ~ 6 克，水煎服。治脾热弄舌。(《小儿药证直诀》卷下)

7. 过敏煎　乌梅、五味子、防风、银柴胡、甘草各 10 克，水煎服。治各种过敏性疾病。

【医家经验】

1. 邓铁涛用玉屏风散　黄芪 12 克，防风 3 克，白术 15 克，水煎服。防风剂量要少于黄芪，防风为疏散之品，汗证不宜多用。而白术量须是黄芪、防风之和。发在黄芪、防风而收在术，一走一收，达到实卫表的目的。运用时见自汗、盗汗见兼阴虚者，可加生龙牡各 30 克，或加浮小麦、糯稻根各 30 克，若汗出特多者加麻黄根 10 克。纯阴虚的盗汗可用当归六黄汤。玉屏风散尚可预防外感，对体弱表虚易感者尤宜。可按上述比例制成散剂，每用 10 ~ 20 克，水煎服。每天 1 剂，服半月至 1 月。用量不可过重，否则有胸闷不适之弊。(《名老中医经验全编》)

2. 张志礼经验　皮肤科用防风，取其祛风胜湿之功，可达止痒、止痛之效。配蝉衣、牙皂、天麻，用荆芥水送下，可治风疹癣疮，皮肤瘙痒。配黄芪、白术治自汗，预防荨麻疹。配羌活、白芷祛上身之风，用于头面部湿疹、皮炎等。配独活可祛下半身之风，用于下肢湿疹、皮炎等。配当归、丹皮祛血风，用于玫瑰糠疹、多形性红斑。配苏叶、麻黄祛寒风，用于寒冷性荨麻疹。配黄芩、黄连祛风热，用于风热性荨麻疹。(《张志礼皮肤病临床经验辑要》)

【前贤论药】

《本草纲目》卷13引张元素：防风，治风通用，身半以上风邪用身，身半以下风邪用梢，治风去湿之仙药也。

《本草纲目》卷13引李杲：防风治一身尽痛，乃卒伍卑贱之职，随所引而至，乃风药中润剂也。若补脾胃，非此引用不能行……防风能制黄芪，黄芪得防风其功愈大，乃相畏而相使也。

《本草汇言》：防风辛温发散，润泽不燥，能发邪从毛窍出，故外科痈疮肿毒、疮痍风癞诸证亦必需也。

【专论】

防风通圣散

1. 药、理、法、方

（1）药：本方共17味药。滑石90克，生甘草60克，是剂量最大的两味药，合而为六一散，但剂量比与六一散不同，是3∶2。荆芥、白术、栀子三味剂量最小，为7.5克。剂量最大是最小者的12倍。刘河间防风通圣散与六一散合而为双解散，必有深意。

（2）理：《素问病机气宜保命集》："小热之气，凉以和之；大热之气，寒以取之；甚热之气，汗以发之。"麻黄、荆芥、防风、生姜发汗，宣通以温，升散表寒；滑石、石膏、大黄、芒硝、黄芩、连翘、栀子清热，降泄以清，泄热通利。升降温清并施，是为表里双解。

（3）法：本方以汗法、下法和清法三法合用，主治三阳合病。即太阳当汗（麻黄、生姜、荆芥、防风），阳明当下（大黄、芒硝），少阳当清、散（黄芩、连翘、栀子、薄荷、石膏），祛邪务尽，主治表里寒热相混的实邪，从汗、尿、便给邪出路。同时，通圣者，疏其血气，令其条达，通达之意，使病由郁闭到通达，此乃河间泻火成法。

（4）方：在《宣明论方》卷3《风门》中，不只有一首通圣散方，而是有4首，防风通圣散只是其中一首。本方去芒硝，名曹同知通圣散；去麻黄、芒硝，加缩砂仁，名崔宣武通圣散；去芒硝，加砂仁，名刘庭瑞通圣散。可见通圣散是一种法，而不只是一首方。

2. 相关医案

（1）《冷庐医话》："杜清碧病脑疽，自服防风通圣散，数剂不愈。朱丹溪视之曰：何不以酒制之？清碧乃悟，服不尽剂而愈。"酒是重要的药物，也代表重要的法。此外，用酒送防风通圣丸，配合其他一些简单的药物，可治耳瘘脓肿。

（2）《局方发挥》："进士周本道，年近四十，得恶寒证，服附子数日而病甚，求余治。诊其脉弦而似缓，遂以江茶入姜汁、香油，少顷吐痰一升许，减证大半。又与通圣散，去麻黄、大黄、芒硝，加当归、地黄，百余帖而安。"防风通圣散去掉"给邪出路"的药物，加入其他平和的药物，也是另一法。其所以去除"给邪出路"之药，是已由吐法代替汗下之路。

（3）《续名医类案》："朱丹溪治朱院君，三十余，久患瘾疹，身痹而紫色，与防风通圣散加牛蒡子，为极细末，每一钱，水盏半，入姜汁令辣，煎热饮之。"医案中姜、辣、热饮皆为开郁之法，而加牛蒡之防风通圣散是清火为主，合而则火郁发之，清之、下之诸法皆备。

（4）《证治准绳·疡医》："有足太阳经宜砭出恶血，服防风通圣散去白术，加黄柏、牛膝、防己主之。有胁下至腰胯间，肿痛赤色如霞何如？曰：此名内发丹毒，治之稍缓，毒攻于内，呕哕昏迷，胸腹胀者死，二便不通，遍身青紫者死，急砭出恶血，服防风通圣散去白术、甘草，紫金丹、胜金丹汗之，服汗剂得汗则生，无汗则死。"

（5）《古今医案按》："防风通圣散成方减白术，取荆、防、麻、薄、桔梗为表药，硝、黄、芩、翘、栀、膏、滑石为里药，原与大柴胡汤之制相仿。"原方方后注中还有加生姜、半夏之法等。可见不变的是理，示人规矩的是方，针对圆机随时变化的是活法。

【方药效用评述】

➢ 本药为治风通用之品，微温不燥，甘缓不峻，风寒、风热皆可用。性浮升散，善行全身。外感风寒配荆芥，外感风热配黄芩，风疹瘙痒配牛蒡子、蝉蜕，表虚自汗配黄芪，肠风配枳壳，头痛配白芷，风湿痹痛配羌活、独活，肝旺痛泻配白芍、白术，破伤风、小儿惊风则与天南星、白附子为伍。

➢ 若补脾胃，非防风引用不能行。因此防风既能升清阳治血崩、久泄，又能降浊阴而治腹胀、腹痛者。痛泻要方、防风芍药汤二方均以白芍、防风为对，防风搜肝气，又能升脾气；芍药和肝血，又能止腹痛，故以成方治泄泻腹痛，肝脾不和者。又，以防风、枳壳为对，升清降浊，适于老人便秘、妇女便血。

➢ 防风，风药中润剂，药性和缓，不仅可解表祛风而治外感表证，而且能祛风止痒，治各种皮肤疮疡、肿痛、瘙痒者。既可发汗，治头痛身痛无汗之表实证；又可止汗，治盗汗自汗之表虚证。以其为风药之润剂，配用合宜则左右逢源。

➢ 防风祛风止痛，临床可用于头痛、身痛、关节痛因风邪引起者，且能泻肝和脾，用于肝木克脾所致痛泻（腹痛即泻、泻后痛减）者。对头、面、眼、耳诸疾有效，也与其性上行，功能祛风有关。

➢ 防风但散而不收，可暂用、少用，不可长年屡用。又，温热病风邪外受者，柴胡、葛根、防风、羌活都需慎用。而肝阳风动、血虚风痉又必须潜阳息风、柔润养肝，散风诸药则无益有害。

➢ 防风能解诸热药毒，可常用于附子、乌头、天南星和砷中毒等，是常用减毒药、解毒药。同时，祛风止痉，能治破伤风、狂犬病，因风毒外伤引起的痉挛抽搐。

➢ 一般生用，止泻炒用，止血炒炭。

【药量】 6～10 克，解毒、止痉须大量用，30～60 克。

【药忌】 阴血虚亏、肝阳上亢忌用。

ꕥ 荆芥 ꕥ

【药原】 原名假苏，出《神农本草经》。荆芥之名出《吴普本草》。用地上部分。

【药性】辛，微温，归肺、肝经。

【药效】疏风解表，透疹止痒，凉血止血。

【药对】

1. 荆芥、薄荷 荆芥辛温，偏入血分；薄荷辛凉，偏入气分。二味合用，疏风清热，轻可去实，是太阴肺药，为风热表证药对。如银翘散即用此药对，是为辛凉法的配伍。两药俱含芳香挥发成分，故用之解表时不可久煎。同时二味均能疏肝解郁，搜络祛风。故有《仙拈集》卷3荆荷散，用荆芥、薄荷等分为末，酒或童便冲服，用治产后中风。又，荆芥、薄荷1斤研烂绞汁，煎膏和丸服，用治风热口眼偏斜，即面神经麻痹者。（《十便良方》）均可资师法。

2. 荆芥、连翘 荆芥外疏表热，连翘内清里热，二味配伍疏风清热，轻可去实，双解表里，是太阴肺药，如银翘散中即有此药对，治外感风热证。同时还可用于出疹病症，如麻疹、水痘、风疹、湿疹和荨麻疹等。翁仲仁《痘疹金镜录》荆翘饮，即以此二味用以透疹者。

3. 荆芥、大黄 荆芥轻清以升阳，大黄重浊以降阴。清阳出上窍，浊阴归下窍，则小便随泄也。荆芥、大黄各等分为末，每服3~6克。小便不通，倍用荆芥；大便不通，倍用大黄。颠倒而用，故称倒换。治癃闭不通，无问久新，小腹急痛，肛门肿痛。（《宣明论方》卷15倒换散）

4. 荆芥、人参 荆芥入血分祛风，人参补气分益脾，二药合用，扶正祛邪，可治内伤外感合病者。如《小儿卫生总微论方》人参荆芥汤，用此二味补气解散，治小儿气虚表证。《妇人大全良方》人参荆芥散，则用治血虚风劳。实际上，人参败毒散（见本篇"药方"）是以此二药为主组成的祛风寒、扶正气方剂，用治外感风寒而有气虚者。温肺止流丹也是以此药对为主成方，敛散、补泻相配，用治鼻渊。

5. 荆芥、防风 见"防风"篇。

6. 荆芥、苦参 见"苦参"篇。

【方药治疗】

1. 疏风解表

（1）四时伤寒：荆芥、白芷、麻黄、苍术、陈皮各12克，甘草6克，细末。每服6克，生姜3片，乌梅1枚，水煎温服。治四时伤寒，身体烦痛，咳嗽痰多，鼻塞流涕。（《局方》卷2消风百解散）

（2）外感风寒：荆芥穗、防风、茯苓、川芎、羌活、僵蚕、蝉蜕、藿香、人参、甘草各60克，厚朴、陈皮各15克，细末。每服6克，茶清调下。治外感风寒，头目昏痛，外侵肌肤，瘙痒瘾疹等。（《局方》卷1消风散）

2. 透疹止痒

（1）风毒瘙痒：荆芥12克，苦参30克，细末，水丸如梧子大。每服30丸。治心肺积热，肾脏风毒，皮肤瘙痒，时出黄水。（《局方》卷1苦参丸）

（2）小儿疮疹：荆芥、防风各15克，甘草10克，粗末。每服10克，水煎服。治小儿疮疹疹出不快，脉浮。（《医方类聚》卷265荆芥甘草防风汤）

3. 祛风通窍

（1）风热头痛：荆芥、生石膏各等分，为细末。每服6克，姜3片，葱白3寸，水煎食后服。治头风。（《本事方后集》卷2荆芥散）

（2）咽喉肿痛：荆芥、桔梗、甘草各10克，水煎服。治外感风邪，咽喉肿痛，语音不出。（《三因方》卷16荆芥汤）此方祛风利咽，外感金实不鸣之失音可用之。如见风热咽痛，则加薄荷、牛蒡子、连翘。

（3）烂喉痧：荆芥、防风、葛根、桑叶、菖蒲、薄荷、牛蒡子、大贝母、竹叶各10克，蝉衣6克，水煎服。治烂喉痧初起，发热烦渴，咽喉肿烂。（《喉科家训》卷4荆防葛根汤）

（4）目痛：大黄15克，荆芥30克，甘草6克，水煎服。治目痛。（《丹台玉案》卷3泻肝饮）又，何首乌、荆芥、甘草各等分，细末，砂糖为丸弹子大。每服1丸，食后薄荷汤下。治风毒眼目肿痛。（《普济方》卷75何首乌丸）

（5）耳肿：荆芥、防风、柴胡、白芷、连翘、黄芩、山栀、当归、川芎、白芍、桔梗、枳壳各10克，甘草5克，剉，水煎服。治风热上攻，两耳肿痛。（《万病回春》卷5荆芥连翘汤）

（6）鼻塞鼻渊：荆芥穗、藿香各30克，川芎、香附各60克，石膏45克，冰片（研）3克，为细末。每服6克，食后荆芥汤下。治肺壅脑热鼻渊不止。（《圣济总录》卷116荆芥散）又，荆芥、薄荷各6克，荜澄茄3克，细末，蜜丸樱桃大。每服1丸，含化。治鼻塞不通，不知香臭。（《杂病源流犀烛》卷23荜澄茄丸）又，荆芥、蒺藜、石胡荽各10克，水煎服。治过敏性鼻炎。（《中华祖传秘方大全》）又，温肺止流丹（《辨证录》卷3，见本篇"医家经验"）治鼻渊。

（7）二便不通：荆芥、大黄各等分为细末，每服3～6克。小便不通，倍用荆芥；大便不通，倍用大黄。（《宣明论方》卷15倒换散）

4. 祛风凉血

（1）呕血：炒黑荆芥6克，生地汁30克调下。治呕血，风热入络。（《圣惠方》卷37荆芥地黄汤）

（2）尿血：荆芥、缩砂仁各等分，细末。每服10克，日3次。（《本草纲目》卷14引《集简方》）在临床上治尿血用荆芥炭，可加入小蓟饮子。

（3）便血：荆芥、槐花各等分，细末，为丸梧子大。每服6克，日2次。治痔漏便血。（《儒门事亲》卷15荆槐丸）又，荆芥穗、槐花炭各30克，石菖蒲45克，细末。每服6克，米饮下。治脉痔便血。（《三因方》卷15荆芥散）又，荆芥、枳壳各30克。细末。每服3克，腊茶末3克，热汤点服。治肠风、脱肛。（《圣济总录》卷143荆芥散）

（4）产后大出血，血晕虚脱：荆芥穗30克，炒至焦黑，研细。每次6～10克，加童子小便 30 克，调匀，乘热频服至血崩止。口噤不开者用鼻饲法。治产后大出血，甚而血晕虚脱者。（四川中医，1987，6：35）

（5）产后中风：当归、荆芥各等分为细末。每服 6 克，酒水煎服。产后中风，见口噤、抽搐、昏迷等。（《全生指迷方》当归散）本品古时即为血晕要药，方见《本草纲目》卷 14。

（6）产后发热：荆芥穗 10 克，水煎，而后用药汁冲红糖 30 克服之。用于由血虚风邪所致者。

（7）肝虚劳热：荆芥穗、青蒿各等分，用童便浸，晒干研末。每服 6 克，酒送下。治肝虚劳热，体倦食减，夜晚汗出。（《医级》卷 9 青蒿散）

【外用治疗】

1. 痔漏肿痛 荆芥 30 克水煎，外用熏洗。（《本草纲目》卷 14 引《简易方》）又，荆芥、刘寄奴各 12 克，蝉蜕 3 克，水煎，外用熏洗后坐浴。

2. 脱肛 荆芥穗、香附子各等分，为粗末，每用 30 克，水煎淋洗之。（《三因方》卷 12 香荆散）

3. 牙痛 荆芥穗、香附子各等分，为粗末。每服 15 克，水煎含漱。（《魏氏家藏方》卷 9 香芥散）

4. 牙宣 荆芥穗、槐花各等分，为细末，贴患处。治牙宣出血不止、疼痛者。（《太医院经验奇效良方》卷 9 荆槐散）

5. 外阴白色病变 荆芥、防风、苏木、艾叶、川椒、黄柏、川乌、草乌各 10 克，水煎汤。先熏后洗外阴，每次 20 分钟，日 1～2 次。拭干后局部涂软膏。日 1 剂，10 日为 1 个疗程。治外阴白色病变。（现代医药卫生，2008，3：404）

【药方】

1. 荆防败毒散 荆芥、防风、羌活、独活、川芎、柴胡、前胡、桔梗、枳壳、茯苓、甘草各等分，粗末。每服 10 克，生姜、薄荷少许，水煎服。治外感风寒，湿浊中阻，发热无汗，头痛身疼，气虚体乏。（《摄生众妙方》卷 2）

2. 消风散 荆芥、防风、当归、生地、苦参、苍术、蝉蜕、火麻仁、牛蒡子、知母、生石膏各 6 克，木通、甘草各 3 克，水煎服。治风疹、湿疹，皮肤瘙痒，有渗出。（《外科正宗》卷 4）

3. 人参荆芥散 人参、荆芥、地黄、防风、当归、芍药、柴胡、枳实、酸枣仁、鳖甲、羚羊角、肉桂、甘草各等分，粗末。每服 10～15 克，水煎服。治妇女血风劳。（《妇人大全良方》）

【医家经验】

1. 傅青主用药经验

（1）引血归经：傅青主用此，常将荆芥穗炒黑，称为黑芥穗，每在大队补药中配以炒黑荆芥 6～10 克。如补气解晕汤治正产气虚血晕，人参、黄芪、当归益气养血，用黑芥穗引血归经，姜炭行瘀引阳。救脱活母汤治产后气喘，用人参、当归、熟地、枸杞子、山萸肉、麦冬、阿胶补益肝肾精血，更加荆芥（黑芥穗）以"引血归经"。在临床上，凡月经量多、经期过长、崩漏属血热者，均宗此法。

（2）疏肝解郁：本品芳香馥郁，顺肝木之性，故于祛风解表中，又兼有疏肝解郁、调经止带功效。傅青主将荆芥穗炒黑，并配小量的柴胡或香附等佐使，减轻其祛风作用，而突显其疏肝解郁之功。如顺经汤、定志汤、安老汤、定经汤、完带汤等。定经汤治经来先后无定期，以为肝气郁结，用菟丝子、白芍、当归、熟地、山药、茯苓补肝肾，而配以荆芥穗（炒黑）6克、柴胡1.5克，疏肝之郁。安老汤治年老经水复行，大补肝肾脾中，配用黑芥穗3克，香附1.5克，也是使其"肝疏而脾自得养"（《傅青主女科》）。

2. 《辨证录》温肺止流丹　《辨证录》卷3："人有鼻流清涕，经年不愈，是肺气虚寒，非脑漏也。夫脑漏即鼻渊也，原有寒热二证，不止胆热而成之也。然同是鼻渊，而寒热何以分乎？盖涕臭者热也，涕清而不臭者寒也。热属实热，寒属虚寒，兹但流清涕而不腥臭，正虚寒之病也。热证宜用清凉之药，寒证宜用温和之剂，倘概用散而不用补，则损伤肺气，而肺金益寒，愈流清涕矣。方用温肺止流丹。"人参、荆芥、细辛各1.5克，诃子、甘草各3克，桔梗10克。水煎，调石首鱼脑骨15克（煅，研末），服一剂即止。温补肺脏，散寒通窍。治鼻渊肺气虚寒证，鼻塞或重或轻，鼻涕黏白，稍遇风冷则鼻塞加重，鼻涕增多，喷嚏时作，不闻香臭，头昏，头胀，气短乏力，语声低微，面色苍白，自汗畏风寒，咳嗽痰多，舌质淡，苔薄白，脉缓弱。本方重用石首鱼脑骨，善治鼻渊、鼻衄、脑漏，为君药；细辛、荆芥、桔梗辛温宣肺、通窍止涕，为臣药；久病肺虚，正气虚衰，诃子收敛肺气，人参培补肺气，为佐药；炙甘草调和诸药，为使药。温补并用，散敛结合，温补肺脏，散寒通窍。

3. 施今墨配伍经验

（1）荆芥炭、白蒺藜：二味皆能祛风止痒，荆芥炒炭还能清热凉血。用治荨麻疹、皮肤瘙痒、外阴痒症等，酌情配以防风、柴胡、升麻，作引经报使。若加蝉蜕，则有抗过敏作用。

（2）荆芥、蝉蜕：二味相配，退热透疹，配浮萍、薄荷治猩红热、麻疹、风疹初起，疹出后则合凉血解毒药。此组药对尚可用治过敏性紫癜、皮肤血毒症，有疏风凉血止痒之效。

（3）荆芥、紫草：荆芥入血分，引邪外出；紫草解毒凉血，清热通利。用治急性风湿热、结节性红斑。

（4）荆芥、豆豉：是银翘散中疏风退热的主要成分，可用于治疗外感风热，如流感、白喉初起等，常配用连翘、牛蒡子、桑叶等。荆芥炒黑，配泽兰、桃仁、四物汤，施今墨用治产褥热。

（5）荆芥、防风：疏风解毒，用治外感表证，无汗或有汗，脉浮者。或合桑叶、菊花，或配羌活、独活。病轻药轻，较麻、桂平稳。治麻桂嫌热、银翘嫌寒之外感证时，用荆芥、防风更为妥切。

（6）荆芥、羌活、独活：祛风止痛，治外感头痛、三叉神经痛等，合川芎茶调散或柴胡四物汤等。荆防败毒散用于外感风寒湿者。

（7）荆芥、升麻：二味均炒黑用，升阳摄阴，凉血止血，用治尿血、便血、紫癜、子宫出血、月经过多等。常小量以用，配入辨证方中。

（8）荆芥、僵蚕：祛风清热，治外感风热表证。还可治荨麻疹，皮肤瘙痒，妇女赤白带下，阴痒。亦可用治妇女子宫出血，荆芥穗炒黑用，醋、水煎药。（《中医临床家施今墨》）

【前贤论药】

《本草纲目》卷14：荆芥入足厥阴经气分，其功长于祛风邪，散瘀血，破结气，消疮毒……故风病、血病、疮病为要药。

《本草求真》：辛苦而温，芳香而散，气味轻扬……借其轻扬以为宣泄之具。

【方药效用评述】

➤ 荆芥，辛、苦，浮而升，气味俱薄之药。为轻扬之剂，辛散疏风，温而不燥，性质平和，既能用于外感风寒，如荆防败毒散；又可用于外感风热，如银翘散。因其轻扬疏散，又入血分，故能治血分风热而祛风凉血，如消风散。上行而疏风清利，故用治头痛、目赤、鼻衄、咽喉肿痛诸症。

➤ 荆芥生用疏风解表，透疹止痒；炒炭凉血止血。发散而不伤气，凉血而不伤阴。其花穗称为荆芥穗，芳香辛凉，有祛风清热止痒功效。炒黑入血为芥穗炭，祛风解热兼清血分，而有止血作用。

➤ 本品炒黑以入血，可用于尿血、便血、血崩、吐血、鼻衄、牙宣，也可用于紫癜和其他出血性病症。能祛血中之风，故常用于妇科诸症，如产后发热、血晕等，也用于调经。治风先治血，血行风自灭，荆芥兼治风病、血病，故临床多以之祛风、凉血、止血、透疹。荆芥穗治急性风湿热，取其治风治血而退热止痛。

➤ 古人用荆芥穗治产后中风、血晕、下痢、鼻出血、尿血、便血和崩漏等，施今墨则用治肾结核尿血、过敏性紫癜、溃疡病黑便、久痢便血、子宫阴道出血、月经过多、产褥热，又治各种痒疹及小儿风疹、麻疹。

➤ 一般生用，止血炒炭。不宜久煎，用荆芥解表时，宜先用沸水浸泡15分钟，而后置火上煮沸3~5分钟即可。温服后，令全身微汗出为度。在用银翘散时，可先用温水浸泡他药20分钟，水煎20分钟许，再将薄荷、荆芥后入，搅匀，盖严药锅，勿使漏气，煎1~3分钟即成。

【药量】 3~10克。外用适量，用以熏洗，或捣烂或研末调敷。

【药忌】 表虚自汗、阴虚火旺者忌用。

升麻

【药原】 出《名医别录》。用根茎。

【药性】辛、甘，微寒。归肺、胃、脾经。

【药效】清热解毒，透疹化斑，升阳举陷。

【药对】

1. 升麻、葛根　升麻、葛根均入阳明，透疹发散，清解阳明。升麻合葛根，能发阳明之汗。所以，升麻葛根汤以此为主，不仅能治疗麻疹未发，或发而不透者；而且能达"火郁发之"作用。升麻、葛根以升散火郁，治疗胃虚伤冷而郁遏阳气于脾土者，可见下文"医案"。又，用治鼻渊，因其病属阳明，药能升提通窍。

2. 升麻、柴胡　升麻引阳明，柴胡引少阳，俱引生发之气上行。二药如与黄芪、人参、甘草等补益中气药同用，可治中气下陷，如李东垣补中益气汤、张锡纯升陷汤等。又，升麻、人参各6克，水煎服。治妊娠气虚转胞。（《妇科玉尺》卷2人参升麻汤）柴胡、人参治虚热，参见柴胡药对。此乃人参与升麻、柴胡配用组方升阳补气的例证。

3. 升麻、乌药　升麻清解升清，乌药理气降浊，一升一降，配伍应用治小便淋浊疼痛，并兼治偏坠。若小便前痛，乌药10克、升麻5克，加小茴香、黄柏、木通各1.5克，汉防己1克，水煎食前服。小便后痛，升麻10克、乌药5克，加黄柏、柴胡各1.5克，水煎食前服。（《赤水玄珠》卷11秘传二奇汤）今可用治前列腺炎见小便淋浊疼痛等。

4. 升麻、黄连　升麻解毒引经，黄连清心胃热，二味寒温相制，效用相使，是胃热诸证的重要配伍，内用、外治均效。如黄连1克、升麻30克，为末，绵裹含咽。用于口疮。（《本事方》）《卫生宝鉴》黄连升麻散外用治口舌生疮，方同。又，《兰室秘藏》清胃散方含此药对，内服可治胃热诸证。

5. 升麻、玄参　见"玄参"篇。

6. 升麻、枳壳　见"枳壳"篇。

7. 升麻、荆芥　见"荆芥"篇。

8. 升麻、大黄　见"大黄"篇。

9. 升麻、当归　见"当归"篇。

【方药治疗】

1. 清热解毒

（1）口舌生疮：升麻、甘草各10克，丹皮、麦冬、竹叶12克，水煎服。治伤寒口疮。（《外台秘要》卷2引《深师方》）又，《兰室秘藏》卷中清胃散，方见下。

（2）胃火齿痛：升麻3克，黄连、生地、丹皮、甘草各10克，生石膏30克，水煎服。（《兰室秘藏》卷中清胃散）《伤寒大白》卷2升麻清胃汤即前方加木通，治热在阳明血分，口渴，衄血，发斑，但渴不饮，或过食膏粱，口臭，牙疼龈烂。又，升麻、生石膏、生地、丹皮、黄连、黄芩、羌活各10克，水煎服，即加味清胃汤。或宗《证治准绳》用桃仁承气汤，治胃火齿痛，脉证俱实，一般用2剂即效。（胡天雄经验）

（3）喉闭肿痛：升麻、射干、生姜各10克，橘皮6克，水煎服。治大人小儿咽痛。（《千金要方》卷5升麻汤）又，升麻30克，玄参30克，甘草10克，水煎服。治喉闭肿

269

痛，热毒壅阻。（《类证活人书》玄参升麻汤）

（4）慢性肝炎：升麻15～45克，葛根30克，赤芍30克，甘草6～10克，水煎服。治慢性迁延性肝炎，毒热内蕴而肝功能损害较重，血清转氨酶升高。（方药中经验）此即大剂升麻葛根汤，用以解毒清热。

（5）黄疸：升麻、大黄、秦艽、山栀、龙胆草、黄芩、甘草各等分，细末，蜜丸梧子大。每服3丸，3岁以上加量。治小儿热毒，遍身发黄。（《圣惠方》卷84升麻丸）

2. 透疹化斑

（1）麻疹：葛根45克，升麻、芍药、甘草各30克，粗末。每服10克，水煎服。治麻疹未发或已发。（《局方》卷2升麻葛根汤）又，葛根、升麻、芍药、甘草、紫苏、茯苓、川芎各等分，锉散。每服15克，水煎服。治小儿麻疹，发热出疹，疑似之间，以此解之。（《婴童百问》卷10升苏散）

（2）温病发斑：升麻、玄参、葛根、甘草各等分，粗末。每服10～15克，水煎服。治外感热病发斑，隐隐不透。（《证治汇补》卷3升麻玄参汤）又，升麻10克，玄参30克，生地15～30克，赤芍10克，丹皮10克，生石膏30克，知母10克，甘草10克，水煎服。治舌绛，高热发斑，烦渴大汗等，气营两燔。（《温病条辨》化斑汤以升麻代犀角）今可用于紫癜急性发作，气营两燔。

3. 升阳举陷

（1）脾虚气陷：黄芪、人参、白术、当归各15～20克，陈皮、柴胡各10克，升麻、甘草各5克，水煎服。治脾胃内伤，气虚下陷。（《内外伤辨惑论》卷中补中益气汤）

（2）宗气下陷：生黄芪18～30克，知母10克，升麻3克，柴胡、桔梗各4.5克。治宗气下陷，短气似喘息，脉参伍不调。（《医学衷中参西录》升陷汤）

（3）火郁：升麻、葛根、羌活、独活、芍药、人参各15克，柴胡、炙甘草各10克，防风7.5克，生甘草6克，粗末。每服15克，水煎服。治发热倦乏，或骨蒸劳热，扪之烙手，因胃虚过食生冷，阳气郁遏，火郁脾土所致。（《内外伤辨惑论》卷中升阳散火汤）

（4）湿郁：升麻、柴胡、防风、猪苓、泽泻、苍术、陈皮、茯苓各6克，加姜一大片，水煎服。治湿郁在下。（《古今医鉴》卷4升阳除湿汤）

（5）泄泻：柴胡、益智仁、当归、橘皮各1.2克，升麻1.8克，甘草6克，黄芪9克，红花3克，锉碎。每服12克，水煎服。治脾虚便溏，时而泄泻，或日三四次。（《脾胃论》卷下升阳汤）

（6）脱肛：升麻、柴胡、人参、黄芪各3克，当归、白术各2.4克，黄芩、诃子、甘草1.2克，水煎服。治久病泻痢，脱肛不收。（《杏苑生春》卷7升阳举气汤）

（7）阴挺：黄芪、夏枯草各10克，当归12克，川芎6克，香附、桃仁各3克，炮姜1.5克，升麻1.2克，水煎服。治新产后阴中下物。（《医方简义》升芪益阴煎）

【外用治疗】

1. 牙痛 升麻30克，生地10克，水煎含漱。治阳明热甚牙痛。（《直指方》）又，升麻、生石膏、骨碎补各 10 克，水煎漱口。治牙周病。

2. 口疮 黄柏 3 克、升麻 6 克，细末，绵裹含之。(《外台秘要》卷 23 引《古今录验》升麻散) 又，升麻 30 克，黄连 1 克，为末，绵裹含咽。治口疮。(《本事方》)

3. 疮疽 升麻、黄芪、防风、川芎、生地、细辛各等分，剉碎。每次 30～60 克，水煎熏洗。治疮疽初起，焮肿疼痛。(《外科精义》卷下升麻渫肿汤)

4. 带状疱疹 升麻 30～50 克水煎浓汁，用纱布蘸药汁湿敷患部，保持局部湿润，禁食辛辣发物。

【药方】

1. 升麻鳖甲汤 升麻 15～30 克，炙鳖甲 30 克，当归 10 克，甘草 10 克，水煎服。治阴阳毒，面赤斑斑如锦纹。(《金匮要略》) 今用于血小板减少性紫癜、荨麻疹等。如治荨麻疹，升麻、当归、鳖甲各 12 克，川椒 20 粒，雄黄冲服 1 克，甘草 6 克，水煎服。急性者加防风、丹皮、蝉蜕；慢性者加生地、白芍、乌梢蛇。

2. 麻黄升麻汤 麻黄 10 克，桂枝 10 克，升麻 10 克，生石膏 30 克，知母 10 克，黄芩 10 克，当归 10 克，玉竹 10 克，芍药 10 克，天冬 10 克，茯苓 10～30 克，白术 10 克，干姜 10 克，甘草 6 克，水煎服。治恶寒发热，咽喉肿痛，烦躁渴饮，身体疼痛等，见有表寒里热，阴血不足之证。(《伤寒论》)

3. 清震汤 苍术 30 克，升麻 10 克，荷叶 30 克，水煎服，治清阳不升，浊阴不降之脑鸣头风。(《宣明论方》)

4. 升麻葛根汤 葛根 45 克，升麻、芍药、甘草各 30 克，粗末。每服 10 克，水煎服。治伤寒、中风、瘟疫，发热恶寒，头疼身痛，目疼鼻干，或治麻疹初起未透。(《局方》卷 2)

5. 清胃散 升麻 3 克，生石膏 30 克，黄连 10 克，生地 10 克，甘草 10 克，水煎服。治胃热牙痛、口疮。(《兰室秘藏》卷中)

【医案】

➤ 一人素饮酒，因寒月哭母受冷，遂病寒中，食无姜、蒜不能一啜。至夏酷暑又多饮水，兼怀怫郁。因病右腰一点胀痛，牵引右胁上至胸口，则必欲卧。发则大便里急后重，频欲登圊，小便长而数，或吞酸，或吐水，或作泻，或阳痿，或厥逆，或得酒少止，或得热稍止。但受寒食寒，或劳役，或入房，或怒或饥，即时举发。一止则诸证泯然，如无病人，甚则日发数次，服温脾、胜湿、滋补、消导诸药，皆微止随发。时珍思之，此乃饥饱劳逸，内伤元气，清阳陷遏，不能上升所致也。遂用升麻葛根汤合四君子汤，加柴胡、苍术、黄芪煎服，服后仍饮酒一二杯助之，其药入腹则觉清气上行，胸膈爽快，手足和暖，头目精明，神采迅发，诸证如扫。每发一服即止，神验无比。若减升麻、葛根，或不饮酒，则效便迟。大抵人年五十以后，其气消者多，长者少；降者多，升者少；秋冬之令多，春夏之令少。若禀受弱而有前诸证者，并宜此药活法治之。(《本草纲目》卷 13)

➤ 季幼，丹痧兼见咽痛，仲景用升麻鳖甲汤，今去其温药加利咽之品。升麻，鳖甲，玄参，赤芍，银花，连翘，板蓝根，山豆根，马勃，牛蒡子，挂金灯，生甘草。另，土牛膝 30 克煎汤，漱口。（《章次公医案》丹痧门）

【医家经验】

颜德馨用升麻　升麻能升能补，清热解毒，虚实皆可应用。

（1）善治功能低下类疾患：升麻配黄芪治内脏下垂、胃张力低下、胃黏膜脱垂、肠排空加速、脱肛等。配桔梗、甘草治声带闭合不全，配赤芍、桃仁、丹参治慢性咽炎，与贯仲炭、苎麻根合用治功能性子宫出血，加蚕茧壳、韭菜子治遗尿。

（2）能治血象偏低的各种血证：化疗、放疗引起的粒细胞缺乏症，升麻与西洋参、鸡血藤、虎杖同用。治血小板减少症，与阿胶、当归、黄芪、大枣同用。血象低而高热，可以升麻加清热凉血药，既有退热之效，又可提高血象。

（3）对老年消化不良和泌尿系病症有效：升麻配苍白术治气虚湿阻的脾胃病，升清降浊。与穿山甲、王不留行、益母草、莪术同用，治前列腺肥大、前列腺炎。

（4）治眩晕清阳不升者：每以升麻、黄芪同用，升阳而不伤气，益气而不壅滞，可选清暑益气汤、补中益气汤等方出入，并佐以川芎、红花、葛根、丹参等活血化瘀之品。此外，升麻具解毒之功，古人云其可代犀角。临床上用治时邪高热等，升麻领清热解毒药，独具殊功。（《颜德馨临证经验辑要》）

【前贤论药】

《医学启源》：若补其脾胃，非此为引用不能补……其用有四：手足阳明引经，一也；升阳气于至阴之下，二也；阳明经分头痛，三也；去风邪在皮肤及至高之上，治四也。

《本草纲目》卷 13 引李杲：引葱白散手阳明风邪，引石膏止阳明齿痛，人参、黄芪非此引之不能上行。

《本草汇言》：此升解之药，故风可散，寒可祛，热可清，疮疹可解，下陷可举，内伏可托，诸毒可拔。

【方药效用评述】

➤ 升麻归肺、胃、脾经。清热解毒，透疹化斑，升阳举陷。性寒清热，味辛辛散，甘缓止痛，苦能降泄。辛寒散表热以消斑疹，苦寒清里热以泻火毒。生用透疹、解毒，治热毒时疫，高热斑疹、口舌生疮、咽喉肿痛、疮疡痈疽等。炙用升阳、举陷、止泻、止带，主治脾虚气陷之泄泻、带下、脱肛、阴挺等。

➤《名医别录》：升麻解百毒，辟瘟疫瘴气，时气毒疠。《肘后方》以蜜煎升麻，时时食之，并以水煮升麻绵蘸拭洗之，治豌豆斑疮。而王方庆《岭南方》用升麻、犀角、大黄、栀子等制成七物升麻丸，用以辟瘴。可见金元以前诸家均以此为清热解毒上品。

➤ 升麻清解透疹托毒，同时有解毒凉血作用，故可用于麻疹未透者。如和化斑汤同用，以升麻代犀角，则有清营化斑之效。故朱肱《类证活人书》言"瘀血入里吐血衄血者，犀角地黄汤乃阳明经圣药，如无犀角以升麻代之"。以升麻能引生地等药同入阳明。

➤ 升麻善清阳明热毒，凡牙痛、口疮、咽肿、痄腮、鼻渊等均可用之，常以清胃散、普济消毒饮应用。阳明头痛以前额眉棱为甚，常配以葛根、白芷，有热者升麻配生石膏。

➤ 升麻能引黄芪、人参、甘草等甘温药上行，充实腠理，使阳气得卫外而固，如补中益气汤。又，湿郁、火郁不解，阳气郁遏而病者，升麻常和柴胡、葛根、防风、羌活等祛风解散药配合以外泄，如火郁汤、升阳散火汤等。

➤ 其升清作用，与下气药或滋润药配伍，升降气机可治肠痹便秘。与下气药配，如升麻、枳壳，升麻、槟榔；与滋润药配，如升麻、牛膝，升麻、当归，多见通幽汤、济川煎等方。

【药量】升阳，透疹，5～10克；解毒，凉血，大量，30～45克。清热解毒透疹，生用；升阳举陷，蜜炙用。

【药忌】阴虚火旺、肝阳上亢者忌用。麻疹已透者忌用。

ᘒ 葛根 ᘒ

【药原】出《神农本草经》。用根。

【药性】辛、甘、平。归脾、胃经。

【药效】解肌清热，活血通络，生津止渴，升阳止泻。

【药对】

1. 葛根、桂枝　葛根入阳明，桂枝入太阳，均可解肌发表，相须为用可治太阳阳明中风，恶风汗出、项背强痛者，是《伤寒论》桂枝加葛根汤主药。二药一用枝，横通上肢、肩、肘；一用根，直达头项、背部，均能活血通络，祛风祛瘀。合用则可用于颈项、肩背、上肢强直疼痛、酸胀麻木等，如颈椎病、肩周炎、风湿性关节炎，以及颈动脉痉挛、缺血等。

2. 葛根、豆豉　葛根解肌发表，升阳透疹，能升陷能散热；豆豉宣透退热，解郁除烦，可内解可外透。两味合用以相须相使，治伤寒发热，天行时病，初起头痛脉洪者。《圣惠方》治时气头痛壮热，用生葛根洗净，捣汁一大盏，入豆豉一合，水煎去渣分服，汗出即瘥，未汗再服。若心热加山栀。可见其发汗解表功效。有内热或已入里则加山栀，即合栀子豉汤用以表里双解。热病劳复身痛，天行壮热，用葛根、豆豉、葱白，有汗出即愈。《外台秘要》卷3引《延年秘录》用葛根、生地、豆豉为散服，可预防热病。综上，此法是唐宋防治热病解肌发汗退热之常法。

3. 葛根、丹参　葛根活血通络，生津止渴；丹参活血化瘀，通脉凉血。二味相合用于消渴瘀热者，是祝谌予用治糖尿病血瘀证的常用药对。他说："糖尿病患者多见血瘀证，血糖黏度增高，血液循环不畅，可用葛根、丹参，二药相伍既可生津止渴，又可通脉活血，使气血流畅，可提高降血糖的疗效。"又，葛根、红花用治冠心病，组成葛红汤（葛根、红花、羌活、菊花等），也是葛根用于活血通脉的主治。值得推荐的是，葛根可用于目今之"四高症"，即高血糖、高血压、高血脂、高尿酸，唯配伍不同，各有侧重而已。如高血压，用葛根、钩藤或地龙；高血脂，葛根、生山楂水煎服；高尿酸症，葛根水煎代茶饮，可防痛风复发，并可合四妙丸治疗高尿酸引起的痛风性关节炎。糖尿病血瘀证可用葛根、丹参，在临床上，配合黄芪、生地，玄参、苍术，组成3个药对，是施今墨等治此病的基本处方。

4. 葛根、人参 葛根生津止渴，人参补气生津，是治疗消渴的常用对药。在《仁斋直指方》《万病回春》玉泉丸中均有此二味。又如葛根60克、人参30克，为末，每10克，入蜜慢火熬，含化咽津。治消渴引饮。（《圣济总录》卷58人参煎）此外，葛根15克、黄芪30克，水煎服，治酒郁内热。（《证治汇补》卷3黄芪葛根汤），也可用于消渴而效。又，葛根10克，当归10~15克，水煎服，治阳明温暑时证，大热大渴，津液干枯。

5. 葛根（葛花）、枳椇子 葛根（花）辛、甘、平，主消渴，呕吐，解诸毒。枳椇子又名泡枣，甘，平，利大小便，去胸膈热，主烦渴、呕吐。二药相配，历来被作为解酒毒佳品。如葛根90克（如有葛花更佳），枳椇子20克（捣碎），水煎频饮2小时，治酒醉，人渐醒。葛根须大量用，量小则力不能及。参本篇"医家经验"。

6. 葛根、天花粉 见"天花粉"篇。

7. 葛根、升麻 见"升麻"篇。

8. 葛根、茅根 见"茅根"篇。

【方药治疗】

1. 解肌清热

（1）伤寒：葛根30~60克，桂枝、白芍各10克，生姜5片，大枣6枚，水煎服。治太阳病见项强，汗出恶风，脉浮。（《伤寒论》桂枝加葛根汤）上方再加麻黄，治太阳病见项强，无汗恶风，脉浮。（《伤寒论》葛根汤）又，葛根12克，麻黄3克，芍药、黄芩、甘草各6克，大枣12枚，水煎服。治伤寒温病三四日不解，脉浮。（《千金要方》卷9解肌汤）又，葛根、羌活、防风、白芷各10克，水煎服。治阳明身热无汗，恶寒头痛身痛。（《症因脉治》卷2干葛羌活汤）

（2）伤寒发热：葛根60~100克，豆豉10~20克，水煎服。治数种伤寒，天行时气，初起发热头痛，脉洪实。如捣生根汁尤佳。（《本草纲目》卷18引《伤寒类要》）

（3）麻疹：葛根45克，升麻、芍药、甘草各30克，粗末。每服10克，水煎服。治伤寒、中风、瘟疫，发热恶寒，头疼身痛，目疼鼻干，或治麻疹初起，已发未发。（《局方》卷2升麻葛根汤）

（4）小儿外感发热：葛根、茵陈、藿香各10~15克，每隔6小时1剂，每剂煎20分钟。（赵仲薇经验方）

（5）发热倦乏：升麻、葛根、羌活、独活、芍药、人参各15克，柴胡、甘草各10克，粗末。每服15克，水煎服。治发热倦乏，或骨蒸劳热，扪之烙手，因胃虚过食生冷，阳气郁遏，火郁脾土所致。（《内外伤辨惑论》卷中升阳散火汤）

2. 升阳止泻

（1）热泻：葛根30克，黄连、黄芩、甘草各10克，水煎服。（《伤寒论》葛根芩连汤）

（2）外感风泻：煨葛根 30 克，防风 15 ~ 30 克，水煎服。治恶风发热头痛，泻下水谷，或下清水。（《症因脉治》卷 4）

（3）慢性泄泻：人参 7.5 克，木香 6 克，甘草 3 克，白术、茯苓、藿香、葛根各 15 克，粗末。每服 15 克，水煎服。治脾虚吐泻而渴。（《小儿药证直诀》卷下白术散）又，煨葛根 20 ~ 30 克，白术、党参、茯苓各 10 ~ 20 克，甘草 10 克，水煎服。治慢性泄泻，日行 2 ~ 3 次，并见口渴。

3. 生津止渴

消渴：葛根、麦冬、五味子各 15 克，生地、天花粉各 30 克，粗末，每服 10 克，粳米 100 粒，水煎包服。（《仁斋直指方》卷 17 玉泉散）又，《万病回春》卷 5 玉泉丸治上消，渴欲饮水而食少。见本篇"药方"。

4. 活血通络

（1）头痛：葛根、蒺藜各 30 克，地龙 12 克，加入辨证方中。用于风热、肺热、阴虚内热，肝肾不足者为宜。（章亮厚经验）

（2）颈椎病、肩凝症：葛根 30 ~ 60 克，桂枝、白芍各 6 克，生姜 3 片，大枣 6 枚，水煎服。或可加当归、川芎等。又，愈风宁心片（葛根制剂），每服 5 片，日 2 次。

（3）治颈性眩晕：生黄芪、葛根各 30 克，天麻、钩藤、山萸肉、菊花、川芎、白术各 20 克，半夏、五味子、桂枝、白芍各 12 克，甘草 6 克，水煎服。（杨干卿经验方）

（4）突发性耳聋：葛根 30 ~ 60 克，石菖蒲 6 ~ 12 克，川芎 10 ~ 30 克，水煎服。

（5）慢性鼻窦炎：葛根 30 克，桂枝、白芍各 6 克，生姜 3 片，大枣 6 枚，水煎服。鼻塞重加辛夷，涕黄黏加鱼腥草。（中医杂志，1999，5：262）

（6）汗出偏沮：葛根 30 ~ 60 克，如见于半身不遂，可加入补阳还五汤方中。

（7）心律失常：葛根 20 ~ 60 克，水煎服，用治病毒性心肌炎所致者。（中医杂志，1999，4：198）

（8）高血压病：葛根 30 克，槐米 15 克，茺蔚子 15 克，水煎服。

5. 改善代谢内分泌

（1）高脂血症：葛根、生山楂各 30 克，水煎服。可加红景天、绞股蓝各 30 克。也可用葛根、生山楂等分研末，每服 10 ~ 12 克，沸水泡，代茶饮。

（2）高尿酸症：生葛根 50 ~ 100 克，水煎服，可预防痛风发作。又，生葛根 50 ~ 100 克，苍术、黄柏、牛膝各 15 克，生薏苡仁 30 ~ 50 克，水煎服，治痛风。

（3）更年期高血压：生葛根 50 ~ 100 克，淫羊藿 60 克，仙茅 60 克，水煎服。

（4）黄褐斑：葛根、冬瓜皮各 30 克，泽兰 10 克，水煎服。治面部黄褐斑，颈腋部皮肤粗糙变厚（如多囊卵巢综合征之棘皮征），痰凝血瘀所致者。（柴松岩经验方）

（5）酒醉：葛根捣汁，服一升瘥。治干呕不止。《肘后方》）又，生葛根汁饮 2 升。治酒醉不醒，取醒止。（《千金要方》卷 25）又，干葛花研末，每服 6 克，昏迷者予鼻饲。治急性酒精中毒。又，《脾胃论》卷下葛花解醒汤，见本篇"药方"。

【药方】

1. 桂枝加葛根汤　葛根 30~60 克，桂枝、白芍各 10 克，生姜 5 片，大枣 6 枚，水煎服。治太阳病见项强，汗出恶风，脉浮。(《伤寒论》)

2. 葛根汤　葛根 30~60 克，麻黄、桂枝、白芍各 10 克，生姜 5 片，大枣 6 枚，水煎服。治太阳病见项强，无汗恶风，脉浮。(《伤寒论》)

3. 葛根芩连汤　葛根 30 克，黄连、黄芩、甘草各 10 克，水煎服。治急性腹泻见热证。(《伤寒论》)

4. 白术散　人参 7.5 克，木香 6 克，甘草 3 克，白术、茯苓、藿香、葛根各 15 克，粗末。每服 15 克，水煎服。治脾虚吐泻而渴。(《小儿药证直诀》)今名七味白术散。

5. 玉泉丸　天花粉、葛根、黄连、知母、生地、麦冬、五味子、人参、乌梅、甘草、当归各等分，研末。先将人乳汁、牛乳汁、甘蔗汁、梨汁、藕汁加入蜂蜜 750 克，煎熬成膏，然后将各药末加入前膏，蒸熟。每服 30 克，日 3 次。治上消，渴欲饮水而食少。(《万病回春》卷 5)

6. 升麻葛根汤　葛根 45 克，升麻、芍药、甘草各 30 克，粗末。每服 10 克，水煎服。治伤寒、中风、瘟疫，发热恶寒，头疼身痛，目疼鼻干，或治麻疹已发未发。(《局方》卷 2)

7. 柴葛解肌汤　柴胡、葛根、黄芩各 15~30 克，芍药、羌活、白芷、桔梗各 6~10 克，甘草 3~6 克，姜 3 片，枣 2 枚，水煎服。治外感风寒，邪已化热，病在三阳，发热较甚，头痛肢疼，目痛鼻干。(《伤寒六书》卷 3)

8. 葛花解醒汤　葛花、白蔻仁、砂仁各 15 克，神曲（炒黄）、泽泻、干生姜、白术各 6 克，陈皮、人参、猪苓、茯苓各 4.5 克，木香 1.5 克，青皮 1 克，细末。每服 10 克，水煎服。治饮酒过多，呕吐痰涎，心神烦乱。(《脾胃论》卷下)

9. 三根汤　葛根、茅根、芦根各 30 克，水煎代茶饮。治外感风热，咽痛咳嗽，发热烦渴等。(祝谌予经验方)

【医案】

葛根芩连汤为常用经方，由葛根、黄芩、黄连、炙甘草组成。据姚荷生经验，葛根是阳明经药，本方是阳明经脉方。阳明之上，燥气主之，病因是风燥。其主症是前额痛连后项，目痛鼻干，苔白或薄黄，舌偏红或正常，脉浮。临床应抓住病因、病位、主症，用本方而效，是异病同治。以下录伍炳彩用葛根芩连汤之案。

➤ 王某，男，34 岁，西医师，1970 年 9 月 4 日初诊。自诉患鼻炎多年，每因受寒发作加剧，现症前额痛以胀痛为主，后项不适，流鼻涕，鼻干燥，口或渴，饮食二便如常，舌苔微黄，脉弦，两寸浮。用葛根芩连汤合四逆散加牡蛎、吴茱萸，初服 3 剂，额痛明显减轻，连服 15 剂，前额痛消失，鼻涕大减。以后也屡有发作，即自服上方，疗效均好。用上方治疗其他类似病人，也取得佳效。

➤ 胡某,女,30 岁,农民。自诉经常鼻出血,尤以晚上睡着后为多,屡服药疗效不佳,遂于 1988 年 5 月 24 日初诊。除鼻衄外,常鼻干鼻燥,前额痛,后项不适,寸脉浮,余无明显异常。遂葛根芩连汤加白茅根、焦栀仁,服 5 剂鼻血停止,再服 14 剂,前额痛也除,未再复发。

➤ 朱某之母,80 岁。患肺源性心脏病多年,近来感冒之后又发热,口渴欲冷饮,咳嗽痰黄,气喘,动则加剧,心慌胸闷,面红,前额不适,纳减,大便黄,小便黄,苔薄黄,舌红,脉弦数有间歇,两寸脉浮。投以葛根芩连汤合宣痹汤(射干、郁金、枇杷叶、通草),3 剂热退,胸闷心慌气急减轻,再服 5 剂,病近期控制。

➤ 舒某,女,67 岁,1986 年 7 月 24 日初诊。前日外出,归途中逢下大雨,躲避不及,在大雨中走了几分钟。久未下雨,一下雨地面热气很重,回家后即感两脚无力,第二天竟不能起床,不能走路,二便均需人接,脚不痛,但觉无力,口渴,有汗,全身无力,脉濡寸旺。初用李氏清暑益气汤加味 3 剂,症不见减。后思治痿独取阳明,加之患者前额痛,后项不适,咽用葛根芩连汤加白鲜皮、地肤子,服 5 剂,能起床走路,但不稳,连续服 50 余剂,康复如初。

➤ 熊某,女,40 岁,1989 年 5 月 27 日初诊。经常头昏头痛,前额不适,后项不舒,咽喉常痛,心烦脾气急,睡眠不好,口或渴,纳可,多食则胀,口苦,大便如常,小便黄,月经稍提前,量偏多,色红,经期时上症加重。曾在市某医院住院治疗,无效,乃来诊。切其脉,两寸浮;苔白,舌红;咽喉充血。遂用葛根芩连汤合银翘马勃散,连续服用,病逐渐减轻,服至春节前病愈,上班恢复工作。

➤ 同事李某之外甥,7 岁,1989 年 12 月 7 日初诊。素每晚睡后即出汗,全身均有汗,醒后汗止,平时喜喝水,纳可,大便偏干,小便如常,苔白,舌红,脉濡。初用当归六黄汤,连服 14 剂,无效。后询知其有鼻炎,前额不适,脉濡两寸微浮,遂用葛根芩连汤加牡蛎,初服 7 剂,症大减,再用 7 剂,盗汗停止。

➤ 林某,男,4 岁,8 月间突然发热,呕吐泄泻,日夜数十次,口渴欲饮,饮即吐,泻下初似木槿花状,后为清水,体温 39℃,苔白。予葛根芩连汤加陈皮、竹茹、益元散、法半夏、生姜,1 剂热减,吐泻较瘥,3 剂痊愈。

➤ 伍某,男,30 岁。痢下里急后重,肛门灼热,有脓血,伴发热、口渴、纳差,苔薄黄,舌红,脉浮数。用葛根芩连汤加薄荷、槟榔、山楂、枳壳,3 剂症大减,继服病愈。

➤ 程某,女,50 岁,1995 年 6 月 12 日初诊。因颈项不适医院诊断为颈椎病,先用牵引,后用中药治疗不效而来就诊。询知除颈项不适外,还有前额不舒,脉浮,苔白,舌偏红。用葛根芩根汤加天花粉,先服 5 剂,症状大减,再服 10 余剂,颈痛消失。

➤ 吴某,女,18 岁,因双侧眼睑下垂,影响视力,先求诊于西医,诊断为重症肌无力(眼肌型),服用新斯的明无效,服中药亦无效,而从弋阳来南昌求诊。除上症外,还伴有前额、后项不适,苔白,舌红,脉浮。用葛根芩连汤加蒺藜、钩藤,连服 50 余剂,病愈。(《经方临床运用:第 2 辑》)

【医家经验】

1. 张仲景用葛根 仲景用葛根凡四方。太阳中风见项背强几几,用桂枝加葛根汤;太阳和阳明合病,自下利者,用葛根汤;太阳和阳明合病,不下利但呕者,用葛根加半夏汤;太阳病利遂不止者,用葛根芩连汤。可知葛根用于太阳中风见项背强几几和内热下利者。用葛根解肌,可协助麻、桂发汗退热,治在表之邪引起的项背强几几,并可合芩、连清胃肠热,而治下利、泄泻。

2. 刘渡舟用葛根汤

(1) 凡疼痛强急的部位在颈项或颈项附近,分部在太阳、阳明经,见口中和、舌苔润,无汗,即用葛根汤。即使没有典型的恶寒、发热等麻黄汤证也可用之。即使是高血压病、冠心病,只要有颈项强痛,方证是葛根汤证即用之。不少患者在高血压病的症状中多伴有头痛、颈项强硬,遇此可用葛根汤。该方虽有麻黄、桂枝发散,容易动阳,但与葛根辛凉配伍,则可疏通经脉,再与芍药、甘草配伍,则善解除经脉血管痉挛。因此,高血压病并不禁用葛根汤。

(2) 用葛根汤治肩背拘紧疼痛。肩背与太阳经脉有关,凡是肩背痛,舌不红,苔白润、无汗者,辄用葛根汤。

(3) 用葛根汤治疗强直性脊柱炎表现为葛根汤证。此病疼痛主要发生在髋关节与骶骨,虽无颈项强痛等葛根汤证的特征性表现,但病变在足太阳膀胱经,如口中和,不渴,舌不红,苔白滑,无汗者,则为寒邪凝滞太阳经脉,就可用葛根汤发散风寒,解经脉、肌肉挛急疼痛而治疗此病。

(4) 根据葛根汤中葛根善于解肌,芍药、甘草善于解痉挛,麻黄、桂枝善于发散风寒而止痛的特点,常用本方治疗神经痉挛性疾病,如眶上神经痉挛之眼睑痉挛。

(5) 用葛根汤治疗运动神经元损伤之肌肉萎缩、肢体疼痛。这种病肌肉萎缩而疼痛明显,葛根汤解肌肉凝滞而止痛,故用之。

(6) 葛根汤的煎服多遵守仲景的煎服法。用葛根汤时,强调先煎麻黄、葛根,去上沫,然后再纳诸药。如此可以缓麻黄、葛根辛散之性,防止发汗力太强,汗出过多。又可减弱麻黄走散之性,避免药后心悸、心烦、头晕等副作用。

(7) 关于麻黄及其他各药的用量,刘渡舟认为葛根汤不是麻黄汤加葛根,而是桂枝汤加麻黄、葛根而成。如果用麻黄汤加葛根,麻黄汤发汗力强,如再加葛根,则升阳发表作用更强,恐怕汗出太多。用桂枝汤加麻黄、葛根,则既可发散风寒而解肌,又可因其中的芍药、甘草、大枣滋阴血、护胃气而缓经脉之急,不会造成过汗伤津。刘渡舟用葛根汤时麻黄的用量特别谨慎,只用 3 克或 4 克,而葛根常用 14～16 克,桂枝、芍药常用 12 克,有时用 14 克。(《刘渡舟＜伤寒论＞讲稿》)

3. 徐景藩用解醒法 解醒法专治饮酒所伤,李东垣《脾胃论》葛花解醒汤,"治饮酒太过,呕吐痰逆,心神烦乱,胸膈痞塞,手足战摇,饮食减少,小便不利"。由于酒性辛热有毒,不仅酒后即可发病,甚而积毒内留,祸害诸多脏腑。

（1）胃病参用解醒：胃脘痛或痞胀（胃、十二指肠炎症及溃疡）是内科常见疾患。酒食不节、饮酒过多，亦属病因或诱发因素之一。患者往往有本虚标实、寒热兼夹等特点，常法治疗有时效果不甚满意。每于辨证方中参用解醒之品，并嘱患者戒酒勿饮，症情大多好转，病理改变也得以相应改善。

临床上主要掌握几点：①饮酒引发，病程在 2 个月之内，胃脘痞胀疼痛者，参用解醒治法。②一般均用葛花 10 ~ 15 克，曾饮白酒量多者加枳椇子 10 ~ 15 克，用药 10 ~ 20 日，常配以茯苓、泽泻。③伴有胸骨后下方、剑突部痛胀，食后尤甚，因饮酒所伤，检查见食管下端、贲门部有炎症者，在辨证施方中加葛花、枳椇子，药液浓煎，取其 1/2 饮之，1/2 另调入藕粉糊中，卧位服下，服后转侧左右，再仰卧不少于 30 分钟。如晚间服药，服后即睡效果更好。

（2）肝病参用解醒：急、慢性肝炎不论有无黄疸，凡起病或复发因于饮酒所伤，症状较显著，脘胀痞满隐痛，食欲不振，肝功能不正常，可参用解醒法，以助祛邪。解醒法对饮酒所伤之肝炎，具有洗肝、清肝作用。葛花甘凉，不仅入胃，亦入肝经。曾诊治多例慢性活动性肝炎患者，症状持续存在，肝功能异常，迟迟不复正常，询知由于饮酒过多诱发，在辨证方中参用葛花 10 ~ 15 克，连服 1 个月，症状迅见改善。另有因农药中毒导致慢性肝功能损害患者，胆红素增高，经中西医多种治疗效果不著，虽无过度饮酒史，亦在辨证方中参用葛花、生甘草，症状改善，胆红素降至正常，肝功能恢复良好。有的随访三五年，复查均正常。农药及某些药物属于化学性毒物，虽非"醒毒"，却同属"毒"物，既已有损于肝，解醒之品亦能祛其毒，此亦活法巧用之例。（《徐景藩脾胃病临证经验集粹》）

4. 余国俊用加味柴葛解肌汤　小儿感冒客寒包火，恶寒渐轻，身热增盛，肢楚鼻干，神倦烦躁者，疏散风寒，清透里热，加味柴葛解肌汤主之。

柴胡 25 克，葛根 30 克，白芷 10 克，羌活 10 克，生石膏 30 克，桔梗 10 克，甘草 5 克，白芍 15 克，黄芩 10 克，青蒿 15 克，仙鹤草 30 克，生姜 10 克，大枣 10g。方中羌活、生石膏、柴胡、葛根四味药必须用。羌活用 3 ~ 10 克，生石膏 30 克以上，两者比例为 1 : 5 至 1 : 10。柴胡不少于 25 克，葛根不少于 30 克，其余药物用常规剂量。高热达 40℃，虽未惊厥亦加钩藤、地龙各 10 克，清热凉肝，预防惊厥。若已惊厥，再加全蝎 5 克。煎服方法：冷水浸泡半小时，中火煮沸后，小火煮 20 分钟，只煮 1 次，得药液 400 ~ 600 毫升，分 6 次服；2 小时服 1 次（此为 6 岁及以上小儿药量，6 岁以下酌减）。热退尽，不必尽剂，若高热未退尽时可续服 1 剂。

【前贤论药】

《医学启源》：除脾胃虚热而渴，又能解酒之毒。

《本草纲目》卷 18 引王好古：气平味甘，升也，阳也，阳明经引经药也。

《本草纲目》卷 18 引徐用诚：葛根气味俱薄，轻而上行，浮而微降，阳中阴也。其用有四：止渴一也，解酒二也，发散表邪三也，发疮疹难出四也。

《本草纲目》卷18：麻黄乃太阳经药，兼入肺经，肺主皮毛。葛根乃阳明经药，兼入脾经，脾主肌肉。所以二味皆轻扬发散，而所入迥然不同也。

《医学入门》：浮而微降，阳中阴也，足阳明经药。善解肌发汗，目痛鼻干，身前大热，烦闷欲狂，头额痛者阳明证也，可及时用之。

《伤寒附翼》：要知葛根秉性轻清，赋体厚重，轻可去实，重可镇动，厚可固里。一物而三美备，然唯表实里虚者宜之，胃家实者非所宜也。

《本草备要》：葛根辛、甘，性平，轻扬升发，入阳明经，能鼓胃气上行，生津止渴，兼入脾经，开腠发汗，解肌退热，为治脾胃虚弱泄泻之圣药。

《药征》：葛根主治项背强急也，葛根汤及桂枝加葛根汤皆足以征焉。

【方药效用评述】

➤ 太阳表邪化热将转阳明之时，解表退热的关键即在葛根。其作用为清热解肌，止渴除烦，用治发热不恶寒，或微汗出而喘渴者。前贤有云，葛根通行足阳明经（张元素），乃阳明经药（李时珍）。或配伍麻黄、桂枝，如仲景葛根汤、桂枝加葛根汤；或配伍豆豉，是当时治热病解肌发汗退热之常法，见于唐宋时期方书，如《外台秘要》《圣惠方》等。

➤ 葛根其气轻浮，鼓舞胃气上行，生津液，又解肌热，治脾胃虚弱泄泻之圣药。用于湿热泄泻，则配黄连、黄芩，如仲景葛根芩连汤；治脾虚泄泻，则配白术、党参、茯苓等，如七味白术散。

➤ 葛根和天花粉、黄芪、人参、麦冬、石膏等同用，益气养阴，清热止渴，主要用于消渴。如《万病回春》玉泉丸、《仁斋直指方》玉泉散等。现代医家常以葛根、丹参同用，治糖尿病见血瘀者。古代用本品（或用葛花）以解酒毒，现代用于"四高症"和妇女雌激素下降引起的更年期高血压病，均和其含有黄酮而能改善代谢和内分泌病理状态有关。

➤ 葛根不仅能解肌发表，大量用还可活血通络，治头、颈、鼻、耳病有瘀血阻络而不通者。亦可用于半身汗出之偏沮，也是活血通络之用途。

➤ 葛花甘平，《名医别录》："消酒，同小豆花干末酒服，饮酒不醉也。"李时珍："肠风下血。"（《本草纲目》卷18）

【药量】 10～15克，大量60～120克。解肌退热、透疹、止渴生用，升阳止泻煨用。

【药忌】 胃寒慎用，表虚汗多忌用。

第三节　凉解药

◦ 桑叶 ◦

【药原】 出《神农本草经》。用桑树的叶。初霜后采收，称为霜桑叶；冬至后采收者为冬桑叶。

【药性】 甘、苦，寒。归肺、肝经。

【药效】疏散风热，清肝息风，清燥救肺，止汗，止血，生发。

【药对】

1. 桑叶、菊花　二味甘寒，疏风清热，清利头目，功用相近，可用治头痛、眩晕、目赤肿痛流泪、鼻痒流涕、耳痛流脓、咽喉肿痛、口眼歪斜等，由风热上扰或肝火上炎、肝阳上亢所致者。疏风清热，辛凉解表，治外感风热者，常合连翘、薄荷、金银花等，即桑菊饮、翘荷汤法。又，二味均入肝经，故可相配以清肝，配天麻、石决明、龙骨、牡蛎等平肝潜阳，治肝阳上亢；配蒺藜、龙胆草、连翘等，清肝泻火，治肝火上炎者，如施今墨龙胆蒺藜汤。

2. 桑叶、桑白皮　桑叶用叶，桑白皮用根皮，相配以用，是为一药二部同用。桑叶轻清宣散，疏风清热，清肝降火，宣肺止咳。桑白皮甘寒性降，清肺热，泻肺利水，平喘止咳。二药配伍，一宣一降，宣降相宜。凡风热咳嗽而又肺热者，咳嗽痰黏色黄，胸闷不畅，恶风发热等用之有效。如《重订通俗伤寒论》桑丹泻白散，治咳则胁痛而咯血者。今常用治急性支气管炎、支气管扩张或支气管哮喘合并感染以及肺脓疡等，还可用治消渴，有清肺止渴作用。

3. 桑叶、桑枝　桑叶疏风解表，桑枝通络止痛。二药同用，配合用治关节痹证，身痛酸楚，不论风湿、寒湿、湿热、风热均可。又可用于中风半身不遂，以及外感风热表证后热退邪去之身痛肢楚，为表里兼治、新久同治之法。又，因桑叶凉血平肝，桑枝通达脉络之功，还可用于肝风眩晕目暗、半身不遂者。

4. 桑叶、桑寄生　桑寄生补益肝肾，桑叶清肝疏风，一药两部相配，用治肝肾不足，肝热内盛、肝风内动，眩晕头痛者。今常用治高血压病、高血糖症、高脂血症，所谓"三高"症。

5. 桑叶、杏仁　桑叶疏风散热，清热润燥；杏仁宣肺止咳，化痰平喘。二药相配，清热润燥宣肺，作为各方主要成分，如桑杏汤治秋燥咳嗽，清燥救肺汤治燥热咳喘等。在临床上，可遵陈平伯《外感温病篇》之法，灵活加减应用："风温证，身热畏风，头痛咳嗽口渴，舌苔白，邪在表也，当用薄荷、前胡、桔梗、杏仁、贝母之属。"二药配菊花、薄荷、桔梗、芦根，即桑菊饮加味，治风热咳嗽。再者，在药对上，再加阿胶、枇杷叶，以阿胶宁络止血，枇杷叶下气降逆。如此二组药对，则成清燥救肺汤方，用治肺燥热盛，咳嗽咯血者，如支气管扩张、肺结核等。若治渗出性胸膜炎，则去阿胶，加冬瓜子、甜瓜子、橘叶、旋覆花等。

6. 桑叶、羌活　桑叶疏风清热治风热，羌活疏风散寒治风寒。在临床上，对风寒、风热不明显而难以寒热解表时，可用桑叶、羌活配伍，解表清热、表里双解。对外感病根据具体情况，施今墨有七清三解、七解三清之论，风热重则七清三解，风寒重则七解三清，分别施治。又，施今墨用桑叶、羌活、独活配伍，治周围性面神经麻痹，可配蝉蜕、僵蚕等同用。

7. 桑叶、丹皮　桑叶甘苦轻清，清泄少阳气热；丹皮苦辛凉泄，清泄肝胆血热，为叶天士常用之法。二味合用泄肝，在治肝胃不和方中代柴胡、黄芩。华岫云按语云："若四君、六君、异功、戊己（补土），则必加泄肝之品而用桑叶、丹皮者。（《临证指南医案》卷3 木乘土）"具体方法可见本篇"医案"。又，颜亦鲁治新感寒热往来，不宜柴胡辛散者，也仿叶氏而用桑叶、丹皮代柴胡。他如血家新感与经期寒热，也可用此法，防止热入血室。盖桑叶清凉，善入血分，携邪外出，轻以去实，微汗而解。程门雪泄肝汤用二味为主，配陈皮、半夏、菊花、钩藤等，治肝阳上亢，痰火上扰者。

8. 桑叶、竹茹、丝瓜络　见本篇"医家经验"。

【方药治疗】

1. 疏散风热

（1）外感风热：桑叶10克，菊花10克，薄荷6克，连翘10克，桔梗10克，甘草10克，芦根30克，水煎服。治太阴风温，但咳，身不甚热而微渴。是辛凉轻剂。（《温病条辨》卷1 桑菊饮）又，桑叶10克，菊花10克，薄荷6克，连翘10克，桔梗10克，甘草10克，百部10～20克，紫菀10～20克，白前10克，荆芥10克，陈皮10克，芦根30克，水煎服。治外感风热，咽痒咳嗽。（祝谌予经验方桑嗽汤）也可治感燥而咳。

（2）风热咳嗽：桑叶、杏仁、沙参、川贝、半夏、前胡、薄荷各60克，苏子45克，橘红30克，薏苡仁90克，甘草15克，为末。石斛30克、谷芽60克，煎汤泛丸，如梧子大。每服10～12克，日2次。治风热咳嗽，痰多色黄，口舌干燥。（《饲鹤亭集方》宁嗽丸）又，桑叶、枇杷叶、杏仁、川贝、知母、竹茹、山栀炭各10克，苏叶6克，芦根18克，薄荷、黄芩、荷梗各3克，水煎服。治伤风咳嗽，素有痰湿化热。（孔伯华三叶汤）

2. 清肺润燥

（1）秋燥咳嗽：桑叶10克，杏仁10克，沙参10克，象贝10克，豆豉10克，栀子皮10克，梨皮10克，水煎顿服。治秋燥伤肺，头痛身热口渴，咽干咳嗽。（《温病条辨》卷1 桑杏汤）

（2）燥热咳喘：桑叶、生石膏各18克，生甘草、人参各3克，桑白皮、地骨皮各10克，阿胶、杏仁、枇杷叶、知母各6克，水煎服。发热头痛，气逆喘促，潮热汗出，干咳无痰。（《症因脉治》卷2 清燥救肺汤）又，桑叶10克，生石膏15克，人参10克，麦冬6克，阿胶6克，胡麻仁（炒，研）3克，杏仁10克，枇杷叶3片，生甘草3克，水煎服。痰多加贝母、瓜蒌，血热加生地，热甚加羚羊角、水牛角，或加牛黄。治外感燥热，咳、喘、胸痛，便秘。（《医门法律》卷上清燥救肺汤）

3. 清肝息风

（1）肝火上炎：桑叶、菊花、龙胆草、白薇、连翘、蒺藜各10克，水煎服。治脑卒中、高血压脑病、流行性乙型脑炎、一氧化碳中毒等引起的高热神昏、头痛惊厥。（施今墨龙胆蒺藜汤）

（2）肝阳上亢：桑叶、菊花、天麻各10克，石决明、龙骨、牡蛎各30克，水煎服。治肝阳上亢，痰火上扰，眩晕头痛。有高热痉厥，宜加羚羊角粉、全蝎、僵蚕同用。

4. 止汗

（1）盗汗：桑叶乘霜采取，烘焙干为末。每服 6 克，空腹米饮下。或值桑叶落后，可用干者 30 克，水煎服，但力不及新者。治盗汗。（《丹溪心法》卷 6）

（2）头面大汗：玄参 10 克，生地 10 克，荆芥 3 克，五味子 1 克，桑叶 10 片，白芍 15 克，苏子 3 克，白芥子 3 克，水煎服。治饮食时，头面颈项大汗淋漓，每饭如此，为胃火之有余。（《辨证录》卷 7 收汗丹）此方以桑叶、荆芥引经止汗，苏子、白芥子消痰定气。又，桑叶、五味子各 6 克，黄芪 30 克，麦冬 15 克，水煎服。治病后气虚不固，遍身大汗淋漓。（《辨证录》卷 7 敛汗汤）

5. 止血

（1）老人血崩：当归 30 克，生黄芪 30 克，三七末 10 克，桑叶 14 片，水煎服。用桑叶者所以滋肾之阴，又有收敛之妙。（《傅青主女科》卷上当归补血汤）

（2）吐血不止：晚桑叶焙研，凉茶服 10 克，后用补肝肺药。（《圣济总录》卷 68 独圣散）又，黄明胶（炙）、桑叶（阴干）各等分为末。每服 10 克，生地黄汁或糯米饮调下。治肺痿劳伤吐血。（《圣济总录》卷 49 补肺散）

6. 生发

白发：桑叶 500 克（晒干，研末），黑芝麻 120 克，擂碎，熬浓汁，和入白蜜 500 克，再熬至滴汁成珠时，掺入桑叶末，和匀为丸梧子大。每服 10 克，日 2 次。治白发，并治肠燥便秘，肝虚眩晕，肌肤干燥，阴虚久咳等。（《寿世保元》卷 7 胡僧桑麻丸）又，桑叶、熟地、桑椹、首乌、山药、胡桃仁、白术、薏苡仁、五味子、南烛子、万年青各等分，细末，蜜丸梧子大。每服 6 克，日 2～3 次。治白发早生。（《串雅内编》黑发仙丹）

7. 通利二便

（1）小便不通：桑叶汁、车前子汁，不拘多少，二汁相合分 2 次服。治小便不通，腹胀气急。（《普济方》卷 216 青真汤）

（2）大便秘结：嫩桑叶 500 克，黑芝麻 150 克，细末蜜丸梧子大。每服 10 克，空心盐汤下。治肝肾不足、血虚风燥之脱发、眩晕、便秘。（《医级》卷 8 桑麻丸）或合四物汤同用。

【外用治疗】

1. 风眼下泪　桑叶（腊月不落者）10 克，水煎汤，日日温洗。（《本草纲目》卷 36 引《集验方》）

2. 赤眼涩痛　桑叶为末，纸卷烧烟熏鼻取效。（《本草纲目》卷 36 引《普济方》）

3. 青盲洗法　新采桑叶 30 克，阴干，烧存性，水煎倾出澄清，以水洗目，连续 1 年勿间断。（《验方新编》卷 17 洗眼复明神方）

4. 头发不长　桑叶、麻叶煮泔水沐之。（《本草纲目》卷 36 引《千金要方》）又，桑叶 7 片，每日洗之，治眉毛、胡须脱落。（《串雅外编》）又，今用桑叶、麻叶粉碎后，按 30：100 的比例加入 75% 酒精中浸泡，1 周后过滤药液备用。每日 2 次外涂患处，并按揉 3

分钟。用治脂溢性脱发。(中华皮肤病杂志，1992，2：113)

5. 头风头痛 桑叶 30 克，菊花 15 克，山栀、秦艽各 10 克，独活、天麻各 3 克，水煎熏洗之。(《绛囊撮要》卷 1 头风神方)

【药方】

1. 桑菊饮 桑叶 10 克，菊花 10 克，薄荷 6 克，连翘 10 克，桔梗 10 克，甘草 10 克，芦根 30 克，水煎服。治外感风热，但咳而不甚热。(《温病条辨》卷 1)

2. 清燥救肺汤 桑叶 10 克，生石膏 15 克，人参 10 克，麦冬 6 克，阿胶 6 克，胡麻仁 (炒、研) 3 克，杏仁 10 克，枇杷叶 3 片，生甘草 3 克，水煎服。治外感燥热，咳、喘、胸痛、便秘。(《医门法律》卷上)

3. 沙参麦冬汤 桑叶 10 克，玉竹 10 克，生甘草 6 克，麦冬 15 克，沙参 15 克，天花粉 10 克，生扁豆 10 克，水煎服。久热久咳者加地骨皮 10 克。治燥伤肺胃阴分，或热或咳。(《温病条辨》上焦篇)

4. 神仙服食方 桑叶可常服，以四月桑茂盛时采叶，又十月霜后三分二分已落时，一分在者，名神仙叶即采取，与前叶同阴干捣末，丸、散任服，或煎水代茶饮之。(《本草纲目》卷 36 引《图经本草》)可用于消渴、白发、眩晕，或作养生延龄用，因其明目、长发、止消渴。

5. 泄肝汤 桑叶、炒菊花、蒺藜、象贝各 10 克，炒丹皮、黑山栀、半夏、炒竹茹、麦冬、丝瓜络、橘红、钩藤各 4.5 克，枳实、荷叶各 3 克，水煎服。治肝阳上亢，痰火上扰，头痛易怒烦躁不安。(《程门雪医案》)

【医案】

➤ 程四六，少阳络病必犯太阴，脾阳衰微，中焦痞结。色萎如悴，便后有血。论脾乃柔脏，非刚不能苏阳。然郁勃致病，温燥难投，议补土泄木法。人参、当归、枳实汁、炒半夏、桑叶、丹皮。人参、当归养脾之营，枳实、半夏通阳明之滞，桑叶、丹皮泄少阳之郁。(《临证指南医案》卷 7 便血)

【医家经验】

1. 王孟英用桑叶、竹茹、丝瓜络药对 桑叶清肝安胎，竹茹降逆清胃，丝瓜络理气通络，药味相合，轻清灵动，是王孟英治肝热有火、肝气上逆之胎动不安的常用药对，用治恶阻亦效。其云："若血虚有火者，余以桑叶、竹茹、丝瓜络为君，随证辅以他药极有效。盖三物皆养血清热，而息内风，物以坚莫如竹皮……皮肉紧贴，亦莫如竹……桑叶蚕食之以成丝，丝瓜络质韧子坚，具包络维系之形，且皆色青入肝，肝虚胎系不牢者，胜于四物汤多矣。"(《潜斋医话》)。裘笑梅加味三青汤，用桑叶、竹茹、丝瓜络、熟地、山药、菟丝子、白芍、当归等，治疗习惯性流产。又，孙朝宗则用桑叶 30 克，竹茹 10 克，丝瓜络 20 克，每有良效。

2. 颜德馨用药 桑叶清肺泻胃，凉血燥湿，祛风明目，晚清颇为盛行。桑菊饮举为君药，成为时方要药，江浙一带治热性病喜用霜桑叶，以其经霜后，凉血清热之力更著；又有饭桑叶者，乃置饭锅上蒸制而成，去其散风之力，而取其轻清扬上，善治头目诸病。

《医学入门》云："思虑过度，以致心孔独有汗出者……青（桑）第二番叶，带霜采，阴干，火焙为末，米饮调服"。盖"阳加于阴谓之汗"，桑叶清凉能抑阳益阴，而走表卫，故有此效，临床用之甚验。秦伯未亦喜以此味治头面出汗（俗称"蒸笼头"），皆有渊源。

临床治脸部色素沉着，用血府逐瘀汤活血化瘀，佐以桑叶（桑白皮）引经入肺，取肺主皮毛之义。治急慢性肾炎方中，常以桑叶或桑白皮为使，引经入肺，提壶揭盖，以畅水源，有利于利尿退肿。肺与大肠相表里，治老年性便秘，用桑白皮宣畅肺气，有利更衣，此法多验。（《颜德馨临证经验辑要》）

3. 张梦侬治咳通用方和加减

（1）桑杏甘前枳桔汤：桑叶、杏仁、前胡、生甘草、炒枳壳、桔梗各 10 克，水 2 碗煎至 1 碗半，分 3 次温服，连服 3～5 剂。是从参苏饮、杏苏散、桑杏汤、甘桔汤、枳桔汤六方加减组方。

（2）加减：风咳，风温咳，加炒牛蒡子 10 克，薄荷 6 克；风凉咳，加紫菀 10 克，薄荷 6 克，头痛加荆芥 6～10 克。寒咳，加紫苏、陈皮 6～10 克，如恶寒无汗头痛，加豆豉 10 克，冬加麻黄 3～6 克，葱白 3 支；热咳，加天花粉、马兜铃、炒牛蒡子各 10 克，鲜芦根 30 克。燥咳，加南沙参、瓜蒌皮、炒牛蒡子各 10 克，川贝、陈皮各 3～6 克；火咳，加玄参、天冬、知母、生石膏、天花粉各 6～10 克。（新医药通讯，1976，1）

【前贤论药】

《本草经疏》：桑叶甘所以益血，寒所以凉血，甘寒相合故下气而益阴，是以能主阴虚内热及因内热出汗。其性兼燥，故又能除脚气水肿，利大小肠。经霜则兼清肃，故又能明目而止渴。发者血之余也，益血故长发，凉血故止吐血。

《重庆堂随笔》：桑叶虽治盗汗，而风温、暑热服之，肺气清肃即能汗解。息内风而除头痛，止风行而治泄泻，已肝热妄行之崩漏，胎前诸病由于肝热者尤为要药。

【方药效用评述】

➤ 桑叶疏风清热治肺，外感风热咳嗽配杏仁、桔梗等，方如桑菊饮、桑杏汤，是上焦如羽非轻不举者。又能清肺之燥火，则配石膏、麦冬、杏仁、枇杷叶等，如清燥救肺汤治燥热咳喘者，以清肺润燥为主。而沙参麦冬汤治燥伤肺胃，则桑叶配玉竹、沙参、天花粉，偏于清养肺胃者。

➤ 桑叶清肝热，凉血热而止血，用治阴虚燥热出血。桑叶凉血热，润血燥，疏风热。发为血之余，故可内服外洗，治脱发、白发等证，而以血热风燥者为宜。桑叶凉肝热，息肝风，用治肝火肝风眩晕头痛，中风昏迷偏瘫等，如施今墨龙胆蒺藜汤，桑叶配用龙胆草、白薇、连翘清肝，蒺藜、菊花息风，甚而配合石决明、龙骨、牡蛎镇肝。

➤ 桑叶与同源药品配伍，是施今墨常用者，如桑叶、桑白皮，桑叶、桑枝，桑叶、桑寄生。同理，桑叶、桑椹也可同用以补肝肾而生发，用治发落、发白等。一物分部入药，其功用有异，多载于古代本草中。施今墨用瓜蒌子、瓜蒌皮，金银花、忍冬藤等相对配伍，亦其例也。又，桑叶疏风热，丹皮凉血热，颜德馨宗叶桂，用桑叶、丹皮以代柴胡，治阴虚血热而外感，如经期寒热者。又可用桑叶、丹皮配伍钩藤、决明子等，用治肝风之眩晕头痛。

➤ 桑叶止汗，以上半身汗出居多，伴有烦躁，汗后不畏风，身臂喜外露，用敛汗收涩药汗出反甚者。是虚火内炽，伤阴化燥，逼津外泄而致者。除研末单用外，也可据证配合清心、泄肝、养阴之品组方用治。

➤ 桑得箕星之精气而好风，其叶纹理细密，取象比类，善通风气而宣发肺气。其叶之采集，以霜降后采者优良。少用可疏风清肺，多用至30克则清肝疏肝。

➤ 炮制：桑叶生品疏散风热，炒品养肝明目，蜜炙清燥润肺。

【药量】6～10克，也可重用至30克。

【药忌】虚寒者忌用。

✿ 菊花 ✿

【药原】出《神农本草经》。用头状花序。

【药性】辛、甘或苦，寒。归肺、肝经。

【药效】疏散风热，清利头目，平肝息风。

【药对】

1. 菊花、川芎 菊花入肝经气分，疏风泄热，清肝平肝而潜降；川芎入肝经血分，活血祛风止痛而升散。二味均入肝，相配而用，疏风清热，可用于外感风热头痛；明目清肝，又可治肝火上炎、肝阳亢盛之头痛目糊、眩晕。药对方如菊花、川芎，各等量为散，每服6克，温酒下，治风头痛，每欲阴天而发者。（《圣惠方》卷20）

2. 菊花、枸杞子 菊花清肝，枸杞子补肝。肝开窍于目，故二味合用是养肝明目的最佳配伍，可治肝血阴虚而有热之目病。如甘菊花（味不苦者，酒浸）、枸杞子（酒浸，焙）各500克，细末，炼蜜为丸。每服12～15克。服之久久有效，终生无目疾，兼不中风，不生疔毒。（《集效良方》卷4杞菊丸）又，用菊花6克，枸杞子10克，每早水煎服，久服青盲可以复明。（《仙拈集》卷2杞菊散）杞菊地黄丸补肾明目，即以二味为主。值得指出的是，枸杞子、菊花药食同源，均能作养老、美颜、明目之用，而且本草书有载可采四时叶、茎、子、花、根作方，可深入研究。

3. 菊花、钩藤 菊花清泻肝火，钩藤息风止痉，相配能平肝清热息风，治肝风内动之头痛眩晕，肝火上炎之目痛、目赤、羞明者。二药加石决明而合用，凉肝泻热，平肝潜阳，又可治高血压病，头目不清，中风先兆等。

4. 菊花、天麻 菊花疏风清热，清利头目；天麻平肝息风，化痰定眩，二味相配，治肝阳上亢的头痛、眩晕。如再配僵蚕、钩藤、全蝎息风定痉，则用治肝风内动，惊痫抽搐。

5. 菊花、薄荷 二味疏散风热，清利头目，故用治外感风热，头痛目胀。又可清泻肝火，治肝火头痛，目赤肿痛。如再加僵蚕、蔓荆子，疏散风热，止痛疗效更佳，可治头痛剧烈者。

6. 菊花、白蒺藜 菊花清肝，蒺藜平肝，二味相配，具清降肝火、平降肝阳之功。如配以桑叶、连翘、白薇，清泄肝火为主，是施今墨龙胆蒺藜汤。如再配天麻、钩藤等，平肝潜阳为主，可治肝阳上亢的头痛眩晕，如高血压病、梅尼埃病、椎基底动脉供血不足等。如秦伯未降压 1 方即以菊花、蒺藜、钩藤为主，治高血压病初起。

7. 菊花、决明子 菊花散风热，决明子清肝火，二药相配，可清肝火、散风热，明眼目。若再加入龙胆草、夏枯草等，可清泻肝火，治目赤、目痛。如配合生山楂、制首乌、荷叶，则有降压降脂作用，治疗高血压病、高脂血症。

8. 菊花、桑叶 见"桑叶"篇。

9. 菊花、蝉蜕 见"蝉蜕"篇。

10. 菊花、羌活 见"羌活"篇。

11. 菊叶（或菊花）、夏枯草 见"夏枯草"篇。

【方药治疗】

1. 疏散风热

（1）外感风热：桑叶 10 克，菊花 10 克，薄荷 6 克，连翘 10 克，桔梗 10 克，甘草 10 克，芦根 30 克，水煎服，治太阴风温，但咳，身不甚热而微渴。（《温病条辨》卷 1 桑菊饮）也可治感燥而咳。

（2）燥火目赤：菊花、苦丁茶、夏枯草、连翘各 6～10 克，薄荷、桔梗、甘草各 3 克，水煎服。治燥火目赤。（《温病条辨》卷 1 翘荷汤加味）

2. 清利头目

（1）风热头痛：菊花、生石膏、炙甘草各 30 克，川芎 15 克，细末。每服 10 克，水煎服。治风热头痛。（《圣济总录》卷 16 菊花汤）又，石膏 30 克，炮南星、僵蚕各 45 克，菊花 30 克，甘草 10 克，细末。每服 3 克，食后腊茶调下。治脑风头痛难忍，时愈时发。（《圣济总录》卷 15 石膏菊花散）又，菊花、川芎、荆芥穗、羌活、白芷、甘草各 60 克，细辛 30 克，防风 45 克，蝉蜕、僵蚕、薄荷各 15 克，细末。每服 6 克，食后茶清调下。治诸风头目昏重，偏正头痛。（《丹溪心法附余》卷 12 菊花茶调散）

（2）风火眼痛、目赤头痛：菊花、桑叶各等分，或可加蒺藜，研末，蜜丸如绿豆大，每服 6 克，水调下。治风火眼痛。又，肝阳上亢目昏，可将桑叶、菊花水煎去滓，再浓煎取汁，少兑炼蜜收膏，名明目延龄膏，也可加石决明、枸杞子。（《慈禧光绪医方选议》明目延龄丸）

（3）偏头痛：杭菊花 20 克泡茶，日 1 杯，常年用。（河南中医，1995，4：234）

3. 清肝息风

（1）肝火上炎：桑叶、菊花、龙胆草、白薇、连翘、蒺藜各 10 克，水煎服。可用于

脑卒中、高血压脑病、流行性乙型脑炎、一氧化碳中毒等引起的高热神昏、头痛惊厥。（施今墨龙胆蒺藜汤）

（2）肝阳上亢：桑叶、菊花、天麻各10克，石决明、龙骨、牡蛎各30克，水煎服。有高热痉厥，宜加羚羊角粉、全蝎、僵蚕同用。

（3）风痰眩晕：天麻3克，菊花4.5克，钩藤12克，茯神12克，荆芥4.5克，川芎2.4克，半夏10克，橘红3克，甘草1.2克，水煎服。治风痰眩晕，抬头屋转，眼常黑花，猝然晕倒。（《重订通俗伤寒论》麻菊二陈汤）

（4）高血压病：菊花、白芍各6克，钩藤、蒺藜、酸枣仁各9克，牡蛎15克，水煎服。治高血压病初起。（《秦伯未文集》降压1方）

4. 清热解毒

（1）疔疮肿毒：白菊花、生甘草各120克，水煎，冲热黄酒分3次服。治疔疮、肿毒。（《仙拈集》卷4二妙汤）

（2）脚趾生疽：紫地丁、甘菊花、牛膝各30克，天花粉10克，生甘草15克，水煎服。若已破烂，多服为妙。治脚趾生疽。（《洞天奥旨》卷7六丁饮）

（3）背痈溃烂：熟地、白术各60克，山茱萸、当归各30克，人参15克，生甘草、菊花、肉桂各10克，天花粉6克，水煎服。治背痈溃烂，疮口不收。（《洞天奥旨》卷5收肌饮）

5. 明目

（1）青盲：菊花3克，枸杞子10克，每早水煎服。久服可以复明。（《仙拈集》卷2杞菊散）

（2）肾虚目暗：甘菊花60克，枸杞120克，熟地90克，山药15克，细末蜜丸梧子大。每服30～50丸，空心、食后各1次，温水送下。治男子肾脏虚弱，眼目昏暗或见黑花。（《普济方》卷81引《卫生家宝方》甘菊花丸）又，菊花120克，枸杞90克，肉苁蓉60克，巴戟天30克，细末蜜丸梧子大。每服30～50丸，温酒下。治肝肾不足，视物昏暗。（《圣惠方》卷7菊睛丸）又，杞菊地黄丸，见本篇"药方"。

（3）瞳仁紧小：菊花15克，女贞子30克，麦冬15克，水煎服。治心肾阴虚，双目不痛，瞳仁日加紧小，口干舌苦。（《辨证录》卷6菊女饮）

（4）目生翳障：白菊花、绿豆皮、谷精草、夜明砂各30克，细末。3岁3克，加干柿1个，生粟米泔煎，候米泔尽，只将干柿去核食之。1日可食3枚。治小儿目生翳障或疮痘入眼。（《普济方》卷404白菊花散）又，白菊花120克，炒白蒺藜、羌活各90克，荆芥、甘草各60克，蝉蜕、木贼各30克，细末。每服6克，食后茶清调下。治肝受风毒，眼目昏蒙，渐生翳膜。（《仁斋直指方》卷20菊花散）

（5）头晕目暗：菊花、生地、枸杞根各500克，捣碎作酒。每适量饮用。适于阴虚肝旺，头晕目暗，筋骨无力。常年服之，清肝明目，滋肾养肝，延年益寿。（《圣惠方》卷95菊花酒）

【外用治疗】

暴赤眼　薄荷 60 克，菊花、甘草、川芎各 30 克，防风、白芷各 15 克，细末。食后用少许，沸汤泡后点眼。(《普济方》卷 74 菊芎散)

【药方】

1. 王子乔变白增年方　三月采苗，六月采叶，九月采花，十二月采根，并阴干，等分捣杵为末，蜜丸梧子大，每服 3 克，日 3 次。或为散酒调下。(《本草纲目》卷 15 引《玉函方》)此方以菊之四部，即花、叶、根、茎组方养生延年者，可参"枸杞子"篇，也有四时采药养生方。

2. 杞菊地黄丸　枸杞子、菊花、山茱肉、山药、熟地、丹皮、茯苓、泽泻，等分为末，蜜丸梧子大。每服 50～70 丸，日 2 次。治肝肾不足，头晕目眩，视物昏花。(《医级》)

3. 候氏黑散　见本篇"医家经验"。

【医家经验】

来春茂用侯氏黑散　《金匮要略》附方侯氏黑散，治大风，四肢烦重，心中恶寒不足者。《外台秘要》治风癫。其适应证广泛，可治疗多种杂病。

(1) 组成：白菊花 120 克，白术、防风各 30 克，桔梗 24 克，黄芩 15 克，细辛、干姜、党参、茯苓、当归、川芎、生牡蛎、矾石、桂枝各 9 克。共研细末合匀，收贮勿泄气。每次服 3～5 克，早晚各服 1 次，温开水送下。共 14 味。菊花剂量约占全方 40%。

(2) 方义：君以菊花之轻升，清头部之风热；臣以防风祛风，白术除湿，当归、川芎补血，人参、茯苓益气；佐以桂枝、牡蛎行痹，干姜、细辛祛寒，桔梗涤痰，黄芩泻火；又使以矾石解毒，善排血液中之瘀浊，且能护心而俾邪无内凌。《金匮要略方论集注》："按昔贤有言：治风先养血，血生风自灭。此方用补气血药于祛逐风寒湿剂中，俾脏腑坚实，荣卫调和，则风自外散也……《外台》取治风癫者，亦以清上之力宏也。后人火气痰寒类中诸治法，皆不能出其范也。"是以寒热合成于一炉，故用治寒热错杂、虚实互见、阴阳紊乱之证。

(3) 功用：扶正养血，健脾安中，平肝明目，化痰除湿，清热降压，蠲痹止痛，软坚散结，祛风通络，填窍息风。主治高血压病、冠心病、中风瘫痪等，并可预防中风发作。本方为散剂，服用方便，宜较长期服用，始可显效。

(4) 适应证：眩晕：视物旋转欲倒，目开即觉天翻地覆。头重：头痛沉重，悠悠忽忽，有空洞感觉。脑冷：头痛，脑内觉冷，畏风常欲蒙被而睡，面容惨淡忧郁，四肢不温，称为厥阴头痛。颜面麻痹：半边颜面突然失去知觉，口眼㖞斜。半身不遂：无论真中风、类中风，皆以气血亏虚，痰结热伏，久病体弱，风邪得以乘之，阻碍经络气血，形成半身不遂。胸痹：以胸骨后、心前区出现发作性或持续性疼痛或憋闷，疼痛常放射至颈、臂及上腹部为特征。常伴有气闷窒塞，每次时间极暂，在受寒、劳动和精神刺激后最易出现。脉象细数或呈代，属于真心痛、胸痹。预防中风：凡人年过五十岁以后，自觉手指或单侧上下肢半身麻木，经常头目眩晕，上重下轻，行动飘然不稳，言语謇涩，唇舌发麻，皆为中风先兆。发作为期不远，少则一二月，长则一年之内。如能服本方，将息得宜，可防止之。眼目病：角膜溃疡，迎风流泪，沙眼，翼状胬肉，角膜云翳，老年性白内障等。(《来春茂医话》)

【前贤论药】

《本草纲目》卷15：食品须用甘菊，入药则诸菊皆可，但不得用野菊名苦薏者尔。故景焕《牧竖闲谈》云：真菊延龄，野菊泄人……菊春生、夏茂、秋花、冬实，备受四气，饱经露霜，叶枯不枯落，花槁不零，味兼甘苦，性秉平和……能益金水二脏也。补水所以制火，益金所以平木，木平则风息，火降则热除，用治诸风头目，其旨深微。

《神农本草经百种录》：凡芳香之物，皆能治头目肌表之疾，但香则无不辛燥者，唯菊花得天地秋金清肃之气而不甚燥烈，故于头目风火之疾尤宜焉。

《本草正义》：凡花皆主宣扬疏泄，独菊花则摄纳下降，能平肝火，息内风，抑木气之横逆。

【方药效用评述】

➤ 菊花轻清凉散，甘凉益阴，苦可泄热，善解头目风热，又能平肝息风。对外感风热之头痛目赤，肝阳上亢、肝风内动之头晕目眩诸证，皆为常用有效药物。而且清热解毒，用于疮疡肿毒。解上焦头目风热，常配桑叶、薄荷、连翘；治风热头痛，则配石膏、川芎；平肝息风，则和天麻、钩藤、石决明、蒺藜相配；治肝肾阴虚、眼目昏暗时，又常和枸杞子、地黄同用。

➤《神农本草经》即载本品治诸风头眩，久服利血气，耐老延年。《外台秘要》侯氏黑散用菊花为君药，配补养气血等药，治大风四肢烦重。《千金要方》卷14引徐嗣伯方菊花酒治风眩。《本草图经》白菊花酒，以八月白菊花暴干切取，浸酒服用，治头风眩晕欲倒者。今常与桑叶同用，治肝火、肝阳、肝风诸证。

➤ 白菊又称甘菊，甘缓清养，清肝明目。最宜于风热、肝火之轻证及肝经虚热证候。黄菊以浙杭为佳，苦泄力大，善于疏散风热，适于风热重证和肝肺实火。

➤ 菊春生夏茂，秋花冬实，备受四气，故择时采收菊之四部，即花、叶、根、茎组方，以养生延龄。法同枸杞子，可以互参研用以抗衰老。

➤ 菊花气味轻清，功亦甚缓，必宜久服始效，不可责以近功。唯目痛骤用之，成功甚速，余皆迁缓始能取效。

➤ 炮制：生品疏散风热，清热解毒。炒品清肝明目，平肝息风。炒菊花经炒制后辛凉之性已缓，多用于平肝明目，即便脾胃虚弱之体也可选用。菊花炒炭后擅入血分，可搜血中之风，而使风平血静，常用于血虚风动，头眩耳鸣，目珠疼痛等证。

➤ 菊叶辛、甘、平。归肝经。清肝火，散郁热，明目，解毒。《食疗本草》主头风，目眩，泪出，去烦热，利五脏。《本草求原》清肺，平肝胆，治五疔、痈疽、恶疮。叶天士常用以配夏枯草。内服多为 6～10 克，外用生品捣烂敷局部。

【药量】10～15 克。

【药忌】脾胃虚寒忌用。《本草汇言》："气虚胃寒，食少泄泻之病，宜少用之。"

❧ 薄荷 ❧

【药原】出《唐本草》。《本草衍义》称南薄荷。用茎叶。

【药性】辛，凉。归肺、肝经。

【药效】清解风热，清利头目，散风止痒，疏肝理气，利咽。

【药对】

1. 薄荷、蝉蜕 二味均轻清升散之品，疏解风热，透疹发散，祛风止痒。用以清解发汗，解外感发热，是张锡纯治温病初起的常用药对。二味可用于小儿夜啼，蝉蜕 7 只研末，薄荷汤入酒少许，调服 3 克。如皮肤瘙痒，可用蝉蜕、薄荷两味等分为末，酒调 3 克，日 3 服。用治皮肤瘙痒不已，因风气久客。（《姚僧垣集验方》）

2. 薄荷、荆芥 见"荆芥"篇。

3. 薄荷、钩藤 见"钩藤"篇。并见本篇"医家经验"。

4. 薄荷、连翘 见"连翘"篇。

5. 薄荷、菊花 见"菊花"篇。

【方药治疗】

1. 清解发汗

（1）伤寒：薄荷、生石膏各 30 克，人参、麻黄各 15 克，生姜 10 克，细末。每服 10 克，水煎服。治伤寒鼻塞头痛，烦躁发热。（《圣惠方》卷 97 薄荷茶）又，薄荷 30 克，葛根、防风、甘草各 15 克，人参 6 克，粗末。每服 10 克，水煎服。治中风脉浮缓。（《伤寒微旨论》卷上薄荷汤）

（2）温病：薄荷 12 克，蝉蜕 10 克，生石膏 18 克，甘草 5 克。治温病初起头痛，周身骨节酸痛，肌肤壮热，背微恶寒，无汗，脉浮滑。（《医学衷中参西录》清解汤）又，生石膏 30 克，薄荷 10 克，蝉蜕 6 克，甘草 5 克，水煎服。治温病表里俱热、脉洪兼浮。（《医学衷中参西录》凉解汤）张锡纯两方均清解并用，但前者解重清轻，后者解轻清重，又有所不同。

（3）火郁肢热：薄荷、连翘、黄芩、栀子、葛根、柴胡、升麻、白芍各 10 克，水煎服。治火郁于中，四肢发热，五心烦躁，皮肤红赤。（《证治汇补》卷 2 火郁汤）

（4）发热：鲜薄荷 1～2 株，约 50～100 克，沿根剪断，净水去杂质，捣寸段置锅中，加水 150 毫升，煮沸离火，微温顿服取微汗，小便利。治发热无汗尿少。（董平经验方）

2. 清利头目皮表

（1）头晕头痛：薄荷、菊花、甘草、白芷、石膏、川芎各等分，细末。每服 10 克，荆芥汤下。治风邪上攻，头目眩晕。（《圣济总录》卷 16 薄荷散）又，薄荷、白芷、石膏、

川芎、香附各等分，为末。每服6克，开水冲服。治头风、头痛。(《儒门事亲》卷15香芎散)

（2）风气瘙痒：薄荷、蝉蜕各等分，为末，每服3克。治风气瘙痒。(《本草纲目》卷14引《永类钤方》) 又，薄荷、赤芍、大青叶各12克，牛蒡子、马勃、焦山栀、连翘、玄参、僵蚕各9克，板蓝根15克，桔梗6克，水煎服。治急性荨麻疹属风热者。(《中医皮肤病学简编》薄荷牛蒡汤)

（3）鼻衄：薄荷、生地各等分，为末。每服6克，开水调下。治鼻衄，膈上热盛。(《普济方》卷189)

（4）咽痒、咽痛：薄荷不拘多少，研末，炼蜜为丸，如芡子大，每服1丸，嚼化。利咽膈，治风热或有痰结。(《本草纲目》卷14引《简便单方》) 又，鲜薄荷叶10克，鲜芦根50克，沸水浸泡。代茶频饮。治伤风咽痛。(中国民间疗法，2005，1：43) 又，薄荷叶300克，天花粉300克，荆芥穗120克，生甘草150克，砂仁90克，细末。每120克药末入霜梅末30克，研匀。每服3克，清茶点服。治风热咽喉不利。

（5）扁桃体炎：酒大黄9克，薄荷3克，水浸泡饮，日2剂。治急性扁桃体炎。(浙江中医杂志，2002，8：340)

（6）失音：薄荷12克，连翘、桔梗、甘草各75克，百药煎60克，诃子、砂仁、大黄各30克，川芎45克，细末，鸡子清为丸，弹子大。每服1丸，临卧含化。治肺热失音，金实不鸣。(《仁斋直指方》卷8响声破笛丸)

（7）眼睑生疮：薄荷叶、升麻、山栀、赤芍、枳壳、黄芩、陈皮、藿香、石膏、防风各等分，甘草减半，细末。每服10克，水煎服。治脾胃热毒，眼睑生疮。(《审视瑶函》卷4清脾散)

（8）牙痛：薄荷、绿豆衣各3克，竹叶6克，牛蒡子、知母各9克，连翘、生地各15克，银花30克，水煎服。治风热牙痛，牙龈肿胀，口渴舌红。(《中医喉科学》引冰玉堂验方)

3. 疏肝理气

肝郁脾虚：当归、白芍各12克，茯苓、白术各10克，柴胡、甘草、薄荷各6克，生姜3片，水煎服。治胁痛眩晕，神疲食少，或月经不调、乳胀、痛经等。(《局方》卷9逍遥散)

【外用治疗】

1. 眼弦赤烂 薄荷以生姜汁浸一宿，晒干为末。每用3克，沸汤泡洗之。(《本草纲目》卷14引《明目经验方》)

2. 喉风、白喉 薄荷、儿茶、黄柏、川贝各3克，青果10克，凤凰衣1.5克，冰片2.4克，细末，少许吹喉。治喉风、白喉热证。(《喉证指南》卷4青凤散)

3. 暴赤眼 薄荷60克，菊花、甘草、川芎各30克，防风、白芷各15克，细末。食后用少许，沸汤泡后点眼。(《普济方》卷74菊芎散)

【药方】

1. 翘荷汤　薄荷 5～10 克，连翘 10 克，黑山栀 10 克，桔梗 10 克，甘草 3～6 克，煎服。治燥火上扰，清窍不利，目赤、咽痛、耳鸣。耳鸣加羚羊角、苦丁茶，目赤加鲜菊叶、苦丁茶、夏枯草，咽痛加牛蒡子、黄芩。（《温病条辨》卷 1）

2. 银翘散　银花、连翘各 30 克，薄荷、牛蒡子、桔梗各 18 克，豆豉、生甘草各 15克，荆芥穗、竹叶各 12 克，为散。每次 18 克，鲜芦根 30 克，水煎服。治温病初起，有外感风热表证。（《温病条辨》卷 1）

3. 逍遥散　当归、白芍各 12 克，茯苓、白术各 10 克，柴胡、甘草、薄荷各 6 克，生姜 3 片，水煎服。治胁痛眩晕，神疲食少，或月经不调，乳胀痛经等。（《局方》卷 9）

【医家经验】

1. 方和谦临床应用薄荷　薄荷归肝、肺经，有辛凉发汗之功，常用来治疗风热感冒、咽喉肿痛。入煎薄荷多后下，取其芳香之气。剂量一般为 3～5 克，幼儿用量为 1.5 克。

（1）各类皮肤病：薄荷辛凉发散，能祛风清热。常与金银花、连翘、薏苡仁、苦参等同用。散风药如薄荷、浮萍不宜太多，多则会使瘙痒加重，止痒可用牛蒡子、马齿苋，凉血解毒宜用元参、生地。

（2）五官科疾病：如急性咽炎、口腔溃疡、鼻炎、中耳炎、突发性耳聋、结膜炎、舌炎等。凡属于上焦郁热之症，均可使用本品。

（3）呼吸系统疾病：如上呼吸道感染、气管炎、肺炎等。常用薄荷配地骨皮、银柴胡退骨蒸劳热，配桑白皮泻肺热。

（4）消化系统疾病：薄荷有消食下气、消胀、止吐泻的作用。常与木香、厚朴、藿香、佩兰等药同用，理气除胀。如用香砂六君子汤健脾理气，藿香、苏梗、薄荷降逆止酸，焦神曲、炒谷芽消食和中，健脾益气，降逆和胃。

（5）脑血管疾病：如面神经麻痹、高血压、脑供血不足。薄荷能清肝明目，清利头目。薄荷常与天麻、钩藤、生石决明等配伍，治疗头晕头痛、耳鸣等。

（6）肝气郁结疾病：如各类妇科病、肝胆病、抑郁症、内分泌疾病。常用和肝汤和肝理脾，以薄荷助诸药散郁调气之力。和肝汤方中，柴胡、苏梗、香附、薄荷理气舒郁，当归、白芍养血柔肝，白术、茯苓、炙甘草健脾益气，共奏益脾气、养肝血、调冲任之效。

2. 祝谌予用钩藤、薄荷　感冒以风热表证为多见。内热愈重，愈易外感，即使外受风寒，也常因于内热而很快转化为风热证，故选用了钩藤、薄荷治疗。取钩藤之甘寒，薄荷之辛凉疏解风热，清利头目。钩藤、薄荷又同入肝经，令肝气疏泄条达，而达宣降肺气之功。对于感冒初起之轻证，每收良效。但二药均不宜久煎，也可代茶饮，其气味芳香，服用方便。对于患有其他内科慢性病而新感风热表证者，在治疗旧病的同时，另用二药代茶饮亦可，这样既保证了旧病的治疗，又达到祛邪外出的目的，不致因外感而中断治疗。（《国医薛钜夫》）

【前贤论药】

《本草新编》：不特善解风邪，尤善解忧郁。用香附以解郁，不若用薄荷解郁之更神也……夫薄荷入肝胆之经，善解半表半里之邪，较柴胡更为轻清。

《医学衷中参西录·薄荷解》：其力能内透筋骨，外达肌表，宣通脏腑，贯串经络，服之能透发凉汗，为温病宜汗解者之要药。若少用之，亦善调和内伤，治肝气、胆火郁结作疼，或肝火内动忽然痫痉瘛疭……一切风火郁热之疾皆能治之……其味辛而凉，又善表瘾疹，愈皮肤瘙痒，为儿科常用之品。温病发汗用薄荷，犹伤寒发汗用麻黄。

【方药效用评述】

➤ 薄荷轻清芳香，辛能发散，凉能清利。能清解发汗，善解外感发热，为温病初得之要药，故张锡纯清解汤、凉解汤均用薄荷、蝉蜕清解退热。薄荷散风热，清头目，利咽喉口齿耳鼻之病。（《得配本草》）薄荷专于消风散热，故头痛、头风，眼目、咽喉、口齿诸病、小儿惊热及瘰疬疮疥为要药。

➤ 薄荷鲜叶清心解热，干叶疏散风热，茎梗理气和中。也有人主张用薄荷炭解郁的。

【药量】 3～10 克。不宜久煎，宜后下。外用可捣汁或煎汁涂。

【药忌】 芳香辛散，故阴虚血燥、肝阳上亢、表虚汗多者忌用。

❀ 牛蒡子 ❀

【药原】 原名恶实，出《名医别录》。又名大力子、鼠粘子。用成熟果实。

【药性】 辛、苦，寒，归肺、胃经。

【药效】 疏散风热，清热透疹，解毒散结，宣肺止咳，祛风利水。

【药对】

1. 牛蒡子、僵蚕 牛蒡子透疹解毒，僵蚕化痰通络。古时用于小儿痘疹，如僵蚕 3 克、牛蒡子 15 克为末，加紫草二七寸水煎，连进 3 服，其痘便出。或为末酒调服。治小儿发疹痘不爽，头痛憎寒壮热，疑如痫者。（《幼幼新书》卷 18 独胜散）又，紫背荷叶、炒僵蚕、炒牛蒡子各等分，研为细末，每服 3 克，芫荽汁和酒送下，米饮也可。治小儿痘疹。（《普济方》卷 403 紫背荷叶僵蚕散）又可治热毒风痰之咽痛喉痹、烂喉丹痧、大头温毒等，如普济消毒饮中即有此二味，以解毒散结、清热疏风。近今多用于风痰入络，筋骨酸痛，治瘰疬、痰核、结节等，可配半夏、白芥子、天南星、地龙等药，同奏其功。

2. 牛蒡子、山药 牛蒡子体滑气香，能润肺又能利肺，降肺气之逆，平喘治嗽；而山药补肺补肾，兼补脾胃，收涩滋液。二味合用，补散相济，肺脏自安，劳嗽可愈，为张锡纯《医学衷中参西录》常用药对。在临床上，可配合治疗虚热劳嗽喘息。方中除二味外，还选用玄参、麦冬、地黄、天冬、知母、黄芪、人参、白术等健脾养肺之品，类此组方有沃雪汤、参麦汤、清降汤、保元寒降汤、保元清降汤、薯蓣纳气汤、滋培汤、资生汤、醴泉饮、十全育真汤等。

3. 牛蒡子、玄参 见"玄参"篇。

【方药治疗】

1. 疏散风热

（1）风热感冒，咽喉肿毒：银花 15～30 克，连翘 15～30 克，牛蒡子 10～20 克，马勃 6 克，玄参 20～30 克，荆芥、蝉蜕、桔梗、甘草各 10 克，水煎服。治风热感冒、咽喉肿毒、痄腮、烂喉痧、麻疹、风疹等属风热毒邪所致者。（《温病条辨》卷 1 银翘马勃散、银翘散合方加减）

（2）风热瘾疹：牛蒡子、浮萍等分研末，每服 10 克，薄荷汤调下。（《初虞世古今录验》）又，牛蒡子略炒后研末，每服 3 克，日 2 次。治扁平疣。（中医杂志，1997，11：647）

（3）头痛：牛蒡子、生石膏各等分为末，每服 3 克，茶清调下。治风热头痛连睛。（《医方择要》）又，牛蒡子、旋覆花等分为末，每服 3 克，茶清调下，治痰厥头痛。（《圣惠方》卷 51）近今则有用于颅内肿瘤出现颅内高压伴头痛者，可在化痰散结、通络止痛方中加牛蒡子，治上部风痰而取效。（周仲英经验）

（4）面瘫、面痛：牛蒡子 30～40 克，白芷 6～10 克，水煎服。治面瘫。（中医杂志，1983，6：44）又，牛蒡子 15～20 克，钩藤 20 克，防风、全蝎、僵蚕各 10 克，白附子 6 克，水煎服。治面瘫因风热者。又，牛蒡子、生石膏 30 克，白芍、白芷、细辛、甘草各 10 克，水煎服。治面痛（三叉神经痛）因风热者。

（5）历节肿痛：牛蒡子 15～20 克，羌活 15～30 克，豆豉 10 克，水煎服。治风湿热痹，发热烦渴，关节肿胀疼痛，大便秘结。（《本事方》牛蒡子散）可加片姜黄、海桐皮、忍冬藤、连翘、黄芩、知母等清热祛湿除痹之品。

2. 宣肺止咳

（1）外感咳嗽：桑叶、连翘、牛蒡子、杏仁、浙贝、陈皮、荆芥、桔梗、生甘草各 10 克，水煎服。治外感风热，咽痛咽痒，痰黏咳嗽，咳痰不利。（《温病条辨》卷 1 桑菊饮加味）

（2）肾虚喘息：山药 30 克，熟地 15 克，山萸肉 15 克，生龙骨 15 克，柿饼霜 12 克（冲服），白芍 12 克，苏子 6 克，牛蒡子 6 克，水煎服。治肾虚不能纳气而喘息。（《医学衷中参西录》薯蓣纳气汤）

（3）虚劳痰嗽：阿胶 10 克，杏仁 10 克，马兜铃 10 克，牛蒡子 10 克，甘草 6 克，水煎服。治虚劳痰嗽咳血。（《小儿药证直诀》卷下阿胶散）

3. 透疹解毒

（1）疮疹：牛蒡子 60 克，甘草 15 克，荆芥穗 3 克，为末，水煎服。治疮疹未出，或已出未能匀遍，又治一切疮。（《小儿药证直诀》卷下消毒散）

（2）唇肿：恶实、乌梅、生甘草各等量为散，水煎含漱，治唇肿生核。（《圣济总录》卷 123 恶实散）

（3）口疮：牛蒡子 30 克，炙甘草 3 克，为散，每服 10 克，水煎服，治口疮久不愈。

（《圣惠方》卷36 牛蒡子散）

4. 利咽解毒

（1）咽痒咽痛：牛蒡子30克，荆芥穗30克，炙甘草15克，为末，每服6克，水煎服。治外感风热，咽痒咽痛，涎唾多。（《本草衍义》）又，炒恶实15克，桔梗10克，生甘草10克，水煎服。治风热毒邪，喉痹咽痛。又，甘草15克，桔梗10克，浙贝、荆芥、牛蒡子各6克，薄荷3克，水煎服。治外感失音，声音嘶哑。（胡天雄经验）

（2）悬痈肿痛：炒恶实、生甘草各30克为散，每服6~10克，水煎旋含之，良久咽下。治风热客搏上焦，悬痈肿痛。（《圣济总录》卷123 启关散）

（3）鼾症：牛蒡子10克，麻黄根15克，生甘草6克，水煎2次，药汁合并过滤，浓缩至50毫升，加60%乙醇沉淀，回收酒精，浓缩至30毫升。每用10~15毫升，每晚睡前半小时含漱，头部后仰，让药液达咽部，3~5分钟后咽下。14日为1个疗程。（黑龙江中医药，1991，5：13）也可用于腺样体肥大所致者。

5. 祛风利水消肿

（1）水臌：牛蒡子30克（微炒）为末，面糊丸如梧子大。每服10丸，米饮下。治水臌腹大。（《本草纲目》卷15引《张文仲方》）牛蒡子通利小便。（《食疗本草》）

（2）风水身肿：牛蒡子60克（微炒）为末，每服6克，温水调下。（《圣惠方》卷50）

6. 润肠通便

便秘：生牛蒡子15克（捣碎），开水500毫升冲泡20分钟后，代茶饮，日3次。或用生牛蒡子15~30克（捣碎），配他药水煎服，治肠燥津枯者。

【外用治疗】

水疝阴肿：黄芩、川椒各等分，细末。取适量，以葱白汁调涂肿处。治阴囊肿大。（《叶氏经验方》）

【药方】

1. 普济消毒饮去升麻柴胡黄连黄芩汤 牛蒡子18克，连翘、银花、玄参、桔梗各30克，甘草、僵蚕、板蓝根各15克，荆芥穗10克，粗末。每服18~24克，鲜芦根汤煎服。治温毒咽痛喉肿，耳前后肿，面颊红肿，大头温初起者。（《温病条辨》卷1）

2. 银翘散去豆豉加生地丹皮大青叶倍玄参方 牛蒡子、薄荷、桔梗各18克，连翘、银花、玄参各30克，生地、竹叶、荆芥穗各12克，大青叶、丹皮各10克，甘草15克，粗末。每服18克，鲜芦根汤煎服。治太阴温病发疹者。（《温病条辨》卷1）

【医家经验】

姜际生用药治头痛 用炒牛蒡子5~7克捣碎，水煎服。剂量小时则效不显。多单用或配一二味药物。《本草述钩元》："牛蒡子主风热痰壅。"故头痛不论新久，以肝经郁、热、痰浊上扰者为宜。在临床上，应符合以下特点之一：头痛兼有发胀感；头痛牵引眼珠作痛；头痛发作时精神困顿嗜睡；偏头痛伴有胀感。凡具有上述特点的头痛，而又兼见便秘

者，用之尤其适宜。牛蒡子有滑肠通便作用，故脾虚便溏者忌用。（辽宁中医杂志，1995，2：33）

【前贤论药】

《本草纲目》卷15引李东垣：其用有四：治风湿瘾疹，咽喉风热，散诸肿疮疡之毒，利凝滞腰膝之气。

【方药效用评述】

➤ 牛蒡子辛、苦、寒，辛以透散，苦以解毒，寒以清热。本品能升，可治上部风热痰毒，头面咽喉诸疾；能降，可利大小便，而利水消肿、通便泄热。

➤ 外感风热咽部不利用以疏解利咽，风热瘾疹则可以疏风止痒等。此外本品尚可祛风止痛，以头面症状为主，用治头痛、面痛等。

➤ 本品用治疮疹未出，或已出未能匀遍，故曰透散。又治口、唇、咽喉热毒肿痛，是为解毒疏风之品。

➤ 牛蒡子凉膈祛痰而治咽痛，以热毒风痰之喉痹、乳蛾、悬痈等为治疗范围。常和甘草、桔梗、僵蚕、玄参等同用。

➤ 本品不仅宣肺散热，可用于外感风热之咳嗽咽痛，如银翘散；且能清肺宣肺，用于各种内伤慢性咳嗽，如补肺阿胶汤等。

➤ 本品富有油脂，滑利而润肠通便，可单用或入复方，适于年老、产后、术后等引起的大便秘结。泻下作用平和，便质稀软而少见水泻，久服也无伤胃之弊。单味煎服具辛凉味，口感易为患者接受。

➤ 牛蒡子有降血糖作用，每用15克在汤药中加入，或单用牛蒡子粉1.5克，日3次吞服有效。但须注意其引起腹泻的副作用。也可用于糖尿病性肾病有蛋白尿者。

【药量】 疏风散热，5~10克；祛风止痛，可用至30克或30克以上。生品通便，清热，透疹；炒品清肺利咽，化痰止咳。用时捣碎。外用适量，煎汤含漱。

【药忌】 脾虚便溏，痈疽已溃者忌用。

☞ 蝉蜕 ☜

【药原】 原名"蚱蝉壳"，出《名医别录》，蝉蜕之名见《药性论》。又名"蝉退""蝉衣""蝉壳"等。用黑蚱的若虫羽化时脱落的皮壳。

【药性】 辛，微凉。归肺、肝经。

【药效】 疏解风热，定惊止痉，利咽开音，祛风止痒，利水消肿，明目退翳。

【药对】

1. 蝉蜕、全蝎 二味均能息风定痉，相配以治小儿惊风、破伤风、癫痫等，如蝉蜕、全蝎各14个，为细末，加轻粉少许和匀，每服少许，乳前用乳汁调下。治初生儿口噤不开。（《婴童百问》引《活幼方》定命丹）又，蚱蝉（微炒）、全蝎（生用）各7个，牛黄、雄黄各0.3克，均细研，每服一字，薄荷汤调下，不拘时候。量儿大小加减。治小儿天钓。(《圣惠方》卷85 蚱蝉散) 又，全蝎(生用)7个，蝉蜕21克，天南星1个，甘草5克，为末。每服1.5克，姜3片、枣2枚，水煎服。治小儿慢惊风。(《幼科择谜》卷5蝉蝎散)

2. 蝉蜕、蛇蜕　二味均为动物之皮衣，能解毒敛疮，故古时有用治犬咬伤、诸疮溃烂。如蝉蜕、青黛各15克，细辛7.5克，蛇蜕(烧存性)30克，为细末。每服10克，以酒调下。治犬咬伤、各种损伤，及诸疮溃烂(《卫生宝鉴》卷20 蝉花散) 又，因其明目退翳，可治内障眼。如蝉蜕、蛇蜕、凤凰退(花鸡卵壳)、蚕蜕、人退(指甲)各等分，同烧成灰，研细末，每服3克，日3次。(《眼科龙木论》五退散) 二味均为皮衣，以皮治皮，祛风止痒，故今用于顽固性皮肤瘙痒。

3. 蝉蜕、菊花　蝉蜕明目退翳，菊花清肝祛风，两者相配可清肝明目，多用于热毒翳障等，是目病重要药对。蝉蜕祛风散毒，脱目翳，止泪，散寒邪。(《药性论》)《银海精微》用之散风退翳者计十二方。如蝉花散，蝉蜕、菊花、羌活、蒺藜、决明子、川芎、栀子、密蒙花、荆芥穗、蔓荆子、黄芩、木贼草，治肝经蕴热，目赤肿痛，多泪羞明。补肾散，蝉蜕、菊花、防风、当归、川芎、栀子、密蒙花、木贼、荆芥、枸杞子、黄柏、知母、石决明，治蟹睛疼痛。苍术止泪散，蝉蜕、菊花、苍术、白芷、荆芥、薄荷、木贼、香附、夏枯草、蒺藜、当归、川芎、白芍、石膏，治迎风流泪。诸方的主药均为蝉蜕、菊花。又，蝉蜕(去土净)、白菊花各等分为末，每服3~9克，加蜜少许，水煎食后服。治痘疹入目或病后生翳障。(《景岳全书》卷51 蝉菊散)

4. 蝉蜕、僵蚕　蝉蜕轻清升散，透疹止痒；僵蚕重浊降泄，化痰散结。两者相配，升降气机，疏风泄热，定惊解痉，可用于温病、温疫、温毒，发热抽搐，方如升降散等。如治痄腮，蝉蜕、僵蚕配以连翘、牛蒡子，疏风清热解毒；治肝风抽搐，蝉蜕、僵蚕配以钩藤、全蝎，息风定痉。又，两味均入肺经，具有化痰散结、祛风解痉作用，故合用可平喘止咳利咽，用治百日咳、咳嗽变异性哮喘、喉源性咳嗽等，凡有风痰、风热者均可用之。如用治百日咳，二药可配百部、杏仁、贝母、前胡等祛风解痉，清热止咳。再者，二药疏散风热，透疹止痒，故又能用于顽固性皮肤病，如牛皮癣、荨麻疹、湿疹等。再者，有人用二药配蜂房、豨莶草，可使乙肝病毒表面抗原转阴。

5. 蝉蜕、薄荷　见"薄荷"篇。

6. 蝉蜕、钩藤　见"钩藤"篇。

7. 蝉蜕、荆芥　见"荆芥"篇。

【方药治疗】

1. 疏解风热

(1) 温病初起：薄荷12克，蝉蜕10克，生石膏18克，甘草5克。治温病初起，头疼，周身骨节酸疼，肌肤壮热，背微恶寒，无汗，脉浮滑。(《医学衷中参西录》清解汤)

(2) 温病高热：生石膏30克，知母24克，连翘5克，蝉蜕5克。周身壮热，心中热而且渴，舌苔白欲黄，脉洪滑。(《医学衷中参西录》寒解汤)

（3）风温初起：薄荷、前胡、牛蒡子各4.5克，蝉蜕3克，豆豉12克，瓜蒌壳6克，水煎服。治风温初起，风热新感，冬温袭肺，咳嗽。（《时病论》卷1辛凉解表法）

（4）小儿发热反胃：蝉蜕50克（去土）、滑石30克，为末。每服5克，水煎，用蜜1匙调服。（《卫生家宝方》清膈散）

（5）水痘、麻疹：蝉蜕3克，荆芥6克，芫荽、浮萍各9克，水煎服。并可煎汤趁热外熨。可透疹。又，蝉蜕15克，地龙60克，为粗末，每服1.5～3克，乳香煎汤调下。治发痘黑陷、项强直视、发搐喘胀。（《张氏医通》周天散）

2. 定惊止痉

（1）小儿夜啼：龙齿、蝉蜕、钩藤、羌活、茯苓、人参各等分，细末。每服3～6克，水煎服。治小儿啼哭不止。（《本事方》卷10龙齿散）又，净蝉蜕3克（或5～7只）水煎数沸，入奶瓶使儿吮之。（汤承祖验方）又，蝉蜕5克，灯心草1克，钩藤10克，水煎服，3～5剂为度。治小儿夜啼兼见夜咳。

（2）小儿惊风发热：蝉蜕、僵蚕（酒炒）、炙甘草各3克，延胡索1.5克，细末。1岁服0.5克，4～5岁服1.5克，蝉蜕汤调下，食后服。治惊啼、夜啼，咬牙，咽喉壅痛等。（《小儿药证直诀》卷下蝉花散）又，生石膏100克（先煎），钩藤15克，蝉蜕12克，大黄10克，甘草6克，水煎服。治小儿高热惊厥。（山东中医杂志，1994，5：24）又，蝉蜕60克，鸡内金、钩藤、天竺黄各12克，陈皮9克，共研末。2岁左右小儿每次1克（或每千克体重0.1克），开水冲服。治小儿发热惊风，消化不良。（朱良春经验方）

（3）癫痫：蝉蜕75克，全蝎50克，甘草25克，琥珀20克，朱砂1.5克，冰片5克（后下）。共研细末，每次3.5～5克，日2～3次，开水冲服。治脑囊虫病引起的癫痫。（辽宁中医杂志，1978，2：38）

（4）破伤风：蝉蜕30克，天南星、天麻各6克，全蝎、僵蚕各7～9个，细末，水煎分2次服，日1剂。服药前，先用黄酒调服朱砂1.5克。治破伤风，牙关紧急，手足抽搐。（史全恩家传方五虎追风散）又，蝉蜕120克，水煎2次服，日1剂，6剂效。治破伤风。又，荆芥15克，蝉蜕30克，水煎，少少与之频服。治小儿脐风。

（5）小儿抽动秽语综合征：柴胡、半夏、黄芩、甘草、桂枝、白芍各10克，蝉蜕、僵蚕各6克，水煎服。祛风止痉，镇静安神。治小儿抽动秽语综合征。（李燕宁验方）

3. 利咽开音

（1）外感音哑：净蝉蜕（去足）、桑叶、薄荷叶各6克，滑石30克，麦冬12克，胖大海5个，用水壶泡，代茶饮，日1剂。治外感音哑。（张锡纯开音方）

（2）失音：净蝉蜕（去足）、石菖蒲、麦冬、天竺黄各12克，生地、连翘各15克，山栀、射干各6克，桔梗、玄参、甘草各3克，竹茹30克，水煎至240毫升，成人分3次服，小儿酌减。治流行性乙型脑炎后遗症之失音。（通窍发音汤）

（3）喉风：蜈蚣（焙存性）6克，全蝎（焙）、蝉蜕（焙）、僵蚕、胆矾、川乌各3克，乳香1.5克，蟾酥、炒穿山甲各10克，细末。每服3～10克，小儿0.2～0.3克，同

葱头捣烂，和酒将药送下，出汗为度。如口不能开，灌服之。(《万病回春》卷5开关神应散)

4. 解痉止咳

(1) 咳嗽：蝉蜕(微炒)、桔梗、人参、甘草、陈皮各30克，半夏15克，细末。每服0.25克，姜粥饮调下。治小儿咳嗽痰壅，不欲食。(《圣惠方》卷83蝉壳散)又，蝉蜕(微炒)、五味子、人参各30克，陈皮、甘草各15克，细末。每服1.5克，姜汤调下。治小儿咳嗽，肺气不利。(《幼幼新书》卷16引张焕方)又，蝉蜕、甘草各3克，牛蒡子10克，桔梗6克，水煎服。治外感咳嗽。(《现代实用中药》)又，重用蝉蜕30克，并合景岳金水六君煎，3剂咳止。治顽固性咳嗽。(窦劲发经验方)

(2) 百日咳：蝉蜕、僵蚕、前胡各6克，生石膏、杏仁、川贝、海浮石各4.5克，六轴子、细辛、胆南星各1.5克，研末。每次1岁0.3克。治小儿百日咳。(朱良春验方顿咳散)

(3) 哮喘：蝉蜕、僵蚕、薄荷各等分研末，每次1~2克，日3次。用于风热哮喘。(上海中医杂志，1982，(12)：22)又，蝉蜕45克，黄荆子15克，研末蜜丸，不发时每次6克，发作时增至9~12克，日3次，吞服。(朱良春验方祛风定喘丸)

(4) 咳嗽变异型哮喘：蝉蜕、僵蚕各10克，地龙15克，全蝎3克为主药，寒加麻黄、干姜、半夏、陈皮等，热加泻白散、黄芩等，腑气不通加生大黄，咽痒加前胡、牛蒡子。水煎服，日1剂，分2次服。又，炙麻黄、蝉蜕、紫苏叶、射干、牛蒡子、炙枇杷叶、紫菀等为主方，加减用药，治风邪、寒邪、燥邪所致咳嗽变异型哮喘。(晁恩祥经验方)

5. 祛风止痒

(1) 皮肤瘙痒：蝉蜕、炙蜂房各等分，细末。每服3克，酒调下，日3次。治风气客于皮肤，瘙痒不已。(《姚垣集验方》)

(2) 荨麻疹：蝉蜕3克，僵蚕6克，生大黄12克，姜黄10克，研末，每6克，开水送服，日2次。用治荨麻疹因风热而体壮。(《伤寒温疫条辨》升降散)如体虚去大黄，加蛇蜕，四味各等量，研末，每服5克，日2次。又，净麻黄10克，净黄连9克，净蝉蜕15克，白鲜皮20克，地肤子20克，浮萍20克，水煎服。治荨麻疹、湿疹、药疹。(张效良三净汤)

(3) 脂溢性皮炎：生地30克，当归、荆芥、苦参、蒺藜、知母各10克，生石膏30克，蝉蜕、生甘草各6克，水煎服。用于血热、风燥者。荨麻疹加紫草、桃仁，玫瑰糠疹加紫草。(《朱仁康临床经验集》凉血消风散)此方由《外科正宗》消风散加减而成。又，消风散加白鲜皮、地肤子、紫草、地丁、蒲公英，并重用蝉蜕、僵蚕。(李燕宁验方)

(4) 血管性水肿：蝉蜕12克，柴胡、防风、车前子(包煎)、六一散(包煎)各10克，黄柏6克，水煎服。蝉蜕30克，加水1升，文火煎煮10分钟，先熏后湿敷。(中医杂志，1994，5：261)

6. 利水消肿

（1）急性肾炎：蝉蜕 20～30 克，煎 7 分钟当茶饮，连用 5～7 日，对发热、咽肿、尿蛋白异常有显效。尿中有红细胞者加白茅根 60 克，煎沸 2 分钟后与蝉蜕液同饮。（中医杂志，1994，7：389）

（2）风水：蝉蜕、车前子、鸡内金等分为末，每 6 克，日 2 次吞服。治风水或营养不良性水肿等。（朱良春验方蝉金散）又，苏叶、蝉蜕、益母草等配伍，加入相应方中，用治慢性肾炎蛋白尿。

（3）肝硬化腹水：蝉蜕、茯苓、猪苓、茅根、泽兰、炒鸡内金、山药、生麦芽各 15 克，泽泻、木香、砂仁各 9 克，丹参 30 克，水煎服。湿热加茵陈，便溏加太子参，黄疸加鲜麦苗、败酱草，阴虚加沙参、木瓜等。（实用中医药杂志，2002，2：46）

（4）产后尿潴留：蝉蜕 9 克（去头足），水煎去渣，加红糖顿服。（湖北中医杂志，1983，5：40）又，蝉蜕 30 克，生黄芪、益母草各 20 克，麦冬、当归、王不留行各 10 克，车前子 12 克，肉桂 5 克，水煎服。（上海中医药杂志，1998，3：11）

7. 明目退翳

（1）内障：蝉蜕、蛇蜕、凤凰退（花鸡卵壳）、人退（指甲）、佛退（蚕蜕）各等分，同烧成灰，研细末。每服 3 克，与熟猪肝同食，日 3 次。治内障眼。（《眼科龙目论》五退散）

（2）花翳白陷：蝉蜕、菊花、蒺藜、蔓荆子、草决明、车前子、防风、黄芩、甘草各 10 克，水煎服。治花翳白陷，羞明不痛。（《银海精微》卷上蝉花散）

（3）目生障翳：蝉蜕、夜明砂、木贼、当归各 30 克，羊肝 120 克，前四味研细末，羊肝煮烂捣如泥，入药末拌和为丸如梧子大。每服 50 丸，食后温水下。治肝经风热，眼多赤膜，目生障翳。（《医说》卷 4 羊肝丸）

【外用治疗】

1. 疔疮　蝉蜕、僵蚕等分研末，醋（或油）调涂四围，留疮口，候根出稍长，然后拔根出，再用药涂疮。治疗疮。（《袖珍方》卷 3 蝉蜕散）

2. 对口搭背　蜈蚣、蝉蜕等分研末，蜜或醋调患处，日 1 次，连用数日可消。用于对口搭背初起，未化脓时。

3. 破伤风　蝉蜕适量为细末，掺于疮口。使毒气自散。（《杨氏家藏方》卷 14 追风散）

4. 面瘫　蝉壳、寒食白面各等分，为细末，醋调为糊，涂瘫处，候口正，急以水洗去药。治小儿面瘫。（《圣惠方》卷 83 蝉壳散）

5. 痔疮　蝉蜕 15 克（微火焙焦存性），加冰片 12 克，研细末，用麻油 30 毫升调匀。每晚临睡前，先用金银花 30 克，木鳖子（捣碎）、甘草各 12 克，水煎汤乘热熏洗患处，再取棉棒蘸药膏涂痔上。连用 5～7 日。治痔疮、脱肛、便血。（辽宁中医杂志，1981，6：18）

6. 小儿脱肛 蝉蜕（焙干）研细末。每取适量，香油调成糊，外搽患处，缓缓将脱肛纳还。日 1 次，连用数次可愈。治小儿脱肛。（中草药，1984，2：35）

7. 小儿阴肿水疝 蝉蜕 30 克水煎，外洗热敷，一般 3 日可愈。治小儿阴肿、水疝。（吉林中医药，1997，2：17）

【药方】

1. 升降散 蝉蜕 3 克，僵蚕 6 克，姜黄 10 克，生大黄 12 克，为末，合研匀。病轻者分 4 次服，用黄酒一盅、蜂蜜 15 克，调匀冷服。病重者分 3 次服，黄酒一盅半、蜂蜜 24 克，调匀冷服。用治温疫等。（《伤寒温疫条辨》）僵蚕气薄，轻浮而升，能胜风除湿，清热解郁，散逆浊结滞之痰也，辟一切怫郁之邪气。蝉蜕气寒无毒，能祛风而胜湿，涤热而解毒。姜黄行气散郁，建功辟疫。大黄味苦大寒，上下通行，盖亢甚之阳非此莫抑。升降散方中药仅四味，然其配伍精当，确为火郁发之楷模之剂。

2. 定惊散 胆南星、胡黄连、全蝎、羌活、天竺黄、琥珀、防风、黄芩、天麻各 4.5 克，焦山栀、煅龙齿、连翘各 6 克，川贝、大黄、煅磁石、僵蚕、代赭石、煅礞石、煅石决明各 9 克，朱砂 15 克，共研末，分装于 30 只活蝉（不去翅足）腹内，线扎紧，挂廊透风处阴干，倍研细末，再加入麝香 1.5 克，瓷瓶密封。2 岁小儿每服 0.7 克，3 岁以上按年龄递加，每岁加 1.5 克，均日服 3 次。治小儿食滞不化，感受风邪，发热有汗不退，频发抽搐，角弓反张，弄舌撮口等。

3. 清解汤 薄荷 12 克，蝉蜕 10 克，生石膏 18 克，甘草 5 克。治温病初起，头疼，周身骨节酸疼，肌肤壮热，背微恶寒，无汗，脉浮滑。（《医学衷中参西录》）

4. 寒解汤 生石膏 30 克，知母 24 克，连翘 5 克，蝉蜕 5 克。治温病高热，心中烦热而渴，舌苔白欲黄，脉洪滑。（《医学衷中参西录》）

5. 僵蚕二黄散 僵蚕、远志各 10 克，姜黄、蝉蜕各 6 克，合欢皮 15 克，天竺黄 3 克，每日 1 剂，水煎服。适于痰气交阻、气郁化火之顽固性失眠。（李宇航经验方）又，失眠单用蝉蜕 3 克水煎 5～10 分钟，不可久煎，入睡前 30 分钟服下，亦可在辨证方中加入。

【医案】

➤ 气滞火郁案：孙某，男，47 岁。1974 年 5 月 21 日就诊。情志不遂，胁肋胀痛，胸闷不舒，阵阵憎寒，四肢逆冷，心烦梦多，大便干结，小溲赤热，舌红口干，两脉沉弦略数，病已两月有余。证属木郁化火，治当调气机而开其郁，畅三焦以泄其火。

处方：蝉蜕 6 克，僵蚕 10 克，柴胡 6 克，香附 10 克，姜黄 6 克，豆豉 10 克，山栀 6 克。2 剂后诸症悉减，再 2 剂而愈。

综观其证，虽寒热错杂，然皆由气郁而起，故治从调畅三焦气机入手，郁解气行，则其火自泄。处方乃升降散去大黄加味组成。以蝉蜕、僵蚕、姜黄调畅气机，宣泄郁火。加柴胡、香附以增强疏肝解郁，条达气机之功。又加栀子豉汤，以豆豉宣郁热而展气机，山栀利三焦而泻火。诸药相合，使气达火泻，邪有出路。

➤ 温病火郁，疹出不畅案：徐某，男，7 岁。1978 年 3 月 10 日往诊。感温 3 日，高热不退，外发红疹，疹出二日，遍体隐约，出而不畅，胸闷喘咳，咽肿且痛，心烦不寐，躁扰不宁，大便四日未下，舌干绛起刺，脉弦细而数。此热郁营分，阴液已伤，疹出不透，当以凉营育阴，宣郁透疹为法。

处方：蝉蜕3克，僵蚕6克，金银花15克，连翘15克，钩藤15克，生地30克，紫草10克，玄参30克，芦根、茅根各20克，生大黄粉（冲）3克，安宫牛黄散（分二次冲）0.5克。1剂疹透热减神清，原方去安宫牛黄散，加北沙参15克，焦山楂、焦神曲、焦麦芽各10克，3剂而愈。

方中生地、玄参、茅根、紫草，凉营育阴而行血；蝉蜕、僵蚕、金银花、连翘、钩藤轻清宣透，畅达气机，有透热转气之功，能使营分郁火外达；生大黄凉血行滞，攻下通肠，使燥屎下而气机畅，则火郁可发；芦根清热生津；更加安宫牛黄散清热，开窍醒神。诸药内清外透，使郁火宣泄有径，故1剂即疹透热减。因其躁扰已除，乃去安宫牛黄散，再服3剂，以祛余邪，复津液。加北沙参甘寒生津，焦山楂、焦神曲、焦麦芽以焦香醒胃，促其脾胃功能恢复，前后4剂邪退正安。

➤ 温病误治，火郁神昏案：黄某，男，43岁。1976年3月18日会诊。感温6日，持续高热，曾注射青霉素、链霉素，并投服大剂寒凉方药如生石膏、黄连、广犀角、紫雪散、安宫牛黄丸之类，连投无效，病反日深，遂请会诊。证见高热不退，头微汗出，遍体无汗，四肢厥逆，胸腹灼热，神昏谵语，小溲短赤，大便三日未行，舌红苔黄糙厚，脉沉数有力。其证温邪本在气分，过用寒凉之品，阳气被遏，升降无权，火郁不发，邪热反被逼入营，最畏痉厥之变。急当透气分、畅气机，以调升降，通腑实，宣郁火而醒神志。

处方：蝉蜕6克，僵蚕6克，姜黄6克，生大黄粉（冲）3克，薄荷3克，杏仁6克，金银花20克，连翘15克，芦根30克，九节菖蒲10克。2剂遍体小汗，热退身凉，脉静神清，告愈。

方中蝉蜕、僵蚕、薄荷、金银花、连翘皆轻宣之品，轻清宣透，导邪外出。更加杏仁以开肺气，姜黄以行气血，大黄以通腑气，菖蒲辛香醒神，芦根清热生津。诸药相合，宣畅气机而使郁火外达，故2剂即遍体小汗，热退身凉，脉静神清，化险为夷，其病霍然而愈。（中医杂志，1980，10：51）

【医家经验】

1. 王少华用蝉蜕治肾炎　急性肾炎在温肾气、化浊水的基础上，重用蝉蜕并配前胡，宣肺而通调水道，其量为10：3。若有胸满喘息，蝉蜕并配以葶苈子，泻肺除水。水从脾治，脾气亏虚者，蝉蜕配防己黄芪汤；脾阳不健者，蝉蜕配以实脾饮。湿象较盛者配以春泽汤。水从肾治，则配以济生肾气丸。夹湿热可参以茵陈四苓散。并宗"在皮者汗而发之"经旨，用蝉蜕配羌活、防风、连翘、牛蒡、浮萍等，若热甚或喘，则配以麻黄杏仁甘草石膏汤。有瘀血或大便干者，用升降散，其中蝉蜕量在5~10克。均可从汗而解，1~3日内消肿。（浙江中医杂志，1996，31（1）：4）

2. 胡玉荃等用治子喑

（1）子喑：蝉蜕 10 克，山萸肉 12 克，麦冬 15 克，水煎服。

（2）经行头痛：蝉蜕、蒺藜各 15 克，水煎服。日 1 剂，月经前 1 周开始服，至干净为止，连续治疗 3 个月经周期。以肝火所致之巅顶痛者为佳。

（3）子宫脱垂：蝉蜕 15 克，黄柏 12 克，水煎外洗，每次 15～20 分钟，日 1 次，连续 3～5 天。若因子宫托摩擦而感染，阴道壁膨出溃破者，用蝉蜕 15 克，五倍子 3 克，白及 12 克，加水煎浓汁，用棉球蘸药液外涂患处，日 3 次，连续 1 周。（中医杂志，1994，6：325）

3. 查玉明用药

（1）失眠：常与百合、夜交藤、五味子为伍应用。不仅可治小儿夜啼，也可治成人失眠。因其昼鸣而夜息，有镇静安神作用。

（2）荨麻疹：多由外受风热或风寒，搏于皮肤等引起，大小不等风团随搔抓而发，遇热遇寒而加重，常以蝉蜕与白蒺藜祛风止痒，白鲜皮除湿止痒，连翘清热止痒为伍治疗。慢性反复发作，则配红花、赤芍，以久病必瘀，治风先治血。

（3）小儿惊厥：若蝉蜕清虚之体，善能解痉，配钩藤息风止痉，羚羊角平肝息风，治小儿惊厥，手足拘急抽搐，由风热外感、热盛动风所致者。

（4）紫癜性肾炎：四肢皮肤紫癜，关节作痛，常波及肾，引起紫癜性肾炎。为风热湿瘀交阻脉络，内闭营分所致。蝉蜕配金银花、连翘清热解毒，疏散风热；紫草凉血解毒，透疹消斑，可使紫癜瘀斑消退。

（5）面瘫：蝉蜕辛甘微寒，轻灵透达以疏风通络，清热疏风，有解痉之功。用治面瘫常和牵正散配合，能搜风外出，疗效甚著。

（6）皮肤瘙痒症：多由血燥，而外受风邪，郁闭肌肤不能外泄所致。蝉蜕体轻浮，可除风热，透达性强，善治皮肤病症，取其以皮走皮之意。常与当归、川芎、夜交藤、赤芍、蛇蜕为伍治之。（《中医临床家查玉明》）

【前贤论药】

《嵩崖尊生书》：木土气化清虚，主治风热诸疾。然必风在皮肤，用以浮行腠理。古方用治夜啼，取其昼鸣夜息。催生盖取其蜕，唯脱故去云翳。

《本草备要》：其气清虚而味甘寒，故除风热；其体轻浮，故发痘疹；其性善蜕，故退目翳，催生下胞；其蜕为壳，故治皮肤疮疡瘾疹；其声清响，故治中风失音；又昼鸣夜息，故止小儿夜啼。

《神农本草经百种录》：蚱蝉日出有声，日入无声，止夜啼……启下焦之水，上合心火，水火相交则寐。

《医学衷中参西录》：能发汗，善解外感发热，为温病初得之要药。温病初得者，不仅薄荷，若连翘、蝉退其性皆与薄荷相近。（蝉退解）蝉退性微凉味淡，原非辛散之品，而能发汗者，因其以皮达皮也。此乃发汗中之妙药，有身弱不任发表者，用之最佳。且温病恒有兼瘾疹者，蝉退尤善托瘾疹外出也。蝉退去足者，去其前之两大足也。此足甚刚硬，有开破之力。若用之退目翳、疗疮疡，带此足更佳。若用之发汗则宜去之。盖不欲于发表中寓开破之力也。（清解汤）

【专论】

1. 升降散　升降散出陈良佐《二分析义》，名为赔赈散。清代杨栗山《伤寒温疫条辨》将其改名为升降散，一是僵蚕、蝉蜕升阳中之清阳，姜黄、大黄降阴中之浊阴，一升一降，内外通和，而杂气之流毒顿消；二是仿刘河间双解散，用治温病表里三焦大热者，以期寒热并用，得时之宜。方中僵蚕清化而升阳，蝉蜕清虚而散火，姜黄辟邪而靖疫，大黄定乱而致治，酒引之使上行，蜜润之使下导。方剂组成：僵蚕（酒炒）二钱，全蝉蜕一钱，广姜黄（去皮）三钱，生大黄四钱。原方为散剂，以黄酒、蜂蜜送服。四药相伍，寒温并用，升降相因，宣通三焦，条达气血，使周身气血流畅，则火郁之邪可得宣泄疏发矣。后世有聂云台制表里和解丹、葛苦三黄丹治温热病而见有表里证者，亦以本方为方根（见"僵蚕"篇），可见其双解表里热毒时邪的作用。又，川、湘二地有现成丸药，应当继续推广使用。其方虽为温病而立，然用治外感及杂病诸多火郁之证亦颇为效验。

在临床上，治火郁证每多师其法而加减化裁，针对其火郁之因灵活加减，如因外邪袭表而致火郁不发者，加金银花、连翘、薄荷、牛蒡子、防风、苏叶；因气滞而致火郁者，加柴胡、川楝子、旋覆花、陈皮、香附；因血瘀而致火郁者，加丹皮、赤芍、茜草、紫草、白头翁；因痰湿而致火郁者，加半夏、瓜蒌皮、菖蒲、茯苓、冬瓜皮、炒防风；因食滞而致火郁者，加鸡内金、焦山楂、焦神曲、焦麦芽、莱菔子；若火郁特甚者，可于方中加黄连、黄芩、栀子等苦寒清泄；若郁火灼津而见津亏液耗之象者，加芦根、茅根、沙参、麦冬等。治火郁尤需酌加风药，如防风、荆芥穗、苏叶等，以风药行气开郁，调畅气机，通达腠理而发其郁火。

2. 赵绍琴论火郁　火郁与火热虽同属阳热之证，但二者临床表现大相径庭。火热证是热炽于里而张扬于外，通身表里皆见一派热象，如身热恶热，心烦躁扰，面目红赤，口渴饮冷，舌苔黄厚，脉洪数有力等。火郁则是热郁于里不得张扬，虽有里热，但并不形于外，表里不一，症状参互，很难一目了然。因此，必须抓住关键，掌握要领，方能诊断准确，不致有误。可从几个方面辨识：火郁于内，津耗液亏，舌体失于濡泽，多见舌形瘦薄而舌面少津，甚则扪之干燥或舌面干裂；湿阻气机而致火郁者，多见舌红苔白腻；火热内郁，气机阻滞，气血循行不畅，脉象多见沉涩或沉弦而数；郁闭特甚，气血内壅，亦偶有脉来沉弦迟缓者，切宜详诊细参，勿以寒证论之。临床见证可有心烦急躁，自觉心中愦愦然，烦杂无奈，莫名所苦；若火灼阴伤，亦可致不寐或噩梦纷纭，梦中时有惊呼；若郁火上扰清窍，则头目眩晕；温病火热内郁者，甚至可见神昏谵妄。其面色多见滞暗无华，甚或黧黑，或见但头汗出而身无汗，四肢不温甚或厥冷，其郁愈甚，则其厥愈深。小溲短赤，大便秘结。在温病中每可见大便数日不通，或见热结旁流，亦有郁火内逼而作火泄者，或斑疹发而不透，或出而复回，或色暗枯滞，或稠密紧束。以上见证，皆因火热内郁

305

不能外达，其证之复杂可知矣。

火郁之证，气机闭塞，泄越无门。若纯用寒凉之品，则易凝滞气机，使邪无出路，反成凉遏之势，是欲清而反滞，愈清愈郁，不唯病无愈期，反恐招致他患。《素问·六元正纪大论》提出"火郁发之"，开治火郁之门径，实为治疗火郁证之根本法则。所谓发之，即宣发、发泄之意。临床见火郁之证，必先用解郁、疏利、宣泄、轻扬等方法，开散郁结，宣通其滞，条畅气血，使营卫通达，郁火方有泄越之机。火郁之病因虽多，苟能审证求因，祛其致郁之由，则可使郁开气达而火泄，不用寒凉而其火自消。总以条畅气机为其要义。

【方药效用评述】

➤ 蝉蜕能发汗，善解外感发热，为温病初得之要药。故张锡纯清解汤、凉解汤用薄荷、蝉蜕，寒解汤、和解汤、宣解汤、犹龙汤用连翘、蝉蜕，并配用石膏等，以治温病发热。此外，尚可配芫荽、浮萍等透疹发散，水痘、麻疹应发而未发者，可用之透发。因其息风解痉，近今用于顽固性咳嗽、哮喘有效，或配麻黄宣肺散寒，或配僵蚕祛痰泄热。风热者配入桑菊饮、止嗽散用；风燥者声嘶咽干痒痛，配入桑杏汤等。

➤ 以蝉蜕配僵蚕，大黄配姜黄，组成名方升降散（蝉蜕、僵蚕、大黄、姜黄），主要用于温病温疫。近今医家赵绍琴用治火郁（见本篇"医案"），还有用以祛风止痒，治疗顽固性皮肤瘙痒症、荨麻疹、湿疹、药疹、过敏性紫癜、血管性水肿等。也可配以麻黄宣肺散寒，或配用蛇蜕、乌梢蛇祛风通络。

➤ 蝉蜕用于眼目外障，白翳蟹睛。常用蝉蜕、菊花等配伍，如蝉菊散等（见本篇"药对"）。《银海精微》散风退翳十二方，其中以蝉蜕、菊花，或蝉蜕、蛇蜕，或蝉蜕、僵蚕为主，尤以蝉蜕、菊花为多。且多配伍诸风药及明目药，或据证加和血药、清热药等，主要用于阳证、实热证的外障病变。

➤ 本药既疏外风，又息内风，有退热、透疹、止痒、止咳、止痉、利水等作用。用于皮科、外科，可治痈疖疔疮、癫癣瘾疹；用于眼科诸症，则以治眼目外障、白翳蟹睛等为胜。又，蝉蜕"善利小便"（《医学衷中参西录》药物解），李时珍以为能"退阴肿"（《本草纲目》），但必须重用，方能有效。

➤ 习惯去头足。实际上，头足解热作用明显，用于疏解风热时，无须去之。若用止痉，则用身为好，可去头足。药理研究证明，抗惊厥作用以去头足的蝉身为强，头足较弱。解热作用以头足为明显，全蝉蜕次之，蝉身最差。散风热、透痘疮，用蝉蜕为佳；如定惊止痉，则主张用蚱蝉。

【药量】3～10克，重则15～30克。丸散减量。

【药忌】无风热或表虚者忌用。

～ 浮萍 ～

【药原】出《神农本草经》。用全草。

【**药性**】辛，微寒。归肺、肝经。

【**药效**】发汗解表，透疹止痒，利水消肿。

【**药对**】

1. 浮萍、西河柳　浮萍发汗解表，发越水气。其发汗胜于麻黄，利水捷于通草。西河柳发表透疹，祛风利水。两药配伍，治急性肾炎水肿发热而属风水者，效果更佳。一般用浮萍 10 克、西河柳 30 克。偏风热者，加金银花、连翘、蝉蜕、板蓝根；偏风寒者，加麻黄、紫苏、荆芥、防风；伴皮肤脓疱者，加黄柏、山栀、蒲公英；肿甚而咳喘者，配葶苈子、桑白皮；血尿明显者，加白茅根、小蓟、薄荷。（叶景华经验）

2. 浮萍、麻黄　浮萍发汗尤胜麻黄（《本草衍义补遗》）。如配以麻黄则发汗解表、利水消肿力量更强，可用治时行热病。如浮萍 30 克，麻黄（去根节）、桂心、炮附子各 15 克，捣细，每服 6 克，水煎去渣热服，汗出即瘥。（《圣惠方》卷 4）今用于急性肾炎有外感风寒引起，且有咳嗽喘息水肿而无汗者，可用浮萍、麻黄、紫苏叶、蝉蜕等。

【**方药治疗**】

1. 发汗解表

（1）伤寒无汗：浮萍 30 克，麻黄（去根节）、桂心、炮附子各 15 克，捣细。每服 6 克，生姜 3 片，水煎热服，汗出即瘥。（《圣惠方》卷 4 浮萍草散）

（2）伤寒发热：浮萍、麻黄、川芎、天麻各等分，为细末。每服 6 克，薄荷酒调下，覆令出汗。治小儿伤寒发热。（《幼幼新书》卷 14 引郑愈方）

（3）温疫：浮萍、生姜各 10 克，黄芩、杏仁、甘草各 6 克，大枣 2 枚，水煎服。治温疫身痛脉紧，烦躁无汗。（《治疫全书》卷 5 浮萍黄芩汤）又，浮萍、生姜各 10 克，石膏、杏仁、生姜各 10 克，甘草 6 克，大枣 3 枚，水煎服，覆衣取汗。治温疫身痛，脉浮紧，烦躁喘促无汗。（《四圣悬枢》卷 4 浮萍石膏汤）

（4）中风面瘫：茯苓、桂枝、浮萍、生姜各 10 克，甘草 6 克，水煎服，取微汗。治中风口眼㖞斜。（《医学摘粹》卷 1 茯苓桂枝甘草生姜浮萍汤）

2. 透疹止痒

（1）麻疹：紫背浮萍、紫地丁、紫草、芦根各 6 克，连翘、栀子、豆豉各 4.5 克，紫菀、蝉蜕各 3 克，水煎服。治麻疹透发不畅，发热烦躁咳嗽。（《临床医案医方》透疹四紫汤）

（2）风热瘾疹：浮萍焙干，牛蒡子酒煮晒干，各 30 克为末，每薄荷汤服 3～6 克，日 2 次。治风热瘾疹。（《古今录验》）又，浮萍、荆芥、防风、当归、赤芍、大青叶、黄芩各 10 克，蝉蜕 6 克，水煎服。治急性荨麻疹，色红瘙痒。（朱仁康经验方消风清热饮）

（3）皮肤瘙痒：紫背浮萍，不拘多少，为细末，蜜丸弹子大。每服 1 丸，豆淋酒下。治皮肤瘙痒，白癜风、圆形脱发等。（《医宗金鉴》卷 73 浮萍丸）

（4）顽癣：浮萍、苍术、苍耳草、豨莶草各 60 克，苦参 120 克，黄芩、僵蚕各 30 克，钩藤 40 克，研末，酒糊为丸梧子大。每服 6 克，日 2 次。治顽癣瘙痒不止，因风湿热邪郁

聚。(《外科正宗》卷4顽癣浮萍丸)

(5) 白癜风：浮萍、茯苓各15克，细末蜜丸梧子大。每服10丸，日2次，温酒下。治白癜风。(《外科大成》卷4浮萍茯苓丸)

3. 利水消肿

(1) 水肿：浮萍晒干，为末，每服3~6克，日2次。治水气洪肿，小便不利。(《本草纲目》卷19) 又，茯苓、泽泻、半夏、杏仁、甘草、桂枝、浮萍各10克，水煎热服，覆衣取汗。治水肿胀满。(《四圣心源》卷5苓桂浮萍汤)

(2) 疥疮浮肿：浮萍9克，赤小豆90克，大枣4枚，水煎服。

4. 清热止渴

(1) 消渴：浮萍、天花粉各等分，细末，人乳为丸，梧子大。每服20丸，日3次。治消渴，亦治风热疮疡。(《千金要方》卷21浮萍丸)

(2) 口舌生疮：浮萍、升麻、黄柏、甘草（半生半炙）各30克，为细末，猪脂480克，文火煎膏。每服1匙，含化咽津。(《圣惠方》卷36浮萍煎膏)

【外用治疗】

1. 脱肛 浮萍（霜露打过者）不拘多少，阴干为细末。水洗净脱出肛，以药末掺之。(《万病回春》卷4浮萍散) 又，浮萍、五倍子、龙骨、木贼各10克，细末。麻油调敷之。治肛门直肠脱垂Ⅰ、Ⅱ度者。(《实用中医肛肠病学》)

2. 暑令外感发热 鲜浮萍250克，鲜薄荷150克，干者也可用，量酌减。煎水约4000毫升，煮沸即可，滤去药渣，倒入盆内，候水温低于25℃时，用水洗浴10~15分钟。隔3~4小时再如法一次。也可加香薷、豆卷、金银花、竹叶、大青叶适量洗浴，用治小儿夏季热。(江苏中医，1994，3：3)

3. 鹅掌风 浮萍、僵蚕、皂荚、荆芥、防风、制川草乌、羌活、独活、白鲜皮、黄精、威灵仙各10克，鲜凤仙花1枝。用陈醋1000克浸泡24小时后，小火煮沸，滤去药渣备用。每日浸泡患部2次，每次10~20分钟，泡后擦干皮肤。以3剂药为1个疗程。伏天为宜，取冬病夏治之理。(徐宜厚经验)

【前贤论药】

《本草图经》：治时行热病，亦堪发汗。

《本草纲目》：浮萍其性轻浮，入肺经，达皮肤，所以能发扬邪汗也。(卷19)

《医宗必读·本草征要》：天生灵草无根干，不在山间不在岸，始因飞絮逐东风，紫背青皮飘水面。神仙一味去沉疴，采时须在七月半，选甚瘫风与大风，些小微风都不算，豆淋酒内服三丸，铁镤头上也出汗。

《本草经疏》：其气轻浮，其性清燥，能祛湿热之药也。热气郁于皮肤则作痒，味辛而气清寒，故能散皮肤之湿热也。

《本草求真》：古人谓其发汗胜于麻黄，下水捷于通草，一语括尽浮萍治功。故凡风湿内淫、瘫痪不举，在外而见肌肤瘙痒、一身暴热，在内而见水肿不消、小便不利，用此疏肌通窍。俾风从外散，湿从下行。

【方药效用评述】

➤ 本药为辛散轻浮之品，祛风发表，清热利水。发汗胜于麻黄，伤寒、温疫、时行，发热无汗，常与麻黄、桂枝同用，以治外感风寒；或与蝉蜕、薄荷同用，以治外感风热初起，用其发汗解表之功。

➤ 本品利水捷于通草，故常与茯苓、泽泻、桂枝、麻黄等同用，祛风利水消肿，治疗风水，今则用治急性肾炎。或可与蝉蜕、紫苏叶、金银花、白茅根等配伍，治由风湿热毒所致急性肾炎全身水肿者。

【药量】 6～12克，鲜品用15～30克。外用适量，水煎熏洗、研末调敷等。

【药忌】 虚寒者不宜。

❧ 豆 豉 ❧

【药原】 出《名医别录》。大豆成熟种子发酵加工品。

【药性】 辛、苦，寒。归肺、胃经。

【药效】 解表发汗，泄热除烦。

【药对】

1. 豆豉、葱白 豆豉辛寒，葱白辛温，二味均是药食两用之品，相须合用可以发汗解表，简便可行。如《肘后方》葱豉汤，用治伤寒热病初起而无汗者。发汗而不伤阴，无凉遏之虞。

2. 豆豉、栀子 豆豉辛温解表外达，微宣微透以治躁；山栀苦寒，轻清泄热，能清能降以治烦。二者合用，一宣一降，解表清热，表里双解，用治伤寒热病，表证未罢，上焦膈中有热，是邪热过卫入气者。《伤寒论》："发汗吐下后虚烦不得眠，若剧者必反复颠倒，心中懊恼。"重在治邪热扰膈之虚烦，即是明证。《阎孝忠集效方》用于小儿身热狂躁，昏迷不食，蓄热在下者。今常用于用于虚烦不得眠，心烦懊恼，反复颠倒者。

3. 豆豉、生地黄 豆豉辛散透热宣泄，生地甘寒清热养阴。二味合用，育阴而不滞邪，透邪而不伤正，用治热病热入营血，意在透邪出表，养阴清热，凉血解毒。《千金要方》黑膏治温毒发斑，也可治虚热骨节痛无力。豆豉二升，生地八斤，遍蒸曝干为散，食后酒调下6克，日再服。今用生地20～30克、豆豉10克，二味同捣入煎。

4. 豆豉、葛根 见"葛根"篇。

5. 豆豉、荆芥 见"荆芥"篇。

【方药治疗】

1. 伤寒初起无汗 葱白、豆豉各10克，水煎服，温覆取汗。（《肘后方》葱豉汤）又，葱汤煮米粥，入豆豉食之取汗。（《肘后方》）有仲景桂枝汤饮后食米粥，以和胃气而助汗之妙。

2. 伤寒发热　　葛根 60～100 克，豆豉 10～20 克，水煎服。治数种伤寒，天行时气，初起发热头痛，脉洪实。捣生根汁尤佳。(《本草纲目》卷 18 引《伤寒类要》)

3. 温毒发斑　　生地 20～30 克、豆豉 10 克，同捣后水煎服。(《千金要方》卷 19 黑膏)

4. 痢疾　　薤白 30 克，豆豉 30 克。先煮薤熟，后纳豉更煮，色黑去豉，分为 2 次服。治赤白痢。(《集验方》)

5. 泄痢　　紫蒜、盐、豉各等分，同杵为膏，合丸如梧子大。每服 6 克，日 3 次。治泄痢虚损，不问久新者。(《宣明论方》卷 10 二胜丸)。也有用治疟疾成积(《鸡峰普济方》卷 14 香和丸)、肠毒下血不止(《博济方》卷 3 乌犀丸)，组成同。

6. 虚烦　　炒山栀、豆豉各 10 克，水煎服。治热扰胸膈，虚烦懊恼，脘痞饥嘈。(《伤寒论》栀子豉汤)脘痞加枳实，腹胀加厚朴，热甚加黄连，有寒加干姜。

【药方】

1. 葱豉汤　　葱白、豆豉各 10 克，水煎服，温覆取汗。治伤寒初起无汗。(《肘后方》)

2. 栀子豉汤　　山栀子 10 克，豆豉各 10 克，水煎服。治热扰胸膈，虚烦懊恼，脘痞饥嘈。(《伤寒论》)

【医家经验】

张镜人用豆豉治外感热病　　伤寒热病包括一切外感引起的发热性疾病，其发病不外新感外袭和伏气内发二端。新感虽有寒温之分，但外邪侵犯由表入里，只宜表散；伏气因新感引动，由里出表，治宜透达。新感务求表透，勿使内入；伏气务求透表，促其外达。因此治疗伤寒热病，主张以表和透为中心，而提倡应用豆豉。邪在卫分者，从葱豉汤加减。如表邪重，发热、头痛、骨楚，加柴胡、葛根。风温并发咳嗽气逆、胁痛，加当归须、新绛、旋覆花。葱豉汤重于发汗解表，在卫汗之可也。邪留气分者，从栀子豉汤加减，豆豉透达解表，山栀轻清泄热，二味表里双解，重于轻清泄热，即"到气才可清气"，用治伤寒热病表证未罢，上焦膈中有热，即邪热过卫入气的阶段。如表证犹重，合柴胡、牛蒡子、荆芥；里热较盛，加知母、连翘；红疹隐隐，加蝉蜕、西河柳、樱桃核。邪入营血者从黑膏加减，重于育阴达邪。选取生地、豆豉二味同捣，结合凉血、散血、息风、清热、祛痰之品，用治邪热已入营分或血分，劫烁真阴，神昏谵语，肝风煽动者。其方妙在育阴而不滞邪，透邪而不伤正。其主要指征是脉洪数或弦数，舌苔黄糙腻、灰糙腻，边尖露红，或焦黄及焦黑燥裂，质绛。服药二三天，糙腻焦燥舌苔脱去，转成光绛，热势渐衰，神识渐清，乃正胜邪却、阴液来复的佳兆。欲达到糙腻或焦燥舌苔脱去。除主用生地、豆豉之外，还应兼用胆南星、天竺黄以清澈温邪痰热。黑膏方，无汗取豆豉，有汗取豆卷，热盛用生地，津伤用石斛，或生地、石斛并取。(《中医临床家张镜人》)

【前贤论药】

《本草纲目》：仲景治烦躁用栀子豉汤。烦者气也，躁者血也。气主肺，血主肾，故用栀子以治肺烦，香豉以治肾躁。

【方药效用评述】

➤ 豆豉解表发汗，宣透达邪。一取麻黄、紫苏加水煎煮，用煎液拌入净大豆中，然后蒸透再置容器内，使其充分发酵，香气溢出时取出，用文火炒至深黄。二是取桑叶、青蒿加水煎煮，用煎液拌入净大豆中，等吸尽后蒸透取出，稍凉再置容器内，用煎过的桑叶、青蒿渣覆盖，使发酵至黄衣上遍时，取出去渣洗净，再置容器内闷 15~20 天，至充分发酵，香气溢出时取出，略蒸干燥即可。用麻黄、紫苏同制者，药性偏于辛温；用桑叶、青蒿同制者，药性偏于寒凉。豆豉有生、炒之别，无汗，表证明显，用淡豆豉；有汗，胃经症状明显，用炒豆豉。

➤ 大豆黄卷是取成熟饱满的大豆（黑色或黄色均可）筛净，用清水浸泡至表面略有皱缩取出，置箩内，上盖湿蒲包。每天用 30℃ 左右温水淋洒 2~3 次，使大豆发芽，待芽长 0.5~1.5 厘米时，取出晒干，捡出杂质，此为净大豆卷，发表力微弱。若用麻黄煎水与净豆卷拌匀吸尽，用文火炒至表面呈深黄而成，为制豆卷，发表力微强。

➤ 大豆黄卷、豆豉均为解表清热之品，既有麻黄的发表，又有本身的透邪，故有"过桥麻黄"之称。因其解表之力薄，无大汗之弊，无论四季均可运用。大豆黄卷偏于肺经，多用于发热苔薄，在肺而卫表失疏者。豆豉偏于胃经，化湿力胜于豆卷，用于风热夹湿或湿蕴卫气，发热苔厚腻者。外感风热配薄荷、荆芥、连翘、蝉蜕，方如银翘散。暑天感冒配香薷、青蒿、藿香，方如香薷饮、藿香正气散。湿蕴卫气则配藿香、厚朴、鸡苏散，方如藿朴夏苓汤。卫营同病，或热甚阴伤，卫表未解，配生地，名黑膏，用之微微汗出，祛邪外达。

【药量】 6~10 克。

【药忌】 虚热盗汗者忌用。

第三章　清热药

以寒凉药清热泻火，属于"热以寒之"治则范畴。分清脏腑热（火）、清热解毒、清热凉血 3 类。清脏腑热药最多，包括清心、肝、肺、肾与胃、肠、膀胱、三焦等的各种中药，主要有黄连清心火，黄芩清肺火，黄柏、知母清肾火（相火），龙胆草、夏枯草清肝火，栀子清三焦火，石膏清阳明、太阴（即清肺胃）。清热解毒药主要针对内外痈疡热毒，如金银花、连翘。清热凉血药治血热为患，如生地、玄参、青蒿、地骨皮。

第一节　清脏腑热（火）药

～石膏～

【药原】出《神农本草经》。硫酸盐类矿物石膏族石膏。

【药性】辛、甘，大寒。归肺、胃经。

【药效】生用内服，清肺胃热，化斑透疹，除烦止渴，退热止汗。煅以外用，化腐生肌，收涩敛疮。

【药对】

1. 石膏、甘草　石膏寒而清阳明热，或可伤及胃气；甘草和中益胃而平，与石膏同用，则可护胃气免伤。二味相配水煎，治热病发热，烦渴大汗，喘嗽，骨蒸劳热等。历代多有应用，一般用粉末散剂。如石膏、甘草各等分为末，每服方寸匕，日 2 次，浆水送下。治大病愈后多虚汗，湿温多汗，妄言烦渴。（《肘后方》）又，生石膏 180 克，粉甘草 30 克，为极细末。每服 3~10 克，新汲水或热汤或人参汤调下。治阳明内热，烦渴头痛，二便闭解，温疫斑黄，热痰喘嗽。（《景岳全书》卷 51 六一甘露散、玉泉饮）又，治骨蒸劳热久嗽。（《本草纲目》卷 9 引《外台秘要》）

2. 石膏、粳米　石膏清阳明热，粳米和中益胃，二味相配水煎，可使药液成混悬液，既能增加石膏的摄入量，以增其解肌退热之药效，又能避免石膏的寒凉滑泄副作用。此《伤寒论》白虎汤用甘草、粳米初衷。除此之外，如《圣惠方》卷 96 石膏粥，也是石膏、粳米同用之法，有清热止渴作用。先煎生石膏取汁，然后用汁煮粳米粥，欲熟时，再加葱白 2 茎、豉汁若干更同煮，空心食之。实际上是白虎葱豉汤。《医学衷中参西录》石膏粳米汤也是石膏、粳米组方，治温病发热，可代白虎汤，见本篇"药方"。

3. 石膏、竹叶　石膏清胃火，竹叶清心火，合而可用于诸热病烦渴，小便黄赤而不利

312

者，同时用于内伤心胃火旺者。是《伤寒论》竹叶石膏汤、《温病条辨》竹叶玉女煎的主药。又如石膏 10 克，竹叶 5 片，水煎服，兼服六一散或抱龙丸。治胃热呕吐，三焦受热，夏月受暑，呕吐黄痰，干哕，或烦燥，唇红面赤作渴，大便不利。（《幼科直言》卷 4 竹叶石膏汤）又，二味水煎后去渣，取而煮粥。治老人风热内热，目赤头痛，视不见物。（《养老方》）又，石膏 30 克，竹叶 10 克，水煎服。日 1 剂。连服数日。可治阳明实火而致牙龈萎缩、牙缝出血。

4. 石膏、竹茹　石膏清泻肺胃，竹茹和胃止呕。仲景竹皮大丸（石膏、竹茹、桂枝、白薇、甘草）有此药对，用于妇人乳中虚，烦乱呕逆。单用此药对，如石膏 15 克，鲜竹茹 10 克，井水、河水各半煎，温服。治疫喉白腐，壮热如烙，烦渴引饮。（《疫喉浅论》卷上青龙白虎汤）

5. 石膏、人参　石膏清阳明热，降逆止呕；人参益气和胃，生津止渴。二药相配，一清一补，是白虎加人参汤、竹叶石膏汤的主药，均以胃热、胃虚着眼，用于发热、汗出、烦渴、呕逆、短气者。白虎加人参汤用于上消，烦渴短气。竹叶石膏汤是白虎加人参汤去知母，加麦冬、半夏、竹叶，用于身热多汗，少气虚羸，气逆欲吐者，变大寒之药为清补之剂。

6. 石膏、桂枝　石膏辛寒退热，清热除烦；桂枝辛温解表，温经除痹。二味相配，表里双解，寒温兼用。如白虎加桂枝汤、木防己汤，用石膏、桂枝以除痹，以治热痹。小青龙加石膏汤、大青龙汤，以石膏、桂枝、麻黄退热而又发汗解表；《金匮要略·痰饮咳嗽病脉证并治》则用大青龙汤治疗溢饮见身体疼重。并参本篇"方药效用评述"。

7. 石膏、寒水石、滑石　世称为"三石"，性质相类相从，是分清三焦、表里双清的药对。其中，石膏辛寒，其体重能泻胃火，其气清可解肌表，滑石甘寒，上能利毛腠之窍，中能清胃府之热，下能清膀胱之热；而寒水石亦性近石膏。最早应用三石清热者，应是《金匮要略》附方风引汤。而三石利水火而通下窍，又是后世紫雪散之君药。三石者，风引汤用以清热镇逆息风，紫雪散用以清热解毒开窍，三石汤用以清热退暑利窍。再者，三石兼走肺胃、宣解表热、清利里热，是表里双解药对。

此外，历代有用石膏、滑石药对的，如《圣济总录》卷 60 二石散，石膏、滑石等分研末，用大麦煮稀粥调服药末，小便利即愈。治女劳疸，是清利退黄之法。又，刘河间赏用三石，如桂苓甘露饮用三石、五苓合方，防风通圣散内也有石膏、滑石，均为双解之义。

8. 石膏、寒水石　二味相配，清泻肺胃。如石膏、寒水石等分为极细末，每 10 克，人参汤或随症用引调下。治痰热咳嗽，喘急烦渴。（《景岳全书》卷 51 双玉散）又，石膏、寒水石各等分，生、熟各半为细末，生甘草熬膏为丸如芡实大，朱砂为衣。每服 1 丸，水化下。治小儿惊风发热，泄泻夜啼，不乳不食。（《串雅补》卷 4 白虎抱龙丸）又，石膏、寒水石各 15 克，生甘草 3 克，为末，食后温水调下，治小儿吐泻。（《小儿药证直诀》卷下玉露散）都和肺、胃病证有关。

9. 石膏、细辛　石膏清泄胃热，细辛引入少阴，可治牙龈肿痛、口舌生疮等病。石膏之辛寒，细辛之辛温，配伍则辛而不热，寒而不遏，确与病机相得。如生石膏30克，细辛10克，水煎乘热频嗽之。治阳明胃火，牙龈、口舌肿痛不可当。（《景岳全书》卷51 二辛散）又，治胃热龈浮，肾热齿蛀，肿胀疼痛。（《医级》）现代临床还用此药对治鼻窍壅热之鼻渊（见本篇"方药治疗"），肺开窍于鼻，足阳明胃经起于鼻之交頞中，是其理论基础。

10. 石膏、知母　石膏清热泻火，退热止渴；知母清热除烦，润燥滋阴。二味相配，是白虎汤等方的药对。《伤寒论》白虎汤用于阳明高热烦渴大汗，《金匮要略》白虎加人参汤用于消渴欲饮者。又有以二味成药对方者。如石膏、知母等分为末，每服3～6克。治小儿疮斑，高热烦渴。（《奇效良方》石膏知母化毒散）

11. 石膏、杏仁　见"杏仁"篇。

12. 石膏、麻黄　见"麻黄"篇。

13. 石膏、羌活　见"羌活"篇。

14. 石膏、川芎　见"川芎"篇。

【方药治疗】

1. 清肺胃热

（1）高热烦渴：生石膏30～60克，知母、甘草各10克，粳米30克，水煎服。用于伤寒、温病已入阳明，高热烦渴大汗，脉洪大，肺胃实热为主。（《伤寒论》白虎汤）又，黄连5克，生石膏10克，细末，甘草煎汤冷服。治伤寒高热发狂。（《本事方》鹊石散）

（2）温病初起：薄荷12克，蝉蜕10克，生石膏18克，甘草5克，水煎服。治温病初起，头痛，骨节酸疼，肌肤壮热，背微恶寒，无汗，脉浮滑。（《医学衷中参西录》清解汤）

（3）温疫：生石膏30克，羚羊角粉3克（另冲），僵蚕、金线重楼各6克，知母18克，蝉蜕9克，甘草5克，日1剂，水煎服。治温疫表里大热，头面肿疼痛。亦治阳毒发斑疹。（《医学衷中参西录》青盂汤）又，生石膏、青蒿等分为末，食前服6～10克，日3～4次。治时气疫疠。（《普济方》卷151）

（4）流行性出血热发热期：柴胡10～15克，黄芩、杏仁、甘草各10克，生石膏15～30克，金银花30克，连翘12克，板蓝根15～20克，玄参12克，芦根15克，白芷3～6克，日2剂，水煎分4次服。（柴芩石膏汤，山东中医杂志，1998，3：108）

（5）外感高热：生石膏60克，麻黄、葛根各30克，黄芩、芍药、桂枝、甘草各15克，粗末，每服12克，水煎服。治天行热毒未解，欲生豌豆疮（天花），发热身痛。（《伤寒总病论》卷4 葛根石膏汤）又，葛根30克，生石膏45克，麻黄9克，桂枝、白芍、甘草各6克，生姜9克，大枣4枚，日1剂，水煎服。治外感高热。（中国中医急症，2007，3：282）

（6）小儿发热：石膏30克，青黛3克，为末，糕糊丸如龙眼核大。每服1丸，灯心汤化下。治小儿身热不除。（《普济方》卷384 青丸子）有用以代白虎汤者。又，石膏、寒水石各等分，生、熟各半为细末，生甘草熬膏，为丸如芡实大，朱砂为衣。每服 1 丸，水化下。治小儿惊风，发热夜啼。（《串雅补》）

（7）产后发热：生石膏 30～60 克，玄参 20～30 克，甘草 10 克，粳米（或用山药代之）30 克，水煎服。治产后温热，发热烦渴，舌苔黄厚，脉象洪实。（《医学衷中参西录》白虎加人参汤变法）

2. 清泻胃热

（1）头痛、头风：石膏、川芎等分，粗末。每服 10 克，水煎服。治伤寒热病后，头痛不止。（《云歧子保命集》卷下石膏川芎汤）又，石膏 30 克，川芎、白芷、菊花、藁本、羌活各 10 克，水煎服。治头痛、眩晕、头风发作，日久不愈属胃火上炎者。（《医宗金鉴》卷 43 芎芷石膏汤）又，荆芥、石膏等分，细末。每服 6 克，茶调下。治风热头痛。（《永类钤方》）又，石膏、附子各等分为末，加麝香少许。每服 2 克，茶酒送下。治上热下寒头痛。（《普济方》卷 44 引《澹寮方》附子汤）又，生硫黄 60 克，生硝石、生石膏、半夏各 30 克，细末，姜汁糊丸梧子大。每服 40 丸，姜汤或米饮下。治肾厥头痛。（《本事方》玉真丸）此二方有相类处，以石膏之寒，配附子或硫黄大热之品，药性反激逆从以治。

（2）头汗：生石膏 30～60 克，知母 15 克，甘草 10 克，水煎服。治头汗，见口渴、烦热，脉大，有阳明气分证。（《伤寒论》白虎汤）

（3）眩晕：风引汤（见本篇"药方"），治高血压病，头晕头痛，目眩，见胃部热感，面部潮红，目赤。

（4）面痛：生石膏、生白芍各 30 克，甘草 15 克，知母 10 克，蜈蚣 1 条，细辛 3 克，水煎服。治三叉神经痛急性发作。

（5）牙痛：石膏 45 克，细辛 4.5 克，水煎 2 次混匀，一半漱口，一半分 2 次服下。（山西中医，1986，3：29）

（6）鼻渊：石膏 30 克，细辛 3 克，便秘加大黄，浊涕带血加小蓟 10 克，头痛加白芷 12 克，涕多黄绿加车前子 15 克。日 1 剂，连用 3～6 剂。（浙江中医杂志，1997，6：274）又，张锡纯发现石膏善治脑漏（鼻渊）。在临床上，除能减少患者脓涕外，对通畅鼻窍也有效果。此外，过敏性鼻炎也可用之。

（7）乳痈：石膏煅红，出火毒，研细末。每服 10 克，温酒调下，添酒尽醉，睡前再进 1 次。（《妇人大全良方》卷 23 一醉膏）

（8）呕吐：煅石膏 6 克，姜汁炒黄连 3 克，为末，滚水下。治胃热呕吐。（《仙拈集》卷 1 石连散）又，煅石膏 10 克，竹叶 5 片，水煎服，兼服六一散或抱龙丸。治夏月受暑，胃热呕吐。（《幼科直言》卷 4 竹叶石膏汤）又，石膏、寒水石各 15 克，生甘草 3 克，为末，食后温水调下。治小儿吐泻。（《小儿药证直诀》卷夏玉露散）又，竹皮大丸治妇女乳中虚，烦乱呕逆，方见本篇"医家经验"。又，张锡纯用单味石膏煎服，治呕吐不止。

（9）哮喘：石膏 120 克（牙皂 15 克切片，煨水 1 罐，将石膏煅红，入牙皂水中淬之，水干为度，去牙皂不用），贝母 30 克（去心），为末，荞麦面打糊为丸如梧子大。每晚上

床服 3 克。治哮喘。(《仙拈集》卷 1 石贝丸)

(10) 胃痛：生石膏、黄连各 10 克，吴茱萸 3 克，水煎服。治胃痛、反酸、烧心，见胃热者。

(11) 流涎：生石膏 18 克，滑石 18 克，甘草 3 克，水煎服。治小儿胃热流涎、磨牙等。此外，小儿食积见纳呆、口臭、便干结、苔黄腻，可加用生石膏 15～30 克清热导积。

【外用治疗】

1. 烧伤 先经局部处理和消毒清洗后，用石膏 15～20 克，冰片 15 克（或加儿茶 20 克），研末，凉开水调糊敷伤处。(中医杂志，2000，4：201)

2. 接触性皮炎 石膏 100 克，煎取液 1000 毫升，待温，浸泡患处，日 2 次，每次 15 分钟。3～5 日可愈。(中医杂志，2000，4：201)

3. 痈肿 生石膏、冰片按 19：1 比例相配，研极细末备用。视肿块大小，在石膏、冰片粉中加入少许食醋及适量凉开水，调匀成膏状，然后直接敷于肿块上，用纱布固定，若药粉干燥时即用凉开水湿润。每日换药 1 次，待肿块消失后停用。(中医杂志，2000，4：200)

4. 发热 石膏、青蒿各 100 克，黄芩 20 克，蒲公英 30 克，共研细末。用时凉开水或蜂蜜拌成糊状，涂在纱布上贴于肺俞穴。每次 50 克，日 2 次，连用 3 日。(新疆中医药，1987，4：封 3)

5. 唇炎 熟石膏 45 克（过 80 目筛），蜂蜜 50 克，冰片 3 克。配制成糊状。每日取药 1 克，涂患处 2～3 次。治干裂脱屑性唇炎、唇疱疹。(中级医刊，1995，3：29)

6. 皮肤溃疡和疮疡 石膏 1000 克（去尽泥土杂石）碾碎为主药，黄芪、当归、党参各 100 克，桂枝 30 克，乳香、没药各 50 克，冰片 20 克。除石膏、冰片外，余药加水 2000 毫升，煎取药汁 1000 毫升，再将药渣加水 1000 毫升煎取药汁 500 毫升。两次药液混合过滤，将药液与碎石膏在铁锅内同煮，干后继续在锅内煅至熟透为止，冷却后加入冰片，过碾成极细末，装瓶备用。无论阴证阳证，溃后腐肉已脱时先用淡盐水洗净患处，将石膏生肌散薄而均匀撒于患处，或调入凡士林制成油膏外敷，外贴膏药或纱布，用胶布固定。2 日换药 1 次。用于各种溃疡和疮疡溃后，脓水将尽或脱腐生新的阶段，对溃后肉色淡而少红活，新肉生长缓慢者尤佳。疮疡脓毒未清、腐肉未尽时不能过早用。(四川中医，1983，6：60 石膏生肌散) 又，熟石膏 30 克，青黛 6 克，研极细末，菜油调搽。治丹毒、湿疹、汤火伤、臁疮。(《青囊秘传》遇仙丹)

【药方】

1. 白虎汤 生石膏 30～60 克，知母、甘草各 10 克，粳米 30 克，水煎服。用于伤寒、温病已入阳明，高热烦渴大汗，脉洪大。(《伤寒论》)

2. 竹叶石膏汤 竹叶 10 克，生石膏 30 克，麦冬、半夏、人参各 10 克，甘草 6 克，粳米 30 克，水煎服。治身热多汗，虚羸少气。气逆欲吐。(《伤寒论》)

3. 苍术石膏汤 苍术、石膏各 15 克，知母 10 克，甘草 5 克，水煎服。治湿温，身多微凉，微微自汗，四肢沉重。(《素问病机气宜保命集》) 又名苍术白虎汤。

4. 桂苓甘露饮 石膏60克，寒水石60克，滑石120克，茯苓30克，甘草60克，白术15克，泽泻30克，桂枝（或肉桂）15克，猪苓15克。为末，每服10克，水煎服。治暑湿热盛，头痛口干，吐泻烦渴，小便赤涩，霍乱吐下，腹痛满闷，小儿吐泻惊风。(《宣明论方》伤寒门)

5. 三石汤 石膏15克，寒水石、滑石、金银花、杏仁各10克，通草、竹茹各6克，金汁1酒杯（冲），水煎服。治暑温蔓延三焦，邪在气分，热重于湿，心烦口渴，小便短赤或不利者。(《温病条辨》卷2)

6. 柴胡三石汤 石膏、寒水石、滑石、茵陈、土茯苓各15~30克，凤尾草、草河车、柴胡、黄芩、半夏各10克，水煎服。治慢性肝炎，湿热深重，湿毒凝结不开，舌苔厚腻难退，转氨酶居高不下。(刘渡舟经验方)。

7. 杏仁石膏汤 杏仁15克，石膏24克，半夏15克，栀子10克，黄柏10克，枳实10克（原为枳实汁3茶匙），姜汁3茶匙。治湿热黄疸，中痞恶心，便结尿赤。(《温病条辨》卷1)

8. 竹叶玉女煎 竹叶10克，石膏18克，生地12克，知母6克，甘草、麦冬、牛膝各6克。先煎石膏、生地，再加入其他药，煮成2杯，分2次服。治妇女温病烦渴，经水适来，脉数等。(《温病条辨》卷3)

9. 风引汤 石膏、寒水石、滑石、龙骨、牡蛎、赤石脂、白石脂、大黄、干姜、桂枝、甘草。治热、瘫、痫。(《金匮要略》附方) 临床辨证属肝热动风，眩晕头痛，中风先兆，见烦躁，口渴，大便干结，小便短赤，舌红、苔黄者用之。详见本篇"方药效用评述"。

10. 清瘟败毒饮 生石膏（大剂180~240克，中剂60~120克，小剂24~36克），小生地（大剂18~30克，中剂10~15克，小剂6~12克），犀角（今用水牛角代，大剂18~24克，中剂10~15克，小剂6~12克），黄连（大剂12~18克，中剂6~12克，小剂3~4.5克），栀子、桔梗、黄芩、知母、赤芍、玄参、连翘、甘草、丹皮、鲜竹叶剂量斟用。先煮石膏数十沸，后下诸药，水牛角磨汁和服。(《疫疹一得》)

11. 石膏粳米汤 石膏60克轧细，粳米75克，二味用水3碗煎至米烂，约得清汁2大碗。乘热尽量饮之，使周身皆汗出，病无不愈者。若阳明腑热已实，不必乘热顿饮之，徐徐温饮之，以消其热可也。治温病初得，脉浮而有力，身体壮热。并治一切感冒初得，身不恶寒而心中发热。若其热已入阳明之腑，亦可代白虎汤。(《医学衷中参西录》)

12. 孔伯华疫病方 生石膏、生栀子、赤芍、竹叶、生地、桔梗、连翘、甘草、真广胶、黄芩、玄参、黄连、知母、丹皮。小剂各10克，石膏24~36克；中剂各18克，石膏60~120克；大剂各18~24克，石膏180~240克。水煎服。治温病毒疫入内。重用石膏意在保胃气、存津液。石膏不只清阳明气分热，妙在急下存阴，泻内热郁结。

【医家经验】

1. 张仲景用石膏 张仲景用石膏，可从烦、渴、喘、呕四症分析。如小青龙汤证见烦躁而喘即加用石膏，而大青龙汤、白虎加人参汤、竹皮大丸之用石膏，均有烦躁、烦渴、烦乱之症。又如越婢加半夏汤，治喘、肺胀，半夏与石膏配伍，以除饮平喘。而小青龙加石膏汤治烦躁而喘，木防己汤证其人喘满，麻黄杏仁甘草石膏汤证汗出而喘，均有喘证为据而用石膏。白虎加人参汤证曰大烦渴不解、渴欲饮水，白虎汤条文言里有热，渴也应当在其中。竹叶石膏汤证之欲吐，竹皮大丸证之呕逆，是据呕吐而用石膏之法。石膏不论内伤、外感，病确属阳明实热者均可用之。大剂量（1斤）或配人参，主治身热、汗出而烦渴，如白虎汤、白虎加桂枝汤、白虎加人参汤、竹叶石膏汤；小剂量（半斤或半斤以下）多配麻黄，主治汗出而喘、无汗烦躁，或汗出而一身尽肿，如麻黄杏仁甘草石膏汤、大青龙汤、越婢汤等。

2. 余师愚治热疫重用石膏 清代余师愚《疫疹一得》以治热疫为长。以石膏性寒，大清胃热；味淡气薄，能解肌热；体沉性降，能泄实热。故恍然大悟，提出"非石膏不足以治热疫"。"余今采用其（熊凭昭《热疫志验》）法，减去硝、黄。以热疫乃无形之毒，难当其猛烈，重用石膏直入肺胃，先捣其窝巢之害，而十二经之害自易平矣"。他倡制清瘟败毒饮，据疫病轻重将方中主要药物的剂量，分为大、中、小3个等级。大剂生石膏用六至八两（180~240克）。在"疫证条辨"50证中属热疫恶候的有44证，均言"增石膏量"。足见重用石膏和广泛应用石膏治热疫的临床意义。纪晓岚《阅微草堂笔记》："京中多疫，十死八九。有桐城一医，以重剂石膏治……活人无算。有一剂用至八两，一人服至四斤者。"即指余师愚治疫一事。

3. 张锡纯用石膏与白虎加人参汤

（1）石膏用末法：吴医治以石膏、甘草粉，实为白虎汤之变通法，用以治伏气化热之病。生石膏若服其研细之末，其退热之力一钱可抵煎汤者半两。若以之通大便，（研细之末）一钱可抵煎汤者半两。凡遇投以白虎汤见效，旋又反复者，再为治时即用生石膏为末送服。其方剂中用五六两者，送服其末不过一两至多两半，其热即可全消矣。又，因伤寒误治，以致闻药气则呕吐烦热恶心，用石膏煎煮的清水服之亦然。可用鲜梨片蘸生石膏末嚼咽之，服尽二两而愈者。

（2）石膏、麻黄配伍法：麻杏石甘汤用处甚广，凡新受外感作喘嗽，及头疼、齿疼、两腮肿疼，其病因由于外感风热者皆可用之。用此方石膏之分量恒为麻黄之十倍，或麻黄一钱、石膏一两，或麻黄钱半、石膏两半。热重者石膏又可多用。曾治白喉及烂喉痧，麻黄用一钱、石膏恒重至二两。喉症最忌麻黄，而能多用石膏以辅弼之，则不唯不忌，转能借麻黄之力立见奇功也。

（3）产后温病用石膏（白虎加人参汤）之变法：心中燥热，舌苔黄厚，脉象洪实，宜投以白虎加人参汤以山药代粳米，而更以玄参代知母则尤妥善。于产后温病之轻证，热虽入阳明之府，脉象不甚洪实者，恒重用玄参一两至二两，则能应手奏效。若系剧者，必此方而更以玄参代知母方效。产后温病用石膏、玄参，乃宗《神农本草经》皆以治产乳者。

（4）白虎加人参以山药代粳米汤法：如此既能补助气分托邪外出，更能生津止渴，滋阴退热，洵为完善之方。可用于寒温实热已入阳明，燥渴嗜饮凉水，脉象细数者。伤寒法，白虎汤用于汗、吐、下后当加人参。究之脉虚者即宜加之，不必在汗、吐、下之后也。阳明热炽而其人素有内伤，或元气素弱，其脉虚数或细微者，皆投以白虎加人参汤。以生山药代粳米，兼能固摄下焦元气，不致因石膏、知母而滑泻。白虎汤得此既能祛实火，又清虚热。又，其人劳心或劳力过度，或在老年，或有宿疾，或热已入阳明，脉象虽实而无洪滑之象，或脉有实象而至数甚数者，用白虎汤时皆宜加人参。寒温证外感之热不盛，脉结代者，白虎汤方中加人参八钱，兼师炙甘草汤中用干地黄之意，以生地黄代知母。又，寒温之证最忌舌干。有因真阴亏损者，有因气虚不上潮者，有因气虚更下陷者，皆可用白虎加人参以山药代粳米汤。若脉虚数又宜多加人参，减石膏一两（原为三两），再加以玄参、生地滋阴之品。（《医学衷中参西录》医方、药物）

（5）石膏解砒石毒兼解火柴毒：初受毒在胃上脘，生石膏一两、生白矾五钱，共研细，先用鸡子清七枚，调服一杯即当吐出。若犹未吐或吐亦不多，再用鸡子清七枚，调服余一半，必然涌吐。吐后若有余热，单用生石膏细末四两煮汤两大碗，将碗置冰水中或新汲井水中，俾速冷分数次饮下，以热消为度。若其毒已至中脘，不必用吐药，可单用生石膏细末二三两，用鸡子清七枚调服，酌热之轻重或两次服完，或三次四次服完，毒解不必尽剂。热消十之七八，即不宜再服石膏末，宜如前煮生石膏汤饮之，以消其余热。若其毒已至下脘，宜急导下之，自大便出，用生石膏细末二两，芒硝一两，用鸡子清七枚调服。毒甚者一次服完。服后若有余热，可如前饮生石膏汤。总以石膏为主，此乃以石治石，以石之凉治石之热者。（《医学衷中参西录》医话）

（6）白虎汤用于脑出血症：以平素临证实验，知脑出血证恒因病根已伏于内，继又风束外表，内生燥热，遂以激动病根而卒发于一旦。是以愚临此证，见有夹杂外感之热者，恒于建瓴汤中加生石膏一两，或两三日后有阳明大热，脉象洪实者，又恒治以白虎汤或白虎加人参汤，以清外感之热，而后治其脑充血症……《金匮要略》有风引汤治热瘫痫。夫瘫既以热名，明其病因热而得也。其证原似脑充血也。方用石药六味，多系寒冷之品，虽有干姜、桂枝之辛热，而与大黄、石膏、寒水石、滑石并用，药性混合，仍以凉论。且诸石性皆下沉，大黄尤下降，原能引逆上之血下行。又有龙骨、牡蛎与紫石英同用，善敛冲气，与桂枝同用善平肝气……其方虽名风引，而未尚用祛风之药，其不以热瘫痫为中风明也。建瓴汤重用赭石、龙骨、牡蛎，且有加石膏之时，实窃师风引汤之义也。又，镇肝息风汤实由建瓴汤加减而成。（《医学衷中参西录》医论）

4. 蔡柳洲用石膏治疗妇科病　石膏功善止痛，《神农本草经》载其能治"腹中坚痛"，是妇女少腹灼痛而以凉水熨之稍舒，烦躁，口舌生疮，舌红苔黄糙或少苔，脉大有力之良药。可用于急慢性附件炎、宫颈炎、阴道炎等病出现少腹灼痛者。生石膏量应在 30 克以上。妇人呕逆仲景有竹皮大丸，张锡纯单味煎服治呕吐不止之症。临床可用妊娠恶阻、产后呕吐、经前期紧张症出现呕吐、口气臭秽、心烦懊恼，或喜怒无常、狂躁等，有胃热见证者。其降逆止呕之功，非代赭石、枇杷叶所能及。石膏是热入血室、经水淋漓不断的要药。《温病条辨》竹叶玉女煎用至18克。以此方加减，用于经期及产后感染引起的急性盆腔炎出现的热盛阴伤者有良效。（浙江中医杂志，1998，1：20）

5. 孙匡时用竹皮大丸 在《金匮要略》竹皮大丸原方中，甘草用量独重七分，又用枣肉和丸，旨在益气安中；竹茹二分、石膏二分、白薇一分，清热降逆。桂枝一分而量少，一以反佐，从阴引阳；二则桂枝、甘草振奋心阳。全方平冲逆，清邪热，除烦乱，止呕吐。主治妇人产后哺乳期，中虚而烦乱呕逆，以安中益气。在临床上，甘草小麦大枣汤用治心阴虚而神不守舍之脏躁者。而竹皮大丸则用于肝气横逆，郁而化热，母耗子气，心阴不足之脏躁。故两方可合用之。热甚者，可重用石膏50克，白薇20克，竹茹20克，桂枝10克，甘草5克，大枣2枚，水煎服。以清热为主。如素体虚弱者，则加大大枣、甘草用量。（卢祥之编《名中医治病绝招续编》）

【前贤论药】

《重庆堂随笔》：清、下两法为治疫两大法门。燥火中上之疫宜用石膏，湿秽之疫宜用大黄。

《嵩崖尊生书》：金水清寒正气，专入阳明奏绩。一切内蓄烈热，体重而降能戡。味淡带辛主散，故清肌表热郁。有如内热口渴，是皆肠胃热窒。内炽蒸发肌表，借此同解清肃。大抵内清里热，又能发汗解肌。

【方药效用评述】

➤ 石膏体重能泻胃火，气清可解肌表。宣散外感温热之实热，使从毛孔透出。性凉而并不寒于其他寒凉药，但其解热之效，远超过其他寒凉药。对伤寒头痛如裂、壮热烦渴者，尤有特效。唯气血虚证不可用。

➤ 石膏治外感实热宜生用。用量必至30克以上。若实热甚者，高热不退可重用至120～150克，甚而210～240克。或单用，或与他药同用，必煎汤三四茶杯，分四五次徐徐温饮下，热退不必尽剂。

➤ 生石膏可用于妇女产后发热（见本篇"医家经验"），《神农本草经》主产乳。《金匮要略》竹皮大丸（竹茹、石膏、桂枝、白薇、甘草）用于乳中虚，烦乱呕逆，安中益气。

➤ 小儿高热：仅见高热（体温在39℃以上）、汗出、口渴三症者，可单用生石膏治之。便秘加生大黄（另以麻沸汤渍之，兑服），手足抽动加钩藤，烦躁加知母或栀子，咳加杏仁。单味生石膏以武火速煎，待药温后频频引服（呼渴即服），不拘时限，热退为止。外邪而致的气分实热即可大胆应用。若内伤食滞脾胃功能低下或素体虚弱者，大剂使用，可损胃阳而食欲更难恢复。石膏用量一般以100克左右为宜，热邪重者可用至200克左右，服药间隔时间宜短，方可药到病除。若用量小于60克，且服药间隔时间过长会影响疗效。

➤ 本品为阳明胃经药，专泻胃火，故可用治头痛、头汗、眩晕、咽喉痛、牙痛、牙宣、鼻渊、鼻衄、流涎、唇风、乳痈、胃痛、呕吐等实热者。凡阳明经所过处，有口渴、烦躁、汗出、胃部热感，舌红苔黄者，均可选用生石膏。

➤《医林绳墨》："石膏治头痛，非胃火不可加。"明者识之。阳明头痛主要见于前额、面部。前额头痛主以石膏、川芎、白芷。面痛属阳明、少阳风火者，主以白虎汤、芍药甘草汤，以石膏、白芍、甘草为主，加蜈蚣1条。头痛兼见太阳则加羌活，兼见少阳则加柴胡；兼夹风热用菊花、薄荷，兼夹风寒用麻黄、细辛；上热下寒用石膏、附子，反激逆从。

➤牙龈为胃经所主，故牙龈疼痛、牙龈出血常选用生石膏清泻胃火治之。阳明实火者，可用白虎汤，加白芷引经；少阴虚火者，用玉女煎而重用熟地、石膏，再加细辛引经。治牙痛，一忌辛散太过，二忌过于寒凉。取石膏之辛寒和细辛之辛温配伍，则辛而不热，寒而不遏，确与病机相得。

➤眩晕、头痛，或中风先兆，见烦躁口渴，大便干结，小便短赤，舌红苔黄者。临床辨证属肝热动风者，可用风引汤。方中以石膏、滑石、寒水石（三石）清热息风为主；龙骨、牡蛎、紫石英重镇平肝潜阳，赤石脂、白石脂收敛息风。又用大黄下行泄热，干姜、桂枝辛温通络，甘草调和诸药。歌云："风引汤中黄姜龙，桂甘牡蛎寒滑石，赤石白石脂石膏，潜阳息风益肝阴。"风引汤用治热瘫痫，张锡纯已明确指出其中的微妙处。故今有用石膏、大黄治高血压、脑卒中等病者。

➤热痹高热关节红肿热痛，常以石膏、桂枝配伍出入。在临床上，可重用生石膏90～120克，迅速降温退热，止痛消肿，缓解病情。除木防己汤、白虎加桂枝汤外，还可应用桂枝芍药知母汤加生石膏，实际上含有知母、生石膏、甘草，即合用了白虎汤。如有血热还可用大剂生地黄，凉血清热。如有剧痛则加附子温经通络止痛，附子、石膏同用反激逆从。

➤消渴见多饮、多渴者，为肺胃阴伤热甚，多应用白虎加人参汤、竹叶石膏汤，两方皆以生石膏、人参为主要药对。失眠烦躁口渴，阳明胃热、气阴不足以《张氏医通》高枕无忧散，含有生石膏、人参，即温胆汤加人参、龙眼肉、麦冬、石膏。

➤张仲景以石膏入汤剂的方剂14首，无一方先煎，叶天士、张锡纯、蒲辅周等运用石膏，也不主张先煎。

➤煎服法：单味生石膏宜以武火速煎，待药温后频频引服（呼渴即服），徐徐温服，不拘时限，热退为止。如此既利于散热邪，又能够和胃气。乘热服之，得石膏寒凉之性，随热汤发散之力，化为汗液尽达于外。也有单服石膏末之法，用于阳明热盛或兼呕吐、便结等症。用时可和山药或粳米同煎，使药液成混悬液，既能增加石膏的摄入量以增药效，又能避免其滑泄副作用。此张锡纯之法度。

【药量】煎剂15～30克，重剂可用至100～300克。剂量必须用足。

【药忌】气血不足、脾胃虚寒者忌用。

∽ 知母 ∾

【药原】出《神农本草经》。用干燥宿根。

【**药性**】辛、苦，寒。归肺、胃、肾经。

【**药效**】清肾泻火，清肺胃热。

【**药对**】

1. 知母、黄柏 知母上清肺金而泻火，下滋肾水而润燥，乃二经气分药；黄柏能制膀胱、命门阴中之火，是肾经血分药。二药相须而行，故洁古、东垣、丹溪皆以之为滋阴降火药对。(《本草纲目》卷 35) 如酒炒知母、酒炒黄柏各等分，为细末，滴水为丸，如梧桐子大。每服 100 丸，空心盐汤下。治肾虚目暗。(《兰室秘藏》卷上滋肾丸) 又，《普济方》卷 226 坎离丸治"性热虚羸"，《万氏妇人科》卷 1 补阴丸治月经先期，基本组成同。而《活人心统》四制黄柏丸用于上盛下虚，水火偏盛；《医学入门》用治阴虚火旺，遗精盗汗，潮热咳嗽，仅炮制有所不同。以此为主的成方又如知母、黄柏各 5 克，炙甘草 15 克，水煎服。治盗汗。(《兰室秘藏》卷上正气汤) 又，知母、黄柏各 30 克，滑石 90 克，为末水丸，空心温酒下。治梦泄遗精。(《普济方》卷 33 斩梦丹) 又，知母、黄柏各 30 克，肉桂 1.5 克，为末，水丸如梧桐子大。每服 100 丸，空心白汤下。治热在下焦血分，不渴而小便闭。(《兰室秘藏》卷上通关丸) 张元素《医学启源》："凡小便不利，知母、黄柏为君，茯苓、泽泻为使。"

2. 知母、鳖甲 知母清热泻火，除烦润燥；鳖甲滋阴清热，补虚降火。二味相配，治阴虚火旺之虚劳，骨蒸潮热，咳嗽盗汗，烦燥体倦者。在临床上，常配秦艽、柴胡、青蒿、知母、鳖甲、丹皮、地骨皮等。此外，唐宋时期还有将此用治温疟、瘴毒发热。如知母、鳖甲、地骨皮各 10 克，常山、竹叶各 6 克，生石膏 12 克。治温疟，壮热不能食。(《外台秘要》卷 5 引《延年秘录方》知母鳖甲汤) 又，《太平圣惠方》卷 45 知母散，用鳖甲、知母、柴胡、升麻、天花粉、黄芩等，治瘴毒脚气，憎寒壮热。

3. 知母、草果 知母清泄阳明胃热，草果温燥太阴脾湿，为湿疟的主药。《名医别录》知母疗"久疟寒热"。《本草正义》："疟证之在太阴，湿浊熏蒸，汗多热甚，知母佐草果以泄脾热。"因而将二味配对，成为《温病条辨》草果知母汤、《温疫论》达原饮（草果、知母、黄芩、芍药、厚朴、槟榔、甘草）的主要组成部分。草果知母汤由草果、知母、半夏、厚朴、天花粉、乌梅、姜汁组成，为"两和太阴、阳明之法"（叶天士），调畅脾胃气机。用治疟来日晏，邪渐入阴，背寒脘痞，舌苔厚腻者。今有用之制成冲剂，治疗癫痫。(北京中医药大学学报，1997，2：37；中国实用儿科杂志，2002，1：35)

4. 知母、杏仁 知母清热泻火润燥，杏仁宣肺止咳平喘。临床可用治燥火咳喘。如知母（去毛，切）、杏仁（姜水泡去皮尖，焙）各 15 克，水煎服。治燥咳久嗽气急。(《邓笔杂兴方》) 又，知母、杏仁、贝母等分细末为丸，每服 5 克，日 2 次，治痰盛火盛之喘急。(《仙拈集》卷 1 三妙煎)

5. 知母、黄芪 见"黄芪"篇。

6. 知母、贝母 见"贝母"篇。

7. 知母、石膏 见"石膏"篇。

8. 知母、生地黄　见"生地黄"篇。

【**方药治疗**】

1. 清肺胃热

（1）高热烦渴：生石膏30～60克，知母、甘草各10克，粳米30克，水煎服。（《伤寒论》白虎汤）用于伤寒、温病已入阳明，高热烦渴，大汗，脉洪大，以肺胃实热为主。也有单用此药对的，如石膏、知母等分为末，每服3～6克，汤调下。治小儿疮斑，高热烦渴。（《奇效良方》石膏知母化毒散）

（2）温病夜热：青蒿、知母各6克，鳖甲15克，丹皮10克，生地12克。治温病后期，夜热早凉，邪热已尽，阴液已伤。（《温病条辨》卷3青蒿鳖甲汤）

（3）温疫：草果、知母、黄芩、芍药、厚朴、槟榔各6克，甘草3克，水煎服。治憎寒壮热，发无定时，头痛烦躁。（《温疫论》卷上达原饮）

2. 清肺润燥

（1）燥火喘逆：知母、麦冬各10克，水煎服。治燥火伤肺胃，喘逆烦渴，呕吐气急，口唇干燥。（《症因脉治》卷2门冬知母汤）

（2）肺热咳嗽：知母、贝母各等分，为细末，临睡时白汤调，温服。治肺热咳嗽，痰喘急促。（《世医得效方》卷5二母散）又，知母、贝母、生石膏各等分，研末。每服10克，水煎服。治外感燥咳，身热烦渴痰少，吐咯难出，脉数。（《症因脉治》卷1二母石膏汤）

（3）哮喘：知母、贝母、百药煎各等分，共研细末，乌梅肉蒸熟，捣烂和药末为丸，梧子大。每服3～5克，日2次。治热哮。（《寿世保元》卷3二母丸）又，上方再加葶苈子、大枣和丸，治痰热壅肺，喘嗽不已。（《医学入门》卷7含奇丸）实际上是合用《金匮要略》葶苈大枣泻肺汤。

3. 滋阴清热

（1）百合病：百合30克，知母10～15克，水煎服。治百合病或热病后，余热未清而虚烦。（《金匮要略》百合知母汤）

（2）虚烦失眠：酸枣仁、茯苓各30克，知母、甘草各10克，川芎6克，水煎服。（《金匮要略》酸枣仁汤）本品作为虚烦失眠的辅助药，除烦安神。

（3）骨蒸潮热：知母、黄柏各120克，熟地、龟甲各180克，研末，和猪骨髓蒸熟，炼蜜为丸。每服70丸，空心盐白汤下。治骨蒸潮热咳嗽，遗精盗汗，眩晕耳鸣，腰膝酸软。（《丹溪心法》卷3大补阴丸）又，知母、秦艽、当归各15克，柴胡、鳖甲、地骨皮各30克，青蒿5叶，乌梅1枚，治骨蒸潮热，消瘦盗汗，咳嗽颊赤等。（《卫生宝鉴》卷5秦艽鳖甲汤）又，知母、黄柏各60克，天冬、生地各120克，浓煎，加玄武胶，收成膏滋服用。治腰痛、咳嗽、痿软等，因肾水不足、阴虚火旺所致者。（《症因脉治》卷1知柏天地煎）又，知母、鳖甲、柴胡、黄芪、人参、天冬、秦艽、茯苓、桑白皮、紫菀、半夏、芍药、生地各10克，甘草、桔梗各6克，肉桂3克。治虚劳烦热，潮热咳嗽，咽干痰少，

体倦食少。(《局方》卷5黄芪鳖甲汤)

(4)消渴:生石膏30克,知母、甘草、人参各10克,水煎服。治消渴饮多。(《金匮要略》白虎加人参汤)又,山药30克,生黄芪15克,知母18克,生鸡内金6克(另研末冲),葛根45克,天花粉、五味子各10克,水煎服。治消渴,口渴尿多。(《医学衷中参西录》玉液汤)

(5)更年期综合征:知母10克,鳖甲20克,山药、山萸肉各12克,丹皮、茯苓、泽泻各9克,熟地15克,水煎服。日1剂。(陕西中医学院学报,2001,2:25)

4. 清热安胎

(1)妊娠子烦:知母30克,洗焙为末,枣肉和丸如弹子大。每服1丸,人参汤下。治妊娠子烦,因服药致胎气不安,烦不得卧。(《杨子厚产乳集验方》)

(2)胎动不安:知母为末,熟枣肉和丸,每服6克,日2次,以秦艽糯米汤下。治妊娠不足月损伤,胎动不安,或误服药致胎欲下,腹胀痛。(《旅舍备要方》万安丸)

5. 利水润肠

(1)小便闭:知母、黄柏各30克,肉桂1.5~3克,为末,水丸如梧桐子大。每服100丸,空心白汤下。治热在下焦血分,不渴而小便闭。(《兰室秘藏》卷上通关丸)

(2)便秘:作为辅助用药,治疗习惯性便秘,有一定润肠通便作用。

【药方】

1. 二母二陈汤 知母、贝母、半夏各10克,茯苓12克,陈皮6克,甘草3克,水煎服。治燥咳发热,烦渴喘咳,吐咯难出,时作时止。(《症因脉治》卷2)

2. 知石泻白散 知母、桑白皮各10克,地骨皮各9克,石膏30克,甘草6克,水煎服。治外感实热伤肺,发热咳喘者。(《症因脉治》卷1)

3. 知柏地黄丸 盐知母、盐黄柏各60克,山药、山萸肉各120克,丹皮、泽泻、茯苓各90克,熟地240克,细末蜜丸如梧桐子大、每次10克,日2次。治肾阴亏虚,相火偏旺。(《医方考》卷5)

4. 百合知母汤 百合30克,知母10~15克,水煎服。治百合病,发汗后虚烦。(《金匮要略》)

【前贤论药】

《医学启源》:泻无根之肾火,疗有汗之骨蒸,止虚劳之热,滋化源之阴。

《嵩崖尊生书》:黄柏入肾经血分,润燥于下;知母入肺经气分,清热于上。若用盐制,亦能下降。多服致泻,脾虚勿妄用。

《得配本草》:得人参治子烦,得地黄润肾燥,得莱菔子、杏仁治久嗽气急,配麦冬清肺火。

【方药效用评述】

➤张仲景用知母清热除烦,配石膏治阳明实热烦渴,配酸枣仁治虚劳虚烦不寐。知母配百合清心肺热,而治百合病虚烦;配桂枝、芍药祛风通络,治肢节烦疼,可见其镇静除烦作用。临床上凡有失眠、焦虑、恐惧、烦躁等症，无论虚实皆可选用之。又，张锡纯《医学衷中参西录》麻黄加知母汤，于麻黄汤发表之中，配合知母清热以除余热，则无汗后不解之虞。而升陷汤等方以黄芪配知母，则无黄芪多用有热之弊。

➤ 本品上以清肺金以泻火，下以润肾燥而滋阴。知母配贝母、杏仁、瓜蒌、黄芩、桑白皮等，清肺泻火，治燥火咳喘。《神农本草经》知母治消渴热中。知母配人参、麦冬、五味子、天花粉、地骨皮等，滋阴润燥，治肾虚消渴。若阴虚火旺，骨蒸潮热，以知母、鳖甲为主，配以秦艽、柴胡、青蒿、丹皮、地骨皮等，滋阴液，清骨热。若肾阴虚亏，相火上炎，则以知母、黄柏为主，或配肉桂为引利小便，即通关丸；或配以龟甲滋肾泻相火，即大补阴丸。

【药量】6~10克，重剂30克。清热泻火生用，滋阴润燥盐水炙用。

【药忌】有滑肠作用，故大便溏泻、脾胃虚寒者忌用。

❧ 栀子 ❧

【药原】出《神农本草经》。又名山栀子、山栀。栀子的成熟果实。

【药性】苦，寒。归心、肺、三焦经。

【药效】清三焦热，清热解郁，清热凉血，清热利湿。

【药对】

1. 栀子、大黄　栀子清泻三焦，大黄通便泻火。二味相配，清利湿热，是《金匮要略》栀子大黄汤、大黄硝石汤，《伤寒论》茵陈蒿汤中的主要成分，可用于各种原因引起的湿热阳黄。栀子大黄汤用于酒疸，方中含枳实栀子豉汤，以治胃有郁热，心烦懊恼。大黄硝石汤用治里实甚，以大黄、硝石攻下。茵陈蒿汤用治谷疸，小便不利为主，用茵陈利湿泄热。此外，有用栀子、大黄于目赤红肿、眼丹而大便秘结。如栀子7个（钻透入塘灰煨熟），水煎去滓，入生大黄末10克，搅匀，食后温服。治便秘赤眼、眼丹。（《圣济总录》卷103 栀子汤）

2. 栀子、黄柏　栀子泻三焦热，黄柏泻下焦火。二味苦寒相配，是治湿热阳黄的有效药对。如《伤寒论》栀子柏皮汤，栀子、黄柏、甘草三药成方，用于湿热黄疸，身黄发热者。又，《千金要方》卷10大茵陈汤，茵陈、大黄、黄柏、栀子等相配，治湿热黄疸，黄如金色。见本篇"方药治疗"。

3. 栀子、干姜　栀子苦泄清热郁，解阳结；干姜辛温散中寒，解阴结。二味寒温兼施，乃辛开苦降之法，适于中焦脾胃寒热错杂之痞证、胃痛、吞酸、反胃、噎膈、梅核气等。如栀子15克（掰），干姜10克，水煎，分2次服。温进一服，得吐者止后服。治伤寒医以丸药大下之，身热不去，微烦。（《伤寒论》栀子干姜汤）又，栀子（姜汁拌炒）、干姜（炮）各30克，粗末，每二钱，水煎服。用于阳明痞结，噎膈噎塞，状如梅核，妨碍饮食，久而不愈，即成反胃。（《杨氏家藏方》卷6二气散）栀子亦可与生姜相配，如栀子7枚（炒焦）水煎，入生姜汁饮之。治胃脘火痛，立止。（《丹溪纂要》）也有用栀子、高良姜相配的，如栀子、高良姜各10克，为末和匀。每服10克，米饮或酒调下，其痛立止。治下痢后阴阳交错不和，腹中疼痛。（《素问病机气宜保命集》卷中神效越桃散）

4. 栀子、附子（或乌头） 栀子苦寒降三焦之火，附子（或乌头）辛热散上下之寒。寒温合用，苦降辛开，治胸痹、腹痛、寒疝等。如栀子60克，附子30克（炮），为末，水1大盏，薤白3寸，水煎温服。治胸痹切痛。（《苏沈良方》卷3栀子汤）又，栀子49个（半烧过），附子30克（炮），为末。每服6克，水、酒煎，入盐1捻，温服。治寒疝腹痛，心腹猝痛，小肠膀胱气痛等。（《三因方》卷7仓卒散）又，栀子、乌头等分，研末为丸如梧桐大。每服3~6克，日2次。治冷热气不和，腹痛或小肠气痛等。（《博济方》卷2胜金丸）栀子、附子研末，外用尚可治寒性胃痛。详见本篇"外用治疗"。

5. 栀子、豆豉 见"豆豉"篇。

6. 栀子、茵陈 见"茵陈蒿"篇。

7. 栀子、黄连 见"黄连"篇。

8. 栀子、黄芩 见"黄芩"篇。

9. 栀子、龙胆 见"龙胆"篇。

【方药治疗】

1. 清三焦热

（1）三焦热毒：栀子15克，黄连、黄芩、黄柏各6~10克，水煎服。治三焦热盛，火毒实热，热病烦躁，吐衄发斑，痈疽疮疡等。（《外台秘要》卷1引《崔氏方》黄连解毒汤）

（2）眉棱骨痛：栀子（炒黑）、羌活各10克，水煎服。治火郁所致眉棱骨痛。（《本草汇言》卷10）

（3）胃痛：川芎、栀子各等分，加生姜5片，水煎服。治胃脘痛，素性有热，有感即发。（《穷乡便方》）"大概胃口有热而作痛者，非山栀不可，须佐以姜汁，多用台芎开之"（《丹溪心法·心脾痛》）。又，焦栀子仁90克，吴茱萸、香附各15克，为末，蒸饼为丸如花椒大。每服20丸，生地、生姜煎汤送服。治气实心胃痛。（《医学入门》卷7栀萸丸）又，炒栀子、白芍各15克，水煎服。治心（胃）痛暴发属火。（《石室秘录》卷1自焚急救汤）

（4）胸中窒痛：栀子、甘草各10~15克，水煎服。治心中结痛、胸中窒。相当于食管炎。又，栀子、半夏、制附子各10克，水煎服，治食管炎吞咽困难。（《汉方诊疗三十年》利膈汤）

（5）胁痛：栀子3~7枚，龙胆草30克，以猪胆和丸。每服3~6克，日2次。治肝火胁痛。（《删繁方》）后世龙胆泻肝汤即以二味为主药，用于肝火上炎、湿热下注。又，丹皮、栀子各15克，丹参、忍冬藤各30克，甘草10克，水煎服。治肝火胁痛。（《医级》卷7丹栀饮）

（6）眼目红赤：栀子、大黄、甘草、荆芥各等分，研末，每服15克，水煎服。（《仁斋直指方》泻肝散）

2. 清热解郁

（1）烦躁：栀子 14 个，厚朴 12 克，枳实 4 枚，水煎服。治心烦腹满，卧起不安。（《伤寒论》栀子厚朴汤）

（2）六郁：栀子、川芎、香附、苍术、神曲各等分为末，水泛为丸，如绿豆大。每服 6 克，日 3 次。治气、血、痰、湿、食、火六郁。（《丹溪心法》卷 3 越鞠丸）

3. 清热利湿

（1）黄疸：栀子、黄柏各 15 克，甘草 10 克，水煎服。用于湿热黄疸，身黄发热。（《伤寒论》栀子柏皮汤）又，茵陈 30 克，大黄、栀子各 10 克，水煎服。用于湿热黄疸，身黄如橘子色，小便不利。（《伤寒论》茵陈蒿汤）又，茵陈 30 克，黄柏 15 克，栀子、大黄、黄芩、天花粉、枳实、白术、茯苓、前胡、甘草各 10 克，水煎服。治湿热黄疸，黄如金色。（《千金要方》卷 10 大茵陈汤）

（2）痢疾：栀子、黄连各 10 克，为粗末。一二岁儿每服 1.5 克，水煎分 2 次温服。治小儿热痢腹痛或血痢。（《圣济总录》卷 178 黄连汤）又，栀子 15～20 克，水煎去滓，阿胶 10 克烊服。治下痢脓血。（《外台秘要》引《肘后方》）

（3）小便不利：黄芩 12 克，栀子 3 克，水煎食远服。（《卫生宝鉴》卷 17 黄芩清肺汤）

（4）子肿：栀子仁（炒）、莱菔子各等分，细末。每服 3 克，米饮调下。治湿热子肿。（《叶氏女科证治秘方》卷 2）

4. 清热凉血

（1）口鼻衄血：栀子、黄柏各 15 克，甘草 10 克，水煎服。治衄血，或从口出，或从鼻出，暴出而色鲜。（《鸡峰普济方》柏皮汤）又，栀子不拘多少，烧存性灰吹之。治鼻衄屡效。（《普济本事方》卷 5 山栀子散）

（2）尿血：生栀子末、滑石各等分，每服 6 克，葱汤下。治血淋涩痛。（《本草纲目》卷 36 引《普济方》）

（3）肝火经漏：柴胡、栀子、当归、芍药、川芎、牛蒡子、白术各 10 克，甘草 6 克，水煎服。（《灵验良方汇编》卷上柴胡山栀散）

（4）肠风便血：栀子仁（焙），研末。每服 3 克，日 2 次。治饮酒过度，肠风便血。（《圣济总录》卷 143 立效散）

【外用治疗】

1. 胃痛　属寒者，炒栀子、附子等分为细末，加白酒调成糊状，睡前外敷痛处，用汗巾包好，隔夜取下，局部呈青紫色。属热者，以栀子、生姜 4∶1 为末，用白酒调匀，外敷痛处。气滞者，栀子、延胡索、桃仁 2∶1∶1 捣为细末，用白酒调匀，外敷。痛处。肝胆气滞作痛，酌加姜黄。（江苏中医杂志，1983，1∶42）

2. 急性软组织损伤　干栀子 40 克，面粉 20 克，生鸡蛋 1 个，鲜葱白 2～3 个。先将栀子研碎，放入葱白研烂，将药末装碗内加面粉搅匀，再用鸡子白调成糊状即成。用温开水清洗受伤部位，擦干，将药敷在患处（敷1~2厘米厚），覆盖敷料，绷带包扎。用于病程在半个月以内的急性肌肉、肌腱损伤及关节韧带损伤所致的局部肿痛、皮下瘀血（不含皮肤破损和骨折者）。（江西医药，1982，4：61）

3. 癃闭 栀子仁14枚（研末），独头蒜1个，盐少许。捣烂，贴脐及囊，良久即通。（《本草纲目》卷36引《普济方》）又，栀子3~5枚（研末备用），独头蒜1个，面、盐少许。将栀子末、蒜、面、盐少许放在捣药罐中，捣碎成黏糊状，平摊在纱布上。患者平卧，将药敷脐中，胶布固定。用药1~3次即可明显好转。用药后到排尿，时间最短的仅半小时，最长的110分钟。（光明中医，2007，6：83）

4. 小儿高热 生栀子10克研粉，过60目筛备用。将鲜鸡蛋打一小孔，滤出蛋清，与栀子粉调成糊状，做成1个药饼（如3个重叠5分硬币的厚薄）排于纱布上，男左女右，敷于涌泉穴，连用3天。治因流感、腮腺炎、风疹等引起的高热和小儿夏季热。（四川中医，1990，10：29）

【药方】

1. 栀子厚朴汤 栀子14个，厚朴12克，枳实4枚，水煎服。治心烦腹满，卧起不安。（《伤寒论》）

2. 栀子柏皮汤 栀子15克、黄柏、甘草各10克，水煎服。治伤寒发黄，发热。（《伤寒论》）又治目赤痛，心烦，热疮出血，小便不利等。适用于肝、胆、肠、胃、肾、膀胱蓄热。较茵陈蒿汤证为轻。

3. 栀子大黄汤 栀子15克，生大黄、枳实、豆豉各10克，水煎服。治酒黄疸，心中懊恼或热痛。（《金匮要略》）

4. 大黄硝石汤 栀子15克，生大黄、黄柏、硝石各10克，先煎栀子、生大黄、黄柏，后纳硝石，再煎顿服。治黄疸里实热，便秘腹满，小便不利而黄赤。（《金匮要略》）

5. 栀子豉汤 栀子14个（擘），豆豉30克（绵裹）。水煎，先煮栀子，后内豉，去滓分服，得吐者止后服。用于虚烦不得眠，心烦懊恼，反复颠倒。（《伤寒论》）

6. 栀子干姜汤 栀子15克（擘），干姜10克，水煎，分2次服。温进一服，得吐者止后服。治伤寒医以丸药大下之，身热不去，微烦。（《伤寒论》）

7. 神效越桃散 栀子、高良姜各10克，为末和匀。每服10克，米饮或酒调下。治下痢后阴阳交错，不和之甚，腹中虚痛。（《素问病机气宜保命集》卷中）

8. 栀子解郁汤 黑栀子、豆豉各9克，苏梗5克，郁金、连翘、薄荷、葛根各6克，竹叶20片，白茅根15克，瓜蒌1个，水煎服。治结胸，风热内郁，胸脘烦闷，心神焦躁。（《医醇賸义》卷3）

【医案】

➤ 薛立斋治一妇人，心腹作痛，久而不愈，此肝火伤脾气也。用炒栀子一两、生姜五片，煎服而痛止。更以山栀、桔梗乃不发。（《续名医类案》卷18"心胃痛"）

➤ 薛立斋治一妇人，患小便淋漓不通，面青胁胀，诸药不应，此肝滞而血伤，用栀子、川芎愈。(《续名医类案》卷20"小便秘")

➤ (江应宿治) 都事靳相庄患伤寒十余日，身热无汗，怫郁不得卧，非躁非烦，非寒非痛，时发一声如叹息之状。医者不知何证。迎予诊视曰：懊侬怫郁证也。投以栀子豉汤一剂，十减二三。再以大柴胡汤下燥屎，怫郁除而安卧。调理数日而起。(《名医类案》卷1"伤寒")

【医家经验】

1. 张仲景用药 仲景用栀子，实具此二义。于热邪烦懊证，取其于土中收清肃之气以胜之，则栀子豉汤、栀子甘草豉汤、栀子生姜豉汤、枳实栀子豉汤，皆是也。于湿热成黄证，取其于郁中鼓畅发之气而开之，则茵陈蒿汤、栀子大黄汤、大黄硝石汤，皆是也。若夫汗吐下后，有干呕烦者，有脉浮数烦渴者，有胸满烦惊者，又非栀子所宜，则栀子所治之烦，必系误治以后，胸中烦满而不硬，不下利者，方为合剂也。(《本经疏证》)

2. 叶天士用栀子豉汤 叶天士以栀子豉汤宣解陈腐郁热，凡属上中二焦气分郁热，均可用栀子豉汤，并佐以微苦清降、微辛宣通之药，如杏仁、郁金、瓜蒌皮等。《临证指南医案》用本方加味37案，既用于风温、暑湿、秋燥，又用于脘痞、眩晕、心痛、吐血。如风温入肺4案，均用栀子、豆豉、杏仁、郁金、瓜蒌皮五味主药，舒展肺气。暑湿内侵，肺胃不和，则用栀子、豆豉、杏仁、郁金、滑石、石膏，祛暑化湿。如见不食不饥，栀子、豆豉、郁金、瓜蒌皮、枳壳、桔梗、降香，开上逐秽，《温病条辨》名为三香汤。肺胃痰热，脘痞不饥或肝郁胃痛，五味主药加枇杷叶、竹茹、橘红，辛润理气。肠痹大便不通，五味主药加枇杷叶、紫菀，亦开上以通下。嗽血、吐血，不饥者，五味主药加桔梗、苏子、降香，以清肃上焦。[浙江中医药副刊 (叶天士学说研究专辑之一)，1979，5：32.]

3. 黄煌用栀子厚朴汤 栀子主治烦热而胸中窒者，兼治黄疸、腹痛、咽痛、衄血、血淋、目赤。烦热即心烦不安，卧起不宁，往往有睡眠障碍。胸中窒即胸部有重压感、堵塞感、呼吸不畅感等。烦热而胸中窒和心烦懊侬等，均为一种自觉症状，相当于胸闷、焦虑、强迫、失眠等。与此相伴的是身体的热感、出汗等。又多见咽痛、鼻衄、目赤、小便短赤涩痛、舌红，舌苔黏腻较厚。栀子厚朴汤多用于焦虑症、强迫症、更年期综合征、胃炎、食管炎、胆囊炎、结肠炎、支气管哮喘等见烦热、胸闷、腹满而痛等。常与半夏厚朴汤、大柴胡汤等同用。另外，可和黄芩、连翘等清热除烦药配伍。(《张仲景50味药证》)

【前贤论药】

《医学启源》：其用有四：去心经客热一也，除烦躁二也，去上焦虚热三也，治风热四也。

《汤液本草》：或用栀子利小便，实非利小便，清肺也。肺气清而化，膀胱为津液之府，小便得此气化而出也。

《本草新编》：止心胁疼痛，泻上焦火邪，祛湿中之热，消五瘅黄病，止霍乱转筋赤痢。用之吐则吐，用之利则利。

【方药效用论述】

➤ 栀子清泄三焦火热。上焦以头、面、目、心、胸为主，治目赤、头痛、鼻衄、心烦懊恼、胸闷热痛。中焦以脾、胃、肝、胆为主，治胃痛、吞酸、黄疸、胁痛等。下焦则清泄二便，治五淋、血痢、肠风便血等。

➤ 栀子泻三焦热火，和黄连、黄芩、黄柏等同用，是为黄连解毒汤。清胃火与香附、吴茱萸相配，用于胃热作痛；清肝火可和龙胆草、丹皮、柴胡相配，治胁痛目赤。配大黄、黄连、连翘、银花，则治目、耳、鼻、口、咽喉红痛有火热者。

➤ 本品苦寒，清热利湿，治"五种黄病，利五淋，通小便"（《本草纲目》卷36引陶弘景）。配茵陈、大黄、黄柏、龙胆草等，可用于湿热黄疸。清肠泄热，配黄连、白头翁、阿胶等，可治痢疾便脓血。清肺利水，配滑石、车前子，肺为水之上源，源清流自洁，可用于子肿、癃闭、热淋等。

➤ 本品清热除烦，疏肝解郁，可用于心烦、焦虑、失眠等。与相类药效比较，栀子治烦闷而胸中窒，连翘治烦汗而咽中痛，黄连治烦悸而心下痞。

➤ 仲景栀子柏皮汤，用栀子彻热于上，黄柏清热于下，而未及实，故须甘草以和之。（《伤寒贯珠集》）也可治目赤痛，心烦，热疮出血，小便不利等。适用于肝、胆、肠、胃、肾、膀胱蓄热者，其黄疸之证较茵陈蒿汤证为轻，故不用大黄而用黄柏，也不用茵陈蒿。

➤ 《伤寒论》栀子厚朴汤，用"栀子以除烦，枳实、厚朴以泄满，此两解心腹之妙剂也。热已入胃则不当吐，便未燥则不可下，此为小承气汤之先着"（《伤寒来苏集》）。治心烦腹满，卧起不安者。以腹满而不坚实，故不用大黄；以心烦不得眠，故用栀子。

➤ 除果实全体入药之外，还有果皮、种子分开用者。去肌表之热用栀子皮（果皮），去心胸中热用栀子仁（种子）。治上中焦病，连壳用；治下焦病，去壳炒用。

➤ 栀子在秦汉前是应用最广的黄色染料，因其果含藏红花酸。马王堆汉墓出土的黄色染织品，均是山栀染色。太史公《史记·货殖列传》："若千亩栀、茜，千畦姜、韭，此其人皆与千户侯等。"但染黄不耐日晒，宋以后为槐花部分代之。

➤ 栀子的叶、花、根皆可入药。栀子花入血分而清热，且能通便。栀子根清热利湿，凉血止血。栀子叶能消肿活血，清热解毒。民间有用花佐食者，如炒蛋、韭菜、竹笋等。洗净放入沸水中，煮一沸捞出沥水，凉后撒上葱花、姜丝，浇入香油、老醋，少许盐、味精拌匀。清热凉血、解毒止痢。又有山栀花茶，将栀子花烘干，饮用时直接热水冲泡，或可加冰糖、蜂蜜佐味。

➤ 炮制：生用清热泻火，炒焦或炒炭凉血止血，姜汁炒用则止呕除烦。

【药量】 入煎6~10克，外用适量，研末调敷。

【药忌】 脾胃虚寒、大便溏薄者忌用。

❀ 夏枯草 ❀

【药原】　出《神农本草经》。用带花果穗。

【药性】　辛、苦，寒。归肝、胆经。

【药效】　清肝泻火，清肝明目，凉血，散结消肿。

【药对】

1. 夏枯草、半夏　夏枯草清泄肝胆，疏肝解郁；半夏和胃降逆，化痰安神。二味相配，夏枯草泻肝火，半夏化痰和胃，用治失眠，肝火犯胃，胃不和则卧不安。如夏枯草、半夏各 10 克，浓煎服之，治失眠属痰火。所谓"半夏得至阴而生，夏枯草得至阳而长，是阴阳配合之妙也"（《冷庐医话》卷 3《不寐门》）。

2. 夏枯草、香附　夏枯草清肝泻火，香附疏肝理气，二味和合，清疏兼用，用治肝火目痛。如夏枯草 15 克，香附 30 克。细末，每服 3 克，清茶调下。治肝虚目睛疼痛，冷泪不止，羞明怕日。（《简要济众方》补肝散）夏枯草治目疼，用砂糖水浸一夜用，取其能解内热、缓肝火也。楼全善云夏枯草治目珠疼至夜则甚者甚效，或用苦寒药点之反甚者亦神效。（《本草纲目》卷 15 引《黎居士易简方》）目今则借用以泄肝热、散肝气，治疗肝郁化火之眩晕头痛，4 烦躁口苦等证。赵金铎治血管神经性头痛，用逍遥散加决明子、白芥子、香附、夏枯草。

3. 夏枯草、菊叶（或花）　夏枯草、菊叶俱归肝经，清火、散热、解郁，是清泄肝胆良药。二味相配，质地轻薄，是属辛凉薄味；又分别是果穗、花叶，居于植株上部，故常以清上焦热，治头面和目、鼻、耳等上窍病。叶天士医案治郁证、头痛、鼻渊、耳聋、目痛、齿痛、喉痹、疮疡，常用夏枯草、菊叶为药对，并配以苦丁茶、鲜荷叶、栀子等，解散少阳郁热，清泻厥阴之火。目今临证一般菊叶以菊花（白菊、黄菊）代之。乃取菊花疏风散热，夏枯草散肝热郁结，相配清肝泻火明目功效更佳，用治肝火上炎，头痛眩晕，目赤目痛。病偏于表以散热为主，菊花、菊叶用量略重；病偏于里以清火为主，夏枯草用量略重。一般夏枯草 10 ~ 20 克，菊叶（或菊花）6 ~ 10 克。详见本篇"医案"。

4. 夏枯草、牡蛎　见"牡蛎"篇。

【方药治疗】

1. 清肝泻火

（1）失眠：半夏、夏枯草各 30 ~ 60 克，随症加减，水煎服，临睡前 1 小时顿服之。治失眠不寐久不愈。（黑龙江中医药，1993，2：29）又，百合 30 克，夏枯草 15 克，水煎服。治失眠，心肝有热。（《中医实践经验录》）

（2）考前紧张：夏枯草 30 克，用开水泡茶饮，日 1 剂。（中医杂志，1999，7：391）

（3）高血压病：夏枯草、龙胆草、益母草、白芍各 15 克，甘草 9 克，日 1 剂，水煎服。用于高血压，肝火偏旺。（三草汤）又，夏枯草 1000 克放大蒸锅中，煎 3 次去渣，加适量蜂蜜熬成膏，放冰箱冷藏。每日早晚各服 1 匙，温开水送服。（陈鼎祺经验）

（4）急慢性咽炎、慢性扁桃体炎：夏枯草 30 ~60 克，水煎 2 次，混匀后 1 日内频频服完，服时慢慢咽下。也可乘热用口吸其蒸气，过喉，从鼻呼出，每次持续 3~5 分钟。凉后再与分服。

（5）湿热淋证：夏枯草 30 克，加入辨证方中，水煎服。用治有尿频尿痛等下尿路刺激症状。（中医杂志，1999，8：456）

（6）痢疾：夏枯草 60 克，水浸 10 小时，文火煎 2 小时，分 4 次服，7 天为 1 个疗程。

（7）肝炎：蒲公英、夏枯草各 12~15 克，水煎服。治各种肝炎而见肝经郁热者，或谷丙转氨酶升高者，可在辨证方中加用二味，因苦寒不甚，易为病人接受，降酶作用可靠而无反跳之弊。如见湿热黄疸，可与茵陈蒿汤同用。

2. 清肝明目

（1）睛珠疼痛：夏枯草、香附各 15 克，生甘草 3 克，日 1 剂，水煎服。（《审视瑶函》引楼全善医案）《银海指南》去甘草，名补肝散，治目痛夜作。

（2）两目羞明：夏枯草 15 克，栀子、香附各 30 克，日 1 剂，水煎服。治小儿脾有蕴热，肝受风邪，两目羞明，久而不愈。（《薛氏医案》明目汤）

（3）迎风流泪：夏枯草、防风、荆芥、苍术、甘菊、川芎、蔓荆子、白芷各 9 克，日 1 剂，水煎服。治疹正潮时，冷风入眼，余毒不散，迎风流泪，遇夏暂愈，逢冬益甚，久而不愈。（《治疹全书》夏枯草汤）

（4）天行赤眼：夏枯草、菊花各 15 克，蒲公英 30 克，日 1 剂，水煎服。又，麻黄 6~10 克，生石膏 15~30 克，夏枯草 20~30 克，生甘草 5~9 克，日 1 剂，水煎服。（北京中医学院学报，1992，4：66）

（5）眼目涩痛，昏花不明：夏枯草、香附、当归、白芍、川芎、生地各等分，细末。每服 10 克，水煎服。治妇女产后血虚，肝火上升，眼目涩痛，昏花不明。（《审视瑶函》卷 7 四物补肝散）

3. 散结消肿

（1）乳腺增生：陈皮 80 克，夏枯草、王不留行、丝瓜络各 30 克，随症加减，日 1 剂，水煎服。（北京中医，1996，2：40 重剂陈皮汤）

（2）甲状腺腺瘤、甲状腺囊肿：夏枯草、海浮石各 30 克，香附、白芥子各 12 克，白芍 15 克，玄参 9 克，水煎服。（《中医外科心得》）

（3）瘰疬：夏枯草 180 克，水煎食远温服。虚甚当浓煎膏服，并涂患处。治瘰疬、马刀，不问已溃未溃，或日久成漏；也治痈肿发背，无名肿毒。（《增补内经拾遗方论》卷 4 夏枯草汤）方同，兼以十全大补汤加香附、贝母、远志尤善。此物生血，乃治瘰疬之圣药也。（《本草纲目》卷 15 引《薛己外科经验方》）又，夏枯草 18 克，甘草 3 克，为末。每服 6 克，茶清下。治瘰疬。（《东医宝鉴》卷 8）

（4）痔：夏枯草 240 克，甘草节 120 克，连翘 120 克（去子），为末，金银花 480 克煎浓汤为丸，每服 9 克，晨以盐汤送下。治痔漏肿痛久不愈。（《验方新编》卷 7 完善丸）又，夏枯草 20 克，皂角刺、蒲公英、鲜生地各 13 克，赤芍、丹皮、槐花、苦参、金银花、连翘、穿山甲（打碎）各 10 克，熟大黄 7 克。生甘草 3 克，日 1 剂，水煎服。治痔疮肿痛

热毒。血多者去穿山甲，加炮姜 3 克。（中医杂志，1999，7：392）

（5）子宫肌瘤：王不留行 100 克，夏枯草、生牡蛎、苏子各 30 克，日 1 剂，水煎服。（刘绍武攻坚汤）参本篇"医家经验"。

4. 清肝凉血

（1）血崩：夏枯草细末，每服 6 克，米饮调下，不拘时候。治血崩不止。（《妇人大全良方》卷 1）又，仙鹤草、乌贼骨、乌梅、夏枯草、仙桃草、旱莲草各 30 克，益母草、茜草各 15 克，并随症加减。水煎服。治功能性子宫出血、子宫肌瘤、流产后子宫出血等病。（李春华经验方）

（2）血痢：夏枯草 15 克，红花 1 克，水煎服。（《古方汇精》卷 1 取填饮）

（3）经期吐衄：生夏枯草、夏枯草炭各半，共 30 ~ 60 克，日 1 剂，水煎服。连服 3 个月经周期。（张琪经验方）

（4）咯血：夏枯草 30 克，水煎服。治肺结核、支气管扩张引起的咯血。实火合泻白散、黛蛤散加减，虚火合百合固金汤加减。

【外用治疗】

痔疮疼痛　夏枯草、黄柏、枳壳、马齿苋、五倍子各 6 克，明矾 30 克（烊化），水煎外洗。治大肠湿热，痔疮疼痛。（《疡医大全》卷 23）

【药方】

1. 舒肝溃坚汤　夏枯草、僵蚕各 6 克，香附、石决明各 4.5 克，当归、白芍、陈皮、柴胡、川芎、穿山甲粉（另冲）各 3 克，红花、姜黄、甘草各 1.5 克，灯心草 2 克，水煎服。治瘰疬、疮肿块硬。（《医宗金鉴》卷 64）

2. 平豚汤　夏枯草、石斛、当归、白芍、苏子、金银花各 9 克，竹茹、通草各 4.5 克，牛膝 6 克，茜草炭 10 克，水煎服。治奔豚气，小腹拘急，脐下悸，气冲上逆，甚则面赤、鼻衄。（《吴少怀医案》）

3. 乳核消　夏枯草、紫花地丁、蒲公英、生牡蛎各 30 克，旋覆花、橘核、天葵子、赤芍、枳实、半夏、浙贝母、青皮、香附各 10 克，水煎服。治乳腺增生症、乳腺囊肿。（张梦侬经验方）

【医案】

➤ 鲍，秋风化燥，上焦受邪，目赤珠痛。连翘、薄荷、山栀、夏枯草、青菊叶、苦丁茶、桑皮。（《临证指南医案·目》）

➤ 暑热郁于少阳。头胀偏左，齿痛。苦丁茶、大连翘、赤芍药、菊叶、黑栀皮、夏枯花。（《未刻本叶氏医案》）

➤ 李，二七，发瘰热肿，独现正面。夏令阳气宣越，营卫流行无间，秋冬气凛外薄，气血凝滞。此湿热漫无发泄，乃少阳木火之郁，及阳明蕴蒸之湿，胆火胃湿郁蒸，故上焦尤甚耳。法以辛凉，佐以苦寒，俾阳分郁热得疏，庶几发作势缓。夏枯草、鲜菊叶、苦丁茶、鲜荷叶边、羚羊角、黑栀皮、郁金、薏苡仁。（《临证指南医案·斑痧疹瘰》）

【医家经验】

1. 张作舟外科经验 夏枯草方是自拟皮肤科常用方。组成为夏枯草、生薏苡仁各15克，连翘、苦参、茵陈10克。夏枯草清上焦之热，宣散郁结，疏通气血；连翘、苦参清肺胃之热，解毒祛湿；茵陈、生薏苡仁清热利湿，祛暑排脓。上宣下利，偏行上焦肌腠，清热除湿，解毒散结，用于各种毒热夹湿郁于上焦肌腠的皮肤疾患。

（1）痤疮：常用于痤疮属肺胃积热者，症见面部甚则胸背部反复出现毛囊性的红丘疹，并有脓头和黑头粉刺，皮肤油腻粗糙，毛囊口扩大，伴烦渴便秘，舌红，苔黄，脉弦滑。夏枯草方加蒲公英、金银花、野菊花各15克，枇杷叶、侧柏叶、黄芩、天花粉各10克。伴有囊肿结节者，加三棱、莪术各10克，生牡蛎（先煎）20克。便秘加大黄5克。

（2）日光性皮炎：用于日光性皮炎属暑毒侵袭者，症见日晒后暴露部位出现成片的红斑丘疹，刺痛而痒，甚则红肿，伴身热烦渴，舌红赤，苔白或白腻，脉滑。夏枯草方加藿香、佩兰、丹皮各10克，野菊花、白茅根、白鲜皮、蒺藜各15克。皮损红赤而肿者，加龙胆草、赤芍各10克；伴有水疱糜烂者加青蒿15克，车前子、淡竹叶各10克。

（3）脂溢性皮炎：用于脂溢性皮炎属湿热化燥者，症见头面及耳项等处出现片状红斑，干燥，有糠样皮屑。鼻唇沟潮红油腻，严重者可蔓延至胸、背、腋下等处，瘙痒，搔后可有少量渗液结痂，舌红，苔白，脉滑。夏枯草方加黄芩、当归、秦艽、丹皮各10克，青蒿15克，生地20克。皮损油腻、结痂较多者，加侧柏叶、苍术、厚朴、泽泻各10克；潮红较重者，加龙胆草、赤芍各10克；皮损干燥肥厚者，加石斛、桃仁、红花各10克；痒剧者，加白鲜皮、蒺藜各15克。（《中医临床家张作舟》）

2. 刘绍武攻坚汤治子宫肌瘤 王不留行100克，夏枯草、牡蛎、苏子各30克。水煎服，每日或隔日1剂，30剂为1个疗程。用治子宫肌瘤。方中王不留行为主药，入肝胃经，消肿止痛，功专通利，入血分，以通经散结，祛瘀开癥瘕。夏枯草独入厥阴，消瘰疬，散结气（《本草图解》）。生牡蛎咸寒，软坚散结，消瘰疬结核；苏子性主疏泄，降化痰。若偏重脾肾气虚，腰膝酸困，白带增多显著者，加生山药30克，海螵蛸、白术各18克，赤芍、鹿角霜各10克，茜草9克。气血两虚，月经淋漓不断，劳累加剧者，加黄芪30克，海螵蛸、白术各18克，熟地15克，当归、白芍各10克，茜草9克。血瘀胞宫，下腹刺痛拒按者，加桃仁10克，赤芍12克，丹皮、茯苓、桂枝各9克，水蛭6克。冲任寒凝瘀阻，少腹冷痛，得温则舒者，加官桂、炮姜各6克，小茴香、五灵脂、蒲黄各10克，当归、赤芍各12克。气滞胞脉，痛无定处者，加柴胡7克，当归、白术、赤芍、荔枝核各10克，莪术6克。（《郑伟达医文集》）

3. 柯连才用药经验 夏枯草清肝散结，可用于肝气郁结、痰火凝结诸证。以夏枯草为主药，常用量为30～60克，日1剂，水煎服。睾丸炎加川楝子、蒲公英、荔枝核，颈淋巴结肿加土牛膝、豨莶草、海藻、昆布，腋淋巴结肿加黄药子、赤芍、全蝎，腹股沟淋巴结肿加一枝黄花、乳香、没药等，乳腺增生症加橘叶、丹参、王不留行、路路通等。诸症愈后，以夏枯草30克，豨莶草15克，煮青皮鸭蛋续服，吃蛋喝汤，每周1～2次。（中医杂

志，1999，7：392）

【前贤论药】

《滇南本草》：治肝热，除肝风，暴赤火眼，目珠夜胀痛，外障可用，内障不可用。开肝郁，行肝气。

《重庆堂随笔》：散结之中兼有和阳养阴之功，失血后不寐服之即寐，其性可见矣。陈久者其味尤甘，入药为胜。

《本草新编》：专散痰核鼠疮，尤通心气，头目之火可祛，胸膈之痞可降。

【方药效用评述】

➤ 清肝热，泄肝火，疏肝气，开肝郁。多用于肝胆郁火，眩晕头痛，两胁作痛，目赤肿痛，疮疡痈肿，痰核瘰疬等。现代又用于高血压病、肺结核、肝炎等。

➤ 夏枯草、半夏阴阳配合，治失眠属痰火者。百合 30 克，夏枯草 15 克，水煎服，治心肝有热者。在临床上，可用于抑郁症、焦虑症。

【药量】 煎剂 10～15 克，重剂 30～60 克。

【药忌】 脾胃虚寒者忌用。

❧ 龙胆 ❧

【药原】 出《神农本草经》，亦称草龙胆、龙胆草。用根及根茎。

【药性】 苦，寒，归肝、胆经。

【药效】 清肝泻火，清热燥湿。

【药对】

1. 龙胆、当归 龙胆泻肝火而清利眼目，当归和血养肝而明目养眼。二药相配，泻肝火，清眼目，是目病实火药对。如龙胆、当归各等分为细末。每服 3 克，冷酒调下。治风毒攻注，眼目疼痛，或赤眼疼不可忍者。(《鸡峰普济方》卷 21 当归散) 又，《本草汇言》卷 1 以此治眼中漏脓。

2. 龙胆、栀子 龙胆清热泻肝，栀子清利三焦，二药相配，泻肝而清利湿热，可用治肝经湿热黄疸等。龙胆 30 克，栀子 10 克，为末，猪胆汁和为丸如梧桐子大，每服 50 丸，日 3 次。(《外台秘要》卷 25 引《删繁方》)

上述龙胆、当归与龙胆、栀子二组药对是龙胆泻肝汤的主要组成，用于肝经湿热实火有效。

3. 龙胆、蒺藜 见"蒺藜"篇。

【方药治疗】

1. 清肝泻火

（1）肝经热毒：龙胆、玄参各等分为末，面糊丸如梧桐子大，每服 30 丸，食后稍久。治肝经热毒。(《杨氏家藏方》卷 3) 又，龙胆泻肝汤治肝胆湿热，详见本篇"药方"。

（2）肝火上炎：龙胆蒺藜汤，详见本篇"药方"。

（3）狂证：龙胆 30 克（去芦头），铁粉 60 克，为末，每服 3 克，不拘时候，以磨刀

水调下。治阳毒伤寒，毒气在脏，狂言妄语，欲走起。(《医方类聚》卷53引《神巧万全方》)

(4) 盗汗：龙胆为细末，每服3克，猪胆汁2~3滴，入温酒少许调服。治妇人小儿盗汗，也治伤寒发汗后盗汗不止。(《杨氏家藏方》卷3龙胆散)又，龙胆、防风各等分为末，每服3克，米饮调下。治盗汗身热。(《仁斋直指方》卷9龙胆散)又，龙胆3克，桑叶10克，水煎服。或加收敛止汗之品。治脾胃郁热、肝火上蒸，入睡即汗，头汗淋漓。

(5) 下血、衄血：龙胆1握，切细，水煎服。治卒然下血不止。(《外台秘要》卷25)又，龙胆、黄连各等分为末，米糊和丸如小豆大，3岁儿每服30丸，盐水下。或作散服。治小儿衄血，心肝火旺。(《证治准绳·幼科》龙胆丸)

(6) 目赤疼痛：龙胆、当归各等分，为细末。每服3克，冷酒调下。治风毒攻注，眼目疼痛，或赤眼疼不可忍。(《鸡峰普济方》卷21当归散)又治眼中漏脓。(《本草汇言》卷1)又，龙胆、当归、芦荟、栀子、木香、黄连、黄芩各等分，少许麝香，为细末，丸如梧子大。每服15~30丸。治肝火目赤涩痛。(《杂病源流犀烛》卷22龙胆丸)

(7) 眼生翳膜：龙胆、麻黄各等分，为细末。每服10克。治斑疮入眼，或成翳膜，或眼睛高出而不枯损。(《杨氏家藏方》卷11复明散)

(8) 火丹：龙胆、连翘、生地、泽泻、车前子、木通、黄芩、栀子、当归、甘草各3克，生大黄6克，水煎服。治缠腰火丹，色红赤。(《医钞类编》卷22龙胆泻肝汤)

(9) 耳聋：龙胆、当归尾各4.5克，酒炒黄芩、泽泻、木通、车前子、酒炒生地、生甘草各3克，水煎服。治肝经湿热实火，胁痛，耳聋。(《验方类编》卷11龙胆泻肝汤)

2. 清热燥湿

(1) 黄疸：龙胆30克，苦参90克，为末，牛胆汁为丸如梧桐子大，每服5丸，以生大麦汁送下，日3服。治谷疸，劳疸。(《千金要方》卷2苦参丸)

(2) 劳黄：龙胆、升麻、犀角、麦冬、甘草各12克，牡蛎30克，柴胡90克，为散。每服10克，水煎服。治劳黄，额上汗出，手足热，四肢烦疼，薄暮寒热，小便自利。(《圣惠方》卷18龙胆散)

(3) 阴黄：龙胆、秦艽、升麻30克，粗末。每服10克，水煎服。(《圣济总录》卷60龙胆汤)

(4) 生殖器疱疹：龙胆泻肝汤各药常规用量，加金银花、连翘、土茯苓各30克，水煎服。

【外用治疗】

(1) 带状疱疹：龙胆60克，雄黄30克，冰片10克，为细末，醋适量调匀，备用。局部平刺后，用药外涂局部，日2次。(中医杂志，1992，5：53)

(2) 结膜炎：龙胆15克，水煎后加微量食盐，冷后洗眼。(新医药学杂志，1974，8：38)

【药方】

1. 龙胆泻肝汤 龙胆、黄芩、栀子、泽泻、当归、生地、柴胡、甘草、车前子、木通各 10 克，水煎服。治肝胆湿热，胁痛，耳聋，口苦，阴汗等。（《医方集解》）一方去黄芩，加大黄。

2. 龙胆蒺藜汤 桑叶、菊花、龙胆、白薇、连翘、蒺藜各 10 克，水煎服。治肝火上炎、脑血管病、高血压脑病、流行性乙型脑炎、一氧化碳中毒等引起的高热神昏、头痛惊厥。（《中医临床家施今墨》）

【前贤论药】

《本草纲目》卷 13 引张元素：除下部风湿，一也；除湿热，二也；脐下至足肿痛，三也；寒湿脚气，四也。下行与防己同，酒浸则能上行，外行以柴胡为主，龙胆为使。治眼中疾必用之药。

《药品化义》：专泻肝胆之火，善清下焦湿热。

《医学衷中参西录·药物》凡目疾、吐血、衄血、二便下血、惊痫、眩晕，因肝胆有热而致病者，皆能愈之。

【方药效用评述】

➤ 得苍耳子治耳病实证，得柴胡治目疾，配防风治小儿盗汗，佐大麦芽治谷疸。又，柴胡为主，龙胆为使，为治目疾实火必用之药。

➤ 龙胆为肝胆药，专能泻肝胆之火，但引以为佐使，则诸火皆泻。又能除下焦湿热，龙胆、防己为主，黄柏、甘草为辅助。本品泄湿中之热，不能泄无热之湿。

➤ 龙胆治肝胆湿热所致黄疸，泻火清热，燥湿退黄。

➤ 带状疱疹多生于胁，生殖器疱疹多生于外生殖器，是为肝经所过。其病又多为肝火湿热为患，故用龙胆泻肝汤有效。

➤ 少量龙胆 1～3 克，苦味健胃，促进消化，增进食欲。但不可过量。如脘痛、呕酸、肝热犯胃，兼见痛引两胁或背部，舌红，口干者，主方中加少量龙胆，配柴胡各 1 克，能止痛、制酸。再者，肝胆虚热上扰之失眠，也可用小量龙胆，配合养阴潜阳安眠方药治疗。

【药量】 5～10 克。

【药忌】 本品大寒，过量服用易伤脾胃，故脾胃虚寒，大便溏薄者忌用。阴虚津伤者慎用。

❀ 天花粉 ❀

【药原】 天花粉原名栝楼根，出《神农本草经》。《本草图经》始称天花粉。用栝楼除去外皮的根。

【药性】 甘、微苦，微寒。归肺、胃经。

【药效】 清热生津，润燥，降火，消肿排脓，活血疗伤。

【药对】

1. 天花粉、贝母 天花粉甘寒，清热润燥；贝母苦寒，清热化痰。二药合用，可治痰火、燥火之咳喘、失音，而且常配用知母清肺胃热，三味同用。如《丹台玉案》神水丹用治痰火失音，《医宗必读》润肺饮用治肺燥咳喘。《世医得效方》玉液散则以天花粉、知母、贝母为主，治痰热喘嗽等。再者，以天花粉、贝母配伍还可治疗痈疡，其消肿排脓散结作用佳。如《辨证录》治乳痈之和乳汤即有天花粉、贝母药对。

2. 天花粉、黄连 天花粉甘寒，清热润燥；黄连苦寒，清心胃热。二药同用，可治心、肺、肝、胃之热，其清热止渴、生津润燥作用尤佳。其主治有三。一治消渴，三消均宜。如天花粉、黄连各30克，茯苓、当归各15克，细末蜜丸梧子大。每服30丸，白茅根汤下。治上消饮水多者。(《仁斋直指方》卷17天花粉丸)又，天花粉120克，黄连60克，研细末；人乳(或牛乳)、藕汁、生地黄汁、姜汁加药末和蜜制成为膏。治中消胃热，消渴多食者。(《丹溪心法》卷3藕汁膏)又，栝楼根、黄连各等分为细末，生地黄汁丸如梧桐子大。每牛乳下50丸，日2服。治下消多尿，小便滑数如油。(《崔氏方》)二治热痰。如天花粉、黄连等分细末，竹叶汤为丸如绿豆大，每服10克，姜汤送下。治心经热痰，面赤烦热，时多喜笑，痰坚成块者。(《医宗必读》卷9天黄丸)三治肝火目赤。如《原机启微》黄连天花粉丸，用天花粉、黄连为主清肝热，治肝火目赤肿痛。

3. 天花粉、葛根 天花粉、葛根均有清热生津止渴作用，故用治热渴之证。在《伤寒论》《金匮要略》中，二药用法各别。天花粉甘寒，可清肺润燥，治里证口渴，如小柴胡汤加栝楼根。葛根性辛寒，可解表退热，故治表证口渴，如桂枝加葛根汤。但后世却经常二药和合而用，以治消渴。如《仁斋直指方》天花粉散、《万病回春》卷5玉泉丸，均以天花粉、葛根为主，并配合生地、麦冬、五味子、人参等药养阴益气，治疗上消渴饮。

4. 天花粉、茵陈 天花粉清热降火，茵陈清热除湿。古籍有载，天花粉、茵陈均能清热退黄，二味相配则疗效尤佳。如《圣济总录》卷174"栝楼根汁二大合，蜜二大匙和匀分服"，治小儿忽发黄者。又，《杂病源流犀烛》黑疸自拟方，用茵陈、天花粉捣取汁，冲和顿服之，治黑疸，必有黄水自小便出，如不下再投。《本草汇言》引《方脉正宗》，天花粉60克，茵陈15克，煎汤代茶饮。治男女大小一切疸疾。

【方药治疗】

1. 清热生津

(1) 消渴：天花粉、人参各等分，为末，炼蜜为丸如梧桐子大，每服30丸。麦冬30克，水煎汤送服。治消渴，引饮无度。(《仁斋直指方》卷17玉壶丸)又，天花粉、黑大豆等分为末，面糊丸梧桐子大，每黑大豆百粒煎汤下70丸，日2次。治肾虚消渴难治。(《普济方》卷178救活丸)又，天花粉、紫背浮萍等分为末，人乳汁和丸梧桐子大，空心服20丸。治消渴饮水，日至一石。(《千金要方》卷21浮萍丸)又，天花粉、生地各30克，麦冬、五味子、葛根各15克，甘草6克，粗末。每服20克，粳米100粒，水煎服。治消渴，渴饮无度。(《仁斋直指方》卷17玉泉散)天花粉、黄连可治三消。参本篇"药对"及"黄连"篇消渴方。

（2）百合病烦渴：天花粉、牡蛎各等分，细末。每服6克，日服3次。治百合病变成渴疾，久不瘥。（《金匮要略》栝楼牡蛎散）

（3）伤寒烦渴：天花粉90克，水煎，分2次服。（《外台秘要》卷2栝楼汤）

（4）老人口渴：天花粉、石斛各60克，水煎装瓶。临睡进饮少许，半夜因口渴不能入睡，也可缓缓啜饮。治老人口渴，因唾液腺分泌减退而引起，睡时更甚。

2. 清热退黄

（1）黄疸：天花粉汁60克，蜂蜜2匙，和匀分服，治小儿忽发黄。（《圣济总录》卷174）。又，天花粉60克，茵陈15克，水煎代茶饮。治男女大小，一切疸疾。（《本草汇言》引《方脉正宗》）又，天花粉、大黄、黄芩、栀子、白术、茯苓、前胡、枳实各10克，黄柏、甘草各6克，茵陈15克，水煎服。治实热内盛，周身黄如金色，脉滑大实数。（《千金要方》卷10大茵陈汤）又，天花粉50～100克配入相应方中，治黄疸型肝炎。（中医杂志，2006，9：651）

（2）慢性乙型肝炎：天花粉30～50克，败酱草30克，蜂房15克，苦参10～15克，水煎服，日1剂。用于慢性肝炎，迁延久治不愈，或肝功能反复异常。（中医杂志，2006，9：651）

3. 清肺润燥

（1）痰火哮喘：天花粉适量切片，分别以梨汁、姜、萝卜、竹沥拌，晒干，研末，每服3克。（《汇编验方类要》卷2）

（2）肺热喘咳：天花粉、知母、贝母各30克，人参、甘草各15克，细末。每服6克，食后服。治痰热壅盛，气阴两伤之喘嗽。（《世医得效方》卷5玉液散）又，天花粉12克，桔梗、栀子、连翘、玄参各10克，薄荷、黄芩各6克，甘草3克，水煎服。治热结上焦，肺失通调，小便不利，喘咳面肿，右寸脉洪数。（《症因脉治》卷4清肺饮）

（3）肺燥咳喘：天花粉、知母、贝母、茯苓、麦冬各10克，生地12克，桔梗、橘红各6克，甘草3克，生姜3片，水煎服。治肺燥咳喘，痰涩难出，面白气促等。（《医宗必读》卷9润肺饮）

（4）失音：天花粉、玄参各12克，知母、川贝各18克，青黛、地骨皮各6克，冰片、牛黄各1克，细末，藕汁熬膏为丸如弹子大，每服1丸，噙化润下。治失音。（《丹台玉案》卷3神水丹）

4. 清热降火

（1）肝火身痛：天花粉15克，丹皮、白芍、白芥子各6克，水煎服。治肝经火盛，胁肋胀闷，遍身走注疼痛。（《本草汇言》卷6）

（2）脾火牙痛：天花粉15克，白芍、薄荷各10克，甘草3克，水煎服。治脾经火盛，口齿牙龈肿痛。（《本草汇言》卷6）

（3）酒热泄泻：天花粉一味捣烂，用布袋盛取浆，沥干，晒成白粉。白汤调数钱，和

白蜜少许。日服6克，7日竟止。治饮酒多日，忽患泄泻，因酒热伤脏气而致，服健脾香燥药转剧。（《本草汇言》卷6）

（4）胃热口臭：天花粉12克，黄柏9克，生石膏15克，水煎服。

（5）白睛溢血：天花粉、桔梗、赤芍、当归尾、瓜蒌仁、桑白皮、丹皮、黄芩、甘草各等分，细末。每服6克。麦冬汤下。治肺火血热，白睛溢血，其色鲜红，边界清晰，常因咳嗽而起。（《审视瑶函》卷3退赤散）

（6）肝火目赤：天花粉120克，黄连、菊花、川芎、薄荷各30克，连翘、黄芩、栀子、黄柏各60克，细末水丸梧子大。每服6克，茶清下。治肝火目赤肿痛。（《原机启微》卷下黄连天花粉丸）

（7）喉风：天花粉、薄荷叶各等分，为末，每服6克，食后水调下。（《外科百效全书》卷2银锁匙）或用天花粉、玄参。（《重楼玉钥》卷2银锁匙）

（8）肠上皮化生：天花粉12克，黛蛤散3克，日1剂，水煎服。胃酸偏高者加乌贼骨、党参、茯苓、白术，胃酸偏低者加北沙参、山楂、黄芩。（中西医结合杂志，1985，11：695）

（9）银屑病：天花粉、瓜蒌、生石膏各30克，黄柏、丹皮、瞿麦、玉竹、鸡内金、萹蓄、乌梅、竹叶、地肤子各10克，白茅根、知母、生地各20克，甘草6克，水煎服。治寻常性银屑病。（四川中医，2004，2：73）

（10）精液液化不良症：天花粉15克，黄柏、苍术、山萸肉、车前子、丹皮各9克，丹参21克，生地、连翘、生麦芽各12克，茯苓18克，水煎服。日1剂，18日为1个疗程。（山西中医，2004，5：34）

5. 消肿排脓

（1）痈肿疮疡：天花粉12克，白芷、贝母、赤芍、当归、皂角刺各10克，穿山甲、乳香、没药、防风、陈皮、甘草各6克，金银花30克，水煎服。治痈肿疮疡阳证，脓未成者可消，脓已成者可溃。（《医宗金鉴·外科心法要诀》仙方活命饮，《女科万金方》又名神仙活命饮）

（2）疮疡溃破：生黄芪120克，生甘草60克，白芍60克，天花粉90克，丹参、生乳香、生没药各45克，水煎服。或为细末，每次10克，日服3次。治疮疡溃破，久而不收口。（《医学衷中参西录》内托生肌散）

（3）乳痈：天花粉、贝母各10克，当归、蒲公英各30克，甘草、穿山甲各6克，水煎服。（《辨证录》卷13和乳汤）又，天花粉末30克，乳香3克，为末。每服6克，温酒送下。治吹乳。（《本草纲目》卷18引《李仲南永类方》）

（4）肛裂：天花粉30克，生地、当归各15克，白芷、杏仁、茜草、延胡索、甘草各10克，升麻6克，日1剂，水煎服。治肛裂。又，天花粉15克，桃仁、防风各10克，冬瓜子30克，日1剂，水煎服。治肛裂，也可用于肛周脓肿，肛门手术后伤口分泌物较多者。（中医杂志，2006，9：653）

6. 活血化瘀

（1）瘀血胁痛：柴胡 12 克，天花粉、当归、桃仁各 10 克，红花、穿山甲、酒大黄、甘草各 6 克，水煎服。治跌打损伤，瘀血留于胁下，疼痛不可忍。（《医学发明》卷 3 复元活血汤）又，原方加血竭，治闭合性软组织损伤早期。（《中国中医秘方大全》舒活汤）

（2）骨折肿痛：天花粉 500 克，没药、木香各 30 克，乳香、血竭、当归各 45 克，陈皮、甘草各 75 克，附子 10 克。为细末。每服 6 克，日 2～3 次，酒调下。治筋骨折断，瘀肿疼痛。（《普济方》卷 309 整骨定痛散）

（3）急性腰扭伤：天花粉 30 克，杜仲、牛膝、丝瓜络各 15 克，苏木、赤芍、骨碎补各 10 克，水煎服。治跌仆闪腰。（浙江中医杂志，2001，5：220）

（4）闭经：天花粉、知母各 12 克，黄芪、三棱、莪术、生鸡内金各 10 克，党参、白术各 6 克，生山药 15 克，水煎至将成，加醋少许，数沸后服。治月经不行，或产后恶露不尽，结为癥瘕等。（《医学衷中参西录》理冲汤）

（5）流产后月经淋漓：天花粉 40 克，黄芪 15 克，水煎服。（中医杂志，2006，9：653）

【外用治疗】

1. 骨折伤筋　天花粉、黄柏、黄芩、东丹、滑石各 30 克，大黄、芙蓉叶各 60 克，细末，凡士林调成膏，取适量外涂之。治骨折伤筋初起，焮红作痛。（《中医伤科学讲义》清营退肿膏）

2. 天疱湿疮　天花粉、滑石各等分，水调搽之。（《普济方》卷 272）

【药方】

1. 千金消渴方　天花粉、白茅根、生姜各 15 克，麦冬汁、芦根各 10 克，水煎服。治消渴，除肠胃实热。（《千金要方》卷 21）

2. 天花粉散　天花粉、生地、麦冬、葛根各 6 克，五味子、甘草各 3 克，粳米 100 粒，细末。每服 3～6 克，日 2～3 次，温开水下。治上消渴饮无度。（《类症治裁》卷 4）

3. 玉泉丸　天花粉、葛根、黄连、知母、生地、麦冬、五味子、人参、乌梅、甘草、当归各等分，研末。先将人乳汁、牛乳汁、甘蔗汁、梨汁、藕汁加入 750 克蜂蜜中，煎熬成膏，然后将各药末加入前膏，蒸熟。每服 30 克，日 3 次。治上消，渴欲饮水而食少。（《万病回春》卷 5）

4. 栝楼瞿麦丸　天花粉 60 克，茯苓 90 克，炮附子 15 克，瞿麦 30 克，山药 90 克，细末蜜丸梧子大。每服 30 丸，日 3 次。治小便不利而渴。（《金匮要略》）

5. 如意金黄散　天花粉 50 克，黄柏、白芷、大黄、姜黄各 25 克，苍术、厚朴、陈皮、甘草、天南星 10 克，为细末。取适量，茶水或醋调外涂。用于疮疡痈疽疔肿等阳证。（《外科正宗》卷 1）

6. 凉血五根汤　天花粉 15～30 克，茜草根、紫草根、板蓝根各 10～15 克，白茅根 30～60 克，水煎服。治多形性红斑，丹毒初起，紫癜，结节性红斑，红斑类皮肤病初期而

发于下肢者。(《赵炳南临床经验集》)

7. 清暑养阴汤 天花粉、扁豆衣各 24 克，石斛 18 克，藿香（后下）、玄参、鲜荷叶各 12 克，生地 15 克，水煎服。治消渴，并暑热伤阴。(《邹云翔医案选》)

【医家经验】

1. 刘树农治糖尿病并发干湿性坏疽 用张锡纯内托生肌散加减，生黄芪 120 克，甘草 60 克，生乳香、没药各 45 克，白芍 60 克，天花粉 90 克，丹参 45 克。阴虚偏重重用天花粉，加生地、知母、麦冬；热毒偏重加金银花、白蔹、蒲公英、紫花地丁、败酱草；阳虚加桂枝、附片；血瘀偏重加血竭、桃仁、红花、失笑散、鸡血藤；湿热加二妙丸、龙胆、苦参；下焦火盛肠道燥结加大黄、麻子仁。以内治为主，辅用云南白药外敷更好。(《刘树农论内科》)

2. 马建国用治皮肤外科病症 据症配合其他药物，外用于皮肤外科病症见红肿热痛痒等有效。

（1）肛周皮下脓肿：天花粉配大黄、芒硝、败酱草、赤芍等，水煎待温，熏洗坐浴后，将本品研细，与凡士林调成软膏外敷患处。

（2）急性乳腺炎：天花粉水煎适量待凉，纱布蘸药湿敷患处。敷后将本品研细，与凡士林调成软膏外涂患处。

（3）颜面过敏性皮炎：见水肿性红斑，或激素性皮炎潮红痒剧灼热，丹皮、白鲜皮水煎适量待凉，纱布蘸药湿敷患处，不拘次数。若干燥，天花粉研细与甘油调成糊状涂抹患处。

（4）结节性红斑：见下肢红色结节，灼热疼痛，天花粉配赤芍、延胡索研细，与凡士林调成软膏外敷患处。

（5）颜面黄褐斑：天花粉配赤芍研细，与面霜调匀，每晚 1 次，外涂皮损处。

（6）血栓性浅静脉炎：肢体疼痛肿胀，静脉扩张，皮色红有灼热条束状感，天花粉配乳香、没药粉，凡士林调软膏外敷患处，日 2 次。(吉林中医药，2005，9：52)

【前贤论药】

《神农本草经》：主消渴，身热，烦满，大热，补虚安中，续绝伤。

《本草纲目》卷 18：栝楼根味甘微苦酸……酸能生津，感召之理，故能止渴润枯；微苦降火，甘不伤胃。

《本草汇言》：其性甘寒，善能治渴，从补药而治虚渴，从凉药而治火渴，从气药而治郁渴，从血药而治烦渴，乃治渴之要药。

《本经逢原》：降膈上热痰，润心中烦渴，除时疾狂热，祛酒疸湿黄，治痈疡解毒排脓。

【方药效用评述】

➤ 天花粉又名栝楼根，其性纯阴，解烦渴，行津液。热伤津涸者非此不能除，可用于内伤、外感诸病之口渴。邪热甚者常配用黄连、石膏清热泻火，肺胃阴亏则和石斛、麦冬、沙参、天冬等同用。又，如当用人参甘温，而反用天花粉甘寒，则必损胃气，当用葛根之辛寒，而反用天花粉甘寒，则反引邪入里。须辨明而用。

➤ 天花粉清热降火，养阴润燥，配知母、贝母、栀子、连翘，治肺热；配麦冬、生地、玄参、沙参，润肺燥，有所不同。又，本品解肝脏郁热，故能治火热郁结之黄疸，配合茵陈用于津亏便秘之实证。近今又有用于慢性乙型肝炎者。

➤ 本品退五脏郁热，如心火盛而舌干，脾火盛而口疮，肺火盛而咽痛，肝火盛而目赤胁痛，肾火盛而骨蒸潮热，痰火盛而咳嗽不宁等火热郁结所致者。天花粉开郁结，降痰火，故可治之。现今又用治肠上皮化生、银屑病、精液液化不良症等疑难病症见燥火、痰火者。

➤ 本品善通行经络，尤能消肿散结，主治解一切疮家热毒。疗痈初起与连翘、穿山甲并用，可以解毒消肿；疮疡已溃与黄芪、生甘草并用，更能生肌排脓。而且能活血化瘀，续绝伤，治疗各种外伤骨折、瘀血胁痛等。

➤《千金要方》卷21："深掘大天花粉，厚削皮至白处上，以寸切之，水浸一日一夜，易水经五日，捣烂以绢袋盛之，如出粉法干之。水煎服二钱，日三四次。或作粉粥乳酪中食之，不拘多少。"用治津伤大渴，消渴患者服之尤宜。以本品捣研澄粉，今称玉露霜。《本草正义》："益胃生津，洵推妙品，最宜于老弱病后，无黏腻碍化之弊。"

➤ 天花粉蛋白注射液用于中期妊娠、死胎、过期流产的引产，方法简便，疗效可靠，且可用于恶性葡萄胎、绒毛膜上皮细胞癌的治疗。

【药量】煎剂 10~15 克，重剂 30~60 克。

【药忌】脾胃虚寒、大便溏泄者忌用。《本经逢源》："其性寒降，凡胃虚吐逆、阴虚劳嗽误用，反伤胃气，久必泄泻喘咳，病根愈固矣。"

～ 芦根 ～

【药原】出《名医别录》，又名苇根。用根茎。

【药性】甘，寒。归肺、胃经。

【药效】清肺胃热，清热生津。

【药对】

芦根、白茅根　芦根清肺胃热，生津止渴；白茅根清热凉血，利尿止血。二味均甘寒之品，一清气分之热而可下气，一清血分之热而可止血，配伍则是气血并治、相须为用。《千金要方》治胃热引起的反胃、上气，用芦根、白茅根各60克，水煎服，取其清胃降逆止呕之功。《圣惠方》《圣济总录》则用白茅根、芦根、生石膏、麦冬、乌梅等组方以治消渴。施今墨用于各种内伤或外感发热，或不明原因低热。热甚者配栀子、豆豉。一般主张用鲜品 30~60 克，干者 10~15 克。祝谌予在此基础上再加葛根，名为三根汤，用于小儿外感发热咽痛等，疗效显著。

【方药治疗】

1. 清热和胃

（1）呕哕：芦根、竹茹各30克，粳米150克，生姜3～5片，水煎服。治伤寒后，呕哕不下食。（《千金要方》卷16生芦根饮）又，芦根180克，水煎温服。治五噎吐逆，心膈气滞，烦闷不下食。（《赤水玄珠》卷4芦根汤）

（2）吐利烦闷：芦根30克，生姜6克，橘皮12克，水煎服。治霍乱吐利腹痛。（《外台秘要》卷6引《救急方》芦根汤）又，芦根75克，人参、枇杷叶各36克，粗末。每服10克，水煎服。治霍乱吐利，心腹痛。（《圣济总录》卷162）又，麦冬、芦根10克，水煎服。治霍乱烦闷。（《霍乱燃犀说》卷下芦根汤）

（3）食河豚毒：神曲、茯苓各10克，半夏7.5克，姜汁、芦根汁，水煎服。治食河豚毒，舌麻胸闷，腹胀而气难舒。（《辨证录》卷10芦姜汤）

2. 清肺

（1）肺痈：芦根、冬瓜仁各30克，桃仁、杏仁各10～15克，水煎服。治肺痈。（《金匮要略》附方千金苇茎汤）又，芦根15克，冬瓜仁10克，薏苡仁20克，桃仁8克，葶苈子6克，苦丁茶3克，水煎服。治慢性支气管炎痰热者。（湖南中医药导报，2002，3：111。）

（2）肺痿：芦根、麦冬、地骨皮、生姜各10克，橘皮、茯苓各15克，水煎服。治骨蒸肺痿，烦燥不能食。（《外台秘要》卷13引苏游芦根饮子）

（3）呛咳：桃仁、杏仁、郁金各7.5克，葶苈子、茜草根各10克，三七、川贝母各3克，鲜芦根36克，水煎服。治小儿连声咳，频频呛咳，呕吐白痰，或鼻衄痰红。（《镐京直指方》）

（4）肺炎：芦根60克，薏苡仁30克，冬瓜仁24克，天竺黄12克，川贝母、桑白皮各10克。高热加地龙、前胡各10克；咳多湿重，加杏仁12克，车前子10克；痰多加瓜蒌皮15克。有时可加用菊花10克，甘草6克。用于大叶性肺炎、支气管肺炎。（张公让肺炎清解汤）

3. 清热生津

（1）热渴：炒黄连、芦根各等分研细末。每服6克，水煎服。治小儿热渴不止。又，芦根30克，瓜蒌、人参、甘草、茯苓各10克，麦冬12克，水煎服。治产后大渴不止。（《圣济总录》卷163芦根饮）又，芦根、人参、麦冬、黄芪、知母、甘草各等分，粗末。每服6克，竹叶7片，粟米100粒，水煎服。治小儿壮热，渴不止。（《圣惠方》卷83芦根散）

（2）消渴：芦根90克，青粱米50克，水煎服。治老人消中，饮水不止，五脏干枯。（《养老寿亲书》芦根饮子）又，白茅根、麦冬（去心）、天花粉、生石膏各60克，芦根、甘草各30克，粗末。每服12克，加小麦1000粒，水煎服。治消渴，体热烦闷，不能食。（《圣惠方》卷53麦门冬散）又，白茅根、芦根、菝葜各60克，生石膏45克，乌梅（去

核，炒）15 克，淡竹叶 30 克，粗末。每服 15 克，水煎服。(《圣济总录》卷 56 茅根汤)

（3）鼻咽癌放疗后：芦根、雪梨干各 30 克，天花粉、玄参、茅苤各 15 克，生地、麦冬、桔梗各 9 克，菊花 12 克，水煎服。治鼻咽癌放疗后，口干舌燥，恶心，胃纳下降，咽喉肿痛等。(《古今名方》)

4. 清热利咽

（1）咽痛：鲜青果 20 个（去核），芦根 4 枝（切碎），水煎代茶饮。治咽痛。(《慈禧光绪医方选》)

（2）失音：鲜芦根、百合、生地各 18 克，桔梗 3 克，甘草 1.5 克，青果 2 枚，水煎服。治失音，实火刑金。(《医学简义》卷 4 和肺饮)

（3）烂喉痧：鲜沙参、鲜生地、芦根、白茅根、甘蔗汁各 30 克，水煎服。治烂喉痧，舌绛而干，脉弦数而大。(《卫生鸿宝》卷 4 五鲜饮)

【药方】

1. 五汁饮　鲜芦根汁、麦冬汁、藕汁、梨汁、荸荠汁，斟酌多少。和匀凉服。治温病热甚伤津，口中燥渴，吐白沫，黏滞不快者。(《温病条辨》卷 1) 皆用鲜汁，取其甘凉退热，其效较干者煎汤尤佳。(《成方便读》卷 3)

2. 五叶芦根汤　芦根、藿香叶、薄荷叶、鲜荷叶、枇杷叶、佩兰叶、冬瓜仁各 15 克，水煎服。治湿热已解，余邪蒙蔽清阳，胃气不舒，脘中微闷，知饥不食。(《温热经纬》引《薛生白湿热病篇》)

3. 泻火救肺汤　芦根 60 克，桑白皮 12 克，杏仁 6 克，黄芩 15 克，生石膏 30 克，知母、枇杷叶各 10 克，水煎服。治肺痈、肺痿初起，火盛咳嗽。(《疡科心得集·补遗》)

【前贤论药】

《本草图经》：清泻肺热，兼能利尿，可导热毒从小便出。

《本草纲目》卷 15：益食加馔，须煎芦、朴。注云：用逆水芦根并厚朴二味等分，煎汤服。盖芦根甘能益胃，寒能降火故也。

《本草述》：味甘气寒，故益胃而解热。甘寒更能养阴，故治胃热呕逆，为圣药也。

《玉楸药解》：清降肺胃，消荡郁烦，生津止渴，除呕下食，治噎哕懊侬。

《本经逢原》：苇茎中空，专于利窍，善治肺痈吐脓血臭痰。

《医学衷中参西录·药物》"苇茎、芦根解"：性凉能清肺热，中空能理肺气，而又味甘多液，更善滋阴养肺，则用根实胜于用茎明矣。

【方药效用评述】

➤ 芦根甘寒质轻，清淡平和，清中有透，凉而不凝，润而不腻，以清肺胃气分热为主要功效，对风热郁肺、肺气不宣尤为合宜，故常用于温热初起或热病伤津者，如《温病条辨》卷 1 的桑菊饮、银翘散均用大剂芦根，与清肺解热药同用，并嘱不可久煎。生津止渴，清胃而不伤胃，生津而不恋邪，如上文引述的五叶芦根汤、五汁饮等，均用鲜芦根清热生津。

➤ 芦根质轻宣散，能清透肺热；中空利尿，能引肺热下泄。故有清热散痈、化腐透脓作用，可用于肺热壅盛之肺痈和痰热咳嗽，如常用的千金苇茎汤。也可配麦冬、地骨皮治肺痿，如《外台》芦根饮子以其清肺生津。

➤ 芦根兼具清、润、宣、降、化、透之功，三焦兼治，既能宣透上窍，又可透利下窍。不仅对肺热痰浊阻遏者可清宣利导，而且对三焦热郁，包括胃热津燥、热移小肠、热伤肾燥等引起的气化不畅、邪浊留恋者有效。再者，芦根不仅能清肺热，而且对郁热扰心而烦躁者有除烦宁心之效。就清热除烦三药质地轻重而言，芦根为轻，豆豉为中，石膏为重，临床当随宜而用。

➤ 芦根归于胃经，有清润、化浊、降逆之功。所以自古以来均用于呕哕之胃热者，临床可用芦根、竹茹、麦冬相配，治胃热津伤，饮食即吐之证。同时，有润肠通便作用，还可用于肺胃热郁、气虚津伤的肠燥便秘。

➤ 本药以鲜品为佳，量宜大。轻清宣透时量可稍小，如以清热生津、化痰透脓、降逆止呕、利尿排浊为主，则必须量大。又，用干芦根12克，人参（太子参或党参亦可代之）5克，开水冲泡，代茶饮之，可用于温热病后期气津耗伤，余热尚存，低热乏力，痰少咳逆，口渴心烦，干呕欲吐，小便少，舌红，脉虚数者。

➤ 芦茎为嫩茎，甘寒，归心、肺经，清肺解毒，排脓祛痰，主要用于肺热咳嗽、肺痈吐脓等，千金苇茎汤用苇茎（芦茎），是治肺痈效方，今则以芦根代之。实际上，芦茎长于清肺透热，芦根长于生津止渴。芦叶甘寒，归肺、胃经，清热辟秽，止血，解毒，用于霍乱吐泻、吐血衄血等。芦花甘寒，止泻、止血、解毒，用于吐泻、血崩、衄血、外伤出血、鱼蟹中毒等。芦苇苗甘寒，清热生津，利水通淋，用于热病烦渴，肺痈、肺痿，小便淋沥等。

【药量】15～30克。鲜品60～120克。

【药忌】虚寒者忌用。

❧ 黄连 ❧

【药原】出《神农本草经》。用干燥根茎。

【药性】苦，寒。归心、脾、胃、肝、胆、大肠经。

【药效】清心降火，清胃降逆，清肠治痢，清热燥湿。

【药对】

1. 黄连、干姜　黄连苦降清热，干姜辛开温中，一辛一苦，一散一降，则无论寒热之邪皆可开泄。是半夏泻心汤、干姜黄连黄芩汤诸方的核心药对，苦降辛开以除痞满、止吐泻、治泄痢，尚可用治口疮和白塞综合征等。药对方如黄连30克、干姜15克为末。每服3～4.5克。治痢疾后重里急或下泄。（《杜壬方》姜连散）又，黄连、干姜各等分为末，水服方寸匕。治中巴豆毒，下利不止。（《肘后方》赴筵散）又，宿食不消，心下痞满，用黄连、枳实。

2. **黄连、生姜**　生姜辛温和胃，以散泄止呕为主；黄连苦寒降逆，清心胃热。二味相配，苦降辛开，以除痞满，止吐泻，治泄痢。如：黄连 30 克（剉如豆大）、生姜 120 克（剉如绿豆大），拌匀，于银石器内慢火同炒至黄焦黑，去姜不用，拣取黄连研为细末。每服 6 克，空心腊茶清调下，甚者不过两服即愈。治水泄脾泄，亦治痢疾。（《博济方》卷 3 神圣香黄散）又，黄连 120 克（切如豆大）、生姜 60 克（切成粗丝，同黄连炒至干燥），为细末，醋打面糊为丸如梧子大。每服 50 丸，白汤送下。治一切泄泻，皆止。（《医统》卷 35 既济丸）又，姜制黄连是黄连的一种炮制法，可减黄连之寒性。

3. **黄连、附子**　黄连苦寒，清胃除热为主；附子辛热，温散止痛为次，且能反佐制约黄连之过寒。张仲景附子泻心汤有此药对。也可成为药对方，如黄连 18 克，附子（炮，去皮脐）3 克，细切，加生姜 3 片、大枣 1 枚，水煎服。用治胃脘痛甚，诸药不效者。（《医学正传》卷 4 引丹溪方连附六一汤）

4. **黄连、桂枝**　桂枝辛散温通，黄连苦降清热，故可除痞消满，用于寒热错杂之痞满腹痛，如《伤寒论》黄连汤。祝谌予用治糖尿病上身燥热、下肢发凉诸症。实际上，还可用于自主神经功能紊乱、更年期综合征等病见上热下寒者。热甚者多用黄连，寒甚者多用桂枝，寒热均等则二者各半。

5. **黄连、厚朴**　黄连苦寒而清热燥湿，厚朴辛温而行气化湿，是肠胃湿热、腹满胀痛、泄痢吐泻的有效药对。连朴饮（《随息居霍乱论》）、黄连泻心汤（《证治汇补》卷 5）等均以之为主组方。如以此二味组方，黄连、厚朴各 90 克，水煎空心服。治下痢水谷久不瘥者。（《梅师方》）又，厚朴 45 克（去粗皮，生姜汁炙），黄连 30 克（去须炒），粗末，每服 15 克，水煎服。治伤于湿邪，濡泄不止者。（《圣济总录》卷 74 厚朴汤）

6. **黄连、细辛**　黄连清热泻火，以心胃之火为主；细辛辛散引经，以少阴为主。黄连、细辛二味等分研末掺之，嗽漱甚效。治口舌生疮。（《三因方》卷 15 兼金散）今可用于内服方中。

7. **黄连、生地黄**　黄连清心降火，生地凉血清热，是温病心经血热、发热吐衄的有效药对，在温病热入营血中可加入应用，如清营汤、清瘟败毒散等。又，黄连 120 克（粗末）、生地黄 250 克（研取汁，连滓），二味和匀，晒干为细末，蜜丸如梧桐子大，食后熟水下 20～30 丸。治心经血热。（《本事方》千金地黄丸）如再加当归、甘草、朱砂为丸，是朱砂安神丸（《兰室秘藏》）。目今黄连、生地二味配伍，常用于消渴、失眠、心悸等症。

8. **黄连、栀子**　黄连、栀子均苦寒清热泻火，是治热痢的良药。栀子、黄连各等分，为粗末。一二岁小儿每服 3～5 克，水煎去滓，分 2 次温服。治小儿热痢腹痛或血痢。（《圣济总录》卷 178 黄连汤）

9. **黄连、木通**　黄连清心火而解热毒，木通降心火而利小便，凡心火移热于小肠者宜用之。如黄连 60 克，木通 15 克，为末，姜汁打面糊和丸。每服 30 丸，灯心汤下，日 3 次。治心经蓄热，夏至则甚。（《儒门事亲》黄连木通丸）

10. **黄连、阿胶**　黄连清湿热、阿胶养阴血，为黄连阿胶汤、驻车丸重要组成内核。

二味为方者如黄连末、阿胶（炒成珠）各30克，细末面糊丸梧子大。每服6克，以炒米汤送下。治阴虚暑湿积热，赤白下痢。（《摄生众妙方》卷5黄连丸、《饲鹤亭集方》黄连阿胶丸）

11. 黄连、苏叶　黄连苦寒，清热燥湿以降胃中郁热；苏叶芳香，开宣肺气而又化湿和胃。二味苦泄辛散，通降顺气，寓泻心汤之意。薛生白黄连苏叶汤即此二味，且药少量轻，偏走上焦，轻可去实，以平胃中不和，是治肺胃不和之湿热呕吐之轻剂。故薛生白《湿热病篇》云："湿热证，呕恶不止，昼夜不差，欲死者，肺胃不和，胃热移肺，肺不受邪也。宜用川连三四分，苏叶二三分两味煎汤，呷下即止。"并参本篇李士懋医家经验。

12. 黄连、黄芩　见"黄芩"篇。

13. 黄连、大黄　见"大黄"篇。

14. 黄连、黄柏　见"黄柏"篇。

15. 黄连、苦参　见"苦参"篇。

16. 黄连、升麻　见"升麻"篇。

17. 黄连、补骨脂　见本篇"医家经验"。

18. 黄连、藿香　见本篇"医家经验"。

19. 黄连、香附　见本篇"医家经验"。并参"香附"篇。

20. 黄连、甘草　见"甘草"篇。

21. 黄连、天花粉　见"天花粉"篇。

22. 黄连、麦冬　见"麦冬"篇。

23. 黄连、乌梅　见"乌梅"篇。

24. 黄连、当归　见"当归"篇。

25. 黄连、吴萸　见"吴茱萸"篇。

26. 黄连、肉桂　见"肉桂"篇。

27. 黄连、苏梗　见本篇"医家经验"。

【方药治疗】

1. 清热泻火

（1）伤寒时气温病：黄连、黄芩、黄柏各6～10克，栀子15克，水煎服。治三焦热盛，火毒实热，热病烦躁，吐衄发斑，痈疽疮疡等。（《外台秘要》卷1引《崔氏方》黄连解毒汤）本方原载《肘后方》，治伤寒时气温病，热极烦闷，狂言见鬼。又治烦、呕，不得眠。

（2）暑热：黄连240克（去须，杵），好酒5升，煮干为度，研末，面糊为丸如梧子大。每服30丸，熟水下。治伏暑发热作咳，呕吐恶心。又治年深暑毒不瘥。（《岭南卫生方》卷中黄龙丸）《万氏家抄济世良方》卷3玉龙丸，以黄连好酒煮干研末为丸，治伤暑腹痛。又，黄连6克，酒煎服。治暑病发热呕恶。（《嵩崖尊生全书》酒11酒连汤）黄连酒煮以清暑泄热，而不致寒凉太过，行经络、散伏暑，是制方反佐之法。

（3）肺火热喘：酒黄连、酒黄柏、知母各等分为细末，热汤为丸如梧子大。每服 200 丸，空心，白汤下。治肺热厥逆，气上冲咽不得息，喘息有音，不得卧。（《万氏家传保命歌括》滋阴丸）又，黄连、半夏、甘草各 10 克，水煎服。治心火刑金，肺热身肿。（《症因脉治》卷 3 泻心汤）

（4）肝火胁痛：黄连、吴茱萸各等分，同煎至水干，拣去吴茱萸，取黄连焙燥，一味滴水为丸。每服 50 丸，空心临卧服。治肝火胁痛。（《张氏医通》卷 10 抑青丸）

（5）消渴：黄连末 450 克，猪肚 1 枚（洗去脂膜）。将黄连末塞入猪肚中，蒸 1 石米熟即出之，曝干，捣丸如梧子大，每服 30 丸，日再服。治消渴，小便频多。（《外台秘要》卷 11 引《肘后方》）《圣济总录》卷 59 猪肚黄连丸方同。又，黄连 20～40 克，水煎取汁 30 毫升，凉后分服，每日 3 次。用量根据空腹血糖和三餐前尿糖水平进行调整。治 2 型糖尿病。（黑龙江中医药，1999，6：42）

又，黄连、天花粉各 250 克，为细末，生地黄汁丸如梧桐子大。每牛乳下 50 丸，日 2 次服。治消渴，小便滑数如油。（《崔氏方》）又，黄连研末，天花粉汁和作饼子，焙干，再研细末，蜜丸如梧子大。每服 30～40 丸。治酒毒、水毒，渴不止。（《鸡峰普济方》卷 19 黄连煎）今多用此二味配入辨证方药中。

（6）白淫白浊：黄连（去须）、白茯苓各等分研末，酒面糊丸如梧子大。每服 30 丸，煎补骨脂汤下，日 3 次，不拘时候。治思想无穷，心经有热，小便白淫，肾气不足。（《圣济总录》卷 92 黄连丸）又，黄连 500 克，煮酒浸一宿，甑上累蒸至黑，晒干为末。蜜丸梧桐子大，每服 30 丸，每日服 3 次。治渴疾白浊，久服补肾药不效。（《古今医案按·便浊》酒蒸黄连丸）

（7）疳热：猪肚 1 个洗净，黄连 150 克切碎水和，纳入猪肚中缝定，放在粳米 5 升上蒸烂，石臼捣千杵，或入少量饭中同杵，丸如绿豆大。每服 20 丸，米饮下。治小儿疳热流注，遍身疮蚀，或潮热，肚胀作渴。（《本草纲目》卷 13 引《直指方》猪肚黄连丸）

（8）痿证：黄连、黄芩、白芍各 10 克，研末为丸如梧子大。每服 20～30 丸，日 2 次。治湿热痿证。（《济阳纲目》卷 50 加味三补丸）

（9）狐惑：黄连、薰草各 10 克，水煎服。（《外台秘要》卷 2）《金匮要略》治狐惑用甘草泻心汤，方也有黄连，用以清热解毒。

（10）鼻衄：黄连、龙胆各等分为末，米糊为丸，如小豆大。3 岁小儿每服 30 丸，浓盐水下。治小儿鼻衄不止。

（11）头目不清：黄连不拘多少，研末，酒面糊为丸如小豆大。每服 20 丸，温水下，日 3 次。治湿热壅滞，气血不通。（《宣明论方》卷 9 黄连丸）黄连清心降火，心火清则头目明。

2. 清胃降逆

（1）痞满腹痛：瓜蒌 30 克，半夏 20 克，黄连 10 克，水煎服。治心下痞，按之痛，脉浮滑。（《伤寒论》小陷胸汤）又，半夏 10～30 克，黄芩 10～20 克，黄连 6～10 克，党参

10～20克，炙甘草10克，干姜10克，大枣3枚，水煎服。治心下痞，呕逆、嗳气、吞酸。(《伤寒论》半夏泻心汤) 又，黄连、桂枝、干姜、半夏、甘草各10克，人参6克，大枣12枚，水煎服。治胸中有热，胃中有寒，心下痞满，腹痛欲吐。(《伤寒论》黄连汤)

(2) 湿热痞满：黄连、厚朴、干姜各6克，甘草3克，人参、半夏、生姜各10克，水煎服。治湿热痞满。(《证治汇补》卷5 黄连泻心汤)

(3) 胃热呕吐：黄连1～3克，苏叶1～3克，水煎，呷下即止。治湿热证，呕恶不止，昼夜不差，是肺胃不和，胃有郁热。(《温热经纬》卷4引《薛生白湿热病篇》黄连苏叶汤) 也可用于妊娠恶阻。

(4) 慢性胃炎：黄连10克，陈皮10克，放于大茶杯中，沸水200毫升浸泡，15分后饮用，可重复浸泡，每日3～5杯。10日为1个疗程。(实用中医内科杂志，2000，1：44) 又，黄连500克，食醋500毫升，白糖500克，山楂片1000克，加开水4000毫升，混合浸泡7日即可服用。每次50毫升，日3次，食后服。连服90～150日。治萎缩性胃炎。(中医杂志，1986，6：28)

(5) 上消化道出血：大黄、黄连、黄芩(为《金匮要略》泻心汤组成)，制成血宁冲剂，每包含生药18.3克。每次1包，日服3～4次，连服5日。(中医杂志，1986，5：31)

(6) 口齿病：生地12克，当归6克，黄连5克(冬月加倍)，丹皮10克，升麻6克，水煎服。治胃有积热，牙龈肿痛、牙宣出血、口臭、口疮。(《脾胃论》卷下清胃散)

3. 清心降火

(1) 心烦不得卧：黄连12克，阿胶10克，芍药、黄芩各6克，鸡子黄2枚。先煎黄连、芍药、黄芩，以药汁烊化阿胶，再入鸡子黄搅匀，温服。治少阴热化，心中烦，不得卧；亦用于热伤阴血，下痢脓血。(《伤寒论》黄连阿胶汤) 又，黄连、生地、当归、甘草各等分，研末，朱砂少许作衣，为丸梧子大。每服3～6克，日2～3次。治心烦不得卧。(《兰室秘藏》卷下朱砂安神丸)

(2) 心汗：茯苓60克，黄连3克，水煎服。治只在心胸部一块出汗如雨，四肢他处无汗。(《辨证录》卷6 苓连汤) 又，黄连30克，柴胡、前胡各60克，为散，每服3克，日3次。治心热汗出，虚热盗汗。(《圣济总录》卷43 黄连散) 此方可与柴前连梅汤治劳风相比较。

(3) 心痛：黄连24克，水煎服。治卒心痛。(《本草纲目》卷13引《外台秘要》)

(4) 舌痛：黄连汤提取液每次7.5克，日3次，食前服，连续服用2个月以上。(国外医学·中医中药分册，1995，4：27)

(5) 小儿夜啼：黄连4.5克(姜汁炒)，甘草3克，竹叶10片煎服。(《丹溪心法》卷5)

4. 清肠止痢

(1) 霍乱吐泻：黄连、厚朴、栀子、豆豉、半夏各10克，芦根60克，水煎服。治霍乱吐泻，肠胃湿热，胸闷脘痞，不思饮食。(《霍乱论》连朴饮)

（2）泄泻：葛根 15 克，黄芩、黄连各 10 克，甘草 6 克，水煎服。治湿热泄泻。（《伤寒论》葛根芩连汤）

（3）热痢：白头翁 30 克，黄连、黄芩、秦皮各 10 克，水煎服。治急性痢疾，里急后重有脓血。（《伤寒论》白头翁汤）

（4）久痢：黄连 90 克，干姜 30 克，当归、阿胶各 45 克，前三药为细末，以醋烊阿胶，并药末为丸如大豆大。每服 30 丸，米饮下，日 2 次。治久痢伤阴，肠滑脓血腹痛。（《千金要方》卷 17 驻车丸）

（5）泻痢：香连丸，见本篇"药方"。又，黄连 500 克，分作 4 份，分别用酒浸炒、姜汁炒、吴茱萸汤炒、益智仁同炒（去益智仁），共研末；白芍 120 克（酒煮，切，焙）、使君子 120 克（焙）；木香 60 克，研末。相混蒸饼和丸绿豆大。每服 30 丸，食前米饮下。治诸疳、诸痢。（《韩氏医通》四制黄连丸）

（6）婴幼儿消化不良：黄连、干姜、莱菔子按 1∶1∶2 的用量比例混匀，研碎分装，每包 2 克。每日 1 岁以内小儿服 1~1.5 包，1~2 岁小儿服 1.5~2 包，2~3 岁小儿服 2~3 包，分 3~4 次温开水冲服。用于婴幼儿消化不良症。（现代中西医结合杂志，2001，13∶1256）

（7）痔疮便血：黄连 240 克，猪大肠 50 厘米。将黄连末灌入大肠内，两端扎紧，以酒 1200 毫升煮干，捣烂为丸如梧桐子大。每次服 70 丸，空腹温酒下。（《外科正宗》卷 3 脏连丸）

【外用治疗】

1. 恶疮 黄连、大黄、黄芩各等分，研细为末。将疮洗净，以药粉外敷之。治恶疮久治不愈者。（《肘后方》）

2. 口疮 黄连、干姜等分研末取适量，搽口疮患处，流涎即愈。（《摄生众妙方》卷 9 既济丹）又，黄连、地榆各 10 克，捣成粗末，加水 150 毫升，煎至 50 毫升，再加入冰片 0.5~1 克，装瓶备用。每 3~5 日换药 1 剂。用消毒棉签将药液涂布在口腔溃疡面上，早晚饭前、饭后各 1 次，涂药前不漱口。（临床口腔医学杂志，1997，3∶187）

3. 暴赤眼 黄连、干姜各 15 克，为粗末，以绵包之，沸汤泡。闭目乘热频洗。（《普济方》卷 74 引《戴维方》）

4. 眼睑赤烂 黄连、黄柏各 3 克，研粗末，乳汁浸一宿，焙干。每用少许，新绵裹，荆芥汤浸，乘热洗眼。（《幼幼新书》二金散）

5. 中耳炎 黄连 15 克，冰片 1 克，75% 乙醇 100 毫升，制成乙醇浸滴耳液，先冲洗外耳道，拭净，滴之，每次 2 滴，日 2 次。连用 7 日。（中成药研究，1986，7∶47）

6. 重舌、木舌 黄连蜜炙 6 克，僵蚕 3 克，细末，每用少许掺舌上。（《疡科大全》卷 15）

7. 预解胎毒 小儿初生，黄连煎汤浴之，不生疮毒。又，未出声者以黄连煎汁灌 1 匙，终生不出斑。已出声者，以黄连煎汁灌之，斑虽发亦轻。

【药方】

1. 黄连阿胶汤 黄连12克，阿胶10克，芍药、黄芩各6克，鸡子黄2枚。先煎黄连、芍药、黄芩，以药汁烊化阿胶，再入鸡子黄搅匀，温服。治少阴热化，心中烦，不得卧；亦用于热伤阴血，下痢脓血。(《伤寒论》)

2. 黄连汤 黄连3~6克，干姜3~6克，甘草4.5克，桂枝3~6克，姜半夏10~12克，大枣3~5枚，人参10克，水煎服。治胃热肠寒，呕吐，腹痛，下利。(《伤寒论》)

3. 黄连解毒汤 黄连、黄芩、黄柏各6~10克，栀子15克，水煎服。治三焦热盛，火毒实热，热病烦躁，吐衄发斑，痈疽疮疡等。(《外台秘要》卷1)

4. 驻车丸 黄连90克，干姜30克，当归、阿胶各45克，前三药为细末，以醋烊阿胶并药末为丸如大豆大。每服30丸，米饮下，日2次。治久痢伤阴，肠滑脓血腹痛。(《千金要方》卷17)

5. 左金丸 黄连（姜汁炒）180克，吴茱萸（盐水泡）30克，为末，水泛为丸。每服3克，开水吞服。治肝火之头痛、胁痛、吞酸等。(《丹溪心法》卷1)

6. 连附六一汤 黄连18克，附子（炮，去皮脐）3克，细切，加生姜3片、大枣1枚，水煎服。用治胃脘痛甚，诸药不效。(《医学正传》卷4引丹溪方)

7. 香连丸 黄连（吴茱萸炒过）、木香（面煨）各30克，粟米饭丸如梧子大。每服6克，米饮下。治痢下赤白，里急后重，腹痛。(《易简方》)

8. 连朴饮 厚朴6克，黄连（姜汁炒）、石菖蒲、制半夏各3克，炒豆豉、焦山栀各10克，芦根60克，水煎服。治霍乱吐泻，胸闷脘痞烦躁，小便短赤。(《霍乱论》)

9. 清胃散 生地12克，当归6克，黄连5克（冬月加倍），丹皮10克，升麻6克，水煎服。治胃热，牙龈肿痛，牙宣出血，口臭口疮。(《脾胃论》卷下)

【医案】

➤ 黄连、肉桂治不寐：丁俊文每日晡后发热微渴，心胸间怔忡如筑，至晚则生懊恼，欲骂欲哭，昼夜不能寐，诸药不效，延至一载有余。汪（春圃）诊其脉，左寸浮洪，两尺沉细，知属阴亏阳盛。仿《灵枢》秫米半夏汤，如法煎成。外用肉桂三钱，另煎待冷；黄连三钱，另煎，乘热同和入内，徐徐温服。自未至戌尽剂。是夜即得睡。次日巳时方醒。随用天王补心丹加肉桂、枸杞、鹿胶、龟胶等味制丸，调理全愈（《冷庐医话》卷3"不寐"）。

【医家经验】

1. 缪仲淳治痢 缪仲淳治痢，一般黄连用量较大，如滞下如金丸即用黄连独味制成。每次吞服12克。根据不同见证用相应药物煎汤送服，以防黄连苦寒伤胃耗阴。如胃弱用人参、莲子、橘皮等，腹痛用白芍、甘草等。他对炮制极为重视，常先用姜汁浸，再如法炒9次，然后细研，用姜汁泛丸。(《先醒斋医学笔记》)

2. 徐景藩用黄连

（1）黄连、补骨脂：久泻脾虚，运化内司，湿邪内生，蕴久化热。即使久泻脾肾阳虚者在健脾补肾止泻的同时，也应配以少量黄连，常以补骨脂与黄连配伍。温清并用，清涩并施，清热而不损阳，温阳而不滞邪。配以黄连，一以清肠府潜在之热，燥肠胃之湿，使泻止而不敛邪；二则坚阴而不过温，亦寓反佐之意。黄连与补骨脂之比为1：5左右。若阳虚较甚，加益智仁以助温补脾肾止泻。

（2）黄连、香附：情志不畅，心肝气郁则化热生火，可见胸脘疼痛痞胀，更年期女性多见。当疏泄肝火，清心理气。香附辛微苦甘而性平，为气药之总司，疏肝解郁，理气止痛，因其性平，寒热均宜。黄连泻心火，解热毒。两药合用，清疏并用，寒不郁遏，疏不助火，心火去，肝郁解，痛痞除。

（3）黄连、藿香：两药相配，清热化湿，和中止呕止利，常用于湿热中阻之胃痛、痞胀、恶心、泄泻等症。尤其是暑湿当令，在辨证基础上加用黄连、藿香以祛时邪。且两药合用，有鼓舞脾胃、增进食欲功能，对纳谷不香者可加用。少量黄连确可健胃开胃。一般黄连1～3克，藿香10～15克。

（4）黄连、苏梗：苏梗理气宽中，用于脾胃气滞，胃脘痞胀隐痛者。若兼中焦湿热，与黄连相配，辛开苦降，平调寒热，宣通调和，具理气消痞、清热化湿、通降止呕之功。感冒或进食螃蟹时，可与苏叶同用，一则表散之力有增，二则可解鱼蟹毒。对妊娠胃脘胀痛、恶心呕吐者，黄连配苏梗则理气止痛，清热安胎。（中医药学刊，2005，23（10）：1757）

3. 李士懋苏连饮经验　按《薛生白湿热病篇》，胃热欲借肺道而宣泄，但肺气塞而不得宣发，胃热不得宣泄。故云"肺不受邪"。胃热不得外达，不得上越，必郁伏于胃中。胃中郁热不解，则迫胃上逆而呕吐。由此可知，该呕吐当属胃中郁热无疑。临床可见脉沉而数，舌红苔黄，胸脘痞满，口苦咽干，烦躁不寐等。外感所致之肺胃不和而呕吐者可用，内伤气郁化火所致之肺胃不和而呕吐者也可用。若不吐，见胸脘满闷、嗳气吞酸、烦躁不眠诸症，属胃中郁热、肺胃不和者，也可用之。（中医杂志，1996，5：21）

4. 章真如用左金丸治疗脘胁腹痛经验

（1）胃脘痛：如慢性胃炎、消化性溃疡等，除疼痛外，常有泛酸，口苦，呕恶，便结，舌红，舌苔黄，脉弦数等，用本方必效。口淡纳呆，便溏，嗳气，喜热饮，舌暗淡苔白，脉沉细，脾胃虚寒者，则本方不适用，用之使疼痛增甚。

（2）胁痛：如慢性胆囊炎、胆石症等，除胁痛外，多伴有口苦口干，便结，嗳气，恶油腻，舌红，苔黄腻，脉弦数等，本方最为适用。因黄连苦寒利胆，吴茱萸辛散胆经郁热。二者合用治胆经郁热胁痛，效果较好。

（3）腹痛：如慢性结肠炎、慢性肠炎、慢性阑尾炎等，除腹痛外，多伴有腹泻、肠鸣，并有纳少、嗳气，舌暗红、苔薄黄，脉沉细数。部分结肠炎、阑尾炎患者亦有便结。急性发作如肠炎、痢疾、结石、痛经则不宜。

辨证要点：左金丸临床确能止痛，因疼痛往往起于气滞血瘀，吴茱萸辛能行气，黄连苦寒泄热，寒温共投，止痛迅速。临证其疼痛必须伴见热象，如口干口苦，便秘，舌红，苔黄，脉弦等。如具有虚寒证象，本方则不宜。左金丸乃入肝经、泻肝火之方，因胃痛系肝木侮土，胁痛属肝郁胆热，腹痛为肝郁气滞，故用治有效。(《中医临床家章真如》)

【前贤论药】

《医学启源》：其用有五：泻心热，一也；去上焦火，二也；诸疮必用，三也；去风湿，四也；治赤眼暴发，五也。

《本草纲目》卷13：五脏六腑皆有火，平则治，动则病，故有君火、相火之说，其实一气而已。黄连入手少阴心经，为治火之主药。治本脏之火，则生用之；治肝胆之实火，则以猪胆汁浸炒；治肝胆之虚火，则以醋浸炒。治上焦之火，则以酒炒；治中焦之火，则以姜汁炒；治下焦之火，则以盐水或朴硝研细调水和炒。治气分湿热之火，则以茱萸汤浸炒；治血分块中伏之火，则以干漆末调水炒。治食积之火，则以黄土研细调水和炒。诸法不独为之引导，盖辛热能制其苦寒，咸寒能制其燥性，在用者详酌之。

《本草通玄》：(黄连)泻心火而除痞满，疗痢疾而止腹痛，清肝胆而明目，祛湿热而理疮疡，利水道而厚肠胃，去心窍之恶血，消心积之伏梁。

《本草正义》：黄连大苦大寒，苦燥湿，寒胜热，能泄降一切有余之实火，而心、脾、肝、肾之热，胆、胃、大小肠之火，无不治之。上以清风火之目病，中以平肝胃之呕吐，下以通腹痛之滞下，皆燥湿清热之效也。又，苦先入心，清涤血热，故血家诸病，如吐衄、溲血、便血、淋浊、痔漏、崩带等症，及痈疡、斑疹、丹毒，并皆仰仗于此。

《章次公论外感病》：所谓火者，含有动、刺激、亢进、兴奋几种意义。热字往往泛指周身现象，火字则限于局部性。黄连可以泻心火、肝火、胃火、湿火，确能减低局部充血及消除局部发炎。若周身体温亢进之热性病，黄连无效。湿温以黄连为要药，以其病灶在胃肠，黄连能清化肠中湿热也。但湿温一病动则迁延数十日，久用黄连则食欲反迟于恢复，若与厚朴同用，或用其他芳香药淡渗药相间用之，则无此弊。

【方药效用评述】

➤ 本品苦寒，能泻降一切有余之实火，心、脾、肝、肾之热，胆、胃、大小肠之火，无不治之。黄连以泻心、胃火为主，各经泻火药得黄连，其力愈猛。得白芍泻脾火，得石膏泻胃火，得龙胆泻肝胆火，得知母泻肾火，得黄芩泻肺火，得木通泻小肠火，得黄柏泻膀胱火，得栀子泻三焦火。

➤ 心主神。心火旺、肾水虚，则心烦不得卧，可用本品清心泻火而安眠。诸痛痒疮，皆属于心。心之液为汗。故心火炎上，有痛、痒、疮疡、汗出等症，可用黄连清心降火。

➤ 本品寒以清热，苦以燥湿，是清肠、胃湿热之要药。清肠而燥湿，是治泄泻、痢疾重要药物，每与黄柏、白头翁、秦皮配合，或和当归、芍药、阿胶等相伍以和血，或合木香、厚朴、吴茱萸等行气。清胃而降逆，是治疗痞满、胃痛、呕吐、吞酸的重要药物。经常合半夏、黄芩、干姜、枳实治痞满，合紫苏、半夏、生姜治呕吐，合吴茱萸、栀子、生姜、海螵蛸治吞酸等。

➤ 黄连、黄柏、黄芩、栀子四味合用，为黄连解毒汤。组成首载于《肘后方》，而方名却始见于《外台秘要》。不仅可治外感、伤寒、时气、温疫，对内、妇杂病及三焦热盛证、外科疮疡火毒实热证等尤其多用。方中黄芩泻上焦火热，黄连泻中焦火热，黄柏泻下焦火热，栀子通治三焦火热。任取其中二味药，均可组成历代方书所记述的药对方，说明其临床经验的可重复性和疗效的可靠性。王好古云黄芩、栀子入肺，黄连入心，黄柏入肾，燥湿所归，各从其类也。《活人书》云四味解毒汤（即本方）乃上下内外通治之药。（《汤液本草》）

➤ 黄连合温热药，如附子、干姜、吴茱萸、肉桂等，相制而相成，可制大寒之性；合寒凉药，如黄芩、黄柏、栀子、龙胆等，相须而互用，可泻各脏之火热；合行气药，如枳壳、厚朴、香附、木香等，可清肠胃湿热；合补气药，如人参、黄芪、白术、茯苓、甘草等，可以补气虚而清火热；合补阴药，如麦冬、生地，清热养阴而不伤阴津；合细辛、升麻等引经药，清少阴或阳明之火热。

➤ 黄连制剂，或配大黄、芍药之泄，或配半夏、瓜蒌实之宣，或配干姜、附子之温，或配阿胶、鸡子黄之濡，或配人参、甘草之补。仲景因证制宜，故能收苦燥之益，而无苦燥之弊。

➤ 酒黄连清上焦之热，用于目赤肿痛、口疮；姜黄连和胃止呕，用于寒热互结，湿热中阻，痞满呕吐；萸（吴茱萸）黄连疏肝和胃，用于肝胃不和之呕吐吞酸；生黄连泻火解毒力专，多用于温病、温毒。

➤ 脏连丸以猪的大肠入药，治痔疮便血，是清大肠热。黄连猪肚丸以猪的胃入药，治消渴，是清中焦胃热。两方均主以黄连，而引使之药食不同，从而主治迥异。引使之义，或可从中思量。

➤ 本品为丸，如左金丸，黄连、吴茱萸以治吞酸为主，吴茱萸为降逆止呕之品；连附六一汤，黄连、附子为以治胃痛为主，附子温散止痛之品。较有意思的是，两方均出自丹溪，而两药用量比例为6∶1，六一之比成方反佐者不少，读者当识之。

➤ 现代临床有用黄连素治疗慢性胃炎、2型糖尿病、高血压病、难治性心衰等。虽不能和用黄连等同，但不妨相互借鉴。

➤ 快速性心律失常属心火亢盛者，可用黄连、甘草。心血虚配阿胶，心阴虚配生地、麦冬，见失眠配酸枣仁，见口渴液亏配石斛。

➤《神农本草经》谓黄连"久服令人不忘"。黄连有清心除烦、镇静安神作用，对失眠、烦躁、健忘、注意力不集中、强迫观念等有效，可提高记忆力，加强注意力。朱砂安神丸治阴血不足、心火亢盛之惊悸不眠。临证可变通为丹参、黄连、生地三味入煎，治神经衰弱、抑郁症、更年期综合征等，见惊悸失眠，易惊醒，胸中烦热，舌红、脉细数等。此外，还有交泰丸用肉桂、黄连治心肾不交；黄连阿胶汤用黄连、黄芩清心火，阿胶、白芍补心血。

➤ 香连丸用黄连、木香，姜连散用干姜、黄连，姜黄丸用黄连、生姜，均治泻痢。又，治吞酸，用吴茱萸、黄连为左金丸；治口疮，用黄连、细辛（或升麻）；治伏暑、暑热，用酒煮黄连。皆一寒一热，一阴一阳。寒因热用，热因寒用，君臣相佐，阴阳相济，得制方之妙而无偏胜之弊。

【药量】3～10克，研末每次0.3～0.6克。外用适量，研末调敷。小量应用，有苦味健胃作用。

【药忌】本品大寒，过量服用易伤脾胃，故脾胃虚寒、大便溏薄者忌用。阴虚津伤者慎用。

◇ 黄柏 ◇

【药原】原名黄檗，出《神农本草经》。用去外层粗皮的树皮。

【药性】苦，寒。归肾、膀胱经。

【药效】清肾降火，凉血止血，清热燥湿；外用清利湿热，敛疮解毒。

【药对】

1. 黄柏、黄连　黄连、黄柏均苦寒清热泻火，是治热痢、下血的良药，如《伤寒论》白头翁汤即有此二味。又如黄连、黄柏各30克，研末为丸如梧桐子大。每服30丸，空心米饮下，日午再服。治蛊毒痢。（《圣济总录》卷77黄柏丸）又，黄连、黄柏各120克，醇醋五升煮取一升半，分再服。治下血日夜七八十行。（《孙真人千金方》）此外，二味配用，又可治小儿泄泻、赤痢下血，外敷治热疮等。黄连、黄柏各3克，研粗末，乳汁浸一宿，焙干。每用少许，新绵裹，荆芥汤浸，乘热洗眼。治眼睑赤烂。（《幼幼新书》二金散）再者，黄柏入肾，黄连入心，二者合用以清心肾之热。而《丹溪心法》三补丸、《妇人大全良方》三黄丸，则是黄连、黄柏、黄芩三味合用可清三焦热。

2. 黄柏、苍术　苍术苦温香燥，直达中州，燥湿强脾，能祛热中之湿。黄柏苦寒泄降，入肝肾而直清下焦之湿热，可清湿中之热。苍术为主而正治，黄柏为次而从治，二者相配妙用，标本并治，中下两宜，故称"二妙"，以治下焦湿热。如苍术（米泔浸）、黄柏（炒）各等量为末，每用10克，沸汤入姜汁调服，治筋骨疼痛因湿热者。（《丹溪心法》卷4二妙散）又，《症因脉治》苍柏二妙丸，用以治湿热伤气，肌肉热极，唇口干燥，筋骨疼痛不可按者。又有外用治疗湿风烂疮的，如《外科方外奇方》苍术、黄柏各等分烧存性为末，麻油调搽。在临床上，二妙散常和他药配合应用。如《丹溪心法》云："有气者加气药，血虚者加补药，痛甚者加生姜汁，热辣服之……二物皆有雄壮之气，表实、气实者加酒少许佐之"后世三妙丸、四妙丸皆宗此方。

3. 黄柏、砂仁　黄柏苦寒，苦能坚肾，使阴水不致泛滥；寒能清热，则相火不至妄动。砂仁辛温，扶土和胃，脾胃和则阴水安于宅。黄柏、砂仁一寒一温，一阴一阳，是相反相成的配伍。如佐以甘草调和中焦，脾肾各司其职，则是封髓丹。《汤头歌诀》云："封髓丹治遗泄干，砂仁黄柏草和丸，大封大固春常在，巧夺天工服自安"。又，蒲辅周认为，封髓丹乃补土伏火之方，土虚则浮热上炎，常用于多年反复发生的口疮，脉虚者屡效。因此，封髓丹不仅泻相火而固精，且能治虚火上炎。按照五行学说，相火上炎可用"水克火"的治法，即用知柏地黄汤或大补阴丸等滋阴泻火方药治疗。但有些相火上炎并非水不制火，而是脾湿未尽"土克水"之职所致，所以改用本法治疗。再者，郑钦安《医理真传》："黄柏味苦入心，禀天冬寒水之气而入肾……甘草调和上下，又能伏火，使真火伏藏……黄柏之苦和甘草之甘，苦甘能化阴；西砂（仁）之辛合甘草之甘，辛甘能化阳。阴阳化合，交会中宫，则水火既济，心肾相交。"以上见解读者可资参悟。

4. 黄柏、知母　见"知母"篇。

5. 黄柏、栀子　见"栀子"篇。

【方药治疗】

1. 清肾降火

（1）阴虚火旺：知母、黄柏各120克，熟地、龟甲各180克，为细末，猪脊髓蒸熟，炼蜜为丸如梧桐子大。每服70丸。治骨蒸潮热，盗汗遗精，咳嗽咯血，阴虚火旺。（《丹溪心法》卷3 大补阴丸）又，知母、黄柏各60克，天冬、生地各120克，冲玄武胶收膏。治牙痛、腰痛、咳嗽、痿软、呕逆等因肾水不足、阴虚火旺所致者。（《症因脉治》卷1 知柏天地煎）

（2）消渴：黄柏（分作4份，分别酒浸、蜜炒、童便浸、盐水炒）、知母（去毛，切碎）各等分。先以黄柏研末，用知母煎熬成膏为丸，如梧桐子大。每服70丸。用于上盛下虚，水火偏盛之消渴。（《活人心统》卷下四制黄柏丸）

（3）盗汗：黄柏、知母各5克，炙甘草15克，水煎，卧时服。（《兰室秘藏》卷上正气汤）本方是治阴虚有火令人盗汗之方。

（4）遗精：知母、黄柏各30克，滑石90克，为末，水丸如梧子大。每服50丸，温酒下。治梦泄遗精。（《普济方》卷33 斩梦丹）又，黄柏60克，甘草15克，煎服。治梦遗阴虚火旺者。（《医垒元戎》小凤髓丹）又，黄柏10克，砂仁6克，甘草3克，煎服。治相火旺而遗精。（《医宗金鉴·杂病心法要诀》封髓丹）又，砂仁45克，黄柏90克，甘草24克，天冬、熟地、人参各15克，细末水丸梧子大。每服50丸，日2次。治肾虚梦遗滑泄。（《卫生宝鉴·泻热门》三才封髓丹）

（5）阳强：黄柏（盐水炒）30克，知母（盐水炒）、生地各15克，为末，蜜丸如梧桐子大，每服20丸，盐汤下，灯心汤亦可。治婴童肾经火盛，阴硬不软。

（6）白浊、遗精：生蚕沙30克，生黄柏3克，分别研末，混匀。每服10克，空心水调下。治湿热遗精白浊。（《种福堂方》卷2）

2. 清热燥湿

（1）黄疸：黄柏15克，栀子10克，甘草6克，水煎服。治湿热黄疸。（《伤寒论》栀子柏皮汤）又，茵陈30克，黄柏15克，栀子、大黄、黄芩、天花粉、枳实、白术、茯苓、前胡、甘草各10克，水煎服。治湿热黄疸，黄如金色。（《千金要方》卷10 大茵陈汤）

（2）痢疾：白头翁30克，黄柏、黄连、秦皮各10克，水煎服。治热毒痢疾，腹痛，里急后重，发热口渴，大便脓血。（《伤寒论》白头翁汤）

（3）痿证：黄柏、苍术各15克，水煎服。治痿证属湿热下注。（《丹溪心法》卷4 二妙散）又，黄柏、苍术、牛膝各60克，细末，面糊为丸如梧桐子大。每服50丸，日2次。治痿证，属肝肾不足、湿热下注。（《医学正传》卷5 三妙丸）

（4）腰腿疼痛：黄柏、苍术各15克，防风、柴胡各6克，水煎服。治湿热腰腿疼痛。（《兰室秘藏》卷中苍术汤）

（5）小便闭：知母、黄柏各30克，肉桂2克，为末，水丸如梧桐子大，每服100丸，空心白汤下。治热在下焦血分，不渴而小便闭。（《兰室秘藏》卷上滋肾通关丸）

（6）口疮：黄柏、升麻、生地、生甘草各15克，水煎服。治天行口疮。（《伤寒总病论》卷3 黄柏升麻汤）又，黄柏、知母、麦冬、熟地、丹皮、当归、芍药、五味子、玄参各12克，川芎、柴胡各10克，水煎服。治阴血不足，肝郁化火，口舌生疮。（《口齿类要》清热补血汤）

（7）阳痿阴汗：黄柏、知母各6克，升麻、羌活、柴胡各3克，甘草、龙胆、泽泻各5克，水煎服。治湿热下注，阳痿阴汗，尿后余沥，阴部、下肢恶凉。（《兰室秘藏》卷下固真汤）

3. 凉血止血

（1）呕血：黄柏捣为末，煎麦门冬汤调服6克。（《丹溪心法》卷2）

（2）便血：生地、黄柏（炒）各500克，为末，蜜丸如梧桐子大。每服90丸，空心食前米饮送下。治肠风脏毒，便血鲜红。（《赤水玄珠》卷9 柏黄丸）又，苦参、黄柏各等分为末，酒糊为丸。每服100丸，空心酒下。治肠风下血。（《赤水玄珠》卷9 参柏丸）

（3）经间期出血：黄柏（盐水炒）、知母（盐水炒）各30克，为末，蜜丸梧子大，每服50丸，日2次。治一月而月经再行。（《万氏妇人科》卷1 补阴丸）

（4）崩漏：龟甲、黄芩、白芍各30克，椿根皮21克，黄柏10克，香附10克，为末，酒糊为丸如梧桐子大。每服50丸。治阴虚血热之月经过多，崩中漏下。（《丹溪心法》卷5 固经丸）

（5）舌衄：黄柏（蜜炙，慢火令焦）为散，每用6克，温糯米饮调下。治心经热极，舌上出血。（《圣济总录》卷69 黄柏散）

【外用治疗】

1. 男子阴疮　黄柏、黄芩各等分，水煎取汁洗之。（《肘后方》）

2. 走马牙疳　黄柏、白矾（烧存性）各等分，为极细末。少许搽疮上。治走马疳，遍口生疮，作秽臭烂，延及咽喉，败坏甚速者。（《走马疳急方》）

3. 无名肿毒　黄柏、栀子各等分为末，水调搽。用于一切疮毒、风疹痒痛。（《疡疡机要》卷下解毒散）又，黄柏30克，大黄75克，乳香、没药各6克，为细面，香油调涂，日换药1次。治无名肿毒。

4. 臁疮　黄柏30克，乌梅15克，水煎湿敷患处。待溃疡面肉芽新生时，用黄柏10克，乳香、没药各6克，研细末撒患处，外盖生肌玉红膏。（吉林中医药，1995，2：32）

5. 热疮　黄柏、大黄各等分研末，入猪油共捣匀，搽患处，可用于坐板疮。(《绛囊撮要》) 又，炒大黄、煅黄柏等分细末，用鸡子清调之，搽患处，治烫伤。(《洞天奥旨》卷12)

6. 冻疮　感染组用黄柏60克，芒硝30克；非感染组用黄柏30克，芒硝60克，研末，凉开水调成糊状。取适量，每日敷药1次，无菌敷料包扎。(武警医学，2002，10：635) 此方出《串雅外编》卷2治冻疮方，黄柏、皮硝研细末，已破者柏七硝三，未破红肿者柏硝各半，初起者硝七柏三，皆用冷水调搽，待干以热水洗去，如此三遍。

7. 发背痈疽　黄柏(炒)、草乌(炒)各30克，为末，取适量调入香油少许，搽患处。如干，用水润之。治发背痈疽及诸疮，不问肿溃皆效。(《景岳全书》卷47 神功散) 用炮川乌也可。又，黄柏、草乌各等分为末，蜜调敷之。治瘰疬，不问溃或未溃。(《医学纲目》卷19 粉金散)

8. 外阴瘙痒　黄柏、狼毒、花椒、蛇床子各9克，水煎取汁，入枯矾少许，坐浴温洗。又，榆柏散，地榆、黄柏各120克，研细末和匀。直接将药末喷在宫颈口，日1次，10次为1个疗程。治阴道炎。(均为裴笑梅验方)

9. 带下　黄柏90克，茵陈30克，栀子30克，蒲公英30克，加水3000毫升煎至1500毫升，熏洗外阴，日12次，连用10天。

10. 口疮、日晒疮、火斑疮　黄柏、青黛各等分，为细末，临卧少许掺舌，咽津妙。治口疮烂臭久不愈。(《景岳全书》卷47 绿云散) 又，黄柏、青黛各6克，研末，麻油调搽。治日晒疮、火斑疮。(《洞天奥旨》卷13 柏黛散)

【药方】

1. 栀子柏皮汤　黄柏15克，栀子10克，甘草6克，水煎服。治湿热黄疸。(《伤寒论》)

2. 白头翁汤　白头翁30克，黄柏、黄连、秦皮各10克，水煎服。治热毒痢疾，腹痛，里急后重，发热口渴，大便脓血。(《伤寒论》)

3. 三黄石膏汤　黄连、黄柏、麻黄各6克，栀子、黄芩、豆豉各10克，生石膏15克，姜3片，枣2枚，水煎服。治伤寒已八九日，表里俱热，烦渴身热无汗等。(《外台秘要》卷1) 此乃黄连解毒汤合栀子豉汤加石膏，是表里双解开先河之剂。麻黄、豆豉得石膏、三黄，大发表而不动里热；三黄得石膏、麻黄、豆豉，大清内热而不动外邪。

4. 滋肾通关丸　知母、黄柏各30克，肉桂2克，为末，水丸如梧桐子大，每服100丸，空心白汤下。治热在下焦血分，不渴而小便闭。(《兰室秘藏》卷上)

5. 二妙散　黄柏、苍术各15克，水煎服。治痿证湿热下注。(《丹溪心法》卷4)

6. 封髓丹　黄柏10克，砂仁6克，甘草3克，水煎服。治相火旺而遗精。(《医宗金鉴·杂病心法要诀》)

【医家经验】

1. 毛德西用封髓丹　封髓丹由三才封髓丹化裁而来。三才封髓丹出自元代罗天益《卫生宝鉴》，由天冬、熟地、人参、黄柏、砂仁、甘草组成。功效为"降心火，益肾水，滋阴养血，润补下焦"。列于"泻热门"，但未说明主治病症。从药物功效上看，其适应指征应当是水亏火旺证。《医宗金鉴·杂病心法要诀》"遗精总括"有"胃虚柏草缩砂仁"，说的就是封髓丹。可见其从三才封髓丹减去天冬、熟地、人参化裁而来。并述："若胃虚食少便软，则不宜生地、知柏，恐苦寒伤胃，故宜封髓丹，即黄柏、甘草、缩砂仁也。"遗精并非都是阴虚火旺所致，亦有胃虚而致者。脾胃虚弱，饮食减少，便软不成形，如此遗精即需封髓丹治疗。

本方不仅泻相火而固精，还能补土伏火。因此大凡脾虚不能伏火之疾，特别是相火上浮于清窍者，均可用封髓丹治疗。临床应用，有两点要注意。一是舌质红赤者须加用滋阴药，如生地、麦冬、沙参、玄参等。二是脾虚湿盛者须加用健脾燥湿药，如苍术、白术、半夏；或健脾利湿药，如薏苡仁、山药、茯苓等。

口腔溃疡，封髓丹加三花饮（白扁豆花、代代花、佛手花）。结膜炎，封髓丹加明目三子汤（决明子、茺蔚子、沙苑子）。过敏性鼻炎，封髓丹加过敏煎（柴胡、防风、乌梅、五味子、甘草）。慢性咽炎，封髓丹加射牛甘桔汤（射干、牛蒡子、甘草、桔梗）。神经性耳鸣，封髓丹加通气散（柴胡、香附、川芎）。发作性耳鸣，封髓丹加清头三味饮（茺蔚子、决明子、蔓荆子）。扁桃体炎，封髓丹加银翘马勃散（金银花、连翘、射干、牛蒡子、马勃）。音哑，封髓丹加玉蝴蝶、青果、橘红、蝉蜕。呃逆，封髓丹加左金丸（黄连、吴茱萸）、刀豆子、竹茹、生姜。（中国中医药报，2020，9，30）

2. 杜少辉封髓丹加减运用

（1）三才封髓丹：方中天冬、人参、熟地有滋补上、中、下三焦之功。可用治老人气阴两虚，虚火所致诸证。现气阴两虚证临床多习用生脉散加味治疗，但生脉散偏于上中焦，而本方三焦并治，从下焦肾入手以治本，更符合老人病机。

（2）纳气封髓丹：封髓丹加补骨脂、肉桂、细辛。方中用肉桂引火归原，纳气归肾。并用补骨脂辛温入肾，因肾之所恶在燥，而润之者唯辛，补骨脂能纳五脏六腑之精而归于肾，益肾填精。细辛其可交通心肾，使虚浮阳气通过手少阴心经达足少阴肾经，使得浮越阳气蓄入肾中。故纳气归肾之效较原方更胜一筹。

（3）固元封髓丹：封髓丹加山药。山药气阴双补，一药而三才备，加于封髓丹中以收纳浮阳、运脾固摄，使津液得以正常生成、输布、代谢。现代人多见高血糖、高脂血症、脂肪肝等病症，如用化痰、活血、清泄少效时可用之。

（4）回阳封髓丹：封髓丹加附子、肉桂、白术、知母、木蝴蝶。郑钦安用封髓丹治疗腰痛、发斑，在方解中称其能辛甘化阳，但其扶阳之力毕竟较弱，故在原方中加附子、肉桂补肾阳，白术补脾阳，知母增强黄柏的补阴之功，木蝴蝶引阳入阴。有些痹证患者局部红肿热痛，也并见口咽干燥、尿黄，其病机为阳虚，火不归原而表现局部热症，若误诊为热痹，或以清泄，或以表散之法，无异于雪上加霜。杜少辉借鉴卢崇汉《扶阳讲记》经验，将回阳封髓丹用于系统性红斑狼疮及干燥综合征患者，常收到治本之功。

（5）潜阳封髓丹：封髓丹加党参、龟甲、怀牛膝、杜仲、泽泻、丹参。用治肾虚不固、风火相煽的高血压、脑动脉硬化症等，其功用为纳气归肾，潜阳息风。本方不同于的镇肝熄风汤，而在于滋阴固阳，阴平阳秘。

总之，临床上推崇郑钦安扶阳思想，用封髓丹收纳浮阳，扶正气以祛邪，围绕阳气这一病机重点，针对现代疾病谱进行药物加减治本，收效颇佳。

【前贤论药】

《医学启源》：治肾水膀胱不足，诸痿厥腰脚无力，于黄芪汤中少加用之，使两足膝中气力涌出，痿软即便去也。蜜炒此一味为末，治口疮如神……其用有六：泻膀胱龙火，一也；利小便热结，二也；除下焦湿肿，三也；治痢先见血，四也；去脐下痛，五也。补肾气不足，壮骨髓，六也。

【方药效用评述】

➤ 黄柏性秉至阴，味苦性寒，能独入少阴泻火而为大补阴丸，入膀胱泄热而成通关丸。乃泻肾室相火、下焦湿热，使其相火以泄，湿热得清，肾脏真阴得以顾护，以收不补而补、泻为补之功。此即其坚阴之用。同时，如有见肾阴虚亏者，必与补肾滋阴药同用，如大补阴丸用知母、黄柏与熟地、龟甲相配。

➤ 黄柏可用治湿热相火病，而以下焦为主。生用则降实火，盐水炒降虚火，炒炭则可用于出血症。《本草纲目》卷35称其生用则降实火，熟用则不伤胃，酒制则治上，盐制则治下，蜜制则治中。

➤ 黄柏清热燥湿，清湿中之热。仲景用治黄疸、热痢，丹溪则用于湿热痿痹。后世诸家从而用于湿热所致口舌生疮、疮疡肿毒等。内服清热燥湿，外用燥湿敛疮。又，小剂量黄柏（不超过2.4克）用于阴虚火旺之遗精有效。

【药量】 煎剂5~10克。外用适量，研末调敷等。

【药忌】 本品大寒，过量服用易伤脾胃，故脾胃虚寒、大便溏薄者忌用，阴虚津伤者慎用。《本草纲目》卷35："（黄柏）必少壮气盛能食者用之相宜。若中气不足而邪火甚者，久服则有寒中之变""本品苦寒而滑渗，且苦味久服，有反从火化之害"。

❧ 黄 芩 ❧

【药原】 出《神农本草经》。用干燥根。

【药性】 苦，寒。归肺、脾、胆、大肠、小肠经。

【药效】 清肺火，清肝胆火，清热泻火，调经安胎。

【药对】

1. 黄芩、黄连 黄连清心火，黄芩清肺火，均能清大肠湿热而治痢泻，故合用能清上中焦热，是葛根芩连汤、三黄泻心汤、半夏泻心汤、干姜黄连黄芩人参汤等方的主要药对。也有药对方，如《圣济总录》卷75黄芩汤，黄连、黄芩各10克，水煎服，治蛊毒痢如鹅鸭肝者。又，黄芩、黄连、甘草是二黄汤，治大头瘟，见本篇"方药治疗"。普济消毒饮治大头瘟，方中也有此药对。

2. 黄芩、栀子 黄芩清肺热，栀子利三焦，清源洁流，故小便通利。如黄芩6克，栀子10克（掰破），水煎温服。治小便不通，因肺热而燥者。（《卫生宝鉴》卷17黄芩清肺汤）又，山栀可降上焦之火，然舍黄芩不能上清头目。二味相配，可用治头痛、目赤之疾。

3. 黄芩、柴胡 黄芩清热泻火，清肺退热；柴胡和解少阳，退热解肌。清肌解热柴胡最佳，然无黄芩又不能凉肌达表。因而小柴胡汤及类方以此二味相配，是治疗寒热往来的主要药对。《仁斋直指方》："柴胡退热乃苦以发之，散火之标；黄芩退热乃寒能胜热，折火之本。"道出其旨。

4. 黄芩、当归 黄芩清热凉血，当归调经和血，凉血调经，用治冲任热盛而月经过多者。如黄芩120克（醋浸，纸裹煨），当归60克（酒洗），为末，醋糊为如梧子大。每服50～70丸，空腹酒下，日进3服。治妇人四十九岁后月经当住，每月却行或过多不止。（《古今医鉴》子芩丸）

5. 黄芩、白芍 黄芩清肠止泻，白芍和血止痛，二味相配，是《伤寒论》黄芩汤主药，用于热泻腹痛者。又，黄芩、白芍二味为主，也可用于春温，黄芩清肺热，白芍止咳逆。如黄芩、白芍各4.5克，水煎服。咳嗽加杏仁10克，川贝、桑叶各3克；痰多气急加苏梗、桔梗、橘红各3克。治春温气分证，发热咳嗽，痰多气急。（《医方简义》卷2黄芩白芍汤）又，黄芩、炒白芍二味为主药组成固经丸，凉血清热调经，治阴虚血热，月经先期，量多暗红。（《医方类聚》卷210）

6. 黄芩、白术 黄芩清热安胎，白术健脾安胎。二味相配，安胎作用更强。如黄芩、白术各等分，炒为末，米饮和丸梧子大。每服50丸，白汤下。治胎热不安。（《丹溪纂要》）又，《妇人大全良方》白术散，黄芩、白术各等分，新瓦上炒令香，为散。每服10克，水煎加姜3片、枣1枚，温服。治妊娠伤寒。

7. 黄芩、大黄 见"大黄"篇。

8. 黄芩、阿胶 见"阿胶"篇。

9. 黄芩、生地黄 见"生地黄"篇。

10. 黄芩、桑白皮 见"桑白皮"篇。

【方药治疗】

1. 清肺火

（1）热痰咳嗽：黄芩、半夏各30克，为末，姜汁面糊为丸如梧子大。每服70丸，姜汤送下。治热痰咳嗽。（《医学入门》卷26芩半丸）又，黄芩、黄连、半夏、天南星、甘草各10克，橘红12克，水煎服。（《丹溪心法》卷2润肺汤）

（2）骨蒸烦热：黄芩30克，水煎服。治肺热吐痰，骨蒸发热，肤如火燎，烦渴引饮，六脉浮洪。（《本草纲目》卷13一味黄芩汤）

（3）小便不通：黄芩6～10克，栀子2枚，水煎服。治小便不通因肺燥热者。（《卫生宝鉴》卷 17 清肺汤）又，黄芩、阿胶各 10 克，水煎服。治阴囊肿而小便不通。

（4）血证：黄芩 12～30 克，水煎服。治鼻衄、吐血、下血，妇女漏下，血淋热痛。（《伤寒总病论》卷 3 黄芩汤）

（5）鼻渊：黄芩 8 克、细辛 5 克为主药，配桔梗、牛蒡子、石菖蒲、藿香、菊花、金银花等，寒甚加细辛，减黄芩；热甚加黄芩，减细辛。前额痛甚加葛根，胀加瓜蒌。治鼻渊。（中医药临床杂志，2007，2：197）

（6）夜热盗汗：黄芩 30 克，麦冬 15 克，黑枣 10 个，水煎服。治老幼男妇无故夜热盗汗而能饮食，起居平常而无他疾。（《本草汇言》卷 1 引《方脉正宗》）

2. 清肝胆火

（1）少阳头痛：黄芩（酒浸透）晒干为末。每服 3 克，茶、酒任下。治少阳头痛，亦治太阳头痛，不拘偏正。（《丹溪治法心要》卷 3 小清空膏）此属火热上攻而发于头角者宜之。

（2）眉棱骨痛：黄芩（酒浸炒）、白芷各等分，为末。每服 3 克，茶清调下。治眉棱骨痛，属风热与痰。（《本草纲目》卷 13 引《洁古家珍》）

（3）偏正头痛：黄芩 90 克（一半酒制，一半炒），羌活、防风、炒黄连各 30 克，甘草 45 克，柴胡 21 克，川芎 15 克，细末，每服 6 克，茶汤调如膏服。治偏正头痛年深日久及风湿热头痛，上壅眼目。（《东垣试效方》清空膏）

3. 清热泻火

（1）大头瘟：黄芩（酒制炒）、黄连（酒制炒）、生甘草各等分，细切。每服 10 克，水煎温服，徐徐呷之。如未退，用鼠粘子不拘多少，水煎，入芒硝等分，亦时时少与，毋令饮食在后；如未已，只服前药，取大便利、邪气已则止。治大头瘟，天行疫病。（《医学正传》卷 2 引李东垣二黄汤）《医宗金鉴》三黄汤，用黄芩泻上焦火，黄连泻中焦火，大黄泻下焦火。若夫上焦实火，则以此汤之大黄易甘草，名二黄汤，使黄芩、黄连之性缓缓而下，留连膈上。

（2）湿温、暑湿：黄芩、滑石、茯苓皮、猪苓各 10 克，大腹皮 6 克，通草、白豆蔻各 3 克，水煎服。治湿温病，三焦湿热，身热不扬，口渴少饮，脘闷腹胀，倦怠身痛，舌苔黄腻，脉缓。（《温病条辨》卷 2 黄芩滑石汤）

（3）热泻腹痛：黄芩、白芍各 15 克，甘草 10 克，大枣 3 枚，水煎服。治热泻腹痛。（《伤寒论》黄芩汤）又，黄芩、白芍各 6 克，甘草 3 克，水煎服。治脾热蒸湿，睡中出沫流涎，也治暑湿下利如蟹渤，将变痢疾。（《笔花医镜》卷 2 黄芩芍药汤）

（4）脱肛：黄芩 180 克，升麻 30 克，为末，面糊为丸。每服 20～30 丸。治积热脱肛。（《济阳纲目》卷 96 黄芩六一九）

（5）心下痞：大黄、黄芩、黄连各 10 克，水煎服。治心下痞，按之濡，邪热烦渴。（《金匮要略》泻心汤）

4. 调经安胎

（1）胎动不安：当归、黄芩、白芍、川芎各20克，白术10克，为散。每服6克，日2次。治胎动不安。（《金匮要略》当归散）又，黄芩、白术各等分，炒为末，米饮和丸梧子大。每服50丸，白汤下。治胎热不安。（《本草纲目》卷13引《丹溪纂要》）又，白术12克，黄芩、当归、甘草各10克，水煎服。（《济阴纲目》卷8安胎散）又，黄芩、香附等分，为末。每服6克，水调下。治子悬。（《古今医彻》卷4黄芩汤）

（2）妊娠恶阻：黄芩30～45克，水煎成200～400毫升药液，分次频服。

（3）妊娠胎气不运：黄芩、白术各30克，炒枳壳22克，为散。每服6克，饥时砂仁汤下。不可多服，恐伤正气，瘦弱者勿服。治妊娠体肥，胎气不运，在胎儿9个月时服。（《张氏医通》卷15瘦胎饮）

（4）产妇中风：黄芩、苦参各10克，干地黄20克，为粗末，水煎服。治妇人在草蓐得风，四肢苦烦热，头不痛，皆自发露所为。（《金匮要略》三物黄芩汤）

（5）绝经后阴道出血：黄芩心枝条者90克，米泔浸7日，炙干，又浸，又炙，如此7次。为末，醋丸如梧子大，每服70丸，空心温酒送下，每日2次。治妇人49岁后月经当住，仍每月却行，或过多不止。（《瑞竹堂经验方》芩心丸）

（6）月经先期：黄芩、炒白芍、龟甲各30克，椿根皮24克，黄柏、香附各10克，细末水丸梧子大。每服6克，日3次。治阴虚血热，月经先期，量多暗红或紫黑质稠。（《医方类聚》卷210固经丸）又，侧柏叶、黄芩、蒲黄、艾叶、当归各12克，生地30克，灶心土30克另煎，炮姜6克，水煎服。治月经过多血热。（《云歧子保命集》卷下柏黄散）

【药方】

1. 黄芩汤　黄芩、白芍各15克，甘草10克，大枣3枚，水煎服。治热泻腹痛。（《伤寒论》）

2. 泻心汤　大黄、黄芩、黄连各10克，水煎服。治心下痞。（《金匮要略》）

3. 三黄枳术丸　大黄、黄芩、黄连各10克，枳实、白术、陈皮、神曲各12克，水煎服。治食积湿热，心下痞满，嘈杂吞酸，腹痛泄泻。（《内外伤辨惑论》卷下）

4. 固胎煎　黄芩、白术、砂仁、陈皮、阿胶、白芍、当归各10克，水煎服。治血虚有热，屡有堕胎者。（《景岳全书》卷51）

5. 黄芩滑石汤　黄芩、滑石、茯苓皮、猪苓各10克，大腹皮6克，通草、白豆蔻各3克，水煎服。治湿温病，三焦湿热。（《温病条辨》卷2）

【医案】

➤ 丹溪治一妇人有胎，至三个月左右即堕，其脉左大无力，重取则涩，乃血少也。以其妙年，只补中气，使血自荣。时正初夏，浓煎白术汤，调黄芩末一钱，服至三四两，得保全而生。（《名医类案》卷11"堕胎"）

➤ 予二十岁时，因感冒咳嗽既久且犯戒，遂病骨蒸发热，肤如火燎，每日吐痰碗许。暑日烦渴，寝食几废，六脉浮洪，遍服柴胡、麦冬、荆沥诸药，月余益剧，皆以为必死矣。先君（李言闻）偶思李东垣治肺热如火燎，烦躁引饮而昼盛者，气分热也。宜一味黄芩汤，以泻肺经气分之火。遂按方用黄芩一两，水二盏煎一钟，顿服。次日，身热尽退而痰嗽皆愈。（《本草纲目》卷13）

【医家经验】

1. 张仲景用黄芩配伍 气分热结者，与柴胡为偶（小柴胡汤、大柴胡汤、柴胡桂枝干姜汤、柴胡桂枝汤），血分热结者，与芍药为偶（柴胡桂枝汤、大柴胡汤、黄芩汤、黄连阿胶汤、鳖甲煎丸、大黄䗪虫丸、奔豚汤、王不留行散、当归散）。湿热阻中者，与黄连为偶（半夏泻心汤、甘草泻心汤、生姜泻心汤、葛根芩连汤、干姜黄连黄芩人参汤）。以柴胡能开气分之结，不能泄气分之热；芍药能开血分之结，不能清迫血之热；黄连能治湿生之热，不能治热生之湿。故黄芩协柴胡，能清气分之热；协芍药，能泄迫血之热；协黄连，能解热生之湿也。（《本经疏证》卷7）

2. 朱丹溪用黄芩治疗关节痛 朱丹溪治关节痛，在于清化湿热、燥湿化痰、理气和中、活血通络，力求切中病机。治关节痛用药共八十二味，运用频率最高的是黄芩，次羌活、川芎，次当归、桃仁、生姜，次苍术、黄柏、陈皮、甘草，次红花、芍药、牛膝、酒，次威灵仙、黄连。治急性关节痛时，常以黄芩为君药，而配以羌活。用量以 20～30 克为宜。（上海中医药杂志，2006，8：50）

【前贤论药】

《医学启源》：其用有九：泻肺经热，一也；夏月须用，二也；去诸热，三也；上焦及皮肤风热风湿，四也；妇人产后养阴退阳，五也；利胸中气，六也；消膈上痰，七也；除上焦及脾经诸湿，八也；安胎，九也。

《本草衍义补遗》：黄芩、白术乃安胎圣药，俗以黄芩为寒而不敢用，盖不知胎孕宜清热凉血，血不妄行乃能养胎。黄芩乃上中焦药，能降火下行，白术能补脾也。（卷13）

【方药效用评述】

➤ 黄芩善清肺胃热，泻肝胆火。又能清热安胎，凉血止血。

➤ 得柴胡退寒热，得芍药治下痢，得桑白皮泻肺火，得白术安胎，得连翘解毒，得玄参清咽利喉。得酒上行，得猪胆汁除肝胆火。

➤ 枯芩为生长年久的宿根，中空而枯，内部暗褐色，体轻主浮，善清上焦肺热，主肺热咳嗽痰黄。子芩为生长年少的子根，新根色鲜，内部充实，无枯心，体实而坚，质重主降，善泄大肠湿热，主治湿热泻痢腹痛。故上焦疾病多用枯芩，中下焦疾病多用子芩。而条芩即内部充实的新根、幼根，善治胎动，以安胎之用。

➤ 生品清热泻火，炒品和胃安胎，炭药凉血止血。

【药量】 煎剂 3～10 克，重剂 30 克。

【药忌】 本品寒凉，过量服用易伤脾胃，故脾胃虚寒、大便溏薄者忌用。阴虚津伤者慎用。

❧ 苦参 ❧

【药原】出《神农本草经》。用干燥根。

【药性】苦，寒。归心、肝、胃、大肠、小肠、膀胱经。

【药效】清热燥湿，清热泻心，杀虫止痒。

【药对】

1. 苦参、当归　苦参清热燥湿，当归和血通脉。二味合用，入血分而清血毒，清热燥湿，解毒止痒，可达治风先治血，血行风自灭之义，是用治各种顽固性皮肤病的有效药对。如苦参120克、当归60克，均细末，酒糊为丸如梧桐子大，每服70丸，食后热茶送下。治血热入肺之酒齇鼻。(《古今医鉴》卷9参归丸) 又，用于血燥湿热蕴毒之粉刺疙瘩、头面生疮、口舌糜烂等。(《北京市中药成方选集》) 再者，二味相配，最早见于《金匮要略》当归贝母苦参丸，治妊娠小便难，饮食如故者，详见本篇"药方"。

2. 苦参、黄连　黄连清心火为主，苦参清小肠火为主，二味均为清热燥湿之品，相须配用则作用更强。如苦参、黄连(酒浸蒸)各等分，为末，黄连与酒面糊为丸，如梧桐子大。每服60丸，米饮送下，不拘时候。治诸痔疮及便血不止。(《普济方》卷296引《德生堂方》)《赤水玄珠》卷9则用黄柏、苦参等分为末和丸，治肠风下血。

3. 苦参、荆芥　苦参清热燥湿，杀虫止痒；荆芥祛风解毒，宣透止痒。二味相配可治风热湿毒之皮肤瘙痒诸疾。如苦参100克，荆芥50克，为细末，水丸如梧桐子大，每服30丸，食后热茶或荆芥汤送下。治风热湿毒攻于皮肤，时生疥癞，瘙痒难忍，及大风手足烂坏，眉毛脱落。(《局方》卷1苦参丸)

【方药治疗】

1. 清热燥湿

(1) 时气温病：苦参、黄芩各60克，生地250克，水煎，分服。治伤寒时气温病五六日以上者，或吐下毒则愈。(《千金要方》卷10苦参汤)

(2) 痢疾：苦参10克，赤芍15克，葛根15克，山楂10克，麦芽10克，陈皮10克，陈松萝茶10克，水煎服。治赤白痢初起。(《医学心悟》卷3止痢散) 又，苦参15~30克，山楂30~60克，水煎服。治痢疾。(新中医，1977，4：55)

(3) 黄疸：龙胆30克，苦参90克，为末，加适量牛胆汁，水丸梧子大。每服5丸，以生大麦汁送下，日3服。治谷疸、劳疸。(《千金要方》卷2苦参丸)

(4) 小儿疳积：苦参30克，龙胆3克，为末，面糊为丸如麻子大，每服30丸，米饮送下。治小儿疳积羸瘦，手足枯细，腹大筋青，食不生肌。(《普济方》卷379引《仁存方》肥儿丸)

(5) 赤白带下：苦参60克，牡蛎45克，为末，以猪肚1个，水3碗煮烂，捣泥和丸如梧桐子大，每服100丸，温酒下。(《陆氏积德堂方》)

(6) 梦遗：苦参90克，白术150克，牡蛎粉120克，为末，雄猪肚1具洗净，砂罐煮烂，石臼捣和药，干则入汁和丸小豆大。每服 40 丸，米汤下，日 3 服。治梦遗食减。（《本草纲目》卷 13 引刘松石《保寿堂方》）

（7）白塞综合征：苦参 30~40 克，红枣 10 克，在辨证方中加入有效。阴部溃疡则用苦参 30~40 克煎汤外洗。方出《金匮要略》苦参汤。

（8）石淋：苦参 20~30 克，配芍药甘草汤，水煎服。（中医杂志，1995，12：712）

（9）乳糜尿：苦参、山药各 20 克，山萸肉、熟地、乌药、益智仁各 10 克，水煎服。

（10）妊娠小便难：当归、贝母、苦参各 12 克，细末蜜丸。每服 6 克。治妊娠小便难，饮食如故。（《金匮要略》当归贝母苦参丸）

（11）妊娠烦热：黄芩、苦参各 10 克，干地黄 20 克，为粗末，水煎服。治妇人在草蓐得风，四肢苦烦热，头不痛，皆自发露所为。（《金匮要略》三物黄芩汤）

2. 清热泻心

（1）子烦：苦参、夜交藤各 10 克，日 1 剂，水煎服。治子烦，心中懊恼如火燎，睡眠不安。（四川中医，1995，3：20）

（2）狂证：苦参 15 克，地龙 20 条，水煎服。治阳明火起发狂，腹满不得卧，面赤而热，妄见妄言。（《辨证录》卷 6 苦龙汤）又，苦参 30 克，大黄 30 克（后下），日 1 剂，水煎服。治狂证，痰火闭窍。（四川中医，1983，1：33）

（3）失眠：苦参 30 克，黄连 8 克，丹参 20 克，日 1 剂，水煎服。治顽固性失眠属肝郁化火者。（中医杂志，1995，11：645）又，苦参 1000 克加水适量，第 1 次煎 40 分钟，第 2、3 次煎 30 分钟。将 3 次药液浓缩至 1000 毫升过滤，加白糖 200 克溶化，备用。每晚服 20~25 毫升。治疗精神病人顽固性失眠。（中医杂志，1995，11：647）

（4）室性早搏：苦参 40 克，生地 50 克，水煎服。治顽固性早搏，功能性者仅用本方，属其他原因者则略事加味。日 1 剂，7 日为 1 个疗程。（中医杂志，1995，9：516）又，苦参 15~30 克，水煎服，或加入炙甘草、麦冬、大枣、酸枣仁、柏子仁。治快速性心律失常，以室性和室上性早搏为主。（中医杂志，1995，8：453）

3. 杀虫止痒

（1）蛔虫病：苦参研细末，过筛后加红糖。成人每次服 3 克，小儿减半。每日空腹服 1 次，5 日为 1 个疗程。

（2）皮肤瘙痒：苦参 540 克，石菖蒲 120 克，乌蛇 240 克，细末，蜜丸如梧桐子大。每服 30 丸。治一切癣，皮肤瘙痒。（《圣惠方》卷 65 苦参丸）

（3）风疮疥癞：苦参 500 克，枳壳 200 克，为末，蜜丸如梧桐子大。每服 30 丸，日 3 次。治风热疮疥。（《局方》卷 16 苦参丸）

【外用治疗】

1. 痔疮疼痛 苦参 20~30 克，水煎后分 3 次服，余渣加水再煎取液，置于浴盆内，待凉至 45℃~50℃时，坐浴 20 分钟左右，日 2 次。一般连用 2~5 天。

2. 肛门皲裂 同上。陈旧性者取苦参 100 克，研极细末，加入凡士林，制成 20% 的软膏，外搽患处，日3次，10天为1个疗程。

3. 肛门湿疹 亚急性和慢性者，取苦参100克，麻油500毫升，将苦参置于麻油内浸泡1天后，用文火炸干枯，去渣过滤，装瓶备用。外搽患处，日3次，10天为1个疗程。（中医杂志，1995，12：711）

4. 小儿脱肛 苦参50克，明矾30克，石榴皮20克，五倍子10克，水煎外洗（脱时洗更佳），日2次。

5. 慢性结肠炎 苦参30克，槐米20克，加水200毫升煎至100毫升，取注射器接中号导尿管吸药液，插入肛内25厘米以上注药，每晚保留灌肠10小时，3周为1个疗程，重者连用3个疗程。（中医杂志，1995，11：647）

6. 尖锐湿疣 苦参100克，加水1500毫升，浸泡半小时，加温煮沸15分钟，过滤去渣。先局部熏疗，待温度适宜后，再用药液清洗患处。每晚1次，每次30分钟，2周为1个疗程。（现代泌尿外科杂志，1998，2：101）

7. 外阴瘙痒 苦参、蛇床子、威灵仙、当归、狼毒各15克，鹤虱30克，水煎熏洗。治妇人湿热下注，阴痒及阴部生疮。（《外科正宗》卷4塌痒汤）又，苦参100克，萹蓄50克，地肤子20克，黄柏20克，水煎趁热坐浴，日2次，每次20分钟，10天为1个疗程。（湖北中医杂志，2005，11：49）又，苦参、花椒洗剂，用花椒10克、苦参20克、白矾10克组成。水煎外洗，每晚临睡前洗1次，治外阴瘙痒，如滴虫性阴道炎、霉菌性阴道炎、糖尿病性外阴瘙痒。（祝谌予验方）

8. 足癣 苦参50克，百部、蛇床子、荆芥穗各20克，黄柏15克，白鲜皮30克。水浸泡30分钟，武火煮沸后改以文火煎煮20分钟，待温浸泡患足，每次15分钟，每晚1次，1周为1个疗程，连用2个疗程。（实用中医内科杂志，2003，6：468）

9. 疥疮 苦参、土茯苓、地肤子、野菊花、白鲜皮各30克，明矾、百部、黄柏、苍术、花椒、狼毒各20克，水煎外洗。每晚1次，每剂洗3次，连洗6～10天。皮破者外敷生肌散、红霉素软膏。（湖北中医杂志，2000，7：38）

【药方】

1. 当归贝母苦参丸 当归、贝母、苦参各12克，细末蜜丸。每服6克。治妊娠小便难，饮食如故。（《金匮要略》）亦可用于孕妇便秘，大便干燥，及痔疮便秘等。现代又用汤剂，治老年性泌尿系统感染。

2. 八仙逍遥汤 苦参15克，防风、荆芥、川芎、甘草各3克，当归、黄柏各6克，苍术、丹皮、川椒各9克，水煎熏洗患处。治跌打损伤，肿硬疼痛，风湿疼痛。（《医宗金鉴》卷88）

【前贤论药】

《药鉴》：同菊花明目，止泪益精；同麦冬解渴，生津利窍……同槐花除肠风下血，及热痢疼痛难当；同茵陈疗湿病狂言，治心燥结胸垂死。少入麻黄，能扫遍身痒疹；佐以山栀，能止卒暴心疼。

《本草汇言》：此药味苦气腥，阴燥之物，秽恶难服，唯肾气实而湿火胜者宜之。若火衰精冷，元阳不足及年高之人，胃气虚弱，非所宜也。况有久服而致腰重者，因其专降而不升，实伤肾之谓也。

《得配本草》：得枯矾治齿缝出血，鼻疮脓臭……配牡蛎，治赤白带下；配白术、牡蛎、雄猪肚，治梦遗；配生地、黄芩，治妊娠尿难；佐荆芥，治肾脏风毒。

《神农本草经百种录》：苦参专治心经之火，与黄连功用相近。但黄连似去心脏之火为多，苦参似去心腑小肠之火为多。

【方药效用评述】

➤ 本品苦寒，功同龙胆、黄柏等，可用治痢疾、黄疸、淋证、带下等湿热互结不解诸证。古代也有用于时气温病的记述。

➤ 心主神志。心肝火旺则烦躁失眠，甚而狂乱妄言。轻者则本品加黄连治失眠，重者加大黄、地龙疗狂乱。近今以降，又有单用或配用苦参治早搏者，亦泻心清热功用之拓展。

➤《新修本草》谓其"疗恶虫"，《日华子本草》谓其"杀疳虫"。《本草正义》云"能杀湿热所生之虫"，"毒风恶癞非此不除"。故现今多用于湿热所致的皮肤瘙痒渗出等。而且其外治病证以外阴、肛门、下肢为主。

【药量】 6~10 克，重剂 30 克。外用适量。

【药忌】 本品大寒，过量服用或久用均可损伤脾胃，故脾胃虚寒、大便溏薄者忌用。阴虚津伤者慎用。即便体壮久服，亦可败胃。又，心动过缓者忌用，因其有阻止心电传导，减慢心率之效应。

第二节 清热解毒药

❧ 金银花 ❧

【药原】 金银花原名忍冬，出《名医别录》，《新修本草》称忍冬花，《履巉岩本草》始称金银花，《温病条辨》称银花。用干燥花蕾或初开的花。

【药性】 甘，寒。归肺、心、胃经。

【药效】 疏散风热，清热解毒，消肿排脓。

【药对】

1. 金银花、甘草 金银花清热解毒，消肿排脓；甘草解毒消肿，调和诸药。二味相配，是一切内外痈肿阳证的有效药对。如金银花 120 克，甘草 10 克，水煎顿服。治一切内外痈肿。（《医学心悟》卷 4 金银花甘草汤）又，金银花 240 克，甘草 30 克，皂角刺 15 克，水煎分服。治阳毒疮疡肿痛。（《寿世新编》加味银花甘草汤）又，金银花叶 60 克，黄芪 120 克，甘草 30 克，酒煎 3 小时，去渣温服。治诸疮疡疼痛，皮色变紫黑者。（《活法机要》回疮金银花散）而《局方》卷 8 神效托里散，用金银花叶 30 克，黄芪、当归各 15

克，甘草 10 克，酒煎服。治疮痈发背等，应是验方疮疡三两三的祖方。又，忍冬藤 120 克，生甘草 10 克，水煎服。治胃脘痛。（《外科证治全书》卷 4）

2. 金银花、连翘 金银花、连翘均清热解毒药，金银花尚可排脓，偏于清里；连翘还能散结，偏于疏表，有所区别。二味配伍，是《温病条辨》治温病初起诸方，如银翘散、银翘马勃汤、银翘汤、新加香薷饮、清营汤、清宫汤等的主要成分，既疏解治卫分，又清营治营分。同时，二味均能清热解毒，消肿排脓，故尤宜于温毒大头瘟、疮疡痈肿等阳热外证，如《温病条辨》普济消毒饮去升麻柴胡加银花连翘汤中，有此药对。

3. 忍冬藤、半枝莲、薏苡仁 忍冬藤与金银花性味功用相同，也是清热解毒之品；半枝莲解毒清热，消肿散结；薏苡仁健脾利湿，散结排脓。西安唐远山以三味配伍，且大剂应用，清热解毒，利湿排脓，是为广谱抗癌药组，用于胃癌、食管癌等消化系统肿瘤。

4. 金银花、大黄 见"大黄"篇。

5. 金银花、蒲公英 见"蒲公英"篇。

6. 金银花、土茯苓 见"土茯苓"篇。

【方药治疗】

1. 疏散风热

（1）温病初起：金银花、连翘各 30 克，薄荷、牛蒡子、桔梗各 18 克，豆豉、生甘草各 15 克，荆芥穗、竹叶各 12 克，为散。每次 18 克，鲜芦根 30 克，水煎服。治温病初起，有外感风热表证。（《温病条辨》卷 1 银翘散）

（2）风热犯肺：金银花、牛蒡子各 6 克，连翘 10 克，橘红、桔梗各 3 克，麻黄、薄荷各 1 克，水煎服。治风热犯肺，发热咳嗽。（《重订通俗伤寒论》银翘麻黄汤）

（3）外感暑邪：金银花、鲜扁豆花各 10 克，香薷、连翘、厚朴各 6 克，水煎服。治外感暑邪，发热头痛，恶寒无汗，心烦口渴。（《温病条辨》卷 1 新加香薷饮）

2. 清解消肿

（1）痈疡肿毒：金银花 240 克，当归 60 克，以水 10 碗煎金银花至 2 碗，再入当归同煎，顿服之。治痈疽初起。（《洞天奥旨》卷 14 神散汤）又，金银花 60 克，夏枯草 120 克，为细末，炼蜜为丸。每服 10 克，日 3 次。治热毒疮疡。（《青囊秘传》化毒丹）又，金银花 30 克，野菊花、蒲公英、紫花地丁、紫背天葵各 15 克，水煎服。治火热毒盛，痈疡疔疮，无名肿毒。（《医宗金鉴》卷 72 五味消毒饮）又，金银花叶 30 克，黄芪、当归各 15 克，甘草 10 克，酒煎服。治疮痈，发背，乳痈，肠痈，无名肿毒，红肿热痛。（《局方》卷 8 神效托里散）又，黄芪、金银花各 15 克，当归 12 克，人参、甘草各 9 克，水煎服。治痈疡溃后，余毒未尽，气血不足，不易收口。（《丹台玉案》五宝饮）又，金银花、人参各 30 克，姜、枣，水煎服。治疮疡溃破日久，气血俱虚，发热恶寒。（《洞天奥旨》参花汤）

（2）手心疔毒：金银花 60 克，玄参 60 克，生地 30 克，当归 30 克，紫花地丁 15 克，贝母、甘草各 10 克，水煎服。治手心疔毒疼痛，阳证为多。（《治疗汇要》卷上银花解毒

汤）又，用治一切恶疽，头黑皮紫，疼痛异常。（胡天雄经验）

（3）头面无名肿毒：金银花 250 克，玄参 90 克，蒲公英 90 克，川芎 30 克，生甘草 15 克，水煎服。（《辨证录》卷 13 回生至圣丹）

（4）乳痈：金银花、蒲公英各 120 克，捣烂取汁。黄酒热服，盖暖出汗。仍将滓敷患处。治吹乳成块。（《仙拈集》卷 3）又，金银花、贝母各 60 克，细末。每服 10 克，食后酒下。治乳痈。（《普济方》卷 325 贝母散）又，金银花、白酒各 240 克，煎服，日 1 剂。治乳痈初起，体壮者。（白清佐经验方）

（5）乳岩：金银花、生黄芪各 150 克，当归 24 克，甘草 5 克，枸橘叶 50 片，水酒各半煎服。治乳岩积久渐大，色赤出水，内溃深洞。（《竹林女科证治》银花汤）

（6）瘰疬：金银花 30 克，连翘、土茯苓各 15 克，皂角刺、天花粉各 12 克，黄连、皂角子各 10 克，粗末。每服 10 克，水煎服。治瘰疬初起肿痛。（《外科纂要》七贤散）

（7）脱疽：金银花、玄参各 90 克，当归 60 克，生甘草 30 克，水煎服。治脱疽患肢剧痛，溃烂腐臭，发热口渴。（《验方新编》卷 2 四妙勇安汤）又，金银花 90 克，牛膝、当归、石斛、黄芪各 30 克，人参 10 克，水煎服。治脱疽、脉痹或无名肿毒，肢端紫黑痛痒，甚而溃烂，日久难愈。（《辨证录》卷 13 顾步汤）

（8）痔漏：金银花 500 克，连翘、甘草节各 90 克，研末，用夏枯草 240 克熬膏，加炼蜜少许为丸，每丸 10 克，早晚各服 1 丸。治痔漏。（《疡医大全》卷 23 痔漏丸）

（9）口腔溃疡：金银花 10～20 克（或忍冬藤 30 克），生甘草 10 克，水煎，头二煎汁混合，分次含咽。饮用前先以温水漱口，清洁口腔。（江苏中医杂志，1980，4：61）又，金银花 10 克，乌梅 5 克，甘草 5 克，水煎液过滤去渣。每次 2 汤匙，频饮，1 日不超过 8 次。治小儿鹅口疮。（山东中医杂志，2002，9：538）

3. 清热解毒

（1）胃脘痈：忍冬藤 120 克，生甘草 10 克，水煎顿服。能饮者，酒煎服。可与犀黄丸早晚轮服之。治胃脘痈，胃脘胀痛，心下渐高，坚硬拒按，寒热如疟，身皮甲错，饮食不进，或呕吐脓血，皆胃中生毒。（《外科证治全书》卷 4）

（2）肺痈：金银花 150 克，玄参、蒲公英各 36 克，紫地丁、菊花、陈皮、甘草各 21 克，桔梗、黄芩、款冬花各 12 克，水煎服。治肺痈。（《青囊秘要》卷上肺痈救溃汤）

（3）肠痈：金银花、黄芪、当归、白芷、穿山甲、防风、连翘、瓜蒌仁各 6 克，水煎服。治肠痈小腹胀痛，里急后重。（《外科发挥》卷 4 八味排脓散）

（4）痢疾：金银花 30 克，当归、生地、甘草各 10 克，水煎服。治疫毒痢。（《症因脉治》卷 4 当归金银花汤）又，金银花、白芍各 18 克，甘草 10 克，三七粉 6 克，鸦胆子仁 60 粒。先以白砂糖水送服三七粉、鸦胆子仁，次将余药水煎服。病重者日 2 剂。治热毒血痢，赤多白少。（《医学衷中参西录》解毒生化丹）又，金银花炭、白芍炭、生地炭各 15 克，黄芩炭、阿胶珠、炒山药、陈皮、石莲子各 10 克，水煎服。治热痢伤阴，腹痛后重，赤多白少，咽干口渴，舌红绛。（《湿温时疫治疗法》四炭阿胶汤）

（5）急性淋病：金银花、土茯苓各 30 克，白芍 15 克，海金砂 10 克，三七粉（冲）3 ~ 6 克，石韦、鸦胆子肉（桂圆肉包另服）各 6 克，水煎服。治急性淋病。（云南中医杂志，1995，4：18）

【外用治疗】

肛痈　金银花、连翘、皂角刺各 15 克，水煎外洗。也可同时内服。若痔疮术后用，有止痛作用。

【药方】

1. 银翘散　金银花、连翘各 30 克，薄荷、牛蒡子、桔梗各 18 克，豆豉、生甘草各 15 克，荆芥穗、竹叶各 12 克，为散。每次 18 克，鲜芦根 30 克，水煎服。治温病初起，有外感风热表证。（《温病条辨》卷 1）

2. 清营汤　水牛角 30 克（代犀角 10 克），生地 15 克，金银花、连翘、玄参、麦冬各 10 克，丹参 6 克、黄连 4.5 克，竹叶心 3 克，水煎服。治暑温烦渴，舌绛神昏，气营两燔。（《温病条辨》卷 1）

3. 仙方活命饮　金银花 30 克，赤芍、当归、皂角刺、天花粉各 12 克，白芷、防风、贝母、穿山甲、乳香、没药、陈皮、甘草各 10 克，水酒煎服。治痈毒疮疡初起，阳证红肿热痛。（《医宗金鉴·外科心法》）

【前贤论药】

《本草纲目》卷 18 引弘景：忍冬煮汁酿酒饮，补虚疗风。此既长年益寿，可常采服。

《本草纲目》卷 18：忍冬，茎叶及花功用皆同。

《辨证录》：泻毒诸药无不有损于阴阳，唯金银花攻补兼妙，故必须此品为君。但少用则味单而力薄，多用则味重而力厚。

【专论】

1. 疮疡三两三　黄芪、当归、金银花各 30 克，甘草 10 克，蜈蚣 0.3 克（另研末，冲服），水煎服。治顽固性痈毒疮疡，毒热盛者。（广东中医，1962，2，宋孝志文）又有用治久治不愈的皮肤病等，如急性荨麻疹、急性湿疹、结节性痒疹、日光性皮炎、接触性皮炎、异位性皮炎等，以皮疹色红而伴破溃、渗出为特征，全身湿毒偏于急性期。此方出自 1936 年民间中医袁国华提供的验方，是一组"三两三钱三分"的验方，即主药三味各一两，共为三两，辅药一味量三钱，引药一味量三分，故称为"三两三钱三分"，简称为三两三。除有疮疡三两三外，还有自汗、溃疡、头风、镇痫、跌打、热痹等的三两三，分别治疗各种专症。

疮疡三两三自有出典。如《局方》神效托里散、《张氏医通》归芪饮、《串雅内编》四金刚，均由黄芪、金银花、当归、甘草组成。神效托里散可治疮痈、发背、乳痈、肠痈、无名肿毒，红肿热痛，恶寒壮热。归芪饮治脑疽背痈毒盛焮肿，虚人肛门发毒。应该是疮疡三两三的类方。四金刚治无名肿毒，当归 24 克，黄芪 15 克，甘草 6 克，金银花 30 克，水酒煎，空心服。《本草纲目》云："忍冬，茎叶及花功用皆同。"故《局方》神效托里散应该是疮疡三两三祖方，只是两方药量有所不同。方中应该有二组药对，一为金银花、甘草清热解毒，一为当归、黄芪托里排毒。又，《圣济总录》治石痈久不愈方，用黄芪、当归二味。而《局方》黄芪六一汤治消渴，黄芪、甘草用量比例是 6：1，使其终生可免痈疽之疾。可见疮疡三两三相关药对和祖方虽有区别，但功效主治基本相同。

2. 银翘散加减方与煎服法　《温病条辨》卷1"上焦篇"中包括了加减方，主要有以下6方。如犀角地黄汤合银翘散去豆豉、芥穗、薄荷，治温病血从上溢者（第11条）；银翘散去豆豉加生地丹皮大青叶倍玄参方，治温病发疹者（第16条，卷2第22条）；银翘散去牛蒡子、玄参，加杏仁、滑石，治伏暑，舌白，口渴，无汗者（卷1第38条）；银翘散加生地、丹皮、赤芍、麦冬，治伏暑，舌绛，口渴，汗多；（卷1第39条）银翘散去牛蒡子、玄参、芥穗，加杏仁、石膏、黄芩，治伏暑，舌白，口渴，有汗者（卷1第40条）。普济消毒饮去升麻柴胡黄连黄芩方，治温毒大头温（第18条），方中有金银花、连翘、牛蒡子、桔梗、甘草、芦根等主药，故也应属银翘散加减方。此外，有三四味主药的有银翘马勃汤（金银花、连翘、牛蒡子、马勃、射干）治湿温热毒，喉阻咽痛（第45条）；清宫汤去莲心、麦冬，加金银花、赤小豆（金银花、连翘、竹叶心、元参、犀角、赤小豆），治湿温邪入心包，神昏肢逆者（第44条）；加减银翘散治温疟热多，神昏舌绛，用金银花、连翘、竹叶心、玄参、麦冬、犀角（第53条）；清营汤治暑温烦渴，舌绛神昏，气营两燔者，用金银花、连翘、竹叶心、玄参、生地、麦冬、犀角、丹参、黄连（第30条）。

综上所述，加减方大多在"上焦篇"，主治温病邪在心肺。如在肺则以轻清之气要求银翘散煎服："诸药杵为散，鲜芦根汤煎，香气大出即取服，勿过煎"。强调"肺药取轻清，过煎则味厚而入中焦""肺位最高，药过重则过病所，少用又有病重药轻之患，故从普济消毒饮时时轻扬法"。诸方以银翘散为基础，加麦冬、生地甘寒增液养阴，加杏仁、滑石宣气化湿，加玄参、大青叶清热解毒，加射干、马勃利咽。如心包受邪而神昏舌赤，则加生地、玄参、麦冬、犀角凉血清营。

卷2"中焦篇"第13条银翘汤，治下后脉浮在表而无汗，用金银花、连翘、竹叶、甘草轻宣解表，生地、麦冬增液作汗之具。第22条阳明温病下后疹续出，以银翘散去豆豉加生地丹皮大青叶倍玄参方。实际上病位还是属于上焦范畴。

【方药效用评述】

➤ 金银花甘寒质轻，寒而不遏，凉不伤胃，气味清香，清解风热，解毒辟秽，配连翘、薄荷能透邪外出，组成《温病条辨》银翘散、银翘马勃汤，乃治卫分风热之剂；配连翘、生地、丹皮、玄参、水牛角，清营凉血，是《温病条辨》清营汤，系透热转气之剂。

➤ 金银花大剂应用，清热解毒力猛，为痈毒疮疡之主药。最能消火热之毒，又不伤气血。疮疡初起用之，可以消肿止痛；脓成未溃，配皂角刺、白芷等，则可促溃排脓；久溃不收口，配黄芪、当归等用，又能敛疮收口。若疮疡溃破日久，发热恶寒，用金银花、人参（如《洞天奥旨》参花汤）大剂治之，更能转危为安。因而五味解毒饮、仙方活命饮、神效托里散、四妙勇安汤等外疡名方均以此药为主。

➤ 金银花有止泻作用，可在辨证方中加金银花 15 ~ 30 克，泄泻、痢疾均可用之。有湿热者可以清肠止泻，无湿热者可以收敛止泻。泄泻有脓血，肛门下坠感，配大黄炭 10 克，黄连 6 ~ 10 克；便溏而腹痛者，配槟榔、鸡内金各 10 克；久泄脾虚则配四君子汤等方。

➤ 忍冬藤是金银花的藤，也有清热解毒作用。如忍冬藤鲜者 120 ~ 150 克，或干者 30 克，生甘草节 30 克，水煎一盅，再入无灰酒一盅，又煎数沸，去渣分 3 次服。病中者昼夜 2 剂，至大小便通利为度。另用忍冬藤研烂，入酒少许敷患处。治诸痈毒阳证。（《景岳全书》卷 51 忍冬酒）又，忍冬藤能清热除痹，常用治热痹。又，忍冬藤 45 克，黄芪 24 克，甘草 9 克，淫羊藿 15 克，水煎服。治抗精子抗体阳性所致的不孕症。（山东中医杂志，2003，7：407）

➤ 金银花有解野蕈中毒的效用，宋代洪迈《夷坚志》有述。《灵验良方汇编》则云："忍冬叶生啖之，或煎浓汁饮之，可解野蕈中毒。"梁贵新经验，鲜嫩叶 10 余片咀嚼，徐徐咽下，约半小时后中毒症状可以缓解。（光明中医，2001，4：60）

➤ 生药清热解毒，善走上焦，治温病初起。炒药善走中焦，治温病中期。炭药善走下焦及血分，治痢疾等。

【药量】15 ~ 30 克，重剂 30 ~ 90 克。

【药忌】脾胃虚寒、气虚疮疡脓清者忌用。

❧ 连翘 ❧

【药原】出《神农本草经》。用干燥果实。

【药性】苦，微寒。归肺、心、小肠经。

【药效】清热解毒，清热利湿，疏散风热，散结消肿。

【药对】

1. 连翘、薄荷　连翘清热解毒，散结消肿；薄荷疏散风热，清热利咽。二味相配，是翘荷汤的主药，疏散风热，用于燥气化火，清窍不利，耳鸣目赤，龈肿咽痛等。（《温病条辨》）叶天士《三时伏气外感篇》对风温治在上焦，选用连翘、薄荷、牛蒡子、桑叶等辛凉清肃之品。《医学衷中参西录》："温病初得者不仅薄荷，若连翘、蝉退其性皆与薄荷相近。"故常相配之，如寒解汤、犹龙汤。

2. 连翘、金银花　见"金银花"篇。

【方药治疗】

1. 疏散风热

（1）温病初起：金银花、连翘各 30 克，薄荷、牛蒡子、桔梗各 18 克，豆豉、生甘草各 15 克，荆芥穗、竹叶各 12 克，为散。每次 18 克，鲜芦根 30 克，水煎服。治温病初起，有外感风热表证。（《温病条辨》卷 1 银翘散）

（2）温病高热：生石膏 30 克，知母 24 克，连翘 5 克，蝉蜕 5 克。治温病周身壮热，

心中热而且渴，舌苔白欲黄，脉洪滑。（《医学衷中参西录》寒解汤）

（3）伤寒结胸：桔梗、连翘、黄芩各 30 克，薄荷、川芎、甘草各 3 克，栀子 1 个，为细末。每服 30 克，水煎服。伤寒汗下后，热结胸中。（《云岐子保命集》卷下桔梗连翘汤）

2. 清热解毒

（1）疮疡：连翘、栀子、当归、芍药各 10 克，生地、金银花各 12 克，黄连、甘草各 3 克，水煎服。治疮疡焮肿赤痛，形病俱实。（《张氏医通》卷 15 清热解毒汤）

（2）天行目赤：连翘、薄荷、羌活、酒大黄、赤芍、川芎、栀子、防风、当归、牛蒡子、甘草各等分，为细末。每取 30 克，水煎服。治天行目赤热痛，怕光羞明，涕泪交流，老幼相传。（《审视瑶函》卷 3 驱风散热饮子）

3. 清热利湿

（1）黄疸：麻黄、桑白皮、杏仁各 10 克，连翘根（或连翘）、赤小豆各 30 克，甘草、姜各 6 克，枣 5 枚，水煎服。治身热发黄，小便不利，无汗，烦闷。（《伤寒论》麻黄连翘赤小豆汤）又，连翘 15 克，赤小豆 30 克，栀子、豆豉、通草各 6 克，水煎服。治湿温黄疸。（《温病条辨》卷 2 连翘赤小豆饮）又，重用连翘 20 ~ 40 克，加于辨证方中，清热解毒，利湿退黄。（浙江中医杂志，1999，11：480）

（2）水肿：利湿消肿，可用于阳水、阴水。湿热壅滞、三焦气机不畅引起，柴胡四苓散加连翘 15 ~ 30 克；水湿内停，五皮饮、五苓散加连翘 15 ~ 30 克；心肾阳虚，真武汤加连翘 9 ~ 15 克。（杜雨茂经验）

（3）淋证：连翘、木通各等分，为细末。每服 3 ~ 6 克，麦冬或灯心草煎汤调下，不拘时候。清心泻火，利小便，治心经有热，唇焦面赤，小便不通。（《奇效良方》卷 35 通心饮）又，连翘、白茅根各 30 ~ 45 克，水煎服。清热凉血，治血淋。热淋则常配入二至丸、八正散等方中应用。（李文瑞经验）

（4）妊娠子淋：阴虚火旺，连翘 15 克合猪苓汤；肝经湿热，柴胡、连翘、车前草各 20 克，白芍 10 ~ 15 克。（杜雨茂经验）

4. 散结消肿

（1）瘰疬：连翘 500 克，瞿麦穗 250 克，为末。每取 15 克，水煎服。用于瘰疬。（《活法机要》瞿麦饮子）又，连翘、鬼箭羽、瞿麦、甘草各等分，为细末。每取 6 克，临卧米饮调下。用于瘰疬结核不消。（《杨氏家藏方》卷 12 连翘散）又，连翘、牡蛎（煅、研）各等分，细末。每服 3 克，酒调下。愈后更服永不发。用于瘰疬。（《圣济总录》卷 126 牡蛎散）

（2）痈毒：连翘 30 克，金银花、贝母、蒲公英、夏枯草各 10 克，红藤 24 克，酒煎服。治阳分痈毒或在脏腑肺膈胸乳之间。（《景岳全书》卷 51 连翘金贝煎）

（3）吹乳：连翘、皂角刺、川芎、金银花、橘叶、青皮、桃仁、甘草各 3 克，水煎服。治吹乳初起肿痛。（《杂病源流犀烛》卷 27 连翘橘叶汤）

【药方】

1. 翘荷汤　连翘 12 克，薄荷 6 克，栀子皮、绿豆皮、桔梗各 10 克，水煎服。治燥气化火，清窍不利，耳鸣目赤，龈肿咽痛等。（《温病条辨》卷 1）

2. 银翘马勃汤　连翘 30 克，金银花 15 克，牛蒡子 18 克，马勃 6 克，射干 10 克，水煎服。或为散，服如银翘散法。不痛但阻，加滑石、桔梗、芦根各 15 克。治湿温热毒，喉阻咽痛。（《温病条辨》卷 1）

3. 犹龙汤　连翘 30 克，生石膏 18 克（捣细），蝉蜕 6 克，牛蒡子 6 克，水煎服。治胸中素有蕴热，又受外感，发热烦躁，或喘或胸胁痛，脉洪滑而长。以之代大青龙汤。（《医学衷中参西录》）

【医家经验】

班秀文用连翘治妇科病　连翘芬芳轻扬，具有辛散之性，能和营调气，通达上下，善清冲任血分瘀热，解毒不伤正、利湿不损阴。在妇科临床中若配伍得当，则平中见奇。

（1）清郁热、凉血和营治月经病：连翘辛苦而寒，善入血分解郁清热，凉血和营，行血散结，使血热能清，血结能散，血止痛消。热邪壅盛所致之月经量多、崩漏、痛经等，可用四物汤或两地汤加连翘治之。又如湿热所致经行前后小腹灼热疼痛，阴道灼痛，便清溺黄者，可用连翘配当归芍药散和二妙散。

（2）利湿浊，清热解毒疗带下：连翘性寒而能清热解毒，味苦降则化湿祛瘀，其气清馥芳香，更能除秽和中。脾虚所致带下，阴痒，纳少，便溏者，用完带汤加连翘治之。对湿瘀胶结为患，胞络损伤，赤白带下或经漏者，用连翘与异功散、海螵蛸、茜草、小蓟，凉血化瘀，清热利湿。湿热壅盛，阴津受损，带下黄稠臭秽，房事后阴道灼痛，口干便结，脉细数，连翘合增液汤或八仙长寿饮，养阴清热，利湿而无伤阴之虞。

（3）清心火，通畅三焦愈子淋：连翘药性平和，清热利水，行三焦而调水道，用于孕妇或体虚淋证，利湿不伤胎，祛邪不伤正。如治子淋小便淋涩，量少而黄，心烦口苦，舌红少苔，脉细数，阴虚心火旺，用连翘与《伤寒论》猪苓汤配伍，育阴清热，利尿通淋。治疗肝经湿热下注，少腹、小腹胀痛，尿频涩痛者，则重用连翘 20 克，配柴胡、白芍、通草、车前草等，调肝养血，清利湿热。（《跟名师学临床系列丛书·班秀文》）

【前贤论药】

《本草衍义》：治心经客热最胜，尤宜小儿。

《本草纲目》卷 17：乃少阴心经、厥阴包络气分主药也。诸痛痒疮皆属心火，故为十二经疮家圣药。

《医学衷中参西录·医方》：能舒肝气之郁，泻肺气之实……用连翘发汗，必色青者方有力。其人蕴有内热，（连翘）用至一两必然出汗，且其发汗之力缓而长。

【方药效用评述】

➤ 连翘苦凉，升浮宣散，流通气血，治十二经血凝气滞，为疮家要药。透表解肌，清热疏风，托毒外出，是外感风热和肌肤瘾疹要药。性凉而升浮，善治头痛、目痛、鼻渊、齿痛等。味淡能利小便，故又善治淋证、水肿。连翘根其性与连翘相近，发表之力不及连翘，但利水之力胜于连翘。

➤ 连翘泻火散结，善治痈疡、肿毒、瘰疬、痰核、吹乳，乃"结者散之"之义。清凉以除郁热，芬芳轻扬以散郁结，则营卫气血通达而疮肿自消。连翘善理肝气，既能疏肝气之郁，又能平肝气之盛，用治郁怒伤肝而肝火上炎者，尤为相宜。

➤ 连翘善治头痛。叶天士《临证指南医案·头痛门》，治风火、暑热、胆胃伏邪等所致者，常配合桑叶、荷叶、栀子、苦丁茶、蔓荆子等。

➤ 连翘清肝泻火，疏肝理气，故可用于肝火、肝郁诸证。如女子黄褐斑，可用逍遥散加连翘、紫草凉血清肝，益母草、二至丸调经补肝。月经量多、崩漏而见血热者，可用两地汤加连翘、黑芥炭等凉血止血。又，连翘泻心包实火，解肝胆郁热，除脾胃湿热，清胸膈滞气，故可用于小儿吐乳、妊娠恶阻、成人呕吐等。

➤ 白露前采初熟果实，色青绿者为青翘，善于清热解毒；寒露前采熟透果实，色黄者为老翘，善于透散风热。连翘心则长于清心泻火。

【药量】15～30克，大剂30～90克。

【药忌】脾胃虚寒、痈肿已溃脓属阳气不足者忌用。

❧ 蒲公英 ❧

【药原】原名蒲公草，出《新修本草》，《本草图经》称蒲公英。用干燥全草。

【药性】苦、甘，寒。归肝、胃经。

【药效】清热解毒，利湿通淋，散结消肿。

【药对】

蒲公英、金银花　蒲公英、金银花二味合用，清热解毒、消肿排脓作用更强，用于各种热毒痈肿，是《医宗金鉴》五味消毒饮的主要药物。蒲公英偏苦寒，还可利水通淋，疏肝清胃；金银花偏甘寒，尚可疏散风热，活血通脉。药对应用，可治乳痈、乳吹，如金银花、蒲公英各30克，水煎服。治乳痈脓已成，乳房红紫，大渴烦躁。（《医门八法》卷4止渴散）又，金银花、蒲公英各120克，捣烂取汁。黄酒热服，盖暖出汗。仍将滓敷患处。治吹乳成块。（《仙拈集》卷3）又可用治痈疽疮毒，如金银花75克，蒲公英36克，生甘草12克，水煎服。治对口痈。（《辨证录》卷13 三星汤）

【方药治疗】

1. 清热解毒

（1）痈疮疔毒：蒲公英、金银花、紫花地丁、野菊花、紫背天葵各10克，水、酒煎服。（《医宗金鉴》卷72 五味消毒饮）又，黄芪、金银花、蒲公英、紫花地丁、连翘各15克，野菊花、当归各9克，水煎服。治慢性疖肿、毛囊炎、脓肿性痤疮等，正虚毒热证。是五味消毒饮清热毒，黄芪、当归补气血。

（2）天蛇头、手指结毒：蒲公英、苍耳草各10克，为末，酒送下。更以米醋浓煎浸泡。治天蛇头。(《简明医彀》卷8 英苍散) 又，蒲公英、金银花藤各 30~60 克，水煎服。治手指结毒。

(3) 脓疱疮：蒲公英 30 克，黄芩、金银花、野菊花各 9 克，车前草 12 克，穿心莲 6 克，龙胆草 3 克，水煎服。(《中医皮肤病学简编》)

(4) 肺痈：玄参、蒲公英各 36 克，金银花 150 克，紫地丁、菊花、陈皮、甘草各 21 克，桔梗、黄芩、款冬花各 12 克，水煎服。治肺痈。(《青囊秘要》卷上肺痈救溃汤)

(5) 肠痈：蒲公英、金银花、红藤各 30 克，连翘、大黄 (后下) 各 15 克，丹皮、木香各 10 克，水煎服。治急性阑尾炎。(《新急腹症学》)

(6) 蛇咬伤：蒲公英、紫花地丁、白芷、夏枯草各 36 克，生甘草、白矾、贝母各 12 克，水煎服。(《医林纂要》降龙汤)

(7) 眼目肿痛：蒲公英 120 克 (根、叶、茎、花皆用，花开残者去之，无鲜者用干者 60 克代之)，水煎，取汁一半内服，一半趁热熏洗。治眼疾肿痛，胬肉遮睛，赤脉络目，目疼连脑，羞明多泪，一切虚火实热之证。又，鲜蒲公英 60 克，牛膝 30 克，水煎服。治眼睑红肿，高胀如覆杯。(《医学衷中参西录》蒲公英汤)

2. 清胃疏肝

(1) 慢性胃炎、溃疡病：蒲公英 50 克，水煎分服。或研成细末，每次 15 克，温开水送服，日 2 次，连用 10 天。适于胃热烧心，嘈杂，反酸，口臭，胃脘胀痛。又，蒲公英 40 克，加水 300 毫升，煎取汁 150 毫升，加白及粉 30 克调成糊状，分 2 次早晚空腹服。(福建中医药，1992，2：17) 又，蒲公英 30 克，徐长卿 10~15 克，青木香 10 克，制乳香、制没药各 6 克，煅瓦楞 10~15 克。治胃痛较甚者。可单用，也可与辨证方合用。(洪广祥经验)

(2) 肝炎：蒲公英、夏枯草各 12~15 克，水煎服。治各种肝炎而见肝经郁热者，或谷丙转氨酶升高，可在辨证方中加用二味，因苦寒不甚，易为病人接受，降酶作用可靠而无反跳之弊。如见湿热黄疸，可与茵陈蒿汤同用。

(3) 牙痛：蒲公英、升麻各 18 克，当归、川芎、赤芍、生地、白芷各 3 克，水煎服。治血虚牙痛。(《外科大成》升麻四物汤)

3. 利湿通淋

(1) 热淋：蒲公英 60 克，水煎服。治热淋。

(2) 血淋：蒲公英 60 克，白茅根 30 克，水煎服。治血淋。

(3) 急性肾盂肾炎：蒲公英 30~60 克，金银花、滑石各 20~30 克，生甘草 6 克，水煎服。治急性肾盂肾炎，及慢性急性发作。(广西中医药，1982，4：33)

4. 通乳散结

(1) 乳痈：蒲公英 (连根茎叶) 75 克捣烂，用好酒同煎数沸，渣敷红肿处，酒热服，盖被睡一时许，再用连须葱白 30 克煎汤服以催汗，得微汗而散。治乳痈初起红肿，未成脓。(《外科正宗》卷 3 治乳便用方) 又，蒲公英 60 克，香附 30 克，水煎服。又，蒲公英

30～60克，陈皮10～15克，生甘草5～10克，水煎服。红肿疼痛加天花粉、漏芦，乳汁不畅加王不留行、蒺藜，局部硬结加炮穿山甲片、皂角刺。以黄酒为引。（四川中医，2004，9：32）

（2）回乳：蒲公英、生麦芽各30克，炒莱菔子15克，水煎服。（甘肃中医，2001，4：70）

（3）产后缺乳：蒲公英15～30克，水煎服。日1剂，连用3剂。用于肝气郁滞，乳房胀痛者。

【外用治疗】

1. 痈毒 紫花地丁、蒲公英各300克洗净，用水熬汁，去滓，又熬成膏摊贴患处。治一切痈毒，并治乳吹。（《惠直堂经验方》卷3地丁膏）

2. 疖肿、脓疱疮 蒲公英、马齿苋、如意草各150克，白矾12克，粗末，装纱布袋内，加水煮沸治多发性疖肿，脓疱疮。（赵炳南经验马齿苋洗方）

3. 发白、齿落 蒲公英500克，连根带叶洗净，晾干，入斗子；解盐30克、香附子15克为细末，入蒲公英内腌一宿，分为20团；用皮纸三四层裹扎定，用蚯蚓粪如法固济，入灶内焙干，以武火煅通红为度，冷定取出，去泥为末。早晚擦牙漱之，吐、咽自便。固齿牙，壮筋骨，生肾水。年少服之，至老不衰。年未及八十者，服之须发返黑，齿落更生，久久方效。（《瑞竹堂方》还少丹）

【药方】

1. 五味消毒饮 蒲公英、金银花、紫地丁、野菊花、紫背天葵各10克，水、酒煎服。治痈疮疔毒。（《医宗金鉴》卷72）

2. 消痈万全汤 金银花30克，蒲公英、生甘草各12克，牛蒡子6克，芙蓉叶7个（或桔梗12克），天花粉、当归各18克，水煎服。治身上痈毒，手足疮疽。（《石室秘录》卷2）

3. 连翘金贝煎 连翘30克，金银花、土贝母、蒲公英、夏枯草各12克，红藤27克，水煎服。治阳证痈毒，或在脏腑肺膈胸乳之间。（《景岳全书》卷51）

【医家经验】

马山用蒲公英苦寒健胃经验

急性胃炎或慢性胃炎急性发作，上腹疼痛，恶心呕吐，腹胀嗳气，大黄黄连泻心汤加蒲公英、白芷、细辛；慢性溃疡病，用阳和汤加蒲公英、黄芪、半夏、陈皮、炙乳香、炙没药、丹参。慢性糜烂性胃炎，黄芪建中汤、良附丸加蒲公英、生地黄、红花、桃仁、丹参。痘疹性胃炎、胃黏膜脱垂症，自拟升提活血汤（黄芪、柴胡、升麻、肉桂、细辛、高良姜、香附、枳壳、半夏、红花、三棱、莪术、炮山甲、牡蛎）加蒲公英。（中医杂志，1992，5：7）

【前贤论药】

《本草衍义补遗》：化热毒，消恶肿结核，解食毒，散滞气。

《本草正义》：其性清凉，治一切疗疮、痈疡红肿热毒诸证，可服可敷，颇有应验。而治乳痈、乳疖红肿坚块，尤为效捷。

【方药效用评述】

➤ 蒲公英药性平和，苦泄而不伤正，清热而不伤胃。清热解毒，消肿散结，无论内痈、外痈均可用之。外痈常配金银花、连翘、紫花地丁用，如五味消毒饮。内痈则以肺、肠为主，肺痈合千金苇茎汤，肠痈合大黄牡丹皮汤等。

➤ 胃痛无论寒热，均可应用本品，以寒热夹杂者效佳。《外科全生集》云本品"瓦上炙脆存性，研末火酒送服，疗胃脘痛"。近今用治溃疡病、慢性胃炎等有效。胃镜见有局部糜烂，或检测伴有幽门螺杆菌感染者，孟景春经验在辨证方中可加蒲公英15克，干姜6克，生熟甘草各3克。章次公经验，如溃疡病具小建中汤证，方中加入蒲公英30克更佳。在复方中加入蒲公英15～30克，有泄热、通滞、止痛、消痈功效，有利于慢性炎症吸收和溃疡愈合。

➤ 本品可苦泄通滞，清肝解毒，疏肝达郁，故可用于各种肝胆疾患。对降酶和退黄等有效。急性肝炎，黄疸湿热甚者，配以虎杖、连翘、败酱草、茵陈等，清热利湿退黄。慢性肝炎，蒲公英配以鸡骨草、郁金、柴胡、白术、茯苓、猪苓，泄热利湿，健脾和胃；胆道疾患则配以大柴胡汤、小柴胡汤、金钱草、鸡骨草。

➤ 蒲公英入阳明胃经、厥阴肝经，疏肝清胃，散滞解毒，凉血清热，是治乳痈、乳吹、乳岩之首选。缘乳头属肝，乳房属胃，乳痈、乳岩多因热盛血滞，用此直入肝胃两经，外敷消肿散结，内消须配瓜蒌、夏枯草、贝母、连翘、白芷、当归。

➤ 蒲公英有一定的抗衰老作用。《本草纲目》云其能乌须发、壮筋骨，且附有以蒲公英为主药的还少丹，固齿牙、壮筋骨、生肾水，年少服之，至老不衰。蒲公英药食两用，《本草纲目》将其列入菜部，《救荒本草》也有收载。中外民间均当菜服用，可以凉拌，可以清炒。用蒲公英花蕾晒干泡水，可提神醒脑，降低血脂。在春季尚未开花之前采收，苦味较小，柔嫩味美，长期服用有助健康。

【药量】 15～30克，重剂30～90克。

【药忌】 脾胃虚寒，痈肿已溃脓属阳气不足者忌用。

꧁ 土茯苓 ꧂

【药原】 出《本草纲目》。又名土萆薢、冷饭团、仙遗粮、草禹余粮等。

【药性】 甘、淡，平。归肝、肾、胃经。

【药效】 除湿解浊毒，通络祛风湿。

【药对】

1. 土茯苓、金银花（或忍冬藤） 土茯苓除湿解毒，通络祛风；金银花清热解毒，凉血清热。故古方有用治杨梅毒疮，毒热攻冲而头痛头风者，如头风神方、搜风解毒汤、愈毒汤。而金银花藤又名忍冬藤，清热通络，用治热痹更为妥帖。在临床上，土茯苓、忍冬藤各重用 30 克，以清热通络，解毒除湿，用治热毒痹痛等为佳。如在二味对药基础上再加连翘、白薇，用于红斑狼疮等自身免疫病时，还能拮抗激素副作用。如关节痹痛甚者，单用土茯苓、忍冬藤止痛作用稍逊，则可再加制川乌、生甘草，达到除痹止痛目的。至于其用量轻重，须结合患者证情而定。（陈苏生经验）

2. 土茯苓、萆薢　土茯苓甘淡性平，主入脾胃二经，可助升清降浊；萆薢苦甘性平，主入肾和膀胱，能分清泌浊。两药皆有解毒、除湿、利关节的功用，古人常用治梅毒、淋浊、脚气、疔疮、痈肿、瘰疬、筋骨挛痛诸疾。而痛风因浊毒瘀滞为患，用之不但可降泄浊毒，降低血尿酸水平，而且可通利关节，缓解骨节肿痛等症状。可为治痛风的主要药对，临床用量要大。（朱良春经验）

3. 土茯苓、黄芪　土茯苓除湿解毒，健脾胃，强筋骨，利小便，具有能补、能和、能解毒、能利湿等多种作用。大量重用黄芪可补益脾肾，祛除风邪，利水消肿，活血化瘀，达到扶正祛邪的目的。以此二味为主要对药，组成补泄理肾汤，治疗慢性肾炎蛋白尿症。方中以黄芪配合巴戟天补脾肾，黄芪伍牡蛎化湿利水，补肾固涩。黄柏与黄芪相配，增强补肾作用；黄柏与巴戟天相伍，阴阳平补；黄柏与土茯苓相配，有清热解毒利湿之效。而土茯苓与泽泻、牡蛎、黑大豆等相合，又可补肾利水、解毒泄浊。（裘沛然经验）

【方药治疗】

1. 梅毒　土茯苓 90 克，甘草 3 克水煎，一日服尽。治杨梅疮。（《霉疬新书》奇良甘草汤）又，土茯苓 500 克，生姜 120 克，分数次煎服，不十日愈。其溃处以药汁调面糊敷之。治杨梅结毒，及玉茎烂完。（《仙拈集》卷 4 苓姜饮）又，土茯苓 240 克，乳香 10 克，用铅壶盛烧酒，与土茯苓、乳香隔水煮一昼夜取出，坐地空中二三日出火毒。早晚任意饮之。治杨梅疮结毒，延绵岁月，遍及全身，毒流筋骨，昼夜疼痛，肉腐骨朽。（《疡科选粹》卷 6 土茯苓酒）又，冷饭团 120 克，皂角子 7 个，水煎代茶饮。浅者二七，深者四七见效。一方：冷饭团 30 克，五加皮、皂角子、苦参各 10 克，金银花 3 克，用好酒煎服。（《本草纲目》卷 18 引《邓笔峰杂兴方》）

2. 瘰疬溃烂　土茯苓 30 ~ 60 克，切片或为末，水煎服或入内食之。须多食为妙。（《本草纲目》卷 18 引《陆氏积德堂方》）又，玄参（炒）、煅牡蛎各 150 克，土茯苓（炒）75 克，为末酒大面糊为丸，如绿豆大。患在上身，每早服 7.5 克，晚服 6 克；患在下身，每早服 6 克，晚服 7.5 克。治瘰疬。（《疡医大全》卷 18 瘰疬丸）

3. 慢性肾炎　黄芪、土茯苓各 30 ~ 50 克，巴戟天 15 ~ 20 克，生牡蛎、黑大豆各 30 克，黄柏、泽泻各 10 克，水煎服。（裘沛然补泄理肾汤）

4. 痛风　土茯苓 30 ~ 45 克，萆薢 15 ~ 30 克，车前草 15 克，防己 10 ~ 15 克，忍冬藤 15 ~ 30 克，赤小豆 15 克，地龙 10 克，川牛膝 15 克，薏苡仁 15 ~ 30 克，水煎服。服完药后将其渣外敷患处。如关节红肿热痛，心烦口渴，加虎杖、知母、石膏、黄柏清热，舌红绛加生地、水牛角、丹皮、赤芍凉血。治急性痛风性关节炎发作期，湿热浊毒。（朱良春经验）

5. 脑瘤 土茯苓、茯苓各 30～60 克，猪苓、姜半夏、制天南星各 15～30 克，枳实、石菖蒲、陈皮、甘草各 10 克，水煎服。即合导痰汤用。又，土茯苓 150 克，玄参 30 克，芽茶 12 克，金银花 12 克，蔓荆子、防风、白芷、苍耳子、川芎、黑豆、僵蚕各 10 克，天麻 6 克，全蝎 3 克，水煎服。分 3 次服，日 1 剂。治脑瘤术后癫痫。即宗《先醒斋医学广笔记》头风神方。（湖南中医杂志，1986：6，15）

【药方】

1. 头风神方 土茯苓 120 克，金银花 10 克，蔓荆子、防风、天麻各 3 克，玄参 2.4 克，辛夷、川芎各 1.5 克，黑豆 49 粒，灯心草 20 根，芽茶 15 克，水煎服。治头风。（《先醒斋医学广笔记》）

2. 愈毒汤 土茯苓 120 克，金银花、苦参、白鲜皮各 10 克，黄柏 3 克，皂角子 30 粒，薏苡仁、木通、防风各 6 克，水煎服。气虚加参、芪，血虚加四物汤，治曾病杨梅疮而头痛不止，或咽中痛，或臂膊有一块痛等。（《医学六要》）

3. 梅毒方 土茯苓 30 克，薏苡仁、金银花、防风、木瓜、木通、白鲜皮各 1.5 克，皂荚子 1.2 克。气虚加人参 2.1 克，血虚加当归 2.1 克，水煎日 3 次。治杨梅疮病深者月余，浅者半月即愈。服轻粉药筋骨挛痛、瘫痪不得动履者，服之亦效。（《本草纲目》卷 18）

4. 皮肤解毒汤 土茯苓 60 克，莪术、川芎、苦参各 10 克，白鲜皮 30 克，甘草 6 克，水煎服。有渗液加黄连、金银花，干性者加地骨皮、紫草。治湿疹、神经性皮炎。（胡天雄经验）

【前贤论药】

《本草会编》：土草薢（土茯苓）甘淡而平，能去脾湿，湿去则营卫从而筋脉柔，肌肉实而拘挛、痛漏愈矣。此药长于祛湿，不能祛热。

【方药效用评述】

➤ 本品甘淡，除湿解浊毒而治梅毒、痛风，祛风通络止痛而治头风、湿热痹。临床大多须大剂量应用，以 30 克以上为效。

➤ 现代应用于性病，如生殖器疱疹，可用大剂土茯苓、金银花、连翘合龙胆泻肝汤，又可用于泛发性湿热毒引起的皮肤病。

➤ 本品为光叶菝葜的根茎，可用以抗癌。有用土茯苓、木馒头、白毛藤、黄芪、党参、白术、紫草、丹皮等治疗海绵状血管瘤者。土茯苓、木馒头、蜀羊泉、白花蛇舌草、鹿衔草、凤尾草治骨肉瘤。还可用于鼻咽癌、颅咽管瘤、听神经纤维瘤。

➤ 《本草拾遗》："以此当谷食，不饥。故又名冷饭团、仙遗粮、草禹余粮等。"

【药量】 10～60 克。

【药忌】 肝肾阴虚证忌用。服药时忌茶。

第三节　清热凉血药

❧ 生地黄 ❧

【药原】 出《神农本草经》。又名生地。用根。

【药性】 甘，寒。归心、肝、肾经。

【药效】 清热凉血，活血化瘀，清心安神，养阴复脉。

【药对】

1. 生地黄、知母　生地黄凉血清热，知母清热除烦，配合后可用于血热毒盛之证，如热痹、皮肤疮疹等。热痹则以桂枝芍药知母汤加生地黄，凉血清热除痹，用以治自身免疫病（风湿热）等见高热而关节剧痛或红肿。对抑郁、焦虑、失眠、高血压病和脑梗死等见便秘者，可用此药对。目今还可治服用激素引起的不良反应，常用生地黄 30 克，知母 10 克，甘草 6 克。此外在激素撤退过程中，阴虚甚者重用生地黄 30 ~ 60 克，淫羊藿 10 克；阳虚甚者重用淫羊藿 15 ~ 30 克，生地黄 10 ~ 15 克，可保证病情不出现反跳现象。

2. 生地黄、白茅根　清热凉血，解毒退热。施今墨用治各种原因引起的衄血、咯血、紫斑、便血、尿血，见血热妄行之证者。尚用治各种急性热病，见高热烦渴，或见斑、疹、痘，舌红脉数者，如麻疹、猩红热、白喉、肠伤寒、流行性感冒等。还用于急性热痹见发热、关节红肿、烦渴、舌红者。上述各证热甚不退时，可加鲜生地、鲜白茅根大剂同用。孙一民用鲜生地、鲜白茅根各 300 ~ 500 克，榨汁服，治急性白血病热毒内伏者，可减轻化疗副作用，减少合并症。

3. 生地黄、石斛、麦冬　三味均甘寒药，为养阴生津、清热除烦之剂，施今墨用之相配，则效果更为突出。在临床上，治糖尿病口渴思饮，消谷善饥者，则常配大剂人参、黄芪用。如渴甚，则以鲜石斛、金石斛、生地黄、熟地黄、麦冬同用，清热养阴作用更佳。亦可加绿豆衣、山药、五味子、天花粉等。再如神经症，烦躁不安，情绪易激动，口苦，口干，脉数，用《景岳全书》服蛮煎（生地黄、麦冬、芍药、石菖蒲、石斛、丹皮、茯神、陈皮、木通、甘草）法，可合温胆汤用。而热病后期，口干舌燥，烦渴欲饮，纳呆津少，或有低热不退者，用鲜生地配伍鲜石斛，以养阴增液而退余热。

4. 生地黄、玄参、麦冬　生地黄、麦冬甘寒，滋养肺肾阴液；玄参、生地黄皆入肾经，能清热凉血；而麦冬、玄参均入肺经，有养阴利咽作用。三味相配，清热增液生津，如增液汤、冬地三黄汤（《温病条辨》）诸方，治温热病热盛而阴液内耗之大便秘结、小便不利。而清营汤方中三味相配，既能清热凉血，又可养阴保津。生地黄、麦冬、玄参三药又常用治白喉、咽喉生疮等疾，如《重楼玉钥》养阴清肺汤。《石室秘录》卷 2 敛汗丸以三药治头汗胃热，是清胃泻火之法。

5. 生地黄、生姜　生地黄凉血，养阴清热；生姜温散，暖宫散寒。寒温相制，用于妇科诸疾，如痛经、血瘕、胎漏、血晕、产后恶血等，既能摄养止血，又可化瘀散结。如生地250克研汁，生姜250克研汁，交互相浸一夕，次日各炒黄，浸汁干乃焙为末。每服3克。用治产后中风。（《济生方》交加散）《本事方》用治妇女经脉不调，腹中撮痛，气多血少，积聚为瘕者。又，干生地120克，炮姜炭60克，为末，每服6克，米饮下。用治胎漏下血。（《女科指掌》止漏散）目今有人用交加散法治暴崩或久漏而素体阴虚者，以生地炭合炮姜炭治之，生地黄炒炭后寒凉之性已减，而止血之力反增；干姜炒炭后辛散之力见减，而增温中止血之功，是巧用古法。（蔡小荪经验）

6. 生地黄、桂枝　生地黄甘寒，凉血清热而养阴；桂枝辛温，温经散寒而解表，寒温相制为用，可治小儿寒热进退，啼呼腹痛者。如生地黄、桂枝各10~15克，水煎服。（《千金要方》卷5生地黄汤）又，在防己地黄汤中就有此药对，王旭高用防己地黄汤治因过服温热燥药，腿足或遍体肌肤红晕疼痛，如游火之状。生地黄、桂枝均能活血化瘀而除痹，两者相配则走达躯体四肢，经脉通利，血气自和，可用治热痹而素体阴虚血热者，如类风湿、急性风湿热、系统性红斑狼疮等病有阴虚热痹之证者。值得指出的是，大量生地黄甘寒之性可制温药之燥热，如炙甘草汤三分阳药、七分阴药，方中大剂生地黄即有制桂枝温燥的作用。又如防己地黄汤用大剂生地黄配伍防己、防风、桂枝等辛温的药物，也是此意。《千金要方》《外台秘要》亦有多方是使用地黄制燥的，后世方如大秦艽汤用地黄也是此理。

7. 生地黄、黄芩　生地黄甘寒清热凉血，黄芩苦寒清上焦热。二味相配。可治血热、肺热等证。如《金匮要略》三物黄芩汤，用生地黄、黄芩、苦参治产后四肢苦烦热，头不痛。而九味羌活汤等方中也有二味寒以清热，配羌活、防风等辛温解表，是清解合用之法，治表寒而里热。

8. 生地黄、大黄　见"大黄"篇。

9. 生地黄、细辛　见"细辛"篇。

10. 生地黄、熟地黄　见"熟地黄"篇。

11. 生地黄、豆豉　见"豆豉"篇。

12. 生地黄、黄连　见"黄连"篇。

13. 生地黄、百合　见"百合"篇。

14. 生地黄、地骨皮　见"地骨皮"篇。

【方药治疗】

1. 补虚益肾

（1）消渴：干地黄24克，山药、山萸肉各12克，牡丹皮、茯苓、泽泻各10克，桂枝、附子各6克，细末蜜丸梧子大。每服6克，日2次。治消渴，肾气不足，饮一斗小便一斗。（《金匮要略》肾气丸）

（2）肾水虚怯：干地黄24克，山萸肉、山药各12克，泽泻、丹皮、茯苓各10克，细末，蜜丸梧子大。每服3~6克，日2次。治小儿肾水虚怯，神不足，囟开不合，目中白睛多，面色㿠白。（《小儿药证直诀》卷下地黄丸）

（3）虚弱骨蒸：生地黄、酸枣仁各 75 克取汁，粳米适量作粥，每日服。治虚弱骨蒸，羸瘦无力，心烦失眠。（《饮膳正要》卷 2 生地黄粥）

（4）肝血虚亏：生地黄、枸杞子各取汁 200 毫升，蜜 100 毫升，同煎如稀饧。每服 1 大匙，开水或酒调下。养血，久服益人。（《寿亲养老新书》卷 3 三妙汤）

（5）肾虚眼花：枸杞子（去蒂）、生地黄（极肥大者，酒洗净）各 500 克，河水砂锅内熬膏，以无味为度，去渣浓煎，每 500 克入炼蜜 180 克，滴水成珠成膏。每空心服 1 匙，白汤送下。治老年肝肾两亏之眼花。（《先醒斋医学广笔记》）又，地肤子 500 克（焙），生地 250 克，研末，治肝虚目暗干涩昏花。（《圣惠方》卷 33 补肝地肤子散）

（6）肝肾阴虚：生地 18 克，川楝子 6 克，沙参、麦冬、当归各 10 克，枸杞子 12 克，水煎服。治肝肾阴虚，胁腹疼痛。（《柳州医话》一贯煎）

2. 清温退热

（1）温毒发斑：豆豉 10 克，生地 30~60 克，遍蒸暴干后为散，食后酒调下 6~10 克，日 3 次。治温毒发斑。（《千金要方》卷 19 黑膏）或用生地黄 20~30 克，豆豉 10 克，二味同捣入煎。

（2）温病热入营血：生地黄、水牛角（代原方犀角）各 30 克，牡丹皮、芍药各 10 克，水煎服。治温病热入营血，发斑、吐衄，舌绛。（《千金要方》卷 12 犀角地黄汤）又，生地黄 30~50 克，水牛角 30 克，麦冬 20~30 克，丹参 15~20 克，玄参 30 克，竹叶 10 克，黄连 6~10 克，金银花 20 克，连翘 10 克，水煎服。治暑温高热烦渴，神昏谵语，舌红绛，热毒入于营血。（《温病条辨》卷 1 清营汤）

（3）温病高热发疹：生地黄 30~50 克，玄参 30 克，牡丹皮 10 克，牛蒡子 18 克，大青叶 30 克，金银花 30 克，连翘 30 克，芦根 30 克，甘草 10 克。水煎服。（《温病条辨》卷 1 银翘散去豆豉加生地丹皮大青叶倍玄参方）

（4）暑温后期：生地 15 克，人参 10 克，天冬 6 克，水煎服。欲复阴者加麦冬、五味子，欲复阳者加茯苓、甘草。治暑邪久热，气阴两伤，寝不安，食不甘，神识不清。（《温病条辨》卷 3 三才汤）

（5）温病便秘：生地 24~30 克，玄参 30 克，麦冬 24 克，水煎服。治阳明温病而素体阴虚，大便秘结而无上焦证。（《温病条辨》卷 2 增液汤）

（6）温病小便不利：麦冬 24 克，玄参、生地黄各 12 克，黄连、黄芩、黄柏各 3 克，生甘草 10 克，银花露、苇根汁各半酒杯（冲），水煎服。治阳明温病，小便不利。（《温病条辨》卷 2 冬地三黄汤）银花露、苇根汁可用金银花、芦根各 30 克代之。今用于阴津损伤、热毒郁结之小便疼涩不利者。

3. 凉血止血

（1）吐血：蒲黄、生地各等分，粗末。每服 10~15 克，水煎服，治吐血。（《圣济总录》卷 68 二黄汤）又，生地 120 克，黑荆芥 10 克，水煎服。治吐血、口鼻出血。（《辨证录》卷 3 黄荆汤）又，生地 500 克，炮附子 30 克，细末，炼蜜为丸梧子大。每服 6 克，日

2 次。治吐血诸药不效者。(《普济方》卷 188 地黄煎丸)生地 15～30 克，熟地 30～60 克，三七 3～9 克，牡丹皮 9 克，荆芥炭 4.5 克。治急性吐血，血色鲜红，脉虚数。(张伯臾经验方生熟地汤)

(2) 衄血：生地、麦冬各 30 克，水煎服。治衄血不止。(《活法机要》)又，生地、人参各 15 克，水煎服。治吐衄不已。气虚倍人参为君，血热倍生地为君。(《医宗金鉴》卷 45 参地煎)

(3) 肠风便血：生地 15 克，炒白术 30 克，细末为丸如梧子大。每服 20～30 丸，日 2 次。治痔漏肠风，脱肛泻血，面色萎黄。(《杂病源流犀烛》卷 17 白术丸)又，苦参 500 克，酒浸湿，蒸晒 9 次为度，炒黄，为末；地黄 120 克，酒浸一宿，蒸熟捣烂，和合蜜丸梧子大。每服 6 克，日 2 次。治便血。(《外科大成》卷 2 苦参地黄丸)

(4) 血淋：海螵蛸末 3 克，生地汁调服，治血淋。(《经验方》)又，生地、生地榆各 30 克，水煎服。治便血、尿血。(《石室秘录》卷 1 两地丹)

(5) 舌衄：生地、黄芩各等分为粗末，每服 10～15 克，水煎服。治舌衄热入营血者。(《普济方》卷 365 地黄汤)

(6) 耳衄：生地、麦冬各 12 克，水煎服。治胃热耳衄，肾脉虚数者。(《古今医鉴》卷 65 生地麦冬饮)

(7) 鼻衄：鲜生地黄、鲜小蓟各 300 克，均取汁；杏仁末 36 克；阿胶 18 克；蜜 30 克。慢火熬膏，每服 3 克，日 2 次，新汲水调下。治小儿鼻衄。(《圣惠方》卷 89 生地黄煎)

4. 安神定志

(1) 百合病：百合 30 克，生地黄 30 克，水煎服。治百合病，口苦小便赤，脉微数。(《金匮要略》百合地黄汤)今多用于神经症。

(2) 痫、癫：生地 500 克，天冬 250 克，均用水泡透，安木臼内捣，取汁再入温汤，更捣，又取其汁，不论几次，直待二药无味方止，以文武火熬膏。每服 1 匙，日 3 次。(《良朋汇集》卷 2 天冬膏)又，《圣济总录》卷 16 天门冬煎方同，用治风癫卒发仆地，口吐涎沫，不省人事。此即是痫。《医钞类编》卷 14 则用治癫疾，思虑伤心而得之者。可见本方既可治痫，又可治癫。

(3) 狂：生地黄 500 克，蒸如斗米饭久，以铜器盛其汁，更绞其汁；防己、桂枝、防风、甘草各 10 克，酒浸绞汁。两汁和匀，分再服。治病如狂状，妄行独语，精神昏乱。(《金匮要略》防己地黄汤)

(4) 心热失眠：生地 250 克，黄连 125 克，细末，炼蜜为丸梧子大，每服 20～30 丸，治心经血热者。(《本事方》千金地黄丸)又，生地、当归、黄连各 10 克，甘草 6 克，细末蜜丸梧子大，朱砂为衣。每服 6 克，日 2 次。治心烦失眠。(《兰室秘藏》卷下朱砂安神丸)

(5) 妊娠狂躁：生地 30 克(酒炒)，炒白术、青蒿各 15 克，知母、天花粉各 6 克，茯苓、人参各 10 克，水煎服。治妊娠烦躁发狂，大汗、大饮冷水，腰腹疼痛致胎欲坠，胃火炎盛。（《傅青主女科》上卷息焚安胎汤）

（6）解颅：龟甲 15 克，生地 30 克，水煎服。治小儿头大面小，即解颅。（《集成良方》卷上）

5. 活血化瘀

（1）跌打损伤：生干地黄（焙）、大黄（剉、炒）各 60 克，为末，炼蜜为丸如梧桐子大。每服 10 丸，温酒送下。治跌打损伤，瘀血在腹中，久不消。（《圣济总录》卷 144 二黄丸）此外也可外敷治疗（见本篇"外用治疗"）

（2）血瘕：生地汁炒生姜滓，生姜汁炒生地滓，各等量，稍干焙为细末。每服 10 克，温酒调下。治妇女经脉不调，腹中撮痛，气多血少，积聚为瘕。（《妇人大全良方》卷 2 交加散）

（3）骨蒸潮热：生干地黄 90 克，干漆 15 克（碎、炒，令烟尽），共为末炼蜜为丸如梧子大，饮下 30 丸，空心临睡服。（《全生指迷方》补髓丸）《孙真人千金方》用此治妇人脐下坚结，月经不通之血瘕，是生地活血化瘀之明证。大黄䗪虫丸也有生地、干漆，上述诸方可看作是《金匮要略》大黄䗪虫丸的简化。

6. 清热降火

（1）牙痛：玄参、生地各 30 克，水煎服。治诸火牙痛。心包之火加黄连 15 克，肝经之火加炒山栀 6 克，胃经之火加石膏 15 克，脾经之火加知母 3 克，肺经之火加黄芩 3 克，肾经之火加熟地 30 克（黄柏、知母亦可）。治虚火牙痛或齿根松动。（《辨证录》卷 3 牙仙丹）生地、玄参清热养阴，滋阴泻火，对肾阴亏损、心肝火亢诸证有效。

（2）口舌生疮：生地、大青叶各等分，研细，每服 15 克，水煎服。（《仁斋直指方》卷 21）又，生地、半枝莲、白花蛇舌草、蛇莓各 30 克，生黄芪 60 克，女贞子 15 克，水煎服。治复发性口腔溃疡、白塞综合征。

（3）舌肿：生地、黄芩各等分，粗末，每服 10~15 克，水煎服。治舌肿、舌衄、舌裂、舌卷、舌赤、舌黑、舌生芒刺等舌病，热邪入于营血者。（《普济方》卷 365 地黄汤）

（4）耳鸣：玄参 90 克，生地 30 克，贝母 6 克，水煎服。治肾不交心，心火亢盛，耳闻风雨之声，或如鼓角之声。（《辨证录》卷 3 定喧汤）

（5）喉痹：生地、熟地、玄参各 36 克，肉桂 1 克，黄连、天花粉各 12 克，水煎服。治喉痹。（《辨证录》卷 3 两地汤）又，生地、麦冬各 56 克，玄参、薄荷、茯苓各 36 克，甘草 18 克，粗末。每服 10 克，竹茹 3 克，水煎温呷之。治咽喉内生疮。（《鸡峰普济方》卷 21 生地黄散）

（6）白喉：生地黄、麦冬、玄参各 10 克，丹皮、芍药、贝母各 6 克，薄荷、甘草各 3 克，水煎服。（《重楼玉钥》养阴清肺汤）

（7）目赤肿痛：生地、麦冬各等分，剉，每服 10 克，蜜水煎食后服。（《仁斋直指方》卷 20 麦黄汤）

（8）目昏多泪：生地、熟地、川椒（微炒）各等分，为细末，蜜丸梧子大。每服30~50丸，空心盐汤下。（《医方考》卷5真人明目丸）又，生地、天冬各12克，枳壳、白菊花各6克，为末，蜜丸梧子大。每服50~100丸，温酒或茶清下。治不能远视能近视。（《医学入门》卷7地芝丸）

（9）多汗：干地黄30~60克，水煎分服。治汗不止者。（《千金要方》卷10）又，玄参、生地、麦冬、天冬各500克，五味子120克，酸枣仁250克，各为末，蜜丸。每服30克，开水冲服。治头汗如雨落，每饭则作，为胃火胜而非肾水余。（《石室秘录》卷2敛汗丸）

（10）咳嗽：百部末240克，生地汁5斤熬膏，为丸如梧子大，饮下30丸。治肺热咳嗽。（《全生指迷方》百部丸）

（11）白发：茜草30克（水煎绞取汁三度），生地90克取汁，将茜草汁和生地汁微火煎如膏。每日空心温酒服半匙。治须发早白。（《医灯续焰》卷18）

7. 安胎产调经带

（1）月经先期：生地黄、玄参各30克，地骨皮10克，白芍、麦冬各15克，阿胶10克，水煎服。月经先期量少，火热而水不足。（《傅青主女科》上卷两地汤）又，生地黄、地骨皮配对，凉血清热，出于《千金要方》卷4，治带下脉数。该方生地、地骨皮用量比例为5：1，或以酒煎，或以水煎。

（2）血热崩漏：生地60克，黄酒500毫升，为1日剂量。头煎先用黄酒375毫升，冷水125毫升，文火煎取100毫升药液；再用黄酒125毫升，冷水250毫升，文火煎取100毫升。混匀两次药液，加红糖少许，早晚分服。对确诊而目前无出血者，可在下次经期第4~7日开始服药。治功能性子宫出血。（中西医结合杂志，1991，3：176）

（3）闪挫血崩：生地30克（酒炒），大黄、赤芍、龟甲各10克，丹皮3克，当归尾、炒枳壳各15克，桃仁10粒（炒，研），水煎服。治升高坠落，闪挫受伤，以致恶血下流，犹如血崩。（《傅青主女科》上卷逐瘀止血汤）

（4）胎漏下血：生地、熟地各等分，细末。每服15~30克，白术、枳壳各15克，水煎汤调下。（《素问病机气宜保命集》卷下二黄散）又，生地120克，炮姜炭60克为末。每服6克，空心米汤下，治胎漏。（《女科指掌》止漏散）又，生地、白芍各15~30克，阿胶、当归、艾叶各10克，川芎、甘草各6克，水煎服。治妇女胎漏下血。（《金匮要略》胶艾汤）

（5）胎动不安：生地60克（酒炒），砂仁末30克，水酒煎服。安胎，用治胎动不安将堕。（《先醒斋医学广笔记》）

（6）产后发热：生地末30克，琥珀末6克，和匀。每服3克，童便和酒各半调下。治产后发热。（《中藏经》附录无忧散）又，黄芩、苦参各10克，干地黄20克，为粗末，水煎服。治妇人在草蓐得风，四肢苦烦热，头不痛，皆自发露所为。（《金匮要略》三物黄芩汤）

（7）产后败血不止：生地末 6 克，每服 6 克，食前热酒调下。（《瑞竹堂经验方》）

8. 清热除痹

（1）热痹：羌活、防风各 10 克，炮附子 20 克，粗末。每服 10 克，生地汁、竹沥、荆沥各 200 毫升，水煎服。治热痹。（《圣济总录》卷 20 生地黄汤）又，生地 90 克，水煎 1 小时，取药液 300 毫升，1 ~ 2 次分服，小儿为成人量的 1/3 ~ 1/2。治热痹而见高热、关节红肿热痛等症，现用治风湿热、类风湿关节炎、席汉综合征。（中西医结合杂志，1985，8：476）

（2）风湿久痹：生地黄 500 克（切），大豆 1000 克（熬），生牛蒡根 500 克（切），绢袋盛之，酒 5000 克浸 5 ~ 6 日。每服 2 ~ 3 盏，久服更佳。治老人风湿久痹，筋挛骨痛。（《养老奉亲书》补肾地黄酒）

（3）坐骨神经痛：制川乌、独活、威灵仙、怀牛膝各 9 克，五加皮、蚕沙、秦艽、豨莶草各 15 克，生地 60 克，乌梢蛇 6 克，水煎服。重用生地，除痹，滋阴养血，缓和辛温燥烈之品，以免损伤阴血。（姜春华经验方）

9. 养心复脉

（1）心动悸：生地汁、童便各半盏，和合后重汤煮数沸服。治伤寒愈后，心悸怔忡。（《古今医鉴》卷 3 定心汤）

（2）伤寒心动悸：炙甘草 30 ~ 45 克，党参 12 ~ 24 克，生地 30 克（或熟地 30 克），桂枝 9 ~ 15 克，阿胶 9 ~ 15 克，麦冬 15 克，火麻仁 10 克，大枣 7 枚，生姜 3 片。治伤寒，心动悸、脉结代者。（《伤寒论》炙甘草汤）治心律失常之心动悸时，当以桂枝、生地、甘草为要而大剂应用。主张用于外邪所致者，如病毒性心肌炎、风心病早搏，不宜用于冠心病心律失常。炙甘草汤又名复脉汤，《外台秘要》用治"肺痿涎唾多，心中温温液液者"。在临床上，可投以炙甘草汤，并重用生地、麦冬，治疗肺癌术后、冠心病支架植入术后阴液枯竭的患者。

（3）妇女劳热心忪：生干地黄、熟干地黄各等分为末，生姜自然汁入水相和，打糊，丸如梧子大。每服 30 丸，地黄汤下，日 2 次。（《妇人大全良方》卷 5 地黄煎）

10. 凉血润肤

（1）银屑病：生地 25 克，水牛角 30 克，紫花地丁 30 克，金银花 15 ~ 30 克，丹皮、赤芍 20 克，板蓝根 25 克，重楼 30 克，白鲜皮 30 克，苦参 10 克，土茯苓 30 克，全蝎 6 克，海桐皮 15 克。治血热型。又，生地 30 克，玄参 20 克，天花粉 30 克，水牛角 30 克，金银花 15 克，赤芍 20 克，丹参 30 克，紫草 20 克，白鲜皮 30 克，乌梢蛇 15 克，威灵仙 12 克。均日 1 剂，水煎服。治血燥型。（朱仁康经验）

（2）剥脱性皮炎：生地、水牛角、玄参、丹参、金银花、连翘各 30 克，丹皮、赤芍、黄连、甘草各 10 克，水煎服（《温病条辨》卷 1 清营汤）加紫草等，用治剥脱性皮炎红皮病见舌红绛，营血热毒而有阴亏者。（陆寿康经验）

（3）荨麻疹：生地 60 克，玄参 18 克，乌梅、地骨皮各 15 克，茯苓 20 克，白茅根 24

克，竹叶 6 克，甘草 3 克，水煎服。治风热夹湿型荨麻疹。（中外医疗，2008，26：79）

（4）系统性红斑狼疮：生地 30 ～ 60 克，紫草 15 克，水煎服。治系统性红斑狼疮。（中医杂志，1996，4：198）

【外用治疗】

1. 痈肿　生地 300 克，杵如泥，随肿大小，摊于布上，掺木香末少许于其中，再摊地黄泥一重。贴于肿处。每日换药 1 次，3 ～ 5 次能令痈肿内消。治痈肿及跌打损伤，未破疼痛。（《博济方》卷 5）

2. 疮疡　生地、当归各 5000 克，反复煎熬成膏，取适量外涂患处。治血虚生疮疡，皮肤燥痒。（《摄生众妙方》卷 2 当归地黄膏）

3. 乳痈　生地 50 克，豆豉、芒硝各 10 克，细末。涂敷肿上。（《圣济总录》卷 128 生地黄涂敷方）

4. 跌打损伤　鲜生地捣烂，醋熬令热，乘热敷患处。每日换药 1 次。治骨折筋伤，跌仆疼痛。（《圣惠方》卷 67）也有配以生姜、酒糟外敷的。（《古今医鉴》卷 26 二生膏）

【药方】

1. 百合地黄汤　百合 30 克，生地黄汁 30 克，分别煎取汁，和合药汁后再煎取汁，分温再服。治百合病，病形如初，口苦，小便黄，脉微数。（《金匮要略·百合狐惑阴阳毒病脉证治》）

2. 肾气丸　干地黄 24 克，山药、山萸肉各 12 克，丹皮、茯苓、泽泻各 10 克，桂枝、附子各 6 克，细末蜜丸梧子大。每服 6 克，日 2 次。治消渴，肾气不足，饮一斗小便一斗。（《金匮要略》）

3. 地黄丸　生地黄 24 克，山萸肉、山药各 12 克，泽泻、丹皮、茯苓各 10 克，细末蜜丸梧子大。每服 3 ～ 6 克，日 2 次。治小儿肾水虚怯，神不足，囟开不合，目中白睛多，面色㿠白。（《小儿药证直诀》卷下）

4. 防己地黄汤　生地黄 500 克，蒸如斗米饭久，以铜器盛其汁，更绞其汁；防己、桂枝、防风、甘草各 10 克，酒浸绞汁，两汁和匀，分再服。治病如狂状，妄行独语，精神昏乱。（《金匮要略》）方中生地大量应用，今则可用 90 ～ 120 克。仲景原方重用生地黄以滋阴养血、育阴息风，今可用治阴虚阳亢为主的中风。后世提出的平肝息风、育阴潜阳之法，实蕴含于风引汤、侯氏黑散、防己地黄汤三方之中。其中，侯氏黑散的菊花清肝热，皂矾除痰；风引汤介类潜阳，大黄通腑；防己地黄汤以地黄养阴血，在临床上三方应互联使用。

5. 黑膏　豆豉 2 升，生地 8 斤，遍蒸曝干为散。食后酒调下 6 克，日 3 服。今用生地 20 ～ 30 克，豆豉 10 克，二味同捣入煎。治温毒发斑。（《千金要方》卷 19）

6. 犀角地黄汤　生地黄、水牛角各 30 克，丹皮、芍药各 10 克，水煎服。治温病热入营血，发斑吐衄，舌绛。（《千金要方》卷 12）

7. 琼玉膏　生地黄 8000 克取汁，人参末 750 克，白茯苓末 1500 克，白蜜 5000 克，滤净拌匀，入瓶内，封口，安砂锅中，桑柴火煮 3 日夜。再换蜡纸重封，浸井底 1 夜，取起，再煮 1 伏时。每以白汤或酒点服 1 匙。治痨瘵咳嗽唾血者。常服开心益智，发白返黑，齿落更生，辟谷延年。明太医院进御服食，议加天冬、麦冬、枸杞子末各 500 克。（《本草纲目》卷 16）

【医案】

➤ 吴孚先治一人病昏默默，如热无热，如寒无寒，欲卧不能卧，欲行不得行，虚烦不耐，若有神灵，莫可名状，此病名百合。虽在脉，实在心肺两经，以心合血脉，肺朝百脉也。盖心藏神，肺藏魄，神魄失守故见此证。良由伤寒热邪失于汗下、和解，致热伏血脉而成。用百合一两、生地汁半盏，煎成两次服，必候大便如漆乃差。（《续名医类案》卷 1 伤寒门）

➤ 缪仲淳从父病后眼花，服此立愈。盖肝肾二经虚也。真甘枸杞一斤去蒂，真怀生地黄一斤极肥大者，酒洗净。河水砂锅内熬膏，以无味为度，去渣重汤煮，滴水成珠成膏。每膏一斤入炼蜜六两，空心白汤送下。（《先醒斋医学广笔记》）

【医家经验】

1. 张仲景用地黄　张仲景用地黄的方剂 10 首，《伤寒论》有炙甘草汤 1 首，《金匮要略》有胶艾汤、当归建中汤、黄土汤、薯蓣丸、三物黄芩汤、百合地黄汤、防己地黄汤、肾气丸、大黄䗪虫丸 9 首。汉时并无熟地，仲景用的是生地黄、干地黄。仲景用地黄以治虚，可与养血、活血、益气、温阳、清热、养阴、利水等药相配伍。试析仲景地黄剂，其中地黄用量最大的是防己地黄汤，用生地黄 2 斤；其次是炙甘草汤，用生地黄 1 斤；百合地黄汤则用生地黄汁 1 升；大黄䗪虫丸用干地黄十两；肾气丸用干地黄八两；当归建中汤的加减法中，若去血过多，崩伤内衄不止，加地黄六两；胶艾汤、三物黄芩汤用干地黄四两；黄土汤用地黄三两；薯蓣丸用干地黄十分，用量均相当大。防己地黄汤、百合地黄汤的方证中，皆有神的症状。如防己地黄汤"如狂状，妄行，独语不休"，百合地黄汤所治百合病"意欲食复不能食，常默默，欲卧不能卧，欲行不能行，饮食或有美时，或有不闻食臭时"的神识之疾。此时，生地可用 90～120 克。

2. 叶天士、吴鞠通使用地黄　叶天士喜用生地黄育阴。《临证指南医案·肝风门》的 32 个医案中，用地黄的有 20 多个，可见地黄有育阴息风的作用。吴鞠通的复脉汤、一甲复脉汤、二甲复脉汤、三甲复脉汤、大定风珠及张锡纯的建瓴汤皆用地黄。一般认为，滋养补虚用熟地，清热凉血则用生地。叶天士"入血就恐耗血动血，直须凉血散血，如生地"即是用生地清热凉血。又，叶天士云："舌淡红无色者，或干而色不荣者，当是胃津伤而气无化液也，当用炙甘草汤，不可用寒凉药。"由此可见，叶氏认为重用 1 斤生地的炙甘草汤并不是寒凉药，而是改善胃津损伤的补虚药。再者，吴鞠通《温病条辨》："阳明温病，无上焦症，数日不大便，当下之。若其人阴素虚，不可行承气者，增液汤主之。"并明确指出了生地的功效："生地亦主寒热积聚，逐血痹，用细者取其补而不腻，兼能走络也。"再看《温病条辨》中使用生地的各方，如"阳明温病，下后汗出，当复其阴，益胃汤主之""下后无汗，脉不浮数，清燥汤主之""下后数日，热不退，或退不尽，口燥咽干，舌苔干黑，或金黄色，脉沉而有力者，护胃承气汤微和之"。此外还有新加黄龙汤、增液承气汤。上述各方用生地均以滋阴养血，诚如吴鞠通增液汤按语所言，"三者合用作增水行舟之计，故汤名增液，但非重用不为功"。由此可见，生地既可清热凉血，又能滋阴养血，而且非重用不为功。

3. 陶汉华用丹芍二地汤　生地9～15克，赤芍、丹皮、地骨皮各6～12克，水煎服。可治热郁血分、瘀血化热、阴虚血燥，过敏性紫癜、白血病、荨麻疹、膝退行性关节炎、痛风、类风湿关节炎、月经不调等。血热兼气分热盛，合白虎汤，酌加枇杷叶、桑叶，透散解热；阴虚内热，加白芍、麦冬、天花粉、青蒿、白薇，清透虚热；气血亏虚合归脾汤、保元汤，酌加草豆蔻、莱菔子醒脾开胃；日久肝肾阴虚，与二至丸合用，滋补肝肾；兼湿泻合四妙散；下肢湿热关节痛，加秦艽、木瓜、豨莶草。热毒损伤肠胃血络，便血黑便加白及、蒲黄、五灵脂；热伤膀胱血络，血尿，加大蓟、小蓟、旱莲草。

【前贤论药】

《名医别录》：主男子五劳七伤，女子伤中胞漏下血，破恶血，溺血，利大小肠，去胃中宿食，饱力断绝，补五脏内伤不足，通血脉，益气力，利耳目。

《本草纲目》卷16：《本经》所谓干地黄者，乃阴干、日干、火干者，故又云生者尤良。《别录》复云生地黄者，乃新掘鲜者，故其性大寒……地黄生则大寒而凉血，血热者须用之；熟则微温而补肾，血衰者须用之。又，脐下痛属肾经，非熟地黄不能除，乃通肾之药也……凉血生血，补肾水真阴，除皮肤燥，去诸湿热。

《易简方》：男子多阴虚，宜用熟地黄；女子多血热，宜用生地黄。又云：生地黄能生精血，天门冬引入所生之处；熟地黄能补精血，麦门冬引入所补之处。

《医学正传》：生地黄生血，而胃气弱者服之，恐妨食；熟地黄补血，而痰饮多者服之，思泥膈。

《得配本草》：得玄参定精意，得竹茹息惊气。麦冬为佐，复脉内之阴；当归为佐，和少阳之血。配地龙治鼻衄交流。佐天门冬引肺气入生精之处，使羚羊角起阴气，固封蛰之本，使通草导小肠郁热，调鸡子白治胎动，调蜜酒治热传心肺，君茯苓除湿热伤脾，和车前汁治血淋。

【方药效用评述】

➤ 生地黄补虚、宣邪并行，热病、杂病兼治。清营凉血，可治温热病证热入营血，如犀角地黄汤、黑膏、清营汤；又可补阴增液，治温热病热盛伤津而大小便不利者，如增液汤、冬地三黄汤等。其补虚治损之功尤其卓著，最著名的有肾气丸、六味地黄丸。应该指出，肾气丸用干地黄（生地黄），六味地黄丸用熟地黄，读者当对比其功效而应用。

➤ 本品主入心、肝、肾经。治五脏虚损内伤及鼻、咽、口、舌、耳、二阴诸窍等病症，主治范围广泛，既能治虚热，又能治血瘀、血热诸证。如上文所示，生地凉血止血，可治各种出血，包括斑疹、尿血、便血、咯血、吐血、衄血等；又可清热降火，治头面诸窍病症，如耳鸣、口疮、喉痹、舌肿、目赤、牙痛等。后世清胃散、玉女煎均有生地，或合黄连、升麻，或合石膏、知母，用治口、舌、齿咽喉病症。

➤ 本品"内专凉血滋阴，外润皮肤荣泽"（《本经逢源》）；"润皮肤燥，去诸湿热"（《医学启源》）。地黄用于皮肤干燥枯槁，大便干结，口干舌干，唇干裂，舌瘦苔少，或唇红舌红，脉细数、结代。地黄的药证应有唇舌干燥、牙齿枯槁。临床可用治各种过敏性和自身免疫性皮肤病等，如剥脱性皮炎、银屑病、药疹、湿疹、过敏性皮炎、皮肤瘙痒症等营血热毒者，见皮肤干燥瘙痒或潮红脱屑较明显者，一般须重用生地 30 克以上，最大用至 90 克，并配以其他凉血解毒清热之品。

➤《神农本草经》谓干地黄"主折跌绝筋，伤中，逐血痹，填骨髓，长肌肉，作汤除寒热积聚，除痹。"《名医别录》称其破恶血。《药性论》："通月水，利水道，捣贴心腹能消瘀血。"故可用以活血化瘀，治疗妇女癥瘕，经水不利，伤筋动骨等血瘀证。生地 30 ~ 90 克治热痹，应与其能活血除痹、凉血通脉有关。

➤ 古代医方中以生地黄为主，分别和白术、熟地、人参、茯苓、麦冬、鹿角胶、阿胶等补益药，或黄芩、黄连、蒲黄、枳壳、车前子、大蓟、地榆、苦参、黄柏、川芎，有时也可与附子、炮姜配伍，用治各种出血如咳血、衄血、呕血、吐血、便血、血淋、血崩、胎漏、舌衄、耳衄等。又，《医宗金鉴》参地煎用生地、人参两味治吐衄不已。气虚倍人参为君，血热倍生地为君。

➤ 生地黄既能补虚治损，服食养生，补五脏；又能破瘀通脉，活血凉血，除血痹。是一味可以久服而缓调补虚的良药，故能治久病虚劳有瘀者。如仲景《金匮要略》制薯蓣丸和大黄䗪虫丸，均治虚劳。薯蓣丸治"虚劳诸不足，风气百疾"，方中用干地黄，配伍大队补益气血药治虚劳。大黄䗪虫丸缓中补虚，是在大队化瘀药中重用大量生地以治阴枯液竭，形体羸瘦，肌肤甲错，腹满不能饮食，两目黯黑，五劳虚极，内有干血的虚劳。

➤《本草纲目》："姜汁浸则不泥膈，酒制则不妨胃。鲜用则寒，干用则凉""蒸干即温补，生干即平宣""酒浸上行外行，日干者平，火干者温，功用相同"。地黄用法有三，即鲜地黄、干地黄、熟地黄。鲜生地清热凉血，干地黄凉血养阴，熟地黄滋补肾阴，即是其义。《得配本草》鲜用则寒，干用则凉，上升酒炒，痰膈姜汁炒，阴火咳嗽童便拌炒，也是同样的做法。

➤ 地黄剂煎煮法：仲景凡地黄剂均与酒同用，几成定例。后世多从酒之性诠释，如"酒可通经"，柯韵伯曰："清酒引之上行。"但细析仲景的地黄方，如胶艾汤，亦与酒同煎，然胶艾汤乃止血方而无须通经，也无须引药上行。防己地黄汤以酒渍防己、防风、桂枝、甘草等四味一宿绞取汁，再与地黄汁和合。尤在泾释："酒浸取汁，用是轻清，归之于阳，以散其邪。"（《金匮要略心典》）恐非仲景原意。试想药与酒同煎，汤成则酒味俱挥发殆尽，难以通经或上行作解。酒起溶媒作用，以利有效成分析出，或为仲师本意。黄仕沛用大剂量生地的地黄剂，如炙甘草汤、防己地黄汤等，也常与酒同煎。汉代未有蒸馏酒，故不应是高粱酒，而应是黄酒，如花雕酒。临床可以水 7 ~ 8 碗煎药至 3 碗左右，放花雕酒半瓶或1瓶，再煎成1碗，效果较好。

➤ 地黄之用在于滋阴养血，具体效能主要有润燥、制燥、定躁、安神、定悸。此外，地黄还可以止血、清热。无论用于何证，配伍何药，地黄都必须重用，非重用不足以为功。大剂量，生地黄可用30~90克，甚而用至180克。

【药量】10~15克，大量30~60克。

【药忌】脾胃虚寒，大便溏薄者忌用。

⚹ 玄参 ⚹

【药原】出《神农本草经》。玄者黑也，故又名黑参（《御药院方》）、元参（《本草通玄》）等。用根。

【药性】甘、苦、咸，微寒。归肺、胃、肾经。

【药效】清热凉血，解毒，清利头目，利咽止痛。

【药对】

1. 玄参、升麻 玄参清营凉血，解毒化斑；升麻清解托毒，解毒凉血。二味合用，一升一降，相制相成，同入阳明而治热病阳明发斑，是唐宋方书中的重要药对。如玄参、升麻、甘草各15克，为末，每服15克，水煎服。治伤寒热毒在胃，发斑如锦纹，又治喉闭肿痛。（《三因方》卷4玄参升麻汤）又，朱肱《类证活人书》有言，治瘀血入里，吐血衄血者。犀角地黄汤乃阳明经圣药，如无犀角以升麻代之。在临床上，如用化斑汤，以升麻代犀角，也有清营化斑之效。又，《证治汇补》卷3升麻玄参汤，用治外感热病发斑，隐隐不透。普济消毒饮治大头瘟，方中也有此药对，亦有此义。可参见本篇"专论"。

2. 玄参、犀角 二味相配清营凉血，解毒化斑，是温病学派治疗热入营血、高热斑疹的常用药对。如《温病条辨》化斑汤用玄参、犀角、石膏、知母，治温病高热斑疹，气营两燔者。而清营汤用玄参、犀角、生地、麦冬、连翘、金银花、黄连、丹参等，治温病初入营分者。此外，《温病条辨》清宫汤、加减银翘散也有此药对。可见玄参、犀角药对有显著的清营凉血作用。目今不用犀角，可用水牛角代之。

3. 玄参、牛蒡子 玄参清热解毒，牛蒡子利咽开闭，治热毒所致的喉痹、喉风、项肿喉痹等。如玄参、牛蒡子（半生半熟）各30克，为末，水煎服，治急性喉痹喉风，不拘大人小儿。（《圣惠方》）又，《温病条辨》卷1银翘散去豆豉加生地丹皮大青叶倍玄参方，治项肿喉痹、高热斑疹。方中玄参一药两用，既配生地、丹皮，清热凉血；又和牛蒡子、大青叶成对，清热解毒，利咽开闭。

4. 玄参、牡蛎 玄参清热解毒，牡蛎化痰消核，二味配伍则软坚散结，化痰清热。后世在这个药对的基础上，多配以夏枯草、浙贝母等，以加强其化痰散结作用。如玄参末90克，煅牡蛎末120克，面糊丸梧子大，每服30丸，日3服。治瘰疬，服尽除根。（《经验方》）又，玄参（炒）、煅牡蛎各150克，土茯苓（炒）75克，为末，酒打面糊为丸如绿豆大。患在上身，每早服7.5克，晚服6克；患在下身，每早服6克，晚服7.5克。治瘰

病。(《疡医大全》卷18 瘰疬丸)

5. 玄参、麦冬　玄参清热利咽，麦冬养阴清肺，二味配合可用治口舌肿痛，咽喉干涩，鼻衄舌衄，肺胃热甚而阴伤者。而大剂量用则能泻火救阴，能泻心胃大火，治阳明火热，烦躁发狂，或两足痿废者。如玄参、天冬、麦冬各30克，为末，蜜丸如弹子大，每用1丸，含化。治口疮。(《圣济总录》卷117 玄参丸) 又，玄参、丹参、麦冬各30克，为末水煎服。治口舌红肿，不能言语，时时饥渴。(《辨证录》卷6 玄丹麦冬汤) 又，玄参、麦冬各30克，石菖蒲、茯神、人参、三七根末(另吞)各9克，五味子3粒，水煎服。治心火上炎，肾水不济，舌上出血不止，舌红烂裂纹。(《辨证录》卷7 清心救命丹) 又，玄参60克，生地30克，麦冬90克，水煎服。治鼻中出血，经年经月不止者。(《辨证录》卷7止衄汤) 又，玄参、麦冬各30克，肉桂0.3克，水煎服。治虚火炎上，阳强不倒。(《石室秘录》卷6 倒阳汤)

6. 玄参、麦冬、熟地黄　玄参清阳明之火，麦冬滋肺阴，熟地补肾水，三药相配，养阴清热，滋水泻火，是陈士铎治痿常用药对。详见本篇"医家经验"。本药对与玄参、麦冬、生地对比，仅有地黄生熟不同，二者可互用。

7. 玄参、荆芥　玄参量大，清热泻火为主；荆芥量小，散寒疏风为辅。一主一辅，温以散寒，清以退热。如玄参60克，荆芥9克，水煎服。治心肾不交，寒热时止时发，热来时躁不可当，寒来时颤不能已。(《辨证录》卷6 玄荆汤)

8. 玄参、车前子　玄参清热滋阴，车前子利尿通淋，配伍以治肾阴虚小便不通，赤浊涩痛等。如玄参、车前子各30克，水煎服。治气虚之人强欲忍精而战，精塞水窍，小便赤浊，似血非血，似溺非溺，溺管疼痛。(《辨证录》卷8 玄车丹) 又，熟地30克，玄参90克，肉桂0.6克，车前子9克，水煎服。治阴亏之至，小便不通，目睛突出，腹胀如鼓，用甘淡渗泄无效。(《辨证录》卷9 纯阴化阳汤)

9. 玄参、苍术　见"苍术"篇。

10. 玄参、麦冬、生地黄　见"生地黄"篇。

【方药治疗】

1. 清热凉血

(1) 温病高热发斑：玄参10克，犀角10克，生地15克，麦冬10克，带心连翘6克，金银花10克，黄连5克，丹参6克，水煎服。治温病初入营分，高热神昏，斑疹隐隐，四肢抽搐，烦渴谵语，舌赤绛而干。(《温病条辨》卷1 清营汤) 又，玄参、生地各27克，麦冬21克，升麻6~10克，黄芩12克，防风、天花粉、青黛、生甘草各9克，桑白皮15克，苏叶3克，水煎服。治伤寒发斑，阳热火盛。(《石室秘录》卷2 滂沱汤) 又，升麻10克，玄参30克，生地15~30克，赤芍10克，丹皮10克，生石膏30克，知母10克，甘草10克，水煎服。治高热发斑，烦渴大汗，舌绛，气营两燔者。也可用于紫癜急性发作，气营两燔证。

(2) 瘟疫：玄参30克，天花粉、苦参各15克，水煎服。治瘟疫。(《辨证录》卷10

元天苦救汤）

（3）阳明热病：玄参 90 克，甘菊花 30 克，知母、天花粉各 9 克，水煎服。治阳明热病，火盛发狂，面赤心热，腹满不得卧，妄见妄言，如见鬼状。泻子汤终不及白虎汤迅速，然能多用，其功效又胜于白虎。（《辨证录》卷 4 泻子汤）

（4）热病发狂：玄参 500 克，麦冬 250 克，水煎服。（《石室秘录》卷 3 玄麦至神汤）又，服用上方后，再用玄参 180 克，熟地、麦冬各 90 克，山萸肉 30 克，水煎服。治热病发狂，阳明火盛，舌如芒刺，饮食不休，痰色光亮，面色红赤。（《石室秘录》卷 3 胜火神丹）

（5）温病便秘：生地 24～30 克，玄参 30 克，麦冬 24 克，水煎服。治阳明温病而素体阴虚，大便秘结而无上焦证。（《温病条辨》卷 2 增液汤）

（6）产后温病：玄参 45 克，白芍 12 克，当归 10 克，甘草 5 克，白茅根 6 克。水煎分 2 次温服。一次即愈者，停后服。治产后温病，阳明腑实，表里俱热。（《医学衷中参西录》滋阴清胃汤）

2. 解毒利咽

（1）缠喉风：玄参、僵蚕、生白矾各 0.3 克，生甘草 0.15 克，为细末，用鲤鱼胆汁为丸如赤小豆大，每 10 丸，食后服，生姜汤下，日 3 服。治缠喉风。（《圣济总录》卷 124 玄参丸）

（2）喉痹：玄参、牛蒡子、僵蚕、甘草各 6 克，升麻、黄连各 1.5 克，黄芩 1.2 克，连翘、桔梗各 0.9 克，防风 0.3 克，为粗末。水煎去滓，嗽漱，时时咽之。治中风后，咽喉妨闷，会厌后肿，喉痹舌赤。（《卫生宝鉴》卷 8 升麻玄参汤）李东垣普济消毒饮（《兰室秘藏》）也用类似方药解毒散结，用治大头瘟。可见李东垣、罗天益二人师徒学术传承有自，又说明类此方药可治时疫。

（3）白喉：生地 10～15 克，麦冬 10～15 克，玄参 10～15 克，川贝母 6～10 克，丹皮 6～10 克，薄荷 3～5 克（后下），桔梗 6～10 克，甘草 3～6 克。（《重楼玉钥》养阴清肺汤）原治白喉，今用治肺阴虚热之慢性咽炎、梅核气等。

（4）咽喉干涩：玄参、麦冬各 15～30 克，甘草、桔梗各 10 克，水煎服。治慢性咽炎，咽喉干涩。（玄麦甘桔汤）

（5）咽喉痛：玄参、生地、熟地各 30 克，天花粉、黄连各 10 克，肉桂 1 克，水煎服。治双侧乳蛾。（《辨证录》卷 3 两地汤）

（6）咽痒干咳：玄参 30～90 克，蝉蜕、僵蚕、桔梗、甘草各 10 克，木蝴蝶、薄荷各 6 克，水煎服。治咽痒干咳无痰，或有极少痰，为玄参利咽汤。若咳声连连，咯出方舒，用玄参 30 克，天冬、麦冬、生地、熟地、南北沙参、当归、桔梗、甘草各 10 克，水煎服。（邢斌经验方玄参润肺汤）

3. 软坚散结

（1）瘰疬、痰核、瘿瘤：玄参（蒸）、煅牡蛎（醋研）、浙贝母（蒸）各 120 克，为末蜜丸，每9克，日2次。（《医学心悟》卷4 消瘰丸）今可用于皮下脂肪瘤、乳房小叶增生症、甲状腺结节等，见有明显局限包块。

（2）男性乳腺增生症：玄参120克，瓜蒌30克，丹皮、栀子、当归、柴胡、薄荷、延胡索各10克，白芍15克，生甘草6克。宜于阴虚内热或肝经郁火。（中医杂志，2010，1：61）也可用于女性。

4. 清热解毒

（1）痈肿：玄参、白鲜皮、黄连、土瓜根、麦冬、赤芍各30克，大黄、芒硝、麻仁各45克，升麻0.9克，为散，每取9克，加生地0.3克，水煎服。治痈肿成脓水，心热口干，烦渴引饮等。（《圣惠方》卷61 玄参散）

（2）肺痈：玄参250克，天冬120克，桔梗60克，甘草30克，水10碗煎至2碗。又用蒲公英、金银花各15克，再煎1碗。饭后徐徐服。（《仙拈集》卷4 肺痈煎）又，玄参300克，天冬150克，桔梗75克，甘草36克，蒲公英、金银花各21克。先煎前四味，再入后二味，水煎服。治肺痈初起，咳痰腥气，胸胁疼痛。（《汇集金鉴》肺痈奇方）又，玄参、金银花各75克，蒲公英18克，天花粉、桔梗、甘草各10克，人参36克，黄芩4克，水煎服。治肺痈已成已破，胸膈作痛，咳嗽不止。（《辨证录》卷10 完肺饮）

（3）无名肿毒：玄参300~500克，生甘草30克，柴胡10克，水煎服。治无名肿毒。（《辨证录》卷13 黑虎汤）

（4）脱疽：玄参、金银花各90克，当归60克，甘草30克，水煎服。治脱疽，热毒正盛而阴血耗伤。（《验方新编》卷2 四妙勇安汤）金银花清热解毒，玄参滋阴清热，当归和血通脉，甘草和中解毒。

5. 清利头目

（1）三焦积热：玄参、大黄、黄连各30克，为末，蜜丸梧子大，每服30~40丸，白汤下。小儿丸粟米大。（《本草纲目》卷12 引丹溪三焦积热方）

（2）火盛头痛：玄参30~60克，水煎当茶饮。（《医学摘粹》玄参饮）

（3）头汗：玄参、生地、麦冬、天冬各500克，五味子120克，枣丸梧子大。每服6克，日3次。治胃火胜而非肾水有余。（《石室秘录》卷2 敛汗丸）

（4）牙痛：玄参、生地各30克，水煎服。治诸火牙痛。心包之火加黄连15克，肝经之火加炒山栀6克，胃经之火加石膏15克，脾经之火加知母3克，肺经之火加黄芩3克，肾经之火加熟地30克，川黄柏、知母亦可。（《辨证录》卷3 牙仙丹）

（5）风毒攻目：玄参、大黄各75克，决明子、菊花、车前子、升麻、黄连、枳壳各60克，栀子、防风各45克，苦参15克，为散。每服4.5克，食后、临卧蜜水调下，日3次。治风毒攻目，目睛赤痛，胬肉满急。（《圣济总录》卷106 玄参散）

（6）眼底出血：玄参60克，独活15克，骨碎补10克，水煎服。治视网膜静脉周围炎引起的眼底出血。（中医杂志，2009，6：535）

（7）耳鸣：玄参90克，生地30克，贝母6克，水煎服。治心肾不交，心火亢盛，耳

闻风雨之声，或如鼓角之声。（《辨证录》卷3定喧汤）

（8）鼻渊：玄参30克，当归60克，炒栀子10克，辛夷6克，柴胡3克，贝母3克，水煎服。治鼻渊。（《辨证录》卷3取渊汤）

【药方】

1. 化斑汤　生石膏30克，知母12克，生甘草、玄参各10克，水牛角30克（代犀角），粳米30克，水煎服。治温病发斑。（《温病条辨》卷1）

2. 银翘散去豆豉加生地丹皮大青叶倍玄参方　生地黄30～50克，玄参30克，丹皮10克，牛蒡子18克，大青叶30克，金银花30克，连翘30克，芦根30克，甘草10克。水煎服。治温病发疹。（《温病条辨》卷1）

3. 引龙汤　玄参90克，麦冬30克，五味子3克，山茱萸12克，肉桂9克，水煎服。治消渴，饮一溲一，面热唇红者。（《辨证录》卷9）

4. 大便不通方　玄参、熟地、当归各30克，川芎15克，火麻仁、大黄各3克，红花1克，桃仁10个，蜜半瓯，水煎服。补其真阴，精足以生血，血足以润肠。（《石室秘录》卷3）

5. 玄冬汤　玄参、麦冬各60克，水煎服。治火有余而水不足，心热虚烦。（《辨证录》卷4）

【医家经验】

陈士铎治痿证用药　在《石室秘录》中，玄参、麦冬、熟地三味是陈士铎治痿常用药对。其中玄参归入三经，大清肺、胃、肾火热而不伤阴；麦冬清胃养阴；熟地滋肾补水，三味相配，和合而清阳明之火，滋肺肾之水。有时还配用山萸肉、五味子补肾，可使两足生力，痿证得起。如玄参30克，熟地27克，麦冬27克，甘菊花10克，人参3克，菟丝子3克，水煎服。治阳明火盛。（《石室秘录》卷1偏治法）玄参90克，麦冬60克，熟地90克，山茱萸60克，制为丸。治阳明火证，肾水不足。（《石室秘录》卷3卧治法生阴壮阳丹）起废神丹，麦冬、熟地、玄参、五味子，其量均须略大于常量，水7碗煎成3碗，日分3次服，连服2日。后改用熟地、玄参、麦冬，其量须大，五味子10克，山茱萸12克，牛膝21克，名壮体丹，水煎分2次服。治痿证久不效，阳明火烧尽肾水。（《石室秘录》卷1远治法）此外，在《辨证录》中也有类似方药应用。如玄参60克，石斛30克，水煎服。石斛甘寒，养胃生津；玄参咸寒，清胃泻火。治胃火上冲于心，心烦惊悸，久则成痿，两足无力不能动履。（《辨证录》卷6石斛玄参汤）玄参、熟地各60克，知母10克，甘菊花30克，水煎服。治太阴脾火旺致痿。（《辨证录》卷6玄母菊花汤）

【前贤论药】

《本草衍义补遗》：玄参乃枢利之剂，管领诸气上下，清肃而不浊，以此论之，治胸中氤氲之气、无根之火，以玄参为圣药也。

《药品化义》：凉润滋肾，功胜知母、黄柏，特为肾脏君药，味辛而微咸，故自走血分而通瘀。亦能外行于经隧，而消散热结，寒而不峻，润而不腻。

《医学衷中参西录》：《神农本草经》谓其治产乳余疾，因其性凉而不寒，又善滋阴，且兼有补性，故产后血虚生热及产后寒温诸证，热入阳明者用之最宜。愚生平治产后外感实热，其重者用白虎加人参汤以玄参代方中之知母，其轻者用拙拟滋阴清胃汤，亦可治愈……以玄参与柏实、枸杞并用，以治肝肾虚而生热，视物不了了者，恒有捷效也。又外感大热已退，其人真阴亏损，舌干无津，胃液消耗，口苦赖食，愚恒用玄参两许，加潞党参二三钱，连服数剂自愈。

【专论】

玄参、升麻代替玄参、犀角　玄参、犀角清营凉血，解毒化斑，是温病学派治疗热入营血、高热斑疹的常用药对。如《温病条辨》化斑汤、清营汤、清宫汤、加减银翘散等。值得指出的是，今犀角为禁用野生动物药，根据唐宋方药经验，应当可以用大剂量的升麻来代替，而不必用水牛角代犀角。如《三因方》玄参升麻汤、《石室秘录》滂沱汤，原治伤寒阳明高热发斑，但实际上进入阳明阶段，伤寒和温病方药基本一致。因此，用玄参、升麻来代替玄参、犀角，在临床上是可行的。玄参一味本可用于瘟疫，如上述的《辨证录》元天苦救汤。在治疗大头瘟毒的普济消毒饮和治疗白喉的养阴清肺汤中，同样含有玄参。再者，玄参不仅可用于发斑，还可用于发疹、发痘，如《温病条辨》的银翘散去豆豉加生地丹皮大青叶倍玄参方专治温病发疹，而《温病条辨》的银翘散加生地玄参方则用于温毒发痘。两方均重用玄参，可见其凉血清营作用对发斑、发疹、发痘均有确切可靠的疗效。

【方药效用评述】

➤ 玄参清营凉血，常和犀角、丹皮、赤芍、生地等合用，治温病热入营血，舌红绛，高热发斑，神志昏迷者。银翘散去豆豉加生地丹皮大青叶倍玄参方专治温病发疹，而银翘散加生地玄参方则专用于温病发痘，《温病条辨》两方中均重用玄参。

➤ 玄参治温病皮肤斑疹，吐血衄血，神志昏谵者，还用于口、舌、鼻、齿、耳、咽喉、眼等上窍有火，可清热泻火。无论阳明肠胃实火，还是少阴心肾虚火，悉可清泻于无形。秉至阴之性，专主热病；味苦则泄降下行，能清脏腑热结。

➤ 玄参常和决明子、菊花、防风等配伍，治风热、肝火之目病，如目热赤痛，针眼赤肿，赤脉贯瞳等。玄参常和金银花、升麻、大黄、黄连、黄芩、蒲公英等相配，治热毒疮疡、肺痈、脱疽等。又常和僵蚕、牛蒡子、升麻、射干等配合，治咽喉肿痛、痄腮、大头瘟等。

➤ 本品苦能泄热清火，甘能滋阴降火，入肺、肾二经，清金补水而退浮游无根之火，散周身痰结热痛，与生地补肾育阴不同。故病非火起者，勿轻用玄参。

【药量】 10～15 克，重则 30～120 克。小量清热养阴，大量养阴解毒，活血通脉。

【药忌】 脾胃虚寒、食少便溏者忌用，阴虚而无火者不可用。在十八反中，玄参反藜芦。

❀ 地骨皮 ❀

【药原】 枸杞出《神农本草经》，地骨皮是枸杞根皮。

【药性】 甘，寒。归肺、肝、肾经。

【药效】 清热凉血，清热泻肺，清退虚热。

【药对】

1. 地骨皮、青蒿、秦艽 地骨皮甘寒，补肾泻肺火，清热调经；青蒿苦辛寒，清解暑热，抗疟利肝胆，秦艽苦辛平，祛风除痹，利湿退黄。三药均有清退虚热而凉血的作用，故可组成药对，用于阴虚肺痨，骨蒸潮热，消瘦盗汗之证。如《医学心悟》清骨散（青蒿、地骨皮、秦艽、柴胡、知母、丹皮、鳖甲、白芍、黄芩、胡黄连、甘草）。《卫生宝鉴》秦艽鳖甲汤（地骨皮、秦艽、青蒿、知母、柴胡、乌梅、鳖甲、当归）方中，均以此三药为退虚热的固定药对。目今除可治结核病潮热盗汗之外，还可用于风湿病等免疫性疾病引起的发热。

2. 地骨皮、生地黄 地骨皮清火泄热，补虚退热；生地补肾滋阴，凉血清热。二味合用源于《千金要方》，用治赤带脉数，是清肾中火旺的药对。后世较典型的有清经散、两地汤，是调经清热的良方。清经散用丹皮、地骨皮清经，生地改为熟地以补肾水，治月经先期而量多。两地汤以生地、玄参、麦冬、白芍、阿胶补养阴血，地骨皮清热凉血，治月经先期而量少者。两方清火、滋水的药组配比正好相反，自可对照说明地骨皮、生地两药的配伍关系。

3. 地骨皮、桑白皮 见"桑白皮"篇。

4. 地骨皮、柴胡 见"柴胡"篇。

【方药治疗】

1. 清退虚热

（1）虚劳骨蒸：地骨皮60克，防风30克，炙甘草15克，粗末。每服15克，姜5片，水煎服。治虚劳骨蒸和大病后烦热。（《济生方》地仙散）又，柴胡、鳖甲、地骨皮各30克，知母、秦艽、当归各15克，青蒿5叶，乌梅1枚，治骨蒸潮热，消瘦盗汗，咳嗽颊赤等。（《卫生宝鉴》卷5秦艽鳖甲汤）

（2）消渴：生石膏60克、地骨皮、天花粉、知母、黄连、麦冬各30克，甘草15克，为散。每服15克，水煎服。治小儿消渴，日夜饮水不止。（《圣惠方》卷53地骨皮散）

（3）口舌糜烂：地骨皮、柴胡各等分，细末。每服10克，水煎服。（《兰室秘藏》卷中地骨皮汤）

2. 清热泻肺

肺热喘咳：地骨皮、桑白皮各30克，甘草3克，剉散，入粳米1撮，水煎服。治肺热，喘急咳嗽，发热日晡甚。（《小儿药证直诀》卷下泻白散）又，桑白皮各30克，地骨皮、知母、陈皮、桔梗各15克，黄芩、甘草、青皮各10克，粗末，水煎服。治肺热咳喘。

（《卫生宝鉴》卷 12 加减泻白散）又，桑白皮各 30 克，地骨皮、桑叶、枇杷叶、茅根、杏仁、南北沙参各 10 克，鲜芦根、冬瓜仁各 15 克，浙贝、知母各 6 克，水煎服。治风温高热咳喘。（《魏长春临床经验选辑》清肺六二汤）

3. 清热凉血

（1）吐血：枸杞根、子、皮各等分为散，每服 15 克，水煎服。（《圣济总录》卷 45）

（2）月经量多：地骨皮 15 克，丹皮、白芍、熟地各 10 克，青蒿 6 克，黄柏 1.5 克，水煎服。治月经先期而来多，是肾中水火太旺者。（《傅青主女科》清经散）又，鲜地骨皮 120 克（布包，干品 30 克），瘦猪肉 120 克，慢火炖，少加盐，食肉喝汤。治妇女月经量多，崩漏属血热迫血妄行。（蒲辅周经验方）

（3）带下脉数：枸杞根（或地骨皮）500 克，生地 2500 克，酒 1 斗煮取 5 升，日日服之。（《千金要方》卷 39）

【药方】

1. 清骨滋肾汤 地骨皮 30 克，沙参、麦冬、丹皮、玄参各 15 克，炒白术 9 克，石斛 6 克，炒五味子（研）1.5 克，水煎服。治不孕，骨蒸夜热，遍体火焦，口干舌燥，咳嗽吐沫。（《傅青主女科》）

2. 清经散 地骨皮 15 克，丹皮、白芍、熟地各 10 克，青蒿 6 克，黄柏 1.5 克，水煎服。治月经先期而来多，是肾中水火太旺。（《傅青主女科》）

3. 两地汤 生地（酒炒）、玄参各 30 克，白芍、麦冬各 15 克，地骨皮、阿胶各 10 克，水煎服。治月经先期而来少，火热而水不足。（《傅青主女科》）

【医家经验】

吕学泰用泻白散异病同治 异病同治、一方多用，是中医治病求本特色之一，其道理即在于"病"虽异而"本"相同。治病必求于本，通过辨证求本，同本则同治。以泻白散的临床应用为例谈谈体会。泻白散乃清泻肺火之剂。只要是肺火，无论"病"名如何，均可用此方加味治之而获卓效。

盗汗患者杨某，长期盗汗不愈，甚者汗出浸湿被褥及枕巾，口燥咽干，五心烦热，颧红体瘦，舌红脉数。用泻白散加浮小麦 50 克，共服 8 剂，盗汗消失。此证属于肺痨虚火，泻白散清泻肺火，甘润不燥，浮小麦敛汗益气，药证相契，故而获效。

鼻衄患者张某，反复发作四五年。有时一日衄血 2～3 次，口干鼻燥，头晕眼涩，身热便干，舌红脉数。用泻白散加白茅根 30 克、大黄 3 克，水煎服 5 剂，诸证悉除，3 年未发。盖鼻为肺窍，肺热伤络，血循窍而出。泻白散能清泻本源，又加茅根泻热以止衄，借大黄泻腑以清脏，故收功甚捷。

王某，患荨麻疹 6 年，冬轻夏重，皮疹红赤，遍及周身，苔黄舌红，脉象浮数。以泻白散加苦参 10 克，蝉蜕 10 克，12 剂治愈，至今未发。此证乃风热犯肺，"肺合皮毛"，故发疹。泻白散加苦参泻火祛风，用蝉蜕以皮行皮，相得益彰，故收效甚宏。

一方多用，关键还在于识证求本，舍此则异病同治即无从谈起。曾治任某，酒后患中风，口眼㖞斜，语言謇涩，肢体动作不灵，初以牵正散和补阳还五汤，无效。更以牵正散合镇肝熄风汤，仍无效。细审诸症，体胖面红，皮热多汗，痰黄稠，舌红，苔黄，脉弦有力，结合素有喘疾，病发酒后之病史，乃是肺火内伏，痰浊壅盛。肺中火痰相搏，痰浊流窜经络，阳盛汗出，风邪乘机入中于经络，故有口眼㖞斜，肢体不遂之症。遂改用泻白散合升降散，一泻火热，清肺金；一祛风热，涤痰浊。处方为桑白皮24克，地骨皮24克，甘草10克，蝉蜕3克，僵蚕12克，姜黄9克，大黄6克。总以治痰火之本为主，3剂症减，又3剂症状基本消失，血压从190/110mmHg降至140/90mmHg，药改为隔日1剂，10日后痊愈。(《吕学泰医论精粹》)

【前贤论药】

《神农本草经》：主五内邪气，热中消渴，周痹。

《本草纲目》卷36引王好古：泻肾火，降肺中伏火，去胞中火，退热，补正气。

【方药效用评述】

➤ 地骨皮降肺中伏火，除肝肾虚热，能凉血而治五内虚热。善入血分，凡不因风寒而热在精髓阴分最宜。是有汗骨蒸劳热之专药，常配青蒿、秦艽、柴胡（或银柴胡）、知母等组成退虚热、除骨蒸方剂，如秦艽鳖甲汤、清骨散等。

➤ 地骨皮有清热凉血作用，故可用治月经先期者。比较上述清经散、两地汤两方，清经散主以地骨皮、丹皮、青蒿、黄柏，清热凉血，治月经先期而量多。两地汤主以生地、玄参、麦冬、白芍补肾水，治月经先期而量少者。

➤ 地骨皮清热凉血，治血热妄行之吐血、衄血、崩漏和月经过多等，常配生地、玄参、丹皮等。焦树德将鲜地骨皮捣汁，用治因血分有热的咳血、衄血、尿血等。

➤ 地骨皮有补肾作用，如《圣济总录》载地骨皮酒，枸杞根、生地、甘菊花各500克，捣碎，水煮取汁5斗，炊糯米5斗，细曲拌匀，入瓮如常封酿，待熟澄清，日饮3盏。壮筋骨，补精髓，延年耐老。又，《千金要方》则用治肾虚腰痛，枸杞根、杜仲、草薢各500克，好酒3斗浸之后，存封。适量服之。

【药量】 10～30克。

【药忌】 脾虚泄泻者慎用，或先调脾胃再服。

﹏ 青蒿 ﹏

【药原】 出《神农本草经》。用干燥地上部分。

【药性】 苦、辛，寒。归肝、胆经。

【药效】 清退虚热，清暑，截疟。

【药对】

1. 青蒿、柴胡 青蒿清退虚热，柴胡和解少阳，二药均入肝胆二经，而治寒热往来，或疟疾者。自宋以来，诸方书多以二味为主组成虚劳骨蒸潮热的效方。常配用的其他药物有地骨皮、知母、丹皮、鳖甲、秦艽等。如《卫生宝鉴》秦艽鳖甲汤、《血证论》柴胡清骨散、《重订通俗伤寒论》柴胡鳖甲汤（具体组成见下）、《医学集成》卷3清热饮（青蒿、柴胡、地骨皮、知母、丹皮、鳖甲、白术、人参、黄芪、当归、秦艽）、《医学心悟》卷3清骨散（青蒿、柴胡、地骨皮、秦艽、知母、丹皮、鳖甲、白芍、黄芩、胡黄连、甘草）、《医略六书》卷19柴胡鳖甲饮（柴胡、青蒿、鳖甲、地骨皮、丹皮、知母、生地、麦冬、茯神、乌梅）等，均以骨蒸潮热盗汗等症为主治。

2. 青蒿、地骨皮、秦艽　见"地骨皮"篇。

【方药治疗】

1. 清暑

（1）中暑：人参、白术各15克，青蒿21克，香薷10克，水煎服。治中暑口渴引饮。（《石室秘录》卷1消暑神丹）又，青蒿500克，白梅、乌梅、生姜各120克，姜皮30克，砂糖300克，细末捣为丸，每丸10克。每服1丸。治中暑猝倒。（《丹台玉案》卷2祛暑神丹）

（2）暑热生疖：青蒿、绿豆衣各10克，黄连、丹皮、赤芍、金银花、连翘各6克，厚朴、甘草各3克，水煎服。治小儿暑季热疖、痱毒。（《朱仁康临床经验集》清暑解毒饮）

2. 截疟

（1）疟疾：鲜青蒿1握，水2升渍，绞取汁饮之。治诸疟寒热。（《肘后方》）又，青蒿、冬青叶、官桂、马鞭草各30克，焙干为末，水丸胡椒大。每服30克，当疟疾发作前服。（《丹溪心法》卷2截疟青蒿丸）

（2）小儿疟疾：青蒿60克，桂枝15克，为末。每服3克，寒热未发前，凉酒调下，治小儿疟疾，不拘岁月远近。（《活幼心书》卷下二仙饮）

（3）瘴疟：青蒿、知母各30克，常山、桃仁各15克，为末。每服6克，加姜，水煎服。治瘴疟寒热久不愈者。（《圣济总录》卷37保安汤）又，草果、常山、知母、槟榔、大枣、乌梅、甘草各等分，青蒿倍之，为细末。每服12克，水煎服。治瘴疟。（《朱氏集验方》卷2草果七枣汤）

3. 清退虚热

（1）虚劳发热：柴胡15～30克，青蒿15～30克，秦艽15～30克，鳖甲15～30克，地骨皮15克，知母、当归、乌梅、甘草各10克，水煎服。治虚劳发热，潮热盗汗等。（《卫生宝鉴》卷5秦艽鳖甲汤）又，柴胡、青蒿、秦艽、鳖甲、知母、地骨皮、丹皮、白芍各10克，黄芩6克，胡黄连、甘草各3克，水煎服。治阴虚火旺，骨蒸潮热。（《血证论》卷7柴胡清骨散）

（2）肝虚劳热：青蒿（九月采收）、荆芥各等分，用童便浸3日，晒干研末。每服6克，酒送下。治肝虚劳热，体倦盗汗，食少。（《医级》卷9青蒿散）

（3）小儿潮热：青蒿10克，乌梅1枚，甘草3克，小麦50粒，水煎服。治小儿肌瘦潮热。（《袖珍小儿方》卷4青蒿散）

（4）妇女温病：柴胡、青蒿、黄芩、麦冬、栀子各6克，鳖甲、白芍、丹皮各10克，生地12克，甘草3克，水煎服。治妇女温病，经水适来或适断，热入血室，耳聋口苦，夜热昼凉。（《重订通俗伤寒论》柴胡鳖甲汤）

【药方】

1. 青蒿鳖甲汤　青蒿、知母、丹皮各10克，生地、鳖甲各15克，水煎服。治夜热早凉，热退无汗，邪伏阴分。（《温病条辨》卷3）

2. 蒿芩清胆汤　青蒿、黄芩、竹茹、茯苓、碧玉散各10克，半夏、枳壳、陈皮各5克，水煎服。治少阳湿热，胆胃不和，寒热如疟，寒轻热重，口苦胸闷，胸胁苦满，干呕呃逆。（《重订通俗伤寒论》）

【前贤论药】

《本草图经》：治骨蒸热劳为最，古方多单用者。

《滇南本草》：去湿热，消痰，治痰火嘈杂；眩晕……利小便，凉血，止大肠风热下血，退五种劳热。

《重庆堂随笔》：专解湿热，而气芳香，故为湿温、疫疠之要药。又清肝胆血分之伏热，故为女子淋带、小儿痉痢疳蟹神剂。

【方药效用评述】

➤ 青蒿解骨蒸劳热，又能泄暑热之火，性平和而不伤气血。在临床上，以阴虚而有感邪者尤为相宜。本品可君可臣，可佐可使。其体轻而性兼补阴，必须多用见效，少用则无效。

➤ 青蒿自古为抗疟截疟良药，以暑疟、秋疟、瘴疟为主治。柴胡、青蒿相配不仅可治虚劳潮热，实际上也可用于外感少阳寒热往来。近今有人大剂应用青蒿（30～60克）治红斑狼疮高热有效。

【药量】6～12克，大量可用至30～60克，不宜久煎。

【药忌】虚寒者忌用。

第四章　除湿药

湿邪宜除，分化湿、利湿、祛风除湿3类。化湿药有芳香化湿，如藿香，治邪在肌表者；有苦温燥湿，如苍术、厚朴等，治邪在肠胃者。二类药常配合以治湿邪里外同病者。利湿又称渗湿，以淡味药利湿为主，如茯苓、滑石等，治湿不利小便非其治也。祛风除湿药治湿邪在肌肉、骨节处，是治疗风湿痹证的良药。

第一节　化湿药

藿香

【药原】出《名医别录》。用地上部分。

【药性】辛，微温。归脾、胃、肺经。

【药效】化湿和中，祛暑解表。

【药对】

1. 藿香、厚朴　藿香辛温，化湿和中，且能解表祛暑；厚朴苦温，燥湿除满，且能降气化痰。二药相须而配，是治湿邪犯人，胸痞脘闷，腹胀吐泻的主药。如藿香正气散、不换金正气散、甘露消毒丹、藿朴夏苓汤等方，均以此二味为主药。如此则表里两解，既能解表湿，又能除里湿。吴鞠通《温病条辨》5个加减正气散中，均有藿香、厚朴、陈皮、茯苓四味，即寓此义。

2. 藿香、佩兰　二药均为辛温芳香而化湿浊之品，在湿温、暑湿，夏月梅令，常为同用药对。如《时病论》芳香化浊法，用二药为主治霉湿伤人，秽浊之气。又，藿香和中，对胸膈满闷呕吐之证尤为相宜。而佩兰化湿，对口甘黏腻者尤其合适。二者各有适应证。

3. 藿香、紫苏　二味辛温芳香，皆理气降逆、和胃和中之品。藿香尚可祛暑化湿，紫苏且能解表散寒。故成对应用，可治暑季外感，表寒里湿，发热恶寒、腹痛呕吐泄泻者，如《局方》藿香正气散、《医略六书》加味香苏散。在临床上，有发热恶寒者用藿香叶、紫苏叶，以解表化湿为主；有胸闷脘痞者，用藿香梗、紫苏梗，以理气和中为主，方用藿苏梗。

4. 藿香、香附　见"香附"篇。

5. 藿香、黄连　见"黄连"篇。

【方药治疗】

1. 外感风寒 藿香、姜厚朴、半夏、苍术、陈皮、甘草各等分，粗末。每服15克，姜3片、枣2枚，水煎服。治四时伤寒，霍乱吐泻。（《局方》卷2不换金正气散）又，藿香正气散（《局方》卷2），治外感风寒，内伤湿邪。见本篇"药方"。

2. 湿温 藿香、杏仁各6克，茯苓、豆豉各10克，姜半夏、猪苓、泽泻各4.5克，薏苡仁12克，姜厚朴3克，白蔻仁2克，水煎服。治湿温初起，身热不渴，体倦身重，胸闷苔滑。（《退思庐感证辑要》卷4藿朴夏苓汤）

3. 伤湿 藿香、佩兰、大腹皮各3克，陈皮、半夏各4.5克，姜厚朴4.5克，鲜荷叶10克，水煎服。治五月霉湿伤人，并治秽浊之气。（《时病论》卷4芳香化浊法）又，藿香、半夏、陈皮、土木香、丁香、官桂、苍术、白术、茯苓各30克，细末，花椒15克煎汤泛丸梧子大，红灵丹为衣。治暑日寒湿，吐泻腹痛。（《北京中药成方选集》纯阳正气丸）

4. 伤暑 藿香90克，香附、苏叶各45克，砂仁30克，炙甘草18克，陈皮15克，为粗散。每服10克，水煎服。治伤暑感冒，吐泻脉浮。（《医略六书》加味香苏散）

5. 呕吐 藿香、竹茹各10克，生姜3片，甘草3克，粗末，水煎分服。治腹胀呕逆。（《千金要方》卷5藿香汤）又，藿香、丁香、人参各7.5克，橘红15克，细末。每服6克，水煎食前服。治脾胃虚弱，不欲食，食即吐。（《脾胃论》卷下藿香安胃散）

6. 霍乱吐泻 藿香、香薷各3克，茯苓6克，为末。每服3～6克，姜汤下。每30分钟服1次，连服3次。治霍乱吐逆。（《幼幼新书》卷27引《婴童宝鉴》藿香散）又，藿香、杏仁、半夏、白术、扁豆、人参、茯苓各10克，木瓜6克，厚朴、砂仁、甘草各3克，水煎服。治夏日饮食不调，霍乱吐泻。（《医方考》卷1六和汤）

7. 酒疸 藿香叶、枇杷叶、桑白皮、陈皮、干葛、茯苓、鸡矩子各10克，水煎服。治酒疸。（《证治准绳·类方》卷5藿枇饮）

8. 心胃气痛 藿香叶、香附（炒）各等分，粗末。每3克，水煎服。治心胃气痛，饮食不进。（《鸡峰普济方》卷30二和散）又，香附150克（炒），藿香叶30克，细末。百沸汤点服。治一切气病。（《魏氏家藏方》卷2六一汤）香附降而升，藿香升而降，合而升降气机，故治一切气病。见"香附"篇"药对"。

9. 胎气不安 香附子30克，藿香叶、甘草各6克，为末。每服6克，沸汤入盐调下。治妊娠胎气不安，饮食减少，呕吐酸水。（《妇人良方》卷12二香散）

10. 湿疹 藿香、佩兰、苍术、陈皮、茯苓、泽泻、白鲜皮、地肤子各10克，水煎服。治各类湿疹，有脾胃不和、便溏、不食、腹胀等。（《朱仁康临床经验集》）

11. 鼻渊 藿香15克，水煎，加公猪胆汁1枚，和匀，食后顿服。或藿香末30克，公猪胆汁熬膏为丸梧子大，每服6克，日2次。治鼻渊。（《外科正宗》卷4奇授藿香汤）丸名藿胆丸。

【药方】

1. 藿香正气散 藿香90克，大腹皮、白芷、紫苏、茯苓各30克，半夏曲、陈皮、姜厚朴、桔梗各 60 克，甘草 75 克，细末。每服 6 ~ 10 克，姜、枣煎汤调下。或作水丸，或作汤剂。治外感风寒，内伤湿邪，脘腹疼痛，呕吐恶心，肠鸣泄泻。（《局方》卷 2）

2. 一加减正气散　藿香梗、厚朴、杏仁、茵陈、茯苓皮各 6 克，陈皮、大腹皮各 3 克，神曲、麦芽各 4.5 克，水煎服。治三焦气郁，升降失司，脘腹胀满，大便不爽。

3. 二加减正气散　藿香梗、茯苓皮、木防己、薏苡仁各 10 克，陈皮、厚朴、大豆黄卷各 6 克，通草 4.5 克，水煎服。治湿郁三焦，脘闷便溏，身痛。

4. 三加减正气散　藿香梗、茯苓皮、杏仁各 10 克，厚朴 6 克，陈皮 4.5 克，滑石 15 克，水煎服。治湿阻中焦，苔黄脘闷，气机不宣，久则化热。

5. 四加减正气散　藿香梗、茯苓各 10 克，厚朴、神曲各 6 克，陈皮 4.5 克，草果 3 克，炒山楂 15 克，水煎服。治湿阻气分，胸闷食少，苔白滑。

6. 五加减正气散　藿香梗、厚朴、苍术各 6 克，陈皮、大腹皮各 4.5 克，茯苓 10 克，谷芽 3 克，水煎服。治中焦湿胜，脘闷便泄。（以上五方均见于《温病条辨》卷 2）

【医家经验】

吴鞠通用加减正气散　诸方由《局方》藿香正气散变化而来。藿香正气散方有白芷、紫苏解表理气，故能表里双解，外解风寒，内和湿滞。而 5 个加减正气散偏重治里，调和脾胃，化湿调中。其中，一、二加减正气散证湿热相兼，三加减正气散湿渐化热，四、五加减正气散证是湿邪较重，或为寒湿者。五方均有藿香梗、陈皮、茯苓、厚朴四味，分别化湿、和胃、利湿、理气。腹胀用大腹皮、苍术燥湿除胀，食少以麦芽、谷芽、神曲消导，胸闷配杏仁、大豆黄卷宣上焦，小便不利加茵陈、滑石利下焦，身痛配木防己、薏苡仁。

【前贤论药】

《本草述》：散寒湿、暑湿、郁热、湿热。治外感寒邪，内伤饮食，或饮食伤冷湿滞，山岚瘴气，不服水土，寒热作疟。

《药性切用》：醒脾祛暑，快胃辟秽，为吐泻腹痛专药。

【方药效用评述】

➤ 藿香其气芳香，醒脾开胃，以此调中焦脾胃，治外受寒湿、内伤饮食，湿滞中焦、吐泻腹痛诸证，尤为适合。辛散解表而不峻，微温化湿而不燥，祛暑化湿，和中开胃，理气止痛。如藿香正气散、纯阳正气丸等。

➤ 藿香常配以平胃散、二陈汤、六君子汤等方，治中焦脾胃湿阻者，如不换金正气散、藿朴夏苓汤、六和汤等。

➤ 藿香叶以发表，藿香梗以和中，鲜藿香清暑化湿、芳香辟秽。

【药量】 6 ~ 10 克。鲜者 15 ~ 30 克。不宜久煎。

【药忌】 阴虚火旺、暑热高热者忌用。

❧ 苍术 ❧

【药原】 术之一种，出《神农本草经》。自《本草衍义》始见苍术之名。用根茎。

【药性】 辛、苦，温。归脾、胃、肝经。

【药效】 燥湿健脾，祛湿除痹，泄水消肿，解郁化痰，明目。

【药对】

1. 苍术、厚朴 苍术辛香苦温，燥湿健脾，湿去则脾得以健运；厚朴苦辛温，理气除满，降气化湿，气顺则胀满自除。二味相须为用，是治湿阻脾土，中焦不运，脘腹胀满，便泄苔腻的常用药对。因湿邪阻滞中焦所致诸证者，以平胃散治疗。平胃者，敦阜之土宜与苍术、厚朴平之，燥湿除满之义。后世香砂平胃丸，平胃散加木香、砂仁以理气，治疗湿阻中满；胃苓汤，平胃散合五苓散以利水，治水湿泄泻，效果更加突出。

2. 苍术、熟地黄 脾恶湿，肾恶燥。苍术性燥，燥湿健脾；熟地性润，滋阴补肾。二药合用，则燥脾湿而不伤肾，滋肾燥而不碍脾。如《素问病机气宜保命集》黑地黄丸（苍术、熟地、干姜、甘草），治脾湿肾虚引起的肠风、便血、久痔。又，《普济方》合德丸，用苍术120克（米泔浸）、熟地60克（焙），细末，水丸如梧子大，治脾肾不足之两目干涩，坐起生花者。

3. 苍术、玄参 苍术苦温燥烈，敛脾精，止漏浊。玄参咸寒，清热凉血，养阴润燥。二味配合，相互为用，一燥一润，运脾除湿，敛精止漏，凉血解毒，补肾清热。二药又相互制约，其中玄参滋肾水而退阴虚燥热，抑苍术之苦燥。苍术敛精而止尿糖漏泄，又免玄参之寒泻。是近今施今墨常用于糖尿病，而有降血糖、尿糖作用的药对。黄芪、生地，苍术、玄参，一脾一肾，治古称为消渴之糖尿病，有降血糖、消尿糖之功用。

4. 苍术、地榆 苍术苦温燥湿，化肠胃湿浊；地榆性寒凉血，清下焦血热。合用以治肠风便血、泄利脱肛等，如《素问病机气宜保命集》苍术地榆汤等。费伯雄《医方考》："一燥湿，一凉血，亦治下利之正法。然止二味尚未足以扶正和荣也。"《医学入门》苍榆汤即本方加味，用治泄泻、痢疾、脱肛。

5. 苍术、枸杞子 苍术苦温，刚燥化痰，燥湿健脾；枸杞子甘平，柔润滋补，补益肝肾。枸杞子、苍术二药相配，刚柔相济，润燥相制，是为绝配药对。古时，二药均作养生延年服食之用。如苏颂《图经本草》服食多单饵术（苍术），或合白茯苓，或合石菖蒲。《普济方》卷218正元丹用苍术、黄精，补益极多。而《本草纲目》卷36引刘松石地仙丹，用枸杞叶、花、根、子以延年（见"枸杞子"篇）。再者，二药均可明目，如《普济方》卷218枸杞还童丸以二味成方，治肝肾虚弱，眼目昏花，饮食少进者（见本篇"方药效用评述"）。

6. 苍术、防风 见"防风"篇。

7. 苍术、麻黄 见"麻黄"篇。

8. 苍术、黄柏 见"黄柏"篇。

9. 苍术、白术　见"白术"篇。

【方药治疗】

1. 发汗除湿

（1）伤寒温疫：苍术、麻黄各等分，粗末。每6克，姜5片，葱白3根，水煎服。治伤寒温疫，身体壮热，头痛项强，四肢身痛，恶风无汗。（《杨氏家藏方》卷上顺解散）又，苍术150克，羌活、藁本、白芷、细辛、川芎、甘草各30克，细末。每服10克，姜3片，葱白2根，水煎服。治四时温疫，发热头痛，恶寒身痛。（《局方》卷2神术散）

（2）风寒湿表证：苍术、麻黄、杏仁、桂枝、甘草各10克，生姜3片，大枣3枚，水煎服。治太阳表证，有寒湿者。（《金匮要略》麻黄加术汤）又，苍术、羌活、黄芩、甘草各等分，细末。每服12克，水煎服。治外感壮热头痛，身重而渴。（《玉机微义》卷50引易老方）

（3）湿温：生石膏50克，知母18克，苍术9克，甘草6克，粳米9克，剉如麻豆大。每服15克，水煎服。治湿温，身热，汗多，胸痞，苔白腻。（《类证活人书》卷18苍术白虎汤）

（4）瘴疟：柴胡4.5克，苍术、知母、黄芩、葛根、半夏、陈皮、川芎各3克，甘草2克，乌梅1个，水煎服。（《张氏医通》卷15苍术柴胡汤）

2. 祛湿除痹

（1）风湿痹痛：麻黄、苍术、桂枝各10～15克，杏仁、甘草各10克，水煎服。治湿痹，身痛无汗。（《金匮要略》麻黄加术汤）又，苍术60克，防风30克，生姜7片，水煎服。（《素问病气宜保命集》卷中苍术防风汤）又，白术60克（如需发汗则用苍术），防风60克，水煎服。上解三阳，下安太阴。（《此事难知》）

（2）湿热痹：苍术、黄柏各15克，知母、羌活、独活、白术、生地、当归、白芍、木瓜、牛膝、防己、槟榔各10克，甘草6克，水煎服。治痹证，见形气实而湿热盛。（《医宗金鉴·杂病》加味二妙丸）

（3）痛风：上中下痛风方，见本篇"药方"。

3. 燥湿健脾

（1）湿阻中焦：苍术120克，厚朴90克，陈皮60克，甘草30克，为细末。每服10克，水煎服。治湿阻中焦，脾胃不和，脘腹胀满，便泄身重，食少纳呆。（《简要济众方》平胃散）

（2）呕逆：苍术80克（米泔水浸，焙干后麸炒），生甘草10克（盐炒），为末。油炒焦熟，杵和药末。每服3～6克，沸汤点服。治中寒呕逆，痰秽恶心，不思饮食。（《卫生家宝方》中书汤）

（3）湿泻：苍术60克，芍药30克，黄芩15克，剉，每服30克，加肉桂1.5克，水煎服。治急性湿泻，水泄注下，腹痛甚。（《素问病机气宜保命集》卷中苍术芍药汤）又，苍术250克（黄土炒过），山药120克（炒），为末，饭丸如梧子大。量人大小，每服3～

10 克, 日 2 次。治湿盛脾虚泄泻, 大人小儿皆宜。(《濒湖集简方》) 缪仲淳《本草单方》也载此方。

(4) 脾湿久泻: 苍术、肉豆蔻各 30 克, 为末, 丸如梧子大。每服 50 丸, 日 2 次。治脾湿久泻。(《医学纲目》卷 23 固中丸) 又, 苍术 60 克 (炒), 川椒 30 克 (炒), 为末。水丸如梧子大, 每服 20 ~ 30 丸, 治湿泻久痢。(《素问病机气宜保命集》卷中椒术丸)

(5) 食积暴泻: 苍术 (米泔浸)、神曲各等分, 糊丸如梧子大, 每服 30 ~ 50 丸, 米饮下。治食积所伤, 暑月暴泻。(《局方》卷 2 曲术丸) 又, 《肘后方》用治腹中虚冷, 不能饮食, 食则不消。苍术 200 克 (米泔浸), 炒神曲 100 克, 为末, 蜜丸梧子大。每服 30 丸, 米汤下, 日服 3 次。冷加干姜, 痛加当归, 虚弱加甘草。

(6) 小儿厌食: 苍术、鸡内金各 20 ~ 40 克 (2 ~ 4 岁各 20 克, 5 ~ 7 岁各 30 克, 7 岁以上各 30 ~ 40 克)。苍术水煎 2 次, 取汁 100 ~ 200 毫升, 分 3 份; 鸡内金研末, 分 3 份。每次各取 1 份, 以苍术药汁冲服。日 3 次, 食前 1 小时服。治小儿厌食症。(江育仁验方)

(7) 肠风便血: 苍术 120 克, 地榆 60 克, 粗末。每服 30 克, 水煎服。治久病肠风, 痛痒不止, 大便下血。(《素问病机气宜保命集》卷中苍术地榆汤) 又, 苍术 90 克 (米泔浸), 地榆 30 克 (炒黑), 研末。每用 30 克, 水煎服。治脾经受湿, 痢疾下血。(《医方集解》苍术地榆汤)

(8) 痢疾: 生、熟大黄各 30 克, 苍术 90 克 (米泔水浸), 杏仁 (去皮尖与油)、羌活 (炒) 各 60 克, 川乌 (去皮面包煨透)、甘草 (炒) 各 45 克。研细末, 瓶储备用。成人赤白痢每服 3 ~ 4 克, 赤痢用灯心草 30 厘米, 白痢用生姜 3 片煎汤调服, 赤白痢则用灯心草、生姜煎汤调服; 泄泻每服 2 克, 以米汤调服。小儿减半, 4 岁以下者用 1/4, 幼儿再减, 日 2 次。治痢疾、泄泻。(《镜花缘》痢泻散)

4. 泄水化饮

(1) 水肿: 苍术 45 克, 炒杏仁 45 克, 赤茯苓 45 克, 桑白皮 45 克, 连皮槟榔 4 枚, 嫩楮枝 30 克, 商陆根 75 克, 粗末。每服 4.5 克, 水煎服。治风水, 头重面肿。(《圣济总录》卷 79 苍术饮) 又, 苍术、牛膝、防己各 30 克, 水煎服。治腹水。(方药中经验方苍牛防己汤)

(2) 痰饮: 苍术 500 克, 为末。生油麻 15 克, 加水研滤取汁, 大枣 50 枚 (煮烂去皮核), 捣和研成稀膏, 和药末为丸梧子大, 每服 50 丸, 盐汤下。治膈中停饮。(《本事方》卷 3 神术丸) 又, 苍术 500 克分作 4 份, 分别用青盐、川椒、川楝子、补骨脂和小茴香同炒, 余药不用, 取出苍术为末, 酒糊丸梧子大。每服 50 丸, 日 2 次, 米饮下。治痰饮。(《瑞竹堂经验方》卷 2 四制苍术丸)

(3) 肥胖症: 猪苓 100 克, 泽泻 500 克, 茯苓 100 克, 桂枝 50 克, 白术 100 克, 虎杖 200 克, 茵陈 200 克, 制何首乌 500 克, 共研末, 水泛为丸梧子大。每服 6 ~ 10 克, 日 3 ~ 4 服。连用 2 ~ 4 个月, 可见明显效果。(张志远验方)

5. 化痰调经

（1）六郁：香附、川芎、苍术、神曲、栀子各等分，为末，水丸如梧子大，每服 6 克，日 2~3 次。治六郁。（《丹溪心法》卷 3 越鞠丸）方中香附治气郁，川芎治血郁，苍术治痰郁、湿郁，神曲治食郁，栀子治火郁，朱丹溪用治六郁。

（2）月经后期：苍术、香附各 120 克，黄芩 60 克，为末。蒸饼为丸如梧子大。每服 50 丸，食后姜汤下。治性躁多怒而过期经行。（《万人妇人科》卷 1 苍附丸）

（3）闭经：苍术 10 克，六一散 30 克（包），萆薢 10 克，水煎服。治湿热闭经，见带下绵绵不休，舌苔腻，舌微红。

（4）不孕：苍术 60 克，香附（四制）40 克，陈皮、茯苓各 45 克，枳壳、半夏、天南星、甘草各 30 克，姜汁、醋煮面糊为丸梧子大。每服 10 克，日 2 次。治肥胖妇人，痰湿壅盛，闭塞子宫，不能受孕。（《一盘珠》卷 6 苍附导痰丸）

（5）产后败血冲心：苍术 30 克（炒黑），当归 5~10 克，为末，每服 6 克，酒煎服。（《产宝诸方》当术散）

6. 敛精泄浊

（1）遗精白浊：苍术、萆薢各 21 克，小茴香 30 克，加生姜 3 片，水煎，入盐 1 捻同服。治遗精白浊。（《古今医鉴》卷 8 三神汤）

（2）漏浊淋沥：制苍术 500 克，炒茴香、川楝子各 90 克，炮川乌、炒补骨脂、茯苓、龙骨各 60 克，细末，酒面糊为丸梧子大。每服 50 丸，砂仁煎汤或粳米汤下，日 2 次。治脾精不禁，漏浊淋沥，腰疼疲乏。（《仁斋直指方》卷 10 苍术难名丹）

7. 明目

（1）眼目赤痛：苍术 30 克，蝉蜕、木贼草、黄芩各 15 克，为末。每服 3 克，水调下。（《圣济总录》卷 103 苍术散）

（2）眼生黑花：苍术 60 克炒，川椒 30 克炒，为末。醋糊为丸如梧子大，每服 20 丸，茶调下。（《世医得效方》卷 16 椒目丸）

8. 燥湿解毒

（1）下肢丹毒：苍术 1000 克，切片，入砂锅内，加水煮至一半，将汁倒出。再另加水煮至一半倒出，煎至苍术无味后，弃渣。将药汁并在一起，煎成厚膏一斤，加入蜂蜜 250 克和匀。每服 1 匙，开水冲服。用于下肢丹毒，屡发不愈。（《朱仁康临床经验集》苍术膏）又，苍术 1500 克，泽泻 750 克，加水适量，煎 2 次取汁，约 4000 毫升，再用文火煎至 2000 毫升，加入蜂蜜 500 克，调制成膏，低温保存。每次服 20 毫升，日 2 次，连服 60 日为 1 个疗程。治复发性丹毒。（浙江中医杂志，1999，7：293）

（2）外科结核：茅术 240 克，全蝎、石斛、天麻、当归、川芎、羌活、荆芥、防风、麻黄、细辛、炮川乌、炮草乌、首乌各 30 克，雄黄 18 克，研末，蜜丸如弹子大，每重 4.5 克。每次 1 丸，日 2 次。（验方万灵丹）

【外用治疗】

1. 预防感冒　苍术、雄黄按2：1的用量比例，分别研末过筛，混匀后用凡士林、羊毛脂为基质，配成33：100的苍术雄黄膏，涂双侧鼻前庭，然后用手指轻轻按揉鼻翼。2～4日涂鼻1次，连用2～5次。（中华内科杂志，1976，5：285）

2. 小儿腹泻　胡黄连、苍术各等分研末。每次取一团鸭蛋大的酒糟捣成泥，撒上胡连苍术粉9～10克，捏成饼状，外敷患者神阙穴，薄膜覆盖固定。日1～2次，每次敷4～6小时。（中国中西医杂志，1991，10：635）

3. 湿风烂疮　苍术、黄柏各500克，共炒成性，为末，铺床褥上，常卧则愈。治湿热所致者。（《外科方外奇方》卷3 二妙散）

4. 防疫消毒　生苍术，每100平方米房间50～100克，点燃，吹灭明火而后用烟熏，每日熏1次。

【药方】

1. 平胃散　苍术120克，厚朴90克，陈皮60克，甘草30克，为散。每服10克，水煎服。治湿阻中焦，脾胃不和，脘腹胀满，便泄身重，食少纳呆。（《简要济众方》）

2. 二妙散　苍术（米泔浸）、黄柏（炒）各等量为末，每用10克，沸汤入姜汁调服，治筋骨疼痛，因湿热。（《丹溪心法》卷4）

3. 许叔微神术丸　生茅术480克，洗净晒干，切成小方块，分作4份。各份均为120克，分别用黑芝麻、补骨脂、陈皮、米泔水各120克拌炒，炒毕取出净苍术研末为细粉，水泛丸如小豆大。均于秋季制作服用。每服3克，日3次。治老年慢性支气管炎。病程较长者连服2年即效。为刘树农根据许叔微《本事方》变方。（《刘树农论内科》）

4. 上中下痛风方　苍术（米泔浸）、黄柏（酒炒）、天南星（姜制）各60克，川芎、白芷、神曲、桃仁、龙胆、防己各30克，威灵仙（酒拌）、羌活（走骨节）、桂枝各10克，红花6克，上为末，曲糊丸，如梧子大。每服100丸，空心，白汤下。治上中下痛风。大法：痛风用苍术、天南星、川芎、当归、白芷、酒黄芩。在上者，加羌活、桂枝、威灵仙；在下者，加牛膝、防己、木通、黄柏。血虚多用川芎、当归，佐以桃仁、红花、肉桂、威灵仙。肉桂能横行手臂，领天南星、苍术诸药至痛处。（《医方集解》）

【医案】

➤（许叔）微患饮癖三十年，始因少年夜坐写文，左向伏几，是以饮食多坠左边，中夜必饮酒数杯，又向左卧。壮时不觉。三五年后，觉酒止从左下有声，胁痛，食减，嘈杂，饮酒半杯即止。十数日，必呕酸水数升。暑月止右边有汗，左边绝无。遍访名医及海上方，间或中病，止得月余复作。其补如天雄、附子、矾石辈，利如牵牛、甘遂、大戟，备尝之矣。自揣必有癖囊，如潦水之有科臼，不盈科不行。但清者可行而浊者停滞，无路以决之，故积至五七日必呕而去。脾土恶湿，而水则流湿，莫如燥脾以去湿，崇土以填科臼。乃悉屏诸药，只以苍术一斤，去皮切片为末，生油麻（脂麻、芝麻）半两，水二盏研滤汁，大枣五十枚，煮去皮核，捣和丸梧子大。每日空腹温服五十丸，增至一二百丸。忌桃、李、雀肉，服三月而疾除。自此常服，不呕不痛，胸膈宽利，饮啖如故，暑月汗亦周身，灯下能书细字，皆术之力也。初服时必觉微燥，以山栀末沸汤点服解之，久服亦自不燥也。（《本事方》）

➤（丹溪治）一妇年五十，患小便涩，治以八正散等剂，小便胀急不通，身如芒刺。朱以所感霖淫雨湿邪尚在表，因用苍术为君，附子佐之发表，一服即汗，小便随通。（《名医类案》卷9"秘结"）

【医家经验】

朱进忠对上中下痛风方的临床应用　上中下痛风方是治疗上中下痛痹的有效方。其中桂枝横行手臂；汉防己下行，除湿热，止痛痹；龙胆草下行，泻火；羌活上行，通身走关节；威灵仙上下行，除上下之风湿。又，桂枝领天南星、苍术至痛处。诸药合用，不仅能除风湿热邪，亦能调气机之升降。又，天南星入肝经，祛风痰，解痉搐而通络脉；桂枝通心肝之阴气而行痹阻；羌活治贼风失音不语，手足不遂；白芷除秽浊，祛风湿。桂枝、天南星、羌活为伍，不但能除风湿、风痰之在经络，并且能开心窍，正舌偏；川芎、桃仁、桂枝、红花相配，不但能活血，而且能行上中下三焦之气机。故风寒、湿热、痰浊，气血瘀滞在上中下三焦者，均可用之。

例1：糖尿病酸中毒，脑溢血所致之昏迷。刘某，男，71岁。高血压病、糖尿病17年余，左眼青光眼10年，经服西药，精神、食欲、睡眠一直近于正常。21天前，在看电视时，突然神志昏迷，急送某院治疗。诊为脑溢血、眼底出血、糖尿病、糖尿病酮症酸中毒、高血压病、肺部感染。住院治疗21天，病情不但不减，反见日益加剧。审其神昏不语，痰声如拽锯，舌卷囊缩，手撒遗尿，项强。按其腹从心下至脐肌肉紧张，腹热而四肢厥冷，舌苔黄厚腻，脉滑数而时见促象。证脉合参，诊为正气败绝，痰热阻滞，急予化痰清热攻下加人参法，3剂后体温由40.1℃降至38.5℃，神志有改善，但夜间体温又突然升至39.5℃。喉中痰更多，且曾因痰一时不能咳出而发生短暂的窒息现象，医急予气管切开，吸痰抢救，病情才逐渐稳定，但神志昏迷不见改善。再察其证，见神昏痰多，项与四肢均强硬，按其腹不硬，瞳孔对光反射存在，舌苔黄厚腻，脉弦紧数而时见结涩。综合脉证，诊为风寒闭郁，痰热内闭，气血瘀滞，心窍蒙闭之证。处以上中下痛风方加减：黄柏10克，苍术10克，天南星10克，桂枝10克，防己6克，威灵仙6克，桃仁10克，红花10克，龙胆10克，羌活10克，白芷10克，神曲10克，川芎10克。服药4剂后，神志稍清，四肢、项背强急改善，呼其名时能哼出声音，喉中痰声消失。继服10剂，神志清醒，肢体稍能活动，尿蛋白、酮体、红细胞消失。

例2：苍白球钙化，舌偏语謇，健忘，麻木。刘某，女，54岁。数十年来因某些问题，精神一直压抑。8个多月前，突然发现记忆力骤减，言謇语涩，心烦易怒，手足麻木、强而不适，项强，其后诸证日渐加剧。某院诊为"苍白球钙化"，住院半年多，病情反而更加严重。细审其证，心烦易怒，言謇语涩，健忘，一句话常反复多次而不完，且思维不能连续，手足麻木，神情有时呆痴，有时正常，伸舌向左偏歪，舌苔白腻，脉弦紧而兼滑。

综合脉证，诊为风寒闭郁，痰热阻滞，气血升降失职。治拟上中下痛风方加减以外散风寒，内清痰热，理气活血，斡旋阴阳。处方：黄柏10克，苍术10克，天南星10克，桂枝10克，防己3克，威灵仙10克，桃仁10克，红花10克，龙胆10克，羌活4克，白芷4克，川芎10克，神曲10克，郁金6克。服药4剂后，舌僵、麻木、记忆及分析问题能力衰退现象好转。继服上药两个月，记忆及分析问题的能力大见改善，并能做一般家务，继以加减十味温胆汤善后。

例3：一氧化碳中毒后遗症，痴呆、语謇、轻瘫。郝某，男，45岁。一个多月以前，煤气中毒昏迷，经过某院抢救后虽神志清醒，但精神一直失常，时而喃喃自语，时而吞食异物，有时甚至吞食自己的粪便，他人问其痛苦所在时均不回答，对自己的妻子儿女全然不识，饮食不知饥饱，走路及手握物体均甚困难。细审其证，精神呆痴，时时喃喃自语，询其子女是谁时概不作答；命其到厕所大小便时有时拒绝，有时去而复回，回居室后即刻到床上大小便；衣食从来不知索取。舌苔黄厚腻，脉弦紧而滑涩兼见。综合脉证，诊为秽浊之邪蒙蔽清窍，血络瘀滞所致。拟上中下痛风方加减，活血通络，除秽开窍。处方：黄柏10克，苍术10克，天南星10克，桂枝10克，防己10克，龙胆10克，桃仁10克，红花10克，白芷10克，羌活4克，川芎10克，神曲10克，郁金10克，石菖蒲10克。服药10剂后，神志较前明显好转，已能认识子女，并能主动索要衣食和主动到厕所大小便；但过去的事情仍多数记忆不清。继服药10剂，记忆力较前明显恢复，走路也较前明显稳健，已能随意拿取各种物品。继服上药30剂，诸症消失。

例4：脑血栓形成，偏瘫、失语。张某，男，30岁。风湿性心脏病、二尖瓣狭窄与闭锁不全、心房纤颤十余年。半年多前在刚刚看完电视要睡觉时，突然神志昏迷，口眼㖞斜，右半身瘫痪。急至某院，诊为脑血栓形成、风湿性心脏病、二尖瓣狭窄与闭锁不全、心房纤颤、心力衰竭。前后住院6个多月，虽然神志已完全清醒，偏瘫亦有所好转，但伸舌仍偏歪，语言謇涩，右手挛缩不能伸展，右臂亦仅能伸展45°，右腿约伸120°，右足趾挛缩，并时时心悸气短。细审其证，除上症外，兼见失眠健忘，舌苔黄白而腻，舌质紫黯，脉沉细滑促。综合脉证，诊为瘀血阻滞，痰热不化。治以上中下痛风方，化痰泻火，理气活血，舒筋通络。处方：黄柏10克，苍术10克，天南星10克，桂枝10克，防己10克，威灵仙6克，桃仁10克，红花6克，龙胆10克，羌活3克，白芷3克，川芎10克，神曲10克，丹参15克。服药30剂后，舌謇语涩明显好转，上肢能伸至170°，下肢约伸180°，足趾挛缩状消失，走路平稳，手指伸屈亦较自如，继服上方60剂，诸证大部消失。唯风湿性心脏病、二尖瓣狭窄与闭锁不全症状未消减。

例5：慢性丹毒反复发作，右腿肿胀如象腿。张某，女，50岁。5年前，在左小趾、无名趾部先发现红肿热痛，很快即整个左下肢均红肿，发热。急至某院，诊为丹毒。治疗两个多月后痊愈出院。次年春天，以上症状又发作，住院两月余，痊愈出院。此后，每年都发病1～2次。近一年多来，虽然经过治疗有所好转，但左下肢的肿胀现象一直不见根本改善，且皮肤日渐增厚粗糙，如大象皮肤之状，又用中药除湿清热解毒之剂近百剂及针灸、西药等，仍不见改善。细审其证，左侧整个下肢从鼠溪部至足趾均肿胀，微痛不红，皮肤粗糙增厚如牛领之皮状，活动不便，口干口苦而黏，二便正常，舌苔黄稍腻，脉弦紧滑数。综合脉证，诊为湿热内郁，风寒外闭，痰热内结，气滞血瘀之证。治拟外散风寒，内除湿热，化痰散结，理气活血。治以上中下痛风方加减。处方：黄柏10克，苍术10克，天南星10克，桂枝10克，防己10克，威灵仙10克，桃仁10克，红花10克，龙胆10克，羌活10克，白芷10克，川芎10克，神曲10克，晚蚕沙10克。服药4剂后，腿肿大减。继服10剂，腿肿竟消退大半。又服20剂，愈。

例6：皮肤结核，小脚疼痛、结节，久久不愈。耿某，女，40岁。两腿紫红色结节，疼痛，发热，时轻时重约6年，经数个医院反复检查，确诊为皮肤结核，予抗痨药、激素等治疗曾一度好转，但不久又复发如初。两年多来，两腿、两臂结节一直不见消退。细察其证，左腿有10个杏核大、紫红色、微有硬痛的结节，右腿6个，左臂3个，右臂2个。舌苔薄白，脉弦紧滑数。诊为风寒郁表，湿热内郁，痰积瘀血凝结，治以上中下痛风方加减，散寒解表，除湿清热，化痰软坚，活血散结。处方：黄柏10克，苍术10克，天南星10克，肉桂10克，防己10克，威灵仙10克，桃仁10克，红花10克，龙胆10克，羌活10克，白芷10克，川芎10克，神曲10克，丝瓜络10克。服药6剂，诸症好转，服药40剂，愈。（山西中医，1991，3：45）

【前贤论药】

《本草衍义》：其（苍术）长如大拇指，肥实，皮色褐，气味辛烈，须米泔浸洗，再换米泔浸二日，去上粗皮。白术粗糙，色微褐，气味亦微辛，苦而不烈。古方及《本经》止言术，未见分其苍白二种也。

《医学启源》：主治与白术同，若除上湿、发汗，功最大。若补中焦、除湿，力少。

《本草纲目》卷12：昔人用术不分赤白，自宋以来，始言苍术苦辛气烈，白术苦甘气和，各自施用……张仲景辟一切恶气，用赤术同猪蹄甲烧烟。陶隐居亦言术能除恶气，弭灾疹。故今病疫及岁旦，人家往往烧苍术以辟邪气。

《本草正义》：芳香辟秽，胜四时不正之气，故时疫之病多用之，最能驱除秽浊恶气。阴霾之域久旷之屋，宜焚烧此物而后居人。

【专论】

张仲景经方之术应为苍术　现存本《伤寒论》《金匮要略》中的方剂，只用到白术，而无苍术。但在张仲景时代只有"术"之名，并无"白术"。《素问》《神农本草经》等并无白术、苍术之名，"术"是汉代医籍通用名。梁代陶弘景而后，白术、赤术（苍术）广泛存在于各代医籍中。《本草经集注》首先从名称、性状上区别白术、苍术。现存本中的白术，是由林亿等新校正医书时，由术校改而来。《神农本草经》对术的功效和其作为"煎饵"的记载，更符合后世对苍术的认识。而宋以前经方中的术多用苍术。林亿《新校备急千金要方·凡例》"又如白术一物，古书唯言术，近代医家咸以术为苍术。今则加以白字，庶临用无惑也"即是其证。《金匮要略》"湿家身疼烦，可与麻黄加术汤发其汗为宜",其方后注曰"温服八合,覆取微似汗",说明麻黄汤无须白术缓汗,而且白术并无祛表湿之功。苍术既可用于表证,也可用于里证。有表湿者可祛表湿,有里湿者可燥里湿,有脾虚者可健运脾胃,有脾胃虚寒者可温脾,一药多用,较白术更优。而且在临床应用上更符合实际情况。薛生白《湿热病篇》第2、第3条,就分别论述湿在表分、湿在肌肉用苍术祛表湿的治法。因此,张仲景书中的术,应该是苍术。(《中华中医药杂志》,2017,5:55)

【方药效用评述】

➤ 苍术治湿,上、中、下皆可用,通治三焦之湿。上焦湿生湿痰,配麻黄、桂枝,燥湿发散,宣肺化饮,如麻黄加术汤;中焦湿生中满,配白术、厚朴,燥湿健脾,宽中除满,如枳术丸、平胃散;下焦湿生足痿、流火,配黄柏、薏苡仁,燥湿清热,利湿治痿,如二妙散、三妙丸等方。

➤ 苍术宽中除胀,散表发汗;白术燥湿健脾,补中益气。故云"卑监之土宜与白术培之,敦阜之土宜与苍术平之"。苍术善行,走而不守;白术善补,守而不走。苍术消食纳谷开胃,泄水解郁;白术健脾止泻,安胎固腰。陶弘景:"白术少膏可作丸散,赤术(即苍术)多膏可作煎用。"有云王好古用术如神,发汗用苍术,止汗用白术者。前者有麻黄加苍术汤,后者则是玉屏风散之指征。

➤ 苍术、香附调节气机升降,总解六郁。朱丹溪:"痰、火、湿、食、气、血六郁,皆因传化失常不得升降,病在中焦,故药必兼升降。苍术为足阳明药,气味辛烈,强胃强脾,能径入诸经,疏泄阳明之湿,通行敛涩。香附乃阴中快气之药,下气最速,一升一降,故郁散而平。"(《本草衍义补遗》)

➤ 《仁斋直指方》:"脾精不禁,小便漏浊,淋沥不止,腰背酸疼,宜用苍术以敛脾精,精生于谷也。施今墨常用苍术、玄参,治糖尿病尿糖高而经久不降者,以为是脾精不敛之故。李时珍《本草纲目》以苍术治"湿痰留饮或夹瘀血成窠囊,及脾湿下流浊淋带下"。(卷12)在高脂血症、高血糖症、高尿酸血症等病程中,常见有痰、湿、饮相兼之证,可随症选用苍术。如高尿酸血症和痛风,用四妙丸,即苍术、黄柏、牛膝、薏苡仁,化湿清热,并配以土茯苓、草薢、车前草、玉米须等排浊利尿之品,常有较好疗效。

➤ 苏颂《本草图经》:"服食多单饵术,或合白茯苓,或合石菖蒲,并捣末。旦日水服,晚再进,久久弥佳。"如苍术500克(分作4份,各用酒、盐水、醋、米泔浸几日,将苍术合作一处后晒干),枸杞子500克(晒干,另研细用),为末,和匀,酒糊为丸如梧子大。每服50~70丸,空心服。治肝肾虚弱,眼目昏花,饮食少进者。今可作养生方用。(《普济方》卷218 枸杞还童丸)又,苍术、北枣、黄精各500克为丸,开三焦、破积聚、消五谷、益子精,祛冷除风,令阳气入脑,补益极多。(《普济方》卷218 正元丹)

➤ 苍术、熟地,苍术、玄参,苍术、枸杞子,三组药对主治各有偏重,但其均是刚柔相济、润燥相制的药对配伍,宜合而参悟。

➤ 如见顽固性心源性水肿,可重用苍术泄水开郁,温振脾阳。苍术、干姜治脾阳不足者,苍术、桂枝治心阳不足者。肾阳虚配附子,湿痰瘀阻配葶苈子、三七,肺气不宣者配麻黄等。

➤ 寇宗奭："苍术辛烈，须米泔浸洗，再换泔浸二日，去上粗皮用。"（《本草衍义》）李时珍："苍术性燥，故以糯米泔浸去其油，切片，焙用。亦有用脂麻同炒，以制其燥者。"（《本草纲目》卷12）生苍术以祛风除痹，发汗祛湿；制苍术以燥湿健脾。土炒或麸皮炒，可加强健脾作用。

【药量】6～10克，大量可至30～60克。

【药忌】阴虚内热、脾虚多汗者忌用。

ꙮ 厚朴 ꙮ

【药原】出《神农本草经》。用树皮。

【药性】苦、辛，温。归脾、胃、肺、大肠经。

【药效】燥湿化痰，降气除满。

【药对】

1. 厚朴、枳实 厚朴燥湿化痰，降气除满，以除腹部胀满为主；枳实理气消积，行气止痛，以理胸闷脘痞为主。二药同用，治宿食停滞，胸痞腹满。如见大便坚结，则配以大黄，如小承气汤、厚朴三物汤。如无便秘而有胃热心烦，则配以栀子，即栀子厚朴汤。小承气汤和栀子厚朴汤的区别，前者泻下除满，后者除烦理气。

2. 厚朴、白术 厚朴降气除满，通阳明；白术健脾燥湿，补太阴。二味配用，可除脾虚湿盛、腹部胀满，是为一通一补之法，此为叶天士法。又有药对方，如《卫生宝鉴》卷10厚朴丸用此二味为主，治脾虚腹胀便秘。详见下文。

3. 厚朴、黄连 见"黄连"篇。

4. 厚朴、半夏 见"半夏"篇。

5. 厚朴、藿香 见"藿香"篇。

6. 厚朴、苍术 见"苍术"篇。

【方药治疗】

1. 降气除满

（1）便秘痞满：生大黄15克，枳实、厚朴各10克，水煎服。治伤寒阳明腑实，便结腹痛。（《伤寒论》小承气汤）又，厚朴24克，生大黄15克（后下），枳实15克，水煎服。治腹满便闭。（《金匮要略》厚朴三物汤）又，枳实4克、厚朴6克，水煎下承气丸3克，治腹满或燥结便闭。（《家塾方》枳实厚朴方）

（2）脾虚便秘：生白术200克，厚朴、陈皮、甘草各120克，枳实、半夏曲各80克，粗末。每服12克，姜3片，枣3枚，水煎服。治脾虚便秘。（《卫生宝鉴》卷10厚朴丸）

（3）痞满：荜茇15克，姜厚朴30克，细末。水丸梧子大。每服20丸，米饮下。治胃冷口酸，心下痞满连脐痛。（《余居士选奇方》）又，黄连、厚朴、干姜各6克，甘草3克，人参、半夏、生姜各10克，水煎服。治湿热痞满。（《证治汇补》卷5黄连泻心汤）

417

（4）心腹胀痛：厚朴30克，吴茱萸15克，细末。每服10克，姜3片，水煎服。治心腹胀痛。（《圣济总录》卷47厚朴汤）又，炮附子、厚朴（姜制，炒）各50克，神曲25克，干姜100克，细末，酒糊为丸梧子大。食前服30丸，米饮下，日2次。治腹痛肠鸣，寒湿泄泻，呕哕恶心。（《局方》卷5朴附丸）

2. 燥湿除满

（1）脘腹胀满：苍术120克，厚朴90克，陈皮60克，甘草30克，为散。每服10克，水煎服。治湿阻中焦，脾胃不和，脘腹胀满，便泄身重，食少纳呆。（《简要济众方》平胃散）

（2）泄泻：厚朴（去粗皮，生姜汁炙）45克，黄连（去须炒）30克，为粗末，每服15克，水煎服。治伤于湿邪，濡泄不定。（《圣济总录》卷74厚朴汤）又，厚朴、干姜各等分为末，蜜丸梧子大。每服30丸，日3次。治中寒洞泄。（《普济方》卷209引鲍氏方）

（3）痢疾：黄连、厚朴各90克，研末。每服15克，水煎空心服。治下痢水谷，久不瘥。（《梅师方》）又，酒大黄12克，姜厚朴6克，细末，水丸梧子大。每服30丸。治痢疾腹痛后重。（《医学传灯》朴黄丸）又，厚朴、干姜、阿胶各6克，黄连15克，石榴皮、艾叶各10克，水煎服。治久痢。（《千金要方》卷15厚朴汤）又，姜厚朴、炮诃子各30克，炮附子、赤石脂、龙骨、乌梅肉各15克，细末，蜜丸梧子大。每服10丸，空心，米饮下。治小儿下痢。（《普济方》卷397朴附丹）

（4）吐泻：厚朴30克，半夏30克（汤泡7次，姜汁浸），米泔水同浸。去厚朴，只研半夏。每服1.5克，薄荷汤下。治小儿吐泻、痰惊。（《小儿药证直诀》卷下梓朴散）

（5）肿满：姜厚朴15克，牵牛子60克（炒），细末。每服6克，姜枣汤下。治水肿胀满，小便不利。（《本事方》）

（6）小便白浊：茯苓3克，姜厚朴30克，水酒煎服。治心脾不调，肾气独盛，小便白浊。（《经验良方》）

3. 降逆化痰平喘

（1）咳喘：厚朴15克，麻黄、石膏各10克，杏仁、半夏、五味子各24克，干姜、细辛各6克，小麦30克，水煎分服。治痰饮咳喘。（《金匮要略》厚朴麻黄汤）

（2）久喘：厚朴、杏仁各15克，桂枝、芍药各10克，生姜5片，枣5枚，水煎服。治久喘，见有太阳证。（《伤寒论》桂枝加厚朴杏子汤）

（3）梅核气：半夏、厚朴、生姜各15克，苏叶6克，茯苓30克，水煎服。治咽中如有炙脔，即梅核气。（《金匮要略》半夏厚朴汤）

4. 辟秽燥湿

（1）瘟疫：槟榔6克，厚朴、知母、芍药、黄芩各3克，草果、甘草各1.5克，水煎服。治瘟疫，邪伏膜原，憎寒壮热，头疼身痛，胸闷泛恶。（《温疫论》卷上达原饮）

（2）湿疟：厚朴、半夏、陈皮各3克，草果6克，茯苓10克，水煎服。治湿疟，舌白脘痞，寒起四末，渴喜热饮。（《临证指南医案》卷6厚朴草果汤）

（3）霍乱：厚朴 12 克，桂心 6 克，枳实 5 枚，生姜 10 克，水煎服。治霍乱，呕吐腹胀。（《肘后方》厚朴汤）

【药方】

1. 厚朴三物汤　厚朴 24 克，大黄 15 克（后下），枳实 15 克，水煎服。治腹满便闭。（《金匮要略》）

2. 平胃散　苍术 120 克，厚朴 90 克，陈皮 60 克，甘草 30 克，为散。每服 10 克，水煎服。治湿阻中焦，脾胃不和，脘腹胀满，便泄身重，食少纳呆。（《简要济众方》）

3. 厚朴温中汤　姜厚朴、陈皮各 30 克，甘草、草豆蔻、茯苓、木香各 15 克，干姜 30 克，粗末。每服 10 克，姜 3 片，水煎服。治寒湿，脘腹胀满疼痛。（《内外伤辨惑论》卷中）

4. 连朴饮　黄连、厚朴、栀子、豆豉、半夏各 10 克，芦根 60 克，水煎服。治霍乱吐泻，不思饮食，湿热阻于肠胃。（《随息居霍乱论》）

【前贤论药】

《医学启源》：厚朴其用有三，平胃气一也，去腹胀二也，孕妇忌之三也。唯寒胀大热药中兼用，乃结者散之神药。

《医学衷中参西录·药物》：治胃气上逆，恶心呕秽，胃气郁结胀满疼痛，为温中下气之要药。为其性温味又兼辛，其力不但下行，又能上升外达……《金匮》厚朴麻黄汤，用治咳而脉浮。

【方药效用评述】

➤ 厚朴苦、辛，温。苦则下气，辛能散结，温则燥湿。与枳实、大黄同用，能泄实满；与陈皮、苍术同用，能泄湿满；与枳壳、槟榔等理气药同用，可治泄痢，厚肠胃；与桂枝解表药同用，可解表，止伤寒头痛。

➤ 气之盛者用无不验，气虚者宜少用。厚朴多用破气，少用通阳，此叶天士确当之论。

➤ 暑必夹湿，治暑方中每加厚朴相须佐使，廓清湿邪而暑热易解。吴鞠通《温病条辨》5 个加减正气散均有之，以燥湿除满。

➤ 厚朴祛湿辟秽，故温疫、湿疟、霍乱用之。

➤ 生药偏于降逆平喘，制药偏于燥湿除满。

【药量】 3～10 克。

【药忌】 气虚津亏者、孕妇忌用。

砂仁

【药原】 出《药性论》。用成熟果实。

【药性】 辛，温。归脾、胃、肾经。

【药效】 化湿行气，健脾安胎。

【药对】

1. 砂仁、木香 见"木香"篇。

2. 砂仁、黄柏 见"黄柏"篇。

【方药治疗】

1. 化湿行气

(1) 中暑：砂仁 75 克，草果、乌梅、香薷、甘草各 56 克，白扁豆（姜制）、干葛各 36 克，剉碎，每服 12 克，姜 5 片，水煎服。治中暑吐泻。（《仁斋直指方》卷 3 香薷缩脾饮）

(2) 脾胃气虚：半夏、陈皮、白术、茯苓、人参各 10 克，香附、藿香、砂仁各 6 克，水煎服。治脾胃气虚，湿滞中焦，脘腹胀痛，嗳气纳少。（《明医杂著》卷 6 香砂六君子汤）又，半夏、人参各 3.6 克，白术、茯苓各 7.5 克，木香、甘草各 2.4 克，陈皮、砂仁各 3 克，生姜 7.5 克，水煎服。治脾胃气虚，痰饮肿满，变生诸证。（《古今名医方论》卷 1 引柯韵伯香砂六君子汤）

(3) 伤食泄泻：苍术 180 克（米泔水浸，炒），炒厚朴、陈皮各 120 克，甘草、香附（盐水浸透）、炒神曲、砂仁各 36 克，细末，荷叶水煮粳米粉为丸梧子大。每服 50 丸，姜枣汤下。治伤食泄泻，下泄必臭。（《万氏家传保命歌括》卷 21 香砂平胃丸）

(4) 胃痛：木香、砂仁各 2.6 克，香附、焦山栀、郁金各 7.5 克，川芎、制苍术各 2.1 克，神曲 5.5 克，水煎服。治郁结胃痛。（《重订通俗伤寒论》香砂达郁汤）此方是越鞠丸加木香、砂仁。又，先将香橼 1 个切开，再将阳春砂仁若干枚装入香橼内，又将原盖盖好，井泥围涂，放阴阳瓦上火煅，青烟烧尽为度，取其放地下，以碗覆盖。待冷透去泥，研为细末。每服 6～10 克。治胃痛。（《梅氏验方新编》卷 2）

(5) 气臌：砂仁 36 克，捣萝卜汁浸 1 夜，炒干，浸、晒 7 次，为细末。每服 3.6 克，米饮下。治气臌。（《仙拈集》卷 1 砂仁散）又，活虾蟆 1 个，砂仁适量推入口内，使吞入腹内令满缝口，泥罐封固，炭火煅红，烟尽取出，候冷去泥，研末为一服。酒或陈皮汤下。得矢气多乃见其效。治气臌。（《古今医鉴》卷 6 金蟾散）

(6) 便血：荆芥、砂仁各等分，细末。每服 12 克，米饮下。治肠风便血。（《百一选方》卷 14 荆芥散）

(7) 遗精：茯苓 60 克，砂仁 30 克，细末。每服入盐 6 克，用精羊肉批片，掺药在上，炙熟，空心食之，酒送下。治梦中虚滑遗精。（《杨氏家藏方》卷 9 茯苓散）又，黄柏 10 克，砂仁 6 克，甘草 3 克，水煎服。治相火旺而遗精者。（《医宗金鉴·杂病心法》封髓丹）又，三才封髓丹治肾虚梦遗滑泄。见本篇"药方"。

2. 安胎

(1) 胎动：砂仁（略炒），细末。每服 7.5 克，温酒或米饮下。治妊娠颠闪，胎动不安。（《医方类聚》卷 224 引《胎产急救方》）又，砂仁、香附、陈皮、紫苏、当归、白芍、黄芪、白术、杜仲、艾叶、黄芩各 10 克，秦艽、川芎、甘草各 3 克，水煎服。治孕 4～5 月因惊跌仆，胎动下血。（《陈素庵妇科补解》卷 3）又，熟地、当归、白芍、川芎、阿胶珠、黄芩各 3.6 克，砂仁、香附（炒黑）、艾叶各 1.8 克，糯米 30 克，水煎服。治胎漏血虚有热。（《叶氏女科证治》卷 2 香砂四物汤）

（2）伤胎不顺：益母草 75 克，砂仁 7.5 克，陈皮 3.6 克，益智仁 12 克，当归、白芍各 15 克，枳壳 36 克，甘草 3 克，分 3 份，水煎服。治胎前误食热毒物，伤胎不顺，欲产时腹痛，先行其水，儿不降生。（《女科万金方》保生如圣散）

（3）妊娠腹痛：砂仁 3.6 克（打碎），葱白 10 枚，水煎服。治妊娠腹痛。（《医方考》卷 6 砂仁葱白汤）

【药方】

1. 三才封髓丹　砂仁 45 克，黄柏 90 克，甘草 24 克，天冬、熟地、人参各 15 克，细末，水丸梧子大。每服 50 丸，日 2 次。治肾虚梦遗滑泄。（《卫生宝鉴·泻热门》）

2. 香砂六君子汤　半夏、人参各 3.6 克，白术、茯苓各 7.5 克，木香、甘草各 2.4 克，陈皮、砂仁各 3 克，生姜 7.5 克，水煎服。治脾胃气虚，痰饮肿满，变生诸证。（《古今名医方论》卷 1 引柯韵伯）

【前贤论药】

《本草纲目》：补肺醒脾，养胃益肾，理元气，通滞气，散寒饮胀痞，噎膈呕吐，止女子崩中。

《本草害利》：芳香归脾，辛能润肾，下气化食。治心疼欲呕，开脾胃要药，和中气正品。若肾气不归原，非此向导不济，胎喜疏利，故主之。

【方药效用评述】

➤ 砂仁味辛行气，芳香化湿，是和中行气、安胎止痛要药。

➤ 调和脾胃，化湿行气，治脾胃不和，常与木香、藿香、香附配伍。脘腹胀满宜配木香，暑湿阻滞宜配藿香，情志不疏宜配香附。

➤ 因其辛温芳香，故入煎剂宜后下。

【药量】 3 ~ 6 克。

【药忌】 阴虚火旺者忌用。

第二节　利湿药

ꙮ 茯苓 ꙮ

【药原】 出《神农本草经》。用菌核。

【药性】 甘、淡，平。归心、脾、肾经。

【药效】 健脾益气，利水渗湿，安神宁心，补益生津。

【药对】

1. 茯苓、白术　茯苓甘平，淡渗利湿；白术苦温，燥湿健脾。二味合用，是治疗水湿、痰饮之重要药对。茯苓、白术加人参、甘草，为四君子汤，是健脾补气祖方。茯苓、白术加桂枝、甘草，为苓桂术甘汤，温化痰饮。茯苓、白术加附子、白芍、生姜，为真武汤，温肾利水。再者，五苓散是在此药对基础上，加桂枝、猪苓、泽泻，又是利小便而祛水者。如单用此二味，常用以治疗湿盛泄泻，是所谓利小便可以实大便。如白术（炒）、茯苓各30克，糯米60克（炒），为末，水丸如梧子大，每服5～10克，日2次，用治久泻滑肠。(《简便方》)

2. 白茯苓、赤茯苓 《名医别录》：茯苓白色者补，赤色者利。以白茯苓补脾，赤茯苓利湿，后世悉宗之。在古方中，有同用赤茯苓、白茯苓者赤茯苓、白茯苓、没药、补骨脂制丸，用治痔漏。(《本草纲目》卷37) 又有用治小便不禁的《三因方》茯苓丸，以白茯苓、赤茯苓等分为末，并地黄汁捣膏制丸。治心肾俱虚，神志不守所致。现今也可作为临床药对应用。

3. 茯苓、茯神 茯苓为菌核傍松根而生者，茯神是茯苓抱松根而生者，实为一物同根者。但前人以茯神安神益智，茯苓补气健脾，二药合用则安魂魄、养心神作用更强，水火既济，心肾通，相须为用，治惊恐不安，睡卧不宁，失眠心悸。如《医学心悟》安神定志丸，茯苓、茯神、人参、远志、龙齿、石菖蒲。

4. 茯苓、麦冬 茯苓养心安神，安魂定魄；麦冬养阴清心，生津除烦。二药合用，主治心阴虚亏，心神失养，心悸烦躁，口渴舌燥，睡眠不安。如天王补心丹，用茯苓、麦冬、人参、丹参、玄参等组方，即是其例。施今墨先生常用二味，用朱砂相拌称为朱茯神、朱麦冬，并书方中，是引药入心，镇静安神，宁心养阴。

5. 茯苓、猪苓 二药均甘平之品，利水渗湿。但茯苓走气分，脾有水湿宜之；猪苓走血分，胃有水湿宜之。茯苓尚能健脾宁心安神，猪苓仅以利水渗湿为长。如水湿肿胀、小便不利，二药并用成对，如五苓散、猪苓汤等。

6. 茯苓、肉桂 见"肉桂"篇。

7. 茯苓、桂枝 见"桂枝"篇。

【方药治疗】

1. 健脾益气

(1) 脾虚：白术、人参、茯苓、甘草各等分，粗末，每服10克，水煎服。治饮食失节，损伤脾胃，用药失宜，耗伤元气，一切脾胃虚损。(《局方》卷3四君子汤) 又，茯苓18克，人参3克，为末，同粳米一茶盅，熬成粥服之。治脾虚。(《医宗金鉴》卷65人参茯苓粥)

(2) 泄泻：白术30克，茯苓22克，粗末。每服30克，水煎，食前服。食人而泻为胃有宿谷，加枳实15克；酒人而泻为湿热泻，加黄芩15克。(《素问病机气宜保命集》卷中和胃白术汤) 又，白茯苓30克，木香15克（煨），细末。每服6克，紫苏、木瓜煎汤下。治食泄、滑痢。(《是斋百一选方》) 又，炒白术、茯苓各30克，糯米60克（炒），为末，水丸如梧子大，每服5～10克，日2次，用治久泻滑肠者。(《简便方》) 又，《局方》卷3

参苓白术散，治脾虚泄泻，方见"薏苡仁"篇。

2. 利水渗湿

（1）小便不利：茯苓、猪苓、白术各 10 克，泽泻 15 克，桂枝 6 克，为散。每服 5 ~ 10 克，日 2 ~ 3 次。治小便不利，悸而头眩。（《伤寒论》五苓散）又，茯苓、猪苓、泽泻、白术各等分，细末。每服 6 克，空心，白汤点服。治水湿，小便不利，泄泻，水肿。（《丹溪心法》卷 2 四苓散）

（2）痰饮：《金匮要略》苓桂术甘汤，《外台秘要》卷 8 茯苓饮，治痰饮。均见本篇"药方"。又，白术 12 克，茯苓、桂枝、甘草、白芍各 6 克，干姜 15 克，橘红、厚朴各 4.5 克，水煎服。治心肺阳虚，痰饮脘满，短气喘促。（《医学衷中参西录》理饮汤）

（3）寒饮咳喘：茯苓 15 克，甘草、五味子、干姜各 10 克，细辛 5 克，水煎服。治寒饮喘咳。（《金匮要略》苓甘五味姜辛汤）

（4）呕吐：姜半夏 20 ~ 30 克，生姜 15 ~ 30 克，茯苓 30 ~ 50 克，水煎服。治呕吐，心下痞，头眩心悸。（《金匮要略》小半夏加茯苓汤）又，茯苓 60 克，泽泻 30 克，生姜 30 克，桂枝 10 克，甘草 6 克，白术 15 克，水煎服。治胃反，呕吐而渴欲饮水。（《金匮要略》茯苓泽泻汤）

（5）水肿：防己、黄芪、桂枝各 10 克，茯苓 15 ~ 30 克，甘草 6 克，水煎服。治皮水，四肢肿。（《金匮要略》防己茯苓汤）又，赤茯苓、冬葵子各 15 克，细末。每服 6 克，新汲水下。治妊娠水肿，小便不利，恶寒者。（《禹讲师方》）又，茯苓、猪苓、泽泻、白术、槟榔、木香、陈皮、砂仁、大腹皮、桑白皮、紫苏梗、木瓜各等分，粗末。每服 30 克，水煎服。治妊娠水肿胀满，或喘而难卧。（《医宗金鉴》卷 46 茯苓导水汤）

（6）胸痹：茯苓、杏仁各 15 克，甘草 3 ~ 6 克，水煎服。治胸痹，胸中气塞，短气。（《金匮要略》茯苓杏仁甘草汤）

（7）奔豚：茯苓、小茴香各等分为末，水泛为丸如梧子大。每服 10 克，开水送下。治肾积，奔豚上气疼痛者。（《续刊经验集》苓香丸）

（8）白浊：黄芪 15 克（盐炒），茯苓 30 克，细末。每服 10 克，白汤下。治气虚白浊。（《普济方》卷 33 引《经验方》黄芪散）又，茯苓 3 克，姜厚朴 30 克，水酒煎服。治心脾不调，肾气独盛，小便白浊。（《经验良方》）又，威喜丸，见下"药方"。

（9）脱发：茯苓 500 克，烘干，为细末。每服 6 克，日 2 次。坚持服至发根生出为止。治斑秃、脱发，因水湿上泛头巅，发无以养而脱。

3. 安神宁心

（1）惊悸怔忡：茯神 60 克，沉香 15 克，为末，蜜丸小豆大。每服 30 丸，人参汤下，日 2 次。治健忘惊悸，心病怔忡不止。（《是斋百一选方》朱雀丸）又，茯苓 120 克，桂心、甘草各 60 克，大枣 20 枚，紫石英、人参各 30 克，麦冬 90 克，赤小豆 14 枚，粗末。每服 15 克，水煎服。治心气不足，惊悸怔忡，善悲忧郁。（《千金要方》卷 13 茯苓补心汤）

（2）盗汗：白术90克，茯苓60克，粗末。每服15克，姜3片，枣2枚，水煎服。治脾虚盗汗。（《是斋百一选方》卷4）又，茯苓细末，每服6克，陈艾、乌梅汤下。治虚汗、盗汗者。（《朱氏集验方》卷2茯苓汤）又，茯苓、人参、白术、当归、生地、酸枣仁、麦冬、黄连各10克，甘草3克，水煎服。治心虚汗出。（《寿世保元》卷10茯苓补心汤）

（3）心汗：茯苓60克，黄连3克，水煎服。治心头上一块出汗如雨，四肢他处无汗。（《辨证录》卷6苓连汤）又，茯苓60克，猪苓、刘寄奴各10克，水煎服。治心汗。（《辨证录》卷6返汗化水汤）又，茯苓、酸枣仁、人参各等分为细末，每服1.5克，米饮下。治睡中只自心头汗出，名心汗。（《杂病广要·汗证》）

（4）不寐：茯神（茯苓也可）、菟丝子各等分，为末，面糊为丸如梧子大。每服50丸，白汤或酒下。治心神不安，肾精虚亏不寐。（《普济方》卷219交感丹）

（5）抑郁：香附米500克（水浸3日，捞起炒干），茯神120克（去皮、木），细末，搅匀，蜜丸如弹子大。每清晨细嚼1丸，白汤或陈皮汤下，抑气汤尤妙。治一切诸气，公私拂情，名利失志，抑郁烦恼，七情所伤，不思饮食，面黄形瘦，胸膈诸症极效。（《万病回春》交感丹）《瑞竹堂经验方》交感丹，治中年精神耗散，心血少而火不下降，肾气惫而水不上升，心肾隔绝不交，上则多惊，中则痞塞，下则虚冷遗精。又，制香附30克，茯苓120克，琥珀15克，为细末，蜜丸重10克。每服1丸，细嚼，日2次。（《慈禧光绪医方选议》交感丹）

（6）梦遗：莲肉（去心）、茯苓各等分，细末。每服10克，空心，白汤调下。治梦遗、白浊。（《普济方》卷33引《海上良方》莲肉丸）又，茯苓60克，砂仁30克，细末。每服入盐6克，用精羊肉批片，掺药在上，炙熟，空心食之，酒送下。治梦中虚滑遗精。（《杨氏家藏方》卷9茯苓散）又，五倍子60克（青盐煮，晒，焙）、茯苓120克，蜜丸梧子大。每服6克，空心，盐汤下，日2次。治遗精。凡用秘涩药，能通而后能秘，此方茯苓倍于五倍子，能泻能收。（《罗氏会约医镜》卷13倍苓丸）又，威喜丸治梦遗、白浊。见本篇"药方"。

（7）子烦：茯苓30克，朱砂15克，为细末。每服2克，白汤下。治妊娠心中虚悸，烦闷气逆。（《妇科发蒙》震灵丹）

4. 补益生津

（1）消渴：菟丝子300克（酒浸，研，焙干，另取末），五味子210克（酒浸，另为末），白茯苓、莲子肉各90克为末，干山药末180克，混匀，酒糊为丸如梧子大。每服50丸，米饮下。治三消渴利。（《三因方》玄菟丹）又，茯苓、黄连各等分为末，熬天花粉作糊，为丸如梧子大。每服50丸，温汤下。治上盛下虚，心火上炎，肾水枯涸而作消渴。（《本草纲目》卷37引《德生堂经验方》）又，香附30克，白茯苓15克，细末，每服10克，陈粟米饮下。治消渴，累年不愈。（《圣济总录》卷58莎草根散）

（2）小便频多：鹿角霜、茯苓各等分为末，酒糊丸如梧子大。每服30丸，盐汤下。治下焦真气虚弱，小便频多。（《梁氏总要》双白丸）

（3）小便不禁：白茯苓、赤茯苓各等分，细末。洗去筋，控干，以酒煮地黄汁捣膏搜和，制丸如弹子大。每嚼 1 丸，空心，盐酒下。治心肾俱虚，神志不守，小便不禁。（《三因方》卷 13 茯苓丸）

（4）便血：鲜生地汁、白茯苓末。生地汁入银器内重汤炖成膏子，入茯苓末，不拘多少，搜和成剂为丸如梧子大。每服 70 ~ 80 丸，空心米饮下。治便血。（《医方类聚》卷 85 渗红丸）

（5）痔漏：赤茯苓、白茯苓、没药各 60 克，补骨脂 120 克，石臼捣成 1 块。酒浸，春秋 3 日，夏 2 日，冬 5 日。取出木笼蒸熟，晒干为末，酒糊丸如梧子大。每服 20 ~ 50 丸。（《本草纲目》卷 37 引《董炳集验方》治痔漏神方）

【药方】

1. 苓桂术甘汤 茯苓 30 克，桂枝、白术、甘草各 10 克，水煎服。治痰饮，心悸头眩，胸胁支满。（《金匮要略》）

2. 茯苓饮 茯苓、白术各 10 克，人参、枳实各 6 克，生姜 12 克，陈皮 4.5 克，水煎服。治心胸中有痰饮，自吐水后，心胸虚满不食。（《外台秘要》卷 8 引《延年秘录》）

3. 安神定志丸 人参、茯苓、茯神、远志各 30 克，石菖蒲、龙齿各 15 克，细末，蜜丸如梧子大 。每服 6 克。治惊恐不安，睡卧不宁，梦中惊惕。（《医学心悟》卷 4）

4. 威喜丸 白茯苓（去皮作块）、猪苓各 120 克，同煮 20 余沸，取出去猪苓，晒干，细末。熔化黄蜡搜和，丸弹子大。每嚼 1 丸，空心咽下，以小便清为度。治元阳虚惫，精气不固，小便白浊，余沥常流，梦寐多惊，频频遗泄，妇人白淫白带并治之。（《局方》卷 5）

5. 指迷茯苓丸 半夏 60 克，茯苓 30 克，枳壳 15 克，芒硝 7.5 克，细末，姜汁糊丸梧子大。每服 30 丸，姜汤下。治痰饮臂痛不举。（《证治准绳·类方》卷 2）

6. 茯苓皮汤 茯苓皮、生薏苡仁各 15 克，猪苓、大腹皮、通草各 10 克，淡竹叶 6 克，水煎服。治湿温，热蒸头胀，身痛呕逆，渴不多饮，小便不通。（《温病条辨》卷 2）

7. 茯苓泽泻汤 茯苓 60 克，泽泻 30 克，生姜 30 克，桂枝 10 克，甘草 6 克，白术 15 克，水煎服。水煎服。治胃反，吐而渴欲饮水。（《金匮要略》）

8. 茯苓甘草汤 茯苓 10 克，桂枝 10 克，炙甘草 5 克，生姜 10 克，水煎服。"伤寒厥而心下悸，宜先治水，当服茯苓甘草汤，却治其厥。不尔，水渍入胃，必作利也"。（《伤寒论》）本方温阳化饮，可用治胃阳虚而中焦水停，冲气上逆，呕吐，心下悸，不欲饮，小便不利，指尖凉。

【医案】

➤ 叶天士医案（《临证指南医案》）。

例 1：胡某，受湿患疮，久疮阳乏气泄，半年奄奄无力，食少暖暖难化，此脾胃病，法以运中阳为要。茯苓、桂枝、炙甘草、生姜，加生於术、薏苡仁。

中焦胃饮变成中焦水湿，故叶天士以茯苓甘草汤加苍术、薏苡仁祛湿。

例 2：吴，脉弦。背中冷。左偏微痛。食少欲呕。四肢牵强。此饮邪内结。议通阳气。

桂枝、茯苓、半夏、姜汁、炙甘草、大枣。

叶天士根据食后欲呕，四肢牵强，判断饮邪在胃，故与茯苓甘草汤加半夏强胃化饮而止恶心，加大枣健脾。全方祛胃饮为主，通阳亦仲景之意。

例3：李，三八。劳伤阳气，内起痰饮，卧着气钝饮阻，其咳为多，痰出稍通势缓，且体常汗泄。非风寒表邪不解。并不热渴。亦非火炎烁金。仲景云饮家而咳当治饮，不当治咳。茯苓、桂枝木、薏苡仁、炙甘草、姜汁。

本案也是治疗水饮痰湿，故加薏苡仁祛湿排脓。

➤ 刘渡舟医案。

例1：陈某，夏天抗旱，过劳之余，口中干渴殊甚，乃俯首水桶而暴饮，当时甚快，来日发现心下动悸殊甚，以致影响睡眠，屡次就医，服药无算，然病不除。经友人介绍，请余诊治，令其仰卧床上，以手按其心下，则跳动应手，如是用手振颤其上腹部，则水在胃中辘辘作响，声闻于外。余曰：此振水音也，为胃中有水之证。问其小便尚利，脉弦而苔水滑。处方：茯苓12克，桂枝10克，生姜汁1大杯，炙甘草6克，嘱煎好药兑入姜汁服。服后便觉热辣气味直抵于胃，而胃中响动更甚。不多时觉腹痛欲泻，登厕泻出水液甚多，因而病减。又照方服1剂而悸不发矣。

例2：阎某，心下筑筑然动悸不安，腹诊有振水音与上腹悸动。三五日必发作一次腹泻，泻下如水，清冷无臭味，泻后心下悸动减轻。问其饮食、小便尚可。舌苔白滑少津，脉象弦。辨为胃中停饮不化，与气相搏的水悸病证。若胃中水饮顺流而下趋于肠道，则作腹泻，泻后胃饮稍减，故心下悸动随之减轻。然去而旋生，转日又见悸动。当温中化饮为治。茯苓24克，生姜24克，桂枝10克，炙甘草6克。药服3剂，小便增多，而心下之悸明显减少。再进3剂，诸症得安。自此之后，未再复发。

例3：张某，男，48岁。1984年4月2日诊。自诉以往身健无病。15天前感冒治愈后，出现呕吐，每天吐1~3次，呕吐物为水食混杂，经治未愈求诊。现症：伴头晕，精神差，胃纳、大便尚正常，舌质淡胖、苔薄白、津润，脉象缓滑。此为脾虚水滞之胃反证。拟用健脾利水之法主治，方用茯苓泽泻汤加味：茯苓15克，泽泻20克，白术、天麻各12克，桂枝、生姜各10克，甘草3克，水煎服。上方服5剂后，呕吐停止，仅头晕未解，舌脉同上。此脾气虽复，胃气和降，但水饮未尽，风邪未除。上方加防风12克，再进2剂，出微汗，头晕消失，精神欠佳。予香砂六君子丸1瓶分服善后。（四川中医，1986，8，47）

【医家经验】

黄煌论五苓散

（1）五苓散适用于蓄水或水毒。代谢障碍类疾病、病毒性疾病、自身免疫性疾病、局部水肿性疾病多见五苓散证。用本方主要是患者的消化吸收功能低下，或胃肠内停水，或呕吐，或腹泻。五苓散是体腔积液清除剂，小便通畅是起效标志。

（2）五苓散多用于以腹泻为主的疾病，如胃肠型感冒、急慢性胃炎、急性肠炎、流行性腹泻、消化不良、脂肪肝、婴幼儿腹泻等。可单独使用本方，也可根据病情配合半夏厚朴汤、平胃散、六一散、藿香正气散等。胃肠型感冒，配半夏厚朴汤、藿香正气散最好。对使用抗生素无效的夏秋季腹泻，最有效果。

（3）五苓散用于各种呕吐，如酒后呕吐、急性胃肠炎呕吐、妊娠呕吐、新生儿呕吐、溺水后呕吐等。其呕吐多见水入即吐，特别是大量饮酒以后出现饮水则恶心呕吐、腹泻、口渴、少尿、面部潮红浮肿、头昏胸闷等，用五苓散有效。

（4）五苓散治渴，可用于干燥综合征，口眼干涩同时伴有浮肿、大便不成形、舌胖有齿痕、口干腻等，合用小柴胡汤，有缓解口干、消除疲劳感、止泻等效。

（5）剧烈头痛，常规方法无效，可以试用五苓散。五苓散合吴茱萸汤治疗月经期间的偏头痛及下雨前一天头痛加重，头重、眩晕、浮肿、小便不利等多有效。此外，脑瘤头痛、垂体瘤头痛、偏头痛、高血压头痛，如为五苓散适用人群者可用本方。方中泽泻、白术可以大量使用。

（6）眼病如葡萄膜炎、玻璃体混浊、青光眼、中心性浆液性视网膜炎、夜盲症、急性泪囊炎等，患者见畏光、视力模糊（眩）、头晕、步履不稳、头痛、头晕、浮肿、口渴者，可用本方。

（7）体腔内积液，如肝硬化腹水、心包积液、脑积水、关节腔积液、胸腔积液、胃潴留、盆腔积液、肾积水、鞘膜积液、羊水过多等，慢性肝炎、肝硬化见浮肿、腹泻者，可用本方加芍药、牛膝等治疗。

（8）肝病多见五苓散方证。慢性肝炎、肝硬化、脂肪肝、药物性肝损等见腹泻、口渴、多汗、面黄舌淡者可用本方。浮肿、人血白蛋白低下者，重用白术；轻度黄疸，加茵陈蒿；轻度贫血，合当归芍药散；腹水，合真武汤、怀牛膝等。

（9）糖尿病伴有口渴、黏腻感，及呕吐清水和间歇性腹泻也不少，大约占20%以上，与五苓散证的口渴、吐水、水泻相重合。五苓散证的"小便不利"，与糖尿病的多尿相一致。如口黏腻，舌苔厚者，五苓散中用苍术为好。高脂血症患者多有肥胖、多汗、口渴、腹泻腹胀，舌体胖大有齿痕，经常脂肪泻者，适用五苓散，方中泽泻当重用；加茵陈，可以减肥。痛风者大多饮食肥美，其人多怕热多汗，腹泻、口渴，可以常服五苓散。足肿痛，加怀牛膝；关节红肿，加黄柏；疼痛剧烈，不可触碰，加附子；汗多、浮肿，加麻黄、石膏、甘草。

（10）皮肤渗出明显或有水疱者，如扁平疣、黄色瘤、脂溢性皮炎、脱发、多形性红斑、水痘、带状疱疹、顽固性湿疹、手足的水疱性湿疹等，可用五苓散。（《黄煌经方医案医话·临床篇》）

【前贤论药】

《神农本草经》：主胸胁逆气，忧恚惊邪恐悸，心下结痛，寒热烦满，咳逆，口焦舌干，利小便。

《名医别录》：茯苓止消渴，好睡，大腹淋沥，膈中痰水，水肿淋结，开胸腑，调脏气。茯神辟不祥，疗风眩风虚，五劳七伤，口干，止惊悸，多恚怒，善忘，开心益智，安魂魄，养精神。

《医学启源》：其用有五：止泻，一也；利小便，二也；开腠理，三也；除虚热，四也；生津液，五也。

《珍珠囊补遗药性赋》：利窍而除湿，益气而和中，小便多而能止，小便结而能通，心惊悸而能保，津液少而能生。

《本草纲目》：（赤茯苓）泻心、小肠、膀胱湿热，利窍行水。

《本经逢原》：大便泻者，胃气不和，不能分利水谷，偏渗大肠而泄注也，茯苓分利阴阳则泻自止矣……其皮治水肿、肤肿，通水道，开腠理，胜于大腹皮之耗气也。

《本草求真》：凡人病因水湿而见气逆烦满，心下结痛，呃逆呕吐，口苦舌干，水肿淋结，忧恚惊恐，及小便或涩或少者，服此皆能有效。

《药征》：茯苓主治悸及肉瞤筋惕也，旁治小便不利，头眩烦躁。

【专论】

章次公论茯苓、茯神 千年来，茯苓之记载和方药美不胜收，今悉略而不详。兹就个人经验，述之如次。《本经》言茯苓主胸胁逆气，忧恚惊邪恐悸。当予初读《本经》，颇不信之，以为茯苓之功用淡渗利水而已。举凡《本经》所言，茯苓何足以当之？年来凡两治气从少腹上逆胸膈之奔豚症，始信茯苓之效，确如《本经》所述。

其一之病者为妇人，病起自情志不遂，气从少腹上冲胸，延医诊治，服四磨饮、越鞠丸，而病不退。友人请予往诊。本《内经》肝苦急，急食甘以缓之之法，如白芍、枣仁、麦冬、地黄、龙骨、牡蛎等，以其夜烦不寐乃重用茯神，药后甚舒适。病者旋因其夫悔过自新，不似昔日之抑塞，再以汤药调之，故未几即愈。

吾自有此验案后，因悟及仲景所谓奔豚一证，特情志之病而已。嗣阅渡边熙《东洋和汉医学实验集》，亦以奔豚病属诸发作性神经官能疾患。

近日又治一证，病者为中年男子，赋悼亡之痛，病发时气从少腹上冲，胸闷气窒，心烦不寐，前医进桂枝加桂汤，病如故。予以柔肝之法治之，以其不寐乃重用茯神。茯神与茯苓本无所异，从此悟出古人治奔豚病每用茯苓，并非用茯苓利水，不过取茯苓之滋养和缓而已。

然而予两次治奔豚皆用茯神，而不用茯苓，何也？予以为茯苓、茯神功效相同，无庸区别。予之不用茯苓而用茯神者，以茯神在近世观念中，谓能安神定魄，且用朱砂炮制略能镇静，若治不寐而用茯苓，必见嗤于市医。予故从俗用茯神，非茯神之有异于茯苓也。（章次公《药物学纲要》）

【方药效用评述】

➤ 茯苓甘淡而平。甘而能补，淡而能渗，补脾益心，宁心安神，健脾渗湿，止泻消肿。补而不峻，利而不猛，既能补虚，又可祛邪，脾虚湿盛者不可少。

➤ 仲景方中，茯苓主悸，心下悸、脐下悸，筋惕肉瞤，兼治小便不利，头眩、烦躁。

头眩、烦躁亦悸之属。小便不利而悸，茯苓主之，无悸则不用。

➤ 得白术补脾，得车前子利水，得泽泻渗湿，得人参通胃阳，得白术逐脾湿，得艾叶止心汗，得半夏治痰饮，得木香治泄痢。

➤ 茯苓菌核寄生于松树根，其傍松根而生者为茯苓。外皮黑恶色者称为茯苓皮，皮内侧呈粉红色者为赤茯苓。呈白色者称为白茯苓，即习惯称为茯苓者。茯苓抱松根而生者称为茯神，茯神中之松木称为茯神木。前人以为茯神以安神作用为佳，赤茯苓利水渗湿，白茯苓补气健脾，茯苓皮利水消肿。

➤ 朱砂拌宁心安神，生品健脾利湿。

➤ 茯苓甘草汤与苓桂术甘汤、苓桂甘枣汤三方均可治疗阳虚停水之证。用药除茯苓、桂枝、甘草外仅差一味。茯苓甘草汤证为胃阳虚，水停中焦，悸动在胃之上脘，并可见胃中震水音，故用生姜健胃散饮。苓桂术甘汤证为脾阳虚，水停中焦，心下逆满，起则头眩而心悸不安，用白术健脾行水。苓桂甘枣汤证为心阳虚，下焦寒水上冲，脐下悸动而气逆欲作，用大枣补脾益气，培土制水，并重用苓、桂，通利下焦寒水之气。

➤ 茯苓泽泻汤健脾利水，温胃化饮。治胃有停饮、中阳不运所致的反复呕吐，渴欲饮水，愈吐愈渴，愈渴愈吐等。现今多用于治疗胃炎、慢性胃肠炎、胃神经官能症、胃窦炎、幽门水肿所致之呕吐，糖尿病性胃轻瘫，慢性肾炎水肿，低血压所致之头晕恶心，梅尼埃病等符合本方证者。

➤ 五苓散服后当遵《伤寒论》五苓散方后注"多饮暖水，汗出愈，如法将息"，以利小便自出。若药后饮冷可导致药物失效或加重腹泻。应嘱咐患者平时忌食冰冷食物，并调整饮食结构，戒酒肉厚味。

【药量】10～15克，大量至30～100克。宁心安神，30～100克；利水渗湿，15～30克；健脾和胃，6～12克。

【药忌】孕妇慎用。滑精及小便失禁者忌用。

泽泻

【药原】出《神农本草经》。用干燥块茎。

【药性】甘，寒。归肾、膀胱经。

【药效】利水渗湿，清泄肾火。

【药对】

1. 泽泻、白术 泽泻利水渗湿，决之于沟渠；白术培土健脾，防之于堤岸。二味相配，化饮利水，是五苓散、泽术汤主药，用治水肿、痰饮等。如《金匮要略》泽术汤，即用大剂泽泻配白术，治心下有支饮，其人苦冒眩。而《伤寒论》五苓散用茯苓、猪苓、白术、泽泻、桂枝，治小便不利，悸而头眩。后世在仲景方基础上有所加减应用。如《丹溪心法》四苓散，治水湿泄泻、水肿。《局方》解暑三白散，泽泻、白术、茯苓等分为散，治冒暑引饮过多，小便不利，头晕恶心。近今有用泽泻、白术为主治头汗、眩晕、头痛等。凡五苓散适用人群者，均可用之，并且方中泽泻、白术必须大量使用。

2. 泽泻、吴茱萸 泽泻甘寒归肾，利水渗湿；吴茱萸辛温归肝，温阳散寒。又，疝气分类较多，但其部位总属肝、肾，故二味相配，用治寒湿疝痛是属确当。在临床上，水湿为主者，阴肿如斗，泽泻用多而四制，如《丹台玉案》疝疾灵丹；寒湿为主，疼痛剧烈，吴茱萸用多而四制，如《局方》夺命丹，详见以下"方药治疗"。

【方药治疗】

1. 小便不利 茯苓、猪苓、白术各10克，泽泻15克，桂枝6克，为散。每服5~10克，日2~3次。治小便不利，悸而头眩。(《伤寒论》五苓散)

2. 水肿 牡蛎、泽泻、蜀漆、葶苈子、商陆、海藻、天花粉各等分，细末。每服6克，白饮和服，日3次。治大病瘥后，腰以下肿。(《金匮要略》牡蛎泽泻散) 又，泽泻、白牵牛、葶苈子、猪苓各30克，远志、石菖蒲、椒目、肉豆蔻、羌活、大戟各15克，细末，面糊和丸梧子大。每服30丸，空心，米饮下。治水气肿满，面目虚浮，喘息不得卧。(《奇效良方》卷40 十水丸)

3. 眩晕 泽泻15克，白术6克，水煎服。治心下支饮，其人苦冒眩。(《金匮要略》泽术汤) 又，泽泻50~70克，白术20~30克，呕吐加半夏15克，水煎服。治内耳眩晕。(中医杂志，1992，3：13)

4. 呕吐 泽泻、白术、茯苓各等分，粗末。每服30克，姜3片，灯心草10茎，水煎服。治冒暑伏热，引饮过多，小便不利，霍乱呕吐。(《局方》卷2 解暑三白散)

5. 泄泻 泽泻10克，柴胡、羌活、防风、升麻各6克，神曲、猪苓、苍术各10克，甘草、陈皮、麦芽各6克，水煎服。治脾虚湿盛，泄泻无度。(《兰室秘藏》卷中升阳除湿汤)

6. 痢疾 泽泻、苍术、猪苓、茯苓、黄芩、芍药、厚朴各6克，陈皮4.5克，木香3克，水煎服。治湿热痢疾。(《温病条辨》卷2 四苓苓芍汤)

7. 麻木 泽泻15克，黄芪、陈皮、甘草各30克，白芍45克，粗末。每服15克，水煎服。治肺气不行，皮肤麻木。(《东垣试效方》卷9 芍药补气汤)

8. 淋证 泽泻、薏苡仁、麦冬各15克，熟地60克，茯苓、山萸肉、玄参各30克，水煎服。治石淋。(《辨证录》卷9 化石汤) 又，泽泻、茯苓、木通各6克，猪苓、栀子、枳壳、车前子各3克，水煎服。治热淋小便不利，小腹疼痛。(《景岳全书》卷51 大分清饮)

9. 疝气疼痛 泽泻500克(分作4份，各用童便、盐水、醋、酒浸7日，晒干，炒)，吴茱萸60克，细末，老米糊为丸梧子大。每服10克，空心，盐汤下。治一切疝气疼痛，并阴囊如斗。(《丹台玉案》卷5 疝疾灵丹) 又，吴茱萸500克(分作4份，分别以酒、醋、白汤、童便浸一宿，同焙干)，泽泻60克，为末，酒糊丸梧子大。每服50丸，空心，酒或盐汤下。治小肠疝气，偏坠掣痛，外肾肿硬，阴间湿疮。(《局方》卷5 夺命丹)

10. 中耳炎 泽泻30克，白术50克，柴胡15克，脾虚加黄芪50克，肺虚湿盛加薏苡

仁，肝经湿热加龙胆 20 克，水煎服。（成都中医学院学报，1988，1：19）

【药方】

1. 泽术汤　泽泻 15 克，白术 6 克，水煎服。治心下支饮，其人苦冒眩。（《金匮要略》）

2. 龙胆泻肝汤　龙胆草、黄芩、栀子、泽泻、当归、生地、柴胡、甘草、车前子、木通各 10 克，水煎服。治肝胆湿热，胁痛，耳聋，口苦，阴汗等。（《医方集解》）或一方去黄芩，加大黄。

【前贤论药】

《医学启源》：气平味甘，除湿之圣药也。治小便淋沥，去阴间汗……其用有四：入肾经一也，去旧水、养新水二也，利小便三也，消肿四也。

《本草通玄》：相火妄动而遗泄者，得泽泻清之而精自藏；气虚下陷而精滑者，得泽泻降之而精愈滑。

《本草再新》：泻肾经之邪火，利下焦之湿热。

【方药效用评述】

➤ 泽泻寒以泄热，泻肾火；淡而渗湿利水，止泄泻。治痰饮眩晕，配白术、半夏、天麻；治小便淋痛，配滑石、黄柏、龙胆；止泄泻，常与白术、茯苓、猪苓配伍，是四苓散。

➤ 泽泻配白术则利湿，配猪苓则利水。湿在脾胃者必用猪苓、泽泻以分利之。猪苓从阳畅达，泽泻从阴分利。又，白术、泽泻治支饮眩晕、水湿肿胀，皆本于脾胃，其阳虚停水也。

➤ 补肾药佐以泽泻，可防其生热产生肾火，如肾气丸。

➤ 茯苓利膀胱水，泽泻利肾水，猪苓利三焦水。仲景五苓散、猪苓汤三药并用而不嫌其重复，因三药相合而利水作用更佳。

➤ 泽泻利水，能宣通内湿；猪苓利水，能分泄表邪。又，木通泻心火湿热，如导赤散；泽泻泻肾火湿热，如六味地黄丸，各有不同。

➤ 盐炒入肾清泄，炒药渗湿止泻。

【药量】 6～10 克。

【药忌】 虚寒者忌用。

ꝏ 薏苡仁 ꝏ

【药原】 出《神农本草经》。用成熟种仁。

【药性】 甘、淡，凉。归脾、胃、肺经。

【药效】 健脾利水，利湿除痹，排脓化痰，除湿调经。

【药对】

1. 薏苡仁、杏仁、郁李仁　薏苡仁健脾渗湿，治中下二焦，又能缓急利水。杏仁宣肃肺气，治水之上源，且能平喘润肠。郁李仁润肠通便，利水消肿，通利二便。三味配伍宣上利下，肺脾同治，相使为用，故可达到利水化饮，消水肿、平喘息的功效。如《济生方》三仁丸，薏苡仁、杏仁、郁李仁等分研末为丸，治水肿喘急，二便不利。并常用于咳喘、哮喘、水肿等并发，而二便不通者尤宜。

2. 薏苡仁、山药　薏苡仁利湿健脾，山药补脾涩肠，二者合味，利涩同用，补泻兼备，是治疗脾虚湿盛而泄泻、厌食等症的核心成分，如参苓白术散。又，二味药食同源，味甘入脾，既可作药物入汤剂丸散，又可作食物煮粥研粉。如山药、薏苡仁各250克，芡实200克，大米500克，分次下锅微火炒成淡黄色，和匀研细。每服1匙，日2次，20日为1个疗程。即是治疗小儿厌食症的药食良方。

3. 薏苡仁、白芷　薏苡仁甘淡性凉，健脾渗湿，泄阴止泻；白芷辛温芳化，燥湿祛风，升阳止泻。二味相使为用，辛甘通利，渗湿化浊，是以治疗脾虚湿盛之濡泄，还可用治妇女湿盛之带下淋沥者。为祝谌予先生常用对药。

4. 薏苡仁、乌梅　薏苡仁生用重用，能化痰除湿；乌梅味酸涩，能软坚散结，二药同用，则软坚消瘤作用更强，可用于痰湿结块囊肿、息肉和各种癌瘤等。一般用生薏苡仁60～120克，乌梅15～30克，治疗多发性息肉、多发脂肪瘤、各种癌瘤、血栓闭塞性脉管炎、海绵性血管瘤、大动脉炎等，有痰湿结块，舌苔白腻或黄腻，脉滑或滑数者。

5. 薏苡仁、附子　薏苡仁甘缓，附子辛散，二味成对应用，均见于《金匮要略》。薏苡附子散用于胸痹发作，仅用二味和合以缓急止痛。《成方切用》薏苡仁舒经脉，附子复其阳。薏苡附子败酱散，薏苡仁化痰除脓，炮附子散结止痛，再加败酱草清肠热而化脓，用治慢性肠痈成脓。

6. 薏苡仁、杏仁、白蔻仁　见"杏仁"篇。

【方药治疗】

1. 健脾利水

（1）泄泻：薏苡仁、山药、人参、白术、茯苓各10克，白扁豆、砂仁、甘草各6克，水煎服。治脾虚湿盛，慢性泄泻。（《局方》卷3参苓白术散）

（2）水肿：郁李仁30克研，以水滤汁，煮薏苡仁60克成饭，日2次服。治水肿喘急者。（《独行方》）又，薏苡仁、杏仁、郁李仁等分研末，为丸梧子大。每服50丸，日2次。治水肿喘急，二便不利。（《济生方》三仁丸）又，薏苡仁、防风、赤小豆、甘草各等分，细末。每服12克，水煎服。治风肿在脾。（《医方类聚》卷77薏苡仁汤）

2. 利湿除痹

（1）痹：麻黄10克，薏苡仁30克，杏仁10克，甘草6克，水煎服。治风湿痹身痛，发热日晡所剧。（《金匮要略》麻黄杏仁薏苡甘草汤）又，《温病条辨》薏苡仁竹叶散，治湿热痹，发热身痛汗多。见本篇"药方"。又，薏苡仁、羌活、蔓荆子、荆芥各60克，牛膝、木瓜、白术、防风、甘草，粗末。每服6克，水煎服。治肝痹，筋脉拘挛急痛。（《圣济总录》卷10薏苡仁汤）又，薏苡仁为末，同粳米煮粥，日日食之，良。治久风寒湿痹，补正气，利肠胃，消水肿，除胸中邪气，治筋脉拘挛。（《食医心镜》薏苡仁粥）又，薏苡仁、炒桑枝各30克，煎汤代水；木防己、赤小豆、萆薢、大豆卷、茵陈各10克，蚕沙12克（包），苍术、木瓜、木通、黄柏各3克。水煎服。治着痹。（《重订通俗伤寒论》防己薏苡仁汤）

（2）胸痹：薏苡仁100克，炮附子30克，杵为散。每服5~10克，日3次。治胸痹以缓急。（《金匮要略》薏苡附子散）

（3）痿证：苍术、黄柏、牛膝、薏苡仁各等分，细末，水丸梧子大。每服6克，日3次。治湿热痿证。（《成方便读》卷3四妙丸）

（4）痉证：薏苡仁、茯苓各30克，羌活、桂枝各10克，水煎服。治太阳痉证，项背拘急。（《辨证录》卷7桂苓薏羌汤）

（5）腰痛：白术18克，薏苡仁21克，水煎服。治寒湿腰痛，如系重物。（《不知医必要》卷2白术汤）

（6）癞疝：薏苡仁100克，陈壁土炒，水煮烂，入砂盆内研成膏。每服6克，用无灰酒调下。治癞疝，重坠大如杯。（《游宦记闻》卷5、《归田琐记》卷1）又，萹蓄、生薏苡仁各30克，水煎服。治鞘膜积液。（浙江中医杂志，1982，8：373）

3. 排脓化痰

（1）咳嗽：桔梗30克，甘草60克，薏苡仁90克，粗末。每服15克，水煎，加糯米为引，米熟为度，食后服。治咳嗽。（《儒门事亲》卷12薏苡仁汤）又，白苏子（炒）、紫苏子（炒）各10克，用水细磨，滤取汁，煮薏苡仁粉20克成粥，和蜜服用。治老人咳喘。（《济众新编》卷7薏苡仁饮）

（2）咯血：薏苡仁30克（炒熟），柴胡15克（炒黑），水煎服。治劳症吐血。（《仙拈集》卷2神效煎）又，薏苡仁30克，为细末，以猪肺1个煮熟，蘸药食之。治肺损嗽血。（《医学正传》卷5引东垣薏苡仁散）

（3）虚劳：薏苡仁用熟水淘，捣罗如做米粉法，以枣肉、乳汁和作团，依法蒸熟，随性食之。治虚劳。或做羊肉羹也可。（《圣济总录》卷188薏苡饼）

（4）肺痈：芦根30~60克，薏苡仁30~60克，杏仁10克，桃仁10克，甘草10克，水煎服。（《金匮要略》千金苇茎汤）又，薏苡仁30~60克，水煎分服。治肺痈咯血者。（《济生方》）又，薏苡仁15克，桔梗、甘草、金银花、黄芪、贝母、陈皮、白及、葶苈子各10克，水煎服。治肺痈。（《医宗必读》卷6肺痈神方）

（5）肺痿：薏苡仁100克，水煎服。治肺痿咳唾。（《梅师方》）

（6）肠痈：薏苡仁100克，炮附子20克，败酱草50克，杵为散。每服10~20克，水煎顿服。治肠内有痈脓。（《金匮要略》薏苡附子败酱散）

（7）鼻渊：薏苡仁、冬瓜煎汤代茶饮，治鼻中生疮。（《吉人集验方》）又，薏苡仁、冬瓜皮各50克，水煎服。治慢性副鼻窦炎。（陕西中医，1997，5：221）

4. 除湿调经

（1）经闭：薏苡仁30克，水煎服。治经水不通。（《攒化易简良方》卷2）《本草纲目》卷 23 引《海上方》用薏苡仁根 30 克。

（2）痛经：薏苡仁 100 克，水煎熬为稀汤，日 1 剂，于月经第 3 日开始服，至本周期痛经消失为止。连续用 3 个月经周期。治重度功能性痛经。（中医杂志，1998，10：599）

（3）白带：薏苡仁、山萸肉、山药各 12 克，熟地 30 克，茯苓 10 克，泽泻、丹皮各 6 克。先将黑豆 30 克煎汤，次入银杏 10 个、红枣 20 个再煎，最后入诸药，水煎服。治妊娠白带。（《竹林女科》卷 2 银杏汤）又，薏苡仁、苍术、白术各 30 克、白芷、黄柏各 10 克，水煎服。治白带淋沥湿甚。

（4）扁平疣、传染性软疣：薏苡仁 500 克，研细末，加白砂糖 500 克，拌匀。每次 1 匙，温开水冲日 2～3 次，连服 7～14 日。治扁平疣。（中医杂志，1981，6：45）又，薏苡仁粉 10 克，加白糖适量，开水冲服，日 3 次，20 日为 1 个疗程。用 1～2 个疗程。治传染性软疣。（河北中医，1990，1：36）

【药方】

1. 宣痹汤　薏苡仁 30 克，防己 15～30 克，滑石 30 克，连翘 10 克，栀子 10 克，姜半夏 10 克，蚕沙 10 克，赤小豆 10 克，痛甚加片姜黄 6 克、海桐皮 10 克，水煎服。治湿热痹，发热，肢节烦痛。（《温病条辨》卷 2）

2. 薏苡仁竹叶散　薏苡仁 15 克，竹叶 10 克，滑石 15 克，白蔻仁 4.5 克，连翘 10 克，茯苓 15 克，通草 4.5 克，水煎服。治湿郁经脉，肢疼身痛，身热汗多自利，内外合邪。辛凉解肌表之热，辛淡渗在里之湿，表邪从气化而散，里邪从小便而驱，双解表里之法。（《温病条辨》卷 2）

3. 三仁汤　杏仁 15 克，白蔻仁 6 克，薏苡仁 18 克，滑石 18 克，通草 6 克，竹叶 6 克，厚朴 6 克，半夏 15 克，水煎服。治湿温初起，或暑温夹湿，邪在气分，头痛恶寒，身重疼痛，舌白不渴，胸闷不饥。（《温病条辨》卷 1）

【医家经验】

1. 叶天士用薏苡仁以治咳

（1）外感皆用薏苡仁，因寒配桂枝、生姜，因温热、暑、燥配桑叶、桑白皮，因湿配厚朴，因湿热配滑石、通草，气逆配以杏仁、苏梗。

（2）温热、暑、燥伤津亦用薏苡仁，取其为热邪开出路，为阴津导通路。

（3）脾胃虚证必用薏苡仁，脾虚配人参、茯苓、山药、半夏等。胃阴虚配麦冬、沙参、扁豆等。

（4）虚劳咳嗽不用薏苡仁。因病在中下二焦，非滋填温运则无以奉养上焦，薏苡仁渗泄下行，非其所宜。

（5）叶氏用薏苡仁治咳嗽，首先是取其淡渗下行，引邪外出，助肺肃降。其次是薏苡仁滑利通行，转输敷布，恢复治节。再者，助脾胃之气上达，以充养肺脏。（浙江中医杂志，1996，1：5）

2. 陈景河用薏苡仁　舌下络脉是气血痰湿的敏感特征。着痹可见舌下脉络瘀怒，舌系带两侧白滑，是湿邪留滞、气血瘀积的表现。薏苡仁健脾祛湿，缓急止痛，为治着痹要药，且须重用方效，每次用量为100~200克。治久痹又当用虫类药、藤类药。虫类药选全蝎、蜈蚣搜剔止痛，藤类药选鸡血藤，舒筋通络。《千金要方》小续命汤为温经祛湿基本方，麻黄、桂枝、防风、防己、杏仁、黄芩、人参、川芎、白芍、附子、甘草、大枣、生姜。可加薏苡仁、鸡血藤、乳香、没药、全蝎、蜈蚣等，温通经络，发散风寒，重在祛湿。方中麻黄、桂枝初用量宜大，久用量宜小，审病度量为宜。若湿中夹热，宜苦辛通降，用黄连、木香、半夏。虚阳不振，湿伤元气，宜加重补药。初治以攻泻为主，发散务求养正。后以扶本为主，固本勿忘祛隐匿之邪。病情稳定，湿浊已消，体倦乏力，宜补助真元，和其营气，以善其后。补真元，以党参、黄芪、龟甲、生地；和营气，以当归、白芍、麻黄、桂枝、川芎、甘草等。补药用量宜小，以防甘温壅滞中宫。其中，麻黄、桂枝可制龟甲、地黄之阴腻。（《中医临床家陈景河》）

3. 张洪林用大量薏苡仁 经多年临床实践，每在疑难病症中重用薏苡仁120克以上，疗效卓著。

（1）多发性脂肪瘤、息肉：多因痰湿蕴结所致，重用薏苡仁化痰湿，并随症加减。治胆囊息肉加理气活血之品，肠息肉可加健脾益气之品，脂肪瘤可加软坚散结之品。如肠息肉属脾失健运，痰湿蕴结大肠，治宜健脾益气，祛湿化瘀。生薏苡仁（布包）120克，茯苓、党参、炒白术、焦地榆、车前子（布包）各15克，白芥子、黄柏、炮姜、炙甘草各10克。脂肪瘤证属气滞血瘀、痰湿蕴结，治宜理气活血、化痰软坚。药用生薏苡仁（布包）120克，当归尾、生牡蛎（先煎）各30克，赤芍、浙贝、青皮、陈皮、茯苓、玄参各15克，制半夏10克。

（2）癥瘤：肺癌患者面色无华，胸痛，气短，咳嗽，痰色粉红，舌质淡，苔白，脉沉弱，治宜理气活血，化痰软坚。用薏苡仁煮粥治疗，生薏苡仁120克，小米（或大米）100克，大枣10枚，每日煮粥服1剂。半年后病情好转。

（3）大动脉炎：薏苡仁具有清热消炎作用，于血管病重用薏苡仁，每每药到病除。如患者舌质淡，边有瘀点，舌苔白腻，右寸口脉搏动消失，左寸口脉沉迟。证属气虚血瘀、湿热阻络，宜益气活血、清热通络。生薏苡仁（布包）120克，黄芪、丹参各30克，鸡血藤30克，木香、路路通、桂枝、制没药各10克。

（4）脑动脉硬化症：见动作迟缓，走路蹒跚，表情淡漠，舌苔白腻，脉迟弦。证属痰湿内阻，流注全身，治宜化痰开窍，活血通络。生薏苡仁120克，生山楂30克，大米（或小米）60克，大枣10枚，熬粥，日1剂。间断性服粥近半年，自觉头脑清醒，上肢麻木消失，步行稳健。复查各项化验检查均属正常范围。

（5）疑难病见证：凡具有痰、湿、热证之一，舌苔白腻或黄腻，脉滑或滑数，均可重用薏苡仁。薏苡仁药性平和，无不良反应，故可长期服用。除治大动脉炎外，对脑动脉硬化症、冠状动脉硬化供血不足、血栓闭塞性脉管炎、栓塞性静脉炎、海绵状血管瘤等，均收到满意疗效。薏苡仁具有化痰软坚作用，可治疗多发性息肉、多发性脂肪瘤以及癥瘤。

（《张洪林临证经验荟萃》）

【前贤论药】

《神农本草经》：主筋急拘挛，不可屈伸，风湿痹，下气。

《本草纲目》卷23：健脾益胃，补肺清热，祛风胜湿……薏苡仁属土，阳明药也，故能健脾益胃。虚则补其母，故肺痿、肺痈用之。筋骨之病，以治阳明为本，故拘挛筋风痹者用之。土能胜水除湿，故泄痢水肿用之。古方小续命汤注云：中风筋急拘挛，语迟脉弦者加薏苡仁。亦扶脾抑肝之义。

【方药效用评述】

➤ 薏苡仁甘淡微寒，清补淡渗，寒而不泄，温而不燥，补而不滞，利而不伐，利湿而不伤气，故可重用。脾虚在中，湿盛在下者，最宜本品。

➤ 薏苡仁上清肺热，以治肺痈咳唾臭痰；下理脾湿，以治便泄、湿痹。

➤ 薏苡仁药力和缓，必配以他药方能成功。如同麻黄、杏仁治肺，同茯苓、白术治脾，同苍术、黄柏、牛膝治湿热下注，同五苓散治水湿蕴蓄小便不利，同苍术、厚朴平胃燥湿，同二陈汤治痰湿。又，配郁李仁治水肿喘急，配附子缓急治胸痹，配败酱草排脓血。

➤ 薏苡仁治湿痹，当重用至30~60克，治筋脉拘挛则须用至150克。

➤ 益气、除湿、和中、健脾，薏苡仁和白术略相似。但白术温而薏苡仁微寒，白术苦辛而薏苡仁甘淡，白术气味俱厚，而薏苡仁气味俱薄，又迥然不同。

➤ 便调脾和生用，便溏脾虚炒用，肿胀甚而便溏，生、炒各半合用。

【药量】 10~15克，大量至30~60克，肿瘤甚而可用至100~120克。味淡力缓，可重用和长期用。

【药忌】 气虚下陷，脾虚无湿者忌用。

❧ 车前子 ❧

【药原】 出《神农本草经》。用种子。

【药性】 甘，微寒。归肝、肾、肺、小肠经。

【药效】 利水渗湿，清热通淋，祛痰止咳，明目。

【药对】

1. 车前子、车前草 车前草为车前的全草，性味、归经均和车前子相同。但其清热解毒、凉血止血作用更佳，故能治热毒疮疖痈肿，又能治湿热下利和出血热证。在临床上，车前草和车前子相配，子、草一体，二药并书，清热利湿，通淋凉血作用突出，是施今墨常用药对。可治疗热淋、血淋、石淋，暑湿泻痢，小便短赤。还可治疗高血压病、高尿酸血症、急慢性肾病等。

2. 车前子、山药 车前子滑利，利小便所以实大便；山药补涩，止泄泻可以生津液。张锡纯《医学衷中参西录》薯蓣苓苢汤，即以此治阴虚肾燥、大便滑泻、小便不利者，病兼治虚劳有痰作嗽。他说："山药能固大便，而阴虚小便不利服之又能利小便。车前子能利小便，而性兼滋阴，可为补肾药之佐使，又能佐山药以止大便。况二药皆汁浆稠黏，同作粥服之，大能留恋肠胃，是以效也。"

3. 车前子、血余炭 车前子清热通淋，利水渗湿；血余炭收敛止血，化瘀生新。二药相配合用，一利一涩，施今墨临证常用治热淋、血淋、石淋，如泌尿系炎症有尿急、尿痛、尿血者。有时还可选加益元散、海金沙、琥珀等。

4. 车前子、滑石 二药均能清热利湿，既能通淋利尿，又能渗湿止泻，是治疗小便不利、大便泄泻的常用对药。如《局方》八正散，用车前子、滑石、萹蓄、木通、栀子、大黄、甘草，是治疗热淋、血淋、石淋的代表方。在应用车前子、滑石这组对药时，常以六一散代滑石，实际上还有清暑利湿作用，此时除可通淋而治疗小便不利之外，还可用暑季泄泻，起到利小便以实大便的治疗作用。

5. 车前草、旱莲草 见"旱莲草"篇。

【方药治疗】

1. 渗湿止泻

（1）泄泻：白术 30 克，车前子 15 克，水煎服。治水泻。（《傅青主男科》）又，生山药 30 克，生车前子 12 克，同煮稠粥服之，日 3 次。治阴虚肾燥，大便滑泻，小便不利，病兼治虚劳有痰作嗽。（《医学衷中参西录》薯蓣苓苓汤）又，车前子 30 克，布包，水煎成 400 毫升，1 日量，加白糖频服之。治小儿泄泻。（中西医结合杂志，1987，11：697）又，党参、白术、茯苓、甘草各 6～10 克，陈皮、车前子各 3～9 克，桔梗 0.9～1.5 克，煎服。治夏季小儿泄泻，以水状便者为宜。

（2）小儿吐泻：车前子、茯苓、猪苓、人参、香薷各等分细末。每服 3～6 克，灯心草汤调下。治小儿伏暑吐泻，烦渴引饮，小便不通。（《杨氏家藏方》卷 18 车前子散）又，山药 45 克（30 克饭上蒸熟，15 克生用），车前子 15 克，发热加银柴胡 10 克，有虫加芜荑 10 克，为细末。每服 6 克，空心滚水下。治小儿伤食吐泻。（《滇南本草》卷 1）

（3）消化不良：山药 10 克，车前子 5 克，水煎服。6 个月以下减半，2 岁以上加量 1/3。伤食加炒麦芽，生冷伤胃加藿香，风寒外感夹葛根，风热外感夹芦根，腹痛哭闹加白芍，呕吐加灶心土。治小儿单纯性消化不良。（中医杂志，1984，5：9）

（4）痢疾：车前子 50 克（绵裹），青粱米 30 克，水煎取汁服之。治老人赤白痢，日夜无度，烦热不止者。也治淋病小便下血，身体热盛。（《养老奉亲书》车前子饮）又，车前子、黄连各 60 克，地榆、栀子、炙甘草各 15 克，陈皮 30 克，粗末。每服 6～10 克，水煎服。治赤痢腹痛，或下纯血。（《圣济总录》卷 75 六神汤）又，炒车前子 2 份，焦山楂 1 份，研细末。每服 10 克，日 3 次。治急、慢性细菌性痢疾。（陕西中医，1989，4：174）

2. 清热通淋

（1）淋证：车前子、滑石各等分，细末。每服 3 克，米饮下。治诸淋涩不通。（《圣惠方》卷 92）又，滑石、车前子、通草、冬葵子各 36 克，为细末。每服 3～6 克，日 2 次。治产后淋证。（《千金要方》卷 3 滑石散）又，车前子、人参各 10 克，治气虚小便不利。

（《症因脉治》人参车前汤）

（2）血淋：白茅根、车前子各30克，细末。每服3克，生地7.5克，水煎服。治血淋涩痛。（《圣惠方》卷92）又，车前子、生地各12克，水煎服。治血淋。（《普济方》卷215）

（3）热淋：车前子、石韦各10~30克，水煎服。治石淋、热淋。（《全生指迷方》卷4 石韦汤）又，车前子、玄参各30克，水煎服。治热淋、血淋。（《辨证录》卷8 玄车丹）

（4）尿闭：车前草30克，桑白皮15克，水煎服。治卒不得小便。（《千金要方》卷21）

（5）遗尿：车前子12克，栀子、泽泻各8克，木通6克，柴胡5克，甘草3克，水煎服。治小儿遗尿，因肝经郁热所致。

（6）遗精：鹿角胶（研碎，炒令黄燥）、车前子、覆盆子各30克，为细末。每服6克，食前温酒调下。治虚劳梦遗。（《圣惠方》卷30 立效鹿角胶散）又，车前子精盐炒至焦，研细末。每服10克，日1~3次。治滑精或遗精。也可合五子衍宗丸等辨证应用。

（7）痛风和高尿酸血症：见本篇"方药效用评述"。

3. 明目

（1）眼目昏花：车前子、菟丝子各等分，为细末，炼蜜为丸如梧子大。每服50丸，食后服。治肝肾俱虚，眼目昏花，或生障翳，迎风流泪。（《医方类聚》卷145引《千金月令》驻景丸）又，《局方》加熟地，《证治准绳》加地黄、枸杞子则更加全面。又，菊花（捣细末）、菟丝子（酒浸捣细末）各等分和匀，炼蜜为丸如梧子大。每服20~30丸，食前温酒下。明目，益精，壮下元，进饮食。（《圣济总录》卷198 菟丝子丸）

（2）目暗涩痛：车前子、黄连各30克，为散。每服10克，食后温酒调下。治眼目昏暗，干涩隐痛。（《圣济总录》卷108 车前子散）又，决明子、细辛各30克，车前子、白术、地肤子、柏子仁各45克，细末。每服3克，日3次。治目翳，或时苦疼痛，或目瞑无所见。（《医心方》卷5引治眼方）

4. 祛痰利水

（1）咳喘：车前子、五味子、大黄（微炒）各等分，细末，蜜丸梧子大。每服30丸，温水下，日2次。治肺脏气实，大肠气滞，咳嗽喘促。（《圣惠方》卷6）又，山药30克，车前子6克，水煎服。治虚劳咳嗽有痰者。张锡纯：盖用车前者，以能利水即能利痰，且性兼滋阴，于阴虚有痰尤宜。（《医学衷中参西录》薯蓣苈苢汤）又，车前子5~20克，加入辨证方药中。轻者5克，有痰者10克，咳而喘促者10~20克。可用于多痰者，也可治少痰干咳。有化痰、平喘之功。

（2）高血压病：车前子10~18克，不超过30克，单味或加入辨证方药中，水煎2次，代茶饮。治高血压，以舒张压下降明显，症状缓解为效。也可用车前草30~50克。此利水降压之效。又，车前子60克，水煎代茶饮，15日为1个疗程，连用1~3个疗程。治老年性高血压病。（中医杂志，1998，10：581）

5. 催产

（1）难产：车前子，细末。每服 3 克，温酒或米饮下。治横生不可出。（《千金要方》卷 2）又，车前子、阿胶（捣碎、炒令黄燥）各等分，细末。每服 6 克，至生月乃服，不可先服。（《千金要方》卷 2 滑胎令易产方）又，车前子 12 克，冬葵子 10 克，炒枳壳 6 克，白芷 3 克，水煎服。（《潜斋简效方》）

（2）转正胎位：车前子 9 克，烘干为细末，开水冲服，睡前 1 次服下。7 日后检查，如未转正，再服 1 次，一般不超过 3 次。用治胎位不正。（浙江中医杂志，1993，5：205；中国中西医结合杂志，1999，3：186）

【外用治疗】

1. 寒泄　车前子、肉桂各等分，研末，每取适量，水调敷脐。治寒泄。（《外治寿世方》卷 1）

2. 热泄　甘草、滑石各等分研末，用车前子捣汁调后敷脐，治热泄。（《外治寿世方》卷 1）

3. 身痒　生车前子 30 克，研末，水或蜜调，涂之。治身痒难忍，痒如虫行，抓破出血，或风热疹子成颗成片。（《验方新编》卷 10）

4. 小儿腹泻　炒车前子、炒鸡内金各 30 克，细末。每取适量，加鸡蛋清调和成膏状，敷贴脐中，纱布胶布固定。每日换药 1 次，5 次为 1 个疗程。（黑龙江中医药，1991，1：5）

5. 术后尿潴留　生车前子捣烂研细，加精盐少许，用凡士林调成膏状。先局部消毒，再将车前子膏外涂脐中，纱布胶布固定。每次 30 分钟，日 1 次，（中医杂志，1998，11：646）

【药方】

1. 八正散　车前子、瞿麦、萹蓄、滑石、栀子、甘草、木通、大黄（煨）各等分，为散。每服 6～10 克，灯心草 2 克，水煎服。治小便赤涩，癃闭不通，热淋、血淋。热邪蕴毒，咽喉肿痛，目赤睛疼，鼻衄口疮，烦躁口渴。（《局方》卷 6）

2. 完带汤　山药、白术各 30 克，车前子、苍术各 10 克，白芍 15 克，人参 6 克，甘草 3 克，水煎服。治白带。（《傅青主女科》）

【医家经验】

沈绍功自拟五子饮治湿毒　由车前子、蛇床子、地肤子、葶苈子、莱菔子组成。利湿排毒，专治湿毒证。清热解毒，加苦参、生薏苡仁、制大黄；清宣润肠，加桑白皮、野菊花、连翘、全瓜蒌；和血散风，加丹参、赤芍、川芎；祛风止痒，加白鲜皮、防风；利尿排毒，加白花蛇舌草、泽兰、泽泻、冬瓜仁。

祛湿毒要肺胃同治，用车前子利尿祛邪，葶苈子泻肺，莱菔子治胃。祛邪共有 5 条路。第一条出汗，当然排量有限，排多了会伤心阳。第二条通过中焦，和胃来排邪，但是和胃会影响胃阴，影响食欲。第三条通便，润肠通便，用当归、白菊花、决明子、全瓜蒌、桃仁，但通便也能伤正。第四条凉血，血分有热要凉血，用犀角地黄汤，犀牛角可用水牛角代之，但凉血不能太凉，太凉会有许多副作用。第五条排尿淡渗，没有副作用，小便排量很大，排邪量也大，所以实邪要给出路。最好的、排量最多的出路就是利尿，尤其是用车前子，还可用白花蛇舌草、冬瓜仁。（《沈绍功临证经验辑要》）

【前贤论药】

《本草从新》：清肺肝风热，渗膀胱湿热，开水窍以固精窍。

《医学衷中参西录·医方》：车前子炒熟，以微熟为度，过熟则无力，嚼服少许，须臾又服，约六点钟服尽一两，小便陡然利下，连连不止。

【方药效用评述】

➤ 车前子性走下窍，主利小便，清热通淋，利水渗湿，用治癃淋、泄泻有效。然而大量应用，又可通利大便。如单味 60 克，水煎 30 分钟顿服，治顽固便秘。

➤ 车前子利水窍而秘精窍，用于遗精滑精有效。《本草新编》："车前最泻膀胱之火，火邪作祟，煽动精门则生淫邪之梦。用车前以利膀胱，则火随水散，精门无炎蒸致煽动，则肾中之精气自安，神不外走，自无淫邪之梦，又何至精之外泄乎。"或可有所启发。

➤ 车前子祛痰化饮，止咳平喘。咳嗽轻者用小量（5 克），咳而有痰用中量（10 克左右），咳而喘促则用 20～30 克，大量为宜。不仅能化痰而治痰多咳嗽，还能解痉平喘，治疗咳喘少痰者。对由水饮所致的哮喘，常合用射干麻黄汤、三子养亲汤应用。

➤ 车前子、车前草均能水煎降血压，使舒张压明显下降。一般数剂后可降低 10～15mmHg，且可改善相应症状。又，单味车前子 30 克布包，加水 500 毫升浸 30 分钟后煮沸，代茶饮，日 1 剂，可治痛风和高尿酸血症。也可用车前草 30 克、陈皮 10 克水煎，代茶饮。

➤ 五子衍宗丸用车前子，因方中有枸杞子、覆盆子助阳，菟丝子、五味之涩精，用车前子通利之，寓泻于补、用通于闭，方能利水而不伤正，水窍开而精窍闭，精神健旺，益肾种子。

➤ 车前子行肝疏肾，畅郁和阳。同菟丝子、覆盆子、熟地等补肾药配伍，令强阴有子。同当归、白芍、枸杞子、菊花等和肝药配伍，则治目暗目昏。得牛膝疏肝之性，能导引利水；得菟丝子升清降浊，能补虚明目。如见肾病水肿，黄芪、车前子相配，升清降浊，益气利水，有小便不利加桂枝、肉桂通阳化气，小便尚多而阳虚寒盛则加炮附子。

➤ 生用或炒、盐水炒、酒炒用。利水生用，祛痰止咳、渗湿止泻炒用，补肝肾明目盐水炒用。车前子生用有效成分煎出较少，且药液较稠，会影响其他药溶解。如炒用则煎液不稠，有效成分易于煎出。利水、止泻作用与剂型有关，宜炒研为末冲服。张锡纯主张炒而微熟，嚼服而用，有一定参考价值。

【药量】 6～15 克，大量至 30 克。入汤剂宜包煎。

【药忌】 内伤劳倦、脾气下陷者忌用，孕妇慎用。

～ 滑石 ～

【药原】 出《神农本草经》。硅酸盐类矿物滑石，因其质地滑腻而名。

【药性】甘、淡，寒。归膀胱、肺、胃经。

【药效】清暑散热，清热通淋，利水泄浊。

【药对】

1. 滑石、甘草 滑石气清则能解肌，质重而清降，寒以胜热，滑能通窍，淡以利水。甘草和中缓急，佐滑石之寒滑，使之彻表以清暑退热，彻里以利水通淋，达到邪去而不伤正的治疗效果。六一散以滑石为君，甘草为臣，滑石6倍于甘草故名之"六一"。又名天水散，取天一生水之义，是清暑之法，清心而利小便。六一散加辰砂为益元散，有清心安神作用，治惊悸烦躁不安者。六一散加紫苏名鸡苏散，有解表和胃作用，治暑湿而见微恶风寒者。六一散加青黛名碧玉散，有清热泻火作用，治目赤咽痛、口舌生疮。六一散加生石膏、辰砂是白玉散，治暑月小便不利有胃热者。加干姜是温六散，治反胃。加神曲是清六丸，治湿热泻。加吴茱萸是吴萸六一散，治吞酸，是清热通淋之良方。施今墨常用于中暑吐泻，亦用治诸淋证。

2. 滑石、山药 山药健脾止泻，滋阴退热；滑石清暑泄热，利水止泻。一补涩，一滑利，是为药对，用于暑湿温热泄利之证。其基本方即张锡纯加味天水散，山药30克，滑石18～30克，甘草10克，治暑日泄泻，热渴而小便不利者。此方用山药健脾止泻，六一散清暑利湿。而天水涤肠汤则再加白头翁、白芍等以治久痢不愈者。滋阴宣解汤再加用连翘、蝉蜕退热宣透，治温病发热，滑泻口渴。

3. 滑石、石膏、寒水石 见"石膏"篇。

4. 滑石、车前子 见"车前子"篇。

【方药治疗】

1. 清暑散热

（1）暑温：生石膏15克，寒水石、滑石、金银花、杏仁各10克，通草、竹茹各6克，金汁1酒杯（冲），水煎服。治暑温蔓延三焦，邪在气分，热重于湿，发热烦渴，小便短赤或不利。（《温病条辨》卷2 三石汤）

（2）风温：滑石30克，甘草6克，连翘10克，蝉蜕10克，生白芍12克，水煎服。治太阳风温，热蓄膀胱，小便赤涩或小便闭而大便滑泄。兼治湿温初起，恶寒壮热，舌苔灰滑腻。（《医学衷中参西录》宣解汤）

（3）太阳伤寒：滑石、猪苓、白术、茯苓、阿胶（烊冲）各15克，水煎服。治伤寒，太阳病脉浮发热，渴欲饮水，小便不利。（《伤寒论》猪苓汤）

（4）伤寒壮热：滑石60克（研细），甘草末15克，拌匀。每服3克，浓萝卜汤调下。一方有防风末15克。治伤寒壮热，头痛身痛。（《小儿卫生总微论方》卷7 甘露散）

（5）伤寒鼻衄：滑石末不拘多少，饭丸如梧子大。每服10丸，微嚼破，新汲水送下。治伤寒衄血，当汗不汗所致，如见鲜血，急以此药止之。（《本事方》卷8 滑石丸）

（6）暑疠热毒：滑石15克，金银花30克，连翘、天花粉、赤芍、车前子、甘草、泽泻各10克，竹叶10片，水煎服。凡解暑用之，更加黄芪15～21克以助益元气尤妙。治暑

疖热毒肿痛。(《外科证治全书》卷4解暑汤)

(7)暑月小便不利:滑石180克,甘草30克,生石膏15克,辰砂3克,细末。每服6~10克,清水调下。治暑月小便不利有胃热。(《麻科活人全书》卷3白玉散)

2. 利水泄浊

(1)反胃:生滑石6克,细末,温水调下。治暴得吐逆,不得食者。(《本草衍义》卷4)又,滑石、甘草各60克,干姜30克,为末,丸如梧子大。每服6克,白汤下。治反胃,伐肝郁。(《丹溪心法》卷6温六丸)又,蝉蜕50个(去土),滑石30克,为末。每服3克,水蜜调下。治胃热反胃。(《卫生家宝方》清膈散)

(2)吞酸:滑石18克,甘草3克,吴茱萸21克,为末。每服6克,白汤下。治湿热吞酸。(《方症会要》卷2吴茰六一散)

(3)吐泻:六一散30~60克,生姜末10~30克,新汲水调下,顿服之。治风湿暑热所致吐泻。(《续名医类案》卷6霍乱门张子和案)又,草果、厚朴、半夏各3克,豆豉10克,炒栀子6克,省头草、炒黄芩各4.5克,滑石12克,水煎服。治暑秽夹湿,霍乱吐泻。(《霍乱论》卷下燃照汤)

(4)热泻:滑石180克,甘草30克,炒神曲15克,为末,饭丸如梧子大。每服50~70丸,白汤下。治湿热泻。(《丹溪心法》卷6清六丸)滑石、茯苓各30克,细末。每服10克,井水调服。治胃火热甚,完谷不化,奔迫直泻。(《辨证录》卷6滑苓汤)

(5)洞泻:枯矾15克,滑石15克,为末,神曲糊为丸如芥子大。每服6丸,白汤下。(《慈幼心传》卷上矾石丸)

(6)小儿暑热泻:寒水石、生石膏、滑石各30克,水煎2次,将2次煎液混匀分服,轻者日1剂,重者2~3剂。(江苏中医,1986,5:8)

(7)泄泻:滑石、甘草各60克,干姜30克,为末,丸如梧子大。每服6克,温水下。治寒湿吐泻。(《丹溪心法》卷6温六丸)又,肉豆蔻150克,滑石(夏75克,秋60克,春冬37.5克)为末,饭丸如梧子大。每服6克,日2次。治脾虚寒湿所致者。(《丹溪心法》卷5)又,山药30克,滑石18~30克,甘草10克,治暑日泄泻,热渴而小便不利。(《医学衷中参西录》加味天水散)

(8)痢疾:黄芪30克水煎服,滑石末30克(冲)。治痢疾或白或红,或红白相杂。(《医林改错》保元化滞汤)又,滑石、金银花各等分,滑石水飞研细,金银花煎汁吸入滑石内,阴干收藏。每用4.5克,日3次。(《医学碎金录》)

3. 清热通淋

(1)热淋:滑石(研)120克,冬葵子60克,为粗末。每服15克,水煎服。治热淋。(《圣济总录》卷98滑石汤)又,滑石30克,生白芍30克,知母24克,黄柏24克,水煎服。治下焦实热,膀胱肿胀,小便淋沥不通。(《医学衷中参西录》寒通汤)

(2)石淋:海金沙21克,滑石15克,为细末,每服7.5克,灯心草、木通、麦冬新汲水煎,入蜜少许服。治石淋,诸淋急痛。(《仁斋直指方》卷16二神散)石韦、滑石各

30 克，为末。每服 3 克，煎大麦汤下。治小儿沙石淋，痛不可忍。（《小儿卫生总微方论》卷 16 二石散）又，鱼脑石、滑石各 15 克，为细末。分作二服，木通汤调下。治沙淋作痛。（《医学正传》卷 6）

（3）血淋，血尿：生栀子末、滑石各等分，每服 10 克，葱汤下。治血淋涩痛。（《经验良方》）又，滑石（研）、发灰、白鱼各等分，为末。每服 6 克，日 3 次。治小便涩痛，尿血。（《金匮要略》滑石白鱼散）又，滑石 3 份，蒲灰 7 份，过筛混匀备用。每次 5～10 克，4～6 小时 1 次。治血尿。此方即治小便不利之《金匮要略》蒲灰散。（中医杂志，1988，7：43）

（4）热淋：车前子、滑石、萹蓄、木通、炒栀子、制大黄、甘草各 10 克，水煎服。治热淋、血淋。（《局方》卷 6 八正散）

（5）白浊：白矾 60 克（飞过），滑石 60 克，为末，米糊为丸梧子大。每服 50 丸，空心，米饮下。（《鲁府禁方》卷 2 清浊锁精丹）

（6）转胞：蒲黄、滑石各等分，细末。每服 6 克，鸡子清调下。治转胞不得小便。（《圣济总录》卷 53 蒲黄散）又，滑石 120 克（研），冬葵子 60 克，水煎服。治妊娠身热，小便不利。（《外台秘要》卷 33 引《古今录验》葵子汤）

（7）水肿：白术 15 克，滑石 10 克，水煎服。治水肿。（《赤水玄珠》卷 5 二奇汤）又，灯心草 75 克，赤白茯苓、茯神各 150 克，滑石 150 克（水飞），猪苓 60 克，泽泻 90 克，各为细末，党参熬膏和丸龙眼大。每服 1 丸，日 2 次。（《重订通俗伤寒论》天一九）

（8）女劳疸：石膏、滑石各等分，研末，每服 5～10 克，用大麦煮稀粥调下，日 3 次。治女劳疸，小便利即愈。（《圣济总录》卷 60 二石散）又，滑石 45 克，白矾 30 克，捣细为散。每服 6 克，大麦粥调下，小便出黄水为度。治女劳疸，身目俱黄，恶寒发热，小腹满急，小便难。（《济生方》滑石散）

【外用治疗】

1. 疮口不敛　滑石 120 克，赤石脂 30 克，细末，黄丹少许如桃花色。每日上药 1 次，上用膏药贴之。治一切疮口不收。（《医方类聚》卷 190 桃花散）

2. 天疱疮　滑石、黄柏各等分，细末，每取适量掺之。治小儿天疱疮。（《景岳全书》卷 64 滑石散）

3. 阴汗　煅石膏 15 克，滑石 30 克，枯矾少许。研末。每取少许搽之。（《本草纲目》卷 9 引《集验方》）

4. 赤白带下　白矾、滑石各等分，研细水调为丸，放置阴道内。（《医方类聚》卷 210 引《施圆端效方》夺命丹）

5. 化脓性中耳炎　滑石 20 克，枯矾 10 克，冰片 5 克，共研细末，每晚睡前用盐开水洗净耳内脓液，将药粉放入耳内，外用脱脂棉填塞。连续用药 10 次。7 日脓干，10 日愈。

【药方】

1. 猪苓汤　滑石、猪苓、白术、茯苓、阿胶（烊冲）各 15 克，水煎服。伤寒，太阳

病脉浮发热，渴欲饮水，小便不利。(《伤寒论》猪苓汤)

2. 三石汤 生石膏 15 克，寒水石、滑石、金银花、杏仁各 10 克，通草、竹茹各 6 克，金汁 1 酒杯（冲），水煎服。治暑温蔓延三焦，邪在气分，热重于湿，心烦口渴，小便短赤或不利。(《温病条辨》卷 2)

3. 六一散 白滑石（水飞）180 克，粉甘草 30 克，为末。每服 10 克，加蜜少细，温水调下。不用蜜亦得，日 3 次。实热欲饮冷者，新汲水调下；解利伤寒，发汗，煎葱白豆豉汤调下；通乳，猪肉汤调下；难产，或用香油下，或以紫苏汤调下。用治伤暑感冒，表里俱热，烦躁口渴，泻痢赤白，小便淋痛，吹乳乳痈属热者。外敷治天疱湿热等疮。(《宣明论方》卷 10)

【前贤论药】

《本草衍义补遗》：分水道，实大肠，化食毒，行积滞。

《本草纲目》：滑石利窍，不独小便也，上能利毛腠之窍。

《本草经疏》：滑以利诸窍，通壅滞，下垢腻。甘以和胃气，寒以散积热。甘寒滑利以合共用，是为祛暑散热、利水除湿、消积滞、利下窍之要药。

《医学衷中参西录·医方》：滑石性近石膏，能清胃府之热，淡渗利窍，能清膀胱之热；同甘草生天一之水，又能清阴虚之热，一药而三善备。

【方药效用评述】

➤ 本品气清则能解肌，质重而可清降，滑以利水通窍，寒以散热清暑，甘以和胃缓急。甘寒滑利，泄浊而通下窍；宣解淡渗，解热而开腠理。清三焦表里之热，利六府之涩结，通膀胱壅滞而治淋，下肠胃垢腻而治痢。

➤ 滑石利小便而兼止渴，猪苓汤即用之。热病、伤寒、温病凡见此证均可用之，淡渗清宣，渗湿而不伤阴，泄热而不碍湿，是其特点。

➤ 六一散、益元散、碧玉散等以滑石为主的散剂，均以冲服为宜。临证须联系六一散类方主治应用。

【药量】 10～30 克。包煎。

【药忌】 虚寒者忌用。

❦ 茵 陈 ❦

【药原】 出《神农本草经》。用地上部分。

【药性】 苦、辛，微寒。归肝、脾、胃经。

【药效】 清热利湿，清肝利胆，退黄，退热。

【药对】

1. 茵陈、生麦芽 茵陈为发陈之药，开肝郁而清肝胆，善治黄疸。大麦芽得生升之气，疏肝气以制脾土，故能消导。二药均顺遂肝气疏泄之性，可合用以治黄疸，利胆汁而排泄之。又同用于肝风内动者，如张锡纯镇肝息风汤，用龙骨、牡蛎、代赭石、龟甲之镇逆重潜，又必合以茵陈、麦芽、川楝子之疏泄顺肝之品，方可使肝风平息。

2. 茵陈、栀子 茵陈开肝胆之郁而清利湿热，是退黄专药，常配栀子苦寒，清泄三焦，通利小便。以栀子治"五种黄病，利五淋，通小便"（《本草纲目》引弘景）。如配大黄则组成茵陈蒿汤，使湿热从二便走泄。如小便不利而多湿，则多加渗利药，如茯苓、滑石、猪苓、苍术等；大便不利而多实，则多加通下药，如枳实、大黄、厚朴、芒硝等。

【方药治疗】

1. 清肝利胆退黄

（1）黄疸：茵陈 15～30 克，栀子 15 克、大黄 10 克，水煎服。治身黄如橘子色，小便不利，腹微满，属阳黄。（《伤寒论》茵陈蒿汤）又，茵陈、栀子各 1 束，用无灰酒煎服。治黄疸。（《普济方》卷 195）又，茵陈（连根）、白鲜皮各 30 克，粗散。每服 10 克，水煎服。治身黄如金色，不多语言，四肢无力，好眠卧。（《圣济总录》卷 61 茵陈汤）又，茵陈四逆汤治寒湿阴黄，甘露消毒丹、茵陈五苓散治阳黄。见本篇"药方"。

（2）新生儿溶血病：茵陈 30 克，或茵陈、黄芩各 9 克，制大黄 4.5 克，甘草 6 克，水煎服，日 1 剂，服 2～4 周。治因母儿血型不合所致的新生儿溶血病。（四川中医，2003，2：20）

（3）高胆固醇血症：茵陈 15～30 克代茶饮，日 1 剂，1 个月为 1 个疗程。（中医杂志，1980，1：39）

2. 清热利湿退热

（1）热病：茵陈、大黄、玄参各 30 克，栀子、甘草各 15 克，粗末。每服 12 克，水煎服。治热病发斑。（《太平圣惠方》卷 18 茵陈散）

（2）瘟疫：茵陈（连根）30 克，乌梅 2 个，打碎，水煎服。汗出即愈。（《松峰说疫》卷 5 茵陈乌梅汤）

（3）小儿外感发热：葛根、茵陈、藿香各 10～15 克，水煎服。如无恶心呕吐，可去藿香。每 6 小时服 1 次。每剂煎 20 分钟，只煎 1 次，日服 2～4 剂。治感冒，时令初起，或食积发热。（赵仲薇经验）

3. 清热利湿祛浊

（1）痤疮：茵陈 50 克，水煎服，日 1 剂，分 2 次服。7 日为 1 个疗程。连用 2～4 个疗程。（临床皮肤科杂志，1987，4：214）

（2）风瘾疹：茵陈 30 克，荷叶 15 克，为散。每服 3 克，食后蜜水调下。（《圣济总录》卷 11 茵陈蒿散）

（3）黄褐斑：茵陈 10～15 克，栀子、三棱、莪术、赤芍各 10 克，红花 3～6 克，水煎服。治产后面色黄滞无华，属湿困邪阻。

（4）眼热赤肿：茵陈、车前子各等分，水煎，内服，外洗。（《本草汇言》）卷 3 引《仁斋直指方》）

（5）牙宣、口臭：茵陈、枇杷叶、枳壳、黄芩、石斛、生地、熟地、天冬、麦冬、甘草各等分为散。每服 6 ~ 10 克，水煎服，小儿减半。治胃中客热，牙宣口臭，齿龈肿烂，目赤肿痛，口舌生疮，咽喉肿痛，湿热黄疸，疮疹已发未发等。（《局方》卷 6 甘露饮）

（6）口腔溃疡：茵陈 30 克，用 250 毫升开水泡。轻者每日漱口数次，重者代茶饮，日 3 ~ 4 次，连用 5 日。（中医杂志，1985，5：48）并治湿热口臭。

【药方】

1. 茵陈蒿汤 茵陈 15 ~ 30 克，栀子 15 克，大黄 10 克，水煎服。治身黄如橘子色，小便不利，腹微满，属阳黄者。（《伤寒论》）又用治谷疸之为病，寒热不食，食则头眩，心胸不安，久久发黄为谷疸。（《金匮要略》）

2. 茵陈五苓散 茵陈 30 克，五苓散 15 克，共研末。每服 3 克，日 3 次。治黄疸，小便不利。（《金匮要略》）茵陈开郁而清湿热，五苓散宣通表里之邪。（《温病条辨》卷 2）

3. 茵陈四逆汤 炮附子 10 克，干姜 15 克，炙甘草 6 克，茵陈 18 ~ 30 克，水煎服。治足太阴寒湿，舌灰滑，面目俱黄，四肢常厥，属阴黄。（《温病条辨》卷 2）

4. 甘露消毒丹 茵陈、黄芩各 30 克，石菖蒲、藿香、射干、连翘、薄荷、豆蔻、贝母、木通各 12 克，滑石 45 克，研细末。每服 10 克，日 2 ~ 3 次。治湿温时疫，发热倦怠，胸闷腹胀，斑疹身黄，苔淡白或厚腻或干黄。（《温热经纬·方论》）今多作汤剂。

【医案】

➤ 周某，45 岁，教师。病史：二年前因身目俱黄至某医院内科、传染病科诊治，收院治疗。经常规治疗，黄疸指数半月余不退，身目黄色鲜明，小便呈茶色深黄，体温正常，无明显腹痛，时呕，食欲差。初步以无痛性黄疸疑诊为胰腺癌，会诊嘱患者去上海做进一步诊治。至上海某三甲医院外科收治，进行探腹手术，术中病理诊断为急性胆汁淤积性肝炎，转至肝科，黄疸已持续 2 个月不退。经西医治疗 1 个月，黄疸指数等病理指标接近正常后出院。后有 2 次反复，近日黄疸又见，持续半月余。曾用中药加味一贯煎无效，要求我处方相助。

现症：素体尚实，面目黄色晦暗，前额黧黑发青，无精打采，愁容满布，舌淡胖润，上罩薄薄浅黄苔。问诊全身无力，怕冷畏寒，时呕，食欲差，大便不成形，日 2 ~ 3 次，小便黄，时难，性功能减退，无任何欲望和性要求。腹软，肝肿大，无明显压痛，脉沉弦。

辨证：病人是我同事，1973 年我在上海，曾去医院探望。初起表现面目黄色鲜明当为阳黄，因术误（无痛性黄疸误以为胰腺癌，手术探查）、药误（慢性肝炎用一贯煎），延误成阴黄（面色黄色晦暗、脉沉舌淡、病程久而见虚寒证象）。故断为脾肾虚亏，寒湿内生，而为阴黄。治以温阳散寒，健脾除湿而退黄。处以茵陈术附汤加味。

治疗：茵陈 30 克，白术 30 克，苍术 20 克，党参 15 克，制附子 10 克，丹参 15 克，黄连 5 克，甘草 10 克，茯苓 15 ~ 30 克，时而加干姜、桂枝等。守方一个半月，黄疸指数恢复正常，但见转氨酶升高，且见各种湿热证象，故断为阴黄转变为阳黄。药随证变，用茵陈五苓汤加平地木、垂盆草等，清热利湿。又经一个半月治疗，病情得以缓解。一般而言，阴黄转阳较阳黄转阴为缓慢，治疗 1 个月以上。肝为罢极之本，因此要求病人少欲，忌口，多休息，不时服用健脾除湿等中药调理。（《寿康医案》）

【前贤论药】

《医学衷中参西录·药物》"茵陈解"：《神农本草经》谓其善治黄疸……为其禀少阳初生之气，是以善清肝胆之热，兼理肝胆之郁，热消郁开，胆汁入小肠之路，毫无阻隔也。《名医别录》谓其利小便，除头热，亦清肝胆之功效也。其性颇类柴胡，实较柴胡之力柔和。凡欲提出少阳之邪，而其人身弱阴虚不任柴胡之升散者，皆可以茵陈代之。

【专论】

吴鞠通论黄疸阴阳转化 吴鞠通曾将黄疸附列于《温病条辨》中焦篇之《湿温》。析其本义，显然不属湿温之病，而是因黄疸多属湿热性质而类及之。一般而言，黄疸分为阳黄、阴黄。阳黄是湿热为患，阴黄是寒湿为患。

湿热为黄的证治，吴氏除承袭《临证指南医案·黄疸门》案语及部分方药外，对阴黄的论述尤有新义。吴氏认为，阴黄一证乃寒湿相搏，其治疗原则是"譬如卑监之土，须暴风日之阳，纯阴之病疗以辛热无疑"。因此，常宗罗谦甫茵陈四逆汤之治，化裁运用，无不应手取效，并就黄疸的阴阳转化作了颇有实践心得的阐述。

关于黄疸的阴阳转化，前人较多地论述阳黄转为阴黄，如韩祗和《伤寒微旨》云："病人三五日服下药太过，虚其脾胃……脾土为阴湿所加"，可发为阴黄。罗谦甫《卫生宝鉴·医验纪述》指出，阴黄"得之，因时热而多饮冷，加以寒药过度"，因之"变阳为阴"，是属"寒湿相合"而致。均未提及阴黄转化为阳黄。对此，吴氏则做了专门论述。吴氏认为黄疸"间有始即寒湿，从太阳寒水之化"发为阴黄者；若"其人阳气尚未十分衰败，得燥热药数帖，阳明转燥金之化而为阳证者，即从阳黄例治之"。根据吴氏所述，可知阴黄转阳黄，一与病人体质（阳气尚未十分衰败）因素有关，一与治疗用药（燥热药）有关。章虚谷指出："六气之邪有阴阳不同，其伤人也，又随人身之阴阳强弱变化而为病。"也说明病邪从化与患者体质阴阳盛衰有关。

吴氏从临证实践出发，指出黄疸患者在阳气未衰的前提下，通过温阳燥湿，寒湿阴黄可转化为湿热阳黄，并从阳黄例治之。吴氏这一论述，虽主要是针对黄疸而言的，但其病因病机可以转化的观点，对正确认识杂病的阴阳、虚实、寒热变化，并示人以"病随人异，药随证转"，是有普遍指导意义的。

另外，黄疸病湿邪之寒热、阴阳从化，笔者认为也与患者的精神状态、起居劳逸、饮食嗜好和发病季节等有关。曾治部分胆汁淤积性肝炎患者，初起表现为阳黄，其中有素体尚实者，后往往因劳倦过度或误诊手术等因素，而迅即转为阴黄。治以茵陈术附汤加味温化燥湿，也有逐渐转为阳证者，后改用清热利湿按阳黄治之而愈。一般阴黄转阳较阳黄转阴为缓慢，须治疗一个月以上。以上病例可资证明。

【方药效用评述】

➤ 茵陈是仲景《伤寒论》《金匮要略》中治疗黄疸的专药，用以利胆退黄。茵陈蒿汤是茵陈配栀子、大黄，治阳黄热甚者，故以清热通泄为主；茵陈五苓散是茵陈蒿配五苓散，治阳黄湿甚而小便不利，故以通泄利湿为主。两方均从大小便外泄清热，而有重点不同耳。如湿热并重则用甘露消毒丹，化浊利湿用滑石、藿香、豆蔻、木通，清热退黄用黄芩、连翘、茵陈，宣通发散用射干、薄荷、贝母、石菖蒲等。至如罗天益茵陈术附汤（茵陈、白术、附子）、吴鞠通茵陈四逆汤，法从温散寒湿、振奋脾肾阳气为治，故茵陈蒿配附子、白术、干姜。药随证转，方、法变而主药不变，是临证治黄疸的变通典范。

➤ 茵陈配羌活、防风治黄疸兼风，配苍术、薏苡仁、泽泻治黄疸兼湿，配干姜、附子治黄疸兼寒，配栀子、大黄、滑石、黄连治黄疸兼热，配桃仁、杏仁治黄疸夹瘀，配知母、黄柏治黄疸夹火。茵陈配陈皮、葛花、豆蔻治伤酒黄疸，茵陈配山楂、神曲、麦芽治伤食黄疸等。

➤ 若按西医学疾病分类，细胞性黄疸用茵陈、土茯苓、败酱草、垂盆草、凤尾草，以清肝胆热为主；阻塞性黄疸用茵陈蒿、金钱草、鸡骨草、桂枝、芍药、黄芩、柴胡，以利胆退黄为主。

➤ 茵陈蒿治天行时疾（《日华子本草》），用以抗疫退热，治疗热病瘟疫而以湿热为表现者。实际上甘露消毒丹就是治湿热疫的有效方剂。又，南方多湿之地，感冒发热不易退清，胸闷纳少，身困头重，口黏苔腻，发散解表药加茵陈、藿香有利湿化浊之效。小儿外感发热验方用葛根、藿香、茵陈三味，其中葛根清解阳明，藿香芳香除湿，茵陈和解少阳，可资效法。

➤ 茵陈善清肝胆之热，兼理肝胆之郁。其性颇类柴胡，实较柴胡之力柔和。故张锡纯以茵陈、麦芽、川楝子疏散生发，顺肝之性而用于镇肝息风汤，协助重镇降逆而治肝风上逆之证。

➤ 本品可用于预防病毒性肝炎，单味茵陈30克水煎口服，或加土茯苓30克；或配郁金、黄芩各10克；或配金钱草30克，垂盆草、凤尾草各10克，水煎服。慢性肝炎宜配郁金、姜黄利胆清热，而不用大黄、栀子苦寒伤胃者。

➤ 无论面部痤疮、黄褐斑，还是眼热赤肿、口腔溃疡，均是湿热浊毒之邪上犯，用本药为主治疗，不仅可清热利湿，尚能解肝郁、清肝热，是治本之法。湿疹、湿疮、疥癣者可与白鲜皮、苦参、地肤子等用之。或以三仁汤加茵陈、甘露消毒丹等方利湿清热。

➤ 本药平和清口，适宜于妇女、小儿，可用于新生儿溶血病和小儿外感发热等。目今有用《局方》甘露饮制成口服成药治口臭的。

【药量】10～30克。

【药忌】虚证不可单用，脾虚血亏引起的虚黄忌用。

⤳ 草薢 ⤳

【药原】出《神农本草经》。用根茎。

【药性】苦，平。归肾、肝、膀胱经。

【药效】利湿祛浊，祛风除湿。

【药对】

1. 萆薢、益智仁 萆薢苦平，分清祛浊，除湿祛风，是治失溺、白浊的主药；益智仁补益脾肾，收敛固涩，是治疗遗精、遗尿的主药。二味和合为用，一清利一固涩，用以治疗清浊不分的小便频数而尿时疼痛，组成分清饮诸方。细析治白浊的分清方药，萆薢、石菖蒲、益智仁三药不可或缺，但乌药则未必皆有，如《万病万春》水火分清饮。

2. 萆薢、杜仲 萆薢苦平，除湿祛风，固涩下元；杜仲甘温，温补肝肾，强筋壮骨，所谓腰痛用杜仲者。二味合和，则治肾损骨痿、腰痛缓弱者，是金刚丸的主药。然而总觉补益肾气的力量不足，故加菟丝子、肉苁蓉二味，以温润补肾。

3. 萆薢、土茯苓 见"土茯苓"篇。

4. 萆薢、石菖蒲 见"石菖蒲"篇。

【方药治疗】

1. 利湿祛浊

(1) 小便频数而痛：萆薢30克（水浸少时，漉出，用盐15克相和，炒干，去盐），川芎3克，为细末。每服10克，水煎服。治小便频数，不计其数，临小便时疼痛不可忍。(《普济方》卷41引《护命方》萆薢散) 又，萆薢、石菖蒲、益智仁、乌药等分，每服12克，入盐一捻，水煎，食前温服，日一服。(《杨氏家藏方》萆薢分清饮)

(2) 小便白浊：萆薢、石菖蒲、益智仁、乌药、茯苓各36克，甘草15克，为末。每服10克，盐少许，水煎服。治思虑过度，清浊相干，小便白浊。(《仁斋直指方》卷10分清饮) 又，萆薢、石菖蒲、益智仁、赤茯苓、猪苓、泽泻、车前子、白术、陈皮、炒枳壳、麻黄各3克，甘草1.2克，剉碎，酒水各半煎，空心温服。治赤白浊。(《万病万春》卷4水火分清饮) 又，冬葵子150克，萆薢120克，焙干为末，加白糖80克拌匀。每服3～5克，日2次。治血丝虫病乳糜尿。(《千家妙方》上册)

(3) 水疝：萆薢、茯苓、泽泻、车前子、石斛各10克，水煎服，临卧、五更各1次。另，外用带须葱1大把，水煎温洗阴囊。治水疝，阴囊肿痛，囊肿如水晶。(《医碥》卷6水疝汤)

(4) 肠风痔漏：贯众、萆薢各等分，细末，醋调面糊为丸梧子大。每服40丸，食前熟水或温酒下。治诸般痔疾，或肠风下血。(《杨氏家藏方》卷13胜金丸) 又，枸橘、萆薢各30克，共捣碎，炒令烟出，放冷，为细末。每服6～10克。治大便后重下脓血。(《圣济总录》卷78如圣散)

(5) 梅毒：萆薢60克，水煎，不拘时徐徐温服。治杨梅疮溃烂流脓。(《外科理例》) 又，萆薢75克，水煎，分3次温服。治梅毒脓淋，阳物漫肿紫黑。(《梅疮证治秘鉴》卷下一味萆薢汤)

2. 祛风除湿

(1) 痹证：萆薢、防风、狗脊、炮乌头各等分，为细末，米醋面糊为丸，如梧子大。

每服 10 ~ 30 丸，空心温酒或盐汤下。治一切筋骨疼痛。（《圣济总录》卷 186 四生丸）又，萆薢、防己各 10 ~ 15 克，忍冬藤 15 ~ 30 克，赤小豆 15 克，川牛膝 15 克，薏苡仁、苍术 15 ~ 30 克，黄柏 10 克，水煎服。治湿热痹痛。

（2）痛风：土茯苓 30 ~ 45 克，车前草 15 克，萆薢 15 ~ 30 克，防己 10 ~ 15 克，忍冬藤 15 ~ 30 克，赤小豆 15 克，地龙 10 克，川牛膝 15 克，薏苡仁 15 ~ 30 克，水煎服。服完药后将其渣外敷患处。关节红肿热痛，心烦口渴者，加虎杖、知母、石膏、黄柏清热，舌红绛加生地、水牛角、丹皮、赤芍凉血。治急性痛风性关节炎发作期，湿热浊毒所致。（朱良春经验）

（3）肾虚痿证：川萆薢、炒杜仲各等分，细末，用酒煮猪腰子为丸，如梧子大。每服 50 ~ 70 丸，空心盐酒下。治肾损骨痿，不能起床，腰脚酸软无力，下肢痿弱，行步不稳。（《赤水玄珠》卷 4 金刚丸）又，川萆薢、炒杜仲、菟丝子（酒浸）、肉苁蓉（酒浸）各等分，细末，酒煮猪肾为丸梧子大，每服 50 ~ 70 丸，温酒下。治同。（《素问病机气宜保命集》卷下金刚丸）又，钟乳石末、肉苁蓉、萆薢、薏苡仁、菟丝子、干地黄各等分，捣为细末，鸡子黄、枣膏为丸梧子大。每服 10 ~ 20 丸，日 2 次，温酒下。补益精气，治肾虚肢体痿弱。（《外台秘要》卷 17 苁蓉丸）

（4）腰痛：萆薢、狗脊、酒浸菟丝子各等分，为细末，蜜丸梧子大。每服 30 丸，日 3 次，或用新萆薢渍酒下，或空心食前服。治 5 种腰痛。（《圣惠方》卷 44 狗脊丸）又，丹皮、萆薢、白术、桂各等分为散。每服 3 克，日 3 次。治肾虚腰痛。（《圣济总录》卷 85 牡丹散）又，萆薢、补骨脂各 75 克，牛膝、杜仲、木瓜、续断各 36 克，为末蜜丸梧子大。每服 50 丸，温酒下。治诸般腰痛并跌打气血瘀滞者。（《仙拈集》卷 2 五痛丸）

（5）脚气：萆薢 18 克，茯苓、桑枝各 12 克，苍术、薏苡仁、牛膝各 7.5 克，秦艽、泽泻各 6 克，水煎服。治寒湿脚气肿痛，成疮溃烂。（《杂病源流犀烛》卷 29 沈氏脚气汤）

（6）阴疽：金银花 36 克，黄芪、当归、萆薢各 18 克，豨莶草、茯苓各 12 克，肉桂 3 克，水煎服。治筋疽、瘰疽、足疽之阴证黑烂。（《洞天奥旨》卷 7 萆薢金银散）

【药方】

1. 萆薢分清饮　萆薢、石菖蒲、益智仁、乌药等分，每服 12 克，水煎，入盐一捻，食前温服，日一剂，效乃止。治小便频数，不计其数，临小便时疼痛不可忍。（《杨氏家藏方》）

2. 金刚丸　川萆薢、炒杜仲、菟丝子（酒浸）、肉苁蓉（酒浸）各等分，细末，酒煮猪肾为丸梧子大。每服 50 ~ 70 丸，温酒下。治肾损骨痿，不能起床，腰脚酸软无力，下肢痿弱，行步不稳。（《素问病机气宜保命集》卷下）

【前贤论药】

《名医别录》：阴痿失溺，关节老血，老人五缓。

《本草纲目》卷 18：萆薢足阳明、厥阴经药也。厥阴主筋属风，阳明主肉属湿。萆薢之功长于去风湿，所以能治缓弱、痹痹、遗浊、恶疮诸病之属风湿者。萆薢、菝葜、土茯苓三物，形虽不同，而主治之功不相远……漩多白浊皆是湿气下流。萆薢能除阳明之湿而固下焦，故能去浊分清。杨琰《家藏方》治真元不足、下焦虚寒，小便频数，白浊如膏，有萆薢分清饮，正此意也……萆薢分清饮用萆薢、石菖蒲、益智仁、乌药等分，每服四钱，水一盏，入盐一捻，煎七分，食前温服，日一服，效乃止。

【方药效用评述】

➤ 萆薢以治湿见长，祛湿除浊，用治痿、痹、脚气、腰痛、痛风等，但必须配伍他药，方能见功。如寒湿配桂枝、附子、乌头，湿热配忍冬藤、黄柏、防己、苍术。如有肾虚，则配川断、杜仲、牛膝、补骨脂、菟丝子、肉苁蓉等。四味金刚丸为其代表方，药用萆薢、杜仲、菟丝子、肉苁蓉四味，猪肾为引而成丸药服用，治肾虚腰痛、痹证、痿证等。《赤水玄珠》金刚丸，药仅萆薢、杜仲二味，治肾损骨痿，腰脚酸软，下肢痿弱者。

➤ 萆薢能除阳明之湿而固下焦，故能祛浊分清，是治疗小便白浊的主要药物。《杨氏家藏方》治真元不足，下焦虚寒，小便频数，白浊如膏，有萆薢分清饮，用萆薢、石菖蒲、益智仁、乌药四味，是后世诸分清饮的祖方。《仁斋直指方》分清饮则加茯苓、甘草，《胎产新书》分清饮则加茯苓、枳壳、甘草，主治基本相同。后者主治中注明："下元虚损，精不能摄，小便白浊，时而流出清冷稠黏"。现代有人认为这是前列腺炎的滴白现象。而《万病万春》水火分清饮治赤白浊，实际是和四苓散（茯苓、猪苓、泽泻、白术）合用，利湿作用较强。

➤《名医别录》萆薢以阴痿失溺，老人五缓为主。失溺相当于现代所谓的漏尿、尿失禁，实因肾气不固，膀胱不约而致，是属老人筋缓范畴。《本草纲目》卷18引杨子建《万全护命方》："凡人小便频数，不计其数，便时茎内痛不可忍者。此疾必先大腑秘热不通，水液只就小肠，大腑愈加干竭，甚则浑身热，心燥思凉水，如此即重证也。此疾本因贪酒色，积有热毒腐物瘀血之类，随虚水入于小肠，故便时作痛也。不饮酒者必平生过食辛热荤腻之物，又因色伤而然。此乃小便频数而痛，与淋证涩而痛者不同也。"因此不少医家认为萆薢不可用于一般的热淋、石淋之淋涩不通者。如张锡纯提出如有误用会引起癃闭。

➤ 粉萆薢化湿浊，川萆薢祛风湿。

【药量】 10～15 克。

【药忌】 阴虚有热者忌用。《本草经疏》：下部无湿，阴虚火炽，以致溺有余沥，茎中痛，不宜服。

第三节　祛风除湿药

❧ 羌活 ❧

【药原】 出《神农本草经》。用根茎。

【药性】 辛、苦，温。归膀胱，兼入肾经。

【药效】 祛风化湿，发散风寒，升举清阳，通脉活血。

【药对】

1. 羌活、独活 羌活发表而雄烈，治身半以上，如头项部，善理气分，为太阳经主药。独活祛风而和缓，治身半以下，如腰腿部，善理血分，为少阴经主药。疗风宜用独活，兼水（或湿）宜用羌活，此二药不同处。二味合用，则祛风化湿，散寒发表，为风寒湿之药对，如羌活胜湿汤、人参败毒散等，均有此药对。

2. 羌活、防风 解表祛风，散寒止痛，羌活为风药刚剂，防风为风药润剂，刚润相济，不仅可治太阳表证，有解表祛风功效，而且还可治慢性风泄经久者，有升举清阳而止泻的作用。《兰室秘藏》选奇汤治眉棱骨痛，九味羌活汤治风寒湿表证而兼见里热较轻者，《此事难知》大羌活汤则治外感风寒湿且里热较重者，荆防败毒散治疮疡肿毒初起见表证者，其中均有此药对。

3. 羌活、石膏 羌活气雄而散，味薄上升，宣散太阳经气，以解表散寒。石膏辛寒，清热泻火，清肺胃实热。辛温解表、辛寒清热相辅相成，解表不过汗，清里不郁闭。陶节庵柴葛解肌汤有此药对，两解表里。施今墨清解同治，用于外寒内热之证，如暑温、暑湿、风温，如今之流感、乙脑之高热头痛等，而又有五解五清、七解三清、七清三解等不同。

4. 羌活、菊花 羌活辛温，辛通血脉，善于祛风通络，而治太阳风寒，头痛身疼，项背强急；菊花甘寒，清热息风，善于疏解平肝，而治肝经风热，目赤眩晕。二味相合，祛风息风，寒温合用，相使为用。近今有祝谌予先生制葛红汤，以羌活、菊花和葛根、红花两组药对通利心脉，治胸痹心痛，即冠心病心绞痛者。如无热象时，羌活须用 15～30 克。

5. 羌活、天麻 羌活主入太阳，通脑脉入头颅，祛风通络，活血化瘀；天麻主入厥阴，既散外风，又息内风，化痰定惊，平肝止痉。二味合用，可治中风偏瘫失语、风痰癫痫和风痰痹痛。其中尤其对中风不语因风痰上扰、清窍蒙闭所致者有效。如《奇效良方》资寿解语汤用羌活、天麻、羚羊角、钩藤、全蝎、僵蚕、防风、附子，《医学心悟》神仙解语汤用羌活、天麻、石菖蒲、远志、天南星、白附子、全蝎、僵蚕，二方均治风痰失语。

6. 羌活、大黄 见"大黄"篇。

7. 羌活、桑叶 见"桑叶"篇。

8. 羌活、独活、荆芥 见"荆芥"篇。

【方药治疗】

1. 祛风化湿

（1）头痛：黄芩 90 克（一半酒制，一半炒），羌活、防风、炒黄连各 30 克，甘草 45 克，柴胡 21 克，川芎 15 克，细末，每服 6 克，茶汤调如膏服。治偏正头痛，风湿热头痛。（《兰室秘藏》卷下清空膏）又，羌活、白芷、甘草各 60 克，细辛 30 克，防风 45 克，川芎、薄荷、荆芥各 120 克，细末。每服 12 克，食后茶清调下。治风寒头痛，偏正头痛。（《局方》卷 2 川芎茶调散）

（2）痹证：羌活、炮附子、白术、甘草各等分，粗末。每服 12 克，水煎服。治风寒湿痹。（《济生方》羌附汤）又，羌活、独活、防风、苍术、白术、威灵仙、当归、茯苓、泽泻各 10 克，升麻 6 克，水煎服。治风寒湿痹。（《卫生宝鉴》卷 2 大羌活汤）又，羌活、独活、防风、苍术、黄芪、甘草各 10 克，川芎、藁本、茯苓、猪苓、泽泻、陈皮各 3 克，柴胡、升麻、黄柏、黄连各三克，水煎服。治风湿热痹，关节红肿热痛。（《脾胃论》卷下除风湿羌活汤）又，乳香 45 克，羌活、没药、当归尾各 30 克，两头尖 15 克，细末酒糊为丸梧子大。每服 30 丸，日 2 次。治诸痹骨节疼痛，风湿流注。（《简明医彀》卷 3 定痛丸）

2. 发散风寒

（1）风寒湿表证：羌活、独活、藁本、蔓荆子、防风、川芎、甘草各 10 克，水煎服。治发热恶寒，头项强痛，身重身痛，脉浮苔白。（《内外伤辨惑论》卷中羌活胜湿汤）又，羌活、苍术、藁本、白芷、川芎各 10 克，细辛、甘草各 3 克，水煎服。治风寒湿表证。（《伤寒全生集》卷 2 羌活神术汤）又，羌活、防风、苏叶、白芷、茯苓、杏仁、陈皮、生姜各 10 克，水煎服。治风寒湿表证。（《重订通俗伤寒论》苏羌达表汤）

（2）伤寒温病：人参、川芎、茯苓、枳壳、甘草各 30 克，羌活、独活、柴胡各 60 克，前胡、桔梗、天麻、地骨皮各 15 克，粗末。每服 6 克，水煎服。治小儿伤寒温病，时疫疮疹，发热烦渴，头身疼痛，初作急惊。（《局方》卷 10 人参羌活汤）又，《局方》卷 2 人参败毒散（组成见本篇"药方"），用于成人。两方组成、主治相类似，可互相参用。

（3）感冒：风寒者，用羌活 30 克，荆芥、防风各 10 克。风热者，用羌活 30 克，板蓝根 10 克，水煎服，日 1 剂。

3. 升举清阳

（1）泄泻：羌活、防风、升麻、柴胡、泽泻、益智仁、半夏、神曲各 10 克，苍术 6 克，猪苓、陈皮、麦芽、甘草各 3 克，姜 2 片，枣 3 枚，水煎服。治湿停泄泻，肠鸣腹痛，脘腹胀满，不思饮食，体倦肢困。（《脾胃论》卷下升阳除湿汤）又，脾虚泄泻伴肠鸣用参苓白术散无效时，可配羌活、白芷各 10 克。

（2）脱肛：黄芪 30 克，党参、白术各 10 克，羌活、陈皮、当归各 8 克，藁本、五味子、炙甘草各 6 克，水煎服。治久痢、产后、老年气虚引起的脱肛。用羌活、藁本升举下焦治脱肛，较柴胡、升麻为佳。

4. 通脉活血

（1）中风闭证：羌活、大黄、枳实、厚朴各 10 克，水煎服。治中风闭证，昏迷便秘。（《宣明论方》三一承气汤）偏瘫早期，以大黄、羌活同用，上疏下通。便秘用生大黄，便畅用制大黄。晋唐时期，常用羌活治中风手足不遂、口眼㖞斜、失音不语者。

（2）胸痹心痛：羌活 15～30 克，川芎 10 克，红花 6～10 克，葛根 30～60 克，水煎服。（祝谌予葛红汤）又，有将本品提取物用于冠心病等引起的室性早搏取效者。

（3）癫痫：羌活、川芎各等分，细末，装入胶囊。每服 3～5 克，若感风邪加至 6～9 克。大发作配石菖蒲、茯苓、半夏、天麻、生铁落，失神小发作配葛根、党参、白芍、半夏、石菖蒲，精神运动性发作配礞石、石菖蒲、磁石、半夏、沉香，头痛性癫痫配菊花、苦丁茶、半夏、天麻、黄芩。（中医杂志，1999，9：518）

（4）外伤疼痛：羌活、防风、芍药、续断各 30 克，当归 45 克，桂枝、甘草各 12 克，细末。每服 6 克，酒调下，日 2 次。治关节扭伤、挫伤肿痛。（《伤科补要》卷 3 宽筋散）又，羌活、桃仁、红花、牛膝、延胡索、制大黄，粗末。每服 10 克，水煎服。治外伤腰部刺痛。（《观聚方要补》卷 4 羌活桃仁汤）

5. 通阳活血

（1）产后腹痛：羌活、川芎各等分，研末。每服 6 克，酒调下。治产后恶血不尽及胎衣不下。（《产乳秘要》二圣散）

（2）不孕：当归、芍药、川芎各 10 克，益母草 15～30 克，羌活 6 克，水煎服。治妇女不孕等。（祝谌予经验方）

（3）胎衣不下、子痫：羌活、川芎各等分为末，每服 6 克，水酒煎。治产后恶血不尽，胎衣不下。（《妇人大全良方》二圣散）又治子痫（《医学入门》卷 8 芎活散），是其活血化瘀之功。

6. 疏风利水

（1）浮肿：羌活、秦艽、椒目、茯苓皮、泽泻、商陆、赤小豆、大腹皮、槟榔各等分，粗末。每服 10 克，生姜 5 片，水煎服。治遍身浮肿，气急喘促，二便不利。（《卫生宝鉴》卷 5 疏凿饮子）

（2）妊娠浮肿：羌活、莱菔子各等分，同炒，只取羌活，研细末。每服 6 克，温酒调下。日 1～3 服。治妊娠浮肿。（《本事方》）

（3）风水肿胀：羌活 10～20 克，麻黄、甘草各 10 克，生石膏、姜、枣各 6 克，水煎服。治风水肿胀。比即越婢汤加味，水肿重者羌活 20 克，明显者羌活 15 克，不明显者羌活 10 克，加入辨证方中。

【外用治疗】

外伤出血　羌活、白芷等分为末为止血粉，新鲜伤口消毒后敷之，3～4 日换 1 次，直至愈合。

【药方】

1. 羌活胜湿汤　羌活、独活各 3 克，藁本、防风、甘草各 1.5 克，蔓荆子 1.8 克，川芎 1 克，水煎服。治风湿表证，头痛项强身重，或一身尽痛，恶风寒，脉浮，苔白。（《内外伤辨惑论》卷中）虽名"胜湿"，实为伤风头痛通用之方，疏散表湿也。（《医方集解》）如加升麻、柴胡、苍术，为《古今医鉴》同名方，解表力尤强。风湿热和阴虚慎用。

2. 九味羌活汤　羌活、防风、苍术各 10 克，川芎、黄芩、生地、白芷、甘草各 6 克，细辛 1.5 克，水煎服。治风寒湿表证兼有里热。（《此事难知》卷上引张洁古方）

3. 人参败毒散　羌活、独活、川芎、柴胡、前胡、桔梗、枳壳、人参、茯苓、甘草各等分，粗末。每服 10 克，生姜、薄荷少许，水煎服。治外感风寒，湿浊中阻，发热无汗，

头痛身疼，气虚体乏。（《局方》卷2）

4. 清空膏　黄芩90克（一半酒制，一半炒），羌活、防风、炒黄连各30克，甘草45克，柴胡21克，川芎15克，细末，每服6克，茶汤调如膏服。治偏正头痛年深不久及风湿热头痛，上壅眼目及脑痛不止。（《东垣试效方》）

5. 三一承气汤　羌活、大黄各15克，厚朴、枳实各10克，水煎服。治中风便秘闭证。（《宣明论方》）

6. 资寿解语汤　羌活、天麻、羚羊角、钩藤、防风、附子、全蝎、僵蚕各等分，粗末。每服10克，水煎服。治中风痰盛失语。（《奇效良方》）

7. 神仙解语汤　羌活、天麻、石菖蒲、远志、天南星、白附子、全蝎、僵蚕各等分，粗末。每服10克，水煎服。治中风痰盛失语。（《医学心悟·中风》）

【医家经验】

1. 周凤梧用药经验

（1）加味羌乌散：羌活、半夏、黄芩、生姜各9克，制草乌、甘草各6克，细辛3克，水煎服。治风寒表证，鼻渊，头痛日久属风寒犯脑。

（2）羌蒡蒲荷汤：羌活9～12克，牛蒡子9克，蒲公英15～30克，薄荷6克，水煎服。治风热感冒，咽喉肿痛等。高热加柴胡、金银花，咳甚加桔梗、杏仁，咽痛加桔梗、板蓝根、山豆根、丹皮等。（《中药方剂学》）

2. 谢海洲用药经验　羌活配鹿角胶、狗脊，治肝肾不足、督脉受损、寒湿痹阻之腰痛；配防风升举清阳，散寒止泻；配黄连宣散郁滞，泻火解毒；配板蓝根、金银花、蒲公英，散清兼顾，可以退热，治风热表证。在痹、痿、脑髓病的临床治疗上，谢氏善用升举清阳法。如三黑荣脑汤，在大队补肾通督药中配用羌活、柴胡而味少量轻。一以升阳达巅入脑，疏通经脉；二以醒脾助胃，以促化源；三则升阳旺气，可化痰瘀，以补为通。升举清阳药，包括羌活、防风、升麻、柴胡、葛根、白芷、荷叶、菊花、蝉蜕、苍耳子等。（《谢海洲用药心悟》）

【前贤论药】

《医学启源》：其用有五：手足太阳经引经，一也；风湿相兼，二也；去肢节疼痛，三也；除痈疽败血，四也；治风湿头痛，五也。

《本草纲目》卷13：羌活、独活皆能逐风胜湿，透关利节，但气有刚劣不同尔。独活、羌活乃一类二种，以他地者为独活，西羌者为羌活。

《本草汇言》：羌活功用条达肢体，通畅血脉，攻彻邪气，发散风寒风湿。故疡证以之排脓托毒，发溃生肌；目证以治羞明隐涩，肿痛难开；风证以之治痿、痉、癫痫、麻痹、厥逆。盖其体轻而不重，气清而不浊，味辛而能散，性行而不止。故上行于头，下行于足，遍达肢体，以清气分之邪。

《本草备要》：泻肝气，搜肝风……治风湿相搏，本经头痛，督脉为病，脊强而厥。

【方药效用评述】

➤ 羌活为风药之刚剂，本手足太阳表里引经之药，又入足少阴、厥阴。小无不入，大无不通，故能散肌表八风之邪，利周身百节之痛。病位以头项、颈肩、上肢，病邪以风、寒、湿为主。太阳经后头痛者，必用羌活。又，羌活常用于外感风寒湿邪，发热恶寒无汗身痛之证，以其是辛温解表发汗之功。

➤ 王好古有羌活"去肾间风邪"之论，故用其祛风利水，助太阳气化，以代麻黄治风水和肾炎水肿。

➤ 羌活量大则活血通阳，如祝谌予葛红汤；量小则升举清阳，如升阳益胃汤。羌活祛风胜湿，升举清阳，故在升阳益胃汤中配用小量羌活、独活、防风，治疗慢性泄泻等。

➤ 劳力外感风寒，虚甚可用补中益气汤加羌活，邪甚则以人参败毒散。

➤ 羌活通阳活血，通阳即通太阳，调冲任，治男妇顽症。近今有其能解疏通输卵管的说法。如顽固性痛经久治无效时，则在辨证方药中加羌活，以通行经脉而止痛。而小量（3～6克）羌活加入辨证方中，有通阳助孕之功，用治不孕、不育等。

➤ 羌活、川芎同用，治太阳、少阴头痛，透关利节，治督脉为病，脊强而厥。羌活入太阳经，有入脑髓之功。故羌活小量用时可引药入脑通颅，大量用时通脉活血，用于心脑病证。治脑卒中，刘河间善用羌活、大黄，以一旬之微汗，一旬之微利。如《宣明论方》三一承气汤，用小承气汤加羌活，治中风闭证昏迷便秘。羌活、大黄上疏下利，清升浊降，气血通畅，病自向愈。参"大黄"篇"药对"。又，《奇效良方》资寿解语汤、《医学心悟》神仙解语汤则以羌活、天麻相配，一以祛风，一以息风，无论内风、外风均可治疗，用治中风失语。

➤ 羌活外可祛风，内可行气，可疏导血气，引邪外出，疏肝悦脾，泻肝气，搜肝风。

【药量】 6～10克，小量3～6克，大量30～60克。

【药忌】 体虚汗多，脾胃虚弱，血虚痹痛及阴虚头痛者不可用。即使须用，亦必配伍他药。

❧ 独活 ❧

【药原】 出《神农本草经》。用根。一茎独上，不为风摇，故名。

【药性】 辛、苦，微温。归肾、膀胱经。

【药效】 祛风化湿，息风定痉。

【药对】

1. 独活、细辛 独活、细辛二味辛温，均入少阴。治少阴肾经之头痛、腰痛，宜用二药配对，温散风寒作用加强。如治肝肾不足，腰脊冷痛，可以独活为主，祛风止痛强腰脊；细辛为辅，引经佐使入少阴，如《千金要方》独活寄生汤。如以细辛为主、独活为使，则用治少阴头痛如神，此乃张洁古经验。后世《脉因症治》独活细辛汤，治邪在少阴之头痛连颊，即是其例。再者，二味相配还能治督脉为病，脊强而厥，少阴齿痛。

2. 独活、羌活　见"羌活"篇。

【方药治疗】

1. 祛风化湿

（1）头痛：独活、细辛、川芎、秦艽、羌活、防风、生地、甘草各 10 克，水煎服。治外感头痛，邪在少阴，头痛连颊。（《脉因症治》卷 1 独活细辛汤）

（2）头眩：独活 6 克，生石膏 4 克，枳实（炒）、麻黄（去根节，先煎去沫，焙）各 3 克，粗末，每服 15 克，水酒煎，分服。治风头眩运，倒仆不定。（《圣济总录》卷 16 四神汤）又，独活 30 克，鸡蛋 6 个，加水适量煮，待蛋熟后，敲碎蛋壳，再煎 15 分钟，去汤、滓，单吃蛋，每次 2 个，日 1 次，3 日为 1 个疗程。治梅尼埃病。（时珍国药研究，1996，4：196）

（3）风寒湿痹：独活寄生汤，药方见下文。又，独活、干姜、山萸肉、肉桂各等分，细末，蜜丸梧子大。每服 20～30 丸，温酒下。治骨节风冷。（《圣济总录》卷 12 四味丸）又，独活、川芎、天麻、当归、白术各等分，细末。每服 6 克，日 3 次。治风寒湿痹，足至膝冷，不能自举。（《奇效良方》卷 38 通痹散）

（4）腰痛：独活、羌活、防风、大黄、泽泻、肉桂各 10 克，当归、连翘各 15 克，防己、黄柏各 30 克，桃仁 30 个，甘草 6 克，粗末。每服 30 克，水酒煎服。治腰痛如折，沉重如山。（《兰室秘藏》卷中独活汤）

（5）鹤膝风：独活、防风、苍术、黄柏、当归、秦艽、防己、萆薢、赤芍、川牛膝各 10 克，水煎服。治鹤膝风因风寒湿而致，初起肿痛寒热。（《马培之医案》）

（6）痿痹：独活、黄柏各 100 克，细末，蜜丸梧子大。每服 6 克，日 2 次。治湿热痿痹，身体重着，走注疼痛。（《症因脉治》卷 3 太阳二妙丸）又，独活、当归、黄芪、川牛膝、肉桂、甘草各 10 克，粗末。每服 6～10 克，姜 2 片，薤白 1 根，水煎服。治四肢痿痹不仁，风湿痹痛。（《活幼新书》卷下独活汤）

（7）骨质疏松：独活、续断各 6 克，山萸肉、菟丝子、杜仲、川牛膝各 12 克，细辛 3 克，补骨脂、鹿角霜各 10 克，熟地 30 克，胡桃仁 2 枚，水煎服。治老人骨质疏松症。（《岳美中医案集》补肾温经汤）

2. 息风定痉

（1）痫：独活、麻黄（去节，先煎去沫）、人参各 2 克，大黄 4 克，水煎分服。治小儿痫证，舌强，手足抽搐。（《幼幼新书》卷 11）又，独活 15 克，荆芥穗 30 克，水煎服。治风客经脉，牙关紧闭，手足抽搐。（《全生指迷方》卷 2 独活汤）

（2）破伤风：独活、羌活、全蝎各 6 克，生黄芪 18 克，当归 12 克，蜈蚣 2 条，水煎服。治破伤风，手足抽搐。（《医学衷中参西录》逐风汤）

（3）面瘫：独活、羌活各 4.5 克，僵蚕、全蝎、天麻、防风、桔梗、川芎各 3 克，钩藤、白蒺藜各 12 克，当归、地龙各 10 克，石菖蒲 6 克，水煎服。治面瘫，风寒中络。（《施今墨临床经验集》）

（4）惊悸：独活汤治肝虚惊悸，详见本篇"药方"。

【外用治疗】

齿痛 独活、羌活、防风、防风、川芎各 3 克，细辛、荆芥、薄荷、地黄各 6 克，粗末。每服 10 克，水煎嗽口含咽。治齿痛。（《证治准绳·类方》卷 8 独活散）

【药方】

1. 独活寄生汤 独活 10 克，桑寄生、杜仲、牛膝、细辛、秦艽、茯苓、桂心、防风、川芎、人参、当归、芍药、地黄、甘草各 6 克，水煎服。治寒湿痹，肝肾不足，气血两亏。（《千金要方》卷 8）

2. 独活汤 独活、羌活、防风、人参、前胡、细辛、五味子、沙参、茯苓、半夏曲、酸枣仁、甘草各 30 克，粗末。每服 10 克，姜 3 片，乌梅半个，水煎服。治肝经亏虚，内受风邪，卧则魂散不守，状如惊悸。（《本事方》卷 1）

【前贤论药】

《药品化义》：能直通气道，自顶至膝，以散肾经伏风。凡颈项难舒，臀腿疼痛，两足痿痹，不能动移，非此不能散也。

《本草便读》：搜少阴之伏风，表邪可解；宣肾经之寒湿，痹病能除。可愈奔豚，并疗诸疝。

【方药效用评述】

➤ 独活气细入少阴，内行经络，下达足膝，血分药；羌活气雄入太阳，外行皮表，内达筋骨，气分药。独活治少阴，故可疗奔豚、疝瘕、腰膝疼痛等；羌活治太阳，故用治目疾、外疡、风痹等。

➤ 独活尚可入肝，安魂定神。故《本事方》独活汤治肝经亏虚，内受风邪，卧则魂散不守者。

【药量】 3～10 克，外用熏洗用 15～30 克。

【药忌】 阴虚血燥、津液亏损者忌用。

ꙮ 防己 ꙮ

【药原】 出《神农本草经》。用根。

【药性】 苦，寒。归膀胱、肺、肾经。

【药效】 祛风除湿，利水消肿，清热利湿。

【药对】

防己、黄芪 防己苦寒，祛风除湿，利水消肿，导水下行，可使水湿从小便而去。黄芪甘温，益气健脾，固表制水，可避免加重病势。二味配用健脾扶正，利水消肿，是治疗风水、皮水的主药，故仲景防己茯苓汤、防己黄芪汤均以此二味为主。

【方药治疗】

1. 痹证 防己、茯苓、白术、桂心、生姜各 15 克，乌头、人参、甘草各 6 克，粗末。

每服 12 克，醋、水煎服。治历节四肢疼痛不可忍。(《千金要方》卷 8 防己汤) 又，加味木防己汤，治湿热痹。详见本篇"药方"。又，《金匮要略》防己黄芪汤，治风湿痹证，表虚自汗。

2. 痰饮　防己 15 克，石膏 30 克，桂枝、人参各 10 克，或去石膏，加茯苓、芒硝，水煎服。治膈间支饮，喘满痞坚，脉沉紧。(《金匮要略》木防己汤) 又，防己 45 克，石膏 120 克，桂心、人参、白术、前胡各 30 克，细末。每服 12 克，水煎服。治胸膈间支饮。(《圣惠方》卷 51 汉防己散)

3. 水肿　防己 15～30 克，生黄芪 30～60 克，白术 30 克，甘草 10 克，水煎服。治风水，水肿身重，汗出恶风。并治风湿痹证而表虚自汗。(《金匮要略》防己黄芪汤) 又，防己、黄芪、桂枝各 10 克，茯苓 15～30 克，甘草 6 克，水煎服。治皮水，四肢肿。(《金匮要略》防己茯苓汤)

4. 小便不利　汉防己、滑石各 30 克，冬葵子、海蛤、猪苓、瞿麦各 15 克，细末。每服 6 克，食前木通汤下。治膀胱湿热，小便不利。(《圣惠方》卷 7 汉防己散)

5. 喘嗽　防己、木香各 6 克，杏仁 10 克，细末，蜜丸梧子大。每服 20 丸，食后桑白皮汤下。治肺气不足，喘嗽经久。(《宣明论方》卷 9 防己丸)

6. 肺痿　汉防己、葶苈子各等分，细末。每服 3 克，米饮下，日 2 次。治肺痿咯血多痰。(《本草纲目》卷 18 引《古今录验》)

7. 伏暑吐泻　防己 30 克，白芷 60 克，细末。每服 3 克，日 3 次。(《杨氏家藏方》卷 3) 又治霍乱吐利。(《本草纲目》卷 18 引《圣惠方》)

8. 水臌　汉防己 30 克，生姜 15 克，同炒，随入水煎服，半饥时服之。(《本草汇言》卷 6 引杨氏方)

【药方】

1. 防己黄芪汤　防己 15～30 克，生黄芪 30～60 克，白术 30 克，甘草 10 克，水煎服。治风水水肿身重，汗出恶风。并治风湿痹，表虚自汗。(《金匮要略》)

2. 加味木防己汤　木防己 15 克，生石膏 30 克，通草、竹叶、滑石、甘草各 10 克，水煎服。治湿热痹。(《温病条辨》卷 2)

【前贤论药】

《神农本草经》：主风寒温疟热气，诸痫，除邪，利大小便。

《医学启源》：疗胸中以下至足湿热肿盛，脚气，补膀胱，去留热。

《本草从新》：利湿，除风，解火，破血。治膀胱水肿。

【专论】

《温病条辨》论治痰饮夹痹

(1) 痹之预后：痹证为风、寒、湿等邪气侵袭人体，流注经络，气血不和所致，为肢体关节等处疼痛、酸楚、重着、麻木等一类疾患。所谓痹者，闭而不通之谓。吴氏认为痹之寒、热、虚、实证预后和治疗难易程度不同。《温病条辨》中焦篇："寒痹势重而治反易，热痹势缓而治反难。实者单病躯壳易治，虚者兼病脏腑夹痰饮腹满等证，则难治矣。"在《吴鞠通医案》痰饮、痹、寒湿门中，例举了7例较典型的痰饮夹痹，对痰饮夹痹临床表现和临床治疗方药有进一步的阐述。

（2）诸家论治痰饮夹痹：张仲景《金匮要略·痰饮咳嗽病脉证并治》云"胸中有留饮，其人短气而渴，四肢历节痛。脉沉者，有留饮"；"饮水流行，归于四肢，当汗出而不汗出，身体疼重，谓之溢饮"，说明痰饮留着，泛溢四肢，可引起身体、肢节疼痛和沉重的症状，与一般的风寒湿痹、热痹不尽相同。陈无择《三因方》在"叙痹论"中，指出痹证"有支饮作痹"的类型；在"痰饮证论"中指出，痰饮病"其间或随气上厥，伏留阳经……或一臂不遂，有类风状"。并在"痰饮治法"控涎丹条下罗列了相关症状。

（3）临床表现：根据临床所见并联系《吴鞠通医案》，痰饮夹痹为患病日久，肢节腰背痛，心悸，短气，咳喘，腹胀，呕吐恶心，心下或左胁辘辘有声，胁腹痛，渴欲饮水，小便短少，下肢肿，脉洪大或弦短等。

（4）病因病机："痰饮踞于中焦，痹痛结于太阳"。"内而脏腑，外而肌肉，无不痹者"。痹证"兼病脏腑夹痰饮腹满"（《温病条辨》），属本虚标实者。

（5）治疗：吴氏以加减木防己汤（《温病条辨·中焦篇》第68条）为主治疗"暑湿痹者"，并自注云："此治痹之祖方也。"木防己祛风化湿止痛，桂枝温经通脉，石膏清热宣散，滑石、通草、薏苡仁渗湿利水，杏仁有宣通气机作用。朱氏评曰："察证总以宣气为主，郁则痹，宣则通也。"

（6）方源：加减木防己汤实源于《临证指南医案·痹》诸案用方。适于"初受风寒，已从热化"，"风湿化热，蒸于经络""周行之气血为邪阻蔽"的周身关节痹痛。《吴鞠通医案》中，吴氏亦曾用之加减，治疗湿热之手足拘挛、痿痹及"中风湿口喎、臂不举、腿肿、脉洪数"等症，系叶案心法的应用。然以加减木防己汤治痰饮夹痹，叶案则未见明示，确为吴氏的个人临床经验。加减木防己汤乃仲景木防己汤加滑石、通草、薏苡仁等，利水渗湿作用更强。而张仲景木防己汤乃为"膈间支饮，其人喘满，心下痞坚，面色黧黑，其脉沉紧"之痰饮重证而设的方剂，方中用木防己、石膏、桂枝、人参行水饮而散结气，清郁热且扶正气。湿与饮一气所化，同为阴邪而仅为无形、有形之别，故用木防己汤加减统治，乃叶、吴二氏对仲景方的发展。加减木防己汤既能通阳化饮，又能祛风化湿、清热散，一举两得，此吴氏用于"痰饮夹痹"之义。

（7）临床活用：

①大青龙汤、小青龙汤去麻黄、细辛和香附旋覆花汤可交替应用。痰饮久踞不去时，则间用控涎丹（又名妙应丸）缓攻祛饮，所谓"缓缓下之"。

②攻下逐饮：痰饮久踞，肢节痹痛，宿邪未予根除者可以攻下逐饮。吴氏引证《金匮要略》"咳家其脉弦，为有水，十枣汤主之"，指出对攻下之法"当活看，乃拔去病根，使久病不再复发之义"。

③控涎丹代十枣汤：一则以久病不任十枣汤峻下，二则顾病家"胆怯未敢骤用"，三

则控涎丹为陈无择治"支饮作痹"之方，更加贴切。

④宿邪宜缓攻：更重要的是痰饮久踞之宿邪病证，非纯用汤剂一时荡涤可速效，而宜用丸剂"缓攻其饮"，亦叶天士"新邪宜急散，宿邪宜缓攻"之义。吴氏用控涎丹缓攻痰饮，拔除病根，取张仲景意、陈无择方、叶天士法，益见其独具只眼处。

⑤医嘱：反复叮嘱患者用此方时"得下痰水即止，停数日水不尽，再服，以尽为度"。服时以大枣煎汤送下，与加减木防己汤等交替服用。

（8）临床意义：痰饮夹痹一般多见于慢性风湿性关节炎同时伴有慢性支气管炎、肺气肿等疾患。常呈咳喘、痰清稀泡沫状等痰饮证，与四肢疼痛麻木等痹证间歇交替反复发作，有此起彼伏之象。在发病过程中或先有痹证后有痰饮，或先有痰饮后有痹证。

（9）疾病缓解期：《吴鞠通医案》"痰饮夹痹"诸案大多反映了疾病发作期，所谓标实的证治情况。在疾病缓解期，以本虚为主时，可用《外台》茯苓饮、《金匮》肾气丸、苓桂术甘汤等加减，培补脾肾，温化痰饮。

【方药效用评述】

➤ 防己性寒清热，苦能燥能降，辛能散能行。利水消肿，祛风除湿，清热利湿。

➤ 防己善于下行，除湿、利水、通下窍。凡水饮喘嗽、温疟脚气、水肿风湿，湿热流入十二经，以及二便通者皆用之。

➤ 痹证肢节疼痛，湿加苍术、薏苡仁、木瓜，热加黄柏、黄芩，风加羌活、草薢，痰加天南星、竹沥，痛连肩臂用桂枝、桑枝，连腿足加木瓜、牛膝。

➤ 祛下焦湿热，并膀胱火邪，必用汉防己、龙胆为主，知母、黄柏、甘草佐之。

➤ 木防己含有马兜铃酸，今已不用。

【药量】5～10克，不宜长期服用。

【药忌】脾胃虚寒者忌用，肝肾功能不良者慎用。

威灵仙

【药原】见姚僧垣《集验方》，出《开宝本草》。用根茎。

【药性】辛、咸，温。归膀胱经。

【药效】祛风除湿，通络止痛，祛痰散结，利水消肿。

【药对】

威灵仙、五灵脂　威灵仙祛风除湿，五灵脂活血化瘀，二药合用，治麻痹瘫痪，打仆伤痛。如配以乌头则散寒通络作用更强。《世医得效方》仙桃丸即以此三药和合为方，治风寒瘀阻者。今又有威灵仙跌打片用治跌打伤痛，源流于兹。

【方药治疗】

1. 祛风通络

（1）麻痹瘫痪：威灵仙150克，五灵脂120克，生川乌90克，各焙，同研细末，醋糊为丸梧子大。每服6～9丸，甚可15丸，盐汤下，妇人当归汤下。治手足麻痹，时发疼痛，

打仆伤痛，瘫痪。(《世医得效方》卷13 仙桃丸)

（2）风疾：威灵仙、狗脊各120克，制首乌、炮川乌各180克，乳香30克，五灵脂150克，细末，酒糊为丸梧子大。每服15～20丸，日2次。治一切风疾，筋脉挛急，骨节疼痛，腰腿沉重，遍身麻痹，半身不遂。(《局方》卷1 追风应痛丸)又，威灵仙、续断、乌药各等分，研末。每服3克，日2次。治风寒暑湿之气流注经络而或肿或痹。(《普济方》卷15)

（3）腰痛：威灵仙不拘多少，研末，蜜丸梧桐子大。每服3克，日3次，温酒下。治肾藏风壅积，腰膝沉重。(姚僧垣《集验方》)又，威灵仙150克，捣细，研末为散。每服3克，温酒送服，逐日以微利为度。治腰脚疼痛久不瘥。(《圣惠方》卷44 威灵仙散)又，威灵仙30克，桂心、当归、炮白附子、炒地龙、赤小豆、羌活各15克，细末，酒煮面糊为丸梧子大。每服20～30丸，日2次。治肾经不足，风冷乘之，腰痛如折。(《圣济总录》卷52 威灵仙丸)

（4）痛风：威灵仙、萆薢各15克，车前草、土茯苓、薏苡仁各30克，苍术、黄柏、牛膝各10克，水煎服。治痛风。(朱良春经验补肾泄浊汤)

（5）骨质增生症：威灵仙、楮实子各15克，病在颈椎加葛根50克，病在腰椎加杜仲10克，病在膝部加川牛膝10克，病在足跟加骨碎补10克。水煎服，7～30剂。

2. 祛痰散结

（1）痰饮：半夏、威灵仙各等分，细末。皂角15克，水揉汁，滤去滓熬膏，和上药末为丸绿豆大。每服7～10丸，姜汤下，日2次。治停痰宿饮，喘嗽，呕逆，头痛。(《杨氏家藏方》卷8 圣金丸)

（2）噎膈：威灵仙30克，醋、蜜各半碗，水煎服。治噎塞膈气。(《本草纲目》卷18 引《唐瑶经验方》)又，今有用治胃癌、食管癌者。(详见本篇"医家经验")。

（3）骨鲠咽喉：威灵仙36克，砂仁30克，砂糖100克，水煎含咽。(《本草纲目》卷18)

（4）肠风痔漏：威灵仙、鸡冠花各60克，醋500克，煮干，炒为细末。以生鸡子清和作小饼，炙干再研。每服6克，米饮下。治肠风下血。(《本草纲目》卷18引)又，威灵仙300克，木香、防风各60克，细末，蜜丸梧子大。每服50丸，荆芥汤下，日2次。治五痔肿痛。(《圣济总录》卷141 能消丸)

（5）便秘：威灵仙15克，炙黄芪30克，枳实30克，细末，蜜丸梧子大。每服20丸，日2次。治老人肠燥便秘。若年高之人，津液枯燥，无以润养，肠间干涩，气血俱衰，艰于运化，其脉燥大，宜此威灵仙丸。(《鸡峰普济方》卷13 威灵仙丸)又，威灵仙、大黄（微炒）各30克，独活、川芎、槟榔各30克，牵牛子90克，细末，蜜丸梧子大。每服30丸，日2次。治气滞便难。(《御药院方》威灵仙丸)

（6）癥瘕积聚：当归、延胡索、威灵仙、官桂各等分，细末。每服10克，空心，酒下。(《普济方》卷324 四物汤)

（7）痈疽疖毒：生威灵仙不拘多少，细末。每服 3～6 克，日 2 次。逐日微利为度。治痈疽疖毒。（《证治准绳·疡医》卷 1 威灵仙饮）又，威灵仙、贝母、白芷、甘草各等分，粗末。每服 15 克，水酒煎服。治发背、便毒。（《普济方》290 威灵仙散）

（8）皮肤瘙痒：威灵仙、羌活、防风、甘草各 30 克，紫参 15 克，荆芥穗 7.5 克，细末。每服 3 克，日 2 次。治风毒攻注，皮肤瘙痒。（《圣济总录》卷 11 威灵仙散）

（9）胆石症：威灵仙 30 克水煎服，每日 2 剂。（陆焕清经验）威灵仙确有利胆作用，能增加家兔胆汁分泌量，促进胆红素排泄，松弛胆总管末端括约肌。

3. 利水消肿

（1）水肿：桂枝、附子、茯苓各 6 克，人参、干姜、白术各 10 克，威灵仙 4.5 克，甘草 3 克，水煎服。治水肿，小便不利，脉沉迟无力，自觉寒凉。（《医学衷中参西录》加味苓桂术甘汤）

（2）癃闭：宣阳汤治小便不利，阳分虚损、气弱不能宣通。（见本篇"药方"）又，椒目 24 克（炒，捣），小茴香 6 克（炒，捣），威灵仙 10 克，水煎服。治下焦受寒，小便不通。寒甚加肉桂、附子、干姜，气虚加人参。（《医学衷中参西录》温通汤）

【外用治疗】

1. 风痹瘫痪　甘草、威灵仙各 500 克，水煎五六沸，入大缸内，待水温后浸洗，令身汗透淋漓。治筋骨疼痛。（《绛囊撮要》二妙汤）

2. 足跟痛　威灵仙 5～10 克捣碎，陈醋调膏状。先将患足浸泡热水中 5～10 分钟，擦干后将药膏敷于足跟，固定包扎，每 2 天换药 1 次。（孟景春经验）

【药方】

1. 追风应痛丸　威灵仙、狗脊各 120 克，制首乌、炮川乌各 180 克，乳香 30 克，五灵脂 150 克，细末，酒糊为丸梧子大，每服 15～20 丸，日 2 次。治一切风疾，筋脉挛急，骨节疼痛，腰腿沉重，遍身麻痹，半身不遂。（《局方》卷 1）

2. 宣阳汤　人参 12 克，威灵仙 5 克，麦冬 18 克，地肤子 3 克，水煎服。治气虚癃闭，小便不利。（《医学衷中参西录》）

【医家经验】

谢君国用威灵仙

（1）祛风除湿：威灵仙辛散温通，其性善走，既祛在表之风，又化在里之湿，通经达络，可导可宣，主治风湿痹痛，尤善治腰脚疼痛。

①类风湿关节炎疼痛：海马威灵汤，威灵仙 30 克，海马 1 条（研末另冲），茯苓皮、地骨皮、炙蕲蛇各 20 克，自然铜 10 克，水煎，白酒 1 杯送服。

②坐骨神经痛：威灵仙自然阴干，研末。每服 1 汤匙，酒下或开水送服。

③跟骨骨刺疼痛：威灵仙 100 克，浸入食醋 1000 克内 2～4 小时，然后煮沸 15 分钟，待稍温后浸泡患处 20 分钟（先熏后洗），用力按摩患处。每天 3～4 次，1 剂用 2 天，一般 3～4 天，多则 7～15 天，疼痛缓解或消失。

（2）祛痰散结：《普济方》化铁丸治痞积，即用威灵仙、楮实子各30克，为细末，每服9克，温酒调下。常用威灵仙治疗某些痰气、瘀血互结之证。

梅核气：每次30克，入半夏厚朴汤以理气散结，屡用屡效。

双侧输卵管阻塞不通合并多发性子宫肌瘤：威灵仙40克，配鳖甲、桂枝、丹参、山甲珠、水蛭、黄芪、香附、路路通等。

乳房纤维瘤：威灵仙40克，配透骨草、郁金、柴胡、丹参、川楝子、香附、海藻、全瓜蒌、生牡蛎、三棱、莪术，服18剂，肿块全消。

胃癌：威灵仙适量，米醋、蜂蜜各半碗，一起熬喝，每天1次，连服1周，可缓解症状。治食管癌，用威灵仙60克，板蓝根、猫眼草各30克，制南星9克，人工牛黄6克，硇砂3克，制成浸膏干粉。每服1.5克，日服4次，温开水送。

（3）解毒消肿：内服外用可治多种感染性疾病。如治腮腺炎，威灵仙15克，加米醋90～150克，煎沸后倒出一半，待凉后涂患处，其余另加水250毫升，再煮沸后分2次内服。发热超过39℃者加板蓝根15克同煎服，一般用药1～2次均获痊愈。还常以威灵仙治疗咽喉炎、睾丸炎、急性乳腺炎、小儿龟头炎等。

（4）和胃止呃：和胃以治呃逆，威灵仙、蜂蜜各30克，水煎服。

（5）通利大小便：利水通淋，可治石淋；通利大便，用治便秘。

尿路结石：威灵仙20克，车前子、石韦、海金沙、冬葵子各15克，木通、川牛膝、乌药各10克，金钱草、滑石各30克，瞿麦12克，硝石3克（冲服），水煎，每日1剂，分2次服。治疗期间多饮茶水，忌辛辣肥腻食物。威灵仙配以硝石冲服，对结石基质的胶体具一定溶解作用。

老年虚证便秘：以黄芪补气，当归、芍药养血，麻子仁、肉苁蓉润燥，厚朴行气，酒大黄缓降，威灵仙通气利脏腑，佐以金银花清脏腑之热而不伤正。威灵仙"宣通五脏，去腹内冷滞，心腹痰水"，故对胸腹不利、痰水气滞、脏腑不通之证皆有良效。

【前贤论药】

《珍珠囊补遗药性赋》：推腹中新旧之滞，消胸中痰涎之痞，散疬痒皮肤之风，利冷痛腰膝之气。

《本草纲目》卷18：威灵仙气温，味微辛咸。辛泄气，咸泄水，故风湿、痰饮之病，气壮者服之有捷效。其性大抵疏利，久服恐损真气，气弱者亦不可服之。

《本草正义》：威灵仙，以走窜消克为能事，积湿停痰……诸实宜之。

《本草求真》：威灵仙，辛咸气温，其性善走，能宣疏五脏十二经络……癥瘕积聚……得此辛能散邪……苦能破坚，服此性极快利，通经达络，无处不到。

【方药效用评述】

➤ 辛能行能通，咸能软能下，其性好走窜，功在通利，性善横行直走，可升可降，于经络无所不入。故云其通行十二经，宣通五脏。辛能散邪，故主诸风。温能泄水，故主诸湿。追逐风湿邪气，荡涤痰涎冷积，其功甚效。

➤ 其性走而不守，祛邪实速，补正实难。气虚者服之必虚，血虚而痛，不因风湿者勿服。《雷公炮制药性解》："威灵仙可升可降，为阴中之阳，故于经络无所不入。"其升则能宣利肺气，降则能止咳平喘、软坚化痰。

➤ 麻木可用本品。上肢麻木，寒配桂枝，热配桑枝。下肢麻木，寒湿配附子、牛膝、防己，湿热配知母、苍术、黄柏，气血虚则配以黄芪、当归、芍药。

➤ 《医学衷中参西录》："大承气汤合威灵仙服之，借其走窜之力以触发之，则硝、黄力之停顿者，可陡呈其开通攻决之本性，是以大便遂通下也。是威灵仙之于硝、黄，犹如枪炮家导火之线也。"（阳明病三承气汤证）山西刘绍武创利肠汤，药用白芍、威灵仙、芦荟、甘草，治疗习惯性便秘。言"大便难，常苦不下，他药无效者，利肠汤主之"，亦取其宣通之性以治便秘。但本品辛温疏利，走窜不定，治疗便秘只可暂用，不可久用。

➤ 威灵仙入肺、肾二经，止咳平喘。《本草纲目》用威灵仙、半夏、姜汤送服，以降逆止咳平喘，言"停痰宿饮，喘咳呕逆，全不入食，一月为验"。又，北京王鹏飞："小儿喘息重症，用麻黄、杏仁不效者，可用威灵仙加银杏、苏子以肃肺下气而定喘，因威灵仙不仅调理气机、通行全身，还能止嗽，兼有化痰之功。"

➤ 威灵仙辛温通行，破血逐瘀。《幼科指掌》卷3威灵仙丸，用其作末同精猪肉煮烂，去药吃肉，取其破血逐瘀消痰之效，治疗痰瘀凝滞之癖积。说明威灵仙活血之力较强，有破血逐瘀之效。张士舜常用威灵仙配伍大黄、桃仁、红花、五灵脂、穿山甲等以活血化瘀通络，治疗有瘀血症状的食管癌，即取其破血逐瘀之功。

➤ 《本草乘雅半偈》"去膀胱宿脓恶水"，可见其有宣通泄水、利水消肿之功。如李杲除湿丹治"诸湿客传，腰膝肿痛，足胫浮肿"，方中配伍威灵仙即是取其利水除湿消肿之效。《医学衷中参西录》在气虚癃闭组方中以人参配伍威灵仙，言"灵仙与人参并用，治气虚小便不利甚效"。如宣阳汤等。

➤ 朱良春在治疗痛风之补肾泄浊汤中配伍威灵仙，取其利尿、碱化尿液、加速尿酸排泄之功，解除关节疼痛。

➤ 威灵仙辛以行气，性温通行，略具香气，入胃经，功能行气降逆。临床报道，治疗神志不舒、噫气呃逆、咽喉发紧、胸胁胀痛、食欲不振之肝气郁结型食管癌，用瓜蒌、川楝子、威灵仙宽胸理气止痛。治疗梅核气，取威灵仙加醋、蜂蜜煮沸服之有效。药理证实，威灵仙可使食管蠕动节律增强，速度增快，幅度增大。

【药量】6~10克，大量可至30克。酒炒祛风除痹、通经止痛，生品利湿退黄、祛痰散结。

【药忌】气虚、血亏者和孕妇忌用。

～ 秦艽 ～

【药原】出《神农本草经》。用根。

【药性】辛、苦，平。归肝、脾、胃经。

【药效】祛风除湿，通络止痛，清退虚热，润肠通便。

【药对】

1. 秦艽、鳖甲 秦艽辛苦平，清退虚热；鳖甲咸寒，滋阴养血。二药配对是历代治阴虚潮热、骨蒸盗汗的主药。自《圣惠方》卷11秦艽散用此二味治潮热不退以来，代有成方，以治疗肺痿、虚劳之骨蒸潮热者。如《杨氏家藏方》秦艽扶赢汤、《卫生宝鉴》秦艽鳖甲散、《证治准绳》清骨散、《血证论》柴胡清骨散。除鳖甲外，秦艽较多配用柴胡、银柴胡、青蒿、地骨皮、乌梅、黄连、胡黄连、知母等药，总以清退虚热、滋阴养血为要。

2. 秦艽、青蒿、地骨皮 见"地骨皮"篇。

【方药治疗】

1. 祛风除湿

（1）中风：大秦艽汤，治初起风邪初中经络。详见本篇"药方"。

（2）痹证：秦艽、独活、薏苡仁各15克，牛膝、附子、桂枝、五加皮、天冬各10克，巴戟天、杜仲、石楠叶、细辛各6克，粗末。绢袋盛，浸酒后服。每取适量，日2次。治四肢痹痛。（《千金要方》卷7秦艽酒）

2. 清退虚热

（1）伤寒潮热：秦艽、鳖甲各30克，甘草15克，粗末。每服20克，姜、豆豉各3克，葱白2根，水煎服。治伤寒潮热不退，发歇无时。（《圣惠方》卷11秦艽散）

（2）小儿潮热：秦艽、炙甘草、银柴胡、乌梅肉各等分，细末。每服2～3克，食后，热汤点服。治小儿骨蒸潮热，不思饮食。（《幼幼新书》卷20引《聚宝方》国老散）又，秦艽、炙甘草各30克，薄荷15克，粗末。每服15克，水煎服。治小儿潮热，形瘦不食。（《小儿药证直诀》卷下秦艽散）

（3）肺痿骨蒸：秦艽、鳖甲、地骨皮、柴胡、半夏、紫菀各10克，人参、当归、甘草各6克，姜5片，乌梅、枣各1枚，水煎服。治肺痿骨蒸劳嗽。（《杨氏家藏方》卷10秦艽扶赢汤）

（4）虚劳潮热：《卫生宝鉴》秦艽鳖甲散治虚劳骨蒸，潮热盗汗，风劳兼以和解。《证治准绳》清骨散治阴虚火旺，骨蒸潮热，重于滋阴清热。均见本篇"药方"。

3. 通络止痛

（1）头痛：秦艽、当归、川芎各60克，荆芥穗30克，细末，酒糊作丸梧子大。每服6克，日2次。治气血虚而风湿头痛。（《明医指掌》卷9秦艽丸）

（2）腰痛：秦艽、当归尾、红花、桃仁、赤芍、独活、牛膝、桂枝、大黄各10克，水煎服。治瘀血腰痛。（《症因脉治》卷1调荣活络饮）

（3）身痛：秦艽、当归、红花、桃仁、牛膝各10克，川芎、地龙、羌活、没药、五灵脂、香附、甘草各6克，水煎服。治瘀血阻滞，肩臂、腰腿或周身疼痛。（《医林改错》卷下身痛逐瘀汤）

4. 润肠通便

（1）便秘：秦艽、羌活、当归尾、大黄、皂角仁各 15 克，麻子仁、桃仁各 30 克，细末，蜜丸梧子大。每服 50 丸，空心，白汤下。治肠燥便秘。（《妇人良方》卷 8 润肠丸）

（2）痔漏：秦艽、枳实、桃仁各 10 克，大黄 12 克，泽泻、当归、皂角仁、白术各 6 克，红花 3 克，水煎服。治痔漏，大便燥结疼痛。（《兰室秘藏》卷下秦艽当归汤）

【药方】

1. 秦艽鳖甲散 秦艽、柴胡、知母、当归、地骨皮各 6 克，鳖甲 10 克，粗末。每服 24 克，青蒿 6 克，乌梅 3 克，水煎服。治虚劳骨蒸，潮热盗汗。（《卫生宝鉴》卷 5）

2. 清骨散 秦艽、地骨皮、青蒿、知母、银柴胡各 10 克，鳖甲 12 克，胡黄连 6 克，甘草 3 克，水煎服。治阴虚火旺，骨蒸潮热。（《证治准绳·类方》卷 1）

3. 大秦艽汤 秦艽 90 克，川芎、白芍、当归、石膏、独活各 60 克，羌活、防风、黄芩、白芷、白术、生地、熟地、茯苓各 30 克，细辛 15 克，粗末。每服 30 克，水煎服。治中风初起，口眼㖞斜，舌强不语，手足不遂。（《素问病机气宜保命集》卷中）

【前贤论药】

《本草正义》：外通经隧，内导二便，是其真宰。而通络之功又在理湿之上。要之，皆是从湿阻热结一面着想，而气虚血弱之证皆非其治。

【方药效用评述】

➤ 秦艽苦能泄，辛能散，微温能通利，其质偏润而不燥，为风药中之润剂。既能祛风除湿，又可养血通络。

➤ 秦艽疗风，无问新久，不论寒热均可选用。如寒盛配附子、桂枝，湿盛配苍术、白术，风盛配羌活、防风，热盛配石膏、知母，血虚配芍药、当归、鸡血藤，气虚配黄芪、人参。

➤ 秦艽、青蒿是退虚热主药。但秦艽祛风除湿，退黄除湿，可疗风湿痹、湿热黄疸；青蒿和解少阳，清暑治疟，可代柴胡治寒热往来，又治疟疾、暑病。

➤ 秦艽助天麻治头晕，配柴胡疗骨蒸，伍紫菀润肠通便，佐牛膝利血滋阴。

➤ 秦艽得羌活，治上焦风邪；得草薢，调中焦湿阻；得防己，除足膝湿痹。

➤ 阴虚血燥者用秦艽，非大剂不可，且需配养血滋阴药。

【药量】 6～15 克。

【药忌】 脾虚便溏者忌用。

❧ 桑寄生 ❧

【药原】 出《神农本草经》。用带叶茎枝。

【药性】 苦、甘，平。归肝、肾经。

【药效】 祛风化湿，补益肝肾，安胎。

【药对】

1. 桑寄生、桑枝 桑寄生、桑枝为一树所生，且均以枝条入药，祛风除湿。桑寄生偏于补益肝肾，宜于腰膝；桑枝又能利水消肿，宜于肩臂。二药相配，作用更加全面。可用于中风偏瘫、风湿痹痛，现代又用于高血压病等。

2. 桑寄生、续断 二味均为补益肝肾，强壮腰脊之品。配用于祛风除湿方中，主治腰脊强痛；配用于补益肝肾方中，主治腰酸乏力。现今尚有用治肝肾不足之高血压病者，有一定的降压作用。二味相配又能安胎，常加阿胶、菟丝子等，如寿胎丸。

3. 桑寄生、续断、菟丝子 见"菟丝子"篇。

4. 桑寄生、桑叶 见"桑叶"篇。

【方药治疗】

1. 风寒湿痹 独活10克，桑寄生30克，杜仲、牛膝、细辛、秦艽、茯苓、桂心、防风、川芎、人参、当归、芍药、地黄、甘草各6克，水煎服。治风寒湿痹，肝肾不足，气血两亏。(《千金要方》卷8独活寄生汤)

2. 腰痛 桑寄生、鹿茸、杜仲各等分，细末。每服3克，酒下。治肾虚腰痛。(《普济方》卷154寄生散) 又，独活、桑寄生、桂心各12克，附子、芍药、石斛、牛膝、白术各10克，人参、甘草各6克，狗脊、杜仲各15克，川芎3克，水煎服。治肝肾不足之腰痛。(《外台秘要》卷17寄生汤)

3. 胎动不安 桑寄生、炒当归、炒阿胶、续断各30克，炒艾叶15克，川芎10克，细末。每服15克，入竹茹21克，糯米100粒，水煎服。治妊娠伤胎，腹痛下血。(《圣惠方》卷75桑寄生散) 又，菟丝子120克，桑寄生、续断、阿胶各60克，前3味研细末，水化阿胶和丸。每丸0.3克，开水冲服，日2次。治滑胎。(《医学衷中参西录》寿胎丸)

4. 妊娠虚肿 桑寄生、紫苏茎叶各30克，桑白皮24克（炒），木香15克，大腹皮10克，㕮咀，拌匀。每服30克，水煎服。(《圣济总录》卷157寄生饮)

5. 不孕 桑寄生30克，菟丝子、金樱子、党参各15克，白术12克，当归10克，甘草6克，水煎服。治原发性不孕，幼稚子宫，脾肾不足。(《罗元恺医著选》)

6. 手足痿废 桑寄生24克，熟地黄、生地黄各18克，炙黄芪、人参、茯苓、当归、炒杜仲、牛膝各10克，白术、芍药各6克，羌活、独活、桂枝各3克，水煎服。治两手足痿废，气血虚弱。(《医方简义》卷2补偏愈风汤)

7. 高血压病 桑寄生60克，决明子30～50克，水煎分服。(江西中医药，1989，3：33) 又，桑寄生、磁石（先煎）、生龙骨（先煎）、玉米须各30克，制首乌24克，川芎、杜仲、淫羊藿各10克，水煎服。治下元虚衰，肝阳上亢。(邓铁涛肝肾双补汤)

【药方】

止遗汤 桑寄生、石莲肉各20克，莲须、桑螵蛸、熟地各10克，白果14枚（连皮打），五倍子、五味子、紫河车、炙甘草各3克，山萸肉、酸枣仁各12克，砂仁3克，水煎服。治睡熟尿遗。(《施今墨临床经验集》)

【前贤论药】

《神农本草经》：主腰痛，小儿脊强，痈肿。安胎，充肌肤，坚发齿，长须眉。

《宝庆本草折衷》：佐以他药，施于胎前诸疾，及产后蓐劳寒热之证，最有验也。

【方药效用评述】

➤ 桑寄生得桑之余气而生，祛风除湿，通调血脉，故治风寒湿痹、腰脊疼痛。又能补益肝肾，治肝肾不足之眩晕、腰酸、遗尿、不孕、胎漏。

➤ 药性平和，不寒不热，久病虚弱者久服多服无碍。

【药量】 10～15 克，大量至 30 克。

【药忌】 实热者忌用。

❧ 桑枝 ❧

【药原】 出《本草图经》。用干燥嫩枝。

【药性】 微苦，平。归肝经。

【药效】 祛风除湿。

【药对】

1. 桑枝、桑寄生 见"桑寄生"篇。

2. 桑枝、桑叶 见"桑叶"篇。

【方药治疗】

1. 偏瘫 桑枝 18～30 克，生地、枸杞子 10 克，楮实子、续断、当归、狗脊、牛膝各 6 克，川芎、独活、木瓜、秦艽各 3 克，白芍 4.5 克，姜 3 片，大枣 10 枚，水煎服。治半身不遂，筋节拘挛，屈伸不利。（《医醇賸义》卷 1 舒筋通络汤）

2. 痹证 《医学心悟》蠲痹汤，详见本篇"药方"。又，桑枝、桑寄生、桑椹各 12 克，桑叶、桑白皮、钩藤、鸡血藤、忍冬藤各 10 克，天仙藤、防己各 6 克，水煎服。治湿热痹。（五桑四藤防己汤）

3. 肩臂痛 桑枝 1000 克，切碎，炒香，水煎服，治风热臂痛。（《本事方》卷 1）又，桑枝 30～60 克，秦艽、当归、羌活各 10 克，桂枝、桔梗、皂角刺各 6 克，天麻 4.5 克，陈皮、川芎、甘草各 3 克，治肩臂肘痛。（《青囊秘传》卷上桑枝秦艽汤）

4. 鹤膝风 桑枝、白茄根各 30 克，大豆黄卷 20 克，防己、赤芍、秦艽、川牛膝、萆薢、地龙、当归、黄柏各 10 克，水煎服。治鹤膝风，湿热阻络。（《马培之外科医案》通络利湿汤）

5. 痛风 桑枝、黄芪各 30 克，苍术、黄柏、桂枝、知母各 10 克，水煎服。治痛风石沉积，湿热阻络。

6. 水气 桑枝 60 克，切碎，水煎服，代茶或羹粥饮。治水气肿胀。（《外台秘要》卷 18 引《近效方》桑枝煎）

7. 痈疽 桑枝 1000 克，切碎，炒香，水煎服，治痈疽。（《疮疡经验全书》卷 9 桑枝

散）

【外用治疗】

1. 风湿痹 桑枝、椿枝、桃枝、柳枝、槐枝各 30 克，切碎，麻叶 3 克，水煎外洗。治风湿痹阻，筋骨疼痛。（《鸡峰普济方》卷 2 五枝汤）

2. 高血压病 桑枝、桑叶、茺蔚子各 15～30 克，水煎，临卧前洗脚。治高血压病。

【药方】

1. 蠲痹汤 桑枝、当归各 10 克，羌活、独活、木香、乳香、川芎、秦艽、海风藤各 6 克，桂心、甘草各 3 克，水煎服。治寒湿痹阻，鹤膝风。（《医学心悟》卷 3）

2. 伸筋草洗剂 伸筋草、艾叶各 50 克，桑枝 30 克，透骨草、刘寄奴、肉桂、穿山甲各 15 克，苏木、红花各 10 克，细末装袋，水煎，浸洗或热服患处。治硬皮病、象皮肿、下肢静脉曲张。（赵炳南经验）

【前贤论药】

《本草图经》：桑枝，平。不冷不热，可以常服。疗遍体风痒干燥，脚气，风气，四肢拘挛，上气。眼晕，肺气嗽，消食，利小便。

《本草从新》：治风寒湿痹诸痛，在手足者尤效，以其入四肢也。

《本草正义》：桑为用最多，枝、叶、根、茎都无异物，能通血气、利经络，桑枝尤有奇功，不用新嫩枝者，欲其力之厚也。

【方药效用评述】

➤ 桑枝药性平和，祛风除湿，舒筋通络，用于中风偏瘫、风湿痹痛、麻木拘挛。既能内服，又可外用。

➤ 寒者配桂枝、附子、羌活、独活，热者配黄柏、防己、忍冬藤、薏苡仁。

➤ 本品尤其宜于热痹关节疼痛者，须放胆用至大量始效。

【药量】 10～30 克，大量可用 30～50 克。酒炒通络，生品清热。

【药忌】 虚者慎用。

第五章　理血药

理血药分止血、活血、破血三节述之。

第一节　止血药

出血病症用止血药，其中有凉血止血，药如生地；化瘀止血药，如三七；收敛止血药，如白及；还有温摄止血药，如艾叶。

❧ 三七 ❧

【药原】出《本草纲目》。用根部。3片复叶，每片有小叶7枚，故名。

【药性】甘、微苦，温。归肝、胃经。

【药效】活血化瘀，补虚治损，止血，止痛。外用止血，消肿止痛，化腐生肌。

【药对】

1. 三七、人参　三七祛瘀止血，活血消肿；人参补气固元，健脾益气。二味同为五加科草本药物，一补一散，是同类相求、相使为用的有效药对。在临床上，一般用二味各等量，研末吞服。《青囊秘传》治吐衄危重者，以人参急固元气，救血脱于危倾，而大量离经之血，又必用三七化瘀止血，俾其止血而不留瘀。《外科证治全生集》卷4胜金散，则用二味等量，研末醋调，外涂之。治刀斧外伤，伤口溃烂者。云："溃者干敷，患消痛息，立愈。"现代诸家如蒲辅周、岳美中等用治冠心病心绞痛、冠状动脉供血不足等。也有用于虚劳咳嗽、老人虚体痰嗽的，取其补益、止咳、止血作用。在用激素治疗重症肝炎时，配用三七、红参，能防止出现反跳、出血等副作用。详见本篇"方药效用评述"。

2. 三七、鸦胆子　三七活血止血化瘀，消肿化脓，化腐生新。鸦胆子又名鸭蛋子，能清肠解毒治痢，消肿生肌，促进溃疡愈合。二者合用，是张锡纯治热毒久痢，肠中溃烂，渐成溃疡的有效药对。常用剂量：三七细末6～10克，鸦胆子60粒（去皮，拣成粒者）。先将二味用白砂糖化水送服，再服他药煎剂。在《医学衷中参西录》解毒生化丹、通变白头翁汤、三宝粥等方中，均有此药对，用治热痢、血痢、久痢。除此二味之外，解毒生化丹用金银花、白芍、甘草煎汤，通变白头翁汤用生山药、白头翁、秦皮、白芍、甘草、生地榆煎汤。三宝粥较有代表性，方用山药末30克煮，送服三七细末6～10克、鸦胆子50粒（去皮）。治久痢，脓血腥臭，肠中欲腐，兼下焦虚惫，气虚滑脱。现今常用以治阿米巴痢疾、慢性溃疡性结肠炎、结肠癌等。

3. 三七、白及 见"白及"篇。

4. 三七、丹参 见"丹参"篇。

【方药治疗】

1. 活血止血

（1）咳血：三七3克，白芍12～30克，藕节30克，生地12～24克，水煎服，治肺痨咳血。（《芷园医话》）

（2）吐血：三七（研，冲）、厚朴、苏梗各3克，姜半夏4.5克，茯苓、焦山栀各10克，琥珀末、醋炒柴胡各2.4克，牡蛎12克，藕片500克或荷叶1枚煎汤代水，煎服之。治热伤血络或郁怒伤肝，吐血紫黑。（《医方简义》卷3 三七汤）

（3）鼻衄：生地黄、熟地黄、当归、黄芪各30克，焦白术、炮姜炭、炒侧柏叶、三七各3克，水煎服。治虚火鼻衄，饮热恶冷。（《医学集成》卷2 收血汤）

（4）肌衄：熟地60克，人参、麦冬各30克，三七9克，水煎服。治肺肾火盛，皮毛出血（肌衄）。（《医学集成》卷2 雨益汤）

（5）血痢：三七研末，每服10克，米泔水调服。治赤痢、血痢，便脓血。（《本草纲目》卷12）又，三七、鸦胆子同用，治久痢肠中溃烂，渐成溃疡，下痢色紫腥臭。（《医学衷中参西录》）

（6）血淋：三七末3克，灯心草、姜汤下。（《医便》）

（7）血崩：黄芪、当归各30克，桑叶14片，煎汤送服三七末10克。治老妇、少女血崩。心中觉热或脉象有热，加生地30克。（《傅青主女科》老妇血崩方）

2. 活血化瘀

（1）胸痹心痛：三七、人参、琥珀各等分，每服3～5克，日1～2次。辨证配以血府逐瘀汤、瓜蒌薤白半夏汤等同用更佳。

（2）胁痛：三七、西洋参各30克，鸡内金60克，共研末，混匀，分30包，每次开水送服1包，日1～2次。治慢性肝炎、早期肝硬化，有胁痛等瘀血证。

（3）胃痛：三七末3～6克，温酒下。治男妇心胃气痛。（《医便》）

（4）水肿：三七研末，每服3～4克，日1次。治久病水肿有瘀血证，心源性、肾源性均可。脾虚加黄芪30克，大枣5～10枚煎服。肾虚合《金匮》肾气汤、防己黄芪汤用。

（5）癃淋：三七、西洋参各1～2克，研末，温开水冲服，日1～2次。治前列腺肥大，甚而引起小便点滴而出。又，三七、琥珀各等分研末，每次4克，日服2次，温开水冲服。治慢性肾盂肾炎，久服可防复发。虚弱者，可辨证配服滋阴、补脾、益肾药。是其活血化瘀之功。

（6）术后肠粘连：三七、醋玄胡各6克，丹参9克，研细末。为1日量，分2次冲服。10日为1个疗程，一般服2～3个疗程。（中国中西医结合杂志，1994，1：32）

3. 补虚治损

虚劳：三七研末，每服1.5～3克，日1～2次。或用大母鸡1只、三七块15克煎汤作

食疗。并云三七味甘苦，补而不峻，治劳弱诸虚、百损之病。(《本草纲目拾遗》卷 3 引刘仲旭)

【外用治疗】

1. 瘢痕疙瘩　三七研末，醋调成膏状，适量外敷患处，日 2~3 次。连用 10~30 天。

2. 下肢溃疡　三七、枯矾、冰片、珍珠，按 2 : 1 : 1 : 1 的用量比例研末混匀，过 200 目筛，装瓶备用。先常规消毒溃疡四周皮肤，再用生理盐水清洁疮面后拭净，然后将药末撒敷疮面，覆盖为度，不要太厚，忌用敷料包扎。日 1~2 次。换药时，去除药痂，清洗疮口，换敷新药。有合并症者可用金银花、连翘、蒲公英、紫花地丁、赤芍、丹皮，水煎服，连服 7~10 日。(中医杂志，1993，9：551)

3. 蛇咬伤　三七末，每次 10 克，米饮调服。并捣烂外敷患处，毒即消散。(《本草纲目》卷 12)

4. 刀伤出血　三七、琥珀、乳香（去油）、没药（去油）、生龙骨、血竭、炒象皮、儿茶、海螵蛸各等分，细末，外敷。治一切刀伤，血流不止。(《揣摩有得集》刀伤散)

【药方】

1. 化血丹　煅花蕊石 10 克，三七 6 克，血余炭 3 克，细末，分 2 次冲服。治咳血、吐血、衄血、二便出血。(《医学衷中参西录》)

2. 解毒生化丹　金银花 30 克，生白芍 18 克，甘草 10 克，三七末 6 克，鸦胆子（去皮）60 粒。每日 1 剂，先将后两味用白糖化水送服；次将余药煎服。治痢久郁热生毒，肠中腐烂，时时切痛而后重，所下多似烂窻，且有腐败之臭。此证乃痢之最重者，用以化腐生肌。(《医学衷中参西录》)

【医家经验】

赵棻用以为补血药　将三七浸泡于清水中，一二日后取出，切薄片，风干或晒干，或用烘箱烘干。然后另取健康鸡的肥油，文火炼成熟油。将备制的三七片置入鸡油中煎炙，以微黄为度。取出待冷，研成细末，密封瓶存储备用。

取童子鸡 1 只，宰后剖腹，去其内脏，将熟三七粉 15~20 克撒入鸡腹内，加清水，也可加黄酒少许，文火炖烂即食。喝汤吃肉，分 2~3 次服。又一法，鸡蛋 1 枚打成蛋花，加入 3~5 克，搅匀炖熟食用。可用此法治血虚证，每获良效，对虚寒之体尤宜。三七成分与人参相似，治血虚，补血之力优于当归、黄芪。三七专入血分，并与炮制有关。(《中医临床家赵棻》)

【前贤论药】

《医学衷中参西录·药物》"三七解"：善化瘀血，又善止血妄行，为吐衄要药。病愈后不至瘀血留于经络，证变虚劳。兼治二便下血，女子血崩。痢疾下血鲜红，久不愈，肠中腐烂渐成溃疡，所下之痢色紫腥臭，杂以脂膜，此乃肠烂欲穿，三七宜与鸦胆子同用。为其善化瘀血，故又善治女子癥瘕，月事不通，化瘀血而不伤新血，允为理血妙品。

【方药效用评述】

➤ 三七化瘀止血功效卓著，较他药可靠。但治大出血时，必须大剂重用，少则无效。三七开水浸泡10分钟，以浸出液服用，较三七粉效佳。

➤ 在临床上，三七治血证须辨证型、辨病位配伍应用。如阴虚配生地、山萸肉，气虚配黄芪、人参，大出血虚脱配人参、附子、生龙骨、生牡蛎，虚寒者配艾叶、炮姜、阿胶、灶心土等。咯血属肺，配白及、贝母；吐血属胃，配大黄、白及；便血属肠，配苍术、地榆等。

➤ 人参补气第一，三七补血第一，味同而功亦等，故称三七为"参三七"。近人张宗祥《医药浅说》云："滇人以油炒熟研粉服之，补益身体。"赵菜用以补血的食疗方，云制熟后即可以补血，且补血之力优于当归、黄芪。有人曾用三七奶粉治小儿营养不良性贫血。（昆明医学院学报，1986，3：34）

➤ 今多用于中老年动脉硬化、高血压病、高脂血症、冠心病、糖尿病等，或作保健用，可长期吞服三七粉。

➤ 三七是外伤科要药，外用研末调敷伤口，善治刀斧金疮，立能止血、止痛。若跌打损伤而作痛者，外敷、内服合用则效捷。云南白药以之为主药。

➤ 疮疡初起疼痛，未作脓者，用三七末、生大黄末各等分，敷之可立消。又，凡疮毒之在骨而疼痛者，皆可先用三七粉内服，后用黄芪、天花粉、乳香、没药、当归等水煎服，以托毒外出而止痛化脓。

➤ 三七一味可代《金匮要略》下瘀血汤（大黄、桃仁、土鳖虫），较其更为稳妥。

➤ 血瘀引起的妇女诸证可选用。气血两虚者，合八珍汤同用；气滞血瘀者，合膈下逐瘀汤等。痛经，常和青囊散（香附、乌药）、金铃子散（玄胡、川楝子）、失笑散（蒲黄、五灵脂）合用。经期头痛，常和血府逐瘀汤（桃仁、红花、川芎、芍药、当归、地黄、柴胡、枳实、甘草）同用。

➤ 重症肝炎：在用激素治疗重症肝炎时，配用三七、红参，能防止出现反跳、出血等副作用。激素按常规减量，停药前3日口服红参液5毫升（含生药3克），日1次，服5日，能防止出现反跳。乏力、纳差甚者可口服2次。血小板80×10^9L以下者，口服三七液5毫升（含生药3克），日1~2次，有鼻衄、便血者日服2~3次，服5日。待症情稳定后减量或停药。（中西医结合杂志，1984，2：119）

【药量】 研末吞服，每次1~3克，日1~2次。出血重症每次3~6克，日2~3次。入煎剂3~9克。外用适量，研末外搽或调敷。

【药忌】 孕妇忌用。

❧ 白及 ❧

【药原】 出《神农本草经》。用地下块茎。

【药性】 苦、涩、微寒。归肺、肝、胃经。

【药效】收敛止血，消肿生肌。

【药对】

白及、三七 白及质极黏腻，性极收涩，收敛止血；三七活血化瘀，止血止痛。二味均可消肿排脓，相配同用，一敛血，一化瘀，用治各种出血，如咯血、呕血、尿血、便血，外用细末则可迅速治创伤出血。有止血而不留瘀、止痛而不伤气的优点。

【方药治疗】

1. 收敛止血

（1）咯血：白及末，每服6克，临卧糯米汤下。治咯血，肺痿，多年咳嗽。（《医方集解·理血》独圣散）又，白及30克，藕节15克，细末。每服3克，水调下。治咯血。（《赤水玄珠》卷9白及散）又，青黛、白及各等分，细末。每服3克，糯米饮下。治肺嗽喘息有音，咳唾血出，寒热休歇，减食消瘦。（《幼幼新书》卷30引《王氏手集方》青金散）又，白及30克，炙枇杷叶、藕节各15克，细末。另以阿胶15克，剉如小豆大，蛤粉炒成珠，生地黄自然汁调之，火上炖化，入前药为丸龙眼大。每服1丸，嚼化。治肺阴虚热，干咳咯血。（《证治准绳·类方》白及枇杷丸）

（2）肺痿：白及末12克，阿胶6克烊冲，水调下。治肺痿，喘咳夹红。（《医醇賸义》卷3白胶汤）又，猪肺1具（挑去血筋、膜，洗净），同白及30克入瓦罐加酒煮熟，食肺饮汤，稍加盐。或猪肺蘸白及末食之。（《喉科心法》卷下）

（3）肺痈：白及、黄芪、金银花、桔梗各3克，薏苡仁15克，贝母6克，陈皮、甘草各4.5克，甜葶苈3克，姜1片，水煎食后服。初起加防风3克，久不愈加槿树皮3克。（《验方新编》卷3）

（4）气胸：气胸量小于40%，白及粉10～15克，冲服，日3次；气胸量40%～60%者，生黄芪30克，升麻15克，桔梗10克，水煎服冲白及粉，日3～4次。气胸量大于60%，胸穿抽气，口服白及末。（中医杂志，1997，6：327）

（5）支气管扩张、肺结核咯血：白及、海螵蛸、三七各等分，细末。每服9克，日3次。（《全国中草药汇编》）

（6）上消化道出血：白及2000克，五倍子500克，香附子500克，细末。每服3克，日3次。

2. 消肿生肌

（1）乳痈：泽兰、白及各30克，水、酒各1碗，煎热服之，盖暖汗出。滓敷患处。（《疡医大全》卷20泽及汤）

（2）鼻渊：白及末，酒糊为丸梧子大，每服10克，酒下。（《外科大成》卷3白及丸）也可在辨证方中加白及。

（3）皮肤木硬：香附500克，白及120克，细末。每服15克，葱白、生姜汁调下。或再将麸皮炒热熨。治皮肤色白木硬。（《青囊秘传》香附散）

【外用治疗】

1. 乳癖 白及 30 克，研末水调，外敷之。候干，水润之，连用数次。(《先醒斋医学广笔记》卷 3)

2. 疮口不敛 白及、赤石脂各 3 克，当归 10 克，龙骨少许，细末，掺之。(《是斋百一选方》卷 16)

3. 汤火伤 大黄、黄连、黄芩、黄柏、白及各等分，细末，水调成膏外敷之。(《世医得效方》卷 19 四黄散)

4. 手足皲裂 白及粉与凡士林调成 10% ~ 20% 软膏外用，早晚各涂药 1 次。

5. 痔 郁金、白及各等分，细末。一方加黄连。内痔候登厕时翻出在外，温汤洗净，侧卧在床，其痔即出。用蜜水调药得中，以篦篾涂谷道四边好肉上，留痔在外，以纸盖药上良久，然后用枯痔药搽痔上，仍用笔蘸温水于纸润之，勿令药干及四散。(《景岳全书》卷 64 枯痔水澄膏)

6. 肛裂 白及粉与凡士林调成 40% ~ 50% 软膏外用，便后清洗肛门后涂以少量药膏，消毒纱布胶布固定，连用 3 ~ 15 日。(中国肛肠病杂志，1989，4：38) 也可先用苦参、黄柏各 20 克，温水浸泡 30 分钟，再文火煎 30 分钟，滤出药液，乘热入冰片 5 克，待适温后坐浴。然后取白及末 10 克，温水调成稠膏，消毒棉签蘸药膏少许涂在肛裂口内。再取消毒纱布 1 块，涂少许白及膏，外敷于肛裂处，用胶布固定。每晚 1 次。次日痛止，7 日愈合。(新中医，1999，9：11)

7. 小腿溃疡 白及面、煅石膏各 50 克，凡士林 400 克，调匀成膏，外敷患处。收敛生肌。治烧伤，小腿溃疡等。(《赵炳南临床经验集》白及膏)

8. 溃疡性结肠炎 白及 15 克，寒湿型加艾叶炭、桂枝各 15 克，湿热型加槐花、地榆各 20 克。白及为末，他药水煎取 200 毫升与白及末混匀，待药液冷却至 38℃时保留灌肠 2 小时以上。日 1 次，3 周为 1 个疗程。用 1 ~ 3 个疗程。(中西医结合杂志，1986，6：367)

【医家经验】

章次公、徐景藩胃部护膜法及应用 胃无消磨健运则不化。饮食不当，易损胃腔内膜。护膜一法乃章次公倡用，如用凤凰衣、马勃，以护膜制酸；用琥珀、滑石为末吞服，以护膜生肌，琥珀宁心安神，滑石利湿清热；用阿胶珠、柿饼霜、威喜丸、当归等养血止血而兼护膜，龟甲、鳖甲则能滋阴养胃护膜。选药均别具匠心，用治疗消化性溃疡，每获良效。在治疗其他肠胃病时，应用护膜法也常可取效。

白及富有黏性，苦平而入肺经，传统用以补肺止血，现已普遍用治胃炎、胃及十二指肠溃疡出血。可用白及粉加水，按 1：8 比例调成糊状内服，不仅能止血，且能缓解胃脘胀痛、嘈杂等症，改善炎症、糜烂、溃疡、出血等病变。白及是胃病护膜的首选良药，与藕粉调服，卧位服药，有利于改善食管黏膜病变。如胃炎、溃疡病，可与乌贼骨、瓦楞子、象贝同用。临床上可将护膜法拓展运用至整个消化道疾病，如食管炎、食管溃疡、胃炎、胃及十二指肠溃疡、溃疡性结肠炎等。如食管病变可配用木蝴蝶，溃疡性结肠炎用白及、地榆、仙鹤草、石菖蒲等同煎灌肠，收效颇佳。合欢皮、紫草常据证选用，均有促进溃疡愈合的作用。其他还常以三七、白及粉等治消化性溃疡伴出血者，也属护膜范畴。

此外，黄芪、甘草、饴糖、大枣等药，辨证配用均有护膜之功。胃病中虚患者，常配食山药粥、红枣粥，阴虚胃热患者配食藕粉、蜂蜜、牛乳等，既有营养价值，又有护膜作用。胃寒致痛，辛温燥烈之品如姜（良姜或干姜）、桂（桂枝或肉桂）、川椒等药，不宜多用久用，以防损伤胃黏膜。早年曾诊治多例因服用桂枝而引起消化道出血的患者，当以此为训。理气药同样也要注意不宜过用，以免辛燥损胃耗伤胃阴。叶天士指出"多药伤胃"，目前临床药物性胃炎甚多，注意服药方法也是护膜法的一个方面，如西药之非甾体类药、抗菌药、降压药，宜在饭后服用。（《徐景藩脾胃病临证经验集粹》）

【前贤论药】

《新修本草》：手足皲坼，嚼以涂之有效。为其性黏也。

《本草图经》：金疮不瘥及痈疽方中多用之。

《本草纲目》卷12：性涩而收，得秋金之令，故能入肺止血，生肌治疮也。

《本草汇言》：白及敛气渗痰，止血消痈之药也。此药质极黏腻，性极收涩，味苦气寒，善入肺经。

【方药效用评述】

➤ 白及质极黏腻，性极收涩。服之则肺脏得坚，痈肿得消，溃疡可敛，死肌可去，脓血可排，有祛腐逐瘀、托毒生新之效。

➤ 咯血、呕血、衄血、便血和外伤出血，用之可收敛止血。痈毒疮肿、汤火伤、手足皲裂等，用之可消肿生肌。

➤ 白及粉在30℃时黏度降低，故用以止血应以凉开水冲服。

➤ 慢性胃炎用蒲公英30克，白及15～30克，溃疡病再加海螵蛸30克，加入辨证方中应用，可提高疗效。

【药量】 3～10克。研末吞服，每次1.5～3克。

【药忌】 外感咳血、肺痈初起和肺热内盛者忌用。

☙ 蒲黄 ☙

【药原】 出《神农本草经》。用干燥花粉。

【药性】 甘，平。归肝、心包经。

【药效】 生用活血化瘀，利水通淋。炒炭收敛止血。

【药对】

1. 蒲黄、冬葵子 蒲黄利水通淋，冬葵子清热利水。合用则治小便不利、血淋、热淋等，以相须而治，其通利清热作用更佳。如蒲黄、冬葵子各15克，或入生地15克，水煎。用治膀胱热甚，血淋不止，水道涩痛。（《圣惠方》卷92冬葵子散）

2. 蒲黄、旱莲草 生蒲黄化瘀止血，旱莲草凉血止血，二味相配均归肝经，善治眼底出血，不致因血止而留瘀，影响视力。故生蒲黄汤、蒲黄明目汤二方均以此药对为主药。

3. 蒲黄、五灵脂 见"五灵脂"篇。

4. 蒲黄、石菖蒲 见"石菖蒲"篇。

【方药治疗】

1. 活血止血

（1）血证：香附（烧存性）、蒲黄（炒）各30克为末，每服10克，取大眼桐皮刮去青取白皮，浓煎汤，调下一二服。治吐血、便血、尿血、血崩不止。（《普济方》卷188二神散）香附降气调血，蒲黄活血化瘀，均炒炭则入血，止血而不留瘀，故称"二神"。

（2）尿血：蒲黄60克（微炒），郁金90克，为散。每服3克。空心、晚食前粟米饮调下。治膀胱热，小便出血不止。（《圣济总录》卷96蒲黄散）

（3）吐血、咯血：败荷叶、蒲黄各30克为末。每服6克，麦门冬汤下，治吐血；或桑白皮汤下，治咯血。（《卫生宝鉴》恩袍散）

（4）衄血：阿胶60克（炙），蒲黄30克，细末。每服10克，生地汁30克，水煎服。治鼻衄、舌衄。（《圣济总录》卷69阿胶汤）又，石榴花30克，蒲黄60克，细末。每服3克，日3次。治鼻衄。（《圣惠方》卷37）青黛、蒲黄各3克，新汲水服之。（《杂病源流犀烛》卷17青黄散）

（5）月经过多：炒蒲黄90克，龙骨75克，艾叶30克，细末。蜜丸梧子大，每服30丸，米饮下。治月经过多，漏下不止。（《圣济总录》卷152蒲黄丸）

（6）血崩：防风、蒲黄各等分研末，每服3克。治肝经郁热，妇人血崩。（《经验后方》）又，炒蒲黄、五灵脂各6克，夏枯草9克，水煎服，每日1剂，服2次。治功能性子宫出血。

（7）人工流产后阴道不规则出血：蒲黄10～20克，马齿苋30克，水煎服。生蒲黄活血化瘀、止血定痛，马齿苋清热解毒、凉血止血，同用可缩宫止血。用于人工流产后阴道不规则出血，伴见腹部隐痛。

（8）产后恶露不绝：生蒲黄60克，醋适量。醋煮沸，放入蒲黄搅拌成糊状，待凉后团如弹子大，每9克，每服1丸，用醋化开后服下，日2次。

（9）眼底出血：生蒲黄、生地、白茅根、枸杞子、旱莲草各15克，赤芍、当归、菊花各10克，水煎。发病初起可用生蒲黄10克开水泡或水煎代茶饮。（《眼科六经法要》蒲黄明目汤）又，旱莲草、生蒲黄各24克，丹参、郁金各15克，丹皮、生地、荆芥炭各12克，川芎6克，水煎服，日1剂。治眼底出血因血热。（《眼科六经法要》生蒲黄汤）

2. 利水通淋

（1）热淋：生蒲黄24克，滑石12克，为细末。每服6克，日3次。治小便不利涩痛。（《金匮要略》蒲灰散）

（2）血淋：生蒲黄、石韦、当归、芍药各等分，研末。每服3克，日3次。治血淋。

（《千金要方》卷 21 石韦散）又，血余炭末 6 克，生地、生蒲黄、赤茯苓、甘草各 3 克，水煎调服血余炭末。治血淋。（《赤水玄珠》卷 26 血余散）

3. 活血化瘀

（1）心腹疼痛：五灵脂、蒲黄各等分，研末。每服 6 克，日 2 次。治血瘀内停，心腹刺痛；或痛经，月经不调，产后恶露不下。（《证类本草》卷 22 引近效方失笑散）

（2）心绞痛：五灵脂、蒲黄（二味布包）、山萸肉各 10 克，水煎，冲服三七粉 3 克。治冠心病心绞痛。（现代中西医结合杂志，2000，6：510）

（3）瘀血致狂：蒲黄、血竭用药比例为 2：1，二味为末。每服 6 克，温酒调下。（《圣惠方》卷 80 麒麟竭散）

（4）瘀血腹痛：蒲黄 300 克，当归、桂心各 60 克，细末。每服 3 克，日 3 ~ 4 次。治打伤瘀血，腹中疼痛。（《千金翼方》卷 20 蒲黄散）

（5）痛经：炒蒲黄、延胡索、当归、干姜（炒黑）各 3 克，水煎服。治行经作痛。（《仙拈集》卷 3 经痛饮）

【外用治疗】

1. 口疮　生蒲黄 50 ~ 100 克，用少许温水调成糊状，放入口中含漱 5 ~ 10 分钟，每日 3 次。

2. 舌肿　蒲黄、干姜末等分，干搽而愈。（《本草纲目》卷 19）又，蒲黄频掺舌上，治舌胀满口，不能出声。（《医方考》卷 5 一物蒲黄散）

3. 牙龈肿痛　生蒲黄（包）、没药各 2 克，红花、当归尾各 4.5 克，大青盐 12 克，水煎含漱。

4. 痔漏　蒲黄、血竭，二味用药比例为 1：0.5，为细末，每次少许外敷患处。（《卫生宝鉴》卷 17 蒲黄散）

【药方】

1. 失笑散　五灵脂、蒲黄各等分，研末。先以醋 2 杯调末，熬成膏，入水一盏煎至七分，连药热服。未止再服。一方以酒代醋；一方以醋糊和丸，同样炮制，酒调服。治男女老少心痛、腹痛、少腹痛、小肠疝气诸药不效者，能行能止。妇人妊娠心痛及产后心痛、少腹痛、血气痛尤妙。（《证类本草》卷 22）

2. 紫金丸　五灵脂水掏净，炒后研末 30 克，米醋调稀，慢火熬膏，入蒲黄末和，泛丸如龙眼大。每服 1 丸，水与童便各半盏，煎温服，少顷再服，恶露自下。血块经闭者酒磨服之。治产后恶露不下，腰痛小腹如刺，时作寒热，头痛，不思饮食。又治久有瘀血，月经不调，黄瘦不食。亦疗心痛，功同失笑散。（《杨氏产乳》）

3. 小蓟饮子　小蓟、藕节、生蒲黄、生地、木通、竹叶、甘草、滑石各 10 克，水煎服。治血淋。（《济生方》）

4. 黑蒲黄散　炒黑蒲黄、炒阿胶、当归、炒白芍、炒生地、熟地、川芎、丹皮、黑荆芥、黑地榆、醋炒香附、棕榈炭、血余炭各等分，细末。每服 10 克，水煎服。治妇人血

崩。(《陈素庵妇科补解》)

【医案】

➤ 宋度宗欲赏花，一夜忽舌肿满口，蔡御医用蒲黄、干姜末等分，干搽而愈。"舌乃心之外候，而手厥阴相火乃心之臣使，得干姜是阴阳相济也"。(《本草纲目》卷19蒲黄)

【医家经验】

1. 朱南荪治膜样痛经 膜样痛经以未婚女性居多，可起于初潮期，腹痛多发于行经前的第二、三天，有大小不等的瘀血块及膜状物随经血脱落出，血块出后则痛渐减。已婚者多不孕。脱落之膜，经检为异常增生的子宫内膜。该症为气血凝滞所致，一般无正虚之象，无其他器质性病变。朱氏化膜汤用生蒲黄24克（包），炒五灵脂15克（包），三棱、莪术、山楂各12克，炙乳香、炙没药各3克，青皮6克，血竭粉2克（冲）。偏寒加茴香、艾叶、炮姜；偏热加红藤、蒲公英、败酱草等；月经过多，蒲黄、山楂炒用，去三棱、莪术，加三七粉、蒲公英、炮姜炭、仙鹤草等。可在月经间期起服10剂，有化散膜块、解除痛经之效。(《朱南孙妇临床秘验》)

2. 蔡小荪用生蒲黄止血

（1）生蒲黄据症调节用量：生蒲黄止血作用胜于蒲黄炭，用量宜灵活变化，少则10克，多则60克。化瘀、止痛，经量少而不畅者，蒲黄用10~12克；经量中等而带血块者，用12~15克；经量多而如注，下血块大者，用30~60克。

（2）痛经：一般以气滞血瘀为多，以经行不畅，腹痛拒按，下血块后较舒为特征，常见于子宫内膜异位症、膜样痛经，治宜化瘀祛实。蒲黄专入血分，清香之气兼而行气，活血行气则痛止瘀消。此时蒲黄用量不必过重。一般在经前3天预先服用，过晚则瘀血既成，难收其效。血虚而兼有瘀血阻滞胞宫者，蒲黄与阿胶配伍，止血而不留瘀，补血而不滋腻。常用蒲黄15~20克，阿胶10克烊冲。

（3）产后恶露不尽：如排出过多或逾期不止，色淡红、质稀，且夹有小血块，为子宫复旧不全。生蒲黄能缩宫止血，祛瘀生新，亦能止血定痛，对宫缩不良、腹痛阵阵的瘀血性恶露不绝有效。

（4）血瘀崩漏：在临床屡见不鲜。因瘀滞未去则新血不能归经，引起出血不止，或量多如注有块。治以通因通用的原则，当重用蒲黄30~60克，化瘀止血，寓通于涩。蒲黄化瘀活血，通利血脉，故有止血固崩之功。(《中医临床家蔡小荪》)

【专论】

炭药止血

（1）炭药有炒炭与煅炭之别：所谓炒炭，是指将药物置炒制容器内，用武火或中火加热，炒至外表焦黑色（又称炭黑色），内部棕褐色或深褐色（又称老黄色）为度。如此使药物一半炭化，不能灰化；另一半存性，而能尝出药物固有气味。花、叶、草等炒炭后，仍可清晰辨别药物原型，如生地炭、地榆炭、槐角炭、荆芥炭等。所谓煅炭，是将药物直接放于无烟炉或适当的耐火容器内灼烧，煅至炭化，但须防止灰化，如血余炭、棕榈炭、荷叶炭等。

（2）常用炭药：有凉血止血的地榆炭、槐角炭、白茅根炭、大蓟炭，收敛止血的棕榈炭、侧柏炭、藕节炭，化瘀止血的蒲黄炭、茜根炭、血余炭，温经止血的艾叶炭、炮姜炭，清热凉血的生地炭、丹皮炭、栀子炭、黄芩炭、金银花炭，祛风止血的荆芥炭、防风炭；理气止血的枳壳炭、橘皮炭，涩肠止血的乌梅炭、诃子炭，补血止血的熟地炭、当归炭；泻火化瘀的大黄炭等，其效用各有不同。

（3）炭药止血之理：主要是炒炭存性，保持药物原有的作用，此所谓"烧存性"。如黄芩生用味苦性寒，清热泻火力专，多用于热病邪入气营；炒炭后味苦性涩，性微寒，清热止血力胜，多用于吐血、衄血，其清热之功犹存。生大黄苦寒泻下；炒炭后味苦微涩，长于止血化瘀，其化瘀之效仍在。乌梅生用味酸，生津、敛肺；炒炭后味酸微苦涩，长于涩肠止血，而收敛之性未减。生荆芥主升浮，能解表祛风；炒炭后偏主沉降，止血宁络，有祛血分风邪之功。此外，对于部分具有刺激性的药物，炒炭可缓和药性。如艾叶炒炭后辛散之性大减，可缓和对胃的刺激，增强温经止血作用。血余炭、棕榈炭，其生品不能入药，煅制后则改变药性而止血。可见，炭药止血并非以"血见黑即止"一概而论，更重要的在于"存性"。

（4）炭药止血的应用：用于外治时可以单用为主。内服时既可单用，又可合用。较多的是一二味或数味炭药与其他药物配合，组为复方应用。

①炭药止血而在于精：凉血止血药通常生品凉血力胜，炒炭后则止血作用强。若病人血热较盛，方中已有足够的凉血止血药时，选加部分炭药即可增强止血固涩作用。反之，若病人出血量较多，血热又不太盛，但方中已有足够的止血炭药时，则宜选加部分生药，以增强清热凉血之功。

②止血为治标之法：当出血量较多时，无论何种原因引起，总以止血为首要，所谓急则治其标。炭药止血，性多收涩寒凉，是治标之法。治疗出血不止时应急投炭药，但必须根据血证的性质、缓急、轻重、上下而分治，并应充分考虑到药物性能。临床应遵循《程氏易简方论》"治上溢……阻遏之方兼用之；治下渗……而阻遏之方多用之"的原则。

③炭药止血的辨证：实热出血者，宜用炭药止血。虚热及气虚出血者可暂用而不可久用，以免耗气伤阴。至于瘀血出血者，则较少应用之。

④炭药止血方的变通：《金匮要略》柏叶汤由柏叶、艾叶、干姜、马通汁组成，温阳和血、引血归经，用治吐血不止。李寿山将原方三味生药炒炭，并以童便代马通汁，用治咳血。岳美中也以其炒炭治小儿鼻衄。（《夏小军医学文集》）

【前贤论药】

《神农本草经》：主心腹、膀胱寒热，利小便，止血，消瘀血。

《药性论》：通经脉，止女子崩中不住，主痢血，止鼻衄，治尿血，利水道。

《日华子本草》：破血消肿生使，补血止血炒用。

《本草汇言》：性凉而利，能洁膀胱之源，清小肠之气，故小便不通前人所必用也。

【方药效用评述】

➤ 蒲黄血分行、止药，主诸家失血。血之上者可清，血之下者可利，血之滞者可行，血之行者可止。既能止血，又能行血，止血而不留瘀，无瘀血留滞之弊。

➤ 炮制：生用则性凉，行血而兼消；炒用则味涩，调血而兼止。至于用生用炒，和病证虚实寒热有关。一般而言，实热者宜生用，虚寒者宜炒用。

➤ 蒲黄又有利尿作用，古方蒲灰散即有此功。现今用萆薢分清饮加生蒲黄15克，治前列腺炎小便涩痛，淋漓不畅，小腹胀痛，有效。

➤ 蒲黄外涂治舌肿。施今墨宗其意，用治舌强失语，以其活血通络。

【药量】 5~10克，包煎。或入丸、散。生蒲黄10~15克祛瘀，大量达30~60克则偏于止血。

【药忌】 孕妇忌用，血虚无瘀者慎用。

❧ 小蓟 ❧

【药原】 出《名医别录》。用全草或根。

【药性】 甘、苦，凉。归心、肝、脾经。

【药效】 内服凉血止血，外用解毒消肿。

【药对】

小蓟、大蓟 二味性状、功用相似，宋以前常混称应用。至《证类本草》《救荒本草》后才逐渐分用。均能凉血止血，散瘀解毒，治血热出血、热毒疮疡等。但小蓟兼能利尿通淋，用治血尿、血淋更佳。大蓟则破瘀消痈，止血作用广泛，能治咯血、吐血、崩漏等。临床上常二味并书应用，如小蓟根、大蓟根各500克（切），浸酒五宿。治妇人暴崩。（《千金翼方》卷8 蓟根酒）又，《十药神书》十灰散也以小蓟、大蓟并用。

【方药治疗】

1. 凉血止血

（1）咯血：小蓟、炒蒲黄、生地、当归、川芎、人参、乌梅各30克，粗末。每服15克，水煎服。治咯血、衄血、吐血。（《局方》卷8 必胜散）又，鲜小蓟根60克，鲜茅根、鲜藕（切片）各120克，煮汁时饮之。治虚劳痰中带血，虚热津伤。（《医学衷中参西录》三鲜饮）

（2）吐血：小蓟汁、童便、墨汁、藕汁各50毫升，混匀冲服沉香3克（研末）。治血热妄行吐血。（《丹台玉案》卷3 急济饮）

（3）血淋：琥珀、小蓟等分，细末。每服6克，日2次。治血淋。（《万病衡要》卷5 小蓟琥珀散）又，生地、滑石、通草各15克，小蓟10克，薄荷6克，竹叶3克，粗末。每服30克，水煎服。治血淋，小便涩痛。（《千金要方》卷21）

（4）血崩：小蓟50克，白茅根30克，（均切细），水煎服。治妇女崩中。（《千金要方》卷4）又，益母草120克，小蓟60克，水煎服。治功能性子宫出血。（中国民间疗法，2006，11：35）

（5）产后出血：小蓟、当归、蒲黄炭、阿胶、血余炭各10克，生地15克，白芷（炒黑）、炒白芍各4.5克，川芎3克，水煎服。治产后崩漏如豆汁，腹胁阵痛。（《医略六书》卷30定崩汤）

（6）紫癜：小蓟20克，藕节、生蒲黄、滑石、生地炭、木通、竹叶、当归、甘草3克，栀子15克，水煎服，治过敏性紫癜。（安徽中医临床杂志，2000，3：254）

（7）血精：小蓟、生薏苡仁各30克，生地、石韦各15克，藕节、生蒲黄、生栀子各12克，木通、竹叶、血余炭各9克，水煎服。治血精。（安徽中医学院学报，1999，4：30）

（8）鼻衄：小蓟炭、藕节各30克，麦冬、玄参各15克，生地15~30克，栀子12克，五味子10克，水煎服。（中医药学报，1991，2：17）

（9）高血压：夏枯草、小蓟各15克，水煎代茶饮服。（《安徽中草药》）

2. 解毒消肿（外用治疗）

（1）下疳：鲜小蓟、鲜地骨皮各150克，煎浓汁浸之。治下疳极痛。（《先醒斋医学广笔记》）

（2）痔疮：小蓟30克，芒硝20克，川椒20克，水煎熏洗。

（3）痈肿热毒：鲜小蓟适量捣碎如膏50克，黄柏捣和均匀，外敷。

【药方】

1. 十灰散　小蓟、大蓟、荷叶、侧柏叶、茜草、白茅根、栀子、大黄、丹皮、棕榈皮各等分，烧存性，研细末。每服10克，藕汁磨京墨调下。治咯血、衄血、吐血，血热妄行者。（《十药神书》）今作汤剂用。

2. 小蓟饮子　小蓟、藕节、生蒲黄、生地、木通、竹叶、甘草、滑石各10克，水煎服。治血淋。（《济生方》）

【前贤论药】

《新修本草》：大小蓟皆能破血，但大蓟兼疗痈肿，而小蓟专主血（证），不能消肿也。

《本草求原》：小蓟、大蓟二味根叶俱苦甘气平，能升能降，能破血又能止血。小蓟则甘平胜，不甚苦，专以退热去烦，使火清而血归经，是保血在于凉血。

《本草纲目拾遗》：清火，疏风，豁痰，解一切疔疮痈疽肿毒。

【方药效用评述】

➤ 小蓟苦甘气平，能升能降，故能广泛应用于各种血热妄行之上下血证，如咯血、衄血、便血、尿血、血崩、血精。尤善治下焦热淋、血淋，如小蓟饮子。

➤ 现代还用于高血压病、急性肾炎、前列腺炎等。有人用小蓟饮子加减治前列腺术后膀胱痉挛，方如生地24克，小蓟、芍药、延胡索各15克，竹叶、滑石各12克，藕节、生蒲黄、栀子各9克，当归20克，木通、甘草各6克，水煎日1剂。（中国中西医结合杂志，2007，8：756）

【药量】10~30克，鲜品加倍。止血亦可炒炭用。

【药忌】脾胃虚寒、出血虚寒证忌用。

❧ 地榆 ❧

【药原】 出《名医别录》。用全草或根。

【药性】 甘、苦，凉。归心、肝、脾经。

【药效】 内用凉血止血，外用解毒敛疮。

【药对】

地榆、苍术　见"苍术"篇。

【方药治疗】

1. 肠风便血　苍术120克，地榆60克，粗末。每服30克，水煎服。治久病肠风，痛痒不止，大便下血。(《素问病机气宜保命集》卷中苍术地榆汤) 又，苍术(米泔浸) 90克，地榆(炒黑) 30克，研末。每用30克，水煎服。治脾经受湿，痢疾下血。(《医方集解》) 又，地榆(焙干、剉)、卷柏各15克，水煎服。治肠风下血。(《是斋百一选方》卷14地榆汤) 又，槐花、地榆各等分炒焦，细末。每服15克，酒煎饮之。治肠风、血崩。(《景岳全书》卷51槐榆散) 又，生地榆160克，甘草(半生、半炙) 120克，细末。每服15克，砂仁6克，水煎服。治结阴下血。(《圣济总录》卷97地榆汤)

2. 血痢　生地榆120克，甘草30克，细末。每服15克，水煎服，日3次。治血痢。(《圣济总录》卷76地榆汤) 侧柏叶60克，地榆各30克，细末。每服10克，水煎服。治血痢腹痛。(《普济方》卷212柏叶散)

3. 吐血　地榆、白芍、艾叶、小蓟各40克，阿胶30克，甘草10克，细末。每服12克，不拘时。治吐血不止。(《圣惠方》卷37地榆散)

4. 尿血　生地30克，生地榆10克，水煎服。治尿血、便血。(《石室秘录》卷1两地丹)

5. 脱肛　地榆、五倍子等分，细末。每服1.5～3克，米饮下。治小儿脱肛。(《洁古家珍》五倍子散)

6. 痔　生地榆120克，甘草(半炙半生)、陈槐花(半炒半生) 各等分，细末。每服6克，空心食前枳壳、桑白皮汤下。治肠痔肿痛出血。(《圣济总录》卷142地榆散)

7. 血崩　地榆、当归、阿胶、黄芪各30克，艾叶15克，龙骨40克，水煎服。治经血暴下，又治带下积久不愈。(卷153地榆汤) 又，生地榆、白头翁、生贯仲各30克，水煎服。治血热者。(张志远经验方)

8. 赤白带下　地榆320克，水煎去滓，再煎如稠饧。每服6克，日2次。治赤白带下。(《赤水玄珠》卷20地榆膏)

【外用治疗】

1. 烧伤　生地榆晒干为末，香油调敷，破烂者干搽，伤重者再用生萝卜捣汁1碗灌下，良久愈。治烫火伤。(《绛囊撮要·外科》地榆散)

2. 骨折、软组织损伤　生地榆120克，用麻油500克煎熬，待其呈焦黄色去滓。另用

地榆炭 120 克、冰片 6 克，研粉和上油调成膏状，外敷患处。(《南京地区常用中草药》)

3. 带状疱疹 生地榆 120 克，大黄 12 克，寒水石 18 克，冰片 10 克，研细末，香油调成糊状。外敷患处，日 1 次，用 4～5 日。(中西医结合杂志，2001，6：362)

4. 肛裂 白及、地榆、三七各 50 克，甲硝唑 50 片，硝酸甘油 10 支。凡士林溶化后加入上药，混匀冷却，外敷。每日 2～3 次，7 日为 1 个疗程。治肛裂。(河北中医，2007，2：120)

【药方】

1. 苍术地榆汤 见上文。

2. 通变白头翁汤 生山药 30 克，白头翁、生白芍各 12 克，秦皮、生地榆、三七末各 10 克，鸦胆子 2 克，甘草 6 克。先将三七、鸦胆子用白糖水送服一半，再将余药水煎服。治热痢下重腹疼。(《医学衷中参西录》)

【前贤论药】

《本草蒙筌》：虽理血病，唯治下焦。止妇人带下崩中及月经不断，却小儿疳热泻痢，驱积瘀时行。塞痔瘘来红，禁肠风下血……因性沉寒，故诸血热者可用。

《本草纲目》卷 12：除下焦热，治大小便血证。

《医学衷中参西录·医方》：地榆之性凉而且涩，能凉血兼能止血，若炒之则无斯效也。

【方药效用评述】

➤ 地榆性寒下行，善利下焦血热，治血痢、便血、血崩、赤带、痔疮。

➤ 外用可疗烧伤、肛裂，有收敛生肌作用，与内治不同。

➤ 生地榆清热解毒，还可敛疮；地榆炭凉血止血，治各种血证。

【药量】 10～30 克。

【药忌】 虚寒出血者慎用。

❦ 仙鹤草 ❦

【药原】 原名龙芽草，出《滇南本草》，江南一带又名"脱力草"。用龙芽草地上部分。

【药性】 苦、涩，平，归心、肝经。

【药效】 收敛止血，解毒消肿，补气养血，扶正抗癌，补力强壮，止带，止泻。

【药对】

1. 仙鹤草、地锦草 仙鹤草补气养血，宁心神，强心；地锦草又名卧蛋草，通血脉，养心气，止血，是施今墨用于心动过速的药对，服之宁心强心，可使心率减缓。在方中常配归脾汤、生脉散、养心丸等，或选用远志、龙眼肉、柏子仁、茯苓、甘草、麦冬、五味子等养心血、安心神药物同用。

2. 仙鹤草、石韦 仙鹤草收敛止血，强心升压，有缩短凝血时间作用；石韦清热利尿，清肺平喘，可提高血白细胞计数。二味合用，补虚清热，生血止血，有改善血象等作用。可用于呼吸系统疾病见咯血、咳喘，泌尿系统肿瘤见尿血，或化疗后血象低下、白细胞减少症，也可用于各种血液病，如紫癜、再生障碍性贫血、白血病等。（祝谌予经验）

3. 仙鹤草、血余炭、阿胶　血余炭为人发，大补精血，炒炭可止血化瘀。"清瘀血，补阴甚捷"（《本草衍义补遗》），在阴可培形体、壮筋骨，在阳可益神志、温气海（《本草正》）。仙鹤草收敛止血，补养气血；阿胶则育阴滋肾，养血止血。三味合用对虚体出血患者有补气血、止血出的功效。施今墨用治慢性肾病血尿，常随证配用六味地黄丸或补中益气汤。王渭川则和党参、黄芪、白术、升麻、桑寄生、菟丝子等补益脾肾药，用治血崩兼阴挺（子宫脱垂）。

4. 仙鹤草、淫羊藿、仙茅　仙鹤草又名"脱力草"，江南一带民间用于劳累过度，用以恢复体力。淫羊藿、仙茅甘温补益，温肾助阳。三味相配为三仙汤，可用治神疲乏力者。

【方药治疗】

1. 外感发热　仙鹤草10～15克，水煎服。治小儿外感发热。或加入发表剂中。（赵棻经验）民间尚用以抗疟。

2. 咳嗽　仙鹤草30～60克，生甘草10克，水煎服。治久咳、痉咳更宜，如痰多气喘，可配杏仁、浙贝、紫菀、鱼腥草等。又，仙鹤草30克，蝉蜕、橘红各10克，水煎服，治喉源性咳嗽、过敏性鼻炎。

3. 咯血　仙鹤草、黄芩各30克，百部10～20克，水煎服。治肺结核咯血。

4. 乏力　仙鹤草30～100克，大枣10枚，水煎服。可治脱力劳伤，故又名"脱力草"，常用以代党参、人参。又，仙鹤草、淫羊藿、仙茅各30克，水煎服。治久病无外邪之神疲乏力。（干祖望三仙汤）

5. 眩晕　仙鹤草100～200克，水煎服。用治梅尼埃病，也可用治肝肾不足之耳鸣。

6. 久泻　仙鹤草30克，草果仁5克，秦皮20克，水煎服。治慢性腹泻久不愈，大便查验有肠道滴虫。

7. 尿血　仙鹤草、白茅根各30克，气虚加黄芪30克，水煎服，治尿血或蛋白尿。

8. 月经不调　仙鹤草10克，白芍、红花各6克，川芎4.5克，香附3克，水煎服。治月经或前或后。经血紫黑加苏木、黄芩，腹痛加延胡索、小茴香。（《滇南本草》卷1）

9. 经闭　仙鹤草30～60克，当归20克，郁金10克，大枣10枚，黄酒1杯为引，煎服。治血枯所致月经闭止。

10. 白带、赤带　仙鹤草30～50克，椿根皮20～30克，水煎服。治白带，也可用煎液坐浴。又，仙鹤草、生地榆各30克，马鞭草根10克，水煎服。治妇女赤带，阴中痒痛，小便淋浊，尿急腹胀。

11. 崩漏　仙鹤草30～50克，白头翁、生贯众、生地榆各30克，水煎服。治崩漏、月经过多因血热者。虚寒者则用仙鹤草30克，炮姜炭、艾叶、熟地、灶心土各10克，水煎服。

12. 乳痈　仙鹤草30克，白酒半盏，煎至半碗，食后服。治乳痈，初起者消，成脓者溃，且能令脓出不多。(《百草镜》) 或干品 30 克研末，加冰片 1.5 克外敷。

13. 癌症 鲜仙鹤草 500 克，红枣 100 克，浓煎服。日 1 剂，连服 2 个月。治早期直肠癌。(中医杂志，1992，9：7) 鲜仙鹤草 100 克，压汁，同羊奶等量饮服，治胃癌。(《实用抗癌验方》) 广州中医学院附属医院用仙蟾片 (仙鹤草、蟾蜍、人参等) 配合化疗治肺癌。(新中医，1986，4：31)

【外用治疗】

1. 发背 鲜仙鹤草少许，水和捣汁饮之，滓敷疮上。(《卫生易简方》卷 8)

2. 臁疮 鲜仙鹤草 30 克，水煎熏洗，治老烂脚。(《本草求原》) 又，鲜仙鹤草叶捣烂，贴伤处，治蛇咬伤。本品浸膏加少量蜂蜜制膏外涂，对疮疖痈肿等有效，可见其解毒消肿作用。

3. 阴痒 鲜仙鹤草茎叶洗净切碎，煎煮制成 200% 的浓缩液，清洗阴道后，将浓缩液均匀涂抹于整个阴道壁上，然后塞入饱蘸药液的带线大棉球，3~4 小时后取出。日 1 次，7 次为 1 个疗程，用药 3 个疗程。治滴虫性阴道炎。(时珍国药研究，1997，1：11)

【医家经验】

常敏毅治食管癌等经验 仙鹤草 50~90 克，白毛藤 30 克，龙葵 25 克，槟榔片 15 克，制半夏 10 克，甘草 5 克。仙鹤草要单独煎取汁，其他药一同煎取汁，再予混合，1 次顿服，日 1 次即可。也可分次服用，1 日饮完。需连用 15 剂，如无改善则药不对证，可改用他法。如自觉有效可长期用，不必更方，30~90 日后可有明显效果。服至 1 年后可每 2 日 1 剂，2 年后每周 1 剂。食管癌加急性子 30 克、六神丸 10 粒含服，日 2~3 次。胃癌加党参、茯苓各 15 克，白术 10 克。肺癌加白茅根 30 克，黄芪 25 克，瓜蒌 20 克。肝癌加三棱、莪术各 15 克。乳腺癌加蒲公英、紫花地丁各 30 克。鼻咽癌加金银花 30 克，细辛 3克，大枣 5 枚。肠癌加皂角刺 25 克，地榆 30 克，酒大黄 10 克。胰腺癌加郁金 15 克，锁阳 10 克。(《朱良春医集》)

【药方】

仙桔汤 仙鹤草 30~60 克，桔梗 8 克，乌梅炭 4.5 克，木槿花、炒白芍、炒白术各 9克，秦艽 10 克，炒槟榔 1.2 克，甘草 4.5 克，广木香 5 克。失禁不固者加诃子肉 12 克，或石榴皮 10 克；腹痛甚者倍白芍；气虚加党参、黄芪、升麻。无木槿花则用藿香、紫苏各 6 克，地锦草 20 克代之。水煎服。治慢性痢疾、溃疡性结肠炎属脾虚夹湿热者，见久泻便溏而夹黏冻，舌尖红，苔白腻，脉濡细。(朱良春经验方)

【前贤论药】

《宝庆本草折衷》：茎叶治金疮，止血，熟捣敷贴之。

《滇南本草》：调治妇人月经或前或后……红崩白带，赤白痢疾。

【方药效用评述】

➤ 仙鹤草为南方常用草药，以收敛止血功效见长，20 世纪 60 年代制成仙鹤草糖浆，用于肺结核咯血者。

➤ 仙鹤草俗称"脱力草"，江南一带民间用于劳累过度，用以恢复体力。20世纪70年代，上海第五门诊部（今岳阳医院青海路门诊部）将其制成补力膏，广受患者欢迎。近今医家如干祖望、谢海洲、沈绍功常用为补气药。

➤ 仙鹤草有止血、止带、止泻作用，还可用于疟疾、痢疾。赵棻经过福建农村调研，用于小儿外感发热有效。临床还可用于肠道滴虫、阴道滴虫症。

➤ 施今墨认为本品有强心作用，常和地锦草（又名卧蛋草）同用。

➤ 本品既可补气，又可止血，故可常用于慢性出血（如咯血、便血）病症。近今有用于各种癌症有出血症状者，其中以肺癌、肠癌更为合适。肺癌咯血加阿胶、龙葵、三七粉，肠癌便血加菝葜、地榆、败酱草，胃癌呕血便血加炮姜、灶心土、制大黄，鼻咽癌衄血加白茅根、生地、玄参、金银花等。

【药量】10~30克，单用大量可至50~60克。若用鲜品，以清水洗净，捣烂绞汁，兑入汤药服用亦可。小儿减量。

【药忌】脾胃虚寒者慎用。

❧ 白茅根 ❧

【药原】出《本草经集注》。《神农本草经》名"茅根"，用根茎。

【药性】甘，寒。归肺、胃、膀胱经。

【药效】凉血止血，利水清热，清胃降逆，生津止渴。

【药对】

1. 白茅根、葛根 白茅根甘寒，清肺胃热，凉血止血；葛根辛凉，解肌退热，升发清阳。二味均清热和胃、生津止渴之品，合用可用于温病发热口渴，胃气不和呕哕等。如《小品方》用白茅根、葛根水煎温饮，治温病呕哕。《嵩崖尊生书》卷8茅葛汤，用白茅的花、干葛根各10克，水煎服。治鼻血因饮酒过多者。现代名医祝谌予经验方：鲜茅根、鲜芦根各30~60克（干者10~15克），葛根15~30克。水煎服。称三根汤，治小儿外感发热，咽痛口渴等，用以退热解渴。

2. 白茅根、芦根 见"芦根"篇。

3. 白茅根、枇杷叶 见"枇杷叶"篇。

4. 白茅根、生地黄 见"生地黄"篇。

【方药治疗】

1. 凉血止血

（1）咳血：白茅根、生地各60克，生姜10克，细末。每服15克，水煎服。治咳嗽伤肺唾血。（《圣惠方》卷46）又，鲜茅根、鲜藕（切片）各120克，煮汁时饮之。大便滑者白茅根量减半，再用山药细末30克，调入药汁中，煮作茶汤服之。如兼有虚热，加鲜小蓟根60克。治虚劳，痰中带血。（《医学衷中参西录》二鲜饮、三鲜饮）又，鲜扁豆花、鲜茅根、鲜藕节、鲜芦根各30克，水煎服。治暑热出血。（叶永清清暑止血汤）

（2）鼻衄：茅花、干葛根各 10 克，水煎服。治鼻衄，因饮酒过多。（《嵩崖尊生书》卷 8 茅葛汤）又，白茅根 30 克，侧柏叶 6 克，水煎服。（《不知医必要》卷 2 茅根汤）

（3）牙宣：鲜茅根 60 克，生石膏 60 克，水煎去滓，加白糖服。治胃火牙宣。（《河南中草药手册》）

（4）紫癜：白茅根 125 克，大青叶 15 克，水煎分 3 次服，日 1 剂。治过敏性紫癜。（《陕西中草药》）白茅根 50 克，水煎服，日 1 剂。1 个月为 1 个疗程，连用 3 个疗程。合用强的松口服，治血小板减少性紫癜。（中国误诊学杂志，2006，20：3924）

（5）血淋：白茅根 120 克，茯苓 60 克，人参、干地黄各 30 克，水煎分服。治胞络虚热小便如血色。（《外台秘要》卷 27 引《延年秘录》茅根饮子）又，白茅根、炒干姜各 10 克，蜜 1 匙，水煎服。治劳伤溺血。（《仙拈集》卷 2 茅姜煎）又，藕节 150 克，白茅根 100 克，血余炭 6 克，水煎服。治尿血。（中国药学杂志，1993，5：293）又，白茅根 100 克水煎，分早晚空腹服，日 1 剂，15 日为 1 个疗程，连服 7～15 日。治顽固性血尿。（中华肾脏病杂志，1992，4：252）

（6）血崩：白茅根 500 克，小蓟根 250 克，粗末。每服 30 克，水煎服。治崩中。（《千金要方》卷 4）

2. 清胃降逆

（1）哕：白茅根、葛根各 300 克，均细切，水煎服，温饮之，哕止即停。治温病有热，饮水暴冷哕。（《外台秘要》卷 4 引《小品方》）又，白茅根 60 克，橘皮 30 克，桂心 21 克，水煎分 3 次服。治伤寒胃冷变哕。（《小品方》卷 4 茅根橘皮汤）

（2）呕吐：白茅根、生姜各 150 克，麦冬、竹茹各 90 克，人参、甘草各 30 克，水煎分 3 次服。治烦热呕逆，不下食，食则吐出。（《外台秘要》卷 6 引《广济方》麦门冬汤）又，白茅根 50 克，麦冬 25 克，半夏 30 克，人参、茯苓各 15 克，生姜 60 克，粗末。每服 15 克，水煎服。治呕吐发热，脉滑数。（《伤寒总病论》卷 3 茅根汤）

（3）反胃：白芦根、茅根各 60 克，水煎顿服之。治胃反，食即吐出。（《千金要方》卷 16）又，白茅根、茯苓各 15 克，半夏（汤浸 7 次）23 克，人参、枇杷叶（去毛）各 10 克，细末。每服 12 克，生姜 7 片，水煎去滓，入槟榔末 1.5 克，和匀服之。治反胃呕吐。（《本事方》卷 4 枇杷叶散）

3. 利水清热

（1）淋：白茅根 30 克，冬葵子 18 克，水煎服。治小便淋涩，关格不通。（《医心方》卷 12 引《广利方》）又，白茅根 45 克，瞿麦、赤茯苓各 120 克，生地、滑石、黄芩各 30 克，粗末。每服 10 克，水煎服。治虚劳小肠热，水道不利，小便出血。（《圣惠方》卷 29 茅根散）又，白茅根 250 克，瞿麦、茯苓各 120 克，滑石、甘草、蒲黄、桃胶各 30 克，冬葵子、人参各 60 克，鱼脑骨 20 个，紫贝 10 个，为细末。每服 12 克，姜 3 片、灯心 20 茎，水煎服。也可为末，每服 6 克，煎木通汤或木通、陈皮汤调下。治产后诸淋，无问冷、热、膏、石、气，悉主之。（《三因方》卷 18 茅根汤）

（2）水肿：桑白皮、白茅根各 90 克，赤小豆 500 克（煮熟，取汁），炒郁李仁、陈皮、苏叶各 60 克，细末。每服 15 克，用水浸小豆汁煎服。治水气遍身浮肿，心胸硬满喘急，大小便涩。（《圣惠方》卷 54）又，白茅根汤治阴虚小便不利，或有湿热壅滞，小便不利积成水肿。（《医学衷中参西录》）见本篇"药方"。

（3）水臌：赤小豆、白茅根各 30 克，水煎去茅根，食豆和汤。治水蛊肤黑，腹大动摇有水声。（《肘后方》）又，鸡内金茅根汤治水臌、气臌并病，并治单腹胀。详见本篇"药方"。（《医学衷中参西录》）

（4）黄疸：白茅根 60 克细切，猪肉 50 克，合作羹，尽食之。治黄疸，年六十以上。（《肘后方》）又，白茅根、炒大黄各 30 克，甘草 7.5 克，为散，分 5 次水煎服，每 1 小时服 1 次，以利为度。治食黄，腹中结燥。（《圣惠方》卷 55 茅根散）又，白茅根、栀子、茵陈、地骨皮、甘草各 15 克，粗末。每服 10 克，生姜 5 片，豆豉 3 ~ 7 粒，早、晚水煎，食后温服。治伤寒发黄，通身如金色。（《圣济总录》卷 28 茅根汤）又，白茅根、山楂根各 30 克，六月雪根 60 克，水煎服。治急性黄疸型肝炎。（河北中医，1994，2：39）

4. 生津止渴

消渴：麦冬（去心）、白茅根、天花粉、生石膏各 60 克，芦根、甘草各 30 克，粗末。每服 12 克，加小麦 1000 粒，水煎服。治消渴，体热烦闷，不能食。（《圣惠方》卷 53 麦门冬散）又，白茅根、芦根、菝葜各 60 克，生石膏 45 克，乌梅（去核，炒）15 克，淡竹叶根 30 克，粗末。每服 15 克，水煎服。（《圣济总录》卷 56 茅根汤）

【外用治疗】

痈疽诸毒　薄荷叶（辛佳者）、野菊花（连根、叶）、白茅根各 1 握，土贝母 10 克。干者为末，鲜者捣烂，同土贝母研细末和匀，外将白茅根煎浓汤去滓，调前末，趁热敷患处，仍留前剩药汤炖温，不时润于药上。不可用冷汤，反而不散不行而痛。约半日即宜换之。治痈疽诸毒，未成者即消，已成者敛毒速溃。（《景岳全书》卷 51 降痈散）

【药方】

1. 黄芪膏　生黄芪、生石膏、鲜茅根各 12 克，如无鲜者用干者 6 克代之。粉甘草细末 6 克，生山药细末 10 克，蜂蜜 30 克。先将黄芪、石膏、白茅根煮十余沸去渣，澄取清汁 2 杯，调入甘草、山药细末同煎成膏，再调入蜂蜜，令微似沸，分 3 次服下，1 日服完。此乃预防之药，喘嗽未犯时，服至月余，能拔除病根。治肺有劳病，稍受风寒即喘嗽，冬时更甚。（《医学衷中参西录》）

2. 白茅根汤　白茅根 500 克（掘取鲜者，去净皮与节间小根，细切），用水 4 大碗煮 1 沸，停止加热片刻。视白茅根不沉水底，再煮 1 沸，须臾视白茅根皆沉水底，其汤即成，去渣。温服多半杯，日 5 ~ 6 次，夜服 2 ~ 3 次，使药力相继。周 12 时，小便自利。治阴虚不能化阳，小便不利，或有湿热壅滞，以致小便不利，积成水肿。（《医学衷中参西录》）

3. 鸡内金茅根汤　鸡内金末 15 克，生白术分量用时斟酌，鲜茅根 60 克。先将茅根煎汤数茶盅，不可过煎，一二沸后慢火至白茅根沉水底，汤即成。先用 1 盅半，加生姜 5

片，煎鸡内金末至半盅时，再加白茅根汤 1 盅，七八沸后澄取清汤服之。所余之渣仍用白茅根汤煎服。日 1 剂，早晚各 1 次。初服小便多，数日后大便也多。若至日下 2～3 次，宜减鸡内金 3 克，加白术 3 克。又数日，胀见消，大便勤，可减鸡内金 3 克，加白术 3 克。又数日，胀消强半，大便仍勤。可再减鸡内金 3 克，加白术 3 克。如此随病机加减，俾补破之力适与病体相宜，自能全愈。若无鲜茅根可以干品 30 克代之，不用再加生姜。所煎白茅根汤宜当日用尽，煎药后若有剩余，可当茶温饮之。治水臌、气臌并病，并治单腹胀。白茅根用于此方，不但取其利水也……凡气之郁而不畅者，茅根皆能畅达之。善利水又善理气，故能佐鸡内金以奏殊功。（《医学衷中参西录》）

【医案】

➤ 俞子容治一妇寡居，郁结成疾，经事不行，体热如炙。忽吐血若泉涌，医用止血药不效。俞以茅草根捣汁浓磨沉香，服至五钱许。日以酽醋贮瓶内，火上炙热气冲两鼻孔，血始得降下，吐血不复作，经事乃行。（《名医类案》卷 11 "经水"）

【医家经验】

1. 石景亮用白茅根　临床指征是热证吐血、衄血、尿血，急性肾炎、慢性肾炎小便量少，急性传染性肝炎小便不利。临床多用其治疗热病烦渴、肺热咳嗽、胃热呕哕、吐血、衄血、尿血、热淋、水肿、小便不利及黄疸等。白茅根无毒副作用，其用量一般在 15～30 克；对体壮证重者，可用至 60～100 克。

（1）急性肾炎：证属于风热水肿、湿热或热毒水肿、血尿者一定要用之。肾病综合征，属湿热壅滞型者，放胆用之。对肾盂肾炎、急慢性肾炎也可使用白茅根。

（2）血小板减少性紫癜：鲜白茅根 60 克，金银花 20 克，槐花 20 克，凌霄花 30 克，茜草 30 克，仙鹤草 30 克，紫草 20 克，生地炭 30 克，桑白皮 20 克，地骨皮 15 克，冬瓜子 30 克，麦芽 20 克，大枣 15 枚，生姜 10 克。为茅根三花三草汤，治疗血热者。

（3）肾病综合征：病情缓解后，应用茅根芪须汤。鲜茅根 30 克，生黄芪 30 克，玉米须 30 克，大枣 3 枚。水煎代茶，饮 3～6 个月，以资巩固疗效。《肘后方》谓白茅根治水肿小便不利，《千金翼方》有白茅根治吐血不止的记载。经动物实验证明，白茅根水浸剂有明显利尿作用，但对肝脏病及心力衰竭引起的水肿则无明显利尿作用，故不宜用，用之损伤阳气；亦不宜用于脾气虚不能统血所致的失血，否则会影响脾胃运化。（《中医临床家石景亮》）

2. 夏小军论鲜药止血　鲜药止血简、便、验、廉，应用时须结合中药的特性，因人、因时、因地制宜。在鲜药采集季节，可采用现代制剂生产工艺，将鲜药加工为制剂，如此方便应用，并保持特色，提高疗效。

（1）鲜药可止血：因鲜品性凉味浓，药效不受加工炮制的影响，其止血作用专一，故对急性出血（尤其是上部出血）取效显著。既用于鼻衄、齿衄、舌衄、肌衄，又用于吐血、呕血、咯血、咳血、唾血、血汗，还可用于尿血、便血及妇人崩漏，范围广泛。既能直接绞汁口服、含漱、滴鼻，使药物直达病所；又能入煎剂、丸散之剂；或冲服他药以引血归经、引药归经。同时，使用时剂量要大，宜冷服或微温服，还可与米汤、白蜜等同服，以顾护胃气。

（2）其证多实热：唐容川治血证，有止血、消瘀、宁血、补虚四法。一切出血，当急予止血为要务。任何部位出血，都不外乎实热、虚热、气虚不摄及瘀血4类，且以实热者多见。止血鲜药以清热凉血之品居多，清热养阴、清热解毒之类次之。故多用于实热出血，见出血骤起，量多、色鲜红，发热，舌苔黄燥，脉数有力。少用于虚热出血，以防寒凉克伐。对于气虚不摄及瘀血引起者则不相宜。

（3）急则治其标：鲜药止血多属治标，用药多属寒凉及甘寒清热养阴之品。故过用则易致瘀血，甚而影响新血的生成和加重出血。同时，过用寒凉也易伤中焦脾胃，有碍气血生化。故在临证时须标本兼治，且应中病即止，不可过剂。

（4）用药宜灵活：明代王肯堂治春冬衄，用鲜生地汁加生蒲黄、砂糖；治秋夏衄，用鲜车前草加生姜、蜜，捣汁后饮用，药渣塞鼻。药物生产有南北，节气有早迟，根苗异收采，制造异法度。我国各地药物生长季节迥异，用药习惯也尽不相同，须因地、因时用药。（《夏小军医学文集》）

【前贤论药】

《药性论》：能破血，主消渴。

《滇南本草》：祛瘀血，通血痹，止吐血衄血，治血淋，止妇人崩漏下血。

《景岳全书·本草正》：能补中益气，此良药也。善理血病……且通五淋，除客热，止烦渴，坚筋骨，疗肺热哕逆喘急，解酒毒及黄疸水肿。久服大是益人。若治痈疽疖毒，及诸毒、诸疮、诸血，或用根捣敷，或用此药煮汁调傅，或以酒煮服，无不可也。

《药性通考》：用之治吐血最神。凡心肝火旺、逼血上行则吐血，肺火盛则衄血。茅根甘和血，寒凉血，引火下行故治之。

《本草求真》：清热泻火，消瘀利水……此药味甘性纯，专理血病。凡一切吐血、衄血、血瘀、血淋、血崩、血闭，并哕逆、喘急、烦渴、黄疸、水肿等症，因热因火而成者，服之热除而血即理，火退而气与水即消矣。

《医学衷中参西录·医方》：鲜者煮稠汁饮之，则其性微凉，其味甘而且淡。为其凉也，故能去实火；为其甘也，故能清虚热；为其淡也，故能利小便。又能宣通脏腑，畅达经络，兼治外感之热而利周身之水也。

【方药效用评述】

➤ 白茅根入血分，性寒凉而味甘淡，清热凉血，不燥不腻，是血热妄行诸出血证之常用有效药。下行入膀胱，尤其善治尿血、诸淋，常配伍小蓟、藕节、瞿麦、滑石、甘草等，或合八正散用。又善治水肿、水臌，乃长于水中，中空而利水消肿。此外，常用于吐血、咳血、衄血、牙宣、紫癜、血崩等，可见其止血作用之广泛。

➤ 白茅根善清虚热而不伤脾胃，藕善化瘀血而兼滋新血，合用涵养真阴，凉血止血。二味亦药亦食，且其形皆中空，均能利水凉血，故能引泛滥逆上之血徐徐下行，安其部位。张锡纯《医学衷中参西录》立二鲜饮，用鲜茅根、鲜藕（切片）各150克，煮汁时饮之。可治虚劳痰血，也能治温热烦渴诸证。

➤ 芦根清肺胃热，生津止渴；白茅根清热凉血，利尿止血。二味均甘寒之品，一清气分之热而可下气，一清血分之热而可止血，配伍则是气血并治、相须为用。《千金要方》治反胃。《圣惠方》《圣济总录》则用白茅根、芦根、生石膏、麦冬、乌梅等组方治消渴。施今墨、祝谌予先生则用于各种内伤或外感发热。一般主张用鲜品30～60克，干者10～15克。

➤ 白茅根甘寒味淡，宜用鲜品，煮稠汁饮之。一般煮沸1～2次，待白茅根沉于水底即可服之。详见上文张锡纯白茅根汤之煎服法。若久煎，则清凉之性及宣通之力皆减，服之少效。傅宗翰治诸血证善用鲜生地、鲜芦根。李聪甫治肺胃热盛咳血、咯血、吐血，喜用鲜茅根、鲜芦根，治血热之证喜用鲜藕汁。孙一民四鲜汤（鲜生地、鲜茅根、鲜蒲公英、鲜小蓟）治急性白血病出血等。

➤ 白茅根产域广阔，我国各地均有出产，用其治病，味甘清淡，口感佳，符合简、便、廉的特点，适用于农村或贫困地区。因此，可进行深入研究，以拓宽其应用范围。

【药量】 10～30克，鲜品30～60克，或捣汁饮用。外用鲜品捣烂涂敷之。

【药忌】 因其性寒，脾胃虚寒者忌用。

❧ 艾叶 ❧

【药原】 出《金匮要略》。用叶。

【药性】 辛、苦，温。归肾、肝、脾经。

【药效】 温摄止血安胎，温经散寒通络。

【药对】

1. 艾叶、阿胶 艾叶温经摄血，阿胶补血止血，二味相配，治血脉虚寒、子宫寒冷之妇科疾患，如月经先期、崩中、漏下、胎动不安、胎漏、产后大出血、不孕等。以下所述温摄止血安胎诸方，均以此组药对为主。而以《金匮要略》胶艾汤（阿胶、艾叶加四物汤）为代表方。如偏寒者加炮姜炭温摄，偏热者加黄芩清热，胎漏加桑寄生、续断补肾安胎。可资师法。

2. 艾叶、香附 见"香附"篇。

【方药治疗】

1. 温摄止血安胎

（1）月经不调：熟艾120克（醋煮），当归60克（酒浸），分别晒干，共为细末，制丸如梧子大。每服30丸，醋汤下。治妇女气血失和，经候不调，血气刺痛，腹胁胀痛，头晕恶心，癥瘕积聚等。（《澹寮方》艾附丸）

（2）月经先期：生地、当归、白芍各6克，黄柏、知母各3克，黄芩、黄连、川芎、炒阿胶各2.4克，艾叶、香附、甘草各2.1克，水煎服。治月经先期。（《证治准绳·女

科》先期汤)

(3) 痛经：熟艾 12 克（揉极细作饼，焙），香附 18 克（醋酒同煎，捣），为末。姜汁和丸。每服 3 克，砂仁汤送下。治妇人气血两虚，经行后腹痛。（《陈素庵妇科补解》卷 1 艾附丸)

(4) 崩漏：艾叶、当归各 10 克，芍药 12 克，生地 15 克，阿胶珠、川芎、甘草各 6 克，水煎服。治冲任虚损，血虚有寒，漏下不止，胎漏下血。（《金匮要略》胶艾汤）又，艾叶、阿胶（烊冲）、当归各 10 克，芍药 12 克，生地 15 克，川芎、甘草各 6 克，水煎服。治产后血崩下血腹痛。（《千金翼方》卷 20 大胶艾汤）又，艾叶、阿胶（烊冲）、当归、熟地、白芍、川芎、黄芩各等分，粗末。每服 15 克，水煎服。治肝经虚热，血崩不止，经后潮热。（《妇人大全良方》卷 1 奇效四物汤）

(5) 胎动不安：艾叶、阿胶（烊冲）、当归、甘草、川芎各 6 克，芍药、生地各 10 克，干姜 3 克，粗末。水煎服。治胎动不安腰痛。（《千金要方》卷 2 艾叶汤）又，艾叶、茯神、阿胶各 90 克，炒桑寄生 45 克，人参 60 克，粗末。每服 10 克，糯米 30 克，葱白 3 寸，水煎服。治外因惊动，胎动不安。（《圣济总录》卷 154 艾叶汤)

(6) 老人久带：补骨脂、杜仲、醋牡蛎、五味子各 90 克，车前子 60 克，艾叶 30 克，粗末。每服 15 克，水煎服。治老人久带。（《妇科玉尺》卷 5 补骨脂汤)

(7) 不孕：艾叶 15 克，香附 60 克，陈醋煎，待香附煮透，去艾叶，将香附炒干为末，醋面糊丸梧子大。每服 100 丸，白汤下。治妇人无子。（《摄生众妙方》卷 10）又，阿胶珠、艾叶、当归、芍药、地黄、川芎、鹿茸、续断各等分，细末，醋糊为丸梧子大。每服 20~30 丸，酒下。治妇人无子。（《普济方》卷 336 八真丹）

2. 温经散寒通络

(1) 腹痛：艾叶、芍药、干姜、炮附子各 15 克，陈皮、当归各 30 克，川芎 10 克，吴茱萸、甘草各 3 克，细末蜜丸梧子大。每服 30 丸，酒下。治血虚腹胁绞痛。（《鸡峰普济方》卷 15 艾叶丸)

(2) 胃痛、腹痛：香附 60 克，艾叶 15 克，醋汤同煮熟，去艾叶炒为末，醋糊丸如梧子大，白汤下 50 丸。治男女心气痛、腹痛、少腹痛、血气痛不可忍者。（《集简方》艾附丸)

(3) 泄泻：煨诃子、艾叶各 30 克，水煎服。治霍乱后洞下不止。（《圣惠方》卷 47 艾叶汤）又，炒艾叶 15 克，砂仁、炮附子、肉豆蔻各 30 克，炒吴茱萸 7.5 克，赤石脂、干姜各 15 克，细末面糊丸梧子大。每服 50~70 丸。米饮下。治脏寒腹痛，泄泻不止。（《是斋百一选方》卷 6 茱萸断下丸)

(4) 泄痢：艾叶 120 克（微炒），白头翁 30 克，细末。先熬药末一半成膏，后入药末另一半相和为丸梧子大。每服 30 丸，米饮下。治冷劳腹痛，时泄痢。（《圣惠方》卷 28 艾叶煎丸)

(5) 痛经：艾叶 20 克，生姜 15 克，红糖适量，水煎服。治寒湿凝滞痛经。每次月经

前期或经期中服用。连续服 3~4 个月经周期。（安徽中医临床杂志，2002，6：448）

【药方】

1. 胶艾汤　艾叶、当归各 10 克，芍药 12 克，生地 15 克，阿胶珠、川芎、甘草各 6 克，水煎服。治冲任虚损，血虚有寒，漏下不止，胎漏下血。（《金匮要略》）又，炒阿胶、熟地各 3 克，艾叶 6 克，川芎 2.4 克，大枣 3 枚，水煎服。治妇人逐日经来，几点即止，或 5 日或 10 日又来几点，1 月 3~4 次。（《验方新编》卷 9 艾胶汤）

2. 四生丸　生艾叶、生荷叶、生柏叶、生地黄各等分研烂，丸如鸡子大。每服 1 丸，水煎服。治吐血、衄血，血热妄行者。（《妇人大全良方》卷 7）四药生捣为丸，新鲜力专，汁液俱存，寒凉之性皆全，此固四生丸之得名也。（《古今医方发微》）又，《医碥》卷 1 加味四生丸，以生艾叶、生荷叶、生柏叶、生地黄各 6 克，入降香、童便煎服。元气虚弱，童便浸前药，水丸，独参汤下。治吐血属火，又有元气虚衰。

3. 香艾丸　香附 500 克，艾叶 120 克，醋浸 7 日，锅内用火煮令醋净，炒干为细末。仍用醋煮粳米粉为糊，和匀。小儿丸如萝卜子大，大人丸如梧子大。每服 30~50 丸，甚而 70 丸。小儿常服，惊积自除，脾胃调和。兼理男子、妇人诸虚不足，生气血，暖中焦，固养精神，消进饮食。（《活幼心书》卷下）

4. 艾附暖宫丸　艾叶 90 克，醋香附 180 克，吴茱萸、川芎、炒白芍、黄芪各 60 克，酒洗川椒 90 克，续断 45 克，生地 30 克，官桂 15 克，细末，醋打糊为丸梧子大。每服 50~70 丸，食前淡醋汤下。治妇女子宫虚冷，月经不调，腹痛带下，面色萎黄，倦乏无力。（《仁斋直指方》卷 26）

【前贤论药】

《名医别录》：主灸百病，可作煎，止下痢吐血，下部䘌疮，妇人漏血。

《本草纲目》卷 15：温中，逐冷，除湿……艾附丸治心腹少腹诸痛，调女人诸病，颇有深功。胶艾汤治虚痢及妊娠、产后下血，尤著奇效。老人丹田气弱，脐腹畏冷者，以熟艾入布袋，兜其脐腹，妙不可言。寒湿脚气，亦宜以此夹入袜内。

【方药效用评述】

➤ 艾叶生则微苦太辛，熟则微辛太苦，生温熟热，纯阳也。可以取太阳真火，可以回垂绝元阳。服之则走三阴，而逐一切寒湿，转肃杀之气为融和。灸治则透诸经，而治百种病邪，起沉疴之人为康泰，其功亦大矣。

➤ 芳香苦燥辛散，理气血，温经脉，逐寒湿，止冷痛，是妇科良药。温经摄血暖宫治血虚血寒，配阿胶、地黄，如胶艾汤；凉血止血治血热出血，如四生丸。治宫寒，常配香附、当归、肉桂，如艾附暖宫丸；治胎漏，则配桑寄生、续断、阿胶，温宫安胎。

➤ 蕲春产之蕲艾植株高大，叶亦大，叶下绒毛较厚，有效成分含量较高，优于其他产地者，为道地药材。产于山阳，采于端午，治病灸疾，功非小补。（《本草纲目》卷 15 引李言闻《蕲艾传》）

➤ 凡灸用艾叶须陈久者，治令细软，谓之熟艾。若生碍灸火，则伤人肌脉。故《孟子》谓："七年之病，求三年之艾。"

➤ 上海胡建华力主生药止血，尤推荐四生丸（鲜荷叶、鲜艾叶、鲜侧柏叶、鲜生地）。吴翰香擅用四生丸加归脾汤治疗鼻衄。

【药量】5～10克。温经散寒生用，温经止血炒炭用。

【药忌】湿热者忌用。

第二节　活血药

活血药专治血瘀证，故称活血化瘀。根据临床作用分两类：活血药，如川芎、桃仁、红花、丹参、益母草、茺蔚子、乳香、延胡索、郁金等；破血祛癥药，如三棱、莪术、五灵脂、穿山甲、土鳖虫、水蛭等。前者作用平和，后者则较峻烈。分二节述之。

❧ 川芎 ❧

【药原】出《神农本草经》，原名芎劳。用根。

【药性】辛，温。归肝、胆、心包经。

【药效】活血化瘀，祛风止痛。

【药对】

1. 川芎、香附　川芎辛香活血，为血中之气药；香附辛窜理气，为气中之血药。故二药同用，行气活血，解郁通达，气血通畅则升清降浊，六郁自不为病。在临床上，香附治气郁，川芎治血郁，苍术治痰郁、湿郁，神曲治食郁，栀子治火郁，朱丹溪用以组成越鞠丸，是六郁为病之名方，而方中应该以香附、川芎为重要药对。再者，香附善疏肝行气解郁，川芎能升散上行头目。川芎活血止痛，为头痛主药，如配香附行气，则可治气血不调、气滞血瘀的头痛，如《是斋百一选方》点头散。

2. 川芎、白芷　川芎入肝经，祛风止痛，活血化瘀，是头痛必用之药；白芷入胃经，祛风解表，散寒止痛，如一味都梁丸治阳明头痛。二味配合，辛香通窍，祛风止痛，疏肝和胃作用更强。如《普济方》用二药各等分为末，每服6克，茶清下，是偏头风通效方。《古今医鉴》明确指出，该方可用治远年近日发作，疼痛难忍而诸药不效者。《济生方》则以丸噙化治口臭，是用其辛香气散之性。《世医得效方》芎芷香苏散则以川芎、白芷，香附、紫苏两个药对治外感风寒、内伤气滞并病，以为内外同调。《验方新编》散偏汤也以川芎、白芷为主药，是治偏头痛有验效方。详见本篇"方药治疗"。值得指出的是，白芷又能排腐化脓，川芎则可活血消肿，均能辛散走窍，故相配而用治口、齿、鼻、目、耳病症，如齿痛、口臭、口疮、鼻渊、针眼、耳垂肿毒等。

3. 川芎、白芍　川芎活血化瘀，祛风止痛，偏治于上，如头痛、上窍病。白芍和血敛阴，养血通脉，偏治于下，如腹痛、脚挛急和小便不利。又，白芍性静而柔，川芎性动而刚，二味相配，动静、刚柔相济，是四物汤主要成分，用治妇女月经不调有疼痛、经闭等。今有重用二药治头痛者，活血化瘀止痛，详见本篇"医家经验"。

4. 川芎、神曲　川芎活血祛风入肝，神曲消食化积入脾，二药相配，是朱丹溪越鞠丸主要成分，分别用治血郁和食郁。再者，二药相配，川芎祛风以胜湿，神曲化食以除湿，用治湿泻，有文献记载和临床实证。如《金匮翼》用补中益气汤加川芎治久泄，《本草纲目》用二药治湿泻。详见本篇"前贤论药"。

5. 川芎、石膏　川芎辛温上行，祛风止痛；石膏辛凉下泄，清胃泻火。二味相配，寒温互济，祛风清热，专治风热风火头痛，有胃火证者。如药对方《云歧子保命集》卷下石膏川芎汤，石膏、川芎等分，粗末。每服10克，水煎服。治伤寒热病后头痛不止。或配白芷治阳明头痛，或配香附加强理气止痛，《中藏经》香芎散、《医宗金鉴》芎芷石膏汤即是方例。

6. 川芎、天麻　川芎活血化瘀，祛风定痛；天麻平肝化痰，息风止眩。二味相配，治风痰瘀血为患，头痛、眩晕。如药对方川芎60克，天麻15克，为末，炼蜜为丸如弹子大，每服1丸，茶清下。治首风旋运，偏正头痛，多汗恶风，胸膈痰饮。（《宣明论方》卷2大川芎丸）此组药对目今可用于病程日久、痰瘀互结之证，如偏头痛、高血压病、脑供血不足、颈性眩晕等。临床上，肝风加钩藤、石决明，瘀血加葛根、丹参，痰湿加半夏、陈皮，疗效更佳。

7. 川芎、当归　见"当归"篇。

8. 川芎、薄荷　见"薄荷"篇。

9. 川芎、菊花　见"菊花"篇。

10. 川芎、大黄　见"大黄"篇。

【方药治疗】

1. 祛风活血止痛

（1）头痛：炒香附120克，川芎60克，细末。每服3克，茶清调下。治偏正头痛，气滞血瘀。（《是斋百一选方》卷9点头散）又，川芎60克，炮附子1枚（醋炙，以醋尽为度），细末。每服6克，茶调下。治风冷头痛，诸药不效。（《女科指掌》芎附散）又，川芎、细辛、附子、乌头、天南星、干姜、甘草各等分，粗末。每服12克，姜5片，茶少许，水煎服。治伤于风寒、生冷、痰厥所致头痛如破，眩晕欲倒，呕吐不止。（《三因方》卷15芎辛汤）

（2）风寒头痛：羌活、苍术、川芎各等分，细末。每服15～21克，水煎服。恶寒甚者加麻黄。治四时外感，恶风寒，头痛无汗。（《此事难知》）又，川芎、白芷各6克，炒香附15克，紫苏、陈皮、甘草、苍术各10克，粗末。每服15克，姜3片，葱白2根，水煎服。治外伤风寒，内伤气滞，头痛无汗，形寒身热，鼻流清涕，不思饮食，胸脘痞闷。（《世医得效方》卷10芎芷香苏散）

（3）风热头痛：川芎3克，茶叶6克，水煎服。治风热头痛。（《简便方》）又，川芎、大黄（无灰酒煮）各60克，细末，蜜丸梧子大。每服20丸。治风热壅盛，头痛头昏，大便难。(《杨氏家藏方》芎黄丸）又，川芎、白芷、荆芥、石膏各等分，细末。每服3克，食后沸汤下。治表热上壅，头胀头痛。(《仁斋直指方》芎芷散）又，川芎、菊花、石膏各10克，僵蚕18克，细末。每服6克，茶水调下。治风热或痰热头痛。(《卫生宝鉴》卷9川芎散）

（4）风湿头痛：川芎、白术各等分，粗末。每服10克，姜5片，水煎服。清神爽志，祛风除湿。治头目昏重，鼻塞声重。(《御药院方》卷1芎术汤）

（5）阳明头痛：川芎10克、白芷8克，研末，清水煎服。治风热上攻，头面红肿，或脑后疖毒，或两耳垂肿毒，或偏头风，或眉棱骨痛。(《重楼玉钥》卷上开关散）

（6）胃火头痛：石膏、川芎各等分，粗末，每服10克，水煎服。治热病后，头痛烦渴。(《云歧子保命集》卷下石膏川芎汤）又，香附、川芎、石膏、甘草各等分，为细末，每服3~6克。治一切头风。(《中藏经》香芎散）又，石膏30克，川芎、白芷、菊花、藁本、羌活各10克，水煎服。治头痛、眩晕、头风发作，日久不愈，心烦口渴，属胃火上炎引起者。(《医宗金鉴》卷43芎芷石膏汤）

（7）肝风头痛：川芎、菊花各30克，为散。每服6克，温酒下。治风头痛，每欲天阴先发。(《圣惠方》卷20）今治肝风、肝热头痛。

（8）气厥头痛：川芎、乌药各等分为末。每服6克，葱茶调下。治男子气厥头痛，妇人气盛头痛及产后头痛。(《济生续方》芎乌散）又，香附炒120克，川芎60克，细末。每服3克，茶清调下。治男子气厥头痛，妇女气盛头痛、产后头痛。(《普济方》卷44芎香散）

（9）偏头痛：川芎30克，白芷10克，白芍15克，白芥子9克，香附6克，柴胡3克，郁李仁3克，甘草3克，每日1剂，水煎服。可用于偏头痛急性发作。(《验方新编》散偏汤）又，当归、川芎各30克，细辛6克，蔓荆子、辛夷各10克，水煎服。治真头痛，头痛连脑，如破如裂，双目红赤。(《辨证录》头痛救脑汤）

（10）眩晕：川芎、当归各30克，水煎分2次服。治失血引起的眩晕、头痛。(《千金要方》卷4）又，川芎60克，天麻15克，为末，炼蜜为丸如弹子大，每服1丸，茶清下。治首风旋运，偏正头痛，多汗恶风，胸膈痰饮。(《宣明论方》卷2大川芎丸）又，川芎、白术、半夏各30克，炙甘草15克，粗末。每服12克，姜5片，水煎服。治冒雨中湿，眩晕呕逆，头重不食。(《博济方》卷3芎术汤）又，川芎、白芷、秦艽、半夏、钩藤、石决明、泽泻、蒺藜、五味子各9克，酸枣仁12克，细辛2克，水煎服。治梅尼埃病。(冉雪峰川芎白芷汤）

2. 祛风通窍

（1）针眼：川芎60克，青皮30克，研末。每服6克，细茶、菊花汤下。外以枯矾末、鸡子清调敷。治针眼破后，邪风侵入疮口，头面浮肿，目赤涩痛。(《外科大成》卷3芎皮散）

（2）血灌瞳仁：川芎、大黄、二丑各等分，为丸梧子大。每服 3 克，日 2 次。治血灌瞳仁，睛痛。（《卫生家宝方》芎黄散）

（3）耳聋：川芎、地龙各等分为末。每服 6～10 克，煎麦门冬汤下，临卧服。服后低头伏睡，三夜三服立效。治耳聋气闭。（《普济方》卷 53 川芎汤）临床上也可用于血瘀头痛、眩晕。又，香附、柴胡、川芎各 10～15 克，水煎服。治耳聋耳闭。（《医林改错》通气散）

（4）耳鸣：川芎、青皮、乌药、木通、石菖蒲各 3 克，枳壳、柴胡各 6 克，甘草 1.5克，水煎服。治耳鸣，因恼怒所致。（《观聚方要补》卷 7 引《医学统旨》顺气聪耳汤）

（5）鼻渊：川芎 6 克，苍术 3 克，草乌 1.5 克，为末，面糊为丸梧子大。每服 10 丸，茶清下。治脑泻、脑漏臭秽。（《普济方》卷 57 川芎丸）

（6）鼻塞清涕：川芎 120 克（米泔水浸 3 日），甘草、细辛、白芷各 30 克，细末。每服 6 克，白汤点下，不拘时候。治伤风，鼻塞清涕，头目昏眩。（《十便良方》芎辛汤）

（7）口臭：川芎、白芷各等分，为细末，蜜丸如鸡头大。每食后或临卧，嚼化 1 丸。治口臭。（《济生方》芎芷膏）

（8）口吻疮：川芎 30 克，栀子、甘草各 21 克，细辛 36 克，细末，蜜丸梧子大。每服 30 丸，食后，日 2 次。（《千金要方》卷 6）

3. 理气活血

（1）六郁：香附、川芎、苍术、神曲、栀子各等分，为末，水丸如梧子大。每服 6克，日 2 次。治气、血、痰、湿、食、火所致六郁，胸膈痞闷，胸胁疼痛，呕痛吞酸，饮食不化。（《丹溪心法》卷 3 越鞠丸）

（2）胃痛：川芎、栀子各等分，姜片 5 片，水煎服。治胃热烧心，素体有热，遇感而发。（《穷乡便方》芎栀汤）

（3）阴疝撮痛：炒韭子、川芎各等分，细末，蜜丸梧子大。每服 30 丸，温酒送下。治小腹疼痛不可忍，寒凝气滞。（《圣济总录》卷 94 应痛丸）

（4）脚膝肿痛：川芎 30 克，白芍 15 克，威灵仙 9 克，水煎服。或为末，水丸如梧子大，每服 50 丸。治湿毒蕴结，脚膝肿痛，或攻注生疮。（《杨氏家藏方》卷 4 芎仙丸）

（5）湿泻：川芎、神曲、白术、附子各等分，细末，水丸梧子大。每服 6 克，日 2次。治脾虚湿泻。（《本事方》鞠芎丸）又，神曲、川芎各 10 克，治湿泻，加于证治方中。（《本草纲目》卷 14）

（6）疳积：川芎、川楝肉等分为末，猪胆汁丸如麻子大，每服 3 克，米饮下，日 2次。治小儿一切疳。（《幼幼新书》卷 24 引《灵苑方》）

（7）风毒手足浮肿：川芎 60 克，苦参 90 克，细末。每服 15 克，水煎服。治风毒手足浮肿。（《圣济总录》卷 136 芎劳汤）

（8）小儿夜啼：川芎、防己、白术各 15 克，细末。儿未能服散者，以乳汁和之，服如麻子大；儿大能服药者，以意斟酌之。治小儿夜啼，至明即安寐。（《千金要方》卷 5 芎

莠散）

4. 活血调经

（1）痛经、经闭：酒炒当归、川芎、熟地、白芍、延胡索、桃仁、红花、香附、青皮、泽兰、丹皮各等分，细末。每服12克，童便煎服。治瘀血心腹痛，痛经、经闭等。（《何氏济生论》卷7川归汤）又，川芎、当归、芍药、生地各10~20克，桃仁、甘草各10克，红花6克，水煎服。治瘀血痛经、经闭。（《医宗金鉴·妇科心法要诀》桃红四物汤）

（2）血崩：川芎30克酒煎，去滓取汁1盏，再下生地黄汁1盏，煎二三沸，分3次服。治血崩气陷。（《医略六书》卷26芎莠汤）又，川芎24~30克，白酒30毫升，水250毫升，浸泡1小时后文火煎，分2次服。不饮酒者加水煎服。2~3日血止。血止后续服8~12剂。治功能性子宫出血。（陕西中医，1990，4：150）

（3）子痫：川芎、羌活各10克，水煎服。（《济阴纲目》卷9芎活汤）

（4）胎漏下血：川芎、当归各15克，酒、童便煎。治胎漏下血或伴心腹胀者。（《万病回春》卷6芎归汤）

（5）胎动不安：当归60克，川芎40克，粗末。每服10~15克，水、酒煎服。治妊娠伤胎，胎动不安，或子死腹中，下血腹痛。（《外台秘要》卷33神验胎动方引《张文仲备急方》）又，川芎、黄芪各等分，剉。每服15克，炒秫米100克，水煎服。治伤胎，腹痛下黄汁。（《普济方》卷342引《产宝》川芎黄芪汤）又，当归、白术、黄芩、芍药各10克，川芎6克，细末。每服6克，温酒下。治胎动不安，血虚有热。（《金匮要略》当归散）

（6）难产：当归、川芎各30克，龟甲1个（炙），妇人发灰1握，水煎服。治交骨不开。（《傅青主女科·产后编》）

（7）胎衣不下：益母草、川芎各6克，当归3克，酒煎服。（《宁坤秘籍》卷上川归汤）

5. 活血消肿化瘀

（1）癥瘕：川芎、桂心、三棱、槟榔各30克，大黄（微炒）、鳖甲各60克，粗末。每服12克，姜3片，水煎服。治癥瘕久不愈，羸瘦少力。（《圣惠方》卷49芎莠散）

（2）胸胁脘腹胀痛：川芎、青皮、柴胡、槟榔、木香、桃仁各6克，当归、乌药、元胡各9克，水煎服。治胸胁脘腹胀痛，并连及小腹，血瘀气滞。（《丹台玉案》卷5调肝饮）

（3）跌仆打伤：当归、川芎各10克，桃仁、红花各3~6克，水煎服。治持重伤络，跌仆打伤，令人大吐。（《不知医必要》卷2芎归饮）

（4）痈肿：黄芪15克，川芎、瓜蒌、白蔹各10克，赤小豆3克，细末。每服6克，酒下，日2次。治痈肿脓成未溃。（《刘涓子鬼遗方》卷4痈疽出脓增损散）

【外用治疗】

1. 鼻渊 川芎、鹅不食草各30克，细辛、辛夷各6克，青黛3克，研细末。每取少

许，嗜鼻。治鼻渊。(《医宗金鉴》卷 63 碧云散)

2. 牙痛　大川芎 1 个（焙），入细辛少许同研末。每取少许，揩牙。治牙痛。(《本事方》) 又，川芎 10 克水煎，含漱之。治齿败口臭。(《广济方》) 又，川芎、当归各 30 克，独活 60 克，细辛、白芷各 15 克，粗末。每用 15 克，水煎去滓，热含冷吐。治齿风疼痛，口臭。(《圣惠方》卷 34 芎劳散)

3. 偏头痛　川芎、鹅不食草各 5 克，青黛 6 克，细辛 3 克，冰片 0.3 克，研末。少许吹鼻，立止。(许玉山经验方)

【药方】

1. 当归芍药散　当归、白芍各 15 ~ 30 克，泽泻、白术、茯苓各 10 ~ 15 克，川芎 6 ~ 10 克，细末。每服 6 克，温酒下。治妊娠腹痛，月经不调。(《金匮要略》)

2. 当归散　当归、白术、黄芩、芍药各 10 克，川芎 6 克，细末。每服 6 克，温酒下。治胎动不安，血虚有热。(《金匮要略》)

3. 酸枣仁汤　川芎、甘草、知母各 10 克，茯苓、酸枣仁各 30 克，水煎服。治虚劳，虚烦不得眠。(《金匮要略》) 方中酸枣仁养肝血而助眠，川芎活肝血而引经佐使，一酸敛，一辛散，以取除烦安神之效。

4. 川芎茶调散　川芎、薄荷、荆芥各 10 克，防风、羌活、白芷、甘草各 10 克，细辛 3 克，细末。每服 6 克，茶水调服，或水煎服。治外感头痛。(《局方》卷 2) 痛及项背加葛根；牵及前额、眉棱骨，重用白芷；位于两颞，重用川芎，加柴胡、白芍；痛在头顶，连于目系，加吴茱萸，皆为引经药。夹湿者，头部沉重而苔腻，加苍术化湿；头部冷，或因寒而作，加重细辛用量以散寒。

5. 抑肝散　川芎、当归、白术、茯苓、钩藤各 3 克，柴胡、甘草各 1.5 克，水煎服。治小儿肝经虚热发搐，惊悸寒热，呕吐痰涎，腹胀少食，睡卧不安。(《保婴摘要》卷 1)

6. 产后生化汤　川芎、红花、益母草、泽兰各 3 克，桃仁、炙甘草、炮姜各 1.5 克，当归 10 克，山楂 6 克，黄酒 15 克，每日 1 剂，水煎服。产后调理用。

7. 偏头痛方　川芎、沙参各 30 克，蔓荆子 10 克，细辛 3 克，打碎后水煎，去滓后加入黄酒服用。日 2 次。(《石室秘录》)

8. 冠心 2 号　川芎、红花、降香、丹参、赤芍各等分，制成片剂或注射剂。治冠心病心绞痛。

【医案】

➤ 王洪绪曰：产后两乳伸长，形势如鸡肠，垂过小腹，痛难刻忍，此名乳悬。急用芎、归各一斤，内取各四两会，水煎时服。以所余斤半于产妇面前放一棹，下放火炉，将芎、归入炉慢烧，令妇伏于棹上，口鼻及乳皆吸烟气，便可缩上。如未愈，取蓖麻子一粒冰水磨涂，一缩即洗去 (《续名医类案》卷 25 "病乳")。

➤ 郭某某妻产后头疼，或与一方，当归、芎劳各一两煎服即愈。此盖产后血虚兼受风也。愚生平用芎劳治头疼，不过二三钱。(《医学衷中参西录·药物》)

【医家经验】

偏头痛、紧张性头痛重用川芎辨治体会

（1）适宜病种的选择：头痛一证，按中医辨证，有外感与内伤之分；按西医分类，有血管性、神经性、紧张性、丛集性、外伤性、代谢性、颅内压性等不同。在实际工作中，首先要警惕和排除颅内占位性病变，包括脑疝、蛛网膜下腔出血、颅内血肿及感染等，以免延误病情。在此前提下，再按中医辨证分型，结合西医的辨病用药。如为血管性头痛，可选桃红四物汤加减。如为神经性头痛，可选芍药钩藤木瓜汤（白芍、钩藤、木瓜）加减。如头闷痛、头晕痛，体胖而有高脂血症，可活血化痰降浊。

（2）选准切入点，从不同方向论治：

①血管性头痛从血论治，以活血为主。偏头痛又名血管性头痛，是因血管不舒、血流不畅所致，归属中医血瘀头痛范畴。故从血论治为治本之法。自拟偏头痛汤（酒川芎、白芍、天麻、桃仁、红花、当归尾、生地、赤芍、全蝎、钩藤）在调节脑血管和脑血流，改善脑循环的基础上取效。在改善脑血流时，既用活血药，又用行气活血之川芎、解痉通络之全蝎，配合引经药，使药效直达病所。头痛之久痛、跳痛、部位固定之痛，不论其刺痛与否，皆可选用本方治疗。②紧张性头痛从肌论治，以解痉为主。紧张性头痛，病因是局部肌肉紧张而致的痉挛，故解痉是主要治法。解痉法一是柔筋，如白芍、钩藤、木瓜；二是活血，如葛根、丹参、酒川芎、桃仁、红花；三是散风，如蔓荆子、藁本、防风；四是镇静，如全蝎、柴胡、生龙骨、牡蛎；五是解除心理紧张。五法中缺一不可。

（3）重用川芎，用量可大：川芎常用量 3～10 克，因其辛燥，有人主张用量不宜过大。但川芎祛风止痛，又具升散之性，上行头目，下行血海，走而不守，为血中之气药，是治头痛之要药，故有人主张川芎治头痛用量可大，甚而有用至 30～75 克者。如以安全为计，只用酒川芎 15～20 克，选其既能引经，又能止痛。临床观察有效，且未发现毒副作用。

（4）辨证配伍，灵活加减：如兼风寒配白芷、防风，兼风热配蔓荆子、生石膏、菊花，兼风湿配羌活、藁本，兼痰浊配半夏、陈皮，兼肝郁配柴胡、薄荷；兼气虚配党参、黄芪，兼血虚配当归、熟地、白芍，兼肾虚配制何首乌、桑椹。

（5）辨病配伍，因病选药：顽固性头痛，川芎伍全蝎；血管性头痛，川芎配天麻；神经性头痛，川芎配白芍、钩藤；紧张性头痛，川芎配葛根；外伤后或脑部手术后头痛，多用川芎配红花；颈源性头痛，川芎配羌活、葛根；耳源性头痛，川芎配栀子、龙胆；眼源性头痛，川芎配丹参、菊花；鼻源性头痛，川芎配苍耳子、白芷；三叉神经痛，川芎配蜈蚣。心因性头痛，多配合心理疏导。

（6）重用川芎、白芍：治头风注重活血化瘀，重用川芎，乃"治风先治血，血行风自灭"之意。重用白芍，取"治痛先解痉，痉解痛自止"之意。川芎、白芍并用，白芍、钩藤并用，川芎、天麻并用，活血之中兼顾柔痉，柔痉之中兼顾标本，痛久兼顾通络，病暂兼顾祛邪，药效兼顾久暂。治疗血管神经性头痛基本方，是酒川芎、白芷、天麻、钩藤、

白芍、甘草、全蝎、蜈蚣、龙骨、牡蛎、桃仁、红花。(《我们今天怎样当中医》)

【前贤论药】

《医学启源》：其用有四：少阳引经，一也；诸经头痛，二也；助清阳之气，三也；去湿气在头，四也。

《本草汇言》：上行头目，下调经水，中开郁结，血中气药。为当归所使。非第治血有功，而治气亦有验也。凡散寒湿，去风气，明目疾，解头风，除胁痛，养胎前，益胎后。又，癥瘕结聚，血闭不行，痛痒疮疡，痈疽寒热，脚弱痿痹，肿痛却步，并能治之。

《本草纲目》卷14：燥湿止泻痢，行气开郁……芎䓖血中气药也。肝苦急，以辛补之，故血虚者宜之。辛以散之，故气郁者宜之。《左传》言麦曲、鞠䓖御湿，治河鱼腹疾。予治湿泻每加二味，其应如响也。

《本草纂要》：芎、归同用，可以养心血而通瘀血；芎、芷同用，可以行头目之经络；芎、苏同用，可以散初起之风寒；芎、芪同用，可以治诸疮，排脓托里；芎、苓同用，可以养心定志而开达心气；芎、术同用，可以温中快气而又通行肝脾。

【专论】

王清任逐瘀类方

1. 逐瘀法　逐瘀是一种治疗方法，它的对应证候是瘀血。瘀血作为病证名称，首见于《金匮要略·惊悸吐衄下血胸满瘀血病脉证治》。仲景立有下瘀血汤、桃核承气汤、桂枝茯苓丸、大黄牡丹汤等逐瘀类方。王清任针对不同的瘀血证，创制了不少有效逐瘀方。名"逐瘀"者，如血府逐瘀汤、膈下逐瘀汤、少腹逐瘀汤、身痛逐瘀汤、通经逐瘀汤、会厌逐瘀汤，计6首。有的虽未名"逐瘀"，但其逐瘀功效明显，如补阳还五汤、通窍活血汤、解毒活血汤、止泻调中汤、急救回阳汤、助阳止痒汤、足卫和荣汤、癫狂梦醒汤，计8首。

2. 瘀血证　在《医林改错》中有许多瘀血证的描述，其6首逐瘀方剂中，所治病症均有"瘀血"二字(血瘀、血滞、凝血、气血瘀滞)。特别是血府逐瘀汤所治19条病症中，有12条明文为血瘀所致；膈下逐瘀汤所治6条病症，均为血瘀证候；通窍活血汤所治14条病症中有13条瘀血证。其他，如补阳还五汤所治为"血中瘀滞"，解毒活血汤与癫狂梦醒汤所治均为"气血凝滞"所致。足卫和荣汤有和营作用，急救回阳汤有夺命之功。他如止泻调中汤有活血化瘀的川芎、红花；助阳止痒汤除黄芪外，其他五味(桃仁、红花、皂角刺、赤芍、穿山甲)均有活血化瘀功效。可见对杂病证治，尤其重视瘀血证及活血化瘀法的应用。

3. 瘀血指征　其主要指征有三。其一是疼痛，如头痛、眼疼、胸痛、肩痛、臂痛、腰疼、腿疼、周身疼痛、腹痛、会厌痛等。其二是肤色异常，如酒齄鼻、白癜风、紫印脸、紫癜风、脸如墨、皮肤疹、皮肤斑、皮肤青筋。其三是积块，如小儿痞块、腹内积块、经血黑或有血块等。其他如久泻、失眠、发热、耳聋、牙疳等，在久治不愈的情况下，王清任将瘀血证考虑进去，对证治疗。

4. 临证鉴别　对瘀血证的区分，是从疾病部位开始的。《医林改错》以通窍活血汤治头面部疾患，血府逐瘀汤治心胸部位疾患，膈下逐瘀汤治脐腹部疾患，少腹逐瘀汤治小腹部疾患，会厌逐瘀汤治咽喉部疾患，身痛逐瘀汤治身体诸关节疼痛。其次，是以方剂功效命名的，如补阳还五汤以回复阳气为主，其他如足卫和荣汤、解毒活血汤、急救回阳汤、癫狂梦醒汤、止泻调中汤、通经逐瘀汤、助阳止痒汤等，均是以功效命名的方药。

5. 方药选用 以上 14 方，选用药物四十九味（包括老葱、鲜姜、红枣、黄酒）。常用药物依次为桃仁、红花（各 12 首），赤芍（10 首），当归、甘草（各 9 首），川芎（7 首），柴胡（5 首），黄芪、枳壳（各 4 首），五灵脂、香附、地龙、党参、白术（各 3 首）等。如果将以上药物按方剂分类，显然包含有桃红四物汤与四逆散两首完整的方剂。特别是以桃红四物汤为主而加减的方药有 9 首，以四逆散加减的方药有 2 首。其中，以桃红四物汤合四逆散加减的方药有 4 首。可见王清任逐瘀类方多是针对气虚血瘀证与气滞血瘀证而拟定的。就气虚与血瘀而言，王清任在其逐瘀汤类方的叙述，更多的是强调血瘀证。所用活血化瘀药对最多的是桃仁与红花（11 首），其次是川芎与赤芍（5 首）、延胡索与五灵脂（2 首）、蒲黄与五灵脂（1 首）等。

6. 药物配伍 药物配伍简明而实用，以 14 首方为例，其配伍规律如下。

（1）益气活血：王清任重视益气活血法，他在《医林改错》"半身不遂本源"等篇，分别论半身不遂病机为"气亏""气不上达""半边无气"等。每重用黄芪益气为主，如黄芪桃红汤用八两，补阳还五汤、黄芪防风汤、黄芪甘草汤用四两，黄芪赤风汤用二两，可保立苏汤用一两五钱，助阳止痒汤、足卫和荣汤、保元化滞汤用一两；少则用八钱，如止泻调中汤等。其主导思想是补气化瘀。他说："元气既虚，必不能达于血管，血管无气必停留而瘀。"故用黄芪大补元气以促血活瘀祛。并配活血化瘀药，其中以桃仁、红花为多，其次是赤芍等。

（2）理气活血：代表方是血府逐瘀汤，以桃红四物汤与四逆散合方，只加入桔梗与牛膝以引经，所治证为血府瘀血，说明血府之瘀与气分郁滞有着密切关系。其他如会厌逐瘀汤、解毒活血汤等，均由桃红四物汤去川芎合四逆散加味组成，只是前者加桔梗、玄参，后者加葛根、连翘。诸方理气而有利瘀血消散。

（3）养血活血：以桃红四物汤为主方，如血府逐瘀汤取用桃红四物汤全方。其他如膈下逐瘀汤（未用生地）、补阳还五汤（未用当归、生地）、会厌逐瘀汤（未用川芎）、解毒活血汤（未用当归、川芎）、身痛逐瘀汤（未用生地、赤芍）等。由此可见，常用养血药以四物汤为主，随证去留，而活血药则以桃仁、红花为主。

（4）温阳活血：以急救回阳汤为代表，方以四逆汤（干姜、附子、甘草）温阳救逆，合党参、白术健脾益气，配以桃仁、红花活血化瘀，寓活血药于益气回阳药之中，使阳回而血活。其他如止泻调中汤，则取附子、黄芪、高良姜、官桂配以当归、红花、川芎等，用于泄泻日久，阳气日减且血瘀不化。

（5）健脾活血：取黄芪、党参、白术、甘草益气健脾，配以桃仁、红花、当归、白芍活血养阴，如足卫和荣汤治疗痘后抽风、口噤不开、项背反张等。而在急救回阳汤、止泻调中汤中，亦有健脾与活血药的配伍。

（6）通络活血：取穿山甲、皂刺、地龙通经活络，配以桃仁、红花、赤芍活血化瘀，如通经逐瘀汤，用治瘀血凝滞于血管者。又如助阳止痒汤，亦有穿山甲、皂角刺与桃仁、红花的配伍，以除却痘后气血不和，皮肤作痒、失音声哑等。

（7）芳香活血："通窍全凭好麝香"。该物芳香走窜，通行十二经，开通诸窍，善入细络，代表方药为通窍活血汤，此方治疗病症竟有14条之多。其他如通经逐瘀汤亦用麝香，目的在于通达诸窍。

（8）其他配伍：清热解毒配活血化瘀药，如解毒活血汤中连翘、葛根配桃仁、红花等。理气消痰配以活血化瘀，如癫狂梦醒汤中半夏、陈皮、苏子、桑白皮配桃仁、赤芍等。王清任常将数法熔于一炉，以治疑难病症。

【方药效用评述】

➤ 川芎辛温香窜，其力上升、下降，外达、内透，无所不至。能助清阳之气，通心脑之脉。既能理气，又可活血，为血中气药，是足厥阴、少阳药，搜肝气，补肝血，润肝燥。

➤ 头痛用川芎，是临床定识。本品上行祛风活血，可用治各种头痛、眩晕。头痛必用川芎。如不愈，加各引经药，太阳羌活，阳明白芷，少阳柴胡，太阴苍术，厥阴吴茱萸，少阴细辛。药对配伍应用则扩大了头痛适应范围，如配附子、乌头治寒冷，配石膏治热盛，配菊花治肝风、风热等，配香附、乌药通气滞、气郁，配白芷、细辛通头目，配天麻、钩藤平肝息风解痉，配当归或白芍且大量用则活血。

➤ 川芎辛以散之，可上行头目；辛散走窍，可祛风通窍。因此可配白芷、细辛等，用治眼、鼻、耳、口、齿病症等。除头目疼痛之外，川芎还可治胃脘、少腹、胸胁、脚膝疼痛，是活血化瘀、疏肝理气之效。

➤ 川芎治血郁，香附治气郁，苍术治痰郁、湿郁，神曲治食郁，栀子治火郁，朱丹溪用以组成越鞠丸。故丹溪云："郁在中焦，须抚芎开提其气以升之，气升则郁自降也。故抚芎总解诸郁，直达三焦，为通阴阳气血之使也。"（《本草衍义补遗》）

➤ 川芎可君可臣，但不宜久服，特别不可长期大量单味服用，或同祛风药久服并用。如单用一味以活血，则血动反有散失之忧；单用一味以止痛，则痛止转有暴至之虚。与人参、白术、茯苓同用补气，未必不补气以生血；与当归、熟地、白芍、山萸肉、麦冬同用亦补血，未必不生血以生精。单用川芎，或恐过动而生变。如配补气、补血药用，则无过动之虑，而有同群共济之妙。

➤《仁斋直指方》卷2述杨士瀛用川芎治热病后期低热不退，可多用川芎、茯苓、甘草，少用白术，粗末水煎。病后和胃，收敛浮阳，屡试得效。也可配黄芩、甘草、乌梅，其效也速。

【药量】 3～10克。大量可至30克，但不可久用。生川芎祛风止痛，酒炒则活血通经。

【药忌】 阴虚火旺、月经过多、出血性疾病及孕妇慎用。《医学正传》："骨蒸多汗，及气弱之人，不可久服。其性辛散，令真气走泄而阴愈虚也。"

丹参

【药原】 出《神农本草经》，用根和根茎。

【药性】 苦，微寒。归心、肝经。

【药效】 活血化瘀，清心安神，调经通脉。外用凉血活血，消肿止痛。

【药对】

1. 丹参、丹皮 丹参活血化瘀，祛瘀生新；丹皮清热凉血，透邪泄热。二味相合则专入营血，清营凉血，化瘀泄热，可治疗各种温热毒邪，见出血、舌绛。如见紫癜、咯血、鼻衄、尿血等，可加生地、白茅根、仙鹤草、阿胶、芥穗炭等。如用于杂病，以热痹、消渴见血热者为宜。施今墨治热痹，临床诊为急性风湿热、风心病发作期、低热心悸，则合青蒿鳖甲散；关节红肿热痛加防己、秦艽、忍冬藤、生地、紫草。而糖尿病之阴虚血热者，见消渴烦热，口渴喜饮，舌红，可加生地、石斛、麦冬、玄参。对于妇女经闭，经期发热、痛经、月经不通，产后小腹痛有血热瘀滞，又当合四物汤、泽兰叶汤、失笑散等，以化瘀调经为主。此外，如慢性炎症，腹部包块，发热者用之。腹膜炎合青囊丸、小柴胡汤等，阑尾炎合千金苇茎汤、大黄牡丹皮汤等。而疟疾，肝脾肿大，寒热往来，合小柴胡汤、达原饮。

2. 丹参、檀香、砂仁 丹参活血化瘀通脉，檀香芳香辛散温通，砂仁行气和胃化湿，三味合用即《时方歌括》丹参饮，理气活血，温散止痛，用治心、胃寒凝气滞血瘀之证。施今墨用治冠心病、风心病，常合瓜蒌薤白半夏汤用。治食管病（炎症、肿瘤）则合旋覆花汤、枳实瓜蒌薤白半夏汤等。此外也用治急慢性胃炎、溃疡病，见胃痛、黑便有气滞血瘀者。

3. 丹参、三七 丹参活血化瘀，通脉和血；三七散瘀定痛，祛瘀生新。二味相合，是近今诸家治冠心病心绞痛的主要药对。如施今墨用于本病时，初起以丹参为主，少佐三七，以调养血脉为主；日久则以三七为主，佐以丹参，以化瘀通脉为重。痰湿宜合石菖蒲、远志，气滞则加木香、香附、苏梗，胸闷合瓜蒌、薤白，心悸怔忡而气阴虚亏者则可合生脉散用之。蒲辅周、岳美中则以人参、丹参、三七合用打粉，补气养血、通脉化瘀，长期服用，对心肌缺血老年患者之气虚血瘀证的日常调理尤为适宜。

4. 丹参、葛根 见"葛根"篇。

【方药治疗】

1. 化瘀止痛

（1）痛证：丹参、乳香、没药、川楝子各15克，水煎服。治各种疼痛，如胃痛、痛经、胁痛，见瘀血阻滞。（《医学衷中参西录》活络效灵丹）

（2）心痛、胃痛：丹参30~50克，檀香、砂仁各10克，水煎服。治心痛、胃痛，气滞血瘀。（《时方歌括》卷下丹参饮）又，丹参30克，檀香、砂仁、高良姜、香附、百合、乌药各10克，水煎服。治胃痛。为丹参饮、百合乌药汤、良附丸合方，故称三合汤。（焦

树德三合汤）

（3）腹痛：丹参、桔梗、吴茱萸各 36 克，细辛、厚朴、草豆蔻各 10 克，为散。每服 15～18 克，水煎服。治腹胀腹痛肠鸣。（《圣惠方》卷 43 桔梗散）又，山羊血、丹参、生地各 12 克，红花、三棱、丹皮各 6 克，三七、莪术、茜草、乌臼各 3 克，桃仁 7 粒，酒兑童便送下。治瘀血凝滞在腹，作痛欲死。（《青囊全集秘旨》卷上追魂复还夺命丹）

（4）腰痛：桂心、干姜各 75 克，丹参、杜仲、牛膝各 112 克，为末，蜜丸梧子大。每服 30 丸温酒下。治五种腰痛。（《圣惠方》卷 44 桂心丸）

（5）肿胀疼痛：丹参、刘寄奴、桃仁、泽兰各 10 克，延胡索、莪术各 3 克，水煎服。治瘀血肿胀疼痛，不恶食，便黑、尿赤。（《顾松园医镜》卷 9 调荣散）

2. 清心安神

（1）心经虚热：人参、沙参各 36 克，苦参 60 克，玄参 18 克，丹参 10 克，细末蜜丸如梧子大。每服 10～20 丸。治心经虚热，不能饮食，食则呕逆，不欲闻人语。（《千金翼方》卷 12 五参丸）

（2）癫狂：丹参 240 克，醋炒拌，研细末。每服 10 克，日 2 次。治妇人突然发狂，妄言妄动，不避亲疏。（《本草汇言》引杨石林方）又，丹参、乌药各 100 克，治青少年初发癫狂。日 1 剂，连服 3～5 日。（浙江中医杂志，1990，5：203.）

（3）健忘：丹参、当归、白术、天冬、麦冬各 45 克，贝母、陈皮、知母、石菖蒲、甘草各 3 克，黄连 1.5 克，五味子 9 粒，水煎服。治健忘。（《古今医统大全》卷 50 丹参饮子）

（4）心悸失眠：黄芪、茯苓、茯神、龙齿、紫石英、酸枣仁、柏子仁、阿胶、当归、熟地各 36 克，丹参、远志各 24 克，细末，蜜丸梧子大。每服 50 丸，枣汤下。治心血虚少，神不守舍，恍惚不安，心悸怔忡，健忘失眠。（《活人心统》卷下养心丹）又，丹参、人参、玄参、天冬、麦冬、茯苓、酸枣仁、柏子仁、桔梗各等分，细末蜜丸梧子大。每服 30～50 丸，日 3 次。治心阴虚热，心悸怔忡，健忘失眠。（《摄生秘剖》天王补心丹）又，丹参 30 克，水煎服，每日 1 剂，早晚分 2 次服。治失眠等。（山西医学杂志，1988，6：367）

（5）小便不禁：赤茯苓、白茯苓、丹参、人参各等分，细末为丸梧子大。每服 10 克，空心，盐汤下。治心肾俱虚，神志不守，小便不禁。（《古今医统大全》卷 73 引《三因方》二苓丸）

3. 活血调经

（1）月经不调：丹参不拘多少，为末。每服 6 克，酒调下，日 2 次。治妇人经脉不调，或前或后，或多或少，产前胎不安，产后恶血不下诸证。（《妇人大全良方》卷 2 丹参散）《妇人明理论》对此方给予极高评价。（详见本篇"前贤论药"）又，丹参 150 克，川芎 60 克，当归 75 克，乌药 36 克，香附 112 克，细末，蜜丸梧子大。每服 70 丸，日 2 次。治月经不调，调经养血。（《赤水玄珠》卷 20 丹参丸）又，丹参 30 克，当归、王不留行各

10 克，水煎服。治妇女经闭、痛经、月经错后因瘀所致者，或产后乳少、乳痈，可生乳汁、通乳络。并治男子前列腺增生，小便不利。（祝谌予经验方）

（2）妇女劳伤：丹参、当归、川芎、细辛、藁本、防风各 18 克，熟地、人参、白术、茯苓、肉桂、续断、附子、黄芪各 36 克，粗散。每服 18 克，姜 3 片，枣 3 枚，水煎服。治妇女劳伤血气，脏腑虚损，风冷邪气，肢体烦痛，头目昏重，心多惊悸。（《局方》卷 9 熟地黄散）

（3）妊娠堕胎下血：丹参 60～120 克，细切，酒煎，分 3 次服。治妊娠堕胎，下血不止。（《千金要方》卷 2）又，丹参 30 克，饭锅蒸熟，开水泡，代茶饮。治血瘀吐血。（《冷庐医话》卷 4）

（4）产后腰痛：丹参、当归、续断、桂心、牛膝、鬼箭羽各 36 克，琥珀、没药各 18 克。除没药外，余药为末，入没药拌匀，蜜丸梧子大。每服 30 丸，温酒下。治产后虚损，气血不和，腰痛难忍。（《圣济总录》卷 163 丹参丸）

（5）阴挺：生黄芪、丹参、枳壳各 30 克，陈皮、升麻各 5 克，柴胡、当归、党参、甘草各 10 克，水煎服。治阴挺、脱肛、胃下垂等。

【外用治疗】

1. 乳痈　丹参、芍药各 30 克，白芷 15 克，醋浸一宿，猪脂 250 克，微火煎去滓成膏。每用适量，外敷患处。通顺经络，宣导壅滞。治乳痈、乳痛，毒气燉作赤热者，（《刘涓子鬼遗方》卷 5 丹参膏）

2. 热油火灼　丹参 240 克切细，以水微调，取羊脂 1000 克，煎三上三下。以少许涂疮上。除痛生肌。（《肘后方》）

3. 风癣瘙痒　丹参 120 克，苦参 180 克，蛇床子、白矾各 75 克，除白矾外，为散，水煎取滓，入白矾搅令匀。乘热外洗。治风癣瘙痒。（《圣惠方》卷 65 丹参汤）

4. 小儿惊痫　丹参、雷丸各等分粗末。醋浸一夜，加炼猪肪 500 克，煎三上三下。至稀稠伤得宜，滤去滓成膏。以膏摩患儿心下。（《圣惠方》卷 85 除热丹参摩膏）

【药方】

1. 丹参散　丹参洗净切晒为末。每服 6 克，温酒调下。治月经不调，或前或后，产前胎不安，产后恶血不下。兼治冷热劳，腰脊痛，骨节烦疼。（《妇人明理论》）

2. 活络效灵丹　丹参 15 克，当归 15 克，乳香 15 克，没药 15 克，水煎服。若为散，一剂分作 4 次服，温酒送下。腿疼加牛膝，臂疼加连翘，妇女瘀血腹疼加桃仁、五灵脂。疮红肿属阳者加金银花、知母、连翘；白硬属阴者加肉桂、鹿角胶。疮破后生肌不速者加生黄芪、知母、甘草。脏腑内痈加三七、牛蒡子。治气血凝滞，痃癖癥瘕，心腹疼痛，腿疼臂疼，内外疮疡，一切脏腑积聚，经络瘀阻。（《医学衷中参西录》）

3. 内托生肌散　生黄芪 120 克，白芍、甘草各 60 克，乳香、没药、丹参各 45 克，天花粉 90 克，细末。每服 6 克，日 3 次。治瘰疬疮疡溃破后，疮口不敛，数年不愈，气血亏损，不能化脓生肌。（《医学衷中参西录》）

4. 丹鸡黄精汤 丹参、黄精、鸡血藤各 30 克，水煎服。治慢性肝病。（方药中经验方）

【医案】

➤ 倪祖谟妻产后五日食冷物，怒伤肝，又作泄，又作嗽。又三日，泄不止，手足冷，卒然发喘，觉神气飞荡不守，一医以丹参二钱，人参三钱，附子二钱，煎服如故。缪接诊，用药不变，但加大剂量，人参三两，附子（童便制）、丹参各五钱。半日许，喘即霍然而定。（《本草汇言》卷 1 引缪仲淳）

【医家经验】

张学文用丹参

（1）上部病：突发性耳聋，因肝肾不足，血行不畅，耳窍失聪，经中西药物治疗，久治难瘥者，立丹磁耳聪汤（知柏地黄汤加丹参、磁石、蝉蜕、川牛膝），临证用之屡验。治肝热上犯之耳热怪症，则以丹参与磁石、菊花、夏枯草、生地、龙胆、川牛膝等为伍，清肝火，利瘀滞，通窍络。治疗高血压者，多在辨证论治基础上选配丹参、磁石，效果卓著。而肺气不宣，血行不畅之咳嗽，常用丹参配杏仁、桔梗、川贝母等。

（2）下部病：丹参通血脉，活血通痹，苦降下行，故对下部经脉久病用之尤验。如治下肢关节风湿痹痛，常以丹参配川续断、独活、川牛膝、桑寄生之属；若风湿热痹，关节红肿热痛者，则丹参配银花藤、苍术、川牛膝、黄柏、赤芍、丹皮、松节等；治下肢脉管炎常以丹参配当归、鸡血藤、玄参、生甘草、金银花、桂枝、穿山甲等；月经不调、经闭或产后血瘀腹痛者，丹参配当归、香附、益母草之类，或丹参一味为末，白酒送服，皆有验效。治疗肝肾郁（瘀）热之阳痿、早泄，则以生地、熟地、知母、川牛膝、黄柏、莲须、阳起石、山萸肉、郁金、羌活、白芍、丹参等，名曰固精启阳汤，疗效明显。

（3）治虚证：久病正虚，血运无力，久虚多瘀。丹参祛瘀生新，行而不破，《本草纲目》谓之"养血"。用之治疗虚证眩晕，本杞菊地黄汤之意，创益肾定眩汤（杞菊地黄汤加丹参、磁石、川芎、天麻），对头晕，腰脊酸软，舌黯淡，脉沉细而涩等肾虚挟瘀者甚效。对血虚心悸失眠者，又常以丹参配炒枣仁、当归、生地、五味子等治之，此即《大明本草》"养神定志"之意。治气血大虚，肾气亏耗，瘀血不行之虚劳证，又惯以丹参配炙黄芪、当归、制首乌、巴戟天之属取效。

（4）治实证：丹参活血行瘀，化滞消积，临床用于气滞血瘀实证治疗多有效验。如肝胃气痛者，常以丹参配檀香、砂仁、郁金取效，此乃气机郁滞，血行不畅，故理气活血，相得益彰。以丹参、茜草根、鸡血藤、紫草、红枣为伍，治疗过敏性紫癜屡效，此即丹参能"破宿血，生新血"，使离经之血归经是也。对于狂证，认为病机多火、多瘀、多痰，在辨证遣方基础上配以大量丹参取效。对经闭、水肿者又常以五苓散配丹参、琥珀、益母草等收功。

（5）宁心安神：丹参能清心火，除血热，安神志，定悸烦，临证用之得当则病瘥迅捷。如血虚心悸失眠者，常用丹参与柏子仁、当归、生地、五味子、炒枣仁等相伍。心悸怔忡，属心气不足、气虚血瘀者，常以补阳还五汤加丹参、炙甘草、桂枝等治之。胸阳不振者，宗瓜蒌薤白汤意，创宽胸通痹汤（丹参、瓜蒌、薤白、檀香、降香、桂枝、鹿衔草、山楂、三七、赤芍）。气阴两虚者，宗生脉散意，创益脉通痹汤（丹参、太子参、麦冬、五味子、瓜蒌、炙甘草、炒枣仁、降香、山楂、鹿衔草）。治胸闷胸痛、失眠惊悸、脉律不齐等症，宗炙甘草汤之意，创四参养心汤（丹参、西洋参、苦参、玄参、炒枣仁、麦冬、炙甘草、桂枝、山楂、鹿衔草）。

（6）活血通脉：丹参活血化瘀，通利窍络，调和气血，危笃痼疾用之则功效倍增。如治中风，宗王清任补阳还五汤之意，创通脉舒络注射液（黄芪、丹参、川芎等）。中风（相当于西医学脑肿瘤、脑积水等）属颅脑水瘀证者，宗王清任通窍活血汤意，创脑窍通口服液（丹参、桃仁、麝香、白茅根等）；治中风先兆，预防中风发作，创清脑通络片（桃仁、丹参等）。治疗昏迷闭证病人，属热闭者，可以安宫牛黄丸与丹参同煎灌服或鼻饲；寒闭者，苏合香丸与丹参同煎灌服或鼻饲。而无论寒热闭证，皆常以丹参注射液兑入葡萄糖液中静滴。脱证者，常以参附汤加丹参以煎服，或丹参注射液兑入葡萄糖液中静滴等。对出血性和缺血性中风，常同时运用丹参以活血化瘀而均能获效。又如对癫痫的治疗，则常以丹参配石菖蒲、远志、茯苓、僵蚕、天南星之属。气血逆乱的夜游症，则常以丹参配郁金、茯苓、当归、石菖蒲、赤芍、夜交藤等治之。肝肾阴虚阳亢，痰瘀深伏血络之惊叫证，又以丹参配龙齿、川牛膝、琥珀、女贞子、丹皮、羚羊角粉等。

（7）清肝利胆：初多由肝胆湿热，肝失疏泄，气机不利或脾虚湿阻，致肝脾失调，肝、脾、肾三脏功能障碍，久而导致气滞、血瘀、水停，积于腹中，形成癥瘕、积聚、臌胀诸证。而丹参归心肝经，入血分，善行血中气滞，祛瘀行水，活络消肿，故可常用之。如乙型肝炎属肝肾阴虚者，以一贯煎加味则必配丹参；黄疸各期，辨证用药也每配丹参；臌胀水湿瘀阻者，又常以丹参、柴胡、当归、鳖甲、牡蛎、鸡内金、大腹皮、茯苓、三棱、莪术等相伍。胆结石者，用丹参配大黄、鸡内金、柴胡、枳实、金钱草等，临床对改善肝功能、软化肝脾、缩小肿块、化瘀排石等皆疗效可靠。

（8）通脉利水：丹参通血脉，利水道，消水肿，故可治水停血瘀之水肿。丹参有改善肾功能，降低氮质血症和消肿、增加尿量作用。水肿（阴水）下肢及全身浮肿，腰酸乏力，属肾虚血瘀者（如慢性肾小球肾炎、慢性肾盂肾炎、肾病综合征等），用益肾化瘀利水汤（五苓散加丹参、黄芪、桑寄生、益母草、川牛膝、山楂、白茅根、通草等）；下肢浮肿，困倦乏力，脘腹胀闷疼痛，舌瘀暗，脉结代等心阳虚弱，水湿血瘀所致者，常用真武汤合丹参、桃仁、黄芪、葶苈子、白茅根；肾阳不足者投以肾气丸加丹参、白茅根、杜仲等；气滞水停者以柴胡疏肝散合五苓散加丹参等。阳水面目浮肿（如急性肾小球肾炎等）属风邪遏肺，三焦气机不利者，越婢加术汤加丹参、云茯苓、车前子、连翘等；属肺气虚寒，水道不利者，苓甘五味姜辛汤加丹参等，皆可增强疗效。

（9）消肿解毒：丹参尚有消肿止痛、凉血解毒、排脓生肌之功。如丹参配连翘、花粉、蒲公英、瓜蒌等药消乳痈；配金银花、连翘、乳香、没药等治痈疮毒；急性腹痛如急性阑尾炎等，以大黄牡丹皮汤加丹参、红藤等药；慢性阑尾炎则以丹参配柴胡、茯苓、黄连、木香、延胡索、香附、蒲公英、神曲等。对湿热毒瘀阴痒带下者（如尖锐湿疣、宫颈糜烂等），常以丹参配黄柏、苦参、生甘草、苍术、白术、山药、土茯苓、地肤子、野菊花、白果等内服外洗，疗效明显。湿热瘀毒热痢者，又常以白头翁汤加丹参，兼高热神昏者另配安宫牛黄丸合丹参煎服，皆可使疗效提高，疗程缩短。对湿热疥疮，则以丹参、苦参、蛇床子等煎水熏洗患处。由于丹参还具有凉血解毒之性，故用绿豆甘草解毒汤（绿豆、甘草、连翘、石斛、丹参、大黄、白茅根），临证治疗多种中毒，每可获效。（《张学文临证心得手记》）

【前贤论药】

《滇南本草》：养心定志，安神宁心，治健忘怔忡，惊悸不寐。

《本草纲目》卷12：丹参色赤味苦，气平而降，阴中之阳也。入手少阴、厥阴之经，心与包络血分药也。按《妇人明理论》云四物汤治妇人病，不问产前、产后，经水多少，皆可通用。唯一味丹参散主治与之相同。盖丹参能破宿血，补新血，安生胎，落死胎，止崩中带下，调经脉，其功大类当归、地黄、芎䓖、芍药故也。

《本草求真》：丹参书载能入心包络破瘀一语，已尽丹参功效矣……总皆由其瘀去，以见病无不除，非真能以生新安胎，养神定志也。

【方药效用评述】

➤ 丹参又名赤参，色赤味苦，与心相合，专入心经。取其微苦，故能益阴；气味轻清，故能走窍。善治血分，用于血瘀，则祛滞生新、活血化瘀、调顺经脉。用于血热，则凉血清热，清心安神。虽名为参，而补养之力不足，活血之功有余。药性平和，无论寒热皆可用。在临床上，常配他药为用，配人参、黄芪则补气活血，配当归、川芎则和血活血，配乳香、没药、红花、桃仁则化瘀破血。

➤ 李时珍云五参五色配五脏。故人参入脾曰黄参，沙参入肺曰白参，玄参入肾曰黑参，牡蒙入肝曰紫参，丹参入心曰赤参，其苦参则右肾命门之药也。《千金翼方》五参丸，用人参、沙参、苦参、玄参、丹参，五参相合而治心经虚热；《摄生秘剖》天王补心丹，以人参、丹参、玄参入方，心、肾、脾同治，治心阴虚热，心悸怔忡，健忘失眠者。

➤ 现代应用以之为化瘀活血专药，用于心、脑血管病为多。如岳美中用人参、丹参、三七研末，补气养血，通脉化瘀，可长期服用，对心肌缺血老年患者之气虚血瘀证日常调理，尤为适宜。邵长荣经验方百部芩丹用治耐药性肺结核病，丹参、黄芩各30克，百部10～20克，水煎服。临床常用丹参30克，蒲公英30克，水煎服配入辨证方药中，治慢性尿路感染。丹参、葛根、生山楂、绞股蓝各15～30克，水煎服，治高脂血症和颈、脑动脉硬化者。均着眼本品之活血功效。

➤ 丹参之凉血清热作用，可从两方面体现。一是治疗心神病，如用治癫狂、惊痫、健忘等，用以清热安神。又如《温病条辨》清营汤，用丹参、黄连清心凉血，配入水牛角、金银花、连翘、生地、麦冬、玄参等，是治热入心营而血热之高热、烦躁神昏、舌绛者。

二是丹参可用治各种血热型皮肤病证，如风癣瘙痒、痤疮、银屑病等，是凉血热而祛风者。

➤ 一味丹参饮，功同四物汤。是指丹参有凉血调经之功，相当于生地、赤芍、川芎、当归之用以调经清热凉血，适于血热证月经不调。至于养血和血之治，则当用熟地、当归、白芍、川芎，则和丹参之用迥别。

➤ 丹参常用于治疗妇科病。月经量少或瘀滞不畅行经腹痛，可在方和谦和肝汤（当归、白芍、柴胡、茯苓、白术、甘草、薄荷、香附、苏梗、大枣）中，加丹参6克。丹参苦寒，用于痈肿疮毒时，量大则反致血滞，量小则不致出现副作用。丹参清血分之热，活血化瘀，对毒热燔灼、气血壅滞者，丹参用量宜大。

➤ 李乾构经验：丹参与四君子汤配伍治脾虚血瘀脾胃病，与金铃子散配伍治胃痛气滞血瘀，与芍药甘草汤配伍治胃肠痉挛疼痛，与香连丸配伍治泄泻、痢疾，与二陈汤配伍治急性支气管炎，与酸枣仁、五味子配治失眠。配益母草、香附伍治闭经腹痛，配川芎、赤芍、红花、降香治冠心病心绞痛，配牛膝、续断治腰痛，配莪术、白术治萎缩性胃炎，配茵陈、郁金、板蓝根伍治肝炎。

➤ 丹参遍布全国，以四川产为佳。其中以条粗、色紫红、质坚实，无短碎条，外皮无脱落者为佳。

➤ 生用或酒炒用。生用凉血清热，酒炒化瘀活血。

【药量】10~30克。宜从小量开始，逐渐加量。

【药忌】出血者和月经量多者忌用。专行血分，若病在气分不宜用。

❧ 桃仁 ❧

【药原】出《神农本草经》。用干燥成熟种子。

【药性】苦、辛，平。归心、肝、大肠经。

【药效】活血化瘀，降气平喘，润肠通便。

【药对】

1. 桃仁、红花 红花辛温，有温经止痛功能；桃仁苦平，尚可润肠通利。二味活血化瘀、通经活络，合用是妇科调经常用的药对。红花、桃仁与四物汤同用，是桃红四物汤，治妇科痛经、经闭等因血瘀所致者。此组药对常用于血瘀证的方剂中，如血府逐瘀汤，即四逆散合桃红四物汤。又如东垣复元活血汤，治外伤血瘀胁痛，用桃仁、红花、大黄、穿山甲、天花粉、当归、柴胡等。

2. 桃仁、杏仁 桃仁入血而活血，杏仁入气而行气。二药均能润肠通便，宣肺降逆，可以气、血分别用之，合用则可增强药效。如桃仁、杏仁各15克，并去皮尖，炒研，水调面糊成丸如梧子大。每服10丸，姜汤下。治上气喘急。（《圣济总录》卷67双仁丸）又，桃仁、杏仁合用，尚可治肠燥便秘，如润肠五仁丸（桃仁、杏仁、柏子仁、郁李仁、松子仁）以治血秘。在大黄䗪虫丸中，即有此二味，是治血结、血瘀、血燥者。

3. 桃仁、大黄 见"大黄"篇。

4. 桃仁、土鳖虫　见"土鳖虫"篇。

5. 桃仁、葶苈子　见"葶苈子"篇。

【方药治疗】

1. 活血化瘀

（1）肺痈：桃仁 10 克，生薏苡仁 30～50 克，芦根 30 克，冬瓜子 30 克，水煎服。治肺痈。（《金匮要略》附方千金苇茎汤）

（2）石水：葶苈子、桃仁各 60 克，捣罗为末，面糊和丸如小豆大。每服 10 丸，米饮下，日三夜一，小便利为度。（《圣济总录》卷 80 葶苈丸）

（3）疝气痛：桃仁、小茴香各等分，细末。每服 6 克，热酒下。治气血凝滞，疝气、膀胱小肠气痛不可忍。（《景岳全书》卷 54）又，桃仁、胡芦巴各等分，每服 6 克，热酒下。治诸疝。（《普济方》卷 247 胡桃散）

（4）少腹蓄血：大黄 15 克，玄明粉 5 克（冲），桃仁 10 克，桂枝 10 克，甘草 10 克，水煎服。治下焦蓄血，少腹急结。（《伤寒论》桃核承气汤）

（5）月经不调：大黄 30 克，桃仁 10～15 克，土鳖虫 10～15 克，水煎服。治脐下少腹瘀血，痛经，经色紫黑，或经水不利而闭。（《金匮要略》下瘀血汤）

（6）痛经：桃仁、红花、当归、白芍、川芎、生地各 10 克，水煎服。治妇科痛经、经闭等，因血瘀所致。（《医宗金鉴·妇科心法要诀》桃红四物汤）

（7）外伤：大黄 15 克，桃仁 10 克，水煎服。治高处坠下伤内，血在腹聚不出。（《普济方》卷 312 桃仁散）又，桃仁、芒硝、甘草各 3 克，大黄 6 克，水煎服。治伤损，血滞于内作痛，或发热、发狂。（《正体类要》卷下桃仁承气汤）又，柴胡 15 克，天花粉、当归各 12 克，大黄 30 克，炮山甲、红花、甘草各 10 克，桃仁 15 克，水煎服。治跌打损伤或血瘀胁痛。（《医学发明》卷 3 复元活血汤）

（8）梦魇：桃仁 10 克（研泥），白汤调服。治惊怪恶梦，或自觉重物压身，突然惊醒，梦魇属瘀阻者。（《本草汇言》卷 15）在临床上，也可用血府逐瘀汤活血化瘀。

（9）狂：生大黄 10～30 克，赤芍 10～20 克，桃仁 10 克，水煎服。治精神分裂症有瘀血者。

2. 降气润肠

（1）咳喘：杏仁（水泡去皮尖，炒）、桃仁（去皮），各等分，共研成膏，入炼蜜少许为丸，如弹子大。每服 1 丸，细嚼姜汤下。治老人久咳喘嗽不已，睡卧不得，上气喘急。且用于肠燥便秘。（《万病回春》杏仁煎）又，炒桃仁 45 克，炒甜葶苈子 12 克，先捣如泥；次入琥珀末 6 克，更捣丸绿豆大。每服 5 丸，桑白皮汤化服，日 3 次。治小儿咳嗽，咽中有声。（《圣惠方》卷 83 桃仁丸）

（2）肠痈：桃仁 10 克，生大黄 10 克，冬瓜子 30 克，丹皮 10 克，冬瓜子 30 克，玄明粉 5 克（冲），水煎服。治肠痈初起，右少腹痛。（《金匮要略》大黄牡丹皮汤）

（3）便秘：桃仁泥、红花各 3 克，生地、熟地各 1.5 克，当归、甘草、升麻各 3 克，水煎服。治肠胃燥热，噎塞，便秘，胀满。（《脾胃论》卷下通幽汤）又，桃仁、柏子仁、郁李仁、松子仁各90克，杏仁60克，研末蜜丸如梧子大。每服10克，日2次。治产后血瘀便秘。（《医略六书》卷30 润肠五仁丸）

【外用治疗】

1. 皮肤皲裂　桃仁研如泥加蜜少许，温水化开，涂患处。（《御药院方》卷10 桃仁膏）

2. 唇干裂痛　桃仁捣研后，以猪脂和匀成膏状，外敷之。治冬月唇干坼出血。（《千金要方》卷6）桃仁20克，研细末。在锅内炼猪大油，取油20毫升，乘热纳桃仁末，搅匀放冷成膏。用时涂患处，日3次。治唇风，唇部红肿痒痛干燥等。（中医外治杂志，2001，3：40）

【药方】

1. 桃红四物汤　桃仁、红花、当归、白芍、川芎、生地各10克，水煎服。治妇科痛经、经闭等因血瘀所致者。（《医宗金鉴·妇科心法要诀》）

2. 桃核承气汤　大黄15克，玄明粉5克（冲），桃仁10克，桂枝10克，甘草10克，水煎服。治下焦蓄血，少腹急结。（《伤寒论》）先食，温服五合，日三服，当微利，是《伤寒论》桃核承气汤的服法，说明下焦病宜空腹服之。

【前贤论药】

《本草纲目》卷29引李杲：杏仁下喘，治气也；桃仁疗狂，治血也。俱治大便秘，当分气、血。虚人便闭不可过泄。脉浮者属气，用杏仁、陈皮；脉沉者属血，用桃仁、陈皮。又，桃仁苦以泄滞血，故破凝血者用之。其功有四：治热入血室，一也；泄腹中滞血，二也；除皮肤血热燥痒，三也；行皮肤凝聚之血，四也。

《本草纲目》卷29：桃仁行血，宜连皮尖生用；润燥活血，宜汤浸去皮尖，炒黄用。或麦麸同炒，或烧存性，各随本方。

【专论】

桃仁和杏仁

桃仁和杏仁皆为食用果实的种子，《神农本草经》列为中品。炮制法相同，皆去皮、尖。二药消炎、解毒、镇痛、滋润之药效也相同。桃仁与杏仁，其所含主要成分相同，唯原植物同科不同属，所致其疗效有相同处，但大致不同。此即科属关系，在同属之中其种不同或亚种不同，亦能影响其治疗作用。又如赤芍、白芍虽为近似植物，但究非同种，因此疗效大不同，白芍和血，赤芍破血。细析之：

杏仁用于上焦，即上半身之病；桃仁用于下焦，即下半身之病。桃仁走血分，杏仁走气分。桃仁走肝经，入大肠经；杏仁走肺经，入大肠经。桃仁苦平，杏仁微甘。桃仁主下半身病，多用于瘀血；杏仁主上半身病，多用于哮喘、咳嗽。桃仁多与大黄配伍，杏仁常与麻黄配伍。如《伤寒论》《金匮要略》的处方，应用桃仁的有抵当汤、抵当丸、下瘀血汤、桃核承气汤、桂枝茯苓丸、大黄牡丹汤、大黄䗪虫丸、千金苇茎汤、鳖甲煎丸等。以上 10 方中，除桂枝茯苓丸和千金苇茎汤二方外，皆桃仁与大黄并用。

杏仁配伍的处方有麻黄汤、麻黄加术汤、桂枝麻黄各半汤、桂枝二麻黄一汤、麻黄杏仁甘草石膏汤、麻黄杏仁薏苡甘草汤、大青龙汤、《古今录验》续命汤、厚朴麻黄汤、麻黄连翘赤小豆汤、文蛤汤、还魂汤、桂枝加厚朴杏仁汤、茯苓杏仁甘草汤、苓甘五味加姜辛半夏杏仁汤、苓甘五味加姜辛半夏杏仁大黄汤、薯蓣丸、矾石丸、麻子仁丸、大黄䗪虫丸等 20 方。在麻黄汤至还魂汤 12 方中，皆杏仁与麻黄配伍。杏仁与大黄配伍者仅后 2 方，其中大黄䗪虫丸中亦有桃仁，故杏仁与大黄并用者仅 1 方。

依《伤寒论》之三阴三阳分类，大黄用于阳明病，下焦及里之实证用之；麻黄则用于太阳病，上焦及表之实证。如此，用泻下作用及下瘀血时，则用大黄与桃仁；发汗利尿、止咳嗽、平哮喘、消除浮肿时，则用麻黄与杏仁。

桃仁主下焦，用于妇科诸病，常与当归、川芎、芍药并用。《外台秘要》卷 34，由桃仁一味而成桃仁煎方，治妇人产后诸病。杏仁则妇科病鲜有用之者，多用于喘息、支气管炎、浮肿等。故有桃仁主里、杏仁主表之说。下瘀血方必用于表证已罢时，可从《伤寒论》之桃核承气汤主治条文分析而得。如《外台秘要》卷 29 甘草茯苓杏仁汤，"凡有瘀血者，其人喜忘，不欲闻人声，胸中气塞短气，以此方治之效。"喜忘为健忘症，有瘀血之人皆有此症状，由此可知杏仁治瘀血。《金匮要略》茯苓杏仁甘草汤治"胸痹，胸中气塞，短气"，并未提及瘀血。又，于跌打损伤方中，有瘀血时内服鸡鸣散，"大黄两两、桃仁三十枚，微炒，上二味，以水五升煎，取三升分为二服，去血后作地黄酒服"，于天晓鸡鸣时用，至辰时瘀血散开而愈。此有桃仁的鸡鸣散为《千金要方》所载。各家选方有用大黄一钱，杏仁二钱，二味以水煮至一合，临睡时服。之后饮酒至醉，至鸡鸣时死血尽下。由上二方比较，杏仁与桃仁同对瘀血有效。复有以杏仁为处方，用于治下焦的矾石丸，用于便秘的麻子仁丸；以桃仁为处方用于上焦的有治肺痈的千金苇茎汤等。更有杏仁与桃仁同时配伍的处方，如破棺汤和二母散。破棺汤用于噎膈咽下困难等，其组成为桃仁、杏仁、桑白皮，应用时可加减药味。二母散为桃仁、杏仁两味，用于产后恶露上攻。（《谢海洲论神经科》）

【方药效用评述】

➤ 桃仁活血化瘀，通经止痛。仲景《伤寒论》桃核承气汤、抵当汤丸和《金匮要略》桂枝茯苓丸、下瘀血汤，均用本品。或配大黄通瘀下结，或配桂枝、芍药温经调经。

➤ 桃仁、杏仁均能润肠通便、降气平喘，然桃仁偏于入血分祛瘀活血，杏仁偏于入气分宣肺平喘。

➤ 桃仁外用润燥养肤，除皮肤血热燥痒，行皮肤凝聚之血，可使肌肤润泽。

【药量】 5～10 克，宜捣碎入煎。

【药忌】 孕妇忌用，血小板减少，有出血倾向者慎用。

红花

【药原】出《金匮要略》，原作红蓝花。用花。

【药性】辛，温。归心、肝经。

【药效】活血化瘀。

【药对】

红花、桃仁　见"桃仁"篇。

【方药治疗】

1. 化瘀活血

（1）胃痛：红花3～6克，水煎服。（《奇方类编》卷上）也可加他药用，如红花3～6克，香附10克，芍药10～20克，甘草10克；或合失笑散用。治血瘀胃痛甚。又，桃仁、红花、当归尾、赤芍、泽兰、山楂、丹皮、栀子各10克，水煎服。治瘀热胃痛，得热则重，胃热口干，舌红苔黄。（《症因脉治》卷2桃仁红花汤）

（2）噎膈：红花、血竭各等分，为细末，每服3克，温酒调，徐徐咽下。（《本草纲目》卷15引《杨起简便方》）

（3）外伤：红花、乳香各10克，水酒煎，加童便服。活血化瘀止痛，用于外伤血出作痛。（《外科大成》卷4）又，山楂、苏木、红花、桃仁、泽兰、当归尾、陈皮各12克，水煎去滓后加甜酒服。治跌打损伤，瘀肿疼痛，内有瘀血，腹中刺痛。（《医学集成》卷3涤瘀汤）又，当归、川芎、苏木各10克，炙乳香、炙没药、红花各5克，水煎服。治跌打损伤，瘀肿疼痛。

（4）癥瘕：大黄、红花各60克，虻虫10个，细末。先取大黄20克，醋熬成膏，再合余药末为丸梧子大。每服3克，日3次，食后酒下。治血瘀癥瘕。（《宣明论方》卷11 大红花丸）

（5）痹证：红花、白芷、防风各15克，威灵仙10克，水煎服。治风湿痹证，肢节疼痛。（《医学从众录》卷7红花白芷防风饮）又，红花、当归、秦艽、川芎、赤芍、丹皮、郁金、泽泻、木通各12克，水煎服。治湿热痹证，红肿热痛。（《症因脉治》卷1活血汤）又，白芍、熟地各15克，桃仁、红花、当归、川芎、香附各12克，青黛2克（冲），水煎服。治血虚有热，气滞血瘀，肢体麻木疼痛，或瘀热疮肿。（《类证治裁》卷3四物化郁汤）

（6）流注：生地榆、苦参各15克，金银花30克，红花3克，水煎服。治湿痰流注，瘀痰邪毒壅聚。（《仙拈集》卷4流注饮）

2. 活血调经

（1）痛经：桃仁、当归、白芍、生地、红花、川芎各10克，水煎服。治妇女经期，血紫稠黏，腹痛，血多有块。（《医宗金鉴》桃红四物汤）又，当归尾10～15克，红花、山楂、香附、乌药、青皮、木香、泽泻各6克，水煎服。治气滞血瘀，经行腹痛，夹有紫黑血块，或产后恶露不下。（《景岳全书》卷51 通瘀煎）

（2）经闭：红花、丹皮各30克，当归、土瓜根、木通各15克，甘草3克，粗末。每服

15 克，水煎服。治月经不通，小便赤涩，身体疼痛。（《圣济总录》卷 151 红蓝花汤）又，红花、当归尾、牛膝、桃仁、丹皮、郁金、玄胡、天花粉、柴胡、香附、大黄各 10 克，水煎服。治肝经郁热，血瘀气滞，月经闭止，瘀热上冲，眼目红肿。（《辨证录》卷 3 开壅汤）

（3）胎衣不下：红花 30 克，苏木 15 克，黄酒煎服，即生。用于临产胎衣不下。（《竹林寺女科秘方》）方中红花、苏木活血化瘀，下胎疗伤，是伤科瘀痛的常用药对。

（4）产后血晕：红花、荷叶等分，为细末，每服 3 ～ 5 克，以姜汁调下。用于产后血晕，烦闷气喘，不识人。（《圣惠方》卷 80）

（5）产后恶露不行：红花、蒲黄、琥珀、没药、肉桂各等分，细末。每服 3 克，温酒下，日 2 次。治产后血虚受寒，瘀血不散，恶露不行，小腹疼痛。（《圣惠方》卷 80 红蓝花散）又，红花、当归、丹皮、炒蒲黄、荷叶各等分明细末。每服 15 克，水酒各半煎服。治产后瘀血不散，恶露不行。（《素问病机气宜保命集》卷下红花散）

（6）妇女诸风：红花 30 克，酒 500 毫升煎减半，顿服一半，未止再服。治妇人六十二种风，及腹中血气刺痛。（《金匮要略》红蓝花酒）又，桂枝、白芍各 12 克，炮附子、红花、甘草各 10 克，姜 5 片，枣 5 枚，水煎服。治妇人阳虚月经适来，外感风寒，经水忽止。（《云歧子保命集》卷下桂枝加附子红花汤）

（7）扁平疣：红花 12 克，开水冲泡代茶饮，日数次。至水无色后将药渣反复搽患处，以患处略呈红色为度。10 日为 1 个疗程。（中国皮肤性病杂志，1997，4：254）

【外用治疗】

鸡眼 红花、地骨皮各等分，研细，香油调敷，若已割者敷之，次日即痂落。（《疡医大全》卷 27）

【药方】

1. 复元活血汤 柴胡 15 克，天花粉、当归各 12 克，大黄 30 克，炮山甲、红花、甘草各 10 克，桃仁 15 克，水煎服。治跌打损伤或血瘀胁痛。（《医学发明》卷 3）

2. 通窍活血汤 红花、桃仁、生姜各 10 克，赤芍、川芎各 3 克，老葱 3 根（切），枣 7 枚，黄酒煎后，再入麝香 0.15 克煎二沸，临卧服。治头面瘀血证。（《医林改错》卷下）

3. 资生通脉汤 桃仁、红花、鸡内金、甘草各 6 克，生山药 30 克，龙眼肉 18 克，山茱萸、枸杞子各 12 克，白术、玄参、生白芍各 10 克，水煎服。治妇人经闭，脾肾不足，阴血虚亏，兼有瘀滞经闭。（《医学衷中参西录》）

【医家经验】

秦子文《玲珑医鉴》用红花

引经用红花：肝经实证可用之，如胁痛用瓜蒌、红花、生甘草；疝气用济生橘核丸加红花，均为引入肝经之意。

泄泻用红花：久泻元气有伤，常伤及血，加少量红花有补血之效。如补中益气汤去白术，加益智仁、红花，补气升阳止泻。

血证用红花：一般用 1.5 ～ 3 克。如心痛积血，用桃仁 10 粒、红花 1.5 克。小量红花辛散温通，配桃仁则化瘀。

配伍应用对证：因瘀而痛及疼痛兼瘀者，均可用之。如配当归、芍药、生地、川芎治瘀血腰痛，配泽兰、牛膝、丹皮治闪挫跌仆等。（中医杂志，2008，7，668）

【前贤论药】

《本草蒙筌》：唯入血分，专治妇科。喉痹噎塞不通，捣取生汁旋咽。

《本草纲目》卷15：活血，润燥，止痛，散中，通经……多则行血，少则养血。

《本草汇言》：治男子血脉，行妇人经水。

《药品化义》：红花善通利经脉，为血中气药，能泻又能补，各有妙用。若多用三四钱则过于辛温，使血走散。若少用七八分，以疏肝气，以助血海，大补血虚，此其调畅而和血也。若止用二三分，入心以培心血，解散心经邪火，令血调和，此其滋养而生血也。分量多寡之义岂浅鲜哉。

《医林纂要·药性》：补肝行血，泻心祛瘀。

【方药效用评述】

➤ 红花专入血分，常与桃仁同用化瘀活血，瘀血病证不论新久均可用之。《药品化义》有少用补血，多用活血，能泻能补之说。临证当慎重对待，不可盲从。

➤ 若产后出血不止，有瘀血时则须炒用后配止血药用。郁证日久不愈，火郁者，越鞠丸加少量红花（3克），湿郁者升阳散火汤加少量红花（3克）。晨泄日久由气入血，补气升阳或补肾固涩药不显效时，方中可加红花1～3克以和血为引。

➤ 多用破血通经，酒煮为妙；少用入心养血，水煎则宜。一般不作主药。小量引经，或补血和血，1～3克；常用6～10克。产后血虚应养血补血，只可少量用；若恶露不下，须活血破血，须多用之。

➤ 红花质轻浮散，辛温走窜，擅达头面、肢臂、肌表等部位。红花辛散走动，常为骨伤科引经药。一为旁走手臂，如《世医得效方》用红花引当归、地黄、川芎、芍药四物入于手臂，治血滞臂痛。二为上达头面，红花能引诸药升达头窍，如通窍活血汤红花用量最重。三为散走肌表，如《伤科疑难析释》红花酒精用红花、当归、赤芍、紫草，以红花散走肌表，引诸药共同改善浅表组织的血运，预防褥疮发生。

【药量】 1～10克，入汤剂。

【药忌】 孕妇、月经过多及有出血倾向者忌用。

❀ 延 胡 索 ❀

【药原】 出《雷公炮炙论》。原名延胡，又名元胡、元胡索。用干燥块茎。

【药性】 辛、苦，温。归肝、脾、心经。

【药效】 活血，行气，止痛，消癥。

【药对】

延胡索、川楝子 延胡索辛苦而温，归肝、脾、心经，行气活血止痛；川楝子又名苦棟子、金铃子，性味苦寒，归肝、小肠、膀胱，疏肝气、泄肝火。二味相配成金铃子散，延胡索味辛开泄，善治心胃痛；川楝子味苦行降，善治胁痛、腹痛、疝痛。寒温同用，是苦辛泄降之方，大大开拓了主治范围。不仅可治胃痛、心痛、腹痛、胁痛、腰痛、疝气、痛经，还可治小便不通之症。诚如《本事方释义》："凡小儿小便不通亦是厥阴之病，肝不疏泄，故必用疏肝之法。"由此启迪，本方应可疏肝降逆，活血行气，不仅是止痛治标之剂。

【方药治疗】

1. 胃痛　延胡索、川楝子各30克，为末。每服10克，温酒下。治热厥心痛，时发或止而久不愈。(《袖珍方》卷2金铃子散)今多用于胃、腹、胁等各部疼痛，为肝郁化火，血瘀气滞所致。又，延胡索、五灵脂、没药、草果各等分，细末。每服10克，温酒调下。(《是斋百一选方》卷8手拈散)又，炒延胡索、炒川楝子各30克，砂仁21克，炒香附、炙甘草各15克，沉香10克，细末。每服6克，淡姜汤调下，日2次。治气滞血瘀之心胃气痛。(《医学心悟》卷3沉香降气散)

2. 腹痛　延胡索(新瓦上炒过)，细末。每服6～10克，米饮调下，日2次。治血痢腹痛，饮食不进。(《赤水玄珠》卷8)又，醋制延胡索、三七各6克，丹参9克，细末。每日1剂，分2次开水冲服。10日为1个疗程。服药1～2个疗程。治肠粘连腹痛、包块。(中国中西医结合杂志，1994，1：32)

3. 腰痛　延胡索、肉桂、当归各等分，为细末。每服3克，温酒下，日3次。治腰痛因外伤或寒湿所致。(《中藏经》附方立效散)

4. 遍体疼痛　延胡索、当归、桂心各等分，细末。每服10～12克，随量频进，以止为度。治遍体疼痛不可忍，气血凝滞所致。

5. 心绞痛　当归、白芍各12克，木通、大枣各10克，甘草3克，细辛2克，水煎服。桂枝、没药各6克，延胡索10克，研末，以上药汤分2～3次送下。治冠心病心绞痛、心肌梗死，血瘀寒凝。(《名医名方录》加味当归四逆汤)又，人参、三七、延胡索各等分，细末。每服0.6克，日3次。治冠心病、心肌病，气滞血瘀之胸痹、早搏。

6. 疝气急痛　延胡索(盐炒)、全蝎(去毒生用)各等分，为末。每服1.5克，空心盐酒下。治疝气危急。(《本草纲目》卷13引《直指方》)又，炒橘核、炒川楝子、炒桃仁、海藻、昆布、海带各30克，炒厚朴、炒延胡索、炒枳实、木香、木通、肉桂各15克，细末，酒糊为丸梧子大。每服10克，日2次，淡盐汤或温酒下。治寒湿疝气疼痛。(《济生方》橘核丸)

7. 扭挫伤疼痛　延胡索、广木香、郁金各等分，细末。每服15克，日3次，温开水送下。治急慢性关节扭挫伤。(浙江中医杂志，1988，3：114)

8. 尿血　延胡索30克，朴硝10克，细末。每服12克，水煎服。治下焦瘀热，尿血作痛者。(《普济方》卷215引《活人书》)

9. 小便不通　延胡索、炒苦楝子各等分，细末。每服5～10克，捻头汤调下。无捻头则以白汤滴油数滴调下。治小儿小便不通。(《小儿药证直诀》卷下捻头散)又,人参、茯苓、琥珀、泽泻、柴胡、当归各15克,延胡索21克,川楝子、生甘草30克,为散。每服6克,日2次。治小便淋沥不通,小腹坠胀,乏力气短者。(《卫生宝鉴》卷17参苓琥珀散)

10. 月经不调　熟地30克,炒白芍、酒当归、炒白术各15克,川芎、丹皮各10克,炒延胡索、柴胡、甘草各3克,水煎服。治月经不调,忽来忽断,时痛时止,寒热往来,营血亏虚,脾虚肝郁者。(《傅青主女科》卷上加味四物汤)

11. 经行腰腹痛　没药、红花、延胡索、当归各等分,细末。每服6克,日2次,温酒下。治月水将来或将尽,前后数日腰腹痛。(《博济方》卷4没药散)又,当归、川芎、地黄、芍药、延胡索、炒苦楝子各等分,粗末。每服10～15克,水煎服。治妇人脐下冷,腹痛、腰脊痛者。(《素问病机气宜保命集》卷下玄胡六合汤)

【外用治疗】

1. 头痛　延胡索、青黛少许,猪牙皂角3克,为末,吹鼻中取涎。(《丹溪心法》卷4不卧散)

2. 鼻衄　延胡索末少许。绵裹塞耳内,左衄塞右,右衄塞左。(《本草纲目》卷13引《普济方》)

【药方】

1. 金铃子散　延胡索、金铃子各30克,为末。每服10克,温酒下。治胃、腹、胁疼痛,肝郁化火,血瘀气滞者。(《袖珍方》卷2)

2. 元胡止痛片　延胡索445克、白芷223克,制成1000片。每服4～6片,日3次。治各种气滞血瘀疼痛。(《中华人民共和国药典》2020版)

【医案】

➤ 华老年五十余,病下痢腹痛垂死,已备棺木。予用此药三钱,米饮服之,痛即减十之五,调理而安。(《本草纲目》卷13)

➤ 荆穆王妃胡氏,因食荞麦面着怒,遂病胃脘当心痛不可忍。医用吐、下、行气化滞诸药,皆入口即吐,不能奏功,大便三日不通。因思《雷公炮炙论》:心痛欲死,速觅延胡。乃以延胡索末三钱,温酒调下,即纳入,少顷大便行而痛遂止。(《本草纲目》卷13)

【前贤论药】

《雷公炮炙论》:心痛欲死,速觅延胡。

《海药本草》:延胡索主肾气,破产后恶露及儿枕。与三棱、鳖甲、大黄为散,能散气,通经络。

《本草纲目》:玄胡索,味苦微辛,气温,入手足太阴、厥阴四经。能行血中气滞、气中血滞,故专治一身上下诸痛,用之中的,妙不可言……玄胡索能活血化气,第一品药也。(卷13)

【方药效用评述】

➤ 延胡索性情缓和，不甚剧烈，古人必以酒为引，助气运行，且又兼能行气，不专于破瘀见长，故又治内外上下气血不宣之病，通滞散结而主一切肝、胃、胸、腹诸痛。是攻破通导中的冲和之品。然而必竟属活血化瘀药，故对气血虚弱之人必须配用补益药物同用，否则徒损无益。

➤ 延胡索温则能和畅，和畅则气行；辛则能润而走散，走散则血活。能行血中气滞、气中血滞，专治一身上下诸痛。单用即能止痛，但较常用的是复方，如延胡索、川楝子组成金铃子散，对胃痛、胁痛、腹痛、少腹痛均可应用此方止痛。如配用相应药物，效果会更佳。如胃痛热者配黄连、栀子，寒者配吴茱萸、干姜。胁痛气滞者配旋覆花、香附，血瘀者配桃仁、红花。脐腹痛属寒者配乌药、桂枝，少腹痛属寒者配小茴香、乌药。月经期腹痛以当归、川芎、香附、乌药相配为宜。

➤ 本品有镇静止痛作用，故应用于各种急慢性疼痛。而且，延胡索有一定安眠作用。临床可以用延胡索、酸枣仁各6克，临卧研粉吞服，或用夜交藤、合欢皮各30克水煎汤送服。

➤ 宜以酒炒，或以温酒送下延胡索细末。

【药量】 3～10克，研末每次1～1.5克。

【药忌】 孕妇忌用，血虚、气虚、血热慎用。

☙ 郁 金 ❧

【药原】 出《药性论》。用块根。

【药性】 苦、辛，寒。归肝、心、胆经。

【药效】 行气化瘀，清热凉血，清心开窍，解郁化痰，利胆退黄。

【药对】

1. 郁金、石菖蒲 石菖蒲芳香入脑，开窍醒神为主；郁金化瘀行气，解郁化痰为佳。二味和合，则具芳香通窍、化痰解郁、安脑通脉、化瘀活血作用。可与丹参饮、温胆汤等方合用，疗心脉瘀阻之胸痹心痛；配羚角钩藤汤平肝息风，治风阳痰盛之中风。石菖蒲、郁金相配，清热化痰醒神，可治湿温痰浊，神识昏糊，如菖蒲郁金汤。又，石菖蒲、郁金配僵蚕、地龙、远志、白矾，治癫、狂、痫。

2. 郁金、白矾 郁金苦辛，解郁开窍，化痰活血；白矾咸寒，化痰祛风。二味配伍，用治忧郁生痰、痰迷心窍之癫、狂、痫，是为白金丸。临床应用时，可配天南星、半夏、石菖蒲、天麻等化痰息风，以导痰汤等方相合则效果更佳。

3. 郁金、丁香 见"丁香"篇。

【方药治疗】

1. 清心开窍

（1）癫、狂、痫：白矾125克，郁金250克，为末，米糊为丸梧子大。每服50丸，日

2～3 次。治忧郁生痰，痰迷心窍，癫、狂、痫。（《医方考》卷 5 引《本事方》白金丸）白矾咸寒化痰祛风，郁金苦辛解郁开窍，组成白金丸。又，郁金、滑石、川芎各等分，细末。每服 3～6 克，日 2 次。治痰涎壅盛，癫狂烦乱，五痫，失心风。（《丹溪心法附余》卷 24 六应散）

（2）小儿惊风：天竺黄、蝉蜕、僵蚕、栀子、甘草、郁金各等分，为散。每服 1.5 克，日 1～3 次。治小儿风热惊风。（《圣济总录》卷 168 天竺黄散）

（3）中风：远志、石菖蒲、郁金各 15 克，丹参 30 克，水煎服（或鼻饲、灌肠等）。阳动化风合天麻钩藤饮，痰湿内盛合温胆汤。（湖北中医杂志，1984，2：14）

2. 解郁化痰

（1）肝郁：白芍、白芥子、神曲各 10 克，白术 6 克，郁金、炒栀子各 3 克，枳壳 0.9 克，甘草 1.5 克，水煎服。治肝郁痰结，凝滞咽喉，欲咽不得，欲吐不能（即梅核气）。（《辨证录》卷 9 宽膜汤）又，白芍 60 克，人参 15 克，贝母、香附各 10 克，郁金 3 克，水煎服。治心肝气郁，相思成病，梦魂交接。（《辨证录》卷 10 归魂饮）

（2）眩晕头痛：郁金、滑石、川芎各等分，细末。每服 3～6 克，日 2 次。治风痰眩晕头痛。（《太医院经验奇效良方》卷 25 郁金散）

（3）胃痛：丁香、郁金各 10 克，水煎服。治寒热交杂、气血瘀滞的胃痛、腹痛久病。

（4）痰火哮喘：白矾 30 克，郁金 70 克，均为末。白果捣汁冲水泛丸如梧子大。每服 3 克，日 2 次。治痰火哮喘。（《汇编验方类要》卷下）

（5）高脂血症：白金丸（白矾、郁金），每服 6 克，日 3 次。（江西中医药，1981，1：3）

（6）不孕：白芍 30 克，当归 15 克，白术 10 克，川芎 6 克，郁金、香附、神曲各 3 克，枳壳 0.9 克，水煎服。治肝郁不孕，郁开自易得子。（《辨证录》卷 11 郁金舒和散）

（7）肺气痹郁：上焦宣痹汤，治肺气痹郁，咽中不爽，频频作哕，详见本篇"药方"。又，丹皮、栀子、枇杷叶、射干、郁金、茯苓各 10 克，甘草 5 克，水煎服。治急性关下喉痹，即急性会厌炎。（耿鉴庭丹栀射郁汤）也可治喉源性咳嗽。

3. 利胆退黄

（1）黄疸：大黄、郁金各 30 克，细末。每服 6 克，鸡子清汁调下。治热毒黄疸，口咽疮烂，时气发狂，神昏不省。（《医方类聚》卷 157 引《施园端效方》大黄散）又，郁金、黄芩、白鲜皮各 10 克，干葛、豆豉各 15 克，栀子 10 枚，芒硝 18 克（另冲），水煎服。治黄疸。（《外台秘要》卷 4）

（2）胁痛：虎杖 30 克，郁金 15 克，川楝子 10 克，水煎服。治急性胆囊炎之胁痛。（廖家兴虎杖二金汤）

（3）胆结石症：火硝、郁金各 60 克，肉桂 30 克，细末。每服 6 克，日 2 次。治胆石症。泌尿系结石，加海金沙 30 克，猪苓汤下。此由《金匮要略》硝石矾石散化裁而来。（门纯德化石丹）

4. 清热凉血

（1）吐血、衄血：郁金末，每服 10 克，加姜汁、童便冲服。（《丹溪心法》卷 2 郁金散）又，大黄、郁金各 30 克，细末。每服 6 克，鸡子清汁调下。治吐血、衄血、发斑、便血。（《医方类聚》卷 157 引《施园端效方》大黄散）又，生地 5 克，当归 4 克，白芍 3 克，川芎 2 克，水煎去滓后，加入郁金 2 枚（磨），韭汁、姜汁、童便各 1 酒杯，服之。治吐血、衄血、唾血、便血及一切失血。（《观聚方要补》卷 5 引《医汇》郁金四物汤）

（2）呕血：甘草、郁金各 30 克，剉为散。每服 6 克，不拘时。治呕血。（《圣济总录》卷 69）

（3）便血：郁金 30 克，牛黄 3 克，研末。每 2 岁儿服 1.5 克，浆水半盏煎服。大小以此增减之，日 2 次。治小儿阳毒入胃，便血日夜无度，腹痛啼哭。（《小儿药证直诀》卷下牛黄散）

5. 行气化瘀

（1）淋证：白芷、滑石、郁金各 36 克，细末。每服 3～6 克，日 2～3 次。治五淋。（《普济方》卷 214 香白芷散）又，郁金、海金沙各 6 克，为末。每服 3 克，灯心草 1 克，六一散 10 克，水煎汤送下。治小儿尿如白浊，清浊不分。（《幼科指掌》卷 3 金沙散）

（2）痛经：白芍（酒炒）、当归（酒洗）、丹皮各 15 克，炒栀子 10 克，炒白芥子 6 克研，柴胡、香附（酒炒）、郁金（醋炒）、黄芩（酒炒）、生甘草各 3 克，水煎服。治经前腹痛，而后经行来多紫黑色。（《傅青主女科》卷上宣郁通经汤）

【外用治疗】

1. 自汗 郁金为末，临卧调涂乳上。（《串雅外编》卷 2）又，郁金 30 克，五倍子 10 克，细末。每次 10～15 克，蜂蜜调成药饼 2 块，贴在两乳头上，纱布固定。每日换药 1 次，2～15 日。（中医杂志，1983，11：52）

2. 痔 郁金为末，水调涂之。治痔疮肿痛。（《本草纲目》卷 14 引《医方摘要》）又，黄连、郁金各等分为末，蜜水调涂之。治痔疮疼痛。（《魏氏家藏方》卷 7 引《李防御五痔方》）

【药方】

1. 菖蒲郁金汤 石菖蒲、郁金、栀子、连翘、菊花、滑石、竹叶各 10 克，姜汁少许，玉枢丹 1 粒（包），水煎服。治湿温痰浊，蒙蔽心包，发热不甚，神识呆钝，时明时昧，表情淡漠，喉间痰鸣，舌苔白而厚腻。（《温病全书》）

2. 上焦宣痹汤 枇杷叶 6 克，郁金、豆豉各 4.5 克，射干、通草各 3 克，水煎服。治太阴湿温，肺气痹郁，咽中不爽，频频作哕。（《温病条辨》卷 1）

3. 利胆排石片 金钱草、茵陈各 250 克，黄芩、木香、郁金各 75 克，大黄、槟榔各 125 克，枳实 50 克，芒硝 25 克，厚朴 50 克，共制成 1000 片。口服，每次 4～10 片，日 2 次。治胆囊炎、胆石症见胁痛、腹胀而湿热蕴结，腑气不通者。（《中华人民共和国药典》2020 年版）

【医案】

➤ 一妇人癫狂十年，至人授以真郁金七两、明矾三两为末。薄糊为丸梧子大，每服五十丸，白汤下。初服心胸间觉有物脱去，神气洒然，再服而苏。此惊扰痰血结聚心窍而致。郁金入心去恶血，明矾化顽痰故也。（《本草纲目》卷14）

【前贤论药】

《本草汇言》：能散郁滞，顺逆气，上达高巅，善行下焦，为心、肺、肝、胃，气、血、火、痰郁遏不行者最验。治胸胃膈痛，两胁胀满，肚腹攻痛，饮食不思。

《本草备要》：凉心热，散肝郁，下气破血，行滞气亦不损正气，破瘀血亦能生新血。

【方药效用评述】

➤ 郁金、白矾解郁开窍，郁金、贝母宣郁清肺，郁金、栀子宣郁清热，郁金、牛黄清心解毒，各有功效。

➤ 郁金利胆退黄，清热通淋，常可配金钱草、鸡骨草、茵陈、栀子、大黄等，用治胆道病引起的梗阻性黄疸；又配以海金沙、金钱草、滑石、甘草，治淋证，即泌尿系统结石、感染等病。

➤ 郁金开郁通滞，行气活血，因开肺金之郁而名。郁金治郁一般只用3克左右，不作主药，而以小量作佐使用，常和疏肝、健脾、和血等药同用，如上文所引之宣郁通经汤、郁金舒和散、归魂饮、宽膜汤等。因其性气寒凉，有损胃中生气，郁未开而胃气因药治而先弱，殊失养生之道，故只能配用、暂用，不可多用、久用。又，郁证患者大多气血虚亏，若以郁金久用化瘀活血，终不相宜于虚体。

➤ 郁金凉血止血，活血化痰。因其凉血止血，故常配姜汁、童便用于出血证，如鼻衄、吐血、尿血、便血、发斑、倒经等。因其活血化痰，故治头痛、胃痛、腹痛、痛经等，又可用治心痹、中风等，今又用治高脂血症、脂肪肝等痰瘀互结者。

【药量】 6~10克，研末每次1~3克。

【药忌】 阴虚失血者和孕妇忌用。

✿ 乳香 ✿

【药原】 出《名医别录》。用树皮渗出的树脂。

【药性】 辛、苦，温。归心、肝、脾经。

【药效】 活血定痛，消肿去腐。

【对药】

乳香、没药 乳香气香宣通，透窍以理气，行气活血；没药辛温散瘀，化瘀以理血，疗伤止痛。二药并用，宣通脏腑，流通经络，是治疗外科疮疡、伤科跌打，妇女瘀滞疼痛之专药。如《儒门事亲》当归活血散，用乳香、没药、白芍、当归四味，治疮疡初起和妇女胎前产后腹痛。《医学衷中参西录》活络效灵丹，则用丹参、当归、乳香、没药四味，治气血凝滞，脏腑积聚，痃癖癥瘕，心腹疼痛等。仅用二药成方者，如《证治准绳》乳香定痛散，治疮肿痈疽；《万病回春》乳香散，治盘肠气痛；《张氏医通》乳香定痛散，治跌仆损伤；《圣济总录》治久痔。除了内服之外，也有用以外治的，如《外科秘录》浮海散用此二药为末，敷患处，治肿疡。《胎产指南》乳香膏，用二味细末酒醋熬膏，布摊外贴，治产后腰痛、胁痛，不可忍者。可见，此药对外用可消腐生肌，内服可活血止痛。

【方药治疗】

1. 活血化瘀定痛

（1）胃痛、腹痛：乳香 15 克（研细），煅牡蛎 30 克，研末和匀。每服 10 丸，沸汤调下。治心脾痛（胃痛、腹痛）诸药不效。（《医方类聚》卷 94 引《经验良方》）又，乳香 60 克，好茶末 120 克，细末，丸如鸡头米大。每服 1 丸，温醋送下。治心气痛（胃痛）。（《袖珍方》卷 2 引《瑞竹堂经验方》应痛丸）

（2）痹痛：乳香、没药各 60 克，炮川乌、炮草乌、地龙、炮天南星各 180 克，细末，酒面为丸梧子大。每服 20 丸，空心酒下，早晚各服 1 次。治寒冷、风湿、瘀血留滞经络，腰腿手足疼痛，痛风走注，跌打损伤。（《局方》卷 1 小活络丹）

（3）腹痛：乳香、没药、木香各 12 克，姜黄 6 克，细末，炼蜜和膏。每服 10 克，小儿减量。治小儿胎寒胃冷，肚腹疼痛。（《局方》卷 10 钓疼膏）又，沉香 3 克，乳香 1.5 克，极细末，蜜丸如梧子大。每服 2 丸，用石菖蒲、钩藤煎汤送下。治内钓似痛，腹痛多啼，此肝病受寒气所致。（《育婴秘诀》卷 2 乳香膏）

（4）腰痛：乳香、没药、沉香、胡桃仁各 180 克，杜仲、补骨脂各 360 克，细末。肉苁蓉 360 克酒浸成膏，和药末为丸梧子大。每服 30 丸，空心酒或盐水下，日 2 次。治肾虚腰痛。（《古今医鉴》卷 10 加味青蛾丸）

（5）外伤疼痛：红花、乳香各 10 克，水酒煎服。治外伤血出作痛。（《外科大成》卷 4 活血定痛汤）

（6）产后骨节肌肤热痛：瓜蒌 30 克，乳香 3 克，为末，每服 6 克，温酒调服。治产后骨节肌肤热痛。（《鸡峰普济方》卷 16）

（7）中风瘫痪：乳香 30 克，没药 45 克，生黑豆 480 克（斑蝥 21 枚同煮，候豆胀，去斑蝥，取豆焙干），炮川乌 60 克，炮草乌 120 克，细末，醋糊为丸梧子大。每服 30 丸，酒下。治中风左瘫右痪。（《局方》卷 1 左经丸）

（8）产难：乳香（别研）15 克，枳壳 30 克，研细，炼蜜为丸如梧子大。每服 30 丸，空心时温酒吞下，日 2 次。怀孕 9 个月以后，临入月时方可服。治产难。妇人临产月服之，顺胎而令胎滑易生。（《妇人大全良方》卷 16 引施少卿方神寝丸）

2. 消肿去腐

（1）发背恶疮：瓜蒌 5 个（去子，研细），乳香 5 块（如枣子大，研细），以白蜜 500 克同熬成膏。每服 6~10 克，酒化下，日 2 次。治发背，诸恶疮。（《是斋百一选方》卷 16 神仙灵宝膏）

（2）梅毒身痛：土茯苓 240 克，乳香 10 克，用铅壶盛烧酒，与土茯苓、乳香隔水煮一昼夜取出，坐地中二三日出火毒。早晚任意饮之。治杨梅疮毒，延绵岁月，遍及全身，毒流筋骨，昼夜疼痛，肉腐骨朽。(《疡科选粹》卷6土茯苓酒)

(3) 乳吹：瓜蒌1个，乳香6克，酒煎服。治乳吹肿痛。(《景岳全书》卷54瓜蒌散) 又，乳香3克(研)，栝楼根末30克，研令匀。每服6克，温酒调下。治产后吹乳，若不急治，肿甚成痈。(《妇人大全良方》瓜蒌散)

(4) 硬皮病：乳香、没药、郁金等量研末，制成蜜丸，每丸重10克。每次服2丸，日3次。(中西医结合杂志，1989，1：19)

【外用治疗】

1. 肠痈 生乳香、生没药各等分研末，陈醋和酒精各半，调药成泥，敷痛点处，围大于病灶，约厚3厘米，盖以油纸，纱布固定。日换药1次，连用1～3次。治急性阑尾炎。(湖南中医杂志，1988，6：15)

2. 口疮 乳香、没药各3克，白矾1.5克，铜绿少许，研末，掺之。(《医学发明》乳香散)

3. 甲疽 乳香末、胆矾(烧研)各等分，敷之。治甲疽，胬肉裹甲，脓血疼痛不愈。(《本草纲目》卷34) 即今之甲沟炎。

4. 脓疱疮 乳香、没药、猪油(熬熟去滓)按1：1：4的比例熬制成乳没膏。涂药前先清洗疮面，除去脓痂，然后将乳没膏涂一层，无须包扎。每日早晚各1次，渗液多者可4次。3日为1个疗程。(中医杂志，2002，4：284)

5. 痔 乳香、没药各20克，大枣20枚，共捣成膏混匀备用。做成饼状，敷贴在外痔表面，再外敷纱布，用胶布固定。每日换药1次，连用2～12次。治血栓性外痔。(中国肛肠病杂志，1991，3：35)

【药方】

活络效灵丹 丹参15克，当归15克，乳香15克，没药15克，水煎服。若为散，一剂分作4次服，温酒送下。腿疼加牛膝，臂疼加连翘，妇女瘀血腹疼加桃仁、五灵脂。疮红肿属阳者加金银花、知母、连翘；白硬属阴者加肉桂、鹿角胶。疮破后生肌不速者加生黄芪、知母、甘草。脏腑内痈加三七、牛蒡子。治气血凝滞，疼痹癥瘕，心腹疼痛，腿疼臂疼，内外疮疡，一切脏腑积聚，经络瘀滞。(《医学衷中参西录》)

【前贤论药】

《宝庆本草折衷》：治心神恍惚，精滑梦遗者，盖取其柔黏，能佐他药，以收敛心绪。

《医学入门·本草》：能调气血，定诸经之痛。内而心腹骨节，外而疮疡痛疽疼痛者必用之。

《医学衷中参西录·药物》"乳香、没药解"：乳香，气香窜，味淡，故善透窍以理气。没药，气则淡薄，味则辛而微酸，故善化瘀以理血。其性皆微温，二药并用为宣通脏腑、流通经络之要药，故凡心胃胁腹肢体关节诸疼痛皆能治之。又善治女子行经腹疼，产后瘀血作疼，月事不以时下。其通气活血之力，又善治风寒湿痹，周身麻木，四肢不遂及一切疮疡肿疼，或其疮硬不疼。外用为粉，以敷疮疡，能解毒、消肿、生肌、止疼。虽为开通之品，不至耗伤气血，诚良药也。

【方药效用评述】

➤ 乳香香烈走窜，可升可降，通达内外，透窍理气，宣通经络。

➤ 乳香常和没药同用，化瘀定痛，治心、胃、胁、腹、腰背、四肢疼痛，又调经活血，治痛经、产后瘀滞作痛等。没药苦泄，行血散瘀，偏于行瘀；乳香香润，血中行气，能舒筋活络。

➤ 因其消肿化腐生肌，故用于外科疮疡；因其化瘀定痛，故常用于伤科瘀痛。

【药量】 3～10克，或入丸、散。外用适量。以炙乳香应用为多，活血化瘀定痛。

【药忌】 孕妇及出血倾向者忌用，胃虚者慎用。

ꙮ 益母草 ꙮ

【药原】 出《神农本草经》。用全草。种子为茺蔚子。

【药性】 苦、辛，微寒。归肝、心包经。

【药效】 活血调经，利水降压，清热解毒。

【药对】

益母草、香附　益母草调冲任脉，化瘀生新；香附理气行血，解郁调经。二药合用，气血调和得行，则月经有信，子宫温暖，而得孕有望。故《医略六书》卷27："血凝于络，气滞于经，故天癸不调，不能媾精而孕子焉。香附理血中之气，力能解郁调经；益母（草）调冲任之血，性善生新去宿。艾汤以丸之，温酒以行之，使子宫温暖则血活气行而经脉融和，天癸如度，岂有不孕之妇乎。"方如《济阴纲目》卷6神仙附益丸（见本篇"药方"）。

1. 活血调经

（1）子宫出血：益母草、马齿苋各30克，日1剂，水煎服。治排除恶性肿瘤所致的子宫出血，可及时止血。连服1～10剂，可调经止血。血止后，再改服其他调整月经周期或治原发病的药物。（中医杂志，1990，7：47）

（2）产后血崩：生地黄汁、益母草汁各半小盏，加酒1小盏相和，煎三五沸分3次服，频服之。治产后崩中，下血不止，心神烦乱。（《圣惠方》卷79地黄酒）

（3）堕胎后血出不止：小蓟根叶（切细）、益母草（切碎）各150克，水煎烂熟去滓，煎至一大碗。再将药再煎至一盏，分二服，日内服尽。治妊娠堕胎后，血出不止。（《圣济总录》卷158小蓟饮）

（4）下胎：牛膝90克，益母草30克，水煎服。治子死胞门，交骨不开。（《辨证录》卷12牛膝益母汤）今有用于人工流产者，紫草50克，益母草30克，仙鹤草10克，水煎，日1剂，分2次服，连服5日。（中医杂志，2003，8：605）

（5）小产：益母草、当归各120克，研末，水丸如梧子大，每服30丸，空腹白汤下。治胎孕三四月及五六月小产。（《竹林寺女科秘方》益母丸）又，益母草、生地黄各6克，当归、黄芪各 3 克，姜 5 片，水煎服。治妊娠跌坠腹痛下血。（《景岳全书》卷 61 益母地黄汤）又，益母草 120 克，白术 30 克，黄芩 24 克，细末蜜丸梧子大。每服 6 克。治孕妇诸证。（《灵验良方汇编》卷上益母丸）

（6）产后恶露不尽：益母草 30 克、赤芍、当归、桂心、大黄、炒桃仁各 10 克，牛膝、蒲黄、苏木各 15 克，细末。每服 10 克，姜 3 片，水煎服。治产后恶露不尽，少腹胀痛者。（《圣惠方》卷 80 益母草散）

（7）产后儿枕痛：生山楂末 10 克，浓汁益母草汤、陈酒、童便调下。产后第 1 日服 3 次，第 2 日 2 次，第 3 日开始服 1 次，第 4、第 5 日山楂用 5 克，第 6、第 7 日只服浓汁益母草汤、陈酒、童便，第 8 日停服。云："产后服之，百疾不生。"（《肯堂医论》卷下益母丹）

（8）产后虚劳：生地黄汁、益母草汁、藕汁、蜜各 1 小盏，生姜半盏，白粱米水淘、研细 1 小盏。先加水煮米成粥，次入诸药汁及姜，更煎二三沸，分 3 次服。治产后虚劳，血气不调。（《圣惠方》卷 97 益母草汁粥）

（9）不孕：《济阴纲目》卷 6 神仙附益丸（见下文）。又，益母草 300 克（上截），白术（土炒）、熟地（砂仁酒炒）、当归身（酒洗）各 120 克，茯苓 90 克，人参、川芎、白芍（酒炒）、生甘草、木香、砂仁（炒）各 60 克，细末，蜜丸梧子大。每服 10 克，空心服，日 2 次。治月经不调，不孕，气血不足者。（《集验良方》卷 5 益母种子丸）

（10）赤白带：益母草（开花时采）晒干为细末。每服 6 克，日 3 次。（《证治准绳·女科》卷 1 益母散）

2. 利水降压

（1）高血压：益母草 60 克，杜仲 12 克，桑寄生 20 克，甘草 5 克。头痛加夏枯草、白芍各 12 克，钩藤 20 克，生牡蛎 30 克；阴伤加女贞子 12 克，石斛、生地各 15 克。每日 1 剂，水煎服。连服 5～7 剂，治高血压病。（朱良春经验）

（2）急性肾炎：益母草 60 克，大蓟、小蓟各 30 克。有感染者，加金银花、板蓝根各 9～12 克；蛋白尿甚者，加桑螵蛸 30 克，日 1 剂，水煎服。一般在蛋白尿消失后再继服 2～3 周。（中西医杂志，1983，6：338）又，益母草 120 克加水 800 毫升，煎至 300 毫升去滓，分 3～4 次服。儿童量减。日 1 剂，6～26 剂见效。治急性肾炎早期，见浮肿、尿少、肉眼血尿或满视野红细胞。可与浮萍、连翘、茯苓各 30 克，白术、泽泻各 10～20 克同用。

（3）血尿：用鲜益母草捣汁，治小便尿血。（《本草纲目》卷 15 引《外台秘要》）又，益母草、白茅根、大蓟、小蓟各 30 克，水煎服。治急性而实热者，加石韦、蒲黄炭；慢性而虚热者，加丹皮、生地等。

（4）蛋白尿：益母草、生黄芪、石韦、生薏苡仁各 30 克，黄柏、知母各 10 克，水煎服。

3. 清肠泄热

（1）久泻腹痛：益母草 50 克，水煎服，日 1 剂。10 日为 1 个疗程。治肠易激综合征。

（中医杂志，1999，11：696）

（2）赤白痢：益母草、陈盐梅（烧存性）各等分为末。每服 10 克，白痢干姜汤下，赤痢甘草汤下。（《卫生家宝方》二灵散）

（3）痔疾下血：鲜益母草 30 克，捣汁饮之。（《本草纲目》卷 15 引《食医心镜》）

【外用治疗】

1. 肿毒疮疡 天麻草（益母草）30～60 克，水煎，分数次外洗。治妇女妒乳、乳痈，小儿头疮及浸淫黄烂热疮，疥疽阴蚀。（《本草纲目》卷 15 引《千金要方》）

2. 皮肤瘙痒 《神农本草经》本品主瘾疹痒，可作浴汤。又，益母草 150 克煎水浴之，治遍身瘙痒者。（《验方新编》卷 10）若用于新生儿，益母草 150 克煎水浴之，可不生疮疥。（《简要济众方》）

3. 面部黧黑斑 益母草灰以醋和为团。以炭火煅七度后，于乳钵中研细，用蜜和匀，入盒中。每至临卧时，先以浆水洗面，后涂之。（《圣济总录》卷 10 益母草涂方）

4. 白喉 鲜益母草捣汁，纱布滤过，挤出药液，再加 20% 浓度食醋。以棉签蘸涂抹咽喉部，使黏液易唾出。因鲜汁有解毒消痈作用。（朱良春经验）

【药方】

1. 神仙附益丸 香附 500 克（童便浸透取出，洗净，露一宿，晒干，再浸再露再晒，如此二次，用醋浸透过宿，晒干为末），益母草 360 克（烘干为末）。用香附 120 克，艾叶 30 克煮汁三份，醋七份，将前二味和合为丸如梧子大。每服 50～70 丸，空心临卧淡盐汤下。治血虚不孕。（《济阴纲目》卷 6）《古今医鉴》卷 11 同名方治妇人百病。

2. 济阴返魂丹 野天麻又名益母。于端午小暑，或六月六日花正开时，连根采阴干，用叶及花、子，石器碾为细末。炼蜜丸如弹子大，随证服用。其根烧存性为末酒服，功与黑神散不相上下。其药不限丸数，以病愈为度。或丸如梧子大，每服 50～70 丸。又可捣汁滤净，熬膏服之。

胎前脐腹痛，或作声者，米饮下。胎前产后脐腹刺痛，胎动不安，下血不止，当归汤下。产后以童子小便下 1 丸，能安魂定魄，血气自然调顺，诸病不生。又能破血痛，养脉息，调经络，并温酒下。胎衣不下，及横生不顺，死胎不下，经日胀满，心闷心痛，并用炒盐汤下。产后血运，眼黑血热，口渴烦闷，如见鬼神，狂言不省人事，以童子小便和酒化下。产后大小便不通，烦躁口苦者，薄荷汤下。妇人久无子息，温酒下。（《本草纲目》卷 15 引《答殷产宝》）

3. 益母草膏 三月采益母草，连根、叶、茎、花，洗择令净，晒干。以竹刀切长 5 寸，勿用铁刀。置于大锅中，以水浸过二三寸，煎煮。候草烂水减三分之二，漉去草，取汁约五六斗。入盆中澄半日，以绵滤去浊滓。以清汁入釜中，慢火煎取 1 斗，如稀饧状，瓷瓶封收。每取梨大，暖酒和服。日再服。或和羹粥亦可。如远行，即更炼至可丸收之。服至 7 日，则疼渐平复也。治产妇恶露不尽及血晕，一二服便瘥。其药无忌，又能治风，益心力。治产妇诸疾，及折伤内损有瘀血，每天阴则痛。（《本草纲目》卷 15 引《外台秘

要》）

【前贤论药】

《景岳全书·本草正》：性滑而利，善调女人胎产诸证，故有益母之号……然唯血热、血滞及胎产艰涩者宜之，若血气素虚兼寒及滑陷不固者，皆非所宜。

《本草纲目》卷15：益母草之根、茎、花、叶、实并皆入药，可同用。若治手足厥阴血分之风热，明目益精，调女人经脉，则单用茺蔚子为良。若治肿毒疮疡，消水行血，妇人胎产诸病，则宜并用为良。盖其根、茎、花、叶专于行，而子则行中有补故也。

【方药效用评述】

➤ 益母草为妇科良药，常规剂量化瘀血，调月经，生新血。养血而不滞瘀，行血而不伤血。

➤ 性滑而利，以血热、血瘀，胎产困难者宜之。对血气虚寒、滑泄不固者不宜。

➤ 本品大剂量可利水消肿降压，所以用治急性肾炎、肾病综合征、高血压。急性肾炎、肾病综合征，和浮萍、白茅根、玉米须同用。高血压，与车前草、小蓟草同用。笔者常用益母草、车前草、小蓟、旱莲草各30克，水煎，治血尿、蛋白尿、高血压、肾病水肿等。

➤ 益母草膏现代妇科普遍应用于调经，然而疏于辨证，不能因人而异。上述有引载《外台秘要》益母膏，强调采集时令、择洗调制诸法，是属精工细作，可资效法。

【药量】 10～30克，大量至60克。

【药忌】 气血虚寒、脾虚不固及孕妇慎用。

❀ 茺蔚子 ❀

【药原】 出《神农本草经》。用子。

【药性】 甘、辛，温。归肝、心包经。

【药效】 活血调经，利水降压。

【药对】

1. 茺蔚子、夏枯草 茺蔚子活血清肝明目，夏枯草泻火清肝散结。二药和合，清肝泻火，活血降压，主治肝火上炎、肝阳上亢之头晕目眩，头重足轻，头痛耳鸣等。施今墨用治虚性高血压，或脑动脉硬化、脑供应不足者，是为静通之法。

2. 茺蔚子、天麻 茺蔚子活血化瘀，天麻化痰息风，二药相配则痰瘀兼治，治高血压痰瘀阻滞，眩晕目眩者。《杂病证治新义》天麻钩藤饮，其方原有益母草，可用茺蔚子代，效果更佳。

3. 茺蔚子、泽兰 茺蔚子与益母草功同，化瘀活血，调经通脉，利水。泽兰亦活血调经、利水消肿之品。二药和合，同类相济，活血调经，用治血瘀阻滞的痛经、闭经、月经不调。施今墨还常以茺蔚子化瘀活血平肝，石菖蒲芳香开窍通神，用于偏头痛、癫痫、中毒性脑病等。

4. 茺蔚子、蒺藜 茺蔚子清肝明目，活血化瘀；蒺藜疏风平肝，明目止痒。二药和合，相使为用。茺蔚子活肝血，蒺藜平肝气，俾气血调畅，肝风止息。用治肝风内动，偏正头痛、眩晕、眼目昏暗、四肢抽搐等。

5. 茺蔚子、石菖蒲 见"石菖蒲"篇。

【方药治疗】

1. 月经不调、痛经 生地、川芎、当归、白芍、香附各10克，茺蔚子10～20克，水煎服。痛经加延胡索、乌药各10克。

2. 经闭 牛膝30克，泽兰、川芎、茺蔚子各10～20克，当归、白芍各10克，水煎服。治血瘀经闭。

3. 产后恶露不尽 茺蔚子、川芎各10～20克，当归、白芍各10克，炮姜、桃仁各6～10克，水煎服。治产后恶露不尽，少腹胀痛。

4. 高血压 茺蔚子、夏枯草、天麻、蒺藜、桑叶、菊花各10克，水煎服。

【前贤论药】

《本草纲目》卷15：茺蔚子味甘微辛，气温。阴中之阳，手足厥阴药也。白花者入气分，紫花者入血分。治妇女经脉不调，胎产一切血气诸病，妙品也，而医方鲜知用。时珍常以之同四物、香附诸药治人，获效甚多。盖包络生血，肝藏血。此物活血补阴，故能明目，益精，调经，治女人诸病也。东垣李氏言瞳子散大者禁用茺蔚子，为其辛温主散，能助火也。当归虽辛温，而兼苦甘，能和血，故不禁之。愚谓目得血而能视。茺蔚行血甚捷，瞳子散大血不足也，故禁之，非助火也。血滞病目则宜之，故曰明目。

【方药效用评述】

➤ 茺蔚子为益母草的种子，效用、药性与益母草大部相近。唯其可活血明目，治血瘀型内眼病变。而施今墨常配伍石菖蒲、蒺藜、天麻等用于内科杂病，平肝息风，活血清肝。

➤ 施今墨认为，高血压本诸"通"字一法。因血管细、血液集、血凝聚、血液阻，上实下虚，盈亏失调，头重足轻而为病。上病取下，引血下行，宜用静通，静以制动，去有余，补不足，即是通。通药分为动和静。高血压病当用静通，不宜当归、川芎等动药。须引而下之，如牛膝、茺蔚子之类，顺而导之。如头部血管充盈难减，可暂用四石汤（磁石、代赭石、紫石英、石决明等）重镇。

【药量】 10～20克。

【药忌】 血气虚寒、脾虚不固者及孕妇忌用。

第三节　破血药

ᴥ 莪术 ᴥ

【药原】 出《开宝本草》。用干燥根茎。

【药性】苦、辛，温。归肝、脾经。

【药效】活血化瘀，行气散积。

【药对】

1. 莪术、三棱、黄芪 黄芪补气生血，三棱、莪术活血破瘀，相合为用而行补药之滞，无伤气血之弊，能使气血流通，开胃进食。可用于气血不足而有瘀血癥瘕者。如十全育真汤治虚劳血痹，理冲丸、理冲汤治妇女经闭，加味消瘰丸治瘰疬等。

2. 三棱、莪术 见"三棱"篇。

【方药治疗】

1. 活血化瘀

（1）心腹痛 莪术 60 克（醋制），木香 30 克（煨），为末。每服 1.5 克。治一切冷气抢心切痛，发即欲死。久患心腹痛，时发，此可绝根。（《卫生家宝方》）又，莪术 30 克，五灵脂 60 克，细末，醋熬为膏，捣丸梧子大。每服 10 丸，茴香汤或热酒下。治产后心腹冷痛。（《圣惠方》卷 81 蓬莪术丸）

（2）血气痛：莪术、干漆各 60 克，为末。每服 6 克，酒调下。腰痛，核桃酒调下。治妇女血气，游走作痛及腰痛。（《普济方》卷 377）又，莪术 15 克，延胡索 15 克，为细末。每服 1.5 克，食前，淡盐汤下。治妇人血气攻心，痛不可忍，并走注。（《鸡峰普济方》卷 20 延胡索散）又，高良姜、莪术各等分细末，每服 3 克，热酒调下。治妇女血气刺痛不可忍。（《医方类聚》卷 218 引《经验良方》）

（3）血积：莪术、三棱、熟大黄各 30 克，细末，水丸绿豆大。每服 10～20 丸，白汤下。治妇人血块血积，月经闭止。（《慎斋遗书》卷 10）

（4）伤损疼痛：蓬莪术、僵蚕、苏木各 30 克，没药 15 克，细末。每服 6 克，水煎服，日 3 次。治伤损疼痛。（《博济方》卷 5 蓬莪术散）

（5）带状疱疹：生黄芪 30～60 克，莪术 30 克，当归 12 克，蜈蚣 2 条，水煎服。治带状疱疹后遗神经痛。

（6）疣：生黄芪 60 克，莪术 30 克，板蓝根、大青叶、马齿苋各 30 克，水煎服。治寻常疣、扁平疣、石疣。

2. 行气散积

（1）气短：莪术、川楝子各 30 克，研末，再加硼砂 3 克，炼过研细。每服 6 克，空心，盐汤或温酒调下。治气不接续，兼治滑泄及小便数。（《孙用和秘宝方》卷下正元散）

（2）小儿疳病：莪术（炮）、赤芍、当归、鳖甲（醋炙）各等分，为细末，面糊为丸如麻子大。1 岁 20 丸，量儿大小加减服之。治小儿疳热久蒸，肌肉消瘦，形容憔悴，神情不乐。（《普济方》卷 380 神妙宜气丸）

（3）小儿盘肠内钓痛：阿魏 3 克温水化后，浸莪术 15 克一昼夜，焙干，为细末。每服 1.5 克，苏叶煎汤调下。（《闫氏小儿方论》魏香散）

（4）腹痛：附子（炮）、莪术（煨）各 30 克，细末。每服 3 克，热酒调下。治心疝冷

痛不可忍者。(《普济方》卷 248 二温散)

【外用治疗】

漆疮　莪术、贯仲各 30 克，水煎外洗。(《普济方》卷 277)

【药方】

1. 理冲汤　生黄芪、三棱、莪术、生鸡内金各 10 克，生山药 15 克，党参、白术各 6 克，知母、天花粉各 12 克，水煎服。治妇女经闭不行，或产后恶露不尽，结为癥瘕。气弱者减三棱、莪术各 3 克，泻者以白芍代知母，白术改为 12 克；热者加生地、天冬各 10 ~ 15 克；寒者知母、天花粉减半或不用。寒甚者加肉桂、附子各 6 克，瘀血坚甚者加水蛭 6 克。其人壮实无他病宜去山药。室女与未生育的妇女，三棱、莪术宜少用，减知母之半，加生地 12 克以濡血分之枯。若其人血分虽瘀而未见癥瘕，或月经犹未闭者，虽已产育之妇女，亦少用三棱、莪术。若身体弱，脉虚数者，去三棱、莪术，鸡内金改用 12 克，其药能化瘀血，又不伤气。若男子痨瘵，三棱、莪术亦宜少用，或用鸡内金代之亦可。治妇女经闭不行，或产后恶露不尽，结为癥瘕。以致阴虚作热，阳虚作冷，食少劳嗽。亦治室女经闭血枯。并治男子痨瘵，一切脏腑癥瘕积聚；气郁脾弱，满闷痞胀，不能饮食者。(《医学衷中参西录》)

2. 十全育真汤　三棱、莪术各 4.5 克，野台参、生黄芪、生山药、知母、玄参、生龙骨(捣细)、生牡蛎(捣细)各 12 克，丹参 6 克，治虚劳，脉弦、数、细、微，肌肤甲错，形体羸瘦，饮食不壮筋力，或自汗，或咳逆，或喘促，或寒热不时，或多梦纷纭。(《医学衷中参西录》)

【前贤论药】

《汤液本草》：破气中之血，入气药发诸香。虽为泄剂，亦能益气，故孙用和治气短不能接续，所以大小七香丸、集香丸散及汤内，多用此也。

《本草纲目》卷 14：郁金入心，专治血分之病；姜黄入脾，兼治血中之气；术入肝，治气中之血，稍为不同。

《医学衷中参西录·药物》：破血药独喜用三棱、莪术者，诚以其善破血，尤善调气。补药剂中以为佐使，将有瘀者可徐消，即无者亦可借其流通之力，以行补药之滞，而补药之力愈大也。

【方药效用评述】

➤ 莪术、三棱破血行气，化瘀散积，气血瘀滞、有形坚积常以配对应用。三棱偏于血分，长于破瘀攻坚；莪术偏于气分，善于散积化滞。

➤ 张锡纯十全育真汤、理冲汤，莪术、三棱与人参、黄芪同用，补中有消，消中有补，功效倍增。

【药量】 10 ~ 20 克。醋炒活血消癥，生品行气化滞。

【药忌】 虚体慎用，孕妇忌用。

❧ 三棱 ❧

【药原】出《开宝本草》。用干燥根茎。

【药性】辛、苦，平。归肝、脾经。

【药效】活血化瘀，破瘀散积。

【药对】

1. 三棱、莪术 三棱偏于血分，长于破瘀攻坚，破血中之气；莪术偏于气分，善于消积化滞，治气中之血。此二药不同之处。三棱、莪术二味合用，气血同治，活血化瘀，行气止痛，消癥散积，用以主治癥瘕积聚，腹中积块，妇女经闭、痛经等气滞血瘀者，近今常用于肝脾肿大。如《圣惠方》三棱丸用此二药，治血滞经闭腹痛。《危氏得效方》用三棱、莪术研末酒调连进，治痰瘀怪病，浑身燎疱，如棠梨状出水。

2. 三棱、莪术、黄芪 见"莪术"篇。

【方药治疗】

1. 头痛 三棱、胡芦巴、干姜各等分为末，每服 3～6 克，姜汤或酒调下。治瘀滞寒凝，头痛如破。(《苏沈良方》卷 7 胡芦巴散)

2. 痃癖 炮三棱、川大黄各 30 克，为末，醋熬成膏。每服 1 匙，生姜橘皮汤调下，以利下为度。治痃癖不瘥，胁下硬如块。(《圣惠方》)

3. 癥瘕 水蛭 30 克，三棱、莪术各 15 克，生黄芪 45 克，当归、知母、桃仁各 18 克，细末，蜜丸如梧子大。每服 6 克，日 2 次。治妇女经闭不行，或产后恶露不尽，结为癥瘕，以致阴虚作热，阳虚作冷，食少劳嗽。亦治室女月闭血枯，并治男子痨瘵，一切脏腑癥瘕积聚等。(《医学衷中参西录》)

4. 反胃恶心 炮三棱 45 克，丁香 3 克，为末。每服 3 克，沸汤点服。治反胃恶心，药食不下。(《圣济总录》卷 47 镇脾饮)

5. 食积腹胀 炮三棱、炮莪术、炒神曲各 10 克，陈皮、青皮各 5 克，水煎服。治小儿食积腹胀。

7. 小儿疝气 三棱(煨)研末。3 岁服 1.5 克，盐汤调下。治小儿阴疝核肿。(《普济方》卷 399 引《全婴方》三棱散)

8. 白细胞减少症 三棱 10 克，黄芪 30 克，当归 6 克，水煎服。(中医杂志，1985，12：7)

9. 音哑 三棱、莪术各 6～10 克，炮山甲末 3 克(冲)，土鳖虫、鳖甲、昆布、海藻、落得打各 10 克，水煎服。治增生性喉炎。(干祖望经验方)

【药方】

1. 三棱消积丸 三棱(炮)、莪术(炮)、炒神曲各 21 克，丁香树皮、益智仁各 10 克，巴豆(炒，和粳米炒焦，去米)、小茴香、陈皮、青橘皮各 15 克，细末，醋打面糊为丸梧子大。每服 10～20 丸，温姜汤下，食前。量虚实加减，得更衣，止后服。治伤生冷硬

物，不能消化，心腹满闷。（《脾胃论》卷下）

2. 理冲汤　见"莪术"篇。

【前贤论药】

《医学衷中参西录·药物》"三棱、莪术解"：性皆微温，为化瘀血之要药。以治男子痃癖，女子癥瘕，月闭不通，性非猛烈而建功甚速。其行气之力，又能治心腹疼痛，胁下胀痛，一切血凝气滞之证。若与参、术、芪诸药并用，大能开胃进食，调血和血。若细核二药之区别，化血之力三棱优于莪术，理气之力莪术优于三棱。若止突然腹胁疼痛，由于气血凝滞者可但用三棱、莪术，不必以补药佐之……若治瘀血积久过坚硬者，原非数剂所能愈，必以补药佐之，方能久服无弊。或用黄芪六钱，三棱、莪术各三钱，或减黄芪三钱，加野台参三钱，其补破之力皆可相敌，不但气血不受伤损，瘀血之化亦较速。

【方药效用评述】

➤ 三棱苦平泄降，破血瘀，消积块，凡腹中包块、产后瘀滞可用之。常和莪术同用，详见本篇"药对"。临床上，用三棱、莪术要掌握尺度，积散瘀化，中病即止，而后以调和脾胃元气善后。虚中夹积者，须与人参、白术、黄芪合用。

➤ 有人治久泻，用三棱、莪术各 10～20 克，番泻叶 10～30 克，日 1 剂，分 2 次服。治溃疡性结肠炎，属湿阻气滞食积，见舌苔厚腻者。认为本病当先以消积通涤肠胃，后再以参苓白术散等健脾。（河南中医药学刊，2002，1：56）

➤ 尿路结石多由湿热日久、瘀血阻滞而致。三棱有破血化瘀之功，行气止痛之效，加入清热利湿的八正散，以清热利水、活血化瘀排石为法，可达到排出结石的目的。卵巢囊肿多因肝郁气滞，酿湿化火，瘀痰胶结所致，故用逍遥散加三棱、莪术、夏枯草、蒲公英等活血化瘀、清泻肝火之品，常收良效。

➤ 小儿肝脾肿大而有瘀滞者，必用三棱、莪术。新生儿阻塞性黄疸而肝脾肿大，煨三棱、煨莪术各 4.5 克，大腹皮、川楝子、连翘各 9 克，青皮、鸡内金各 6 克，煨木香 3 克，茵陈 20 克。小儿血小板减少伴肝脾肿大，血虚夹瘀者，煨三棱、煨莪术各 6 克，生地、旱莲草、冬青子各 6 克，当归、赤芍、桃仁各 6 克，红花 4.5 克，甘草 3 克。

➤ 消癥须用醋浸 1 日，炒或煮熟焙干，入药则良。

【药量】10～15 克。

【药忌】虚体慎用，孕妇忌用。

❧ 五灵脂 ❧

【药原】出《开宝本草》。用寒号虫粪。

【药性】苦、甘，温。归肝、脾经。

【药效】活血化瘀，破瘀化癥。

【药对】

1. 五灵脂、香附、牵牛子　五灵脂活血化瘀，香附理气疏肝，二味合用，行气活血而止痛。如《医学纲目》卷22五灵脂散，五灵脂、香附等分为末，用治气滞血瘀的肚腹疼痛。再加牵牛子消水化痰，三味合用，则是气、血、痰、水互结病证的有效药组。明代诸书有载，如《赤水玄珠》香灵散用五灵脂、香附、黑丑等分研末。其中，五灵脂活血化瘀，香附理气解郁，黑丑逐水导浊，同用可治气滞血瘀水浊诸疾。祝谌予用于过敏性疾病。章次公用灵丑散（五灵脂、黑丑等分为末），每服3～6克。治疗痢疾、泄泻初起而胃肠积滞未消者。朱良春则用此方治腹胀腹痛而痰瘀互结、宿食不消、浊气壅阻者。

2. 五灵脂、蒲黄　五灵脂活血化瘀，破坚化癥，能破能化。蒲黄生用活血化瘀，炒用收敛止血，能行能止。二味合用，则活血化瘀止痛之力更强，组成《局方》失笑散和《杨氏产乳》紫金丸，用治一切瘀血而引起的心腹疼痛，妇女痛经、血瘀经闭、月经不调、少腹癥瘕、产后恶露不下等。施今墨治妇科病，多配当归、川芎、香附；治胃痛则与干姜炭、高良姜相伍；治心绞痛，与丹参、三七、降香相配。

3. 五灵脂、人参　人参畏五灵脂，源自徐之材《药对》。刘纯《医经小学》将其列入中药配伍"十九畏"范畴，历代属于配伍禁忌。现代医家章次公、朱良春却提倡用于气虚血瘀难治病症。人参、五灵脂一补一通，益气活血，化瘀消积，定痛化腐。章次公《药物学》指出二药完全可以同用。久病必瘀，虚亦多瘀。胃脘久痛者多气虚夹瘀。由于脾胃气虚，故见乏力，面色苍白，空腹时则痛，得食可安；由于瘀血阻络，故疼痛较剧，患者痛如针扎、痛点固定，舌见瘀斑，大便隐血多见阳性。此证与单一的脾胃虚寒明显有异，可以人参、五灵脂同用，益气活血而效。又，姜春华用人参与五灵脂配伍，治疗肝脾肿大取效。李可则用人参（或红参或高丽参）、五灵脂各10克为散，治疗冠心病、溃疡病等。治溃疡病可达当日止痛，半月愈效果。冠心病心绞痛属气虚血瘀者，再在上方中加麝香0.3克。还用于结核性腹膜炎、肠结核。

4. 五灵脂、威灵仙　见"威灵仙"篇。

5. 五灵脂、穿山甲　见"穿山甲"篇。

【方药治疗】

1. 活血化瘀

（1）胃痛：生蒲黄、五灵脂各等分，细末。每服6克，酒调服。治胃痛，气滞血瘀。（《局方》卷9失笑散）又，甘草、五灵脂各等分，细末。每服6克，日2次。治胃痛、呕吐、反胃、梅核气。（《赤水玄珠》卷4草灵丹）又，五灵脂（炒）4.5克，炮干姜1克，研末，热酒调服。治卒暴心痛。（《事林广记》）

（2）腹痛：五灵脂、香附各等分为末。每服3～6克，白汤调服。用治气滞血瘀腹痛。（《医学纲目》卷22五灵脂散）又，高良姜、五灵脂各等分为末，每服10克，水煎后再加醋煎服。治心腹寒痛不可忍。（《魏氏家藏方》卷2拈痛散）

（3）头痛、目痛、身痛：五灵脂6克，乳香、没药、蚕沙、草乌各15克，木鳖子15个，细末，酒煮面糊丸为梧子大。每服7丸，薄荷茶汤下。治头痛、目痛或血攻筋急遍身痛。（《证治准绳·类方》卷7乳香丸）

（4）冠心病、心绞痛：五灵脂、三七、丹参各等分，为末。每服3～6克，日3次。如本病反复发作，气虚血瘀者可配黄芪、人参等。

（5）肺胀（肺气肿）：五灵脂60克，柏子仁15克，胡桃8枚（去壳），共研成膏，滴水为丸如小豆大，甘草汤下。每服15丸，日2次。有祛瘀化痰、敛肺纳肾之功。轻者效，重者合参蛤散。治咳嗽肺胀，动则短气。（《普济方》皱肺丸）

（6）痛经：五灵脂、蒲黄等分研末，每服3～5克，酒调下。用于气滞血瘀者，以活血行气、祛瘀止痛。（《局方》卷9失笑散）。又，香附、五灵脂等分为末，每用3～6克调服。用治痛经。（《医学纲目》卷22五灵脂散）临床用失笑散，可加当归、川芎、丹参、香附、白芍、桃仁、九香虫等。

（7）闭经：砂仁、五灵脂（焙干）各30克，为末。每服6克，黄酒送下。治经闭血块。（《仙拈集》卷3灵砂散）又，当归尾、赤芍、生地、川芎、牛膝、五灵脂各30克，红花、桃仁各15克，香附、苏木各60克，琥珀21克，细末，水丸梧子大。每服10克，酒调下。先发水肿，后月经断为水分，用五皮饮下；体虚者理中汤下。治经水先断，后发水肿为血分。（《医学心悟》卷3通经丸）

（8）不孕：当归10克，川芎10克，赤芍10克，蒲黄10克，五灵脂6～10克，肉桂3～5克，延胡索10克，干姜3～5克，茴香3克，没药3克，甘草10克，水煎服。治输卵管阻塞引起的不孕。（《医林改错》少腹逐瘀汤）

（9）产后腹痛：炒蒲黄、五灵脂（酒研）各等分，细末。每服6克，先用酽醋调成膏，水煎，食前热服。治产后心腹痛欲死，百药不效，服此顿愈。（《局方》卷9失笑散）又，五灵脂（醋炒，待闻到药味后取出），研细。每服6克，用黄酒送下。治产后腹痛（又名儿枕痛）效佳。

（10）产后败血上冲：五灵脂（炒）、当归各等分，研末。每服6克，以酒煎服。治产后败血上冲，不省人事。（《鸡峰普济方》卷16二圣散）

（11）男科病：当归10克，川芎10克，赤芍10克，蒲黄10克，五灵脂6～10克，肉桂3～5克，延胡索10克，干姜3～5克，茴香3克，没药3克，甘草10克，水煎服。治见有瘀血，少腹及外阴部有固定疼痛。（《医林改错》少腹逐瘀汤）又，不射精症加炮穿山甲粉3克，阳痿加蜈蚣1～2条，慢性前列腺炎加苍术、黄柏各10克。

（12）尿路结石、肾绞痛：当归10克，川芎10克，赤芍10克，蒲黄10克，五灵脂6～10克，肉桂3克，延胡索10～30克，干姜3～5克，小茴香3克，没药3克，甘草10克，金钱草、海金沙各30克，鸡内金10克，水煎服。（《医林改错》少腹逐瘀汤加味）用治尿路结石，长期腰腹部隐痛固定而见血瘀者，可用少腹逐瘀汤配利尿通淋化石药。

（13）脑震荡后遗症：黄芪、当归、丹参各15～24克，五灵脂10克，血竭3～5克（冲），水煎服。治气虚血瘀见头痛、头晕。也可以上方加减制成丸剂，服用1～2个月。

（14）瘢痕疙瘩：五灵脂研细面，炼蜜为丸，每重9克。每次2丸，日3次。可抑制皮肤结缔组织增生，并促使其纤维束融合皱缩。

（15）慢性丹毒：五灵脂9克，商陆9克，蒲公英30克，紫花地丁30克，马齿苋30克，车前草30克，每日1剂，水煎分为2次服。对本病淋巴管瘀滞尤宜。

2. 破瘀化癥

（1）癥瘕积聚：阿魏、五灵脂各等分，为细末，泛丸如绿豆大。每服5~7丸，小儿3丸。有痰，生姜汤下。治癥瘕、肥气、噎食、痞块等。（《鲁府禁方》卷1 魏灵散）

（2）血臌：人参、五灵脂各30克，琥珀、肉桂、附子各15克，茯苓、川芎、沉香、煅山甲各10克，细末，浓煎苏木汁为丸梧子大。每服6克，日2次。治血臌。（《张氏医通》卷13 琥珀人参丸）又，生蒲黄、五灵脂、桃仁泥、琥珀各10克，郁金、炒枳实、白术炭、泽泻、赤芍各4.5克，水煎服。治血瘀成臌，脉涩滞。（《医略六书》卷23 通瘀煎）

（3）肝癌：五灵脂、守宫、全蝎、蜈蚣、水蛭、僵蚕、蜣螂各等分，研末。每服3克，日2次。

（4）胃癌：五灵脂、蒲黄、乳香、没药、元胡、香附、当归各9克，夏枯草、丹参各15克，沙罗子12克。

（5）便毒：五灵脂、僵蚕、郁金、贝母、大黄各10克，酒水各半煎服，连用3剂。治便毒肿痛。（《赤水玄珠》卷30 消毒五圣汤）

【外用治疗】

1. 冻疮 五灵脂60克，肉桂10克，樟脑粉2克。前二味药用文火焙，研为细末后，入樟脑粉研匀，凡士林调匀，装瓶备用。每用适量，涂擦患处。日1次，轻者3~5次愈，重者10次。

2. 恶疮脓水 五灵脂、炮川乌、僵蚕各30克，全蝎15克，细末。取适量掺之。治一切恶疮脓水不收。（《青囊秘传》追毒散）

3. 虫牙痛 五灵脂（研极细末）、白薇各10克，细辛、骨碎补各1.5克，各研细末。每用药末1.5克，开水调稀糊，含漱半日，至气急急吐出，如是3次。治虫牙痛。（《辨证录》卷3 五灵至圣散）

【药方】

1. 失笑散 五灵脂、蒲黄等分研末。先以醋2杯调末熬成膏，入水一盏煎至七分，连药热服。未止再服。一方以酒代醋，一方以醋糊和丸梧子大，同样炮制，酒服。治男女老少心痛、腹痛、少腹痛、小肠疝气，诸药不效者，能行能止。又治妇人妊娠心痛及产后心痛、少腹痛，血气痛尤妙。（《局方》卷9）

2. 紫金丸 五灵脂（水掏净，炒）研末30克，米醋调稀，慢火熬膏，入蒲黄末30克，和丸如龙眼大。每服1丸，水与童便各半盏，煎温服，少顷再服，恶露自下。血块经闭者酒磨服之。治产后恶露不快，腰痛小腹如刺，时做寒热，头痛，不思饮食。又治久有瘀血，月经不调，黄瘦不食。亦疗心痛，功与失笑散同。（《杨氏产乳》）

3. 手拈散 五灵脂、草果、延胡索、乳香、没药、沉香、阿魏各15克，细末。每服6克，酒调下。治心腹、腰胁疼痛，并瘀血凝滞。（《丹台玉案》卷4）

【医案】

➤ 立斋治黄恭人，腹内一块，不时作痛，痛则人事不知，良久方苏，诸药不应。诊其脉沉细，则非疮毒。河间云：失笑散（五灵脂、蒲黄等分为末，醋汤调，每服二钱）治疝气及妇人血气痛欲死并效。与一服，痛去六七，再服而平。此药治产后心腹绞痛及儿枕痛尤妙。（《续名医类案》卷10"痞"）

➤ 立斋治一妇人，因经水多，服涩药止之，致腹作痛。以失笑散二服而瘳。五灵脂、蒲黄俱炒等分，每服二三钱，醋一合熬成膏，入水一盏煎七分，食前热服"。（《续名医类案》卷23"经水"）

➤ 薛立斋治一产妇，胞衣不下，胸腹胀痛，手不敢近。用滚酒下失笑散一剂，恶露胞衣并下。"（《续名医类案》卷25"胞衣不下"）

➤ 医掌科夫人年三十余，病胃脘连胸胁痛，日轻夜重，两寸关弦滑有力。医皆积滞凝寒用发散及攻下之剂不效。继用铁刷散、四磨饮等方，病莫应。既用汤水皆吐而不纳，经日不食，痛益甚。一医谓五灵脂、没药素用有效，试用酒调。病者到口便吐，随吐出绿痰两碗许，痛即止，纳饮食。此盖痰在膈上，攻下之不去，必得吐法而后愈。（《名医类案》卷6"心脾痛"）

【医家经验】

朱良春用药经验 五灵脂味甘气温，气味俱厚，入肝、脾经，为活血散血要药，能入血分以行营气，能降浊气而和阴阳。可应用于多个系统的病症，如冠心病、肝脾肿大、输卵管堵塞、泌尿生殖系统炎症包块、各种肿瘤，见瘀阻积滞，痛处固定，浊气不降，阴阳失和者，均可选用。其降浊气的作用，从《内经》治膑胀用鸡屎醴推衍而来。凡痰瘀交阻、宿食不消、浊气壅塞而致腹痛撑胀者悉可选用，往往可奏浊气下趋、阴阳调和、胀消痛定之效。（《虫类药的应用》）

【前贤论药】

《本草图经》：治伤冷积聚及小儿女子方中多用之。

《本草元命苞》：行经血最有奇效，主心腹冷气，攻冲疼痛。

《玉楸药解》：开闭止痛磨坚，破瘀血，善止疼痛。凡经产跌打诸瘀，心、腹、胁肋诸痛皆疗。又能止血，凡吐衄、崩漏诸血皆取。

【方药效用评述】

➤ 五灵脂活血破瘀止痛的功用有类乳香、没药，是治疗血瘀诸痛的要药。其止痛作用较强，可广泛用于顽固性疼痛，如头痛、胃痛、胁痛（肝区痛）、少腹痛、心胸痛、痛经等。久病必瘀，故能治肺胀、不孕、癥痕疙瘩等。

➤ 近今常用于各种癌症，如胰腺癌、胃癌、食管癌、肝癌等。用五灵脂破瘀化癥自古有之，但以丸散为宜，因其入煎时腥臭难闻。

➤ 姜春华治胁痛因慢性活动性肝炎引起者，如用疏肝理气、养血柔肝药无效，当以活血化瘀治本，且必须贯穿始终。临床上可分三步走：第一步用活血化瘀，第二步加九香虫，第三步加五灵脂、制乳香，作用逐步增强。

➤ 章次公治胃痛久病有血瘀者，用五灵脂、九香虫、伏龙肝、刺猬皮、仙鹤草等，化瘀而不伤血，止血而不留瘀。

➤ 贾堃平消片治各种肿瘤，由五灵脂、郁金、仙鹤草、白矾、硝石、干漆、枳壳（麸制）、制马钱子粉等组成，具有活血化瘀、止痛散结、清热解毒功效。五灵脂是其重要成分。

【药量】6~10克，入丸、散为佳。醋炒止痛，水炒止血，生用活血化瘀力专。

【药忌】体虚、出血者、孕妇忌用。

土鳖虫

【药原】出《神农本草经》。又名䗪虫、地鳖虫、土元。用干燥虫体。

【药性】咸，寒。归肝经。

【药效】破血逐瘀，续筋接骨。

【药对】

1. 土鳖虫、大黄 土鳖虫入肝经，走血分而破瘀；大黄通肠胃，入血分而逐瘀。二药同用，相互促进，逐瘀破血、消癥散结效用增强。《金匮要略》大黄䗪虫丸即以药对为主，治疗虚劳而内有瘀血者。在临床上，可用于顽固性痛经、闭经、月经不利、癥瘕（子宫肌瘤、卵巢囊肿、肝脾肿大、肝硬化）、产后血瘀腹痛、跌打损伤等。

2. 土鳖虫、桃仁 土鳖虫破瘀散结，桃仁活血化瘀，相互为用，则逐瘀破血、消癥散结效用更强。如土鳖虫、大黄、桃仁三味组成《金匮要略》下瘀血汤，可用于产后腹痛，干血内结而着于脐下，经水不利者。在临床上，可用于早期肝硬化、输卵管不通等，有破血消癥作用。

3. 土鳖虫、鳖甲 土鳖虫、鳖甲破瘀消癥，而鳖甲尚能滋阴退热，土鳖虫活血化瘀作用更佳，如二药同用则功效尤著。如《金匮要略》鳖甲煎丸以土鳖虫、鳖甲为主，配合鼠妇、蜂窝、蜣螂诸种虫药，并含有小柴胡汤、桂枝茯苓丸成分，用治疟母结于胁下，是仲景开虫类药应用之先河的例证。后世以此药对治疗腹中包块、肝脾肿大有效。

4. 土鳖虫、苏木 土鳖虫、苏木均味咸入血，是伤科要药。土鳖虫专入肝经，破血逐瘀，续筋接骨；苏木性主走散，通达内外，行血祛瘀，消肿止痛。二味合用可增强其活血散瘀作用，治疗各种内外损伤病症，如骨折、伤筋、胸胁挫伤、脑外伤等，也可用于骨质增生有瘀血劳伤者。如谢海洲经验方化瘀通络汤，就用此为主要药对。

【方药治疗】

1. 破血逐瘀

（1）血臌：土鳖虫、制大黄各10克，桃仁10~20克，甘遂末1.5克（冲服），水煎服。用于血臌腹大，腹皮上有青筋。（《医林改错》卷下古下瘀血汤）

（2）痞积：鳖头1枚，䗪虫、虻虫、桃仁各21克，丹皮15克，细末，蜜丸如小豆大。

每服 2 丸，日 3 次。治小儿痞积，胁下腹中积聚坚痛。（《千金要方》卷 5 鳖头丸）

（3）缺血性中风：土鳖虫、水蛭各等分，研末装胶囊，每粒 0.25 克，每次 4 粒，日 3 次，4 周为 1 个疗程。（中国中西医结合杂志，1995，3：150）

（4）高血压病：土鳖虫、水蛭各等分，研末装胶囊，每粒 0.25 克。每次 4 粒，日 3 次，4 周为 1 个疗程。（中国中西医结合杂志，1992，1：138）

（5）五淋：土鳖虫、琥珀、青皮各等分，研末。每次吞服 3~5 克，日 2~3 次。治前列腺增生引起的尿淋沥、尿不尽等有效。也可用于尿痛见瘀阻者。

（6）闭经、痛经：土鳖虫 30 克研末，琥珀末 15 克，麝香 1 克，和匀，酒和为丸。每服 1 克，日 2 次。治闭经。（《医学从众录》卷 8 琥珀麝香丸）又，土鳖虫、血竭、三七各等分，研末，每次吞服 3~5 克，日 2 次。用于闭经、痛经顽症而见瘀血者，也用于胎盘滞留，早期妊娠流产。（浙江中医杂志，1983，4：177）

（7）宫外孕：土鳖虫 3 只（酒制），炮山甲、桃仁、海藻、当归、延胡索各 9 克，没药 6 克，煅牡蛎 30 克，水煎服，连服 4~6 日。用于急性腹痛、出血症状稍缓解后，见腹部癥瘕不消。（曹向平经验）

（8）产后漏下：䗪虫 40 枚，虻虫、水蛭、桃仁各 30 克，大黄 10 克，芒硝 3 克（冲），当归、甘草各 6 克，水酒煎服。治产后瘀阻，瘀热互结，漏下不止。（《千金要方》卷 5）

2. 续筋接骨

（1）跌打损伤：䗪虫、虻虫、水蛭各 10 克，桃仁 6 克，大黄 15 克，肉桂 3 克，水酒各半煎服。治跌打损伤，金疮瘀血。（《刘涓子鬼遗方》卷 2 桃核汤）又，轻症，单用土鳖虫，炒黄研末，吞服，每次 1~1.5 克；重症，土鳖虫、血竭各 6 克，乳香、没药各 9 克，三七 15 克，研末，每次 1 克，日 3 次，温酒送下。骨折复位后局部肿胀，可用上方调敷。又，土鳖虫 300 克，当归 600 克，乳香、三七各 120 克，自然铜 180 克，细末。每 250 克细末兑冰片 6 克。每服 1.5 克，日 2 次。温酒下。治跌打损伤，瘀血肿痛。（赵炳南活血止痛散）

（2）骨折：土鳖虫 10~15 个，焙干，细末，热黄酒调服。治损伤骨折。（《仙拈集》卷 4 土鳖酒）又，土鳖虫 10 克，骨碎补 15 克，细末。每服 6 克，日 2 次。

（3）头部创伤：土鳖虫 5 克，苏木 15 克，刘寄奴 10 克，鬼箭羽 10 克，泽兰 10 克，鸡血藤 30 克，川芎 5 克，豨莶草 15 克，赤芍 5 克，石菖蒲 5 克，水煎服。治头部创伤颅脑损伤后遗症初起，头痛固定剧烈，手足麻木，舌暗等瘀血阻络之证。（谢海洲化瘀通络汤）

（4）腰扭伤：急性腰扭伤者，土鳖虫、红花各 10 克，白酒和水各 200 毫升。文火煎 30 分钟。慢性腰扭伤者，土鳖虫、红花各 10 克，混合研末，用白酒分 2~3 次送服。

（5）重伤晕厥：雷允上回生第一丹（详见本篇"药方"）。

3. 化瘀开音

（1）失音：土鳖虫、僵蚕、蝉蜕各 6 克，鳖甲、穿山甲、柴胡、桃仁各 10 克，水煎服。治声带息肉、小结、肥厚，声音嘶哑，余无所苦。因声带为筋，当肝所主，故用其活血通络，治声带络脉血瘀凝滞。（干祖望经验）

（2）木舌：土鳖虫6克，食盐3克研末服，日2次。也可用土鳖虫煎汤含漱，用于猩红热、丹毒等急性热病及热毒壅阻引起的舌肿大、发硬。（焦树德经验）

【外用治疗】

木舌 䗪虫5枚，食盐15克，细末，水煎。时时热含吐涎。治木舌、重舌、舌强塞口。（《圣惠方》卷36）

【药方】

1. 下瘀血汤 䗪虫、制大黄各10克，桃仁10～20克，水煎服。治产后腹痛，内有瘀血，或瘀阻胞宫，经闭不行。（《金匮要略》）

2. 大黄䗪虫丸 大黄75克，䗪虫、干漆各30克，黄芩、桃仁、杏仁、蛴螬、虻虫、水蛭各60克，生地、芍药各120克，细末，蜜丸，每丸3克。每服1丸，日2次。治虚劳而内有干血，两目暗黑，是缓用补虚。（《金匮要略》）

3. 三黑荣脑汤 黑芝麻、黑大豆、黑桑椹、谷麦芽各30克，黄芪、熟地、菟丝子各15克，水蛭、土鳖虫、羌活、柴胡、陈皮各6克，地龙、全蝎、党参、枸杞各10克，水煎服。治脑萎缩、老年痴呆。（谢海洲经验方）

4. 雷允上回生第一丹 活土鳖虫15克（雄性，洗净，去足，瓦上小火焙黄，研细末），自然铜9克（瓦上木炭火烧红，入好醋淬片刻取出，再烧再淬，连制9次，研末），乳香（每30克用灯心草7.5克同炒枯，共研细末，吹去灯心，净末）、陈血竭（飞净）、飞朱砂、巴豆（去壳研，用纸包压数次，去净油，用净末）各6克，麝香0.7克（后入），共研末，瓶装密封。成人每次0.5克，幼儿每次0.2克，黄酒冲服。牙关不开者鼻饲之。严重者可连服2次。服后大便下紫血块则效更著。若苏醒后心腹痛者，乃瘀血未净，急取白糖10克热黄酒或开水冲服之。治跌伤、压伤、刀伤、打伤、枪伤，割喉，以及因吊、惊、溺水而昏迷。在地震和战伤曾发挥效用。

【医家经验】

1. 张仲景用药 《金匮要略》用䗪虫方，有大黄䗪虫丸、鳖甲煎丸、土瓜根散、下瘀血汤等。细析诸方，以䗪虫祛瘀消癥，配鳖甲、蜣螂为鳖甲煎丸，治疟母；祛瘀通经，常配大黄、桃仁，如下瘀血汤；虚中夹瘀，则配地黄、芍药，如大黄䗪虫丸。治瘀血内蓄，不用水蛭、虻虫而用䗪虫，以其逐瘀之力猛而不峻，能行能和。如土瓜根散，用土瓜根、䗪虫破瘀通经，桂枝、芍药通阳和阴，加酒以行药势，治瘀血内阻，月经不调，或过期而至，或一月再行，经行不畅，月经量少，色紫有块，少腹满痛。又，大黄䗪虫丸治五劳虚极羸瘦，腹满不能饮食，用桃仁、杏仁润燥，以缓濡其干；䗪虫、水蛭、蛴螬、虻虫诸虫，以攻动其瘀；大黄、黄芩清通，以去其闭，仍以大剂地黄、芍药、甘草和养其虚。攻血而不专于血，如薯蓣丸之祛风而不着意于风。又，仲景用虫类药活血化瘀，大黄䗪虫丸和鳖甲煎丸是疗效突出的方剂。除大黄䗪虫丸的䗪虫、蛴螬、虻虫、水蛭外，还有鳖甲煎丸的蜂房、鼠妇、蜣螂，可谓是用虫类药攻瘀逐坚之鼻祖。叶天士盛赞之："仲景于劳伤血痹诸证，其通络方法每取虫蚁迅速飞走诸灵。俾飞者升，兼走络中气分；走者降，纯走络中血分。血无凝着，气可宣通，与（硝、黄）攻积除坚、徒入脏腑有间。"（《叶案存真》）

2. 朱良春用药 慢性肝炎、早期肝硬化，肝脾肿大，胁痛隐隐，肝功异常，面色晦滞，久而不愈。根据久痛多瘀、久病多虚、气滞血瘀的机制，拟定复肝散。土鳖虫、红参须各30克，紫河车24克，广姜黄、广郁金、三七、炮山甲、鸡内金各18克，研细末，另用虎杖、石见穿、糯稻根各120克煎取浓汁，将上药末泛丸如绿豆大。每服3克，日3次，食前服。连续服用1个月以上。寓攻于补，补不壅滞，故有显效。脑震荡后遗症常虚中夹实，因其虚必须大补气血，滋养肝肾；因其实，瘀血凝滞又须活血化瘀。据此，拟定健脑散：红参（参须可代）30克，土鳖虫、当归、枸杞子各45克，制马钱子、炙乳没、炙全蝎各24克，川芎、地龙、紫河车、鸡内金各48克，血竭、甘草各18克，研细末。每早晚各服5克，开水送下。也可治老年痴呆、脑卒中后遗症、严重的神经衰弱。对肺结核用保肺丸，土鳖虫、紫河车各120克，百部180克，制首乌、白及各450克，研细末。另以生地榆、葎草、黄精各180克煎取浓汁，泛丸如绿豆大，每服6克，日2次。一般半月后即效，症状减轻，2~3个月病灶可趋吸收或闭合。适于浸润型、慢性纤维空洞型肺结核和肺结核咳血等。

经闭腹胀痛实证，常与大黄、桃仁、红花、五灵脂同用。治跌打损伤，与自然铜、骨碎补、乳香、没药等同用。治肝脾肿大，与鳖甲、三七、郁金、莪术同用。治腰部扭伤，经久不愈，其痛如刺者，可与当归、刘寄奴、川续断同用。肾虚腰痛，又需与熟地、蜂房、乌梢蛇同用。章次公先生常用土鳖虫，配伍其他大队虫类药如蜈蚣、全蝎、蕲蛇、蜂房、地龙、五灵脂、穿山甲等，可大大增强其逐瘀通络镇痛之力。为防其破血伤正，可佐以扶正药兼顾正气。（《虫类药的应用》）

【前贤论药】

《药性论》：治月水不通，破留血积聚。

《本草通玄》：破一切血积，跌打重伤，接骨。

《长沙药解》：土鳖虫善化瘀血，最补损伤。

【方药效用评述】

➤ 土鳖虫又名䗪虫，破瘀血，通经闭，疗伤损，续筋骨。攻坚破瘀，推陈致新，猛而不峻，药力平和，是妇科破瘀通经、内科消癥通络、伤科接骨疗伤的良药。去血积搜剔急骤，主疗伤补接至妙。

➤ 临床主要用于血臌、疟母，腹中癥瘕，有破血通经、逐瘀消癥、散结软坚等效用，主要方剂如下瘀血汤、大黄䗪虫丸等。目今有用于瘀血型缺血性中风和高血压病等。

➤ 临床常与自然铜、骨碎补、乳香、没药、苏木、刘寄奴、血竭、续断、当归、川芎等，化瘀消肿，续筋接骨。用于跌打损伤和骨折等外伤病症。

➤ 因其破瘀活血，故可用治瘀凝阻滞的舌、喉病症，如木舌、失音，或作通窍解之。

➤ 土鳖虫、水蛭、虻虫均属虫类药，具有强有力的破血逐瘀、消癥散结作用。其中，虻虫性刚而猛，服后致泻利，药过即止；水蛭性阴而缓，服后不即泻，但其药性在体内持续较久，因而效佳；土鳖虫性较缓和，得中和之性，破而不峻，即使虚体也可配用。常用于胁腹部瘀血证，如肝脾肿大、肝区痛、小腹部包块等。

➤ 土鳖虫通络止痛，直达腰部。凡腰腿劳损、顽痹腰痛均可选用。单用焙黄研末，黄酒调服。亦可复方配对应用。腰肌劳损、腰背酸痛、腰椎增生，配鹿角霜、穿山甲粉，攻补兼施。腰扭伤，土鳖虫配血竭，用量5∶1。跌打损伤每配红花，瘀血配地龙，湿热配黄柏，寒湿配苍术，肾虚配杜仲、续断。

【药量】3~10克，炒黄研末吞服，每次1~1.5克，日1~3次。主张研末服用效更佳，无腥臭味。

【药忌】孕妇和有出血倾向者忌用，个别过敏体质慎用。

❦ 水蛭 ❦

【药原】出《神农本草经》，又名"马蜞"，出《名医别录》。用干燥体。

【药性】咸、苦，平，有毒。归肝、膀胱经。

【药效】破血逐瘀，化癥攻坚。

【药对】

水蛭、虻虫 均为吮血之品，逐瘀破结，化癥攻坚。咸胜血，血蓄于下，胜血者必以咸为主，以水蛭味咸为君；若走血，血结不行，破血者必以苦味助，以虻虫味苦为臣。又，水蛭下潜，虻虫上飞，在上之热随经而入，飞者抵之；在下之血为热所瘀，潜者当之。因此，仲景抵当汤、抵当丸均用此药对，是为后世破瘀攻坚的经典药对。

【方药治疗】

1. 心绞痛 水蛭、人参、胆南星、熊胆、牛黄用量比例100∶10∶10∶10∶1，共研末，装入胶囊内，每粒含药0.5克。每服5粒，日3次。（四川中医，2007，6∶63）

2. 血癥 水蛭、虻虫、三棱、莪术、干漆、牛膝、琥珀、肉桂、硇砂、大黄各等分为末，生地自然汁和米醋调匀为丸梧子大。每服10丸，空心，酒调下。治血癥气癥，腹硬如石。（《医统》卷32引《仁斋直指方》水蛭丸）

3. 下焦蓄血 水蛭、虻虫各10克，桃仁10克，大黄15~30克（酒洗），水煎服。（《伤寒论》抵当汤）又，炒水蛭、大黄、丹皮、红花各10克，当归30克，桃仁14个，生地15克，水煎服。治蓄血，小便利而大便结。（《辨证录》卷9大黄散瘀汤）

4. 痹痛 血竭、乳香、没药、白芍、当归各18克，狗骨15克，水蛭10克，麝香3克，细末，酒糊为丸如绿豆大。每服6克，酒调下。治寒湿相搏，血瘀经络疼痛。（《医学入门》卷8麒麟竭丸）

5. 月经闭止 生地90克，水蛭、虻虫、桃仁各50个，细末，蜜丸梧子大。每服5~7丸，酒调下。治月经顿然不行，心腹痛或成癥瘕。（《鸡峰普济方》卷17地黄通经丸）

6. 瘀血血崩 水蛭（炒）、桃仁、当归、制大黄各30克，细末，醋糊为丸梧子大。每

服 30 丸，空心醋汤下。治崩中内有瘀血，小腹急痛。（《普济方》卷 329 四仙丸）

7. 跌打伤损　炮乌头、当归、水蛭（炒）、炮附子、没药各 30 克，炮草乌 2 枚，细末。酒煮面糊为丸梧子大。每服 30 丸，温酒下。治跌打伤损，瘀血不出，腹胀气满，不得安卧。（《杨氏家藏方》卷 14 六神丸）又，乳香、没药、苏木、煅自然铜、降香、松节各 30 克，水蛭、血竭、生龙骨、川乌、地龙各 15 克，土狗 10 枚，细末。每服 15 克，酒调下。治铁打伤损。（《伤科补要》卷 4 四症神方）

8. 血小板增多症　水蛭 3 克（研末，冲），生地 30 克，生蒲黄、五灵脂各 15 克，丹皮、赤芍、土鳖虫各 10 克，虻虫 6 克，甘草 6 克，水煎服。连服 3～6 剂即效。治门静脉高压脾切除术后之血小板增多症，见发热、舌红、脉数等，有营血瘀热者，予凉血化瘀。虻虫易引起腹泻，虚人可去之。（秦亮甫经验方）

9. 突发性耳聋　水蛭、石菖蒲、柴胡、川芎各 10 克，丹皮、天麻、茯苓、泽泻、杜仲各 12 克，桑寄生、牛膝、龟甲各 15 克，白芷 6 克，水煎服。（浙江中医杂志，2008，5：276）

【药方】

1. 抵当汤　水蛭、虻虫各 10 克，桃仁 10 克，大黄 15～30 克（酒洗），水煎分服。治下焦蓄血，其人发狂者，以热在下焦，少腹当硬满，小便自利者，下血乃愈。所以然者，以太阳随经，瘀热在里故也，抵当汤主之。（《伤寒论》）又，用治妇人经水不下，并治男子膀胱满急，有瘀血者。（《金匮要略》）

2. 理冲丸　生水蛭 30 克，生黄芪 45 克，生三棱 15 克，生莪术 15 克，当归 18 克，知母 18 克，生桃仁（带皮尖）18 克，共研末，炼蜜为丸如梧子大。每服 6 克，开水送服，日 2 次。治妇女经闭不行，或产后恶露不尽，结为癥瘕，以致阴虚作热，阳虚作冷，食少劳嗽。亦治室女月闭血枯，并治男子痨瘵，一切脏腑癥瘕积聚等。（《医学衷中参西录》）

【专论】

抵当汤丸治疗神志异常　《伤寒论》抵当汤证的病位在胃、小肠、大肠三腑。血液运行全身，无处不到，但张仲景在六经病证中唯提出太阳、阳明蓄血，而病位涉及胃、小肠、大肠三腑。如同膀胱腑最易出现蓄水证样，该三腑在伤寒热病过程中最易出现蓄血证候，而这正是由三腑的生理、病理特点所决定的。同时，三腑之蓄血均可用抵当汤、抵当丸治疗，则反映三者之间存在更多的共性。从解剖形态方面看，三腑同为腔状结构，上下一贯相通，这不仅是其生理功能相互协调、病理相互影响的基础，也是对疾病治法可以相同的前提之一。可见，三腑"所生"之病必多属于血，若遇热邪，更伤其津而血易结，正属常理。此外，从阴阳性质来看，三者皆为阳，其病多实，所谓"阳道实"。又胃与大肠为燥腑、小肠为火腑，邪气传入三腑多化燥、化火，因此伤津耗液，其血必瘀。故《伤寒论》云"太阳随经，瘀热在里""热在下焦"。

抵当汤与抵当丸的药物组成相同，唯各药分量比例及服用方法不一，其区别在于丸药力缓，其适应证较轻；汤剂力峻，其适应证重。其汤方原制如下：水蛭（熬）、虻虫（熬、去翅足）各 30 个，桃仁（去皮、尖）20 个，大黄（酒洗）三两。水蛭味咸、苦，性平；虻虫味苦，性寒，二药俱入肝经。《注解伤寒论》："苦走血，咸胜血，虻虫、水蛭之咸苦以除蓄血。"当以水蛭为君，虻虫为臣，两药相协，专攻久新之蓄血，除瘀热互结之坚积。桃仁味苦、甘，性平，入心、肝、大肠经；大黄味苦、性寒，入脾、胃、大肠、肝、心经。成无己谓："甘缓结，苦泄热，桃仁、大黄以下热结。"桃仁甘润，能破瘀润燥，为佐；大黄泄热通腑，并能导邪从大肠排除，为使。全方共奏破瘀泄热之功，使血脉通利，腑气和降，周身气机调畅。

抵当汤丸适应证中，有一组神志异常的特殊症状。其太阳、阳明蓄血症见如狂、发狂、喜忘。后世乃至今天的大量临床试验，发现抵当汤（或加味）适应证中有其他神志异常症状，如神志模糊、昏迷、抽搐等。印会河《中医内科新论》载用抵当汤治疗 1 例外伤性癫痫；《黄帝医术临证切要》用抵当汤加味治愈 1 例 17 岁癫痫患者，除有发作性昏仆、抽搐外，平素亦有喜忘、如狂。王洪图等曾参与治疗 1 例高中 2 年级男生头部外伤后发癫痫，虽无如狂、喜忘，但昏仆、抽搐发作频繁，服西药抗癫痫药物影响学习效率，服止痉、化痰中药效不显。改用抵当汤加味，连服 3 月余，病情缓解，续用调脾胃化痰浊之剂，两年病愈，现已顺利完成大学学业。古今验案甚多，不赘举。王洪图提出的"脾胃是五脏藏神的关键"的观点，可以较好地说明抵当汤治疗神志异常的机制。该观点提出脾胃（大肠、小肠皆属于胃）是五脏气机升降出入的枢纽，脾胃功能直接或间接地影响全身，当然也影响着五脏所藏之神。因此，胃、小肠、大肠蓄血，气机失调，会出现神志异常症状，用抵当汤丸治疗自会效果显著。即使病位不在胃肠而出现神志异常，同样可以通过治疗脾胃而使相关脏腑的气机得到调整，逐渐治愈疾病。所以，抵当汤中之药不入脑，而能治脑之病；即使不入心，也可治心神之病。（《王洪图内经临证发挥》）

【前贤论药】

《神农本草经》：主逐恶血、瘀血、月闭，破血瘕积聚，无子，利水道。

《医学衷中参西录》"水蛭解"：为其味咸，故善入血分。为其原为噬血之物，故善破血。为其气腐，其气味与瘀血相感召，不与新血相感召，故但破瘀血而不伤新血。且其色黑下趋，又善破冲任中之瘀……最宜生用，甚忌火炙。凡破血之药，多伤气分，唯水蛭味咸专入血分，于气分丝毫无损……愚治妇女月闭癥瘕之证，其脉不虚弱者，恒用水蛭轧细，开水送服一钱，日两次。虽数年瘀血坚结，一月可以尽消。

【方药效用评述】

➤ 水蛭咸、苦，咸胜血，苦走血，性平而无寒热之偏。破血逐瘀力强，为古今医家赏用，治疗血瘀经闭、跌打伤损、癥瘕积聚。与虻虫、土鳖虫相配，逐瘀力强，如仲景抵当汤；若见体虚而又有癥积者，则与人参、当归相配，补益气血、逐瘀攻坚并行，如《温病条辨》化生回癥丹。若室女月闭血枯，或男子痨瘵，或妇女经闭不行，或产后恶露不尽，结为癥瘕，以致阴虚作热，阳虚作冷，食少劳嗽，则宜黄芪、当归、水蛭、三棱、莪术、桃仁同用，即《医学衷中参西录》理冲丸，是谓缓中补虚之剂。

➤ 用治跌打伤损，本品常配自然铜、乳香、没药、苏木，如《伤科补要》四症神方。用治瘀血血崩等则配大黄、桃仁、生地、当归或四物汤等，如《鸡峰普济方》地黄通经丸、《普济方》四仙丸。

【药量】 3~6克，丸散0.5~1克。

【药忌】 体虚者、孕妇忌用。无瘀血证者不宜用，即使要用，也必须配合补益药同用。

⚬穿山甲⚬

【药原】 又名鲮鲤甲，鲮鲤甲出《名医别录》，《本草图经》始名穿山甲。用穿山甲的鳞甲。砂汤醋淬后入药。

【药性】 咸，微寒。归肝、胃经。

【药效】 破瘀攻坚，通乳下乳，消痈溃坚。

【药对】

1. 穿山甲、鳖甲 穿山甲攻坚破瘀，鳖甲活血散瘀。二味相配，相须为用，对瘀阻癥积的攻破力量更强。如穿山甲（蛤粉炒成珠）、鳖甲（醋炙）各等分，为细末。每服10克，白汤调下。治疟母痞块。（《增补内经拾遗》卷3 双甲散）本方可以作为仲景《金匮要略》鳖甲煎丸的简化方，有久瘀缓攻之意。

2. 穿山甲、五灵脂 穿山甲攻坚破积，五灵脂活血化瘀。二味相配，相须为用，对瘀阻癥积的攻破力量更强。如穿山甲（尾足上者佳，烧透）、五灵脂（净者）各6克，为细末，次以巴豆6克（去壳，研碎）和前药末，仍用大蒜12克（去粗皮）于砂钵烂杵如泥。作一饼纳脐中，以绢帕系之。外以掌心上烘热，熨至八九次，闻腹中微响即通。治大小腑秘涩，诸药无验，不拘老幼。

3. 穿山甲、瓜蒌 穿山甲攻坚破积，瓜蒌化痰散结。二味相配，在临床上可治痰瘀互结者。又，乳痈初起或未溃破者，可以穿山甲破乳结，瓜蒌消乳肿，如穿山甲30克，瓜蒌1枚，同烧灰，为末。每服6克，空心，葱酒调下，至晚再服。治乳痈疼痛不可忍。（《圣济总录》卷128 鲮鲤散）

4. 穿山甲、猪苓 穿山甲主恶疮，破瘀血；猪苓利水道，解毒蛊，有相配治便毒者。如穿山甲15克（醋炙焦），木猪苓（醋微炙）10克，细末。每服6克，食前老酒调下。次依法醋煮，研膏敷之。治便毒肿结。（《仁斋直指方》卷23 退毒散）现可治直肠肿瘤等。

5. 穿山甲、白芥子 见"白芥子"篇。

【方药治疗】

1. 破瘀攻坚

（1）肝硬化：穿山甲（炮）、桃仁、土鳖虫、丹参各9克，鳖甲12~15克，生大黄6~9克，生黄芪15~30克，白术30~60克，党参15克。治肝硬化，瘀血郁肝、脾气虚弱。（姜春华验方）又，三七、水蛭各10克，白术、黄芪各40克，紫草、炮山甲各15克，随症加减，水煎服。治肝硬化腹水。又，用炮穿山甲、鳖甲、牡蛎、黄芪、麦冬、三七粉等制成合剂，每次 30 毫升，日 3 次，150 天为 1 个疗程。治肝纤维化。

（2）疝气：穿山甲 10 克，小茴香 6 克，细末。每服 6 克，日 2 次。治疝气膀胱疼痛。（《滇南本草》）

（3）肠痈：穿山甲、黄芪、当归、金银花、白芷、防风、川芎、瓜蒌仁各 6 克，水煎服。治肠痈，小腹胀痛，里急后重，时时下脓。（《证治准绳·类方》卷 3 排脓散）

（4）肉瘿：穿山甲末 3 克（冲），玄参、生牡蛎各 30 克，浙贝母、青皮、炒白芥子各 10 克，日 1 剂，水煎服。用于肉瘿、瘰疬。

（5）慢性前列腺炎：柴胡、红花各 6 克，当归、穿山甲、桃仁、天花粉、黄柏、制大黄各 9 克，败酱草、山药、淫羊藿、肉苁蓉各 15 克，甘草 3 克。日 1 剂，水煎服。20 天为 1 个疗程。是复元活血汤加味。

（6）术后肠梗阻：炮穿山甲粉 3 克（冲），莱菔子、厚朴各 20 克，大黄、桃仁、三棱、莪术各 10 克，蒲公英、皂角刺、枳实各 15 克。呕吐加半夏、砂仁，瘀血明显者加赤芍 10 克、夏枯草 20 克。日 1 剂，水煎服。治外科手术后粘连性肠梗阻。

（7）子宫肌瘤：穿山甲、三七粉、三棱、莪术、当归、桂枝各 100 克，研末，炼蜜为丸，每日 3 次，每次 9 克，15 日为 1 个疗程。

（8）卵巢肿瘤：穿山甲、五灵脂（醋炒）、延胡索、黑丑、醋大黄、三棱（醋炒）、莪术（醋炒）、当归、川芎、丹参、肉桂、川牛膝各 30 克，共焙干，研末和匀。再加麝香 0.06 克和匀。也可制成蜜丸。每日 3 次，每次 6～9 克。

（9）膜样痛经：穿山甲、血竭、三七粉、川贝各等分，共研细末和匀，每服 2 克，日 2 次。月经行经期停服。

2. 通乳下乳

（1）产后乳汁不通　穿山甲 30 克，为细末，每服 3 克，酒调服。产后乳汁不通，乳结痈肿。（《妇人大全良方》卷 23 涌泉散）

（2）产后少乳：穿山甲、王不留行各 9 克，天花粉、当归身各 45 克，木通、甘草各 6 克，猪前蹄 1 只煮烂，取汁煎药服。外用旧木梳烤热，梳乳上。功专催乳。（《良朋汇集》卷 4 涌泉汤）又，穿山甲 3 克（炒），胡桃仁 1 个（去皮，捣烂），捣合一处，黄酒调服。治妇人少乳、乳汁不行。（《医学六要》卷 7 胡桃散）

（3）经行乳胀：穿山甲、王不留行各等分，研末，每次 15 克。（朱小南经验）

（4）急性乳腺炎：穿山甲粉 3 克（冲），瓜蒌、金银花、天花粉各 30 克，皂角刺 15 克，路路通、牛蒡子、甘草各 10 克，水煎服。乳痈初起或已成脓，但尚未溃破。

3. 消痈溃坚

（1）痈疽：穿山甲、小茴香各 60 克，木香 45 克，延胡索、白牵牛、陈皮、甘草各 30 克，细末。每服 6 克，日 2 次。治痈疽疮疖初起，红肿热痛，肾痈、便毒、乳吹等。（《局方》卷 8 复元通气散）又，穿山甲、皂角刺、白芷、川芎、牛蒡子各 6 克，黄芪 15 克，金银花、当归各 10 克。水酒各半煎服。治痈毒内已成脓而未溃破。（《医学心悟》卷 6 透脓

散）

（2）无名肿毒、痈疽发背：炙穿山甲、黄芪、白芷、当归、生地各9克，水酒各半煎服。（《串雅内编》卷2五虎下西川）

（3）疗疮初起未成脓者：穿山甲、皂角刺各12克，天花粉、知母各18克，乳香、没药各10克，全蜈蚣3条，服之立消。（《医学衷中参西录·药物》）

（4）便毒、便痈：穿山甲15克，猪苓6克，细末。每服6克，温水下。治便毒、便痈。（《仁斋直指方》卷5）

【药方】

1. 代抵当汤　穿山甲、大黄、生地、当归尾各9克，降香、桃仁各6克，肉桂、芒硝（冲）各3克，水煎服。治胁痛因瘀血而致。（《医宗必读》卷8）

2. 血郁汤　青皮、通草、赤芍、降香、苏木、山楂、麦芽各克，香附6克，红花2克，水酒各半煎，入桃仁泥2克，韭汁75毫升。治七情郁结，起居失宜，闪挫跌仆，瘀血内停，身有痛处如针刺，胸胁不宽，大便黑色，脉沉涩而芤。（《证治准绳·类方》）

3. 六军丸　穿山甲、蜈蚣、蝉蜕、全蝎、僵蚕、夜明砂各等分，为细末，神曲糊为丸，如粟米大，每服2克，空腹酒送下。治瘰瘤已成未溃。（《外科正宗》卷2）

4. 振癫丸　穿山甲、当归、制马钱子、乳香、没药各30克，人参、白术各60克，全蜈蚣12克，为细末，炼蜜为丸如梧子大。每服6克，温酒送下，日1次。治偏枯、痹木。（《医学衷中参西录》）

5. 化毒丸　穿山甲15克（虚者10克），僵蚕10克，生大黄30克，蜈蚣1条，当归尾15克，细末。每6克，酒调，日2次。治杨梅疮。（《医学入门》卷8）

【医家经验】

龙之章《蠢之医》用穿山甲　以为本品为和平将军，其功非大黄、巴豆所能及。盖大黄、巴豆只能功破实积，而穿山甲兼可透达虚积也。治一妇人经痛，用穿山甲一两，加麝香少许，黄蜡为丸，日服一钱，未旬日而愈。一男子虚劳寒热不止，穿山甲末、青黛各一两，黄蜡为丸，日服二钱，不旬日寒热即止。又治一蛊症诸药不效，不能补又不能泻，脉见阴沉，穿山甲末二钱，麝香少许和匀，茶调服。服后大汗，肿硬即消。

【前贤论药】

《得配本草》：得肉豆蔻，治气痔脓血；配猪苓，醋炒，酒调下，治便毒；入五积散，治浑身强直。

《药鉴》：同木通、夏枯草，捣末酒调，治乳奶肿痛；佐猬皮、黄芩研细汤送，止痔漏来血；以柴胡为君，又能却暑结之疟邪；以大力子为君，又能够透痈疽之头点。

《嵩崖尊生书》：性主走窜经络，行散不可服多。

《医学衷中参西录》"穿山甲解"：其走窜之性，无微不至，故能宣通脏腑，贯彻经络，透达关窍。凡血凝血聚为病皆能开之……并能治癥瘕积聚、周身麻痹、二便闭塞、心腹疼痛。若但知其长于治疮而忘其他长，犹浅之乎视山甲也。

【方药效用评述】

➤ 本品破瘀攻坚，善治各肿宿瘀癥积，常配鳖甲、大黄、桃仁、三棱、莪术等，合而缓攻，用治肝硬化、粘连性肠梗阻、慢性前列腺炎、妇女膜样痛经、子宫内膜异位症、子宫肌瘤、输卵管不通引起的不孕症等病。

➤ 《本草纲目》有引谚云："穿山甲、王不留，妇人食了乳长流。"本品可配王不留行、天花粉、皂角刺等，通乳下乳，治疗产后乳汁不通、产后少乳；且可消肿散结，治疗乳吹、乳痈、乳癖和经行乳胀等。

➤ 顽固性带下可视为内痈，用外科痈疡方治之。如用仙方活命饮，而且加倍量用穿山甲取效。本品又有用于其他顽症者，如白细胞减少症，用黄芪 30 克浓煎，送服穿山甲粉 4.5 克。又，尿血症由瘀血所致者，可用炮穿山甲研末，每次 1.5～1.8 克。

➤ 穿山甲内治有开破透达之功，外治有凝闭血液之效。内外治法，效用迥然不同。如黄星楼治血友病外伤出血不止，敷以穿山甲末（蛤粉炒透为末）立止。

➤ 炮制：砂炙消痈肿、祛风湿，醋淬通经下乳。

➤ 穿山甲目今属国家一级保护动物，已不入药。今列之仅供文献参考，也可以土鳖虫代之。

【药量】煎剂 5～10 克，研末每次 1～15 克，以研末效佳。

【药忌】孕妇及出血者忌用。《本草经疏》："痈疽已溃不宜服。"

第六章　化痰止咳药、理气药

化痰止咳药分为温寒化痰、清热化痰、止咳平喘 3 类。温寒化痰，治寒痰以温药，如半夏、天南星等。石菖蒲化痰解郁，有开窍醒神之效，亦附述于此。清热化痰，治热痰以寒药，如瓜蒌、贝母等。止咳平喘，治咳嗽、喘息之症，如杏仁、苏子等。理气药治气滞之证，不少理气药，如枳实、陈皮，常与化痰药同用，故列于一章，分述之。

第一节　温寒化痰药

⁑ 半夏 ⁑

【药原】出《神农本草经》。用块茎。

【药性】辛，温。归脾、胃、肺经。

【药效】和胃止呕，化痰安神，散寒祛痰，利咽开音，镇痛散结。

【药对】

1. 半夏、陈皮　半夏化痰降逆，陈皮理气和胃，二味相配，则化痰和胃作用更强。而且二药均以陈者为佳，故世称为二陈。此组药对是二陈汤（半夏、陈皮、茯苓、甘草）、温胆汤（半夏、陈皮、茯苓、甘草、竹茹、枳实）的主要组成部分。药对方如半夏（水煮熟）、陈皮各 30 克，粗末。每服 12 克，生姜 7 片，水煎温服。治停痰冷饮呕逆。（《局方》卷 4 橘皮半夏汤）又，橘皮 15 克（去皮），半夏 6 克（汤洗 7 次），为末，分 2 次服。每服 10 克，入生姜 10 克水煎，至七分去渣温服。治痰壅咳嗽，久而不已。（《宣明论方》卷 9 橘皮半夏汤）

2. 半夏、厚朴　半夏和胃化痰，厚朴理气降逆，用于痰气上逆之呕吐、腹胀并咽部不适者，如《金匮要略》半夏厚朴汤治梅核气，咽中如有炙脔。药对方如《小儿药证直诀》梓朴散，厚朴 30 克，半夏（汤泡 7 次，姜汁浸）10 克，米泔水浸。去厚朴，只研半夏。每服 1.5 克，薄荷汤下。治小儿吐泻、痰惊。

3. 半夏、瓜蒌　半夏化痰散结，瓜蒌宽胸通阳，同用可治胸痹、脘痞，为心胃同治的有效药对。二药加薤白为瓜蒌薤白半夏汤（《金匮要略》），治胸痹心痛彻背，痰结而心阳不通者。二药加黄连为《伤寒论》小陷胸汤，治心下痞而不痛，痰热互结者。药对方，如半夏 30 克，瓜蒌 1 枚，剉如麻豆大，每服 15 克，水煎服。治心下坚痞，急痛彻背，短气烦闷。（《普济方》卷 187 半夏汤）

4. **半夏、枳实** 半夏化痰和胃，枳实理气除痞，治痰气壅阻者。如：半夏、枳实各等分加麦芽。每服21克，生姜5片，水煎服。治内伤饮食，痰气壅阻，呕逆不食，腹胀咳嗽。（《证治准绳·类方》卷1引《局方》）又，半夏枳术胶囊（每粒含姜半夏、枳实各1克，白术1.8克），每服2粒，日3次。用治功能性消化不良。

5. **半夏、防风** 半夏化痰和胃，防风祛风疏解，合而治风痰上壅，胃气不降。如半夏、防风各30克为末，和捣为丸如梧子大。每服10丸，以荆芥薄荷汤下。治风痰眩晕头痛，酒癖停饮，呕逆恶心，肠中水声。（《普济方》卷104）

6. **半夏、附子** 半夏化痰止呕，附子温阳散寒，可用于寒凝痰结引起的腹痛、呕吐、痰嗽。附子、半夏是"十八反"之一，一般不作配伍。然而张仲景却反其道而行之，以为反激逆从之治。如《金匮要略》附子粳米汤用炮附子为君药、半夏为臣药组方，治腹部冷痛，肠鸣呕吐等。而《济生方》二生汤则以生附子、生半夏等分为细末，水煎服，专治寒痰。可见，针对寒痰、水饮顽证，附子、半夏二者同配，并没有毒副不良反应，反而可增强疗效。具体方法可见本篇"方药效用评述"。又，半夏、乌头，见乌头篇"方药效用评述"。

7. **半夏、猪苓** 半夏化痰理气，猪苓导水泄浊，二味相配能导肾气而使之通。用治年壮气盛，情欲动心，所愿不得，意淫于外之梦遗白浊。如猪苓60克，半夏30克，先将半夏炒至黄色不令焦，地上出火毒，取半夏为末，以一半猪苓末，调匀和丸如梧子大，再将余猪苓末同炒微裂，不入油炒。每服40丸，温酒或盐汤下。也常服于申未时，冷酒下。（《济生续方》卷3猪苓丸）

8. **半夏、夏枯草** 见"夏枯草"篇。

9. **半夏、麦冬** 见"麦冬"篇。

10. **半夏、生姜** 见"生姜"篇。

11. **半夏、天南星** 见"天南星"篇。

12. **半夏、贝母** 见"贝母"篇。

13. **半夏、枇杷叶** 见"枇杷叶"篇。

14. **半夏、人参** 见"人参"篇。

15. **半夏、天麻** 见"天麻"篇。

【方药治疗】

1. 和胃止呕

（1）呕吐：姜半夏20～30克，生姜15～30克，茯苓50克，水煎服。治呕吐。（《金匮要略》小半夏加茯苓汤）又，半夏、陈皮各180克，茯苓100克，甘草60克，粗末。每服15克，生姜7片、乌梅1枚，水煎服。治呕吐恶心，头眩心悸，脾胃不和，湿痰所致。（《局方》卷4二陈汤）

（2）气逆欲吐：竹叶10克，生石膏30～60克，麦冬30～60克，姜半夏15～30克，人参15克，甘草10克，粳米30～60克，水煎服。治虚羸少气，气逆欲吐。（《伤寒论》竹叶石膏汤）

（3）妊娠呕吐：干姜、人参各 30 克，半夏 60 克，为末，以生姜汁糊为丸如梧子大。每服 10 丸，日 3 次。治妊娠呕吐不止。（《金匮要略》干姜人参半夏丸）又，陈皮、半夏、茯苓各 10 克，砂仁 3 克，甘草、白术 6 克，水煎服。治恶阻。（《会约医镜》卷 14 加味茯苓半夏汤）又，清半夏 30 克，水煎去渣取汁 100 毫升，调入山药末 30 克，再煎三四沸成糊状，调入白砂糖适量，稍冷后频食。日 1 剂。治妊娠呕吐。如有热见烦躁，口干舌红，芦根 60 克、半夏 30 克，水煎服。

（4）痞：半夏 10～30 克，黄芩 10～20 克，黄连 6～10 克，党参 10～20 克，炙甘草 10 克，干姜 10 克，大枣 3 枚，水煎服。治心下痞，呕逆、嗳气、吞酸。（《伤寒论》半夏泻心汤）又，瓜蒌 30 克，半夏 20 克，黄连 10 克，水煎服。心下痞，按之痛，脉浮滑。（《伤寒论》小陷胸汤）

2. 降肺化痰

（1）咳喘：半夏、款冬花各 12 克，紫菀、桂心、生姜、细辛、阿胶、五味子、甘草各 6 克，水煎服。治咳逆喘息如水鸡声。（《千金要方》卷 5 九味汤）

（2）肺痿：半夏 30 克，生姜、橘皮、白术、桂心各 15 克，水煎服。治虚寒肺痿，喘鸣逆气，多饮呕吐者。（《外台秘要》卷 10 引《删繁方》半夏肺痿汤）又，麦门冬汤治肺阴虚热之肺痿。

（3）喘急：半夏 7 枚（汤洗 7 次），炙甘草、炒皂荚各 1 寸，姜 2 片，水煎服。治风痰喘急。（《苏沈良方》千缗汤）

（4）咳嗽：制半夏 30 克，黄芩 6 克，为细末，姜汁打糊为丸，绿豆大。每服 70 丸，姜汤食后服。治上焦热痰咳嗽。（《袖珍方》）又，半夏、天南星各 30 克，白术 45 克，为末，薄糊为丸梧子大。每服 50～70 丸，姜汤下。治湿痰咳嗽。（《活法机要》白术丸）

（5）哮：射干 10 克，麻黄 10～15 克，细辛 6～10 克，紫菀 10～20 克，姜半夏 15～20 克，款冬花、五味子、甘草各 10 克，姜 2 片、枣 3 枚，水煎服。治哮喘而喉中水鸡声。（《金匮要略》射干麻黄汤）半夏、杏仁、麻黄各 10 克，枳壳、桔梗、苏叶各 6 克，甘草 3 克，水煎服。治风痰哮，喉中痰声不断。（《杏苑生春》卷 5 半夏杏仁汤）

（6）痰饮：半夏（水煮熟）、陈橘皮各 30 克，粗末。每服 12 克，生姜 7 片，水煎温服。治停痰冷饮呕逆。（《局方》卷 5 橘皮半夏汤）又，茯苓 90 克，半夏 150 克（泡），粗末。每服 12 克，姜 7 片，水煎服。治痰饮停留，胸闷膈满，恶心气短，饮食不下。（《局方》卷 5 茯苓半夏汤）

（7）支气管扩张：生半夏、炙款冬花、前胡各 10 克，南天竹、川贝各 6 克，黄荆子、醉鱼草各 12 克，枣 3 枚，姜 3 片，水煎服。治支气管扩张痰多。咯血加大小蓟各 18 克，血余炭 12 克，煅花蕊石 15 克。（朱良春经验方）

3. 和胃安神

（1）胃气不和失眠：姜半夏 30 克，秫米 60 克，水煎以米熟为度，取汁 200 毫升，轻者睡前服，重者日 3 次。治胃不安则卧不安。（《灵枢·邪客》半夏秫米汤）又，胸脘满

闷，舌红苔黄腻者，加鲜莱菔120克。又，百部、半夏各30克，水煎服。治胃不安则卧不安。（《识小录》）

（2）肝胃不和失眠：夏枯草、半夏各10克，浓煎服之。治失眠属肝胃不和、痰火上扰。可配用珍珠母、生龙骨、生牡蛎各30克，以重镇安神，入肝安魂。

（3）心胆虚烦失眠：半夏、竹茹各75克，枳实、橘皮、甘草各30克，生姜60克，粗末，水煎分3次服。治大病后虚烦不得眠。（《外台秘要》卷17引《集验方》温胆汤）《三因方》卷9加茯苓，治心胆气虚，虚烦不眠，触事生惊，夜多异梦，眩悸呕恶，或癫痫。《仁斋直指方》卷1加酸枣仁，治小儿惊悸顽痰。

（4）梦遗：《济生续方》卷3猪苓丸，见半夏、猪苓药对。

4. 化痰利咽开音

（1）咽痛：姜半夏、桂枝、炙甘草各等分为散，温水送下。或倍其量煎汤，徐徐咽下。治少阴病，咽中痛。（《伤寒论》半夏散）

（2）失音：制半夏15克，水煎去渣，入米醋70毫升，待半冷后加鸡蛋清2个搅匀，徐徐含咽，不拘时，日1剂。用于痰火互结，咽部充血水肿之实证。

（3）梅核气：姜半夏20克，厚朴10克，苏叶10～30克，生姜10克，茯苓30～50克，水煎服。用治咽中如有炙脔，吐之不出，咽之不入。后世称为梅核气。（《金匮要略》半夏厚朴汤）

（4）咽喉不利：麦冬30～60克，姜半夏15～30克，人参15克，甘草10克，粳米30～60克，大枣12枚，水煎服。治咳逆上气，咽喉不利，止逆下气。（《金匮要略》麦门冬汤）

5. 散寒祛痰

（1）腹部胀痛：炮附子1枚，半夏10～20克，甘草10克，粳米30克，大枣10枚，水煎服。治腹部冷痛，肠鸣呕恶等。（《金匮要略》附子粳米汤）又，蜀椒20～30克，炮附子1枚，半夏20克，干姜、甘草各10克，粳米30克，治寒疝腹痛。（《外台秘要》卷7引《小品方》蜀椒解急汤）

（2）风痰眩晕：生天南星、生半夏各30克，天麻15克，白面45克，为细末，水丸梧子大。每服30丸，水煎姜汤下。治风痰头晕目眩，吐逆烦闷，饮食不下，并咳嗽痰盛，呕吐涎沫。（《局方》卷4化痰玉壶丸）

（3）痰血凝结：半夏、五灵脂等分为末，姜汁浸蒸饼作丸如梧子大，每服20丸。治痰血凝结。（《是斋百一选方》紫芝丸）方中半夏化痰，五灵脂活血，用于痰瘀互结之证。

【外用治疗】

1. 痔 生半夏为末，先以姜汁洗谷道，次以半夏末泡汤下之。治痔疮初起。（《普济方》卷296引《卫生家宝方》半夏散）

2. 乳痈 生半夏1个为末，葱白寸段，捣和为丸，绵裹塞鼻。治乳痈初起。（《仙拈集》卷3半夏丸）

【药方】

1. 半夏秫米汤　姜半夏 30 克，秫米 60 克，水煎以米熟为度，取汁 200 毫升，轻者睡前服，重者日 3 次。治胃不和则卧不安。（《灵枢·邪客》半夏秫米汤）

2. 小半夏加茯苓汤　姜半夏 20～30 克，生姜 15～30 克，茯苓 30～50 克，水煎服。治诸呕吐，谷不得入。（《金匮要略》）

3. 大半夏汤　半夏 30 克，人参 10 克，白蜜 15 克，以水和蜜扬之，煮药取汁分服。治胃反呕吐，朝食暮吐，暮食朝吐。（《金匮要略》）

4. 二陈汤　半夏、陈皮各 180 克，茯苓 110 克，甘草 60 克，粗末。每服 15 克，生姜 7 片、乌梅 1 枚，水煎服。治湿痰呕恶，咳嗽痰多，胸膈痞闷，头眩心悸，脾胃不和。（《局方》卷 4）

5. 温胆汤　半夏、茯苓、竹茹各 75 克，枳实、橘皮、甘草各 30 克，生姜 60 克，粗末，水煎分 3 次服。治大病后虚烦不得眠。（《三因方》卷 9）今治心胆气虚，虚烦不眠。

6. 对姜丸　干姜 600 克，半夏、天南星各 300 克，细末。姜汁糊丸梧子大。每服 30～50 丸，米饮下。治风痰头眩欲吐，不得安卧。（《鸡峰普济方》卷 18）

7. 化痰玉壶丸　生天南星、生半夏各 30 克，天麻 15 克，白面 45 克，为细末，水丸梧子大。每服 30 丸，水煎姜汤下。治风痰头晕目眩，吐逆烦闷，饮食不下，并咳嗽痰盛，呕吐涎沫。（《局方》卷 4）

8. 半硫丸　半夏（汤洗 7 次，焙干为细末）、硫黄（研令极细）各等分，以姜汁同煎，加干蒸饼入臼内杵为丸，如梧子大。每服 15～20 丸。治阳虚阴寒之老人虚冷便秘。（《局方》）

9. 半夏白术天麻汤　半夏、陈皮各 6 克，白术、神曲各 3 克，人参、黄芪、泽泻、茯苓、苍术、天麻各 2 克，干姜、黄柏各 1 克，粗末，水煎服。治痰厥头痛头晕。（《脾胃论》卷下）

10. 半夏泻心汤　半夏 10～30 克，黄芩 10～20 克，黄连 6～10 克，党参 10～20 克，炙甘草 10 克，干姜 10 克，大枣 3 枚，水煎服。治心下痞，呕逆、嗳气、吞酸。（《伤寒论》）

【医案】

➤ 秀氏，产后不寐，脉弦，呛咳，与《灵枢》半夏汤，先用半夏一两不应，次服二两得熟寐，又减至一两仍不寐，又加至二两又得寐，于是竟用二两。服七八贴后以外台茯苓饮收功。故云：半夏一两和胃，二两安寐。（《吴鞠通医案》卷 4）

➤《医学秘旨》有治不睡方案，余尝治一人患不睡，心肾兼补之药遍不效。诊其脉，知为阴阳违和，二气不交，以半夏三钱、夏枯草三钱浓煎服之，即得安睡。仍投补心等药而愈。盖半夏得至阴而生，夏枯草得至阳而长，是阴阳配合之妙也。（《冷庐医话》卷 3 不寐门）

【医家经验】

1. 叶天士用半夏泻心汤

（1）基本方：《外感温热篇》："脘在腹上，其地位处于中，按之痛，或自痛，或痞胀，当用苦泄，以其入腹近也，必验之于舌，或黄或浊，可与小陷胸汤或泻心汤。"《临证指南医案》用半夏泻心汤常去大枣、甘草，加枳实宣通，或宗生姜泻心汤法，减干姜加生姜或姜汁，即用半夏、黄芩、黄连、人参、枳实、姜为基本方，加减出入。

（2）痞：痞闷为气分之郁，苦泄辛散。湿热内结，痞闷不食去黄芩，加茯苓、橘红和胃；中痞恶心去参，加杏仁轻泄肺气。湿遏食滞，胸痞自利如结胸，去人参、枳实，加厚朴、郁金、白蔻仁、滑石，清解湿浊。肝病及胃，心下坚实，疼痛拒按，去人参，加白芍以通降。

（3）呕：阳虚或饮邪阻气，基本方加附子辛热通阳。寒邪犯胃者基本方加姜汁，止呕降逆。肝气犯胃，胸胁满呕逆，泄肝和胃，苦泄辛散，少佐甘酸化阴。脘痛呕酸，关格之渐，去黄芩加竹沥开痞通阳。如见上不纳食、下不通便之关格，基本方去黄芩，加茯苓，或白芍、附子通胃阳。因而，治湿热痞、呕，舌苔黄浊，则宗上基本方去人参。如舌白不渴，则用杏仁、白蔻仁、陈皮、桔梗等微辛微苦之品。

2. 王洪图论温胆汤临床应用

（1）温胆汤的化裁：《三因方》已在《集验方》基础上增加茯苓、大枣两味药，从而使该方适用范围明显扩大。后世医家又总结出不少加减化裁之法，如心虚神怯加人参，烦热者加黄连，痰滞者加胆南星等。加黄连者名为黄连温胆汤；加柴胡、黄芩者又名柴芩温胆汤；《证治准绳》去竹茹加酸枣仁、五味子、远志、熟地黄、人参，名为十味温胆汤。现今加减化裁应用温胆汤于临床，其所治病证包括各科病证30多种，主要是精神神经性疾病、心脑血管疾病、消化系统疾病。

（2）温胆汤的适应证：应具备两组症状：一是惊悸、胆怯、健忘、头晕、头痛等精神神经性症状；二是消化系统的症状，如食欲差、恶心、腹胀满、大便不调（或溏或秘）等。其脉弦或弦滑，其舌苔多薄腻。若属温胆汤证均应见有上述两组症状之一，甚至两者兼见。

（3）柴芩温胆汤：本人习惯用法是加柴胡8克、黄芩12克，陈皮改为青陈皮各6克，名柴芩温胆汤。一般不用大枣、生姜，减去了性温的药物种类。这种加减是基本加减。失眠以柴芩温胆汤原方用之，心烦懊侬者加栀子、豆豉，多梦纷纭者加龙骨，头疼者加川芎、白芷。

（4）应用经验：

①斑秃：加桃仁、红花、川芎活血药物，大约15天后生出细黄或白色毛发，改用补血药物，以四物汤为主，或于柴芩温胆汤中加当归、生地、桑椹等，10余日后其发转黑。

②心悸或冠心病：加杏仁、生薏苡仁，含有茯苓杏仁甘草汤方在内。所谓"胆心综合征"用之最宜。

③妇女更年期综合征：去柴胡加青蒿，含蒿芩清胆汤方义，尚可加女贞子、旱莲草补肾阴。

④癫痫：原方重用半夏18～20克，加桃仁、红花。

⑤儿童多动症、抽动秽语综合征、儿童痉挛症：儿童多动症用西药治疗，采用"兴奋剂"，后两病则用"镇静剂"。中药治疗皆可以温胆汤为主方，加用钩藤、炒栀子、菊花等。

⑥抑郁症、躁郁症：原方加郁金。

⑦阳痿：原方加芍药、蜈蚣。

⑧胆囊息肉：加乌梅、夏枯草。

⑨夜卧惊呼："肝在声为呼"，肝胆互为表里，肝病治胆，本方加当归、龙骨、牡蛎养肝安魂。

⑩神经性呕吐：加生牡蛎、夏枯草、炒栀子。（《王洪图内经临证发挥》）

3. 熊继柏运用温胆汤

（1）温胆汤加味：一是增强温胆汤清热化痰的功效，二是兼顾疾病的特殊症状。

①增强清热化痰功效：温胆汤酌加黄连、黄芩、大黄等，可增强清热泻火之力。黄连主入心经，痰热扰心，见心悸、胸痹、不寐、梦游、癫狂等，多加黄连。黄芩主入肝胆经，痰热阻滞少阳，耳鸣、耳聋者，多加黄芩。大黄味厚通泻，善于通便，兼见便秘者多加大黄。此外，患者狂躁、彻夜不眠，加石菖蒲、远志、天竺黄可化痰浊，开心窍，定神明。若患者不寐兼见皮下结节，加土贝母、白芥子以化其皮里膜外之痰。

②兼顾疾病特殊症状：见头晕头痛者，加天麻、钩藤、全蝎平息内风，或白芷、川芎、藁本、菊花疏散外风。兼见鼻塞不通，加苍耳子、辛夷、白芷、薄荷通鼻。妊娠恶阻，加苏梗、砂仁、黄芩止呕安胎。

③十味温胆汤：温胆汤去竹茹，加人参、熟地、酸枣仁、远志、五味子。临床以此方加减，去熟地滋腻、五味子酸敛，以防壅助痰热；加竹茹、丹参清热化痰、活血通脉，合为经验方，亦可视为温胆汤的加味方。清热化痰、益气通脉，治疗心悸、胸痹属气虚兼有痰瘀者。

（2）温胆汤与他方合方：

①与"经方"合方：包括小陷胸汤、瓜蒌薤白半夏汤、枳实薤白桂枝汤、旋覆代赭汤、厚朴大黄汤、泻心汤、防己黄芪汤、芍药甘草汤、甘麦大枣汤、酸枣仁汤，其运用多遵循经方方证相应的临证思维。如见喜悲伤欲哭，象如神灵所作，数欠伸，则予温胆汤清化痰热治本，又合甘麦大枣汤兼顾脏躁。

②与"时方"合方：包括丹参饮、颠倒木金散、通窍活血汤、失笑散、桃红四物汤、孔圣枕中丹、安神定志丸、天麻四虫饮、苍耳子散、王氏通气散、五味消毒饮等。如患者经前呕吐，4年不愈，甚则呕苦，经期滞后，月经色暗量少，舌苔薄黄，脉滑。其呕吐因于痰热无疑，然又见月经后期、经血量少色暗，此瘀阻胞宫之征，且患者之呕吐随月经而

发，4 年不愈为久病多瘀。以桃红四物汤与温胆汤合用治之，兼顾痰热、血瘀，仅予 10 剂，四年之痼疾竟瘳。

（3）温胆汤与他方先后：对于病机复杂者，或以他方与温胆汤交替使用；或先以温胆汤治疗，再以他方善后；或先以他方治疗，再以温胆汤善后。如患者脱发 3 个月，头部渗油脂，伴严重失眠，食纳较差，舌红，苔黄腻，脉滑。先予温胆汤安其心神，和其胃气，以复血之化源；再投神应养真丹合苓泽饮，养血祛风化湿以治脱发。两方交替使用，兼顾疾病的复杂病机。再如，患者反复呕吐清水痰涎，量多色白，以晨起、上午为甚，迁延 1 个月未愈，兼见脘腹胀满，嗳气厌食，吐后觉舒，大便溏薄，舌淡红，苔白滑，脉滑。此系痰饮呕吐，以胃苓汤治之。复诊时患者前症均见减缓，然又见口苦、苔黄厚腻，为痰湿微有化热之象，又投温胆汤以善其后。（中国中医药报，2021，1，22）

4. 黄煌论用半夏方

（1）半夏泻心汤是胃病专方，虽可治他病，但多伴有上消化道症状。本方证多见于体质较好的中青年人，多伴有睡眠障碍及腹泻倾向；其唇舌红，舌苔多见黄腻，但脉象没有明显特征。本方证的病机是寒热错杂，中虚热结。半夏泻心汤寒热补泻同用，只要是胃炎，虽舌红不忌姜、夏，虽舌淡不避芩、连。本方以胃肠道症状为主，而黄连温胆汤证的精神症状更为突出，如失眠、心烦、心悸、易惊、多梦。与香砂养胃丸也不同，彼方多用于面色黄、消化不良者，而本方多用于胃中有夹热者。故柯韵伯说："凡呕家夹热者，不利于香砂橘半，服此方而晏如。"（《伤寒附翼·太阳方总论》）服用本方有效后，需小剂量守方常服，疗程常在 3 个月以上。停药以后，可常常食用生姜红枣汤。

（2）《金匮要略》大、小半夏汤均是止呕方。其区别在于其一，小半夏汤以呕为主症，恶心感突出；而大半夏汤以吐为主症，通常吐之前没有恶心表现；其二，小半夏汤证是谷不得下，大半夏汤证是能进食，但因消化障碍而被迫吐出；其三，小半夏汤证不食亦吐，甚者食不得下；大半夏汤证食后则吐，不食则不吐；其四，大半夏汤腹证有心下痞硬；小半夏汤证至多心下痞，但不硬。（《黄煌经方医话·临床篇》第 2 版）

【前贤论药】

《注解伤寒论》：辛者散也。半夏之辛以散逆气，以除烦呕，辛入肺而散气，辛以散结气，辛以发音声。

《本草衍义》：今人唯知去痰，不言益脾，盖能分水故也。脾恶湿，湿则濡而困，困则不能制水。经曰：湿胜则泻。一男子夜数如厕，或教以生姜一两碎之，半夏汤洗，与大枣各三十枚，水一升，瓷瓶中慢火烧为熟水，时时呷，数日便已。

《本草汇言》：辛温善散，辛能理气开郁，温能攻表和中，所以风、寒、暑、湿四气相搏，郁滞不清，非半夏不能和；七情六郁，九气所为，结塞于中，非半夏不能散。

《本草纲目》卷 17：半夏能主痰饮及腹胀者，为其体滑而味辛性温也。涎滑能润，辛温能散亦能润，故行湿而通大便，利窍而泄小便。所谓辛走气，能化痰，辛以润之是矣。

《嵩崖尊生书》：祛湿分水实脾，能开寒痰气郁。若系阴虚血少，津液不足大忌，血、渴、汗家三禁，古人之言有矣。此本脾胃经药，贝母代者大非。

《药征》：半夏主治痰饮、呕吐也。旁治心痛、逆满、咽中痛、咳、悸、腹中雷鸣……历观此诸方，半夏主治痰饮、呕吐也明矣，其余诸证呕而有痰者，一是皆半夏治焉。

【专论】

温胆汤和脏热腑寒　温胆汤方收录于《千金要方》《外台秘要》中。《外台秘要》标明其方源于《集验方》，且云"出第五卷"。考《集验方》乃南北朝姚僧垣所撰。原方由生姜、半夏、橘皮、竹茹、枳实、炙甘草六味药物组成。甘草性平，竹茹性微寒，其余四味皆为温性药物。在南北朝，对于皮肉骨髓脉之病盛行着"脏热腑寒"的辨证理论，与今脏病多虚寒、腑病多实热不同。既然腑为寒证，胆为腑故证寒，治寒以温，故名温胆汤。《千金要方》《外台秘要》并云"大病后，虚烦不得眠，此胆寒故也"，宜服温胆汤。目今对温胆汤命名的认识，大多不符《集验方》原意。

在《千金要方》《外台秘要》两书收录的方剂及相关论述中，有关"脏寒腑热"的论述在10条以上，不仅涉及皮肉骨髓脉之病，还用于咽、喉、舌、胞、肛门诸窍之病，而这些论述均引自《集验方》和《删繁方》。《删繁方》的作者谢士泰与姚僧垣是同时代的医家。这就使我们较明确地看到这样一个事实：在南北朝，用"脏热腑寒"去辨证，应该是医学的重要辨证方法。以温胆汤而言，其理可通，其方有较好的疗效，因而"脏热腑寒"具有理论和临床价值，应加以深入研究。对五体、官窍病用"脏热腑寒"辨证的具体内容，在《黄帝内经研究大成》一书中写有专论，于此不赘述。

《集验方》用温胆汤所治之证为"大病后，虚烦不得眠，此胆寒故也"，即虚寒证，得之大病之后。而胆虚寒之证是和脑髓密切相关的。如《外台秘要》卷16引《删繁方》论曰："髓虚者，脑痛不安；髓实者，勇悍。凡髓虚实之病，主于肝胆。若其腑脏有病从髓生，热则应脏，寒则应腑。"从而可见胆、髓、脑之间的关系。至宋代陈言《三因方》，将该方加以化裁，加入茯苓、大枣两味药，仍名温胆汤，其主治为虚烦和惊悸。并云："主治心胆虚怯，触事易惊，梦寐不祥，或异象感惑，遂致心惊胆摄，气郁生涎，涎与气搏，变生诸证。或短气悸乏，或复自汗，四肢浮肿，饮食无味，心虚烦闷，坐卧不安。"凡心胆虚怯之证皆可服用此方，而并不限"大病后"，其基本病机则是"气郁生涎，涎与气搏"。可见，《三因方》所说病机是"郁"，而《集验方》所指为"虚"；《三因方》谓病涉心、胆，《集验方》谓病涉胆、髓、脑。需要提请注意的是心与脑髓的关系，如果排除两书中温胆汤药物略有不同，那么"心"在一定意义上说与"脑髓"的概念与内涵是一致的。从临床实际观察，也不难发现脑、心、血脉三者之间的关系。（《王洪图内经临证发挥》）

【方药效用评述】

➤ 半夏味辛性燥。辛可散结化痰，燥可除湿消饮。因其有毒，以生姜配之和胃解毒，又能止呕，是仲景小半夏汤制方初衷。半夏、生姜二味均为温胃和胃之品，生姜且能制半夏之毒，发挥半夏止呕的作用。故仲景合用之为《伤寒论》小半夏汤，是和胃止呕的主要方剂。仲景书中配用半夏的方剂 30 余首，温化痰饮，和胃止呕，消痞降逆，用治反胃呕吐、痰饮咳喘、胸痹心痛、大小结胸、心下痞满、腹胁冷痛、咽部不利等。

➤ 半夏以开宣滑降为能，《神农本草经》无一字及痰饮。荡涤痰饮之功，亦其开泄滑下作用。半夏、麦冬相配，半夏刚燥，下气化痰，和胃降逆；麦冬清润，清养肺胃，补虚降火，是化半夏之燥而展其开降之功。半夏入温燥药则燥湿化痰，入清润药则下气化痰。胃气开通，逆火得降，麦门冬汤治火逆上气、咽喉不利，即是明证。又，对有形痰瘀相结者，如一些肿瘤、包块、痰核、囊肿，或增生性疾病，可以生半夏入煎用治，辛散温通，祛瘀化痰。若配合生地黄逐血痹、通血脉，一温一寒，一燥一润，则无伤阴之弊，而有除痰祛瘀之功。

➤ 痰分之病，半夏为主。热痰佐以黄芩，风痰佐以天南星，寒痰佐以干姜，痰痞佐以陈皮、白术。《本草蒙筌》："火痰黑，老痰胶，加芩、连、瓜蒌、海蛤粉；寒痰清，湿痰白，入姜、附、苍术、陈皮。风痰卒中昏迷，皂角、天南星；痰核衍生肿块，竹沥、白芥子。"《本草纲目》卷 17 引赵继宗："二陈汤内有半夏，其性燥烈，若风痰、寒痰、湿痰、食痰则相宜。"至于虚劳生痰、失血诸痰，用之反能燥血耗液而加病，不可不知。

➤《伤寒论》用半夏内服，均以生品，用水外洗后即可入药，可资师法。尤其治顽固性呕吐，如尿毒症朝食暮吐，中阳虚寒、痰浊上逆者，可取生半夏、干姜、人参同用，温中降逆，每有良效。半夏生食有毒，咽部如有刀割状，须嚼碎含服生姜而解。如配用生姜等入煎剂则毒性大减，即使大量用也无中毒现象。用生半夏入煎剂时，应遵仲景久煎之法，不要快火急煎，一般宜先煎半小时。

➤ 半夏生用和制用的疗效相差甚大，药力亦大不相同。如姜半夏、法半夏无效时，可改用生半夏则有显效。临床用生半夏散结化癥，以痰结凝聚为要。半夏炮制方法不同，有清半夏、姜半夏、法半夏、半夏曲、生半夏之别，其用也有相应区分。如清半夏化湿祛痰；姜半夏降逆止呕；法半夏燥湿和胃；半夏曲化痰消食；生半夏消痈散结解毒，用于痈疽、肿毒、癥结等。

➤ 仲景三泻心汤治痞。半夏泻心汤治寒热交结之痞，故苦辛平等；生姜泻心汤治水与热结之痞，故重用生姜散水气；甘草泻心汤治胃虚痞结之痞，故重用甘草补中而痞自除。三方均有人参、半夏、姜、甘草、枣的药对和方根，和养胃气。

➤《金匮要略》大半夏汤治胃反呕吐，以朝食暮吐，暮食朝吐，宿谷不化为特征。《千金要方》用治胃反不受食，食入即吐。《外台秘要》用治呕而心下痞硬。胃反是较严重的消化功能障碍，可见于胃癌晚期呕吐、胃及十二指肠憩室、胃黏膜脱垂、十二指肠壅积、贲门失弛缓、食管癌梗阻、胃及十二指肠溃疡、幽门部水肿或幽门痉挛、狭窄，以及化疗药引起的胃肠道反应、妊娠恶阻等。多见于体质虚弱消耗明显的病人。反复呕吐，或长期禁食，病人大多消瘦枯槁，上腹部不舒服，腹肌无弹性，舌光无苔，或大便干结难出，或气短乏力。

➤《金匮要略》大半夏汤方，用半夏二升，人参三两，白蜜一升。和胃补虚，降逆润燥，是润燥养胃止呕方，专治胃反。程门雪："近人以半夏性燥，每多忌用，殊不知半夏得参、蜜则不燥，而专行降逆之功。"方中半夏二升约160克，为经方中之半夏最大量，量大力宏，可增强化饮降逆、通降胃阳作用。人参、白蜜滋脾阴，益中气，润燥缓急。白蜜、半夏合用，又可减缓半夏燥烈之性，增强和胃降逆止呕作用。

➤ 大半夏汤的煎服法较为特别。其一，需要久煎。一斗二升水加上一升白蜜，仅仅煎取一升半药液，可见煎煮的时间较长。其二，蜂蜜与水充分混匀后煎药，"和蜜扬之二百四十遍"。白蜜入水扬之，使甘味散于水中，水得蜜而和缓，蜜得水而淡渗。

➤ 半夏泻心汤去滓再煎法：《伤寒论》："上七味，取水一斗，煮取六升，去滓，再煮取三升。"就是把药煎好了以后，去掉药渣，将六升药汁再煎，煎到三升（即一半）。以现代剂量，即用2000毫升水，煎到1200毫升，将药渣去后，再把1200毫升的药汁煎到600毫升。对于消化系统的疾病，还可再浓缩至300毫升左右。

➤ 去滓再煎七方：《伤寒论》有7个方要求去滓重煎，即3个泻心汤、3个柴胡剂（大柴胡汤、小柴胡汤、柴胡桂枝干姜汤）和旋覆代赭汤，均属和解剂。程钟龄《医学心悟》："寒温并用谓之和。"戴天章："寒热并用谓之和，补泻合剂谓之和，表里双解谓之和，平其亢逆谓之和。"和解剂煎药的时间要长一点，让这些不同药性的药物通过去滓再煎能形成合力，此即是和。又可使药性更加醇和，体现出和合之意。又可使药物浓缩，减少服药量，对胃、肠、肝、胆病患者尤为重要。

【药量】小量6~10克降逆和胃，中量10~20克化痰开结，大量30~60克安神、镇痛、散积、消癥。但须注意半夏的肾脏毒性。疑难病症可选用生半夏6~10克，先洗后煎，以减其毒。

【药忌】阴虚燥咳、出血病证、津液不足者和孕妇忌用。《景岳全书·本草正》："性能堕胎，孕妇虽忌，然胃不和而呕吐不止，加姜汁微炒，但用无妨。"古人以血家、渴家、汗家为"半夏三禁"。

❧ 天南星 ❧

【药原】出《本草拾遗》。用干燥块茎。

【药性】苦、辛，温，有毒。归肺、肝、脾经。

【药效】燥湿化痰，息风解痉，祛风止痛。外用散结消肿。

【药对】

1. 天南星、半夏　半夏多主湿痰，天南星多主风痰。半夏和胃入脾胃，故呕吐泄泻以之为向导；天南星祛风走经络，故中风麻痹以之为向导。二味合用，祛风定痉，燥湿化痰，如导痰汤治风痰诸疾。也有二味组方者，如天南星（炮裂）、半夏（炮裂）各45克，为末，以姜汁和匀，捻作小饼如钱样，用慢火炙干；再为末，复取姜汁如前，经2次炙干，仍焙为末，炼蜜为丸如芡实大。每服1~2丸，用姜蜜汤化服，有热者以薄荷汤化服。治小儿痰喘气促，咳嗽连声，寒热皆可用。（《活幼心书》卷下如意膏）又，天南星、半夏各

500 克，均汤泡，晒干为末，姜汁和作饼，焙干，入神曲 15 克、白术末 60 克、枳实末 60 克，姜汁面糊为丸如梧子大。每服 50 丸，姜汤送下。治风痰、湿痰。（《本草纲目》卷 17 引《叶氏录验方》）以下诸方治中风、眩晕、哮喘、白浊，有以二味为主者。

2. 天南星、防风 天南星祛风化痰，息风解痉；防风祛风胜湿，止痉解毒。二味同用，常用内服、外治，以治破伤风、疯狗咬伤、跌打损伤，牙关急紧，角弓反张等。如《本事方》玉真散，方中天南星得防风则不麻口，可见防风有解制天南星毒性的作用。又，防风、天南星各 6 克，甘草 3 克，粗末，水煎服。治中风痰壅，口眼㖞斜，眩晕偏瘫。（《易简方》醒风汤）

3. 天南星、天麻 见"天麻"篇。

【方药治疗】

1. 息风化痰定痉

（1）中风：生南星 8 克，生附子、生川乌各 3 克，木香 1 克，细末，姜 15 片，加水久煎，至不麻口为度，去滓温服。治卒中昏迷，半身不遂，口眼㖞斜，喉中痰鸣。也治痰厥气厥。（《局方》三生饮）又，生天南星、生附子各等分，为粗末，每 12 克，加生姜 10 片，水煎去滓服。治中风语涩痰盛，四肢不举，恍惚志意不定。（《本事方》卷 1 引张发方）又，姜天南星、姜半夏、炮附子、炮白附子、炮川乌、炒僵蚕、没药、人参、茯苓各等分，粗末，每服 6 克，水酒同煎热服。治中风在腑。（《本事方》卷 1 星附散）

（2）中风口噤：天南星为末，入白龙脑等分，五月五日午时合之。每用中指点末，揩齿三二十遍，揩大牙左右，其口自开。治中风口噤目瞑，无门下药。（《本草纲目》卷 17 引《经验方》开关散）又，炮南星，剉，大人 10 克，小儿 1 克，姜 5 片，苏叶 3 克，水煎减半，入胆汁少许温服。治诸风口噤。（《仁斋直指方》）

（3）中风偏瘫：炮天南星、天麻、炮附子、炮白附子、炒全蝎、炒僵蚕、藿香叶各 15 克，为细末，酒煮面糊为丸，如梧子大。每服 5～10 丸，薄荷温酒下。治中风手足不遂，行履艰难，口眼㖞斜，筋骨挛急。（《圣济总录》卷 6 天南星丸）

（4）中风面瘫：防风、天南星各 6 克，甘草 3 克，粗末，水煎服。治中风痰壅，口眼㖞斜，眩晕偏瘫。（《易简方》醒风汤）

（5）癫痫：天南星（九蒸九晒），为末，姜汁面糊为丸如梧子大。每服 20 丸，人参汤下，石菖蒲、麦门冬汤亦可。治风痫痰迷。（《本草纲目》卷 17 引《卫生宝鉴》坠痰丸）又，天南星、半夏、白附子、川乌、大豆（去皮）各 30 克，为细末，每服 1 克，姜汤送下。治小儿痫证。（《万氏家传幼科指南心法》卷上南星散）

（6）小儿惊风：炮天南星 24 克，细末。每服 0.3～1 克，浓生姜防风汤，食前调下。治小儿吐泻或误服凉药，脾虚生风，因成慢惊。（《小儿药证直诀》卷下南星散）天南星（煎如膏）、天麻各 30 克，炮白附子 15 克，为末，天南星膏合丸绿豆大，每服 2～3 丸，薄荷汤下。治小儿慢惊风。（《圣惠方》卷 85 天南星煎丸）又，炮天南星、炮白附子、麝香、朱砂各 15 克，煅蛇黄 4 个，为细末，粽子尖为丸梧子大。每服 1 丸，用淡竹沥磨药丸调

下。治小儿急慢惊风。(《幼幼新书》卷9引《刘氏家书》保生丹)

(7)破伤风：天南星(汤洗7次)、防风各等分，为细末。如破伤以药敷贴疮口，然后以温酒调下3克。如牙关急紧，角弓反张，用药6克，童子小便调下。或因斗伤相打，内有伤损之人，用药6克，温酒调下。治破伤风及打扑伤损。(《本事方》玉真散)又，姜南星、炒僵蚕、防风、白芷各9克，为末，每次9克，酒送下。治破伤风。(《疡科遗编》卷下祛风散)又，玉真散，由天南星、半夏、白附子、防风、天麻、羌活制成，内服治破伤风，外治跌打损伤。(《中国药典》2020版)

2. 祛风燥湿化痰

(1)痰饮：生天南星120克，枳壳30克(麸炒)，为末，姜汁糊为丸如绿豆大，金银箔为衣。每服20克，薄荷汤下。治一切痰饮，吐涎胸满呕逆。(《普济方》卷387滚金丸)又，厚朴、炮南星各等分为末，水丸梧子大，每服30丸。治脾虚停饮。(《鸡峰普济方》卷18厚朴天南星丸)

(2)哮喘：天南星(煨)、陈皮(盐水拌)各30克，半夏60克(炮)，甘草12克，杏仁6克。天南星、半夏研末，姜汁、皂角汁作饼；甘草、陈皮研末，竹沥和成饼，共焙干；再研杏仁泥，和蒸，蜜丸如杏核大。嚼化1丸，薄荷汤下。(《片玉心书》五圣散)

(3)痰喘：天南星(炮裂)、半夏(炮裂)各45克，为末，以姜汁和匀，捻作小饼如钱样，用慢火炙干；再为末，复取姜汁如前，经2次炙干，仍焙为末，炼蜜为丸如芡实大。每服1~2丸，用姜蜜汤化服，有热者以薄荷汤化服。治小儿痰喘气促，咳嗽连声不已，冷热二证皆可用。(《活幼心书》卷下如意膏)

(4)痰嗽：生天南星、生半夏、薄荷叶、人参、茯苓、白矾各等分细末，姜汁面糊为丸梧子大。每服30丸，食后姜汤下。治痰嗽、头眩。(《普济方》卷165引《卫生家宝》化痰丸)

(5)痰迷心窍：制天南星500克，琥珀30克，朱砂60克，为末，姜汁面糊为丸如梧桐子大，每服30~50丸，煎人参、石菖蒲汤送下，每日3次。心胆受惊，神不守舍，或痰迷心窍，恍惚健忘，妄言妄见。(《本草纲目》卷17引《局方》寿星丸)

(6)风痰眩晕：生天南星、生半夏各30克，天麻15克，白面45克，为细末，水丸梧子大。每服30丸，水煎姜汤下。治风痰头晕目眩，吐逆烦闷，饮食不下，并咳嗽痰盛，呕吐涎沫。(《局方》卷4化痰玉壶丸)又，天南星、半夏、细辛、炮白附子、炮附子、旋覆花、川芎各15克，天麻30克，为细末，蜜丸绿豆大。每服10丸，荆芥薄荷汤下。治风痰眩晕，肢体拘急。(《圣惠方》卷20天南星丸)

(7)白浊：天南星、半夏各30克，蛤粉60克，为细末，神曲糊为丸如梧桐子大，青黛为衣。每服50丸，生姜汤下。治湿痰及白浊因痰。(《丹溪心法》卷2)

(8)痰湿崩漏：制天南星、苍术(泔水浸)、川芎、香附(童便浸炒)各120克，蒸饼糊为丸如绿豆大。每100丸，白水送下。妇女脂肥痰多，占住血海，因而崩漏下多。(《明医制掌》卷9星芎丸)

（9）急喉风痹：僵蚕、天南星（刮皮）等分生研为末。每服一字，姜汁调灌，涎出即愈。后以生姜炙过含之。治急喉风痹，导痰破结，利喉开痹。（《博济方》如圣散）

（10）鼻息肉：天南星、半夏、苍术、神曲、酒黄芩、酒黄连各 10 克，细辛、白芷、甘草各 6 克，水煎服。治鼻渊、鼻痛久不愈，结为息肉。（《杂病源流犀烛》卷 23 星夏汤）

3. 祛风止痛

（1）头痛：天南星 250 克，川芎 90 克，香墨烧 15 克，为末，面糊为丸梧子大。每服 20 丸，荆芥汤下。治风痰气厥头痛，呕吐痰涎。（《圣济总录》卷 64 天南星丸）又，天南星、荆芥叶各 30 克为末，姜汁糊丸梧子大，每服 20 丸，食后姜汤下。治风痰头痛不可忍。（《经效济世方》）炮天南星、煅石膏、制川乌各等分，为细末。每服 3 克，加生姜 3 片、薄荷 7 叶，盐梅 1 个，水煎取汁，连梅食之。治偏正头痛，头风注眼。（《普济方》卷 45 星乌石膏散）又，炮天南星、硫黄、飞石膏、硝石各等分细末。面糊为丸梧子大。每服 20～30 丸，日 2 次，温酒下。治肾脉厥逆，头痛不可忍。（《圣济总录》卷 51 天南星丸）

（2）痹证麻木疼痛：天南星、天麻、乌蛇肉（酒浸，炙）、茯苓各 30 克，炮白附子、炒僵蚕各 15 克，羌活 12 克，全蝎 3 克，为末蜜丸梧子大。每服 20 丸，温酒下。治手足顽麻。（《圣惠方》卷 21 天南星丸）又，制天南星、苍术各等分，生姜 3 片，水煎服。治痰湿臂痛。（《本草纲目》卷 17 引《摘玄方》）又，制天南星 60 克用于辨证汤药中，可治湿痰流注痹证，如各种骨关节炎疼痛。（王士福经验方）又，防己 15 克，薏苡仁 30 克，生石膏 30 克，木通、黄柏各 10 克，制天南星 60 克，桂枝 10 克，日 1 剂，水煎服。治类风湿关节炎。（李现林经验方）

（3）胸痹心痛：生天南星、生半夏各等分研末，水泛为丸。每服 35 克，日 3 次。服 60 余日。（中草药，1989，4：10）

（4）疝癖疼痛：天南星、香附各等分为末，姜汁糊为丸。每服 20～30 丸，生姜汤送下。治老人小儿疝癖，往来疼痛。（《杂病源流犀烛》卷 14 星附丸）

（5）腹胁胀痛：天南星 120 克（汤浸洗），高良姜、砂仁各 30 克，为细末，姜汁煮面糊为丸梧子大。每服 15～20 丸，姜汤下。若加香附 60 克尤妙。治风痰及内伤生冷，腹胁胀痛。（《是斋百一选方》卷 5 星砂丸）

4. 活血消肿

（1）月经不利：天南星、大黄各 7.5 克，桃仁 3 克，水蛭 2 克，水煎服。治月经不利，腹中满，时自减。（《千金要方》卷 4 抵当汤）

（2）乳痈初发：生天南星 2 克，全蝎 1 只，研末冲服。

【外用治疗】

1. 皮下瘤 生天南星 6 克，洗切，醋研细如膏。小针刺病处，将膏摊贴纸上，如瘤大小贴之，觉痒易之，日 3 次。治头面及皮肤生瘤，或软或硬，不疼不痛。（《圣济总录》卷 125 天南星膏）今用于皮下脂肪瘤有效。

2. 口疮 生天南星去皮脐研末，醋调，临卧涂两侧足心涌泉穴。治小儿口疮，白屑如

鹅口，不须服药。(《闫孝忠集验方》)

3. 疣　生天南星研末，醋调涂之。(《简易方》)

4. 痰核　天南星、贝母各等分，为末，用鸡子清和米醋调敷。(《外科大成》卷 4 二白散)

5. 打扑损伤　天南星 30 克，黄柏 15 克为末，姜汁调，贴痛处。治打扑损伤，瘀热疼痛。(《圣济总录》卷 145 天南星贴方)

6. 疯狗咬伤　防风、生天南星各等分，为细末。先用浆水洗净疮口，擦干后再以药末干敷之。(《卫生宝鉴》卷 20 定风散)《理伤续断方》名至真散，亦治破伤风。

7. 睑板腺囊肿　胆南星、生半夏等分，为细末。醋调涂之。治眼胞内痰核，相当于霰粒肿。(《眼科临证笔记》)

【药方】

1. 导痰汤　半夏、天南星、茯苓各 15 克，陈皮、枳实、生姜、甘草各 10 克，水煎服。治风痰为患。(《济生方》)加石菖蒲、人参各 6 克，竹茹 15 克，去生姜，为涤痰汤，治中风舌强不语。(《奇效良方》)

2. 三生散　生南星 8 克，生附子、生川乌各 3 克，木香 1 克，细末，姜 15 片，加水久煎至不麻口为度，去滓温服。治卒中，昏迷，半身不遂，口眼㖞斜，喉中痰鸣。也治痰厥气厥。(《局方》卷 3)

3. 玉真散　天南星、防风各等分为细末。如破伤以药敷贴疮口，然后以温酒调下 3～6 克。如牙关急紧，角弓反张，用药 6 克，童子小便调下。治破伤风。(《本事方》)天南星为防风所制，不麻口。又，白附子、天南星、防风、白芷、天麻各等分，细末。每服 6 克，温酒下。(《外科正宗》)

4. 神仙解语丹　白附子、胆南星、僵蚕、全蝎、天麻、远志、石菖蒲、羌活各 30 克，木香 15 克，细末，面糊为丸，辰砂为衣，如梧子大。每服 20～30 丸，生姜、薄荷汤下。治风痰阻络，舌强不语。(《管见大全良方》)

5. 定痫丸　半夏、茯苓、茯神、天麻、川贝各 30 克，胆南星、僵蚕、全蝎、陈皮、远志、石菖蒲、灯心草、琥珀各 20 克，丹参、麦冬各 60 克，细末。甘草 120 克熬膏，竹沥 1 小碗，姜汁 1 杯，和匀调药末为丸，梧桐子大。每服 6 克，日 2 次。治癫痫。(《医学心悟》)

【医家经验】

胡建华用生天南星

(1) 散结消肿：生天南星常和莪术同用，治腹腔肿块；和海藻、昆布同用，治颈部淋巴结核、甲状腺肿大。

(2) 息风解痉：凡动风抽搐、晕厥均可应用生天南星。治癫痫，则配合全蝎、蜈蚣(二味研末或制成蝎蚣片服用)、钩藤、地龙、白芍、丹参、石菖蒲、远志。治耳源性眩晕，可和菊花、枸杞、旱莲草、石菖蒲同用。治面神经麻痹，口眼㖞斜并抽动，与全蝎、僵蚕、白附子等同用。治震颤麻痹，配合全蝎、蜈蚣、钩藤、僵蚕。

（3）平喘止咳：有较好的化痰镇咳效果，可用于各种咳喘痰多。如老年慢性支气管炎，气急咳痰不爽，本品可与小青龙汤相配；感冒咳嗽，与止嗽散同用。以麻黄、射干、生半夏、生天南星、炙紫菀、炙百部六味药制成麻干片治疗哮喘咳嗽。

（4）镇静止痛：凡狂躁、失眠、头痛等，均可适当应用生天南星。用之配合炙甘草、小麦、大枣、生铁落、大黄、知母、百合等，用于精神分裂症狂躁不宁者。三叉神经痛、血管神经性头痛，则与全蝎、蜈蚣、川芎、红花、丹参同用。

生天南星的疗效较制南星好。如长期应用生天南星，须密切观察有无中毒现象和不良反应发生。成人每日 12～15 克，小儿减量。抗癌则增至 30 克。（《胡建华论神经科》）

【前贤论药】

《开宝本草》：主中风麻痹，除痰下气，破坚积，消痈肿，利胸膈，散血，堕胎。

《本草纲目》卷17：得防风则不麻，得牛胆则不燥，得火炮则不毒……虎掌、天南星乃手、足太阴脾肺之药。味辛而麻，故能治风散血；气温而燥，故能胜湿除涎；性紧而毒，故能攻积拔肿而治口㖞、舌糜。

《嵩崖尊生书》：燥痰功等半夏，辛而不守较差。黄柏引则行下，防风使之不麻。胆制非徒监制，盖借胆汁镇邪。肝胆性气之风，调和此为莫加。

【方药效用评述】

➤ 天南星辛散风痰，温通血脉。善治中风不语、口噤、瘫痪、拘挛、面瘫，又善治小儿急慢惊风、产后中风、破伤风、癫痫等引起的四肢抽搐，是祛风涤痰、息风解痉之良药。又能除痹止痛，通脉散血，镇痛作用强，故又用于顽固性头痛、四肢痹痛等，现代还大剂量用于肿瘤引起的剧烈疼痛。

➤ 天南星治痰功同半夏。一般而言，半夏多主湿痰，天南星多主风痰。半夏走肠胃，故呕吐泄泻以之为向导；天南星专走经络，故中风麻痹以之为向导。风痰、湿痰、中风急闭而痰涎壅盛者，宜用制南星，非此不能散；小儿惊风、惊痰、四肢抽搐，大人郁火痰热者，宜用胆南星，非此无以清。

➤ 炮制：天南星用清水浸漂，加生姜、白矾腌拌或淘洗，直至口无麻涩味为止，以解除毒性，即制南星。用制南星研细的粉末与新鲜牛胆汁（或猪、羊胆汁）拌和后制成的是胆南星。胆南星味苦、微辛，性凉，清肺化痰，息风定惊。牛胆苦寒而润，镇惊益肝，能制天南星之燥而使之不毒。生天南星有毒，一般用于息风止痉。在临床上，大多用制南星、胆南星。制南星燥湿化痰，应用较多。

➤ 现代用本品化痰抗癌，可用于痰湿瘀血之消化道肿瘤、颅脑肿瘤、肺癌、子宫颈癌、淋巴肿瘤等，有舌苔厚腻或剧烈疼痛者。如淋巴肿瘤配山慈菇、黄药子、生牡蛎、夏枯草，脑肿瘤配半夏、土茯苓、郁金、莪术、蜂房，晚期胃癌配以六君子汤，食管癌配板蓝根、猫眼草、威灵仙，乳腺癌配瓜蒌、贝母、生牡蛎等。

【药量】 3～10 克，研末每次 1～1.5 克。生品外用对皮肤有刺激性，故宜取适量研末，以醋调或酒调涂敷。

【药忌】 阴虚燥痰者及孕妇忌用。

❧ 旋覆花 ❧

【药原】 出《神农本草经》。用花蕾。

【药性】 咸，温。归肺、胃、大肠经。

【药效】 降逆和胃，温化痰饮，疏肝通络。

【药对】

1. 旋覆花、新绛　旋覆花疏肝解郁，理气降逆；新绛当用降香，活血化瘀，通络止痛。二味以疏通肝络，理气活血为治，是《金匮要略》旋覆花汤的主要组成部分。旋覆花汤由三味药物组成，以旋覆花为君药，行气下血；新绛为臣药，活血止痛或活血止血；葱为佐使药，通肝络或胞脉。全方疏通肝络，活血祛瘀。旋覆花汤在《金匮要略》书中凡二见。一见《五脏风寒积聚病脉证并治》，治瘀血凝滞引起的肝着，胸胁部（相当于肝区或心前区）不适或疼痛剧烈，其人常欲蹈其胸上，方能缓解。二见于《妇人杂病病脉证并治》，治胞宫瘀血所致半产漏下，其脉弦大而革，显示寒、虚、瘀血、出血等特征。在此基础上，吴鞠通再加当归、桃仁、郁金等，加强原方的活血化瘀作用，组成新绛旋覆花汤（《吴鞠通医案》），功效更佳。

2. 旋覆花、香附　旋覆花入肺胃，降逆和胃，散结化痰，温化痰饮。香附走肝、脾，疏肝解郁，理气和中。二味同用，宣肝络以开郁，和胃以化饮，以通降为功，善通肝络而逐胁下之饮。再合半夏、陈皮、薏苡仁、苏子和胃健脾、降肺化饮，组成香附旋覆花汤（《温病条辨》卷2），治悬饮轻证或老人、体弱者。

3. 旋覆花、代赭石　在仲景《伤寒论》旋覆代赭汤中，旋覆花、代赭石的用量比例为3∶1，以旋覆花、半夏、人参、生姜为主和胃气、补胃虚，助以代赭石重镇降气之品，补虚散痞降逆，治心下痞硬，噫气不除者。周杨俊则用治反胃噎食，气血不降者。后世又有以二味为方者，代赭石3克，细末，旋覆花不拘多少，水煎调服，治一切呕吐不止。（《年氏集验良方》卷1代赭石散）

【方药治疗】

1. 温化痰饮

（1）风寒咳嗽：旋覆花、麻黄、前胡各90克，荆芥120克，姜半夏、赤芍、甘草各30克，粗末。每服20克，姜、枣，水煎服。治外感风寒，咳嗽气喘。（《博济方》卷1金沸草散）又，旋覆花、柴胡、麻黄各15克，荆芥30克，半夏、赤芍、甘草各7.5克。水煎服。治伤风咳嗽，鼻塞流涕。（《普济方》卷387金沸草散）

（2）寒痰哮喘：金沸草、麻黄、桂枝、干姜、五味子、细辛、杏仁、荆芥各10克，枳壳、桔梗、甘草各6克，水煎服。治冷痰哮喘，背脊冷淋，多吐冷沫，舌苔白。（《伤寒全生集》卷2金沸草散）本方是小青龙汤加味而成。

（3）凉燥咳喘：旋覆花、橘红各3克，桑白皮、苏子、郁金、合欢花各6克，鲜姜皮1.5克，杏仁10克，沙参、瓜蒌仁各12克，水煎服。治肺受凉燥，咳而微喘，气郁不下。

（《医醇賸义》卷2 润肺降气汤）

（4）痰饮：旋覆花240克，白术、肉桂、炮干姜各180克，炒枳实60克，茯苓210克，细末，面糊为丸绿豆大。每服50丸，日2次。治寒饮停结不散，时呕痰沫，头眩欲倒，脘膈痞胀。（《局方》卷4 破饮丸）

（5）风痰头痛：旋覆花、僵蚕、石膏各等分，研末，连根葱煨熟，同捣为丸如梧子大。每服10丸，日2次。治风痰头痛。（《海上方》）

（6）梅核气：旋覆花、苏梗、陈皮、桔梗、香附各5～10克，甘草3～6克，水煎服。治燥痰黏结，咳逆无痰，喉中如有炙脔。（《重订通俗伤寒论》加味甘桔汤）

2. 降逆和胃

呕吐：旋覆花30克加水煎汤，调服代赭石3克细末。治一切呕吐不止。（《年氏集验良方》卷1 代赭石散）又，旋覆花10～30克，代赭石10克，姜半夏30克，人参10克，生姜15～30克，大枣12枚。治胃虚气逆，心下痞硬，痰多而黏，呕吐恶心，噫气不除，大便难。（《伤寒论》旋覆代赭汤）

3. 疏肝通络

胁痛：旋覆花30～45克，降真香1克，葱14茎，水煎服。治肝着，胁痛欲人常蹈胸；或半产漏下不止。（《金匮要略》旋覆花汤）又，香附、旋覆花、陈皮、姜半夏、苏子、杏仁各10克，茯苓、薏苡仁各30克，水煎服。治悬饮胁下疼痛。（《温病条辨》卷2 香附旋覆花汤）

【药方】

1. 旋覆代赭汤 旋覆花10～30克，代赭石10克，姜半夏30克，人参10克，生姜15～30克，大枣12枚。治胃虚气逆，心下痞硬，痰多而黏，呕吐恶心，噫气不除，大便难。（《伤寒论》）

2. 旋覆花汤 旋覆花30～45克，降真香1克，葱14茎，水煎服。治瘀血而致胸、胁不适疼痛，须重按而瘥；或半产而胞宫瘀血残留，漏下不止。（《金匮要略》）

3. 香附旋覆花汤 香附、旋覆花、陈皮、姜半夏、苏子、杏仁各10克，茯苓、薏苡仁各30克，水煎服。瘀血者配用降香、当归活血。治疗肝郁气结，脾胃不和，津液不布留而变生痰饮者。见胁下悬饮，胁痛，疼痛常不固定，以痞闷胀痛为主，眩冒，欲呕，喘咳，脉弦滑，舌苔白滑。时有潮热或寒热如疟状，少腹痛等症。（《温病条辨》卷2）

4. 新绛旋覆花汤 新绛、旋覆花、桃仁、郁金、降香、当归、苏子各10克，水煎服。气滞加香附、青皮，痰湿加半夏、陈皮等。治肝气郁结久而成瘀，胁下刺痛，引及胸、背，或腹中拘急，或少腹痛；或由情志郁怒而痉厥抽搐，眩晕、失眠、心悸、烦躁。或疝瘕积聚，淋浊尿血；或妇女经闭或痛经，经色紫黑，舌质暗紫，脉常呈弦、沉、细等。（《吴鞠通医案·肝痛门》）

【医家经验】

1. 吴鞠通新绛旋覆花汤　新绛旋覆花汤是《吴鞠通医案》常用于肝气郁结久而成瘀的方剂，方名可见于《吴鞠通医案·肝痈门》谢案。为《金匮要略》旋覆花汤（旋覆花、新绛、葱）加减，而屡见于《吴鞠通医案》吐血、胁痛、肝痈、肝厥、痰饮、疝瘕、单腹胀、积聚、淋浊、头痛门中。

（1）组成：主要药物有新绛、旋覆花、桃仁、郁金、降香、当归、苏子，并常用香附、青皮等。

（2）功效：疏肝理气、活血祛瘀为主，即所谓"宣通肝之阴络"者。

（3）主治：胁痛，时引及胸、背部；尿血、淋浊；吐血后痰带瘀黑；绕脐痛、腹中拘急，或少腹痛；妇女经闭或痛经，经色紫黑；或由情志郁怒而痉厥、抽搐，以及眩晕、失眠、心悸、烦躁，脉常呈弦沉细等。

（4）加减：偏寒加桂枝、吴茱萸，偏热加丹皮、生地、黄连，脘腹痛加乌药，少腹痛加小茴香、川椒等。

（5）应用经验：常用本方治非化脓性肋软骨炎、肋间神经痛、慢性肝病之肝区痛等见上症者，吴氏案中舌诊不详，结合临床当以舌质暗紫为主。方中新绛可以茜草代之。若兼湿热，可加茵陈、通草、薏苡仁、六一散；若湿热瘀血并重，又可用木贼草、五灵脂相配加入原方中。

2. 陆寿康用香附旋覆花汤　对肝气郁结、痰饮阻络之证，常用香附旋覆花汤。临床以胁肋疼痛呈掣痛伴随体位变化，如翻身、转侧、疾走时加重，严重时则一呼一吸也痛不已为运用眼目。

（1）辨证眼目：除上述外，尚需掌握：久病长期治疗无效，用补剂症状反剧者；阴雨季节、潮湿环境下，及情志抑郁时发作更频；疼痛除胁部外，还可见于胸、脘部，范围并不局限。

（2）临床应用：用于梅核气、胃痛、胁痛、呕吐、乳癖、咳喘等见上症者。

（3）加减：一般应用可以苏叶、苏梗、苏子同用；梅核气则加厚朴、郁金、射干、枇杷叶，即合用《温病条辨》上焦宣痹汤；乳癖则加夏枯草、牡蛎、象贝、瓜蒌皮；胃痛加降香、当归；呕吐加黄连、吴茱萸、代赭石；咳喘时可加细辛、干姜、五味子，或合三子养亲汤。营卫不和加桂枝、白芍；湿邪偏盛加滑石、通草、白蔻仁、藿香梗；痰饮甚则加枳实、生姜（橘枳姜汤）；腹痛加厚朴（半夏厚朴汤意）；呕吐加代赭石（旋覆代赭汤意）。如胁痛甚，痰饮加白芥子，有三子养亲汤意；瘀血又常加当归须、降香，以加强活血通络止痛作用；如痰饮久踞不去，间用控涎丹缓攻。

（4）方证鉴别：小柴胡汤证是无形之邪，疼痛较轻，胀痛为多，一侧或两侧。本方证是有形水饮，疼痛较剧烈，以体位变化时牵涉痛为主。悬者，挂、吊，不上不下，有除邪难尽之意。本方与十枣汤证相比较，证有轻重，方有急猛与和缓之别。故本方用于悬饮轻证，如肺炎、胸膜炎、胸腔积液等，或素有痰饮宿疾。临床上首须辨轻重，次辨方证，不可妄投十枣汤。

【前贤论药】

《神农本草经》：主结气，胁下满，惊悸，除水，去五脏间寒热，补中下气。

《名医别录》：利大肠，通血脉。

《本草纲目》卷15：所治诸病，其功只在行水、下气、通血脉尔。

《神农本草经读》：借咸降之力，上者下之，水气行，瘀血消。

【专论】

旋覆花汤之新绛是降真香的考证　新绛的字面意思，是一种相对于茜草、苏木而言新发现的能染绛色的物质，用量在仲景方中为"少许"（1克以内）。而降香为香脂成分，药效成分含量高而集中，只需"少许"入药即可达效。降香内服主要作用是活血化瘀，与仲景方方义符合。其产量稀少珍贵质硬，须刮屑使用，与《吴鞠通医案》《王旭高医案》《重订广温热论》《重订通俗伤寒论》等书新绛屑入药相同。明代卢之颐《本草乘雅半偈》："降真香原名新绛。"经考证，降真香在晋唐以来已有应用。可见以降香作新绛入旋覆花汤，较茜草合理。再者，目今海南黎锦其中绛色染帛，主要用降真香染色而成。作为一种染料，降真香已有很长的历史。因此，《金匮要略》旋覆花汤中的新绛，应是降香。（亚太传统医药杂志，2018，6）

【方药效用评述】

➤ 诸花皆升，旋覆花独降。旋覆花善于降气止呕，适于胃虚、胃寒之呕吐、呃逆、嗳气、恶心等。亦可用于肺气不降，痰气互阻所引起的咳嗽气喘。但因旋覆花偏温，故不宜于肺热、阴虚。

➤ 呕吐、噫气，旋覆花配代赭石、生姜、半夏，是仲景旋覆代赭汤，胃虚者必用人参，补气养胃。现代可用于神经性呕吐、反流性食管炎等，亦可和半夏厚朴汤相合，治痰气交阻之梅核气。如见痰浊咳喘，旋覆花配二陈汤、苏子，化痰平喘；如见胁痛脘痞，旋覆花则可配香附、苏梗、半夏、陈皮等，即香附旋覆花汤，疏肝降逆，消饮化痰。如胁痛剧烈固定，有瘀血阻滞者，旋覆花配桃仁、郁金、降香、当归等，即新绛旋覆花汤意，活血化瘀，疏肝止痛。

➤ 本药降逆止咳，化饮消痰，故常用于痰饮。如《医垒元戎》五饮汤，以旋覆花为君药，配合二陈汤、四君子汤、五苓散等方同用，治5种痰饮病，标本兼顾，可资师法。

➤ 金沸草是旋覆花的地上部分，咸，温，归大肠、肺经，降气化痰，用于风寒咳嗽，痰饮壅结等。

➤ 生品温肺化饮，降逆止呕；蜜炙祛痰平喘，用于痰喘咳嗽为佳。

【药量】10～20克。外用鲜品，捣汁外涂。

【药忌】外感风热、阴虚火旺者忌用。《景岳全书·本草正》："其性走散，故凡见大肠不实及气虚阳衰之人，皆所忌用。"《本经逢原》："阴虚劳嗽，风热燥咳，不可误用。"

☙ 白芥子 ☙

【药原】 出《新修本草》。用成熟种子。

【药性】 辛，温。归肺、胃经。

【药效】 温肺除饮，消痰散结，通经活络．专治皮里膜外之痰。炒用力缓，生用力猛。

【药对】

白芥子、穿山甲 白芥子消痰散结，穿山甲通络活血，可用于痰瘀凝结之顽证，如顽痹、阴疽、瘰疬等，在相应方药（如阳和汤等）中配入，以提高诸药透络散结的作用。又，外用神效膏（方见下）破瘀散血，可消散痞块，现用于肿瘤（如肝癌、胃癌等）引起的疼痛等。

【方药治疗】

1. 温肺除饮

（1）悬饮：控涎丹（方见"药方"），每服 2～3 克，日 1～2 次。治悬饮咳唾引痛，气促胸满，相当于渗出性胸膜炎。服后可泄稀水，如服后隔半日仍未泄者，可加服 1 次。剧泄者则下次减量服用。为十枣汤之轻剂，虚弱者慎用，孕妇忌用。

（2）咳喘痰多：白芥子 6 克，莱菔子、苏子各 10 克，均微炒击碎，水煎服，不宜久煎。治痰壅气滞，食积内停，咳嗽喘满。（《韩氏医通》卷下三子养亲汤）加杏仁、葶苈子更好，如与二陈汤、三拗汤等合用，则效佳。

（3）饮邪胁痛：控涎丹 3 克（分吞），茯苓 30 克，白芥子、青皮、姜半夏、莱菔子、川芎、芒硝（冲）、羌活各 6～10 克，枳壳、甘草各 6 克，水煎服。治饮邪胁痛。其中，控涎丹和芒硝可交替用。（裘沛然经验方）

（4）小儿咳嗽：白芥子 15 克，橘红、胆南星、香附各 7.5 克，黄芩、青黛、麻黄各 6 克，杏仁 9 克，苏梗、桑白皮、贝母各 4.5 克，萝卜子 10 克，朱砂 3 克。为散，每 1.5 克。（《方症会要》芥子散）

2. 消痰散结

（1）痰核：白芥子 10 克，生半夏 6 克，紫背天葵、僵蚕、海藻、昆布、夏枯草各 12 克，薏苡仁、生牡蛎各 30 克，水煎服。治痰核不痛，推之可移，按之坚硬，皮色不变，相当于脂肪瘤者。（朱良春经验方）

（2）瘰疬：生白芥子 9～15 克，加于辨证方药中，治瘰疬，如甲状腺炎、甲状腺肿，也可用于各种淋巴结肿大、慢性深部脓肿等。

（3）乳癖：白芥子 6～10 克加入辨证方药（如逍遥散）。又，白芥子研末水调，摊膏贴之。（《本草权度》）

（4）阴疽：常用《外科全生集》阳和汤，方中用白芥子、麻黄温散通络，消痰散结。

3. 通经活络

（1）臂痹：白芥子、木鳖子各 60 克，没药、桂心、木香各 15 克，细末。每 3 克，温

酒下。痰滞经络，肩臂疼痛，时发时止，发时有似瘫痪。（《妇人大全良方》）

（2）闭经：白芥子60克，为末。每服6~9克，食前热酒下。用于妇女月经不行至一年者。（《普济方》卷333芥子散）

【外用治疗】

1. 筋骨肌肉疼痛　白芥子（微炒）15克，高良姜（炒、剉）30克，为细末。每用药7.5克，头白面15克，水调成膏，摊在纸花子上，贴患处。治一切筋骨肌肉疼痛。（《御药院方》卷10双灵膏）

2. 痞块　白芥子研末，醋调涂之。内服白芥子末，神曲大糊为丸如梧子大，每服9克，清晨参枣汤下。治风湿涎痰，结成痞块。（《方脉正宗》）

3. 周围性面瘫　白芥子适量研末，温水调成糊状，涂之。（实用医学杂志，1985，5：42）

4. 小儿支气管肺炎　白芥子6克捣粉，再用白面粉12克掺水调糊，涂于纱布上，加温使其发出辛辣气味，即敷于患儿背部第1~7胸椎之间，待皮肤发红即可取下，一般不超过10分钟。日1次，3次为1个疗程。（山西中医，1994，10（3）：31）也有用白芥子末适量，加凉开水少许调糊。先用温水洗净胸部皮肤，面积略大于肺部湿啰音部位，后擦适量凡士林，再涂以药糊，厚度约0.2厘米，用干净敷料覆盖。日1次，每次20~30分钟。用药3~7天。（河北中医，1996，2：12）

5. 三伏敷贴防治儿童哮喘　药物敷贴用高效无毒透皮吸收剂氮酮将三子散（白芥子、苏子、莱菔子、地龙组成）药末调制成泥膏状，搓制成直径0.5~1厘米、厚度0.1~0.3厘米大小的药饼，分别外敷于定喘、肺俞、肾俞、天突、膻中穴上，用2~3厘米胶布固定。每年三伏天进行贴敷，共3次。每次敷药2~4小时，视患儿皮肤厚薄而定，以局部皮肤发红起泡为度。疗效对比结果提示，夏季三伏敷贴能有效预防儿童哮喘发作和减轻临床症状与体征。（中医杂志，2003，3：183）又有资料表明，本法对容易感冒的患者群体，也有一定的预防作用。（中医杂志，2000，6：339）

【药方】

1. 控涎丹　甘遂（去心）、大戟（去皮）、白芥子各等分，煮糊如梧子大，每服5~10丸，食后、临卧服，淡姜水或热水下。如痰多气实，加数丸不妨。治痰涎伏在心膈上下。（《三因方》卷13）《丹溪心法》卷4用治痰结、痞块、痛风、留饮，如痰瘀互结而两胁走痛。《吴鞠通医案》则用于痰饮夹瘀等。

2. 阳和汤　熟地15~30克，鹿角片、麻黄、桂枝各10克，炮姜、肉桂、白芥子、甘草各6克，水煎服。治阴疽。

3. 神效膏　白芥子1000克，穿山甲240克，真桐油1000克。先熬桐油半响，次入穿山甲熬数沸，再次入白芥子，俟爆止，滤去滓，入飞净炒黑黄丹240克拌之，离火，再入麝香末12克，去火气7日。用时隔汤化开，不可用火。加阿魏120克更妙。治痞块。（《外科回生集》卷上）

【医家经验】

1. 江尔逊用控涎丹治悬饮重证　1935 年，我的悬饮病复发，胁痛甚剧，岂止不可翻身转侧，即身体稍动，胁部亦如刀刺之，遍服往昔获效方药（包括香附旋覆花汤）乏效。因思悬饮重证，《金匮要略》十枣汤十分对证。但我素体虚弱，未服先惧。遂遵吴鞠通"虽不用十枣之峻，然不能出其范围"及"久不解者，间用控涎丹"之训，取自制控涎丹 1.5克吞服，不足 10 分钟即如厕，哗哗而泻下者皆是水，约有半桶，泻后约 4 小时，试翻身竟完全不感觉胁痛。论之，控涎丹虽不如十枣汤之猛峻，但方中甘遂决经隧中水饮，大戟逐脏腑中水饮，白芥子驱皮里膜外水饮，合而用之，药力亦不缓。故宜制成丸，小量吞服，则攻逐水饮而不过伤正气。我近年常用本方治渗出性胸膜炎、胸腔积液，只要病人不兼外证，或外证已罢，无消化系统器质性病变，均可放胆与服，每次 1.5 克，早晨空腹吞服，15 ~ 30 分钟即可致泻。如体质不甚虚者，下午 4 ~ 5 时再吞服 1.5 克。随着腹泻次数增加，胸水消退亦加快，一般不会出现恶心、呕吐、眩晕等毒副作用。待胸水消退，转服健脾清肺、祛痰通络方药缓缓调理之。（《经方大师传教录——伤寒临床江尔逊杏林六十年》）

2. 洪哲明用控涎丹　"控涎丹为《三因方》所立，以甘遂、大戟、白芥子各等量研细，炼蜜为丸，每丸重 5 克。晨起空腹服 1 丸，服后勿进食饮水，得泻后略进糜粥。一次不瘥，可再服，或减量连续服用。连续服药时，腹泻反不甚，但见便溏。一般不主张久服控涎丹，但对于顽痰死血胶着不解而形成的结肿积聚，非连续服药不为功。也可加入少许麝香以通阳活络，疗效更佳。

关于使用控涎丹之指征。其一，在常因痰湿所致的水肿、臌胀、胃脘痛、胸胁痛、腹泻、眩晕、癫、狂、痫、咳喘、心悸怔忡等病中，兼见舌苔滑腻垢浊，舌体胖大有齿痕，脉沉、弦、滑；或形体肥胖，面色晦滞，胸脘痞塞胀满；或素盛今瘦，肠鸣辘辘者。其二，局部肿胀或疼痛，兼见舌质隐青、紫斑，且舌苔滑腻等痰瘀胶结证候者。其三，癥积痞块，发生于任何部位，或多发性良性肿瘤。其四，久治不愈的疑难痼疾，兼见舌苔滑腻，舌体胖大或有紫斑者。其五，凡有脾肺气虚、脾肾阳虚、心肾阳衰等虚象见证，且屡用温补不效，兼见痰涎多，舌苔滑腻，而正气尚支者。

对于虚痰，也可先以控涎丹攻逐，待邪势已衰，再议培补。痰为实物，故虚痰亦属本虚标实，虚实夹杂。痰湿久滞，阻碍气机，遏伤阳气，则脏腑愈加衰惫，痰饮水湿愈聚愈多，形成恶性循环。此时，痰饮水湿往往成为疾病的主要矛盾，攻逐痰饮水湿，即可切断此恶性循环。当痰饮水湿本虚标实、虚实夹杂时，先攻后补要比攻补兼施为好。如此则无互相掣肘之弊，常收事半功倍之效。对于正气大衰，虚阳有浮越之势，阴液有涸竭之虞、不耐药力者，则不宜用控涎丹攻逐。控涎丹不及十枣汤峻猛，但疗效优于十枣汤，可用治内、妇、外科多种疾病，常收捷效。"（《洪哲明临床经验集》）

【前贤论药】

《嵩崖尊生书》：味辣（辛）则能横行，专开皮膜痰凝，结胸咳哑则利，炒缓生则力猛。

《冯氏锦囊全书·药性》：消痰癖，治皮里膜外痰涎，久疟蒸成癖块。解肌发汗，利气疏痰，温中而消冷癖，醋涂而散痈毒。

【方药效用评述】

➤《丹溪心法》卷2："痰在胁下，非白芥子不能达。"古方用白芥子，正此义也。

➤ 白芥子散结消痰、除痹止痛、通经活络作用显著，可用于内外兼治方中。

➤ 白芥子辛温，含有丰富挥发油，外用可致皮肤充血发疱，可作发疱药用于药物穴位敷贴（天灸）。

➤ 肩周炎为痰凝结滞、经络不通，常见臂痛不举，可用桂枝加葛根汤加白芥子、片姜黄、天仙藤、海桐皮等。痰凝结滞甚者，并合用指迷茯苓丸（半夏、茯苓、风化硝、枳壳、生姜汁）。

➤ 颈椎病证见痰湿瘀血凝结者，常在葛根汤等方基础上再加以白芥子、桃仁、苍术、僵蚕、薏苡仁等，活血化痰同用。

➤ 顽痹可以白芥子和生地、熟地、鹿角片、麻黄、桂枝、肉桂等相配，即阳和汤，温肾益阳、散寒除痹，用于类风湿关节炎、强直性脊柱炎、腰椎增生症等。

【药量】 5～10克。外用适量，研末调敷，

【药忌】 久咳肺虚阴虚火旺者忌用。有消化道溃疡、出血及对药物过敏者忌用。

石菖蒲

【药原】 出《神农本草经》。用根茎。

【药味】 辛、苦，微温。归心、肝、脾经。

【药效】 化痰解郁，辛香通窍，安神通脉，分清化浊，补虚养生。

【药对】

1. 石菖蒲、远志 石菖蒲芳香辛温，开窍启闭，定志开心；远志苦温，安神益智，化痰宁心。二味配伍，是治疗心神病证，如失眠、鼾睡、神昏、健忘、忧郁、悲伤、癫狂、惊痫等的常用药对；又有配伍用治心脉不通病，如心悸、心痛、心律失常等。其中以《千金要方》孔圣枕中丹、定志小丸为代表。孔圣枕中丹用远志、石菖蒲、龟甲、龙骨四味，有镇潜益智之功，治健忘迷惑，读书善忘。定志小丸用石菖蒲、远志、茯苓、人参四味，养心气，定心志，治疗心气不定，五脏不足，忧愁悲伤，不乐喜忘。该方是诸家定志安神法的祖方。如《局方》定志丸，石菖蒲、远志、茯苓、茯神、人参，治神志不安，健忘失眠。《医心方》卷3定志丸用石菖蒲、远志、人参、茯苓、防风、独活为蜜丸，治恍惚健忘，怔忡恐悸。《医学心悟》安神定志丸，安神宁心，用石菖蒲、远志、人参、茯苓、茯神、龙齿、朱砂，治心气虚，心悸失眠，气怯神疲，多梦易惊。

2. 石菖蒲、萆薢 石菖蒲辛香分清，萆薢清利化浊，二味相配是分清化浊，治疗小便白浊的有效药对。萆薢分清饮诸方即有石菖蒲、萆薢、乌药、益智仁组成，后世相关效方都由此方而出。

3. 石菖蒲、郁金　见"郁金"篇。

【方药治疗】

1. 辛香通窍

（1）中风：枸杞根 1000 克、石菖蒲 50 克，细剉，水煮去滓；酿米酒，稍熟稍饮之。治缓急风，四肢不遂，行步不正。（《千金要方》枸杞菖蒲酒）又，远志、石菖蒲、郁金各 15 克，丹参 30 克，水煎服（或鼻饲、灌肠等）。阳动化风合天麻钩藤饮，痰湿内盛合温胆汤。（湖北中医杂志，1984，2：14）

（2）昏迷：石菖蒲 30 克，麝香 3 克，为细末。每服 3 克，温酒调下。治猝然昏迷不知，或妄言妄语。（《全生指迷方》卷 3 菖蒲散）

（3）痰厥：石菖蒲、茯神、半夏、人参各 10 克，菟丝子 24 克，甘草、皂角子各 3 克，水煎服。治痰气甚盛，突然发厥，口不能言，眼闭手撒，喉中作鼾。（《石室秘录》卷 6 启迷丹）

（4）癫、狂、痫：石菖蒲、黄连、生地、苦参、地骨皮、车前子各 30 克，细末，蜜丸梧子大。每食后 15 丸，日 3 次。治小儿热风痫。（《普济方》卷 37 菖蒲丸）又，石菖蒲、橘红、贝母、茯苓、黄连、远志、酸枣仁、枳实、瓜蒌仁、天花粉、甘草各 10 克，生地 12 克，水煎服。治诸痫，神志不宁，时发狂躁，多言好怒，面荣不泽。（《寿世保元》卷 5 定神至宝丹）

（5）失音：天南星（炮）、石菖蒲各等分，细末。每服 3～5 克，猪胆汁调下。治惊风后音哑失音。（《医部全录》卷 432 通关散）又，石菖蒲、远志、桂心各等分，细末。每服 10 克，水煎服。外感风寒，卒不能语。（《小儿卫生总微论》卷 15 菖蒲散）又，石菖蒲 30 克，桂心 60 克，生姜 15 克（绞取汁），白蜜 360 克，先水煎石菖蒲、桂心，次入姜汁、白蜜炼成膏。每服 1 匙，含化咽津。温肺顺气开音，治风冷伤肺，声音嘶哑。（《圣惠方》卷 6 含化菖蒲煎）又，石菖蒲 10～15 克，切片泡水，小口频服，鲜品加量。可单用，亦可配蝉蜕、玄参、马勃等。治慢性咽喉病，失音，声音嘶哑，咽喉不适、咳而不舒。

（6）产后不语：人参、石莲肉（不去心）、石菖蒲各等分，粗末。每服 15 克，水煎服。（《妇人大全良方》卷 18）

2. 化痰解郁

（1）咳嗽：石菖蒲 10 克，木香 3 克，为细末。每服 6 克。治咳逆上气。（《本草汇言》卷 7 引龚希烈）又，石菖蒲、生姜末、白砂糖各 15 克，研匀。日服 6 克。治咳嗽有痰。（《汇编验方类要》卷 2）又，石菖蒲 6～9 克，加水 250 毫升，武火煮沸后改为文火煎 20 分钟，取汁 200 毫升；二煎加水 200 毫升，水煎取汁 100 毫升；两煎混合。每日 1 剂。咳甚哭闹不安加蝉蜕，痰多清稀加白前。6～10 剂。治小儿久咳。（中医杂志，1996，10：583）

（2）忧郁失眠：远志、石菖蒲各 60 克，人参、茯苓各 90 克，细末，蜜丸梧子大。每

服 3 ~ 6 克，日 3 次。治心气不定，五脏不足，忧愁悲伤，不乐喜忘。今治失眠。(《千金要方》卷 14 定志小丸)

(3) 惊恐：远志、石菖蒲各 60 克，人参、茯苓各 90 克，细末，面糊为丸绿豆大。每服 15 丸，食后荆芥汤下。治小儿惊恐啼哭，见异物动神，恍惚不宁，狂妄惊悸，睡眠不安，手足烦热。(《幼幼新书》卷 10 引《王氏手集》远志茯神丸)

3. 安神通脉

(1) 健忘：远志、石菖蒲、龟甲、龙骨各等分，细末，蜜丸。每服 3 ~ 6 克，日 3 次。治健忘迷惑，失眠多梦。(《千金要方》卷 14 孔圣枕中丹) 又，远志、人参各 12 克，石菖蒲 30 克，茯苓 60 克，细末。每服 1.5 ~ 3 克，日 3 次。治好忘。(《千金要方》卷 14 开心散) 又，远志 2 克，石菖蒲 1 克，人参、茯苓、龙骨、蒲黄各 1.5 克，细末，每服 1.5 克，日 3 次。(《医心方》卷 26 孔子练精神聪明不忘开心方) 又，石菖蒲、远志、茯苓三味等分为末。每次 3 ~ 6 克，水煎服。治健忘，痰浊上泛。久服有效。(《体仁汇编》聪明汤)

(2) 心悸：龙齿 10 克，石菖蒲 1 克，水煎代茶饮。治心经病，心悸失眠等。(《慈禧光绪医方选议》安神代茶饮) 又，石菖蒲、远志、炒白芥子各 4.5 克，茯苓 10 克，半夏、陈皮各 6 克，枳实、竹茹各 3 克，姜 3 片，炙甘草 1.5 克。水煎服。治心律不齐，心悸头晕，恶心有痰等。(《蒲辅周医疗经验》菖蒲温胆汤)

(3) 心痛：石菖蒲、远志各等分，捣粗末。日服 10 克，水煎服。治久心痛。(《圣济总录》卷 55 远志汤)

4. 分清化浊

(1) 消渴：石菖蒲 30 克，栝楼根 60 克，黄连 15 克，为散。每服 6 克，食后、临卧水调下。治消渴，日夜饮水，随饮即利。(《圣济总录》卷 59 石菖蒲散)

(2) 小便滑数：石菖蒲 150 克，肉苁蓉、炮附子各 60 克，川椒 50 克，细末，酒煮米糊为丸梧子大。每服 20 丸，空心食前温酒或盐汤下。治小便滑数，腰膝无力。(《圣济总录》卷 96 石菖蒲丸)

(3) 小便白浊：草薢、石菖蒲、益智仁、乌药、茯苓各 36 克，甘草 15 克，为末。每服 10 克，盐少许，水煎服。治思虑过度，清浊相干，小便白浊。(《仁斋直指方》卷 10 分清饮) 又，草薢、石菖蒲、益智仁、赤茯苓、猪苓、泽泻、车前子、白术、陈皮、炒枳壳、麻黄各 3 克，甘草 1.2 克，剉碎，酒水各半煎，空心温服。治赤白浊。(《万病回春》卷 4 水火分清饮)

(4) 赤白带下：补骨脂、石菖蒲各等分，剉，炒为末。每服 6 克，菖蒲酒下。(《妇人良方大全》卷 7)

(5) 产后腰痛：当归、石菖蒲各等分为末。每服 6 克，温酒下。治产后劳伤，血滞经络而腰痛，或恶露断绝，腰中重痛。(《女科指掌》卷 5 双仙散)

5. 补虚养生

虚损：苍术、石菖蒲各等分，米泔浸三宿，控干；再酒浸一宿，焙，为末，蜜丸梧子大。每服 20～40 丸，空心盐汤下。补元气，强力益志。（《圣济总录》卷 186 菖蒲丸）又，石菖蒲 500 克（酒浸冬三宿，夏二宿），乳香 30 克（另研），远志 250 克（酒浸），细末，用浸药酒煮糊为丸梧子大。每服 30～50 丸，空心温酒下。宁心养气，定魄安魂，疗诸虚不足，生元气，补精髓，治男子下元虚，妇人血海冷。（《普济方》卷 217 引《卫生家宝方》交泰丸）

【药方】

1. 菖蒲郁金汤　石菖蒲、郁金、栀子、连翘、菊花、滑石、竹叶各 10 克，姜汁 6 克，玉枢丹 2 粒（包），水煎服。治湿温痰浊，蒙蔽心包，发热不甚，神识呆钝，时明时昧，表情淡漠，喉间痰鸣，舌苔白而厚腻。（《温病全书》）

2. 神仙解语丹　石菖蒲、白附子、远志、天麻、全蝎、僵蚕、天南星、甘草各 30 克，木香 15 克，细末，面糊为丸梧子大。每服 20～30 丸，薄荷汤下。治中风不语，言语謇涩，舌强不语，痰涎壅盛。

3. 定志丸　石菖蒲、远志、人参、茯苓、防风、独活各 60 克，为末，蜜丸梧子大。每服 5 克，日 2 次。治恍惚健忘，怔忡恐悸。（《医心方》卷 3）

4. 安神定志丸　石菖蒲、人参、茯苓、茯神各 15 克，远志 10 克，龙齿 30 克，研末，蜜制小丸，朱砂 3 克为衣。每服 5 克，日 3 次。治心气虚，心悸失眠，气怯神疲，多梦易惊。（《医学心悟》卷 4）

5. 昌阳泻心汤　石菖蒲、黄芩、半夏、黄连、紫苏、厚朴、竹茹、枇杷叶各 10 克，芦根 30 克，水煎服。治痰浊壅闭、神识昏迷、胸膈痞塞。（《随息居霍乱论》）本方系从仲景半夏泻心汤法脱化而来。周岩：“王孟英昌阳泻心汤，以菖蒲偶竹茹、枇杷叶等味亦妙。内用仲圣泻心汤三物以菖蒲代生姜，盖义各有当也。”（《本草思辨录》）

【医家经验】

1. 施今墨用药配伍

（1）石菖蒲、茺蔚子：活血化瘀，通窍醒神。治一氧化碳中毒所致的昏迷、痉厥、神志失常，神昏合安宫牛黄丸，痉厥加全蝎、地龙，失语加生蒲黄，强心复脉用西洋参、黄芪、远志等。亦可用治癫痫等病。

（2）石菖蒲、远志、茯苓（或茯神）：开窍启闭，益脑安神。用治失眠、健忘、恍惚不安；中风神志不清，舌强语謇，精神抑郁，表情淡漠，如痴呆状；头晕目眩，心悸怔忡。常与温胆汤合用，并加龙骨、牡蛎、枣仁等。

（3）石菖蒲、生蒲黄：通窍启闭，用治神经症。神志不谐，目呆语迟，亦可治中风舌强失语等。蒲黄为施今墨治失语之专药。

（4）鲜石菖蒲、佩兰叶：芳香化浊，启脾开胃。用治湿阻中焦所致的胸闷腹胀，呕吐恶心，食欲不振，口黏，苔腻。可加厚朴花、砂蔻仁、玫瑰花、代代花等同用。

（5）石菖蒲、益智仁：分清化浊，通利水道。治尿频尿急、小便不利。用于泌尿系感染、慢性前列腺炎，合草薢、乌药即草薢分清饮。

（6）石菖蒲、苍耳子：通窍化脓。合辛夷、白芷治慢性副鼻窦炎，合蝉蜕、龙胆治急性中耳炎。（《中医临床家施今墨》）

2. 朱良春用治神志病 石菖蒲涤痰开窍，可广泛用于急性热病及杂病的痰蒙清窍证。急性热病之神昏，多系热邪内陷所致，邪热鸱张，炼而为痰，痰热蒙蔽心窍则谵妄神昏。《时病论》祛热宣窍法即为此而设，"治温热、湿温、冬温之邪，窜入心包，神昏谵语或不语，舌苔焦黑，或笑或痉"。方中用水牛角、连翘配牛黄至宝丹以清心泻火，又复以川贝母化痰，鲜石菖蒲开窍。清心泻火为主，涤痰宣窍为其次。此方为热病神昏之效方，临床屡用有效。痰火盛者可随证加入天竺黄、郁金、竹沥等。至若湿温证，痰浊蒙蔽心包，症见身热不甚，神识呆钝，表情淡漠，时明时昧，喉间痰鸣，舌苔白而厚腻者，非石菖蒲化浊辟秽、涤痰开窍不为功，可选《温病全书》菖蒲郁金汤。痰湿盛者可配苏合香丸以温开；痰热盛者宜配至宝丹以凉开。《随息居霍乱论》昌阳泻心汤，系从仲景泻心汤法脱化而来，治痰浊壅闭、神识昏迷、胸膈痞塞之证甚效。以石菖蒲涤痰开窍，配芩、连之苦降，夏、朴之辛开，而奏通闭开痞之功。石菖蒲治疗杂病有关神志病，如《千金要方》治疗健忘的孔圣枕中丹，安神益志、宁心化痰并重，在补益中寓宣通之意。此外，《千金要方》定志小丸、开心散皆用石菖蒲。治冠心病之心气虚而夹痰者，症见胸闷短气精神抑郁，多寐健忘，舌质淡，舌苔白腻，脉弦滑，恒用人参、酸枣仁合甘麦大枣汤以补其心气，温胆汤加远志、石菖蒲以化痰开窍，契合冠心病本虚标实之病机，故屡奏效机。近年来，对心肌炎或冠心病而见心律不齐、心悸怔忡，夹有痰浊，苔白腻者，常用石菖蒲、远志各3克泡汤，送服刺五加片，每服4片，日3次。石菖蒲长于治痰，又能理气，故用之甚为合拍。因此，在半夏厚朴汤等方治痰时加用此药，可以减少痰量，提高疗效。（《朱良春用药经验集》）

3. 张志远用石菖蒲、佩兰化腻苔 正常舌苔是胃气充盛水液上潮，浅薄微白，不腻不燥，似有若无。厚腻的舌苔，尤其是消化系统疾患，拭之虽去，仍可再生，若兼有痰湿之邪者，则很难拂掉。在辨证基础上加入佩兰、石菖蒲，祛浊以净厚腻，恢复味觉、增进食欲，收效颇佳。佩兰舒肝郁、除陈气，《内经》谓其可去口中甜腻之味，对呕恶、时时嗳腐者用之，比藿香之味醇正，善于宣散蕴结。石菖蒲有3种，都能辟浊驱秽、和中行滞，治湿邪中阻的口黏胸闷效果显著。佩兰、石菖蒲二药，辛苦配伍，可助胃运、温健脾阳，调畅气机，通过调畅内在瘀阻，获得化浊的效果，解除胸闷、促进食欲、令健康恢复。单独使用佩兰或石菖蒲，尽管净化舌苔有一定效果，但不理想。二味配伍，佩兰9～18克、石菖蒲6～12克，则收效甚好。一般3～6剂，多者9剂，湿浊之邪即化，气机便可展舒，厚腻的舌苔均逐渐消除。若退去缓慢，再加入苍术、厚朴、白蔻仁各6～10克辛开苦降。（《张志远临证七十平日知录》）

【前贤论药】

《神农本草经》：开心孔，补五脏，通九窍，明耳目，出音声。久服轻身，不忘，不迷惑，延年。

《本草经疏》：气味辛温，气厚发热故温肠胃，膀胱寒则小便不禁，肠胃既温则膀胱温，故止小便。

《本草纲目》卷19引杨士瀛：下痢噤口，虽是脾虚，亦热气闭隔心胸所致。俗用木香失之温，用山药失之闭。唯参苓白术散加石菖蒲，粳米饮调下。或用参、苓、石莲肉，少入菖蒲服。胸次一开，自然思食。

【方药效用评述】

➤ 石菖蒲辛以上升，香能开窍，苦味下降，温则流行。可以散寒止痛，可以祛湿化浊，可以行水化痰，可以行气活血。通心气，开胃气，温肺气，达肝气，快脾气，通透五脏六腑、二十七脉，故《神农本草经》主咳逆上气、人事不省、两腰重痛、忧思善怒、吐利腹痛等。

➤ 石菖蒲只可作佐使，而不可作君药。开心窍必须佐以人参，通脾气必须君以苍术。遗尿欲止，非加参、芪不能取效；胎动不安，非多加白术不能成功。除烦闷、治善忘，非以人参为君，亦不能良有奇验。

➤《重庆堂随笔》：石菖蒲舒心气，畅心脉，怡心志。清解药用之赖以祛痰秽之浊而卫宫城，滋养药用之借以宣心思之结而通神明。若治痰湿蒙蔽心包，神识昏昧，用石菖蒲、郁金相配，即《温病全书》菖蒲郁金汤。石菖蒲、远志、茯神三味治心悸怔忡，出自《证治准绳》琥珀养心丹；治神志恍惚不安，则出孔圣枕中丹。

➤ 远志、石菖蒲、龟甲、龙骨等分细末蜜丸，为《千金要方》孔圣枕中丹，原治读书善忘。张山雷："此方以龟甲、龙骨潜阳息风，石菖蒲、远志开痰泄降，古人虽以为养阴清心、聪耳明目之方，实则潜藏其泛溢之虚阳，泄化其逆上之痰浊，则心神自安而智慧自益。窃谓借治肝风内动夹痰上升之证，必以此方首屈一指。"（《中风斠诠》）

➤《神农本草经》谓石菖蒲"开心孔，补五脏，通九窍，明耳目，出音声"。其治心窍、舌窍、鼻窍、耳窍、前阴之功能不利，配伍各有不同。如开心窍，配郁金治昏迷，配远志治健忘。开耳窍，配蝉蜕治耳鸣、耳聋；开舌窍，配蒲黄治中风舌强不语；开鼻窍，配辛夷治鼻塞不通；开前阴尿窍，配乌药治尿频不畅，是萆薢分清饮等。又有配用羌活、路路通治输卵管不通者，亦古法之现代发展。

➤ 石菖蒲、蝉蜕，清利咽喉，启声发音，对小儿麻疹后失音有效。而后用于慢性咽喉病，失音，声音嘶哑，咽喉不适，咳而不舒，亦效。但不宜于急性咽喉感染或阴虚火旺者。

➤ 石菖蒲长于健胃醒脾；水菖蒲芳香较浓，侧重祛湿豁痰；阿尔泰银莲花的根茎九节菖蒲，功专开窍回苏。

【药量】 3～10克，鲜品10～20克，不宜久煎。

【药忌】 阴虚燥热者忌用。

第二节 清热化痰药

贝母

【药原】 出《神农本草经》。川贝之名见于《滇南本草》，《本草汇言》有川者为妙之说。用干燥鳞茎。

【药性】 苦、甘，微寒。归肺、心经。

【药效】 化痰止咳，散结消肿，清热润肺。

【药对】

1. 贝母、知母 贝母润肺止咳，知母清热除烦，合用则清热润燥，止咳化痰，是治疗肺热燥咳和肺劳久嗽的重要药对。如知母、贝母各等分，为细末，临睡时白汤调，温服。治肺热燥咳，痰喘急促。（《证治准绳·类方》卷2引《局方》二母散）又，《医方集解·泻火之剂》用治肺劳咳嗽有热，不能服补气药者。而《医学入门》卷7二母散，则治远年近日诸般咳嗽及痰证。再如知母、贝母、石膏三味成方，水煎服，治外感燥痰，身热烦渴，咳喘痰少，吐咯难出，脉洪数。（《症因脉治》卷1二母石膏汤）又，知母、贝母、百药煎，共研细末，乌梅肉蒸熟捣烂为丸。治热哮。（《寿世保元》卷3二母丸）《医学入门》含奇丸再加葶苈子、大枣和丸，治痰热壅肺，喘嗽不已。实际上是合用《金匮》葶苈大枣泻肺汤。

2. 贝母、半夏 半夏辛温，燥湿化痰，和胃降逆而散寒；贝母苦凉，润肺化燥，止咳散结而清热。半夏性速力刚，贝母性缓力柔，性味阴阳大不相同。贝母、半夏二味和合，俱为化痰止咳之品，刚柔相济，辛苦相合，温凉相佐，燥润相济，相互补充。如《格言连璧方》半贝丸，用生半夏120克（洗），川贝母180克，细末，于端阳日合生半夏打汁为丸。每服3~10克，姜汤下。治风痰暑湿疟疾，咳嗽痰多，癫痫，瘰疬。《文堂集验方》卷1二仙丹，姜半夏、贝母（初时用象贝，久嗽用川贝）各30克，细末，姜汁为丸梧子大。每服3~6克，小儿减半，频服即效。治顿嗽，咳嗽接连四五十声者。又，川贝母18克，生半夏12克，细末，水炒至嫩黄色，每服0.5克，姜汁调和隔水炖热。于未发时先服1次，重者再服1次。治疟疾。（《良方合璧》卷上白雪丹）

3. 贝母、白芷 见"白芷"篇。

4. 贝母、瓜蒌 见"瓜蒌"篇。

5. 贝母、杏仁 见"杏仁"篇。

6. 贝母、天花粉 见"天花粉"篇。

【方药治疗】

1. 化痰止咳

（1）肺热咳嗽：知母、贝母各等分，为细末，临睡时白汤调，温服。治肺热咳嗽，痰喘急促。(《证治准绳·类方》卷2引《局方》二母散) 又，知母、贝母、生石膏各等分，研末。每服10克，水煎1服。治外感燥咳，身热烦渴痰少，吐咯难出，脉数。(《症因脉治》卷1二母石膏汤) 又，蛇胆汁100克，川贝末600克，混匀，干燥，粉碎过筛。每服0.3~0.6克，日2~3次。治肺热咳嗽痰多。(《中国药典》蛇胆川贝散)

(2) 咳喘：贝母30克，麻黄、干姜各20克，桂心、甘草各10克，细末。每服3~6克，温酒调下。治久咳上气，喉中鸣，昼夜不得卧。(《外台秘要》卷10引《深师方》贝母散) 又，贝母12克，麻黄、半夏各10克，桂心3克，甘草、杏仁、生姜各6克，水煎服。治咳逆上气，咽喉窒塞，短气倚息不得卧。(《外台秘要》卷10引《深师方》贝母饮)

(3) 哮喘：川贝、知母各60克，百药煎30克，细末。乌梅肉蒸熟捣烂为丸梧子大。每服30丸，临卧或食后姜汤下。治哮喘。(《寿世保元》卷3二母丸) 又，党参(米炒)、贝母(姜汁炒)、制半夏各45克，茯苓36克，陈皮30克，炒白术60克，甘草15克，竹沥水1茶杯，姜汁半茶杯，与各药和匀晒干后，再和竹沥、姜汁2次晒干，研细末蜜丸梧子大。每服10克，白汤下。治虚人哮喘，无论已发、未发。(《不知医必要》卷1六君子贝母丸)

(4) 小儿百日咳：川贝母15克(淡姜汤润湿，饭上蒸过)、甘草(半生、半炙)7.5克，细末，砂糖为丸龙眼核大。每服1丸，米饮化服。治小儿百日咳，痰壅喘咳。(《幼幼新书》卷3) 又，百部6克，贝母、前胡各4.5克，沙参9克，水煎取汁，于药内溶白糖适量服之。治顿咳发作期。以上为5岁小儿用量，适于肺气失宣属郁热型。(赵清理四味百部饮)

(5) 经来咳嗽：川贝母、莱菔子各120克，细末，蜜丸梧子大。每服50丸，开水调下。治月经来时常作咳嗽，因气郁上冲者。(《竹林女科证治》鸡苏丸)

2. 清热润燥

(1) 阴虚燥痰：贝母、瓜蒌、天花粉、茯苓、橘红、桔梗各10克，水煎服。治肺阴虚亏，燥痰涩而难出。(《医学心悟》卷3贝母瓜蒌散)

(2) 虚劳咳嗽：秋石、川贝各等分，细末，枣肉为丸梧子大。每服6克，空心薄荷汤下。治虚劳吐血，气虚喘嗽。(《张氏医通》卷18童真丸)

(3) 噎膈：沙参、丹参各10克，川贝4.5克，郁金、茯苓各3克，砂仁、杵头糠各1.5克，荷叶蒂2个，水煎服。治噎膈。(《医学心悟》卷3启膈散)

(4) 白喉：生地6克，麦冬3.6克，甘草、薄荷各1.5克，玄参4.5克，贝母、丹皮、白芍各2.4克，水煎服。治白喉。(《重楼玉钥》卷上养阴清肺汤)

(5) 喉癣音哑：川贝、款冬花各60克，白蜜500克，胡桃肉360克(研烂)，和匀，饭上蒸熟。每服12克，开水送下。(《笔花医镜》卷1通音煎)

3. 散结消肿

(1) 痈疽：白芷(未溃用30克，已溃用15克)，贝母(未溃用15克，已溃用30克)，好酒煎服。治发背痈疽，未成已成，未溃已溃，痛不可忍。(《古今医鉴》卷15引黄

宾江方二仙散)

（2）疗肿：穿山甲（烧存性）、贝母各等分，细末。每服3克，温酒调下。（《普济方》卷274引《鲍氏方》）

（3）瘰疬：贝母、皂角子各等分细末。用皂角250克剉碎搓揉浓水，滤过作膏子，和药末为丸梧子大。每服50～70丸，早晨酒下。治瘰疬、便毒。（《普济方》卷290）又，玄参（蒸）、煅牡蛎（醋研）、贝母（蒸）各120克，细丸梧子大。每服10克，开水送下，日2次。治瘰疬、痰核、瘿瘤，痰火郁结，阴虚火旺。（《医学心悟》卷4消瘰丸）

（4）便痈：白芷、贝母等分为末。每服3～6克，温酒下，并以滓贴之。治便痈肿痛。（《永类钤方》）

（5）悬痈：大黄（煨）、贝母、白芷、甘草节各等分，为末。每服10克，温酒下。虚弱者加当归一半量。治悬痈。（《古今医鉴》卷8将军散）

（6）乳痈、乳疬：白芷、贝母各6克为末，温酒服之。治乳痈初起。（《秘传外科方》）又，贝母、金银花各60克，细末。每服10克，食后温酒下。治乳痈。（《普济方》卷325贝母散）又，大贝母、白芷各15克，为末。每服6克，白酒下。如有郁证，加蒺藜。若有孕，忌用白芷。（《种福堂方》卷4内消乳疬方）又，贝母、白芷各等分为末。每服3克，酒调频服。如无乳行者，加漏芦煎酒调服。治产前、产后乳房结核。（《医学入门》卷8芷贝散）

（7）乳汁不下：川贝母、知母、生牡蛎各等分，细末，每服6克，猪蹄汤调服。（《汤液本草》卷中三母散）

（8）肺痈：活鲤鱼1条（约120克重），贝母6克研末。先将鲤鱼连鳞破去肚肠，勿经水气，贝母细末掺于鱼肚内，线扎之，用上白童便半大碗，将鱼浸童便内，重汤炖煮，鱼眼突出为度。少顷取出，去鳞骨，取净鱼肉浸入童便内炖热。肉与童便作2～3次1日食尽。治肺痈已成未成，胸中隐痛，咯吐脓血。（《外科正宗》卷2金鲤汤）

（9）肠痈：穿山甲、白芷、贝母、僵蚕、大黄各6克，水煎服。治肠痈腹痛。（《仙拈集》卷4肠痈煎）

4. 解郁除烦

（1）失眠：川贝母，细末，每服6克，灯心汤下。治痰热心虚，心烦不眠。（《本草汇言》卷1引《方脉证宗》）又，川贝60克，天竺黄、琥珀、蝉蜕各40克，研细末。每服5克，日3次。治痰浊为患之失眠、焦虑、抑郁、痴呆、癫痫等。

（2）忧郁：川贝母（去心）姜汁炒，研末，姜汁和面糊为丸如梧子大。每服70丸，征士铁甲煎汤下。治忧郁不伸，胸膈不宽。（《集效方》）又，贝母30克（去心），厚朴15克（姜制），细末，蜜丸梧子大。每服50丸，白汤下。解郁除胀，止咳消食。治忧郁，梅核气，咽喉不利。（《邓笔峰杂兴方》）又，香附（童便浸，炒）、贝母各4.5克，苍术、川芎、神曲、栀子、陈皮、茯苓、炒枳壳、苏梗各3克，甘草3克，水煎服。治恼怒思虑，气滞成郁。（《医便》卷3开郁汤）

【外用治疗】

1. 乳核　外用起酵生面如蜂窝发过，焙干为末，井水调敷，如干则以水时润之。甚者加白芷、贝母、乳香、没药少许，研末外敷之。治产前、产后乳房结核。(《医学入门》卷8 芷贝散)

2. 痰核　天南星、贝母等分为末，鸡子清和米醋调敷。(《外科大成》卷4 二白散)

3. 小儿鹅口疮　贝母(去心)为末。每取1.5克，蜜少许，水调涂之。

【药方】

1. 当归贝母苦参丸　当归、贝母、苦参各等分，细末，为丸小豆大。每服3~10丸，米饮下。治妊娠小便难，饮食如故。(《金匮要略》)

2. 三物白散　贝母、桔梗各10克，巴豆1克(熬黑研如脂)，研细末。每服1.5~3克。治寒实结胸，胸胁心下硬满而痛，大便秘结。(《伤寒论》)

3. 贝母瓜蒌散　贝母、瓜蒌、天花粉、茯苓、橘红、桔梗、甘草各10克，水煎服。治肺阴虚亏，燥痰涩而难出。(《医学心悟》卷3)

4. 消瘰丸　玄参、牡蛎(煅，醋研)、贝母(蒸)各120克，细末，水丸梧子大。每服10克，开水送下，日2次。治瘰疬、痰核、瘿瘤，痰火郁结，阴虚火旺者。(《医学心悟》卷4)

5. 消痈汤　金银花、蒲公英、生地各15~30克，连翘、赤芍、天花粉、川贝、陈皮、重楼、龙葵各10~15克，白芷6~10克，水煎服。治蜂窝组织炎、痈证初起、深部脓肿等。(《赵炳南临床经验集》)

6. 乌贝散　乌贼骨85克，浙贝母15克，共研细末。每服5克，食前服，日3次。治胃及十二指肠溃疡，胃酸过多者。(王药雨经验方)

【前贤论药】

《本草别说》：贝母能散心胸郁解之气，治心中气不快，多愁郁者，殊有功。

《注解伤寒论》：辛散而苦泄，桔梗、贝母之苦辛，用以下气。

【方药效用评述】

➤ 贝母乃肺经气分药，能治咳嗽、喘息、哮喘、肺痈诸证，临床作为佐药治标，一般不作主药。咳喘配合麻黄、杏仁，用于麻杏石甘汤中；哮喘则可加入射干麻黄汤中；肺痈则与《千金》苇茎汤、桔梗汤同用。

➤ 川贝母解郁除烦，善治阴虚痰热，郁结虚烦，忧郁纠结，心中不快，心烦失眠，心悸胸闷，善忘多虑，悲观不乐等。又，川贝清热润燥，治虚劳咳血、燥痰阴虚、噎膈不食、咽喉不利诸证有效。

➤ 贝母、知母相配，清热化痰；贝母、厚朴相配，化痰降气；贝母、瓜蒌相配，润燥止咳；贝母、白芷相配，散结消肿；贝母、半夏相配，燥湿化痰。贝母、连翘相配，治项下瘰疬、瘿瘤。

➤ 川贝母甘、苦，凉，清心解郁，清肺化痰，适于燥痰、热痰；浙贝母形坚味苦，适于外感咳嗽，不能解郁；土贝母形大味苦，解毒散结消肿，适于痈肿疮毒、乳痈恶疮等。外感咳嗽用浙贝，常合止嗽散等应用；内伤燥痰用川贝，如贝母瓜蒌散；至于消瘰丸则以浙贝、土贝为宜。

【药量】3~10克，研末吞服每次1~2克。外用适量，研末调敷之。

【药忌】寒湿痰饮咳嗽忌用。不宜与乌头同用。

∽ 瓜蒌 ∾

【药原】原名"栝楼"，出《神农本草经》，《本草纲目》始名瓜蒌。用成熟果实。

【药性】甘、微苦，寒。归肺、胃、大肠经。

【药效】清热化痰，宣痹通阳，消肿散结。

【药对】

1. 瓜蒌、贝母 瓜蒌甘寒，清热化痰，宣痹通阳；贝母苦、甘、微寒，化痰止咳，清热润肺。二味配伍，相须为用，可治燥痰咳嗽，肺阴虚亏，痰涩难出者。如《医学心悟》贝母瓜蒌散，配天花粉、茯苓等，润燥化痰为治。而《笔花医镜》卷3贝母瓜蒌散，治小儿伏燥，夜间潮热，口渴盗汗，亦以此药对为主，配栀子、黄芩清热润燥以用。又，二味能消肿散结，解郁宣通，故临床也可同用治胸痹、郁证、瘰瘤、乳痈等。燥痰阴亏者可用川贝润燥养肺，如见风热犯肺、痰热咳嗽者，则用浙贝。如《时病论》卷4清宣金脏法，瓜蒌皮、贝母、桑叶、枇杷叶、杏仁、牛蒡子、桔梗等，治热邪犯肺，咳嗽胸闷。而《疫喉浅论》清咽导痰汤，治疫喉白腐，发热咳嗽痰壅，瓜蒌、贝母、薄荷、桔梗、橘红、牛蒡子、茯苓、枳实、苏子等。以上二方，一般主张用浙贝母。

2. 瓜蒌、枳实 瓜蒌清热化痰，宽胸宣痹；枳实理气消痞，下气降逆。二味同用，清化痰热，宽胸理气，治咳嗽气急胸痛，浓痰热结而咳吐不出者。龚廷贤瓜蒌枳实汤用瓜蒌、枳实、贝母、桔梗两组药对，排浓痰，清肺热，对老年慢性支气管炎、慢性阻塞性肺病等有效，如再配《千金》苇茎汤更佳。《沈氏尊生书》同名方也治之。见下文。

3. 瓜蒌、桑白皮 见"桑白皮"篇。

4. 瓜蒌、半夏 见"半夏"篇。

5. 瓜蒌、穿山甲 见"穿山甲"篇。

【方药治疗】

1. 清热化痰

（1）痰嗽：瓜蒌子（去壳，别研）30克，半夏（汤泡7次，焙，研末）30克，和匀，姜汁大面糊为丸梧子大。每服50丸，食后姜汤下。治肺热痰嗽，胸膈痞满。（《济生续方》半夏丸）又，清气化痰丸。（详见本篇"药方"）又，瓜蒌、贝母、枳实、桔梗、陈皮、当归、茯苓、黄芩、栀子、竹茹各10克，甘草、砂仁、木香各3克，生姜3片，水煎服。治咳嗽痰热结，胸痛气急，胶痰浓厚，咳吐难咯。（《万病回春》痰饮门瓜蒌枳实汤）《沈氏尊生书》同名方，去黄芩、木香、砂仁，加苏子、人参、麦冬，治气阴虚亏之咳喘。

（2）咳喘：瓜蒌2枚，杏仁36克，半夏30克。先将瓜蒌瓤熬成膏，次入杏仁再熬，候冷入半夏、瓜蒌皮末，为丸梧子大。每服30丸，临卧或食前服。治肺经攻注，咳嗽上气喘急。（《鸡峰普济方》卷11瓜蒌煎丸）

（3）阴虚燥痰：贝母、瓜蒌、天花粉、茯苓、橘红、桔梗各10克，水煎服。治肺阴虚亏，燥痰涩而难出。（《医学心悟》卷3贝母瓜蒌散）

（4）酒嗽：瓜蒌仁30克，青黛10克，细末，蜜丸芡子大。每服1丸，含化。（《杂病源流犀烛》卷1瓜蒌青黛丸）又，瓜蒌仁、黄连各等分，细末，竹沥、韭汁为丸梧子大。每服6克，日2次，苏叶汤下。治伤酒痰嗽喘急。（《医学入门》卷7瓜连丸）

（5）妇女痰嗽：瓜蒌仁、青黛、香附（童便浸，晒干）各等分，细末。每服3克，日2次，服1~2个月。治妇女形瘦，夜热痰嗽，月经不调。（《丹溪心法》卷2）

（6）食积痰喘：瓜蒌仁、半夏、山楂、神曲炒各等分，细末，瓜蒌水丸梧桐子大。每服20~30丸，姜汤或竹沥水下。（《丹溪心法》卷2黄瓜蒌丸）

（7）哮喘：瓜蒌1枚（面包煨熟，去面用），百部120克，麻黄60克，黄芩、杏仁各30克，细末，捣瓜蒌和药末为丸梧子大。每服12克，清晨服。治积年哮喘，偶触寒冷则作。（《医林纂要》卷7瓜蒌丸）

（8）咳血：瓜蒌仁、诃子、海蛤粉、栀子、青黛各等分，细末，蜜丸梧子大。每服6克，嚼化。治肝火上犯而咳血。（《丹溪心法》卷2咳血方）又，瓜蒌实（连瓤瓦焙）、乌梅肉（焙）各50枚，炒杏仁21枚，为细末。每用1捻，薄切猪肺1片，掺药末于上炙熟，冷嚼咽之。日2次。治肺痿咳血。（《本草纲目》卷18引《圣济总录》）

2. 宣痹通阳

（1）心下痞痛：瓜蒌30克，黄连10克，姜半夏20克，水煎服。治心下痞，按之痛，脉浮滑。（《伤寒论》小陷胸汤）

（2）胸痹心痛：瓜蒌30克，薤白、半夏各10克，水煎去滓后加白酒服。治胸痹心痛。（《金匮要略》栝楼薤白半夏汤）又可加枳实、桂枝，是枳实薤白桂枝汤，治胸痹心中痞满，气上冲胸者。又，半夏75克（洗7次，切，焙），瓜蒌1枚，剉如麻豆大。每服15克，水煎温服，日3次。治胸痹，心下坚痞，急痛彻背，短气烦闷。（《普济方》卷187半夏汤）又，瓜蒌1枚，桂心30克（去粗皮），细末。每服6克，温酒调下。汤亦可，空心卧时各服1次。治胸痹不得卧，心痛彻背。（《普济方》卷187栝楼散）

（3）胁痛：大瓜蒌1枚（重30~60克，连皮捣烂），粉甘草6克，红花1.5克，水煎服。治胁中痛如钩摘之状，皮肤红色，半身发水泡疮，夜重于昼，脉数而弦。（《医旨绪余》卷下引黄古潭方）又，《仙拈集》卷2名胁痛煎，《医学心悟》卷3名瓜蒌散，治肝气躁急而胁痛，或发水泡。又，瓜蒌100克，红花10克，水煎服。日1剂，4~15剂。治带状疱疹。（山东中医杂志，1993，6：40）又，瓜蒌、浙贝、桂枝，用量比例为4：2：1，研细末。每服10克，日2次。治肋软骨炎。（辽宁中医杂志，1987，9：39）

（4）癃闭：瓜蒌不拘多少，焙干，细末。每服10克，温酒或米饮下，频进数服，以通为度。治腹胀，小便不通。（《是斋百一选方》卷6）又，全瓜蒌30～60克，加水5000毫升，煎至4000毫升，待温度适宜后，坐浴30分钟，汗出为佳。治产后尿闭。（国医论坛，1992，4：30）

3. 润肠通便

（1）便秘：熟瓜蒌1枚（取瓤），干葛粉拌，焙干，慢火炒熟，细末。每服10克，食后、临卧沸汤点服。治肺燥热渴，大肠秘。（《本草衍义》）又，瓜蒌仁、火麻仁各30克，杏仁、桃仁、柏子仁各10克，水煎服。治肠燥便秘。

（2）肠风、痔疮便血：瓜蒌1枚（烧灰），赤小豆15克，为细末。每服3克，空心，温酒下。治肠风下血。（《本草纲目》卷18引《普济方》）又，瓜蒌实1枚（大好者），乌梅肉10枚。先将瓜蒌切下盖，少取瓤，以乌梅肉实其中，却盖定，用黄泥固济，候泥干，以火煅成性，取出，去泥，细研末。每服6克，空心，温酒下。治肠痔下血。（《圣济总录》卷142 瓜蒌散）

（3）便毒：瓜蒌1枚，黄连15克，水煎服。治便毒初发。（《李仲南永类方》）又，瓜蒌15克，甘草末12克，没药末、乳香末各3克，酒煎分服。治肠痈、便毒。（《仁斋直指方》卷23 四圣散）

4. 消肿散结

（1）乳汁不下：瓜蒌1枚捣烂，毫酒煎服。治产后乳汁不下或少。（《千金要方》卷2）

（2）乳痈：瓜蒌1枚（去皮，研末），甘草15克（半生、半炙），先以酒2盏煎甘草1盏，入瓜蒌瓤同搅和匀，滤去滓，放温顿服。未愈梗作服之。治乳痈痛甚者。（《圣济总录》卷128 甘草饮）又，瓜蒌1枚（去皮，取瓤），当归、甘草各15克，没药、乳香各3克，酒煎服。治乳疽、奶劳。（《集验背疽方》栝楼散）又，栝楼牛蒡汤，见下"药方"。

（3）痈疽：瓜蒌1枚，甘草2寸，酒水煎服，去滓临卧温服。夜半疏动一行，其疮自消。治痈疽多日不熟。（《圣济总录》卷毛138 栝楼酒）

【外用治疗】

1. 咽痛 瓜蒌1枚，桔梗18克，甘草10克，僵蚕微炒3克，细末。每取少许干掺之。（《赤水玄珠》卷3）

2. 脱肛 生瓜蒌取汁涂之。治小儿脱肛，久而不能收之。（《小儿卫生总微方》卷11）

【药方】

1. 小陷胸汤 瓜蒌30克，黄连10克，姜半夏20克，水煎服。治心下痞，按之痛，脉浮滑。（《伤寒论》）加枳实10克，名为小陷胸加枳实汤，治阳明暑温，水结在胸。（《温病条辨》卷2）

2. 宣白承气汤 生石膏15～30克，瓜蒌皮、生大黄各10克，杏仁6克，水煎服。治阳明温病，下之不通，肺气不降，喘急不宁，痰多。（《温病条辨》卷2）

3. 咳血方 瓜蒌仁、诃子、海蛤粉、栀子、青黛各等分，细末，蜜丸梧子大。每服6

克，嚼化。治肝火上犯而咳血。(《丹溪心法》卷2)

4. 清气化痰丸 瓜蒌仁、杏仁、橘红、茯苓、枳实、黄芩各30克，半夏、胆南星各45克，细末，姜汁为丸梧子大。每服6克，日2次。治痰热内结，咳嗽痰黄，甚者喘急，胸膈痞闷。(《医方考》卷2)

5. 栝楼牛蒡汤 瓜蒌仁、牛蒡子、天花粉、黄芩、栀子、连翘、金银花各10克，皂角刺、陈皮、甘草各6克，青皮、柴胡3克，水酒各半煎服。治乳痈红肿热痛，寒热往来。(《医宗金鉴》卷66)

【前贤论药】

《医旨绪余》卷下：栝楼性甘寒，经云：泄其肝而缓其中。且其为物，柔而润滑，于郁不逆；甘缓润下，犹如油之洗物，未尝不洁。考之本草，栝楼能治插胁之痛，盖为其缓中润燥以至于流通，故痛自然止也。

《长沙药解》：消咽痛，治肺痿，涤痰涎，止咳嗽，通乳汁，下胞衣，理吹奶，调乳痈，解消渴，疗黄疸，通小便，润大肠，断吐血，收脱肛，平痈肿，医疮疡。

《重庆堂随笔》：栝楼实润燥开结，荡热涤痰，夫人知之。而不知其疏肝郁、润肝燥、平肝逆、缓肝急之功，有独擅也。

【医家经验】

1. 叶天士用小陷胸汤加味 《外感温热篇》："脘在腹上，其地位处于中，按之痛或自痛，或痞胀，当用苦泄，以其入腹近也，必验之于舌，或黄或浊，可与小陷胸汤，或泻心汤"。小陷胸汤苦泄心下，是治湿热郁结、邪结阳分，病在上中二焦，脘痞按之痛或自痛，脉浮滑的代表方。以小陷胸汤辛开苦泄中焦湿热，加杏仁开达上焦，宣展肺气，以求气化湿亦化；加枳实开中焦痞结，破气消痞，以求从中达下。值得指出的是，仲景小陷胸汤用瓜蒌清热涤痰，宽胸通肠；助黄连泄热，配半夏开结，一药两用，加强半夏、黄连辛开苦泄的作用。叶天士更加用枳实，"取其苦辛通降，开幽门而引水（湿）下行"。吴鞠通《温病条辨》卷2名为小陷胸加枳实汤，治阳明暑温，水结在胸者。《通俗伤寒论》柴胡陷胸汤，小柴胡汤去参、枣，加枳实、桔梗、瓜蒌、黄连，乃张仲景方、叶天士法的发展，和解开降，用治夹痞伤寒、夹痛伤寒等。今多用治胃痛、胁痛痰热者。

2. 何绍奇论小陷胸汤 《伤寒论》138条："小结胸病，正在心下，按之则痛，脉浮滑者，小陷胸汤主之。"心下，言其病位；脉浮滑主痰热，言其性质；按之痛，则痰热结滞陷于胸脘，气机不得升降宣通之故。此方是典型的痰热方。半夏乃痰饮之常用药，体滑性降而不免于辛温，合黄连、瓜蒌，则辛以开结，寒以泄热，能通能降。

小陷胸汤证多见于慢性支气管炎急性发作、肺炎、胸膜炎、胃炎、黄疸型肝炎等疾病过程中，表已解，痰热阻滞，病在胸、脘。证见脉浮滑而数，舌质红，舌苔黄腻，咳喘而咯痰黄稠胶黏，黄疸，便秘，胃部痞满，胸膈或胃部"按之则痛"。

小陷胸汤证多为伤寒在表误下而致。误下不要片面理解为用芒硝、大黄，大凡表未解者，苦寒之剂在某种意义上皆与攻下剂相同，表邪内陷而冰伏，邪热熏灼津液为痰，酿成痰热结于胸、脘之候。当然，也有痰热久蕴，为外邪引动，或热邪直接由表入里炼津为痰者，未必都是表证误下所致。

叶天士强调小陷胸证"必验之于舌"，其典型舌象是舌或黄或浊。王孟英强调"必察胸、脘，如按之痛或拒按，舌红，苔黄厚腻，脉滑数者，必先开泄，即可用小陷胸汤"。（《读书析疑和临证得失》）

【方药效用评述】

➤ 瓜蒌甘寒滑润，清热涤痰，散结利气，上能通胸膈之痹塞，下能导肠胃之积滞。消肿散结，善治疮毒痈疡、乳痈乳疽。宣痹通阳，能疗心下痞痛、胸痹心痛、胁痛水疱。

➤ 瓜蒌一物的皮、子与根，其效各别。种子为瓜蒌子，其果壳晒干为瓜蒌皮，瓜蒌子、瓜蒌皮合用是全瓜蒌。其根除去外皮，名天花粉（见别条）。瓜蒌子质润多油脂，润肺涤痰，滑肠通便，治肠燥便秘等必选。瓜蒌皮清热化痰，宽胸理气，治胸痹、胁痛宜用。

➤ 瓜蒌皮生者清热化痰，炒者宽胸散结。瓜蒌子生药通便、清肺，炒药祛痰止咳。相配成对，为临床常用药对，润肠清肺，用于痰多便秘，肺肠有热者。

【药量】 10～30克。

【药忌】 本品寒凉滑润，故脾胃虚寒、呕吐便溏者忌用。

❧ 桑白皮 ❧

【药原】 出《神农本草经》。用桑之干燥根皮。

【药性】 甘，寒。归肺经。

【药效】 泻肺清热，止咳平喘，利水消肿。

【药对】

1. 桑白皮、地骨皮 桑白皮清热而不伤气，利水而不伤阴，清热平喘、止嗽祛痰；地骨皮善走血分，有泻肺中伏火、清肾中虚热之功。二药合用，一气一血，气血双清，使肺火泻，逆气降，肾阴补，虚火退，可用于肺热阴虚喘嗽等症，如《小儿药证直诀》泻白散。又，在临床上，可加知母、黄芩清肺，贝母、桔梗止咳，芦根、白茅根生津等。

2. 桑白皮、大腹皮 桑白皮清水之上源，大腹皮下气宽中，助脾健运，二药合用，上源水道清，中焦脾健运，水湿自去，水肿亦除。如五皮散治脾虚湿盛，泛溢肌肤，一身悉肿，上逆迫肺，气喘气急，方中即有二味。

3. 桑白皮、陈皮 陈皮燥湿化痰，理气和胃，与降药同用则性降。桑白皮清肺泻火，止咳平喘。二药合用，脾肺同治，可用于肺热咳嗽、气逆痰多，或肺失清肃、脾失健运之水肿、胀满、喘促、小便不利等症。

4. 桑白皮、瓜蒌皮 桑白皮甘寒，降气平喘；瓜蒌皮甘寒，化痰平喘。二药合用，降气化痰、止咳平喘作用尤强，可用治肺热咳嗽、痰热互结，咳痰黄稠量多、气逆喘息等。

5. 桑白皮、黄芩 桑白皮味甘气寒性降泄，寒可泄热，甘寒生津，性降泻肺，故可泻肺热，降肺气，润肺体，消痰喘；黄芩味苦气寒，偏走上焦，苦可燥湿，寒可泄热，故可泻肝火，清痰热。二药合用，清泄肺热力强。以桑白皮之甘寒又可制黄芩之苦燥，泄肺热而不伤阴，用治肺热喘嗽、眼目疼痛、痤疮粉刺等。

6. 桑白皮、桑叶　见"桑叶"篇。

【方药治疗】

1. 泻肺清热

（1）肺热喘咳：地骨皮、桑白皮各30克，甘草3克，剉散，入粳米1撮，水煎服。治肺热，喘急咳嗽，发热日晡甚。（《小儿药证直诀》卷下泻白散）又，桑白皮各30克，地骨皮、知母、陈皮、桔梗各15克，黄芩、甘草、青皮各10克，粗末，水煎服。治肺热咳喘。（《卫生宝鉴》卷12加减泻白散）又，桑白皮各30克，地骨皮、桑叶、枇杷叶、白茅根、杏仁、南北沙参各10克，鲜芦根、冬瓜仁各15克，浙贝、知母各6克，水煎服。治风温高热咳喘。（《魏长春临床经验选辑》清肺六二汤）

（2）久嗽：桑白皮、人参、款冬花、五味子、桔梗、阿胶、乌梅各30克，贝母15克，蜜炙罂粟壳24克，细末。每服10克，白汤下。治久嗽。（《卫生宝鉴》卷12九仙散）

（3）咳则胁痛：桑叶、桑白皮、川贝、粳米各10克，地骨皮15克，竹茹6克，甘草3克，丹皮5克，水煎服。治肝火犯肺，咳则胁痛，咯血或痰血。（《重订通俗伤寒论》桑丹泻白散）

（4）消渴：桑白皮30克，糯米30克，水煎服。治肺热阴亏之消渴。（《三因方》卷10梅花汤）又，桑白皮、地骨皮、黄芪、天花粉、石斛各15克，山药30克，水煎服。治糖尿病。（陆昌圣验方）

（5）肺风粉刺：桑白皮、枇杷叶各10克，黄连、黄柏各5克，甘草3克，水煎服。治肺风粉刺。（《外科大成》卷3清肺饮）又，桑白皮、黄芩、枇杷叶、栀子、苦参各10克，金银花、茵陈各15克，白花蛇舌草24克，甘草6克，水煎服。治痤疮。（山东中医杂志，2001，11：669）

（6）鼻衄：桑白皮30～50克，水煎服。治肺热实证者。（孔伯华经验）又，生桑白皮40克，栀子、生地各15克，白茅根30克，三七片3片，阿胶、党参各10克，水煎服。治鼻衄、齿衄、肌衄、经行吐衄等。（实用中医内科杂志，1993，4：48）

（7）鼻不闻香臭：桑白皮30克，水煎服。治鼻不闻香臭。（《仙拈集》卷2桑皮煎）

（8）耳出白脓：地骨皮、桑白皮、寒水石各10克，贝母、花粉、黄芩、天冬各4.5克，甘草3克，细末。每服5克，通草煎汤下。治肺热痰火，耳出白脓。（《赤水玄珠》卷26清白散）

（9）眼目疼痛：桑白皮、黄芩、地骨皮、知母、麦冬、桔梗各等分，细末，每服10～15克，水煎服。治肺热金疳，眼目疼痛。（《审视瑶函》卷4泻肺汤）

2. 利水消肿

（1）水肿初起：桑白皮60克，赤小豆150克，同煮至软烂，去桑白皮，食赤小豆。

治水肿初起，小便不利。(《鸡峰普济方》卷19桑皮豆)

(2) 水肿：桑白皮、茯苓皮、生姜皮、大腹皮、陈皮各等分，粗末。每服15克，水煎服。治水肿，头面四肢悉肿，小便不利。(《中藏经》附录五皮饮) 又，桑白皮180克，泽漆150克、白术、茯苓、射干各120克，泽泻60克，粗末。每服15克，乌豆15克，水煎服。治石水，脉沉。(《三因方》卷14泽漆汤)

(3) 水肿上气：桑白皮120克，水煎服。治水肿腹胀喘急。(《寿世新编》桑皮饮) 又，汉防己、桑白皮、泽漆、泽泻、石韦、白术、丹参、茯苓、陈皮、通草各90克，郁李仁60克，姜40克，粗末。每服10克，水煎服。治水肿，咳喘气逆。(《千金要方》卷21汉防己煮散) 又，桑白皮、五加皮、陈皮、大腹皮、车前子各3克，茯苓皮、地骨皮各4.5克，杏仁12克，水煎服。治热饮久咳，面浮肢肿。(《温热经解》桑皮杏仁饮)

(4) 肺源性心脏病：葶苈子30克，大黄(后下)、枳实、防己各10克，桑白皮、大枣各15克，水煎服。治肺源性心脏病，心衰水肿喘急。(山西中医，1987，3：5)

(5) 胸水：桑白皮、葶苈子、陈皮、半夏、茯苓、桂枝、白术、山萸肉各20克，苏子15克，黄芪30克，大枣10枚，生姜皮10克，附子5克，水煎服。胸闷加薤白、杏仁，胸痛加玄胡，食少加鸡内金、焦三仙。治恶性胸水。(中华实用中西医杂志，2002，6：685)

【外用治疗】

1. 坠马伤损 桑白皮250克，细末，煎膏外敷，治坠马伤损。(《经验后方》)

2. 金疮出血 桑白皮汁一味，涂于金疮上，血立止。(《圣济总录》卷139桑皮汁方)

【药方】

1. 泻白散 地骨皮、桑白皮各30克，甘草3克，剉散，入粳米1撮，水煎服。治肺热，喘急咳嗽，发热日晡甚。(《小儿药证直诀》卷下)

2. 五皮饮 桑白皮、茯苓皮、生姜皮、大腹皮、陈皮各等分，粗末。每服15克，水煎服。治水肿，头面四肢悉肿，小便不利。(《中藏经》附录)

【医案】

➤ 北京一药店掌柜，鼻衄断续百余日，曾延请京城名医多人诊治，犀角、羚羊角、牛黄、三七、安宫、紫雪等屡用，皆无效果。因衄血日久，身体渐渐不支，卧床不起。后邀孔伯华诊治，诊毕仅开桑白皮一味煎服。该药店掌柜以为药贱，不以为然，勉强应允服之，竟服一次衄止。(孔伯华医案)

➤ 田某，女，37岁，医生，1978年7月3日诊。鼻干数日，今日上午10点许突然鼻衄盈碗，急予局部冷敷，血不止，又予填充压迫止血，竟倒流入口而出。诊其脉数，处方予桑白皮50克，水煎服，服后血止，后数年来未再出血。(李士懋医案)

【前贤论药】

《食疗本草》：下一切风气、水气。

《药品化义》：桑皮散热，主治喘满咳嗽，热痰唾血，皆由实邪郁遏，肺窍不得通畅，借此渗之散之以利肺气，诸证自愈。故云泻肺之有余非桑皮不可。以此治皮里膜外水气浮肿及肌肤邪热，浮风燥痒悉能去之。

【方药效用评述】

➤ 本品性寒善降，泄肺热以平喘，行水饮以消肿。配地骨皮以泄肺热，配瓜蒌皮以化痰热。又因清降之性，能治眼、鼻、耳上窍由肺热而病者，近今也有人用于变异性哮喘、哮喘性支气管炎。因其平喘而利水，故可用于胸水、腹水、心衰、肾病等见喘急水肿者。再者，因其清热而不伤阴，可用于糖尿病、高血压病。

➤ 桑白皮治鼻衄。肺失肃降，气逆则血逆，故上出鼻窍而为衄血。桑白皮色白入肺经气分，擅降泄肺气。气降则血降，气顺则火消，鼻衄何患不平。实证鼻衄者，皆可重用桑白皮泻肺，或伍以清热，或伍以凉血，或伍以养阴。即便虚证，于补益培本方中，亦常少加桑白皮以降气止衄。

➤ 利水生用，平喘止咳炙用。

【药量】 10～15克，大量单用，可用至30～50克。

【药忌】 肺寒者不宜用。

第三节　止咳平喘药

❧ 桔梗 ❧

【药原】 出《神农本草经》。用根。

【药性】 苦、辛，平。归肺经。

【药效】 化痰止咳，利咽止痛，排脓托毒。

【药对】

1. 桔梗、枳壳（或枳实） 桔梗升提而宣肺行气，枳壳降气而调胃肠气。二药相配，使气机升降得调，可用治胸闷、脘痞、腹满等。《类证活人书》桔梗枳壳汤治胸满，后世方治咳嗽胸闷时，多用此二药，如杏苏散、败毒散等。又，张洁古以痞证有高下之分，胸中痞用朱肱桔梗枳壳汤，心下痞用仲景枳实白术汤，乃药对之妙。又，《金匮要略》排脓散用桔梗、枳实、芍药三味，显然是调肠之方，故应是治胃肠痈（内痈）且有腹痛者。因排脓散有枳实、芍药，为枳实芍药散，是理气止痛治腹痛之剂。又，桔梗、枳壳、薤白、杏仁四味，是施今墨调气汤，可用治气滞便秘。

2. 桔梗、杏仁 桔梗苦辛性平，宣而能升，号称舟楫之药，能清利咽喉，理气开胸，载药上行。杏仁苦辛而温，开而能降，能平喘止咳，润肠通便。二药相配，一升一降，开宣肺气，气机得调，可用治胸闷、脘痞、腹满、便秘、尿闭等。又，叶天士用桔梗、杏仁、白蔻仁、陈皮四味，二辛二苦，辛开苦降，以代黄连、干姜治脘痞胸闷，是轻可去实。（见"杏仁"篇"药对"）杨志一等每于治水方中用桔梗、杏仁，宣肺利水，提壶揭盖，在肺气闭阻，肃降失职，膀胱气化失司，喘促胸满、小便不利、浮肿等症时应用，并取得疗效。详见下文医案，并参"杏仁"篇"专论"。

3. 桔梗、大黄 桔梗辛苦宣肺行气，大黄通下攻肠通结。二味合用，桔梗可引大黄上达而治咽喉、口舌、眼目病，大黄可引桔梗下行而治二便不通，如此则上下通达，气血调畅。如大黄苦泄峻下之药，欲引至胸中至高之分成功，须用辛甘之剂，如桔梗升之。《症因脉治》枳桔大黄汤，用桔梗、大黄、枳实、甘草等，治肺胃火热之大便秘结。《银海精微》退热饮子，用桔梗、大黄、防风、黄芩、玄参等，治风热眼病，膜入水轮。而现今有用桔梗、大黄，治抗精神病药物所致排尿困难，宣上通下，二便皆通。又，《素问病机气宜保命集》桔梗丸，桔梗为主，牵牛子为辅，做成蜜丸，治血灌瞳仁。也是桔梗为舟楫之剂，引牵牛子上行而治目者。可参见下文"方药效用评述"。

4. 桔梗、陈皮 陈皮苦温，和胃理气化痰而治中，桔梗苦辛，利咽止咳而治上。二味相配，微苦微辛，兼顾上中二焦，具流通气机、宣肺降胃之功。故能辛开苦泄，治咳嗽咽痒，胸闷脘痞等，是止嗽散、杏苏散等治外感咳嗽方的主要成分。再者，二味与杏仁、白蔻仁组成叶天士开泄法，详见"杏仁"篇"药对"和"医家经验"。

【方药治疗】

1. 化痰止咳

（1）咳嗽：桔梗、紫菀、百部、白前各10克，陈皮6克，荆芥穗、甘草各3克，水煎服。治外感咳嗽，咽痒痰多。（《医学心悟》卷3 止嗽散）

（2）咳喘：桔梗、陈皮、紫苏子、五味子、人参各等分为细末。每服15克，水煎服。治肺气虚，上气不得卧。（《三因方》卷13 神秘汤）又，桔梗、甘草、陈皮、青皮、桑白皮、苏叶、人参各15克，半夏21克，杏仁10克，五味子12克，姜3片，水煎服。治咳嗽上气，痰涎喘促，胸膈不利。（《医学发明》卷4 加减三奇汤）

2. 利咽止痛

（1）咽痛：桔梗10克，生甘草10～15克，水煎服。治少阴病咽痛，服甘草汤不愈，见咽干不渴。（《伤寒论》桔梗汤）又，桔梗30克，甘草、连翘各15克，诃子皮10克，牛蒡子12克，细末。每服6～10克，薄荷少许，水煎服。治肺热咽痛，声不清。（《景岳全书》卷45 甘桔清金汤）

（2）咽喉干涩：玄参、麦冬各15～30克，甘草、桔梗各10克，水煎服。治慢性咽炎，咽喉干涩。（玄麦甘桔汤）

（3）失音：桔梗（切，蜜拌，蒸）30克，诃子（去核）4枚（2枚炮，2枚生，乘热捣），甘草（半生、半炙）30克，为末。每服6克，同马勃、砂糖少许拌和胃丸，含化咽津。治肺虚声音嘶哑。（《圣济总录》卷48 三味丸）又，桔梗、甘草、乌梅、乌药各等分，细末。每服10克，水煎服。（《仙拈集》卷2 回音饮）又，桔梗、诃子各30克，甘草15克，硼砂、青黛蛤10克，冰片1克，为末蜜丸龙眼大。每日1丸，含化。治声音嘶哑，咽

痛。(《医学六要》清音丸)

(4) 会厌瘀血：桔梗、甘草各10克，桃仁、红花各15克，当归、赤芍、枳壳各6克，柴胡、玄参各3克，生地12克，水煎服。治会厌瘀血，饮水即呛。(《医林改错》会厌逐瘀汤)

(5) 咽痛口糜：桔梗10克，生甘草、陈皮、川芎、黄芩、柴胡、玄参各3~6克，羌活、升麻1.5克，葱白1根，水煎服。治口糜如苔藓，连及咽喉不能食。(《外科正宗》卷2少阴甘桔汤)又，桔梗、生甘草各10克，水煎服。治口舌生疮。(《本草纲目》卷12)

(6) 喉瘤：桔梗、竹叶各10克，紫菀、黄芩、浙贝、牛蒡子、麦冬各6克，人参、茯苓、陈皮、栀子、薄荷、甘草各3克，水煎服。治喉瘤，形如圆眼，红丝相裹，或单或双，生于喉旁。(《医宗金鉴》卷66益气清金汤)又，桔梗、桑叶、赤芍、红花、桃仁、穿山甲、杏仁、陈皮、茯苓各10克，清半夏12克，甘草、蝉蜕各5克，水煎服。治声带小结。(中医研究，2002，3：38)

(7) 鼾眠：桔梗、海浮石、生地、枳壳各30克，甘草、穿山甲(另研冲服)、杏仁、黄芪各10克，皂角刺5克，升麻、柴胡各9克，桃仁12克，水煎服。治睡眠呼吸暂停综合征。(四川中医，2005，12：49)

3. 排脓托毒

(1) 肺痈：桔梗10克，甘草10~15克，水煎服。治肺痈，咳而胸满，振寒脉数，久久吐脓如米粥。(《金匮要略》桔梗汤)又，桔梗10克，甘草10~15克，生姜6克，大枣5~10枚，水煎服。治肺痈、内痈。(《金匮要略》排脓汤)又，桔梗、贝母、甜葶苈子各10克，黄芪、薏苡仁、金银花各15克，白及、陈皮、甘草各6克，姜3片，水煎服。治肺痈脓成而气虚。(《医宗必读》卷6肺痈神汤)

(2) 肠痈：桔梗10~30克，枳实、芍药各10~15克，为散。鸡子黄1枚，药散与鸡子黄等量，和匀相得，饮和服之。治肠痈腹痛，脓将成者，也治疮痈。(《金匮要略》排脓散)又，桔梗、生地、败酱草各12克，薏苡仁18克，麦冬、丹参、芍药、甘草各10克，姜3片，水煎服。治肠痈。(《千金要方》卷23肠痈汤)

4. 行气引经

(1) 胸胁胀满：炒桔梗、姜半夏、陈皮各30克，炒枳实15克，粗末。每服15克，水煎服。治胸胁胀满，寒热呕哕，心下痞坚，短气烦闷，痰逆恶心，饮食不下。(《局方》卷4桔梗汤)

(2) 痞气胸满：桔梗、枳壳各等分，粗末。每服15克，水煎服。治痞气，胸满不痛。(《类证活人书》卷18桔梗枳壳汤)今用于脘腹胀满。

(3) 食已暴吐：桔梗、白术、陈皮各45克，半夏曲60克，茯苓、炒枳实、姜厚朴各30克，粗末。每服30克，水煎服。治上焦气热上冲，食已暴吐，脉浮而洪。(《素问病机气宜保命集》卷中桔梗汤)

(4) 便秘：桔梗、枳实、大腹皮、桑白皮各10克，陈皮6克，大黄、甘草各3克，水

煎服。治肺胃火热，大便秘结。(《症因脉治》卷 3 枳桔大黄汤)

(5) 癃闭：大黄 50 克，桔梗 30 克，用于年老体弱、形瘦者；大黄 100 克，桔梗 50 克，用于青壮年或强壮者。均以沸水 1000～1500 毫升浸泡 10 分钟后服用，日服 2 次。治抗精神病药物所致排尿困难。(中国行为医学科学，2001，1：50)

【药方】

1. 桔梗汤 桔梗 10 克，生甘草 10～15 克，水煎服。治少阴病咽痛，服甘草汤不愈，见咽干不渴者。(《伤寒论》) 又治肺痈，咳嗽，吐脓痰腥臭。(《金匮要略》)

2. 清凉华盖饮 桔梗、甘草 18 克，丹参、知母、没药各 12 克，水煎服。病重者加三七 6 克，脉虚弱者加人参、天冬 10～15 克。治肺痈时吐脓血，胸中隐痛，或旁连胁下亦痛。(《医学衷中参西录》)

3. 宣肺利水饮 桔梗 4.5 克，杏仁 6 克，薏苡仁 6 克，茯苓 9 克，猪苓 6 克，陈皮 3 克，大腹皮 6 克，木通 3 克，泽泻 6 克，五加皮 3 克，葱白一小撮。治慢性肾炎蛋白尿，咳嗽气促、尿少水肿。此方为五苓散合五皮饮加减方，一是用了桔梗、杏仁提壶揭盖，宣降肺气，开上窍以利下窍；二是用葱白作为药引，通阳以利水。(新中医，1979，1：36)

4. 仙桔汤 仙鹤草 30～60 克，桔梗 8 克，乌梅炭 4.5 克，木槿花、炒白芍、炒白术各 9 克，秦艽 10 克，炒槟榔 1.2 克，甘草 4.5 克，广木香 5 克。失禁不固者加诃子肉 12 克，或石榴皮 10 克；腹痛甚者倍白芍；气虚加党参、黄芪、升麻；无木槿花，则用藿香、紫苏各 6 克，地锦草 20 克代之。水煎服。治慢性痢疾，溃疡性结肠炎属脾虚夹湿热者，见久泻便溏而夹黏冻，舌尖红，苔白腻，脉濡细。(朱良春经验方)

5. 桔梗治肠方 桔梗 30 克 (炒至略焦黑状)，人参、炒山药、莲子肉、炒元胡、赤芍、神曲各 12 克，炒白术、炒薏苡仁、枳壳各 15 克，木香、厚朴花、炙甘草各 10 克，红藤、白花蛇舌草各 30 克，先以冷水浸药 1 小时，然后水煎 3 次，合并一处，2 日 1 剂。每日分早晚 2 次服，1 剂分 4 次服。治慢性溃疡性结肠炎。收效后又可加乌贼骨、诃子、酒黄连。也可用于肠易激综合征、慢性泄泻等。(《陈雅民临证医案精选》) 本方用桔梗炒焦以去升散之性，可由入肺改为下行大肠，加之其开结排脓、理气消痈之效，可疏利大肠，消除大肠壅结。

【医案】

➤ 一妇人心腹痛，诸药不应。(薛立斋)用黑山栀、桔梗治之而愈(《续名医类案》卷 19 "腹痛")。

➤ 一贾姓小孩，患儿手足并肿，腹大如鼓，小便不通，处以麻黄五钱，熟附子五钱，细辛三钱，小便微通而胀如故。复诊时，其门人陈道南用麻黄六钱，并于原方中加桔梗、杏仁，一夕而小便大行，明旦肿已大消，周身微汗而病愈矣。

利小便人但知为五苓散，发汗人但知为麻黄汤，此泥于成方，不知水病者也。……然亦有当利小便之证，要先行发汗而小便始通者，盖大气不运，则里气不疏；肺气不开，则肾气不降。故常有屡进利水之药，小便终不利者，职是故也。并有当发汗之证，必兼利小便而始愈者，盖发汗则表疏，在里之水不能尽去，势必由下焦如渎运输而始畅，非因势利尿，则余邪不清也，变而通之，存乎其人。（曹颖甫《金匮要略发微》）

➤ 黄氏妇，吉安固江人氏，难产数日未下，乘车来吉安就医，产于途中，孩体无碍，但产妇则因用力过度，以致小溲点滴不通，急胀难忍。诊为产后膀胱气化不宣，法宜升开。处方：白桔梗 3 克，光杏仁 9 克，川升麻 2.4 克，全当归 12 克，猪苓 6 克，肉桂 0.9 克，泽泻 4.5 克，琥珀屑 0.9 克，木通 3 克，益母草 4.5 克，生甘草 2.4 克。1 剂而小便通利，唯大便不解，腹块作痛，续用生化汤加减，以行瘀通便，遂告痊愈。

此病案一剂而小便通利，收效甚速，本处方考虑到三种情况：一是用桔梗、杏仁宣上窍利下窍；二是用升麻升提，升清以降浊；三是用泽泻、木通、肉桂从下利尿通闭；四是因为是产后，故用了当归、琥珀、益母草养血化瘀，故能效如桴鼓。（《杨志一、杨扶国用药心得十讲》）

【医家经验】

王好古用药　桔梗配甘草，通治咽喉口舌病。失音配诃子，声不出配半夏，上气配陈皮，涎嗽加知母、贝母，咳渴加五味子，酒毒加葛根，少气加人参，呕加半夏、生姜，唾脓血加紫菀，肺痿加阿胶，胸膈不利加枳壳，心胸痞满加枳实，目赤加栀子、大黄，面肿加茯苓，肤痛加黄芪，发疹加防风、荆芥，疫毒加牛蒡子、大黄，不得眠加栀子。

【前贤论药】

《药性论》：能治下痢，破血，去积气，消积聚痰涎，主肺热气促嗽逆，除腹中冷痛。

《本草衍义补遗》：干咳嗽乃痰火之邪郁在肺中，宜苦桔梗以开之。痢疾腹痛乃肺金之气郁在大肠，亦宜苦桔梗以开之，后用治痢药。此药能开提气血，故药中宜用之。

《本草经疏》：邪在中焦，则腹满及肠鸣幽幽，桔梗辛散升发，苦泄甘和，则邪解而气和，诸证自退矣。

《本草纲目》卷 12：朱肱《活人书》治胸中痞满不痛，用桔梗、枳壳，取其通肺利膈下气也。张仲景《伤寒论》治寒实结胸，用桔梗、贝母、巴豆，取其温中消谷破积也。又治肺痈唾脓，用桔梗、甘草，取其苦辛清肺，甘温泻火，又能排脓血、补内漏也。其治少阴证二三日咽痛，亦用桔梗、甘草，取其苦辛散寒，甘平除热，合而用之能调寒热也。后人易名为甘桔汤，通治咽喉口舌诸病。

【方药效用评述】

➤ 桔梗主利肺气，通咽膈，宽胸理气，开郁化痰。凡咳嗽痰喘非此不除，以其宣肺行气、化痰止咳。头、目、咽喉、口、舌之疾非此不疗，以其为舟楫之剂，载药上行。胸满、脘痞、腹满、便秘，用桔梗、枳壳升降气机而气调。上焦火热，咽喉口舌为患，则用荆芥、连翘、桔梗、甘草，名如圣汤，用治多验。又，桔梗、贝母、巴豆三物白散，见"巴豆"篇"药对"及"药方"。

➤ 张洁古以大黄、桔梗为例，云为"舟楫之剂"。实乃气分之药，上、中、下皆可用。上以治目，利咽，宽胸；中以治痞，和胃；下以调肠，除胀，通便，利尿。寒热虚实皆可，因以行气、下气、理气者。

➤ 甄权云本品"破血瘀，去结气"；丹溪又以"开提气血"述之。化瘀用桔梗之方，有血府逐瘀汤、会厌逐瘀汤等，用桔梗宣肺行气宽胸。理气用桔梗之方，如《局方》参苓白术散健脾补益治虚，《金匮要略》排脓散理气排脓治实。

➤ 排脓散即枳实芍药散加桔梗、鸡子黄，枳实芍药散本治产后瘀血腹痛，加桔梗、鸡子黄为排脓，是知所排者结于大肠，是阴分、血分之脓；桔梗汤本治肺痈、咽痛，加姜、枣为排脓汤，是知所排者结于肺脏，是阳分、气分之脓。二方除桔梗外无一味同，皆以"排脓"为名，可见仲景排脓必用桔梗。

➤ 上之肺（气管），下之肠（大肠、小肠），凡有不洁之渗出黏液（所谓半流动体）可称为脓，均可以桔梗除之排之。肠炎、痢疾有大便脓血黏冻者，则可用桔梗行气除脓。此种高论卓见出于《陆渊雷论医集》。又，近今朱良春仙桔汤、陈雅民桔梗治肠方均有本品。陈雅民主张大量应用，而且炒黑存性入煎，既不能生用，又不能成炭，是其用药眼目。

【药量】3~10克。内服过量易引起呕吐恶心，对胃虚食少者尽量用小剂，以3克为宜。

【药忌】咳血者忌用。

❧ 杏仁 ❧

【药原】原名杏核仁，出《神农本草经》，《本草经集注》名"杏仁"。用干燥种子。

【药性】苦，温，有小毒。归肺、大肠经。

【药效】宣肺止咳，润肠通便，利水消肿。

【药对】

1. 杏仁、莱菔子 杏仁宣肺止咳，莱菔子化食导痰，二味配合则肃肺下气，化痰止咳。如杏仁、炒萝卜子（即炒莱菔子）各30克，为末，粥糊丸梧子大。每服50丸，白汤下。治气壅痰盛咳嗽。（《景岳全书》卷54 杏仁萝卜子丸）又，《圣济总录》莱菔煎用杏仁、莱菔子、桃仁，治咳嗽多痰，气喘吐脓血。

2. 杏仁、紫菀 杏仁宣肺止咳，润肠通便；紫菀润燥止咳，化痰平喘。二药常合用治咳、喘、哮。如杏仁、紫菀等分研末，和蜜作丸芡子大。每服1丸，五味子汤下。治小儿咳嗽声不出。（《全幼心鉴》）又，杏仁、紫菀、枇杷叶三味同用，调畅肺气，可用治肠燥便秘。（《程杏轩医案》）

3. 杏仁、胡桃仁 杏仁宣肺降气，胡桃仁补肾纳气，相配肺肾同治，可疗咳喘久而肺肾不足者。如杏仁、胡桃等分，研成膏，入炼蜜少许为丸，如弹子大。每服1丸，细嚼姜汤下，食后临卧服。治久喘咳嗽不已，睡卧不得。（《济生续方》杏仁煎）又，用杏仁、胡桃等分捣磨，加粳米煮粥，调清蜜食之，通经脉，润血脉，令肥健，止咳嗽，聪耳目。（《济众新编》卷7 杏桃粥）又，二药均含油脂，还可以润肠通便，用于老人肠燥便秘，且可美容乌发。

4. 杏仁、陈皮 杏仁宣肺润肠，陈皮理气降逆，和合以调畅气机，通利大便，可用于气秘。如杏仁（水泡，去皮尖）、橘皮各等分和匀，炼蜜为丸如梧桐子大。每服 70 丸，空心米饮下。治气秘，老人、虚弱人皆可服。（《济生方》橘杏丸）《本草纲目》卷 29 引李杲："虚人便秘不可过泄，脉浮者属气，用杏仁、陈皮"。用杏仁治便秘，须用陈皮以佐，则腑气始通。

5. 杏仁、马兜铃 杏仁止咳平喘，马兜铃清肺化痰，合用则宜于肺热痰喘咳嗽。如杏仁、马兜铃各等分为末，每服 10 克，水煎服。治痰喘。（《普济方》卷 163 杏仁饮）又，杏仁、马兜铃是钱乙《小儿药证直诀》补肺阿胶散（杏仁、马兜铃、牛蒡子、阿胶等）的成分之一，有润肺止咳作用。

6. 杏仁、贝母 杏仁宣肺止咳，贝母润燥化痰，二药合用则治肺热、肺虚咳嗽。在临床上，肺虚用川贝母，肺热用浙贝母。如杏仁 15 克，贝母 30 克，青黛 3 克，研末制丸，噙化。治梅核气，肺有郁火者。（《丹溪心法》卷 2 清化丸）

7. 杏仁、紫苏子 杏仁宣肺止咳，紫苏子降气平喘。二味相须为用，止咳化痰，平喘定嗽。如苏子 15 克，杏仁 30 克，粗末。老人每服 10 克，小儿 3 克，白汤送下。治小儿久咳，喉内痰声如拉锯。治老人咳嗽吼喘，再加白蜜 6 克。（《滇南本草》卷 2 苏子散）二味均有润肠通便作用，故又可治肠燥便秘。

8. 杏仁、枳壳 枳壳降气宽肠，杏仁宣肺润肠，以开肺气，通大肠，内藏肺与大肠相表里之要义。杏仁 30 克，枳壳 60 克，研末为丸梧子大。每服 40～50 丸，食前米饮下。治气滞肠痹便秘。（《女科百问》卷上枳杏丸）又，二药相配，宣肺宽胸，可治咳嗽胸闷。

9. 杏仁、石膏 杏仁苦泄辛宣，石膏清气透热，是叶天士廓清上焦郁热的常用药对。如杏仁 15 克，石膏 24 克，半夏 15 克，栀子 10 克，黄柏 10 克，枳实 10 克（原为枳实汁 3茶匙），姜汁 3 茶匙。治湿热黄疸，中痞恶心，便结尿赤。（《温病条辨》卷 1 杏仁石膏汤）本方为栀子柏皮汤变方，去甘草，加杏仁、石膏宣透上焦郁热，半夏、枳实合姜汁、栀子，是辛开苦降，开泄中焦湿热者。宣白承气汤用杏仁、石膏、大黄、瓜蒌皮。治阳明温病，下之不通，大便秘结，痰涎壅滞，喘促不宁。其中的杏仁、石膏也是宣透上焦郁热之品。

10. 杏仁、枇杷叶 杏仁苦温宣肺下气，枇杷叶微寒降逆止呃。二药均入肺经，宣降并施，寒凉相济。"先议治肺经，以肺主一身之气化"是叶天士案方药主旨，实与《温病条辨·上焦篇》宣痹汤相类者。可见以下"医案""专论"。

11. 杏仁、白蔻仁、薏苡仁 杏仁宣上焦，白蔻仁化中焦，薏苡仁利下焦，合称"三仁"，是宣上、畅中、渗下之剂，为三仁汤主要药物。治湿温初起，或暑温夹湿，邪在气分。（《温病条辨》卷 1）

12. 杏仁、白蔻仁、陈皮、桔梗 是叶天士开泄法四药，俱入肺胃。实际上，内含有杏仁、白蔻仁与陈皮、桔梗两组药对。杏仁宣上焦而润燥，白蔻仁开中焦而化湿；陈皮和胃而治中，桔梗利咽而治上。苦辛各半，微苦微辛，兼顾上中二焦，具流通气机、宣肺降胃之功。故能辛开苦泄，治胸闷脘痞。见"医家经验"。

13. 杏仁、紫苏、防风　见本篇"专论"。

14. 杏仁、桑叶　见"桑叶"篇。

15. 杏仁、紫苏　见"紫苏"篇。

16. 杏仁、大黄　见"大黄"篇。

17. 杏仁、麻黄　见"麻黄"篇。

18. 杏仁、葶苈子　见"葶苈子"篇。

19. 杏仁、知母　见"知母"篇。

20. 杏仁、桔梗　参本篇"专论"，并见"桔梗"篇。

21. 杏仁、桃仁　见"桃仁"篇。

22. 杏仁、郁李仁、薏苡仁　见"薏苡仁"篇。

【方药治疗】

1. 宣肺止咳

（1）风寒咳嗽：麻黄、杏仁、苏子、茯苓、桑白皮、陈皮各30克，甘草15克，粗末。每服15克，水煎食后温服。治肺感寒邪，咳嗽上气。（《博济方》卷2 华盖散）

（2）痰饮咳嗽：人参、半夏、茯苓、细辛、芍药、甘草、五味子各等分，为粗末，每服10克，生姜3片、杏仁6克，水煎服。治外感风寒，内伤生冷，痰饮停积，咳嗽经久不愈。（《卫生易简方》杏子汤）本方为仲景小青龙汤变方，原方去麻黄、桂枝，加人参、茯苓、杏仁。

（3）咳嗽气逆：麻黄（去节）、杏仁各等分为散。上气发时，服5～15克。气下为候，不必常服。治上气兼咳。（《外台秘要》卷10引《范汪方》）二物散）

（4）哮：杏仁（去皮尖，麸炒成黄色）研膏，麻黄为末，各等分研匀，橘皮汤调下6克。治咳嗽气逆，倚息喘急鼻张，其人不得仰，喉中水鸡声，时发时止。（《全生指迷方》杏子散）

（5）燥咳：知母15克（去毛，切），杏仁15克（姜水泡去皮尖，焙），水煎服。治燥咳久嗽气急。（《邓笔杂兴方》）

（6）小儿痰嗽：杏仁、半夏各等分，研末，姜汁为丸绿豆大。每服3克，姜汤下。治小儿痰嗽日久。（《仙拈集》卷3 半杏丸）

2. 润肠通便

（1）便秘：杏仁、麻仁（均别研）、枳壳、诃子各等分，细末，蜜丸梧子大。每服30丸，日2次。治风秘，大便燥结。（《妇人良方》卷8 三仁丸）又，杏仁、枳壳、麻子仁、陈皮各15克，阿胶、防风各10克，研末蜜丸，梧桐子大。每服30丸。壮者荆芥汤下，老者苏子汤下。治血虚气滞，大便秘涩。（《仁斋直指方》卷15 润肠丸）

（2）二便不通：大便不通，大黄30克，杏仁10克，水煎服；小便不通，大黄10克，

杏仁 30 克，水煎服。（《古今医鉴》卷 8 倒换散）

3. 利水消肿

风水：炒杏仁 90 克，黄芪 30 克，防风、白术各 45 克，防己、麻黄、茯苓、甘草各 60 克，粗末，每服 30 克，大豆 30 克，水煎服。治风水周身肿满，短气欲绝。（《圣济总录》卷 79 大豆汤）本方以杏仁为君药，是玉屏风散、防己黄芪汤、防己茯苓汤和治风水浮肿的麻黄、杏仁、甘草（《医略六书》卷 20 杏子汤）的合方，说明杏仁有宣肺祛风、通利水道之功用。

【外用治疗】

1. 美手 瓜蒌瓤、杏仁（去皮）各等分研膏，蜜调令稀稠适宜。每夜涂手。令手光泽，冬不粗皱（《圣惠方》卷 10 手膏）

2. 眼有翳膜 杏仁 1 个（去皮尖），研细，滴热乳二三滴，浸片刻，绞去滓，点眼。（《嵩崖尊生全书》卷 6 杏仁膏）

3. 蛇虱（白疕） 杏仁 60 克（捣），猪板油 15 克，二味调匀绢包外擦。治蛇虱生于皮肤，形如疹疥，可发全身，色白脱屑，瘙痒异常，乃风邪客于皮肤，血燥不能荣养。（《医宗金鉴·疡科心法要诀》）

4. 脓疱疮 杏仁、铜绿各等分，研末。疮面用过氧化氢溶液清洗后，将药用香油调匀敷于疮面上，以满疮面为度，无需包扎。又，杏仁用火炙成炭存性，研末，香油或豆油熬开，调末成稀糊状备用。先用淡盐水将污物洗净，后将上药薄涂一层于患处，纱布覆盖。每日或隔日涂 1 次，1~2 日脱痂，3~4 次愈。（吕会文验方）

5. 婴幼儿丘疹性荨麻疹 生杏仁、炒杏仁、金银花各 10 克，朱砂 3 克，冰片 2 克。杏仁碾如泥，其余药研细末，混合备用。治疗给药时临时配取，每药丸 5 克，纱布包敷肚脐上，用胶布固定，24 小时换取，7 次为 1 个疗程。共 3 个疗程。

6. 瘙痒性皮肤病 杏仁 15 克（去皮，炒黑，研出油），雄黄 3 克（研），合六味去湿散（黄柏、白芷、煅蛤粉、煅石膏各 30 克，轻粉、冰片各 3 克，各研细末，和匀），用香油 24 克，入黄蜡 6 克熔化，和药末搅匀成膏。以手指蘸药涂患处，并摩擦片刻。（《疮疡外用本草》段氏杏仁膏）

【药方】

1. 黑散 麻黄、杏仁各 15 克，大黄 7.5 克，先捣麻黄、大黄为散，另研杏仁如脂，纳上药末，又捣令调和，纳密器内，取适量，以乳汁和服。治小儿变蒸中夹时行温病，或非变蒸中而得时行。（《千金要方》卷 5）本方用两个药对，既有麻黄、杏仁宣肺散寒，又有杏仁、大黄清泄阳明，是寒温时行病的典型代表方。类此者在《千金要方》《外台秘要》两书中殊多，可见伤寒、温病本无绝对分界。临床可用于上有咳喘身痛，下有腹满便秘，外见发热者（有汗、无汗皆可）。

2. 杏苏散 杏仁、苏叶、半夏、茯苓、陈皮、前胡、桔梗、枳壳各 10 克，姜 3 片、枣 3 枚，水煎服。治外感凉燥，头微寒，恶寒，咳嗽清痰，鼻塞，咽塞，脉弦，无汗。

(《温病条辨》卷1)

3. 痢泻散 生、熟大黄各30克，苍术（米泔水浸）90克，杏仁（去皮尖与油）、羌活（炒）各60克，川乌（去皮面包煨透）、甘草（炒）各45克。研细末，瓶储备用。成人赤白痢每服3~4克，赤痢用灯心草30厘米，白痢用生姜3片煎汤调服，赤白痢则用灯心草、生姜煎汤调服；泄泻每服2克，以米汤调服。小儿减半，4岁以下者用1/4，幼儿再减，日2次。（《镜花缘》）

【医案】

➤ 黄达生食犬肉大热腹痛，服巴豆霜丸数次。潮热不退，口渴妄言，更医进柴、葛、石膏、大黄、芩、连之属。忽发呃逆，又用丁香柿蒂汤，呃逆愈甚。前医束手，延余视之，目赤、舌干、便秘，本属实火。正思议间，忽闻大呃数声，睁目直视，满面红赤，昏不知人，举家大哭。适悟天气不降地道不通之旨。唯有苦辛开降肺气一法，乃用杏仁八钱、枇杷叶三钱，忙煎与服。下咽未久，嗳气一声，腹内雷鸣，再与前药，二便通利，遂安……《内经》云：欲伏其所主，必先其所因，可使气和，可使必已。一段经旨不正可为此治之明证乎。（《谢映庐医案》）

➤ 脉转劲，舌干赤，嗳气不展，状如呃忒。缘频吐胃伤，诸经之气上逆，填胸聚脘，出入机逆，周行脉痹，肌肉着席而痛转加。平昔香燥药不受，先议治肺经，以肺主一身之气化耳。炒香枇杷叶，苦杏仁去皮炒，二味水煎一杯许，冲入桔梗、枳壳汁。（《叶案存真》卷1）

【医家经验】

1. 徐景藩用叶天士杏蔻橘桔开泄法 叶天士《外感温热篇》："脘在腹上，其地位处于中，按之痛或自痛，或痞胀……有外邪未解，里先结者，或邪郁未伸，或素属中冷者，虽有脘中痞闷，宜从开泄，宣通气滞，以达归于肺，如近俗之杏、蔻、橘、桔等，是轻苦微辛，具流动之品可耳。"（《温热经纬》卷3）系叶天士治疗外感温热病的经验之一。

杏仁、蔻仁、橘皮、桔梗四药皆入肺脾经，上中二焦兼顾，苦辛各半，微苦微辛，具流通气机、宣肺降胃之功，而不若黄连、干姜之苦寒辛温。且其轻清之性，轻可去实，俾宣通胃气而不戕伤脾胃，治效良而流弊少，胸脘痞闷用之甚宜。叶天士称为"开泄法"。"开"即宣畅气机，"泄"即通降下泄。开宜用辛，泄宜用苦，苦辛相合，借以宣畅气机而达到通降之目的。因此，开泄法也属于"苦辛通降"之范畴，是苦辛通降之变法，从仲景半夏泻心汤的基础上演化而来。既有通降中焦胃腑之功，又兼宣畅上焦肺气之效，药味轻灵而及上、中二焦，不似黄连、黄芩、干姜、半夏等苦寒辛燥仅治中焦者。

慢性胃病每多见胃脘痞胀，胸闷不畅，善太息，脘痞如塞而不知饥，饮食减少，食而无味，口干不渴，苔薄白等。经一般疏肝理气和胃药效不佳时，其病位虽在胃，然与肝、肺密切相关。若肝气失疏，肺气失宣，胃气郁滞，通降失司，则诸症可见。凡此类病例治以开泄法，用杏、蔻、橘、桔微苦微辛，常可取效。一般配用微苦之竹茹、石见穿，微辛之佛手片、石菖蒲等。若郁热偏重，宜加黄连、黄芩、蒲公英、象贝等，属苦辛之列。若痰浊阻于胸阳，胸闷痹阻不畅，可加瓜蒌皮、薤白、干姜；脘痞而痛者，佐以木香、香橼。心阳不振加附子，中焦寒滞用良姜、肉桂，气机阻滞者加沉香、檀香、丁香，气滞兼瘀加降香，寒湿甚用草果仁、藿佩兰。病久脾胃运化不力者，配炙鸡内金、谷麦芽、茯苓、甘草，或加麦冬顾护胃津。临床据证选用，灵活变通。（《徐景藩脾胃病临证经验集粹》）

2. 干祖望耳聋治肺用三拗汤　临床不少耳聋并无肝、胆、肾经症，反见鼻塞、咳嗽，或恶寒、发热等肺卫不和之状。此类耳聋即西医所称急性耳咽管炎或分泌性中耳炎，中医则认为是风邪袭肺、移病聋葱。《温热经纬·卷四》："肺经之结穴在耳中，名曰聋葱，专主乎听。"此病亦即《诸病源候论》所称的"风聋"。可用三拗汤疏风宣肺治之，并加防风、薄荷、苍耳子、僵蚕疏风，石菖蒲、路路通走窜治聋。用此方辨证关键，一是耳聋发作在1周以内，发病不久；二是伴鼻塞、流涕、咳嗽、喷嚏等肺经症。（中医杂志，1985，1：16）

【前贤论药】

《医学启源》：气薄味厚，浊而沉降，阴也。其用有三：润肺气一也，消宿食二也，开滞气三也。

《得配本草》：消食积，通大便……得陈皮治便闭，配天冬润心肺，佐柿饼治咯血，合紫菀利小便。

《长沙药解》：杏仁疏利开通，破壅降逆，善于开痹而止喘，消肿而润燥，调理气分之郁，无以易之。

《药征》：杏仁主治胸间停水也，故治喘咳，而旁治短气结胸，心痛，形体浮肿。

【专论】

杏仁方治大小便不通

（1）杏仁、桔梗：桔梗宣而能升，杏仁开而能降，二药相配，一升一降，开宣肺气，气机得调，可用治胸闷、脘痞、腹满、便秘、尿闭等。又，杨志一等每于治水方中用桔梗、杏仁，宣肺利水，提壶揭盖，治喘促胸满、小便不利、浮肿等症取效。曹颖甫治一贾姓小孩，患儿手足并肿，腹大如鼓，小便不通，处以麻黄五钱、熟附子五钱、细辛三钱，小便微通而胀如故。复诊时，其门人陈道南用麻黄六钱，并于原方中加杏仁、桔梗，一夕而小便大行，明旦肿已大消，周身微汗而病愈。参"桔梗"篇"药对"。

（2）杏仁、枇杷叶：杏仁苦温宣肺下气，枇杷叶微寒降逆止呃。二药均入肺经，宣降并施，寒凉相济。脉转劲，舌干赤，嗳气不展，状如呃忒。炒香枇杷叶、苦杏仁去皮炒，二味水煎一杯许，冲入桔梗、枳壳汁，是叶天士案方药主旨。谢映庐治呃逆，目赤、舌干、便秘，属实火者。悟天气不降、地道不通之旨，用苦辛开降肺气法，杏仁八钱、枇杷叶三钱，煎服而已，二便通利遂安。再者，程杏轩《医述》用杏仁、紫菀、枇杷叶三味水煎服，治大便不通，有异曲同工之妙。

（3）杏仁、苏叶、防风：《侣山堂类辨》以外窍通而内窍通，上窍通而下窍利之法，杏仁、苏叶、防风各等分，水煎服。治水肿、腹大而服利水药无效者，并覆取微汗而水利肿退。其中，杏仁宣肺，防风、苏叶疏风，相配以开上而通下。赵绍琴也用此法，杏仁、苏叶、防风各10克，水煎服。治产后尿潴留。

综上所述，先议治肺经，以肺主一身之气化，用杏仁为主，或配桔梗，或配苏叶、防风，或配枇杷叶，是治二便不通，开上启下，提壶揭盖者。

【方药效用评述】

➤ 杏仁是肺家气分药，苦泄润降，辛宣疏散，是临床咳喘要药，凡外感咳嗽、痰盛咳喘，肺气失宣者皆能用之。入肺则宣肺平喘、化痰止咳，入大肠则润肠通便。外用可治疮杀虫，以用其毒也。

➤ 杏仁宣肺止咳。风寒用麻黄、苏叶，方如麻黄汤、杏苏散；风热用桑叶、菊花，方如桑菊饮、桑杏汤。燥咳配贝母、瓜蒌、沙参润燥，痰嗽伍半夏、陈皮化痰，气逆上冲则合枇杷叶、苏子降逆。

➤ 仲景方用杏仁者19首，其中常以杏仁、麻黄同用治喘。胸满不用麻黄，身疼不用杏仁，二物等用者，以有胸满、身疼二证。邹澍："麻黄、杏仁并用，盖麻黄主升散，其力悉在毛窍，非借杏仁伸其血络中气，则其行反濡缓而有所伤。则可谓麻黄之于杏仁，犹桂枝之于芍药。"（《本经疏证》）

➤ 上述润肠丸方内，有麻子仁、杏仁和枳壳、陈皮两个药组，是润肠药和理气药同用。治血虚气滞，大便秘涩，虚坐努责，排便不畅。若脾气不足加黄芪、生白术益气，肾虚气亏加核桃仁、肉苁蓉温肾。临床可仿其意用汤剂调理。

➤ 杏仁内含油脂，可用以润燥通便，用于老人、体虚、产后气血虚亏不能用泻药的肠燥便秘。肺气郁痹者，合枇杷叶、紫苏子、紫菀同用，以降气肃肺；肠燥血亏者，合桃仁、麻子仁、当归、芍药同用，以养血润燥。且常和桔梗、枳壳、陈皮配伍，理气则大便始通。《女科百问》枳杏丸即杏仁和枳壳同用，润肠理气。

➤ 杏仁外用以润燥散气，生肌敛疮。散气祛风则带皮尖，润泽肌肤则去皮尖，生用或炒黑用。生研或炒捣泥作疮药，以水、酒、油、醋、胆汁等随症调配，用作涂药。

➤ 杏仁生用一般去皮尖。炒杏仁，加热后微去油脂，苦泄之性减缓，用于体虚脾弱之咳喘者；杏仁霜，除去油脂，几乎无润肠作用，用于易便溏之咳喘。

【药量】 5～10克，外用适量。

【药忌】 本品苦泄，不宜用于阴虚咳嗽或虚喘患者；有油脂滑肠，也不能用于脾虚便溏者。《得配本草》："肺虚而咳、虚火炎肺，二者禁用。"

∽ 紫菀 ∾

【药原】 出《神农本草经》。用根或根茎。

【药性】 苦、辛，温。归肺经。

【药效】 止咳化痰，通利二便。

【药对】

1. 紫菀、款冬花　紫菀、款冬花二味皆辛温润肺，乃止咳平喘、化痰治嗽之品。紫菀善于化痰，款冬花长于止咳，相须而用，可加强作用。凡咳嗽有痰，不论新病、久病，内伤、外感均可选用。诚如《本经疏证》："《千金》《外台》凡治咳逆久嗽，并用紫菀、款冬花者，十方有九。二物者一则开结，使中焦之阴化血，一则吸阴下归。究之，功力略同。"《金匮要略》射干麻黄汤治咳而上气，喉中水鸡声；《千金要方》款冬煎治新久咳嗽，方中均有此组药对。

2. 紫菀、杏仁　见"杏仁"篇。

【方药治疗】

1. 止咳化痰

（1）风寒咳嗽：麻黄、干姜、桂枝、甘草、杏仁、五味子各10克，紫菀15克，水煎服。治外感风寒咳嗽。（《外台秘要》卷9引《小品方》紫菀七味汤）又，桔梗、紫菀、百部、白前各10克，陈皮6克，荆芥穗、甘草各3克，水煎服。治外感咳嗽，咽痒痰多。（《医学心悟》卷3止嗽散）

（2）咳嗽：紫菀、款冬花各30克，百部15克，粗末。每服4.5克，生姜3片，乌梅1枚，水煎服。治久嗽。（《本草图经》）又，紫菀、款冬花各10克，贝母6克，水煎服。治小儿咳嗽。（《圣惠方》卷83紫菀散）又，紫菀、款冬花、人参等分，细末。每服6克，乌梅1个，水煎服。治咳嗽气喘。（《杨氏家藏方》卷8团参汤）

（3）哮喘：杏仁、紫菀各24克，细辛6克，为末。2～3岁每服1.5克，米饮下。治咳逆上气，喉中有声不通利。（《圣济总录》卷176紫菀散）又，射干10克，麻黄10～15克，细辛6～10克，紫菀10～20克，姜半夏15～20克，款冬花10克，甘草10克，水煎服。治哮喘而喉中水鸡声。（《金匮要略》射干麻黄汤）

（4）肺痈：紫菀、贝母、桔梗各30克，甘草15克，细末。每服30克，水煎服。治肺痈吐脓。（《圣济总录》卷50四顺汤）

（5）子嗽：紫菀、天冬各10克，桔梗、桑白皮、杏仁、竹茹、甘草各6克，水煎服。治妊娠咳嗽。（《医方集解·补养》紫菀汤）

（6）咳血：五味子、紫菀等分，细末，蜜丸弹子大。每次1丸，含化。治肺家郁热，先吐血后咳。（《普济方》卷188引指南方）

（7）声哑咽干：紫菀、枇杷叶、松子仁、菊花各10克，贝母、知母、牛膝各6克，水煎服。治咳嗽声哑咽干，水亏金燥。（《不居集》卷15润肺止嗽汤）

2. 通利二便

（1）水肿：紫菀、肉桂各90克，防己、人参、黄芩、硝石各60克，细末。每服10克，用鲤鱼汤汁煎服。治水肿咳喘，不得卧。（《圣济总录》卷80鲤鱼汤）

（2）便秘：紫菀30克，杏仁、桔梗各10克，水煎服。

（3）小便不利：紫菀末6克，温水下。治妇人猝不得小便。（《千金要方》卷21）

【药方】

1. 门冬清肺饮 紫菀、白芍、黄芪、麦冬各 10 克，人参、甘草、当归各 6 克，五味子 3 克，细末作 2 服，水煎服。治脾胃虚弱，气促咳血，精神短少。(《内外伤辨惑论》)

2. 款冬煎 紫菀、款冬花、干姜各 90 克，五味子 60 克，芫花 30 克，粗末。先以水煎紫菀、款冬花、五味子，再纳干姜、芫花，加蜜微火煎令如糖。每服 3 克，日 3 次。治新久咳嗽。(《千金要方》)卷 18)

【医家经验】

1. 陈亦人论紫菀 观入肺之药颇多，但各有所偏，或偏刚燥如麻黄，或功能单一如杏仁、麦冬等，难当此任。余数十年临床经验，确认紫菀堪当此任，诚如《本草通玄》所言："紫菀，辛而不燥，润而不寒，补而不滞。"通用诸病，收效皆佳，实为肺家一快史，佐肺治节之全才也，现简析之。

(1) 宣肺降气，疗各种咳喘：紫菀辛能散之，苦能降之，升降相因，正合肺性，对肺脏本经病变最为相宜。紫菀性味平和，无论寒热皆可用之。若寒邪阻肺，合三拗汤、小青龙汤化裁；痰热蕴肺，则用紫菀合加味苇茎汤（桃仁、杏仁、炙枇杷叶各 10 克，炒薏苡仁、冬瓜仁、海浮石各 12 克，干芦根 20 克，石韦 15 克），以清化痰热，肃肺定喘。以上实证可用，虚证亦可用之。据临证所见，气虚者合黄芪，阴虚者合麦冬、天冬，阳虚者伍淫羊藿等。更应注意，久病咳喘者顾护肾气，肺肾两调，每获佳效。

(2) 性平体润，治多种血证：紫菀味苦而甘，善入血分，有止血理气之妙，故可治多种血证。如咳血之证多因肺气上逆、血络受损而致，紫菀降肺气、安血液，多与仙鹤草、桔梗等相配。对肺结核咯血，多伍南沙参、百合、川贝等；气不摄血者，多配生黄芪、白术；肺热伤络者，多合石韦、芦根等。如《本草从新》所说："（紫菀）专治血痰，为血劳圣药"。此品不仅独治肺家出血，而且也可用治吐血、衄血、尿血、便血等各种出血，如与桔梗相合以治衄血，与大黄、黄芩、黄连相伍以疗胃热吐血，合茅根、三七以治尿血，配灶心土、白术治脾虚便血，加地榆、大黄治肠风下血等。据证化裁，皆有良效。

(3) 泄肺通滞，利胸咽结气：肺主气居于胸中，以咽喉为门户。肺气不利则气机壅滞，上见咽喉不利，或噎或痛，或有异物阻塞之感；中见胸闷，胸痛，短气等胸痹诸疾。紫菀专入肺经，善通肺滞，利胸咽结气，余每用之，喉咽不利者多合桔梗、苏梗，有热者加射干、黄芩，寒者配桂枝，痰气交阻者合半夏、茯苓等。紫菀既入于气，又入于血，气血双调，故对胸痹最为相宜，瘀血者合赤芍、川芎、桃仁、红花，痰浊者配瓜蒌、薤白，阳虚者入附子、乌头等，效果满意。

(4) 畅肺之气机，解脾胃郁滞：古今解脾胃郁滞，多从肝治，以肝木易横克脾土也。然肺主气，气机的升降出入根在肺也。是故从肺入手以调理气机，当是重要措施。余每以紫菀与他药相配，取效斯捷。如余之经验方开肺宣郁汤（炙紫菀、炙枇杷叶各 12 克，秋桔梗 6 克，川郁金、炒枳壳各 9 克，甘草 3 克）随症加减，以治食管炎、食管痉挛、慢性胃炎、胃肠神经官能症，属肺失宣降、气机郁滞者。

（5）肃肺气津，导大便秘结：炙紫菀温润，有辛开苦降之功，能宣降肺气，肺气肃降，津液布散，从而调畅大便。宋代即有单味紫菀治便秘的记载。其后朱丹溪、叶天士有开肺法治肠痹经验。笔者立菀桔枳芪汤（炙紫菀、生黄芪各15克，桔梗6克，枳实、生甘草各10克）治肺气不足、宣降失常的老年性便秘。

（6）提壶揭盖，决下焦之渎：肺为水之上源，若上源不清，每致小便不行，以使水不外排而留于体中，发为水肿。故水肿一证，虽与肾、脾相关，与肺亦密不可分。宣降肺气以利小便、消水肿的治法，被称为"提壶揭盖"法。宣肺之品，以紫菀为优。《千金要方》载："治妇人卒不得小便，紫菀末，井华水服三指撮。"《本草通玄》亦谓："紫菀……然非独用，多用不能速效，小便不通及溺血者服一两立效。"治水肿小便不利，紫菀为的对之品，一则入肺之气分，降气决渎；再则入血分止血，对今之肾炎水肿夹有血尿者，一石二鸟也。所治病例，不胜枚举，常于辨证基础上加入，以取宣肺调水之效也，一般用量15克左右。

（7）紫菀为肺系要药，功效全面：紫菀药性平和，可协肺调理诸脏，保证气机畅达。其辛散苦降颇合肺性，是其基本功能。至于通大便、利小便、开胸痹、利喉咽等，是从这一功能中派生出来的。（陈亦人《陈亦人医学薪传》）

2. 陆寿康用止嗽散　止嗽散以荆芥、桔梗散风利咽，宣通肺气；以紫菀、百部微温润肺，消痰宁嗽；白前辛甘微寒，长于下气，祛壅塞之痰以止咳；陈皮、甘草快膈利气而和中。合能宣肺肃肺，治诸般咳嗽，不论新久。程钟龄自注："此方温润和平，不寒不热，是以外邪易散，肺气安宁，宜其投之有效。"

（1）风寒咳嗽，鼻塞身重，加苏叶、杏仁。寒束皮毛，恶风寒而咳喘者，以麻黄代荆芥，加杏仁、苏子，兼哮再加射干。

（2）痰饮咳嗽，去荆芥，合桂枝、白术、茯苓，温化水饮。若呕，去桔梗之升提，加半夏降逆祛痰；痰盛喘满而咳，不用荆芥，合三子养亲汤效佳。

（3）风热咳嗽，咽喉红肿，身热有汗，减百部、紫菀、荆芥，加牛蒡子、蝉蜕、浙贝、桑叶、连翘，也可以桑菊饮合本方治之。胸胁痛再加瓜蒌皮、橘络；肺热加黄芩，寒热往来加柴胡。

（4）小儿百日咳，止嗽散少用荆芥，重用百部、白前，加牵牛子散结气，半夏止呕，初起即服甚验。若咳剧衄血则去荆芥，加郁金、桑白皮、海蛤壳。也可只用百部、白前，煎2次后并一起再熬，化入白糖至不太苦为度，日夜频饮。患儿易于接受，疗效甚佳。

【前贤论药】

《医宗必读》：苦能下达，辛可益金，故吐血保肺，收为上品。虽入至高，善于下趋，使气化及于州都，小便自利。（《本草征要》）

《本草正义》：紫菀疏泄肺气，则上窍开而下窍亦泄。

【方药效用评述】

➤ 紫菀温而不热，润而不燥，辛散苦泄，开泄肺郁，止咳化痰。寒热虚实咳嗽有痰者皆可用，全在配伍适当。

➤ 生用辛散，宜于外感咳嗽；蜜炙润燥，宜于肺虚久咳。

➤ 紫菀止咳化痰，王海藏紫菀汤治咳血证，可伍以甘草、桔梗、人参、茯苓、阿胶、知母、贝母等。百部润肺，新久咳嗽均效，《日华子本草》谓其"治传尸骨蒸痨热"。紫菀、百部二味系止嗽散主药，在临床上常合黄芩清肺热，黄精补脾肺，用于肺痨久咳，得标本两顾之宜。

【药量】 6~10 克。

【药忌】 燥咳慎用，须配润燥药用之。

❧ 枇杷叶 ❧

【药原】 出《名医别录》。用枇杷的干燥叶。生用或蜜炙用。

【药性】 苦，微寒。归肺、胃经。

【药效】 清肺止咳，降逆和胃，清肺胃热。

【药对】

1. 枇杷叶、半夏 枇杷叶降逆和胃以清，半夏和胃降逆以温。二药寒温相济，治胃气上逆呕吐，不论寒热皆可。如枇杷叶60克（去毛）、半夏120克，生姜120克切作绿豆大，拌匀酿一宿，慢火炒令微焦色，以皮纸盛，于地上候冷。每服6克，水煎，空心少与缓投。或入诸药同煎服，亦效。治老幼暴吐，服药不止者。（《活幼新书》卷下至圣散）

2. 枇杷叶、白茅根 枇杷叶清胃降逆，白茅根和中止呕。《得宜本草》云：（枇杷叶）得香茅根治温病发呕，此之谓也。如枇杷叶、白茅根各100克，水煎服，稍稍饮之。治温病发哕，因饮水多者。（《伤寒总病论》）

3. 枇杷叶、杏仁 见"杏仁"篇。

【方药治疗】

1. 清肺止咳

（1）秋燥咳嗽：枇杷叶、桑叶、牛蒡子、杏仁各10克，石膏15~30克，麦冬、沙参各15克，水煎服。治秋燥咳嗽。（《医门法律》卷4清燥救肺汤）

（2）痰火咳嗽：枇杷叶50克，重汤炖至3~5杯，每药3茶匙，冬蜜1茶匙调下。治痰火咳嗽。（《医学从众录》枇杷蜜汤）

（3）咳喘咽痛：鲜枇杷叶、桑白皮、地骨皮、瓜蒌皮、连翘、牛蒡子各6克，甘草3克，鲜芦根24克煎汤代水，煎上药服之。治肺热咳喘咽痛。（《疫喉浅论》卷5清咽泻白散）

（4）湿热咳喘：枇杷叶、葶苈子各10克，滑石18克，生甘草3克，水煎服。治湿热咳嗽，昼夜不安，喘不得眠。（《湿热病篇》杷葶六一散）

（5）百日咳：枇杷叶、桑白皮、天花粉、贝母各9克，知母、天冬、杏仁、沙参各6克，水煎服。治之麻疹后，热毒伤肺阴，咳嗽连声不止，呼吸喘促，甚则咳血或呛出饮

食。今用于百日咳。(《杂病源流犀烛》卷5宁肺汤)

(6) 白喉初起：枇杷叶、金银花、葛根、桑叶、生地、贝母各6克，木通、甘草各2.4克，薄荷叶3克，水煎服。治肺胃受邪，伏热未发，形寒发热，汗少心烦，咽喉红痛。(《喉科家训》卷3除瘟化毒汤)

2. 降逆和胃

(1) 呕吐：枇杷叶(去毛)、橘皮(去白)各等分，为粗末，每服15克，日3次，加姜水煎，去渣温服，不拘时候。治呕逆吐食。(《御药院方》卷4枇杷叶散)又，枇杷叶、白茅根、半夏、人参各3克，茯苓15克，为细散，每12克，加生姜7片，水煎服。治呕吐。(《本事方》卷4枇杷叶散)又，枇杷叶10张(蜜炙)、砂仁10个，为末，熟蜜调，抹口上。治噤口痢，呕吐不纳食。(《脉因症治》卷上噤口丹)

(2) 妊娠呕吐：枇杷叶、竹茹各3克，姜半夏、茯苓各45克，生姜7片，水煎服。(《产科发蒙》清膈饮)

(3) 肺痹而哕：枇杷叶6克，郁金、豆豉各4.5克，射干、通草各3克，水煎服。治太阴湿温，肺气痹郁，咽中不爽，频频作哕。以轻宣肺痹为主。(《温病条辨》卷1上焦宣痹汤)本方可用于上焦气机痹阻，咳嗽、呕吐、呃逆、咽痛、梅核气等。参本篇"医家经验"。

(4) 霍乱后呕哕：枇杷叶6克，鲜竹叶、白扁豆各12克，石斛、炒豆豉各9克，橘红、木瓜各3克，焦山栀4.5克，水煎服。治霍乱后余热未清，身热口渴，胃失和降，汤药不入而哕。(《霍乱论》驾轻汤)

(5) 呃逆：见本篇"医案"。

(6) 小儿吐乳：枇杷叶、丁香等分为细散。如吐乳头上涂一字，令小儿咂，便止。治小儿吐乳不定。(《圣惠方》卷82枇杷叶散)

3. 清肺胃热

(1) 肺风粉刺、酒齄鼻：枇杷叶30克，栀子15克，为细末，每服6~9克，食后酒调下。治肺风酒毒。(《增补内经拾遗方论》卷4引《集验方》)又，枇杷叶、桑白皮各6克，黄连、黄柏各3克，人参、甘草各1克，水煎服。肺风酒毒，面生粉刺。(《外科大成》卷3清肺枇杷饮)

(2) 鼻疮、粉刺：枇杷叶240克，炒黄芩、天花粉各120克，甘草30克，细末，白酒为丸梧桐子大。每服5克，食后并临卧，茶水送下。治肺风粉刺、鼻疮，肺热咳嗽，痰黄口渴。(《外科正宗》卷4枇杷叶丸)

(3) 喑哑：枇杷叶、茯苓、玄参各15克，麦冬、桑白皮各9克，百部、苏叶、甘草各3克，水煎服。治口渴至极，暴饮冷水而致忽然喑哑，不能出声。(《辨证录》卷10发声汤)

(4) 胃中客热：枇杷叶、枳壳、黄芩、茵陈、石斛、生地、熟地、天冬、麦冬、甘草，各等分为散。每服6克，水煎服，小儿减半。治胃中客热，牙宣口臭，齿龈肿烂，目赤肿痛，口舌生疮，咽喉肿痛，湿热黄疸，疮疹已发未发等。（《局方》卷6甘露饮）又，炙枇杷叶、枳壳、茵陈、木通各15克，生地、熟地各30克，天冬、麦冬各20克，滑石25克，郁金、甘草梢各10克，桔梗5克，琥珀粉2.5克（冲），水煎服。即甘露饮加减。治间断性尿闭，小便点滴不通，小腹胀痛，肾阴不足，虚火上炎。（《著名中医学家的学术经验》之二癃闭方）

（5）消渴：枇杷叶15克，石膏24克，知母、连翘、桔梗、杏仁各9克，麦冬12克，黄连、栀子各3克，甘草6克，水煎服。温热之邪伤肺致成上消，烦渴引饮，咳嗽痰黄，面肿口疮。（《症因脉治》卷4清肺饮）

（6）咯血：白及30克，枇杷叶（蜜炙）、藕节各15克，细末，另以阿胶15克，生地自然汁调之，火上炖化，入前药为丸如龙眼大，每1丸嚼化。（《证治准绳·类方》戴氏白及枇杷丸）

（7）过敏性紫癜：干枇杷叶30克或鲜品50克（去毛），水煎加单晶糖少许，分2次服，日1剂。儿童减量。7日为1个疗程。治肺热者。（黄金丁验方）

【外用治疗】

急性渗出性湿疹、皮炎 枇杷叶、地榆各3克，水煎，热溻患部，罨包外用。

【药方】

1. 清燥救肺汤 枇杷叶、桑叶、牛蒡子、杏仁各10克，石膏15~30克，麦冬、沙参各15克，水煎服。治秋燥咳嗽。（《医门法律·秋燥论》）

2. 上焦宣痹汤 枇杷叶6克，郁金、豆豉各4.5克，射干、通草各3克，水煎服。治太阴湿温，肺气痹郁，咽中不爽，频频作哕。（《温病条辨》卷1）

3. 温润辛金汤 枇杷叶（清炙）、甜杏仁、浙贝母、茯苓各9克，炙紫菀、炙款冬花各6克，炙远志3克，炙百部、白前、橘红、半夏各4.5克，炒谷芽12克，炙甘草2.4克，水煎服。咳嗽气逆已久，胃纳不香，苔薄淡黄，脉濡。（《程门雪医案》）

4. 枇杷膏 枇杷叶1000克，大梨2个（去皮核），白蜜100毫升（便溏者以白糖代之），大枣250克，莲子肉120克。先将水煎，去渣取浓汁，再加入梨、蜜、枣、莲子煎熬，以熟烂为度。意温热服，每服15~30克。治劳伤虚损，吐血咳血，发热口渴，身体瘦弱，四肢酸软，精神疲倦，腰背疼痛，不思饮食。（《验方新编》卷3）

【医案】

➤ 脉转劲，舌干赤，嗳气不展，状如呃忒。炒香枇杷叶、苦杏仁去皮炒，二味水煎一杯许，冲入桔梗、枳壳汁。（《叶案存真》卷1）

➤ 姚梅龄医案。

例1：陈某，女，19岁。患者幼时即发现扁桃体肥大，经常发作急性咽痛，故于1973年3月在某院做了扁桃体摘除手术。术后虽然未再发作急性炎症，但一直感咽部不适。曾多次服抗菌药物和养阴清热的中药，未见好转。现患者自觉咽干微痛，喉痒咳嗽，咽中似有物阻，咯之不出，吞之不下，晨起咯少量灰色痰，胸略闷，口不渴，二便如常，脉略弦滑，右关沉舌质偏红，苔薄白，咽部轻度充血潮红，咽后壁黏膜肥厚，有散在颗粒状淋巴滤泡隆起。诊断：痰湿郁热，痹阻胸咽（慢性肥厚性咽炎）。处方：川郁金12克，枇杷叶12克，射干9克，通草1.5克，杏仁10克，芦根6克，浙贝母10克。共服药14剂，诸症基本消失，咽部检查除发现少量突起的淋巴滤泡外，余已正常。守方继服7剂，其病告愈。

例2：张某，女，23岁。自诉咽中似有物阻，反复发作咽喉疼痛已5年。西医诊断为慢性肥厚性咽炎，先后内服抗菌药物、清热养阴的中草药，激素混合抗菌溶液喷喉，10%硝酸银腐蚀咽部等，均无明显疗效。某医以其是梅核气，投以半夏厚朴汤，反而病情加剧。症现咽中灼热疼痛，口咽干燥，欲冷饮，咳少量黄浓痰，咽中仍有物阻感，吞之不下，咯之不出，略胸胀，心烦，小便黄，脉数略弦，舌质偏红，舌苔略黄腻，咽部充血，其色深红，扁桃体I度肿大，咽后壁淋巴滤泡呈片状隆起。此属痰湿郁热，痹阻胸咽证，误服苦温辛燥之剂反助其热，故以银翘马勃散合上焦宣痹汤加减。金银花10克，连翘5克，马勃6克，郁金6克，枇杷叶8克，射干10克，浙贝母10克，焦栀仁5克，芦根6克。服药4剂，咽痛已除，痰色转白，余症均减。继投郁金10克，枇杷叶10克，射干9克，通草1.5克，芦根6克，全瓜蒌10克，共服24剂。诸症悉除，咽部检查正常。

【医家经验】

姚梅龄用上焦宣痹汤治疗慢性肥厚性咽炎　慢性咽炎根据咽部检查情况可分为单纯型、肥厚型和干燥型3型。姚梅龄以《温病条辨》上焦宣痹汤为主方加减治疗慢性肥厚性咽炎。患者常常自觉咽部有异物感，咽干，或轻度咽痛，常反复发作急性咽喉炎，病程超过半年。检查可发现咽部黏膜充血肥厚，咽后壁或咽侧束有呈颗粒状或片状隆起的淋巴滤泡。《温病条辨》上焦宣痹汤由郁金、射干、枇杷叶、通草、香豉组成。因药店无香豉，故一般不用此味。以服药剂数计算，最少19剂，最长39剂。29例病案中，痊愈20例，显效4例，无效5例。

（1）热偏重：症见咽干，咽痛，咳少量黄浓痰，口干欲饮，小便色黄，咽红或肿，舌质略红，脉数。可加金银花、连翘、马勃、橄榄、山豆根等。

（2）痰偏重：咽中似有物阻感觉明显，咳浓痰，其色或白或灰，或舌苔厚腻。可加浙贝、陈皮、茯苓、半夏、桔梗、甘草等。

（3）湿邪郁闭为主：咽中似有物阻而昼夜无轻时，胸闷善太息，口黏不干，咳声重浊，或晨起咯灰黑色痰，恶心干呕，舌苔厚，白腻或灰滑，咽暗红。可加藿香梗、白蔻仁、厚朴、茯苓、滑石等。

（4）气郁为主：咽中似有物阻，乍有轻重时，胸胁胀痛，善太息，或干呕，或哕，脉弦，咽红不明显。可加合欢皮、代代花、厚朴、瓜蒌皮、橘核、陈皮等。

（5）阴津受伤：咽干夜甚，声音易嘶哑，脉细或寸脉沉，舌红或干。可加芦根、知母、天花粉、天冬、麦冬、玄参等。

慢性肥厚性咽炎患者常具有咽中似有物阻，咽干微痛，咳灰色痰，胸闷，善太息，舌苔腻，脉弦等临床表现。主要病因是湿邪，湿蕴上焦，肺气胸阳不得宣达，郁而化热，煎熬津液成痰，凝痹于咽致成此疾。湿邪能致咽喉疾病，《素问·至真要大论》："湿淫所胜……民病……嗌肿喉痹。"《温病条辨》有"湿温喉阻咽痛"明文。在临床上，我们常可发现某些慢性病（如肝炎、肾炎、风湿病等）患者同时患有慢性咽炎，往往能从他们的症状中找出湿郁化热的依据。慢性咽炎多以湿邪为主，故病势缠绵，即使长期服用清热、解毒、滋养之品，也难达到根除的目的。上焦宣痹汤方中郁金化湿解郁，枇杷叶理气化痰，射干泄热利咽，通草轻清淡渗，四药合方，宣泄上焦而祛湿热之邪，理气化痰能除胸咽之疾。

【前贤论药】

《本草纲目》卷30：枇杷叶气薄味厚，阳中之阴，治肺胃之病，大都取其下气之功耳。气下则火降痰顺，而逆者不逆，呕者不呕，渴者不渴，咳者不咳矣。

《重庆堂随笔》：凡风温、温热、暑燥诸邪在肺者，皆可用以保柔金而肃治节。香而不燥，凡湿温、疫疠、秽毒之邪在胃者，皆可用以澄浊气而廓中州。《本草》但云其下气治嗽、哕，则伟绩未彰，故发明之。

《得宜本草》：得香茅根治温病发呕，得山栀治赤鼻面疮，得丁香、人参治反胃呕哕。

【方药效用评述】

➤ 枇杷叶清肃肺胃，降逆下气，风热、燥火咳嗽可用之。清肺降逆，治燥热咳嗽用《医门法律》清燥救肺汤，肺风粉刺、酒齄鼻用《外科大成》清肺枇杷饮等方。

➤ 降逆和胃，治反胃、呕吐、妊娠恶阻、发哕等和胃热呕逆者，方如《本事方》枇杷叶散、《温病条辨》上焦宣痹汤等。又，明代缪仲淳常用枇杷叶、苏子配对，以为降气。又，枇杷叶、葶苈子、六一散为薛生白杷葶六一散，治湿热痰喘。方见上文"方药治疗"。两组药对均治痰喘便秘实证。可比较应用。

➤ 清肺热，配桑白皮、栀子、黄芩等，治肺风酒毒，面生粉刺。清胃热，配黄连、茵陈、石斛、生地等，治牙宣口臭，齿龈肿烂，目赤肿痛，口舌生疮。清肺胃热，配石膏、知母、麦冬、黄连等，则又可治消渴。

➤ 本品清肺润燥，降气肃肺，止咳平喘，以风热、燥火为宜。风热常配桑叶、前胡，燥热则配桑白皮、贝母，阴虚则和麦冬、沙参等同用。

➤ 枇杷叶为降逆和胃上品，常和半夏、橘皮、砂仁、丁香、芦根、竹茹、杏仁等和胃药配伍，可随症出入加减。反胃与芦根同用，痰火与麦冬并施。又，枇杷叶、枳壳相配理气降逆，用于甘露饮等方中，佐养阴、利湿诸品以利气机。而枇杷叶、桑白皮相配清肺泄热，见于清肺枇杷饮、发声汤等方中，治咳喘、咽痛、失音、粉刺、酒齄鼻等。

➤ 止呕生用或姜炙，止咳以蜜炙。《本草纲目》卷30："治肺病以姜汁涂炙，治胃病以蜜水涂炙，乃良。"

【药量】6~10克。去毛包煎。

【药忌】外感风寒咳嗽忌用。

❧ 紫苏子 ❧

【药原】 又名苏子，出《药性论》。用成熟果实。

【药性】 辛，温。归肺经。

【药效】 降气平喘，消痰定嗽，化食顺气，润肠通便。

【药对】

1. 紫苏子、莱菔子 苏子消痰定嗽，莱菔子化食顺气，二药相配，是为三子养亲汤主药，对痰盛咳喘佳。炒苏子60克，炒莱菔子90克，为末。每服6克，桑白皮煎汤调服，日三四次。消渴后变成水气，服此水从小便出。(《圣惠方》卷53)

2. 紫苏子、葶苈子 苏子辛温肃肺降气，葶苈子苦辛寒泻肺平喘。下气平喘，泻肺利水。炒苏子、炒葶苈子各等分，蒸枣肉为丸如麻子大，每服5～7丸，淡姜汤下。治小儿停饮，喘急不得卧者。(《医宗金鉴》卷53苏葶丸)又，炒苏子、炒葶苈子各等分，枣肉为小丸。每服10克，夜三更时白汤送下，以利四五次为度，利多则减量，利少则加量。次日身体软弱，则隔日服之；形气弱者，先减半服之，有效再渐加。治饮邪攻肺，喘满不得卧，面身水肿，小便不利。(《医宗金鉴》卷30苏葶定喘丸)又，可与枇杷叶之薛生白杷葶六一散互参。再者，今人常以苏子、莱菔子、杏仁、葶苈子、白芥子、五味子、车前子同用，或称为五子、六子、七子者，一般以前五味组方者为多。

3. 紫苏子、杏仁 见"杏仁"篇。

【方药治疗】

1. 降气平喘

(1) 咳喘：苏子、莱菔子各10克，白芥子6克，微炒击碎。每10克，布包煮作汤饮，不宜久煎。治痰壅气滞，咳嗽喘满。(《韩氏医通》卷下三子养亲汤)又，苏子降气汤治痰涎壅盛咳喘，见本篇"药方"。又，苏子、杏仁、姜汁、生地汁、白蜜各等分，捣苏子、杏仁，以姜汁、生地汁浇之；以绢绞取汁，更捣，以汁浇之，绞令味尽；去滓熬，令苏子、杏仁微黄黑如脂；又以汁浇之，绢绞往来六七度，令味尽，去滓纳蜜合和后，置于瓦器中，于汤上煎之令如饴。每服5～10克，日服4次。治久咳上气。(《兰台轨范》苏子煎)

(2) 风寒咳嗽：麻黄、杏仁、苏子、茯苓、桑白皮、陈皮各30克，甘草15克，粗末。每服15克，水煎食后温服。治肺感寒邪，咳嗽上气。(《博济方》卷2华盖散)

(3) 痰郁喘嗽：紫苏子、海浮石各12克，当归、陈皮、前胡、枳实、香附、甘草各6克，瓜蒌仁、半夏、胆南星各9克，水煎服。治痰气郁结，动则喘满或嗽，寸脉沉而滑。(《杂病源流犀烛》卷6痰郁汤)

(4) 久嗽失音：苏子60克，杏仁30克，诃子3枚，百药煎60克，细末，每服3克，酒调下。治久嗽失音。(《赤水玄珠》卷7)

(5) 哮：苏子15克，杏仁30克，粗末。老人加白蜜6克。大人10克，小儿3克，白汤送下。治小儿久咳，喉内痰声如拉锯，并老人咳嗽吼喘。(《滇南本草》卷2苏子散)

（6）慢性支气管炎：苏子 12 克，白芥子、葶苈子各 8 克，莱菔子 15 克，五味子、防风各 6 克，紫菀、白术各 10 克，小儿减量。日 1 剂，分 2 次服，5 日为 1 个疗程。（江苏中医，1999，10：19）

2. 化痰顺气

（1）胃痛、腹胀：紫苏子、高良姜、橘皮等分，蜜丸梧子大，每服 10 丸，空心酒下。治一切冷气，胃痛腹胀。（《本草纲目》卷 14 引《药性论》）临床可再加肉桂、干姜等温中药。

（2）气膈膨胀噎食：苏子、莱菔子、白芥子各 10 克，山楂子、香附子各 6 克，为细末，每服 6 克，白水送下。（《万病回春》卷 3 五子散）

（3）梅核气：苏子、苏叶、半夏、厚朴、茯苓、陈皮、甘草各 10 克，水煎服。

3. 降逆和胃

妊娠呕吐：苏子 15 克，半夏、橘皮、前胡、旋覆花、黄芩、砂仁、白术各 10 克，当归、续断各 12 克，甘草 5 克，生姜 3 片，水煎服。（新中医，1995，（3）：53）

4. 润肠通便

风秘：苏子、麻子仁各 50 克，研极细，用水再研后取汁，分 2 次煮粥食之。治产后郁冒多汗，大便闭。并老人、虚人风秘。（《普济本事方》卷 10 麻子苏子粥）

5. 化痰散结

（1）扁平疣：苏子、莱菔子、白芥子各 50 克，糯米、赤砂糖各 250 克，均研末为粉。每次 10 克，日 2 次，饭后 1 小时吞服。10 日为 1 个疗程。（浙江中医杂志，2006，41（2）：90）

（2）梦遗：龙骨治多寐泄精，小便泄精，同远志丸服，亦同苏子末服。（《红炉点雪》）又，苏子 3 克，炒研末服。治梦中失精。（《红炉点雪》卷 1）《本草纲目》卷 14 引《外台秘要》，方同。

【药方】

1. 三子养亲汤 苏子、莱菔子各 10 克，白芥子 6 克，微炒击碎。每服 10 克，布包煮作汤饮，不宜久煎。治痰壅气滞，食积内停，咳嗽喘满。（《韩氏医通》卷下）今人有用于功能性子宫出血，各 10 克，研细炒微黄，开水冲，炖服，渣再炖服。大多 1 剂效，若 2 剂不效者，须排除器质性病变。

2. 苏子降气汤 苏子 24 克，前胡、厚朴、当归、甘草各 10 克，半夏 12 克，橘皮 9 克，大枣 5 枚，生姜 10 克，桂心 12 克，粗末。水煎分服，白天 3 次，夜晚 2 次。用于上实下虚，痰涎壅盛，咳喘短气，胸膈满闷。上下兼顾，气降痰消，咳喘自平。（《局方》）

3. 痰饮丸 苏子、莱菔子、白芥子、苍术各 9 克，肉桂、附子、甘草各 3 克，研末泛丸，每次 14 丸（相当于原生药量 6 克），每日 2 次。用于慢性支气管炎。（《中国中医秘方大全》）

【医案】

➤ 紫苏子、大麻子二味各半合，净洗研极细，用水再研 汁一盏，分两次煮粥啜之。此粥不唯产后可服，大抵老人诸虚人风秘皆得力。尝有一贵人母。年八十四，忽而腹满头疼，恶心不下食。召医者数人议，皆供补脾进食，治风清利头目药。数日疾愈甚，全不进食。其家忧惧，恳余辨之。许叔微诊之曰：药皆误矣。此疾止是老人风秘，脏腑壅滞，聚于膈中，则腹胀恶心不喜食；又上至于巅则头痛神不清也。若得脏腑流畅，诸疾悉去矣。余令作此粥，两啜而气泄，先下结屎如胡椒者十余，后渐得通利，不用药而自愈。(《本事方》卷10)

➤ 脾约者津液约束不行，不饥不大便。备尝诸药中气大困，仿古人以食治之法。黑芝麻、杜苏子，二味煎浓汁如饴，服三五日，即服人乳一杯，炖温入姜汁二匙。(《静香楼医案》)

➤ 脉神形色是老年衰惫，无攻病成法。大意血气有情之属，栽培生气而已。每日不拘用人乳或牛乳约茶盏许，炖暖入姜汁三分。(《临证指南医案》)

【前贤论药】

《药品化义》：苏子主降，味辛气香主散，降而且散，故专利郁痰。咳逆则气升，喘急则肺胀，以此下气定喘。膈热则痰壅，痰结则闷痛，以次则豁痰散结。

《本草逢原》：诸香皆燥，唯苏子独润，为虚劳咳嗽之专药。性能下气，故胸膈不利者宜之。与橘红同用为除喘定嗽消痰顺气之良剂。

【方药效用评述】

➤ 诸香皆燥，唯苏子独润，是虚劳咳嗽良药，与陈皮合用消痰定嗽，为相须药对，可加强止咳平喘化痰作用，在苏子降气汤、华盖散等方中，均有此药对。

➤ 本品降气消食，化痰顺气，可用于痰气交阻之胃痛、腹胀、噎膈、梅核气等症。降逆和胃同紫苏叶，可用于呕吐。《金匮要略》用本品捣汁饮，解食蟹中毒。今配方用于妊娠呕吐，有一定安胎作用。

➤ 苏子、杏仁、桃仁等同用，均有润肠通便作用，适于老人、体虚、产后之肠燥便秘。

➤ 紫苏有3个部分可用：苏叶和而散，苏梗和而通，苏子和而降。

【药量】 3~10克。生品降气、润肠，炒药温肺散寒。

【药忌】 因其下气滑肠，肺虚喘满、脾虚便溏者不可用。

∽ 葶苈子 ∾

【药原】 原名葶苈，出《神农本草经》。葶苈子之名见于《雷公炮炙论》。用干燥成熟种子。

【药性】 辛，苦，寒。归肺、大肠、膀胱经。

【药效】 泻肺利水，止咳平喘，破坚逐邪，通利水道。

【药对】

1. 葶苈子、人参 葶苈子辛寒泻肺平喘，利水消肿；人参甘温补益元气，扶正达邪。二者相配，寒温同用，攻补并施，是治疗心、肺久病而肿胀喘满之良药。如葶苈子 120 克（炒），人参 30 克（去芦），为末，枣肉为丸如梧桐子大。每服 30 丸，食前桑白皮汤送下。治一切水肿，喘满不可当者。（《卫生宝鉴》卷 14 人参葶苈子丸）葶苈子、黄芪有强心利水作用，现今临床则常用大剂量治充血性心力衰竭。

2. 葶苈子、大黄 葶苈子辛寒，泻肺涤饮利水；大黄苦寒，通利大便泻水。二药合用是消除肠间痰饮的有效药对。如仲景己椒苈黄丸（葶苈子、大黄、椒目、防己）治痰饮腹满肠鸣者。有人用于自发性气胸，在辨证方药中加此二味，以泄浊除胀，宽利胸膈。一般生大黄 10 ~ 15 克，葶苈子 15 ~ 30 克。

3. 葶苈子、桃仁 桃仁活血，葶苈子利水，二味相配，适于小便不利、水瘀互结之水肿。如葶苈子（隔纸炒）、桃仁（汤浸去皮尖炒）各等分，捣罗为末，每服 10 丸，米饮下，日 2 次，以小便利为度。用治通身水肿。（《千金要方》卷 13）现代可用于肝硬化腹水。实际上，上方可治水肿喘急满闷而痰盛者。

4. 葶苈子、大枣 葶苈子泻热平喘，清肺泄热；大枣健脾补气，甘缓和胃。二药相配，既可避免葶苈子苦寒峻猛伤正之弊，又可达到泻水消饮的治疗目的。如葶苈子 10 克（捣），大枣 12 枚，先以水煎枣，得大枣汤后去枣，再纳葶苈子煎，取汁服。（《金匮要略》葶苈大枣泻肺汤）治支饮不得息属热者，或肺痈初起，喘急不得卧。

5. 葶苈子、杏仁 见"杏仁"篇。

6. 葶苈子、紫苏子 见"苏子"篇。

7. 葶苈子、麻黄 见"麻黄"篇。

【方药治疗】

1. 泻肺利水

水肿：炒甜葶苈子 90 克，炒牵牛子 75 克，猪苓、泽泻各 60 克，炒椒目 45 克，细末。每服 10 克，葱 3 茎（切）水煎取汁调下。治十水之病，面目四肢俱肿，喘急而小便涩。（《圣惠方》卷 54 神效葶苈散）又，葶苈子 120 克，汉防己 60 克，赤茯苓 30 克，木香 15 克，细末，枣肉为丸梧子大。每服 30 丸，食前桑白皮汤下。治四肢肿满，腹胀喘急，小便赤涩。（《医学发明》卷 6 赤茯苓丸）又，炒葶苈子 6 克，炒椒目、猪苓、泽泻各 3 克，葱白 3 根，水煎取汁，送下牵牛子丸 6 克。治水肿喘满，二便不通。（《赤水玄珠》卷 5 消肿汤）

2. 止咳平喘

（1）咳喘胸痛：葶苈子 10 克（捣），大枣 12 枚，水煎服。治水饮流于肠间，并见咳喘胸痛肠鸣。（《金匮要略》葶苈大枣泻肺汤）又，葶苈子、杏仁各 6 克，紫菀、茯苓、五味子、贝母、人参、桑白皮各 3 克，细末，蜜丸梧子大。每服 10 ~ 30 丸，枣汤下，日 2 次。治肺热咳而上气喘急。（《外台秘要》卷 10 引崔氏方杏仁紫菀丸）又，《湿热病篇》枇葶六一散，治湿热咳喘。见本篇"药方"。

（2）喘息：止咳平喘，泻肺利水。无论寒热喘证均可。寒喘者麻黄 9～12 克，葶苈子 5 克；热喘者麻黄 3 克，葶苈子 10～15 克；虚者加甘草 10 克，用炙麻黄。虚喘在肺者，用生脉散加麻黄；在肾者，用贞元饮加麻黄。虚喘麻黄用量为实喘者的一半，1 日量掌握在 3～6 克为宜。（王少华麻黄葶苈汤，中医杂志，1992，2：6）又，孙一民葶苈五子汤，见本篇"医家经验"。

（3）肺痿：甜葶苈（炒）、桑白皮各 60 克，陈皮、茯苓、炒枳壳、紫菀各 30 克，细末。每服 10 克，姜、枣水煎送服。治肺痿咳嗽上气。（《圣惠方》卷 31 甜葶苈散）

（4）肺痈：葶苈子 10 克（捣），大枣 12 枚，水煎服。治肺痈初期，喘急不得卧。（《金匮要略》葶苈大枣泻肺汤）又，炒甜葶苈 75 克，为末。每服 6～10 克，水煎服。治肺痈，咳吐脓血，喘嗽不得卧。（《圣惠方》卷 54 葶苈散）

（5）久咳：炒甜葶苈子、炒杏仁各 30 克，人参、茯苓各 12 克，蛤蚧 1 对（炙微黄），细末，枣肉为丸梧子大。每服 30 丸，米饮下。治一切咳嗽久不愈。（《圣惠方》卷 46 甜葶苈丸）

（6）肺胀：葶苈子（炒）、桑白皮、白芥子、苏子、枳壳、杏仁各 6～10 克，水煎服。治肺胀喘满。（《医方一盘珠》卷 4 泻肺汤）

3. 消症散积

（1）癥积：葶苈子、大黄各 60 克，泽漆 120 克，后二味为末，另研为膏，如蜜更捣，和药末为丸如梧子大。每服 5 丸，不知加之，日 3 次。治癥积，心下有物大如杯，不得食，食则腹满绞痛。（《千金要方》卷 11）

（2）腹中积聚：葶苈子 50 克，酒浸 7 日，适量饮。（《千金要方》卷 11）

【药方】

1. 葶苈大枣泻肺汤　葶苈子 10 克（捣），大枣 12 枚，水煎服。治肺痈初期，喘急不得卧。（《金匮要略》）

2. 杷葶六一散　枇杷叶、葶苈子各 10 克，滑石 18 克，生甘草 3 克，水煎服。治湿热咳嗽，痰涎黏多，喘不得眠，昼夜不安，舌红苔黄腻。（《湿热病篇》）

【医案】

➤ 孙兆治一人病吐痰顷刻升余，喘咳不定，面色郁暗，精神不快。兆告曰：肺中有痰，胸膈不利，当服仲景葶苈子大枣泻肺汤。一服已觉胸中快利，略无痰唾矣。（《名医类案》卷 3 "咳嗽"）

➤ 业师张友樵治一酒客，夏月痰咳气喘，夜不得卧，服凉药及开气药不效。有议用人参、麦冬等药者。师诊其脉，右寸数实，此肺实，非肺虚也，投以人参立毙矣。遂与此方（杷葶六一散）煎服立愈……曾治一酒客大喘，用《金鉴》苏葶丸而愈，亦与此同。此盖湿热上壅之证也。（《温热经纬·湿热病篇》第 18 条注引吴子音）

【医家经验】

1. 孙一民葶苈五子汤治喘证（病毒性肺炎）

（1）三大主证：痰鸣、喘咳、腹胀是威胁病毒性肺炎患儿生命的三大主证。其中以痰鸣为首，喘促次之，腹胀季位。盖喘由痰生，治以化痰为先，痰热清化，窍道通畅，肺气宣达，喘咳自平；次为消胀，腹胀除，腑气下行，痰减喘轻。据临床观察，病情危笃，则腹胀益甚；反之，腹胀减轻，则病情好转。

（2）葶苈五子汤：葶苈子3克，牛蒡子6克，炙苏子4.5克，炒杏仁6克，莱菔子6克，川贝母4.5克，炙橘红6克，大枣（去核）5枚。共研粗末（不研亦可），为1岁小儿用量。每日1剂，水煎取汁约60毫升，分3次温服。降气平喘，化痰止咳。主治喘证，症见痰鸣，喘咳，腹胀。

（3）本方分3组：化痰组，葶苈子、莱菔子、川贝母、化橘红；定喘组，葶苈子、牛蒡子、紫苏子、杏仁；消胀组，莱菔子、紫苏子。

取葶苈大枣泻肺汤开泄肺气，泻水逐痰。盖治喘以治痰为主，治痰以降气为先。肺气降，痰喘清，则喘咳自止。患儿服药后，腹胀多减轻，大便较稀，次数增多，挟有风沫，或转矢气频数者，此乃湿邪下行，浊气得降。与此同时，痰涎相应减少，喘咳明显好转，多数患儿转危为安。是以降肺气，利水湿，消腹胀，实为治痰、治咳之关键。

（4）临床运用：应环绕"痰"字辨证施治。

①痰热型：患儿内有郁热，或痰湿化热，复感风寒，除主症痰鸣、喘咳、腹胀外，兼见发热，汗出，心率快，烦躁，大便干，舌苔黄，指纹紫暗。葶苈五子汤主之。发热重者，加芦根、连翘；痰黏稠者，加海浮石、海蛤粉；小便黄者，加栀子、竹叶。

②痰湿型：患儿体质肥胖，痰湿素盛，除主症痰鸣、喘咳、腹胀外，兼见纳呆，便溏，面部下肢浮肿，舌苔白腻。葶苈五子汤加茯苓、薏苡仁、冬瓜仁。

③脑型：多由痰热型发展而来，临床观察，见患儿摇头（正常玩耍除外），两目朦胧，表情痛苦，应急治之，若失治、误治，翌日即可昏迷。摇头一症多为昏迷、抽搐之先兆，应急予紫雪丹清热解毒，镇痉开窍。若热毒入脑，症见高热、昏迷、抽搐，两目上吊，可予安宫牛黄丸清热解毒，豁痰开窍。临床用之，恒以昏迷程度为准，昏迷之前投紫雪丹，昏迷时服安宫牛黄丸。若投安宫过早，反会引邪入内，促使昏迷，或加重昏迷。安宫牛黄丸，一般1次1丸，1日2次，鼻饲，若过量凉甚，小儿易发呆滞。若患儿体弱，昏迷，宜用西洋参3克，煎汤送服之，以助正气。此型患儿若痰鸣喘促，可同时服葶苈五子汤祛痰定喘。

④小儿肺炎合并心衰：心率过快属心经有热者，葶苈五子汤加清心泻火之栀子、连翘、麦冬，脉即可转缓。若痰鸣，喘促，脉数，多为痰湿阻络，治宜利湿化痰，葶苈五子汤加利水渗湿之薏苡仁、茯苓、赤小豆治之。若体弱，精神萎靡，四末欠温，脉弱无力，可与生脉散或西洋参等。

（5）临床喜用组药：热痰，川贝母、化橘红、海浮石清化热痰；湿痰，冬瓜子、茯苓、薏苡仁利湿祛痰；喘促，葶苈子、紫苏子、牛蒡子降气平喘；腹胀，用莱菔子通调腑气；咳嗽，用杏仁、枇杷叶、前胡宣肺止咳；高热用连翘、苇根清热；惊战用钩藤、蝉蜕定惊；腹泻用山药、扁豆健脾止泻；纳呆用谷麦芽、鸡内金消积化食。(《河南省名老中医经验集锦》)

2. 张云鹏用葶苈子经验　葶苈子6克，配桑白皮10克，玄明粉6克，治肺炎并发肠麻痹，肺热肠结者。葶苈子10克，配肉桂1克、五加皮15克，治风心心衰并肾衰，水邪泛滥者。葶苈子20克，配巴戟天10克，淫羊藿10克，治慢性肺源性心脏病，痰涎壅盛而肾虚者。葶苈子20克，土鳖虫10克，木香15克，治心源性肝腹水，瘀阻肝络者。葶苈子30克，配莪术10克、鳖甲10克，治肝硬化腹水，瘀阻水停。(《张云鹏内科经验集》)

【前贤论药】

《神农本草经》：主癥瘕积聚结气，饮食寒热。破坚逐邪，通利水道。

《本草从新》：大能下气，行膀胱水。肺中水气膹急者非此不能除。

【方药效用评述】

➢ 葶苈子大枣泻肺汤，用葶苈子、大枣水煎，先煎大枣，再煎葶苈子，以免伤正。后世以为师法，用枣肉和葶苈子为丸。

➢ 葶苈子泻肺利水，可用于胸水、腹水等。肺为水之上源，上窍闭则下窍闭，下窍不通则水湿泛滥，故用此药有效。

➢ 十字花科植物播娘蒿的干燥成熟种子为南葶苈、甜葶苈，独行菜的干燥成熟种子为北葶苈、苦葶苈。传统入药以苦者为佳。入药应炒，种子类药物经炒制后种皮破裂，水煎使有效成分易于煎出。

➢ 仲景用药：大陷胸丸用之，开胸泄饮；葶苈大枣泻肺汤用之，泻肺去痈；己椒苈黄丸用之，治肠间有水气；鳖甲煎丸用之，化瘀利水；牡蛎泽泻散用之，治腰以下有水气。

➢ 生药泻肺利水，炒药降气平喘。

【药量】5～10克，大者30克。宜包煎。邪实而正不虚宜重，体寒而正虚宜轻。

【药忌】久服令人虚，肺肾虚者忌用。

第四节　理气药

理气应包括降气、行气两类，气逆宜降，气滞宜行，主要用治胸、腹诸疾。以下仅以行气诸药述之。至于降气药，如半夏、旋覆花、代赭石等，见于化痰止咳或重镇药项中。

☙ 木香 ☙

【药原】出《神农本草经》。用根。

【药性】辛、苦，温。归脾、胃、大肠经。

【药效】调中行气，顺气通络，理气导滞。

【药对】

1. 木香、槟榔 木香行气调中而止痛，槟榔消积导滞而杀虫。二味合用，木香为主，槟榔佐使，宣畅导滞，理气止痛，善理中下焦气滞，故可治腹痛、腹胀、虫积、臌胀、水肿、痢疾、便秘等。如《赤水玄珠》卷5四妙丸用莱菔子、干漆、小茴香、莪术分别与木香、槟榔同炒制，理气、活血、导水，以加速臌胀痊愈，同时不伤正气（见本篇"方药治疗"）。再如《症因脉治》卷3木香丸用此二味行气而治头面水肿，《传信适用方》卷3圣功散用治寸白虫。又，《儒门事亲》卷12木香槟榔丸以为主药，配理气导滞诸药，治积滞内停，脘腹痞满胀痛，或有里急后重，或见大便秘结者。

2. 木香、砂仁 木香、砂仁均辛温行气之品，木香以调中理气见长，砂仁以化湿温中为治。二味相须为用，行气化湿，善治脾胃气滞湿阻，脘痞腹胀之证。如香砂枳术丸以木香、砂仁与枳实、白术两组药对相配，治脾胃气滞湿阻食积，偏于实证，导滞化湿行气兼施。香砂六君子汤则用木香、砂仁行气，陈皮、半夏和胃，人参、白术、茯苓、甘草（即四君子汤）健脾益气，补中有泻。用治脾胃虚弱而痰湿气滞，偏于虚证。

【方药治疗】

1. 顺气通络

（1）中气：木香末6克，冬瓜子汤下。痰盛加竹沥、姜汁。治中气，不省人事，闭目不语，如中风状。（《本草汇言》引《霍道生家宝方》）

（2）中风：牛胆南星24克，木香3克，生姜10片，水煎服。治中风，痰盛体肥，口不渴。（《明医指掌》星香散）又，炮附子21克，木香30克，分2~4次，加生姜水煎服。间服小续命汤一服。如急中，附子不炮。（《魏氏家藏方》木香附子汤）

2. 调中行气

（1）伤食：木香、砂仁各15克，炒枳实各30克，白术60克，细末，荷叶裹饭捣，和药为丸如梧子大。每服6克，日2次。治气滞食积，呕吐腹痛。（《景岳全书》卷54香砂枳术丸）又，木香30克，黄连60克，苍术120克，厚朴、陈皮、甘草各90克，粗末。每服12~15克，生姜3片，水煎服。治食积发热，腹痛作泻。（《张氏医通》卷16香连平胃散）

（2）胃痛：荔枝核3克，木香2.4克，细末。每服3克，清汤调服，日2次。治心腹胃脘久痛，屡触屡发，妇人多有之。（《景岳全书》卷51荔香散）

（3）反胃：丁香、木香各等分，细末。每服12克，水煎服。治反胃呕逆，胸膈疼痛。（《仙拈集》卷1神香散）

（4）腹痛：枳壳60克，浆水浸1日，去瓤煮烂，研为糊；木香30克，为末，和入枳壳糊内，为丸梧子大。每服20丸，酒下。治一切气疾腹痛。（《圣济总录》卷155枳壳丸）又，枳壳15克，木香3克，细末。每服3克。治瘟疫呃逆。（《松峰说疫》卷2枳香散）

（5）臌胀：木香、槟榔各45克，剉如芡实大，分为4份；每份分别用莱菔子、干漆、茴香、莪术30克同炒，只留木香、槟榔，为末；又以四味同炒药水煎汤打糊，为丸梧子

大。每服 70~80 丸。米饮下。治年高臌胀，腹胀形瘦。(《赤水玄珠》卷 5 四妙丸)

（6）胆绞痛：生大黄 10~20 克，木香 10 克，开水浸泡 10 分钟后，频饮之。(中西医结合杂志，1991，3：183)

（7）小儿疳证：生牵牛子 15 克，木香（炮）各等分，细末，面糊为丸小豆大。3 岁每服 30 丸，米饮下。治小儿疳证腹胀。(《永类钤方》卷 21 分气丸)

3. 导滞止泻通便

（1）泄泻：木香、桂心、炮姜各 15 克，炮附子、炮肉豆蔻、茯苓各 30 克，细末，煮面糊为丸梧子大。每服 6 克，日 2~3 次。治寒湿泄泻，注下不禁。(《三因方》卷 11 桂香丸)又，茯苓、木香各等分，细末，蜜丸梧子大。每服 20 丸，生姜米饮下。小儿化下 3~5 丸。治大人小儿吐利。(《幼幼新书》卷 27 引《庄氏家传方》木香丸)

（2）痢疾：黄连（吴茱萸炒过）、木香（面煨）各 30 克，粟米饭丸如梧子大。每服 6 克，米饮下。治痢下赤白，腹痛里急后重。(《易简方》香连丸)又，炮附子（黄连炒，去黄连）、木香（吴茱萸炒，去吴茱萸）各等分，细末。每服 3 克，空心食前米饮下。治脾脏虚冷，泄痢，白痢。(《圣济总录》卷 44 附子散)又，苦参 180 克（酒炒），木香 120 克，细末。用甘草 500 克熬膏，和药末为丸梧子大。每服 10 克，白痢生姜煎汤下，赤痢甘草煎汤下，噤口痢莲子、砂仁煎汤下，水泻猪苓、泽泻煎汤下。(《种福堂公选良方》香参丸)

（3）便秘：枳壳，先与巴豆、皂角、生姜同煮后去之，只留枳壳焙干，研末，再加木香、槟榔、麻仁各等分为末，蜜丸梧子大。每服 30 丸，日 2 次。治因大肠气结而便秘者。(《袖珍方》卷 1 南木香丸)

（4）肠风：木香 30 克（湿纸裹，炮香），为末，酒糊为丸梧子大。每服 6 克，日 2 次。治肠风下血。(《普济方》卷 37 剪血丸)

（5）虫积：木香、槟榔各等分，细末，每服 10 克，黎明空心，浓米饮下。治寸白虫。(《传信适用方》卷 3 圣功散)

4. 理气消肿

（1）水肿：木香、槟榔各 15 克，细末，水丸梧子大。每服 3~6 克，日 2 次。治风寒头面浮肿。(《症因脉治》卷 3 木香丸)又，牵牛子（另研冲）、木香、槟榔、陈皮、茯苓各等分，粗末。每服 6~10 克，水煎服。治水肿，脚气，奔豚。(《圣济总录》卷 79 牵牛汤)

（2）小便淋涩不通：木香、沉香各等分，为末。每服 6 克，陈皮茯苓汤下，日 2 次。治气郁于下，小便淋涩不通。(《济阳纲目》卷 92 二香散)又，木香、红花、灯心草各 30 克，细末，米粉酒糊为丸梧子大。每服 6 克，日 2 次。治阴茎中痛，小便淋涩不通。(《御药院方》卷 6 木香灯草丸)

【药方】

1. 香连丸　黄连（吴茱萸炒过）、木香（面煨）各 30 克，细末，粟米饭丸如梧子大。

每服 6 克，米饮下。治痢下赤白，腹痛里急后重。（《易简方》）

2. 木香槟榔丸 木香、槟榔、青皮、陈皮、莪术、黄连各 30 克，黄柏、大黄各 90 克，炒香附、牵牛子各 120 克，细末，水丸小豆大。每服 6 克，食后姜汤下。治积滞内停，脘腹痞满胀痛，便秘或痢疾。（《儒门事亲》卷 12）

3. 香砂六君子汤 木香、砂仁、陈皮、甘草各 3 克，半夏、人参各 6 克，白术、茯苓各 10 克，水煎服。治脾胃虚弱而痰湿气滞。（《古今名医方论》卷 1 引柯韵伯方）

【前贤论药】

《本草汇言》：和胃气，通心气，降肺气，疏肝气，快脾气，暖肾气，消积气，温寒气，顺逆气，达表气，通里气，管统一身上下内外诸气，独推其功。

《景岳全书·本草正》：气味俱厚，能升能降，阳中有阴。行肝、脾、肺气滞如神，止心、腹、胁气痛甚捷，和胃气止吐泻、霍乱，散冷气，除胀满、呃逆。

【方药效用评述】

➤ 木香辛散苦降，香燥温通，乃三焦气分药，可升可降。是行气止痛、调和肠胃要药。上焦气滞用之，金郁乃泄；中焦气滞用之，脾胃喜香；大肠气滞则后重，膀胱气滞则癃淋，下焦气滞用之，乃塞者通之。

➤ 补益药加少量木香，借其芳香宣通之性，使其补而不滞。如香砂六君子汤、归脾汤，以补益药为主，均配用少量木香，可增强药效。

➤ 木香佐补药则补，佐泻药则泻，少用之为佐使，多用反而无效。

➤ 木香与砂仁，木香与乌药，木香与小茴香配用，均能散寒行气止痛，分别治疗胃、腹、小腹疼痛而寒凝气滞者。

➤ 木香药性平稳，能行气调气，煨熟则宜于中虚气滞而大便溏薄者。本品苦多而辛少，以降、泄、行、散为主。

【药量】3～10 克，不宜久煎。用量不可过大，以免伤阴耗津。生用行气，煨用止泻。

【药忌】阴虚燥热者忌用。

❧ 香附 ❧

【药原】原名"莎草根"，出《名医别录》，用根茎。

【药性】辛、微苦，平。归肝、脾、三焦经。

【药效】疏肝理气，行气止痛，调经活血。

【药对】

1. 香附、乌药 香附疏肝理气，行气活血；乌药行气温中，散寒除胀。二味相配，善理中下二焦，治疗气滞寒凝诸痛，如头痛、胃痛、腹痛、痛经。如《韩氏医通》卷下青囊丸，香附（略炒）不拘多少，乌药（略炮）减香附 1/3，为细末，水醋煮为丸如梧子大，随症用引。头痛茶送下，胃痛淡姜汤送下，腹痛、痛经大多用酒送下。原治妇人头痛有痰，今多治痛经。《普济方》卷 256 乌香正气散也用此二味，以 2∶1 的用量比例研末服用，以不同药引煎汤调下，祛风寒，行气血，治疗各种杂病。又，利三焦，顺脏腑，香附 60克，乌药 20克，砂仁 10克，甘草 10克，研末。每服 3克，浓煎橘皮汤下。治大便多秘，腹部胀满。（《是斋百一选方》卷 9 宽气汤）又，《局方》小乌沉汤，用香附 60克（去毛，焙），乌药 30克，甘草 5克，为末。每服 6克，盐汤点服。治心腹刺痛。后世凡气滞所致之脘腹胀满、少腹胀痛均可用之。在临床上，可合平胃散、二陈汤、金铃子散等方，治脘腹胀满疼痛。合胶艾四物汤等可用治痛经、经闭等。

2. 香附、高良姜　香附疏肝行气，高良姜温中散寒，合用则温散止痛作用更强，治疗肝胃不和、寒凝气滞的胃痛、腹痛、胁腹胀痛等。如香附米（醋浸 7次，焙研为末），高良姜（酒洗 7次，焙研为末）各等分，上各封收。用时和匀，以热米汤加生姜汁 1匙、盐1撮调下。因寒而得之者，用高良姜 6克、香附末 3克；因怒而得之者，高良姜 3克、香附末 6克；寒、怒兼有者，用高良姜 4.5克、香附末 4.5克。治心气痛，乃胃脘寒滞者。（《白飞霞方外奇方》独步散）《良方集腋》卷上良附丸则用以治肝气郁结、胃脘寒滞之胃痛；《医垒元戎》立应散则治心腹急痛，其理相同。

3. 香附、黄连　香附疏肝解郁，黄连清心泻火，二味清疏和合，疏肝行气、清心泻火，用治心肝同病、气火久郁者尤为合宜。如黄连 250克、香附 500克，分别洗晒，和合研为末，米糊为丸如梧子大。外感，葱姜汤下；内伤，米饮下；气病，木香汤下；血病，酒下；痰病，姜汤下；火病，白汤下。余可类推。本方以香附辛香开郁气、调血滞为君，治气血怫郁；用黄连苦寒泻火燥湿为臣，以防气郁血滞日久化火生痰之变。百病皆生于气，故可用本方治气火久郁之百病。（《本草纲目》卷 13引《韩氏医通》黄鹤丹）又，参"黄连"篇"医家经验"。

4. 香附、藿香　香附理气疏肝走表，藿香和胃化湿解暑。二药相配，可理气解表，治风寒、暑湿感冒，如《医略六书》加味香苏散、《传信适用方》香芎散均有二药。又可行气安胎，治妊娠胎气不安，如《妇人大全良方》二香散。再者，香附降而升，藿香升而降，合而升降气机，故治一切气郁之病。如《鸡峰普济方》二和散，香附、藿香叶等分粗末，每 3克，水煎服。治心胃气痞，饮食不进。又，香附 150克，藿香 30克，细末。每服5克，百沸汤点服。治一切气病。（《魏氏家藏方》卷 2）

5. 香附、艾叶　香附疏肝理气，乃气病总司，女科之帅；艾叶温经祛寒，治血气，暖子宫。相配可理虚温中、散寒止痛，常用于女子痛经、月经不调、不孕，且可用治寒气所致的胃痛、腹痛。如《集简方》《澹寮方》《陈素庵妇科补解》之艾附丸（详见方药治疗），均以二药成方主治。又，《活幼心书》香艾丸用香附、艾叶温中，对小儿、男女诸虚调理尤有疗效。而《济阴纲目》神仙附益丸、《仁斋直指方》艾附暖宫丸方中均用二味为主，治妇女子宫虚冷，月经不调、不孕。

6. 香附、夏枯草　见"夏枯草"篇。

7. 香附、五灵脂、牵牛子　见"五灵脂"篇。

8. 香附、川芎　见"川芎"篇。

9. **香附、紫苏** 见"紫苏"篇。

10. **香附、益母草** 见"益母草"篇。

11. **香附、旋覆花** 见"旋覆花"篇。

【方药治疗】

1. 解郁理气

（1）抑郁：香附米500克（水浸3日，捞起炒干），茯神120克（去皮木），为末搅匀，蜜丸如弹子大。每清晨细嚼1丸，白汤或陈皮汤下。治一切诸气，抑郁烦恼，七情所伤，不思饮食，面黄形瘦，胸膈诸症。（《万病回春》交感丹）又，香附150克（炒），藿香叶30克，细末。百沸汤点服。治一切气郁之病。（《魏氏家藏方》卷2 六一汤）又，香附240克，紫苏梗30克，陈皮120克，朱茯神180克，绿梅花60克，甘草30克，细末，和匀蜜丸，每重6克。每服1丸，日2次。治抑郁欠舒，脘闷气阻，嗳气腹胀，不思食；或咽中阻塞，如存异物。（耿鉴庭香苏抑气丸）

（2）六郁：香附、川芎、苍术、神曲、栀子各等分，为末，水丸如梧子大，每服6克，日2~3次。治六郁。（《丹溪心法》卷3 越鞠丸）香附治气郁，川芎治血郁，苍术治痰郁、湿郁，神曲治食郁，栀子治火郁，朱丹溪用以组成越鞠丸。

（3）腹满头晕：香附120克，炒茯苓、炙甘草各30克，橘红60克，为末。每服6克，沸汤下。治气盛血衰，变生诸证，腹满头晕等。（《济生方》抑气散）

2. 理气解表

（1）外感风寒：香附（炒香）、苏叶各120克，炙甘草30克，陈皮（不去白）60克，为粗末。每服10克，水煎服。治外感风寒，气滞不舒，恶寒发热，头痛无汗，胸闷脘痞，不思饮食。（《局方》卷2 香苏散）又，香附180克，藿香120克，川芎、白芷、甘草各60克，生石膏90克，细末。每服6克，热茶下。治外感风寒，头痛，鼻塞发热。（《传信适用方》卷1 香芎散）

（2）伤暑感冒：香附、苏叶各45克，藿香90克，砂仁30克，炙甘草18克，陈皮15克，为粗散。每服10克，水煎服。治伤暑感冒，吐泻，脉浮。（《医略六书》加味香苏散）

3. 行气止痛

（1）头痛：香附120克（炒），川芎60克，为细末。每服3克，茶清调下。治偏正头痛（《是斋百一选方》卷9 点头散）《普济方》卷44 芎香散，用治男子气厥头痛，妇女气盛头痛、产后头痛。又，香附、川芎、石膏、甘草各等分为细末，每服3~6克，治一切头风。（《中藏经》香芎散）

（2）气癖：香附（炒）、藿香叶各等分，粗末。每3克，水煎服。治心胃气癖，饮食不进。（《鸡峰普济方》卷30 二和散）

（3）诸痛：香附、甘草各30克，为末，每服10克，白汤送下。因怒所致诸痛，如胃痛、腹痛、痛经等。（《杂病源流犀烛》卷6 香甘散）又，香附60克，艾叶15克，醋汤同煮熟，去艾叶炒为末，醋糊丸如梧子大。每服50丸，白汤下。治男妇心气痛、腹痛、少腹

痛、血气痛不可忍。(《集简方》艾附丸)

（4）胃痛、腹痛：香附60克（去毛，焙），乌药30克，甘草5克，为末。每服6克，盐汤点服。调中快气，治心腹刺痛。(《局方》卷3小乌沉汤) 又，香附60克，乌药20克，砂仁10克，甘草10克，细末。每服3克，浓煎橘皮汤下。治大便多秘，腹部胀满。(《是斋百一选方》卷9宽气汤) 又，香附30克，高良姜15克，细末，水丸梧子大。每服6克，日2次。治肝气郁结、胃脘寒滞胃痛、腹痛。(《良方集腋》卷上良附丸) 又，香附、苍术、高良姜各等分，细末。每服10克，灯心草煎汤下。治妇人真心痛。(《朱氏集验方》卷10香附子饮) 又，香附、苏叶、乌药各10克，陈皮、干姜各6克，为散。每服10克，日2次。治气滞胃痛、腹痛。(《保命歌括》正气天香散)

（5）痃癖疼痛：香附、天南星各等分为末，姜汁糊丸如梧子大。每服30丸，姜汤下。(《杂病源流犀烛》卷14星附丸) 又，香附、天南星、半夏各等分为末，姜汁糊丸梧子大。每服5克，日2次。治中脘气滞，胸膈烦满，痰涎不利，头目不清。(《是斋百一选方》三仙丸)

（6）疝气作痛：香附（用去壳巴豆二七粒炒焦，去巴豆不用）、小茴香（炒）各30克，为细末。每服1.5克，苏叶汤下。治小儿外肾肿大，胀闭作痛。(《杨氏家藏方》卷19茴香散)《魏氏家藏方》卷2立神丹，用治小肠气痛，膀胱疝气。又，香附米120克（醋泡7天7夜，以砂锅炮制7次），小茴香12克（黄酒炒），为细末，陈米醋打浆为丸梧子大。每服30丸，早晚开水送下。治一切水肿，肚大腿肿。(《揣摩有得集》香附米丸) 又，香附末6克，海藻3克酒煎，空心调下，并食海藻。治癫疝胀痛及小肠气。(《濒湖集验方》)

（7）小便淋痛：生香附30克，水煎服，日1剂煎2次，日服2次。并多饮水，保证白天每2~3小时排尿1~2次。治尿痛、尿频、尿急之急性膀胱炎。(浙江中医杂志，1992，2：82) 又，鲜生香附80~100克，干品减量。水煎不拘时服。1月为1个疗程。治尿石症。(浙江中医学院学报，1996，2：23)

（8）眼目胀痛：香附30克，夏枯草15克，为末，每服3克，茶清下。治肝虚睛痛，流泪羞明。(《本草纲目》卷14引《简易方》) 又，香附18克，旱莲草15克，当归6克，水煎服。治眼痛夜甚者。(《眼科阐微》卷3香莲汤) 又，香附15克，夏枯草30克，菊花15克，甘草6克，水煎服。治眼目胀痛，无明显全身症状，排除其他眼疾者。(湖北中医杂志，1992，4：46)

（9）疮疡肿痛：香附子姜汁浸一宿，焙干，研末。不拘时，以茶饮点服，每服6克。治疮疡初作肿痛。(《外科精要》卷下独圣散) 疮疡皆因气滞血瘀，宜服香剂，盖香能行气通血。

4. 调经活血

（1）月经或前或后：当归120克，香附240克（童便浸透，晒干，再加酒、醋、盐、姜四制），细末，醋糊为丸如梧子大。每服10克，空腹，砂仁煎汤送下。治妇女气乱，月经或前或后。(《张氏医通》归附丸)

（2）月经不调：香附480克（醋煮），熟艾120克（醋煮），当归60克（酒浸），分别晒干，共为细末，制丸如梧子大。每服30丸，醋汤下。治妇女气血失和，经候不调，血气刺痛，腹胁胀痛，头晕恶心，癥瘕积聚等。（《澹寮方》艾附丸）又，四制香附丸（详见"药方"）治妇女月经不调，兼治诸病。（《瑞竹堂经验方》）又，香附米250克，醋煮焙干为末，以醋糊为丸如梧子大。每服30丸，米饮下。治元脏虚冷，月候不调，腹中急痛，赤白带下。（《景岳全书》卷51 醋附丸）

（3）痛经：熟艾12克（揉极细作饼，焙），香附18克（醋酒同煎，捣），为末。姜汁和丸。每服3克，砂仁汤送下。治妇人气血两虚，经行后腹痛。（《陈素庵妇科补解》卷1艾附丸）又，香附（略炒）不拘多少，乌药（略炮）减香附1/3，为细末，水醋煮为丸如梧子大，随证用引。治妇人头痛有痰，或治痛经。（《韩氏医通》卷下青囊丸）

（4）安胎：香附末3～5克，紫苏叶10～15克，水煎取汁调下。或加砂仁末3～5克。治胎气不安。（《中藏经》铁罩散）又，香附15克（炒），枳壳12克（炒），为末。每服6克，白汤送下。治胎动，气不清爽，心腹胀满或痛。（《明医指掌》卷9香壳散）又，香附子30克，藿香叶、甘草各6克，为末。每服6克，沸汤入盐调下。治妊娠胎气不安，饮食减少，呕吐酸水（《妇人大全良方》卷12二香散）

（5）顺胎：香附120克，砂仁90克，炙甘草30克，为末。每服6克，米饮下。临产顺胎，九、十月服此，永无惊恐。（《朱氏集验方》福胎饮）

（6）不孕：艾叶15克，香附60克，陈醋煎，待香附煮透，去艾叶，将香附炒干为末，醋面糊丸梧子大。每服100丸，白汤下。治妇人无子。（《摄生众妙方》卷10）又，香附500克（童便浸透取出，洗净，露一宿，晒干，再浸再露再晒，如此2次，用醋浸透过宿，晒干为末），益母草360克（烘干为末）。用香附120克，艾叶30克煮汁3份，醋7份，将前二味和合为丸如梧子大。每服50～70丸，空心临卧淡盐汤下。治血虚不孕。（《济阴纲目》卷6神仙附益丸）

（7）产后乳痈：香附末6克，蒲公英45克水煎汤送下。（《串雅内编》卷4）

（8）产后呃逆：香附、橘核（酒炒）各等分，细末。每服15克，水煎服。（《女科指掌》卷5）

（9）产后血晕：香附（去毛）为末，每服6克，姜、枣水煎服。（《朱氏集验方》）

5. 理气活血止血

（1）咯血：香附末3克，米饮下，治肺破咯血。（《是斋百一选方》）香附末6克，童便调下，治气郁吐血。（《本草纲目》卷14）

（2）鼻衄：香附子为末，人发烧灰（血余炭）各等分研末，每服3～5克。（《卫生易简方》卷4）又，香附120克，川芎60克，为末，茶汤调下，治衄血。（《丹溪心法》卷2芎附饮）

（3）尿血：香附子、生地榆各15～30克，水煎服。原方先服香附汤，后服地榆汤。（《全生指迷方》香附地榆汤）

（4）血崩：香附（半炒半生）90克，棕皮30克（烧存性），为细末。每服15克，酒与童便各半盏煎。治血崩。肠风下血则不用童便。（《济阴纲目》卷2 立应散）又，赤芍、香附等分，细末。每服6克，水煎服，日2次。治血崩带下。（《妇人良方》卷18 如神散）

（5）吐血、便血、尿血、血崩：香附（烧存性）、蒲黄（炒）各30克为末，每服10克，取大眼桐皮刮去青取白皮，浓煎汤，调下一二服。（《普济方》卷188 二神散）香附降气调血，蒲黄活血化瘀，均炒炭则入血，止血而不留瘀。

【外用治疗】

1. 脱肛　香附（炒）、荆芥穗30克，砂仁15克，为末。每用10克，水煎服，或热汤淋洗。（《仁斋直指方论》卷14 香荆散）

2. 牙痛　香附120克，细辛15克，为粗末。每用6克，水煎去滓，稍热漱，冷吐。（《御药院方》卷9 香附子散）

3. 扁平疣　香附500克，木贼草250克，苍耳子125克，分别研末，混匀浸泡于70%酒精中10日，滤过后备用。每日早晚涂1次，治2周。（中国中西医结合杂志，1993，7：416）

【药方】

1. 香苏散　香附（炒香）、苏叶各120克，炙甘草30克，陈皮（不去白）60克，为粗末。每服10克，水煎服。治外感风寒，气滞不舒，恶寒发热，头痛无汗，胸闷脘痞，不思饮食。（《局方》卷2）

2. 良附丸　香附30克，高良姜15克，细末，水丸梧子大。每服6克，日2次。治肝气郁结、胃脘寒滞之胃痛、痛经。（《良方集腋》卷上）

3. 百消丸　香附（米炒）、五灵脂、黑丑（头末）各30克，研细末，米醋泛丸如绿豆大。每服20～60丸，食后姜汤下，日2次。可消食、痰、酒、气、水、痞、肿、胀、积、痛、块等，故名百消。（《寿世保元》卷2）

4. 四制香附丸　香附子500克（去毛），分作4份，各以酒浸、醋浸、盐水浸、童便浸，春三、秋五、夏一、冬七日，洗净，晒干，捣烂，微焙为细末，醋煮面糊为丸如梧子大，每服70丸，酒下。瘦人加泽兰、赤茯苓各60克，气虚加四君子料，血虚加四物料。治妇女月经不调，兼治诸病。（《瑞竹堂经验方》）

5. 姜附散　香附子500克，生姜1500克。生姜捣汁浸香附一宿，晒干再浸，再晒，以姜汁尽为度，为末。每服6克，米饮调下。治噎膈，气不通，胸膈间结块大如拳，坚如石，呕吐恶心，饮食不下。（《赤水玄珠》卷4）

6. 香艾丸　香附500克，艾叶120克，醋浸7日，锅内用火煮令醋净，炒干为细末。仍用醋煮粳米粉为糊，和匀。小儿丸如萝卜子大，大人丸如梧子大。每服30～50丸，甚而70丸。小儿常服，惊积自除，脾胃调和。兼理男子、妇人诸虚不足，生气血，暖中焦，固养精神，消进饮食。（《活幼心书》卷下）

7. 妇宝胜金丹　香附1000克，熟地270克，白薇240克，人参、当归、赤芍、白芍、川芎、白芷、茯苓、桂心、牛膝、丹皮、藁本各90克，赤石脂、白石脂、乳香、没药各60克，甘草45克，血琥珀、朱砂（飞）各30克。先将赤石脂、白石脂醋浸3日，炭火土煅7次，再淬，醋干为度，研细末。统将各药用黄酒浸，春五、夏三、秋七、冬十二日，晒干共为细末。炼蜜为丸，存而备用。治月经不调、不孕。（《岳美中医学文集》）

【前贤论药】

《汤液本草》：香附阳中之阴，血中之气药，凡气郁、血气必用之。炒黑能止血，治崩漏，此妇人之仙药也。

《本草纲目》卷14：生则上行胸膈，外达皮肤；熟则下走肝肾，外彻腰足……得参、术则补气，得归、地则补血，得木香则疏滞和中，得檀香则理气醒脾，得沉香则升降诸气，得芎䓖、苍术则总解诸郁，得栀子、黄连则能降火热，得茯神则交济心肾，得茴香、破故纸则引气归原，得厚朴、半夏则决壅消胀，得紫苏、葱白则解散邪气，得三棱、莪术则消磨积块，得艾叶则治血气，暖子宫。乃气病之总司，女科之主帅也。

【方药效用评述】

➤ 香附气平而不寒，香而走串，味多辛散，微苦能降，微甘能和。乃足厥阴肝、手少阳三焦气分主药，而兼通十二经气分。

➤ 百病皆生于气，香附解郁理气。故以此为解郁主药，配用相关药物可治杂病诸证。如合川芎活血为越鞠丸，合乌药散寒为青囊丸，合茯神养心为交感丹等。在临床上，香附常用于头、胸、胁、脘、腹各部疼痛而见气滞血瘀者。如头痛合川芎、白芷，胸胁痛合柴胡、枳实，小腹痛配小茴香。胃脘痛，寒证合高良姜（或干姜，或生姜），热证合栀子。腹痛气滞合乌药、艾叶，血瘀合元胡、桃仁。

➤ 香附开气郁，调血滞，为气病之总司，女科之主帅。调经，安胎，止带，治胎前、产后诸病。又，香附、苏叶，香附、藿香二组药对均能行气安胎，理气解表。

➤ 本品疏肝理气，化瘀活血，有散气郁、逐血瘀的作用，可用于各种因血不循经、气滞血瘀引起的出血病症，如吐血、咯血、衄血、尿血、便血、月经过多和血崩等。

➤ 炒黑则止血，得童便浸炒则入血分而补虚，盐水浸炒则入血分而润燥，青盐炒则补肾气，酒浸炒则行经络，醋浸炒则消积聚，姜汁炒则化痰饮。（《本草纲目》卷14）比较有代表性的成方有四制香附丸、醋附丸、姜附散等。

➤ 香附四制，即酒、醋、盐水、童便四法之制。瘀血死血留滞不散，宜以酒制。酒性温而善行，温通血脉，行气活血，对跌打损伤，肿毒未溃，或月经闭止、痛经等证为宜。醋味酸而性以收敛，对妇女胎前产后、淋浊带下、血崩经漏等污浊不清者较为合适。盐之味咸，咸以软坚、润下，适于心腹攻痛，积聚癥瘕，坚实不消者。童便阴之质，阳之用，味咸而降。若血虚或兼气郁，血脉衰少，夜热骨蒸者可选此法。以非童便不能养其血，非香附不能行其气。

➤ 气实而血不大虚者宜之，不然损其气、燥其血，不利于病。

【药量】 10～15克。

【药忌】 气血大虚、阴虚血亏者不宜。

☙ 乌药 ❧

【药原】　出《本草拾遗》。用干燥块根。

【药性】　辛，温。归脾、肺、肾、膀胱经。

【药效】　理气止痛，顺气通络，通淋缩尿，理气调经。

【药对】

1. 乌药、沉香　乌药、沉香均为辛温理气药，理气温中止痛。沉香偏于降逆，而且能纳气平喘；乌药偏于顺气，用以散寒通络。二药相配，可治一切寒气引起的呕哕腹痛，如《卫生家宝方》乌药汤，即乌药、沉香等分为末者。在此药对基础上，严用和《济生方》四磨饮，乌药顺气调肝，沉香降逆平喘，槟榔行气破滞，人参补气健脾，分别予以浓磨取汁后水煎服，治七情内伤，上气喘息，胸膈满闷。后世又有五磨、六磨，均用香药理气为用，磨汁取气以服，是治气病一法。

2. 乌药、香附　见"香附"篇。

3. 乌药、升麻　见"升麻"篇。

4. 乌药、百合　见"百合"篇。

【方药治疗】

1. 顺气通络

（1）中风：乌药、白术各 30 克，莪术（醋煮）15 克，细末。每服 6 克，酒调下，日 3 次。治中风瘫痪初起。（《普济方》卷 93 引《卫生家宝方》如圣散）

（2）气厥：乌药、木香、沉香、槟榔、枳实各 3 克，分别白酒磨汁，合服之。治气厥。（《医便》卷 3 五磨饮子）

（3）中气：乌药、人参、白术、茯苓、白芷、青皮、陈皮各 3 克，香附 6 克，甘草 1.5 克，粗末，水煎服。治中气昏迷，牙紧似中风，身冷无汗。（《杂病源流犀烛》卷 7 顺气汤）

（4）头痛：乌药、川芎各等分，细末。每服 6 克，腊茶清调服。治气厥头痛，妇女气盛头痛。（《济生续方》芎乌散）乌药、川芎各等分，细末。每服 10 克，治产后头痛。（《妇人大全良方》卷 22 川芎散）

2. 理气止痛

（1）呕哕腹痛：乌药 60 克，沉香 6 克，细末。每服 3 克，入盐，沸汤点服。治一切寒气呕哕腹痛。（《卫生家宝方》乌药汤）又，乌药、沉香、人参、槟榔各 10 克，分别浓磨，水煎服。治七清内伤，上气喘息，胸膈满闷。（《济生方》四磨饮）

（2）心腹痛：香附（去毛，焙）60 克，乌药 30 克，甘草 5 克，为末。每服 6 克，盐汤点服。调中快气，治心腹刺痛。（《局方》卷 3 小乌沉汤）又，香附 60 克，乌药 20 克，砂仁 10 克，甘草 10 克，细末。每服 3 克，浓煎橘皮汤下。治大便多秘，腹部胀满。（《是斋百一选方》卷 9 宽气汤）

（3）痞满：乌药、木香、沉香、槟榔、枳实、生大黄各3克，分别开水磨汁，合服之。治郁火伤中，痞满便秘。（《通俗伤寒论》卷2 六磨饮子）

（4）胃痛：百合30克，乌药15克，水煎服。治心胃气痛，服诸热药不效者。（《时方歌括》百合乌药汤）又，百合30克，乌药、檀香、延胡索、川楝子各10克，丹参15克，水煎服。为百合乌药汤、金铃子散、丹参饮合方，治胃痛。（焦树德三合汤）

（5）疝气：乌药、木香、小茴香、青皮、高良姜各15克，槟榔2枚，川楝子10枚（巴豆70粒，微打破，用麸炒，候黑色，去巴豆、麸不用）。取炒川楝子与诸药为末，每服3～6克，温酒下。治小肠疝气，小腹痛引睾丸，畏寒喜暖。（《医学发明》卷5 天台乌药散）

3. 通淋缩尿

（1）小便淋痛：小便前痛，乌药10克，升麻5克（减半），小茴香、黄柏、木通各1.5克，汉防己1克；小便后痛，升麻10克，乌药5克（减半），黄柏、柴胡各1.5克。均水煎食前服。治小便淋浊疼痛，并兼治偏坠。（《赤水玄珠》卷11 秘传二奇汤）

（2）小便频数：乌药、益智仁各等分，细末，酒煮山药末，糊丸梧子大。每服70丸，临卧盐汤下。治肾气不足，小便频数。（《济生续方》缩泉丸）又，方同，每服50丸，嚼小茴香数十粒，盐汤下。治肾经虚寒，小便滑数白浊。（《魏氏家藏方》卷6 固真丹）

（3）小儿遗尿：乌药、补骨脂各等分，细末。每服3克，临卧服用，连服15日。

（4）石淋：乌药60克，延胡索15～30克，甘草10～15克，金钱草30克，小茴香10克，水煎服。治泌尿道结石症，久服清热通淋药无效，属下焦寒湿者。

4. 理气调经

（1）痛经：香附（略炒）不拘多少，乌药（略炮，减香附1/3），为细末，水醋煮为丸如梧子大，随证用引。头痛茶送下，痰姜汤送下，多用酒送下。治妇人头痛有痰，或治痛经。（《韩氏医通》卷下 青囊丸）又，乌药、砂仁、木香、延胡索各30克，香附60克，甘草45克，粗末。每服21克，生姜3片，水煎服。治月经欲来腹痛。可加沉香。（《证治准绳·女科》卷1 加味乌沉汤）

（2）经闭：乌药60克，莪术、当归各30克，细末。每服6克，空心温酒下。治经闭腹痛。（《丹溪心法》卷5）

（3）子气：香附、乌药、天仙藤、陈皮、甘草各等分，细末。每服10克，生姜、木瓜各3片，紫苏3叶，水煎服。治妊娠3月后足肿喘闷，似水气状。（《妇人良方》卷15 香附散）

（4）产后腰痛：乌药、当归、桃仁各6克，杜仲、牛膝、官桂、川芎各3克，水煎服。治产后腰痛，恶血不甚下。（《丹台玉案》卷5 匀气饮）

【药方】

1. 四磨汤 乌药、沉香、人参、槟榔各10克，分别浓磨，水煎服。治七情内伤，上气喘息，胸膈满闷。（《济生方》）

2. 青囊丸　香附（略炒）、乌药（略炮）减香附1/3，细末，水、醋煮为丸如梧子大，随证用引。酒送下。治妇人头痛或痛经。（《韩氏医通》卷下）

3. 天台乌药散　乌药、木香、小茴香、青皮、良姜各15克，槟榔2枚，川楝子10枚（巴豆70粒，微打破，用麸炒，候黑色，去巴豆、麸不用）。取炒川楝子与诸药为末，每服3~6克，温酒下。治小肠疝气，小腹痛引睾丸，畏寒喜暖。（《医学发明》卷5）

4. 缩泉丸　乌药、益智仁各等分细末，山药糊为丸梧子大。每服70丸，临卧盐汤下。治肾气不足，小便频数。（《济生续方》）

【医案】

➢ 一人年二十余，房事不节。因食酒店饮食，遂火夹脐起，上入胸膈。腹内痛外皮抽进，如有物闭住胸中……予诊治，思相火自下冲伤，直至于头面。今火起于脐至胸而止，乃因欲而起，真阳不足，丹田有寒也。作痛者脾虚有寒，土无火生也。用乌药二钱，每用附子三分，水煎服。盖附子扶阳、乌药破滞，只此二味煎汤极清，清则下行甚速，故五日见效。服至百日而痛自愈。（《宋元明清医案·周慎斋医案》）

➢ 王某，男，62岁，1998年4月14日初诊。近年来常作狂嚏，清涕奇多，遇风冷则诸症倍增。检查：鼻黏膜色淡，两下鼻甲肿胀。舌质胖嫩，舌苔薄白，脉弱。辨证论治：花甲之年，虚寒之体；脾肾不足，土不制水。取缩泉丸法。益智仁10克，乌药10克，山药10克，肉桂3克（后下），太子参10克，诃子10克，乌梅10克，覆盆子10克，甘草3克。1998年4月21日二诊：服药7剂，涕量明显减少。检查：鼻甲肿胀已减轻。舌质略胖，舌苔薄白，脉细弱。坤土得充，五液乃治。原方稍事增损。处方：益智仁10克，乌药10克，太子参10克，山药10克，诃子10克，覆盆子10克，茯苓10克，甘草3克。7剂。（干祖望医案《名师与高徒》）

【医家经验】

谢海洲用药经验　乌药顺气散寒止痛，尤对下腹疼痛，如小肠寒疝疼痛、睾丸疼痛和气滞痛经有效。脉管炎、冠心病亦可用乌药。因其通理上下诸气，广泛用于气滞、气逆之疼痛。乌药与沉香虽均主下，但沉香偏于降逆，纳气平喘；乌药偏于顺气，用以散寒止痛。百合乌药汤可根据不同病情调整百合与乌药用量比例。余常用百合12克，乌药15克，对消除脘腹疼痛效佳。百合乌药汤用于体弱患者或病愈恢复期更为合适。四磨饮有乌药，可增加肠蠕动，促进肠道气体排出，达到止痛目的。肠粘连可用加味乌药汤（乌药、香附、延胡索、赤芍）。本品行气散结止痛，温散肝肾冷气，疏达肾与膀胱逆气，开郁通结，入肾经，长于治小腹逆气。（《谢海洲医学文集》）

【前贤论药】

《医林纂要·药性》：泄肺逆，燥脾湿，润命火，坚肾水，祛内寒。

《药品化义》：气雄性温，故快气宣通，疏散凝滞，甚于香附。外解表而理气，内宽中而顺气。以之散寒气，则客寒冷痛自除；祛邪气，则天行瘴疫即却；开郁气，中恶腹痛，胸膈胀满，顿然可减；疏经气，中风四肢不遂，初产血气凝滞，渐次能通，皆借其气雄之功也。

【专论】

干祖望论缩泉丸"楚才晋用"之法　缩泉丸原用于治疗"下元虚冷，小便频数或白浊、遗尿"。方中以益智仁温补脾肾、固精涩尿，为君药。《医学启源》曾谓益智仁能"治人多唾"，干祖望用于敛涕，有"楚才晋用"之意。乌药行气散寒，山药、太子参健脾补肾，均有益助肾气，温煦以化寒水之功。另加用肉桂、诃子、乌梅、覆盆子旨在加强益火温阳、收涩敛涕作用。《素问·脉要精微论》中的"水泉不止者，是膀胱不藏也"，是说尿频责之肾阳不足，膀胱不约。肾为水脏，主一身之水液代谢。鼻涕属五液之一，肾阳虚衰，气化失职，五液皆可为病。因此干老认为，凡见有耳鼻咽喉分泌物清稀、量多者，常须考虑阳气固摄作用，或补脾气，或温肾阳，或脾肾同补。案中症见清涕滂沱，故别出心裁，取用缩泉丸加味获效。缩泉丸治疗过敏性鼻炎乃变法而非常法。脾肾不足，宜先取补中益气汤、肾气丸类，唯遇正治不效时，须另辟蹊径。使用本方的辨证要点，除了具备常见脾肾不足证候外，关键点在鼻涕的质须较稀，量必甚多。（《名师与高徒》）

【方药效用评述】

➤ 乌药辛温香窜，能散诸气。故《局方》治中风、中气诸证，用乌药顺气散者，先疏其气，气顺则风散也。《济生方》治七情郁结，上气喘急，用四磨饮，降中兼升，泻中带补也，以人参、乌药、沉香、槟榔各磨汁后合煎，徐徐咽之。《济生续方》治虚寒小便频数，以缩泉丸用乌药、益智子等分为丸，取其通阳明、少阴经。乌药用于风病，则能疏风通络；用于气病，则能顺气除满。

➤ 木香、香附偏于治上，香附善于行肝郁气滞，木香善于调肠胃气滞。乌药偏于治下，善于治下焦寒湿气滞。香附疏肝理气，行气活血；乌药行气温中，散寒除胀。二味相配，利三焦，顺脏腑，善理中下二焦，治疗气滞寒凝诸痛，如头痛、胃痛、腹痛、痛经。如《韩氏医通》青囊丸、《局方》小乌沉汤、《是斋百一选方》宽气汤等。乌药、香附相配，可治女子一切气病。乌药疏散宣通之力甚于香附，故不可多用。

➤ 孕妇虚而胎气不顺者切不可用之。若气虚内热而见胸膈不快者，非其所宜。（《本草求真》）

【药量】　3～10克，也可磨汁服。

【药忌】　阴虚内热、气虚者均忌之。

❧ 枳壳 ❧

【药原】　枳壳出《雷公炮炙论》。用未成熟果实。

【药性】　苦、辛、酸，微寒。归脾、胃经。

【药效】　行气宽中，理气化痰，通便降气，理气安胎。

【药对】

1. 枳壳（或枳实）、桂枝（或桂心）　枳壳行气止痛，桂枝活血通脉，二药相配气血并治，气血通畅，心、胸、胁、腹疼痛自除。在历代方书中，常有用枳实、桂枝，或枳壳、桂心相配者，其义与此相类。最早应用此组药对的是《金匮要略》枳实薤白桂枝汤，以枳实、桂枝配厚朴、薤白、瓜蒌，治胸痹气结在胸，胁下逆抢心。而后则有《肘后方》桂心散用桂心、枳实治胸胁痛、心腹胀。《外台秘要》卷12则用枳实、桂心治胸痛。许氏《本事方》桂枝散治因惊伤肝，胁痛不已者，用桂枝、枳壳。而《医学正传》推气散，治右胁疼痛胀满，以枳壳、桂心、姜黄、甘草细末调服。值得指出的是，现代临床用大剂枳壳、桂枝，配利胆退黄药治阻塞性黄疸，确有实效。一般而言，心胸痹痛用桂枝、枳实，胁痛黄疸用枳壳、桂枝。此上海君和堂蔡德亨医师经验，可资师法。

2. 枳壳、升麻　升麻主升脾之清气，枳壳主降胃之浊气，两药合用为升降药对，燮理脾胃升降，使升中有降，降中有升，纳运相助，升降相因。若脾胃虚弱，中焦失健，则清阳不得上升，浊阴不得下降，常出现脘腹痞满、恶心呕吐、纳呆食少、大便秘结或大便溏泻等症。补中益气汤以升提脾气为主，若加用枳壳15～30克，则升中寓降，疗效可明显提高。济川煎中以枳壳下气宽肠而助通便，佐少量升麻以升清阳，清阳升则浊阴自降，寓意妙哉。

3. 枳壳（或枳实）、桔梗　见"桔梗"篇。

4. 枳壳、陈皮　见"陈皮"篇。

5. 枳壳（或枳实）、槟榔　见"槟榔"篇。

6. 枳壳、杏仁　见"杏仁"篇。

7. 枳壳、防风　见"防风"篇。

【方药治疗】

1. 行气宽中

（1）胸痹：瓜蒌（去瓤，取子炒香熟，留皮、瓤别用）、枳壳（炒）各等分，细末。先取瓜蒌皮与瓤研末，水熬成膏，和二药末为丸梧子大。每服25丸，日2次。治胸痛彻背，气塞喘息。（《三因方》卷9栝楼丸）

（2）呕逆：枳壳、半夏各等分，细末，姜汁糊丸小豆大。每服20丸，橘皮汤下。治小儿呕逆。（《普济方》卷393枳壳丸）又，枳壳15克，木香3克，细末。每服3克，滚水下。治呃逆。（《松峰说疫》）又，人参15克，炒枳壳3克，细末。每服6克，温水下。治产后恶心不下食。（《圣济总录》卷163人参枳壳散）

（3）心下痞：枳壳（炒）、槟榔各等分，细末。每服10克，黄连汤下。治心下痞满而不痛，按之虚软。（《宣明论方》卷1槟榔散）

（4）腹胀：枳壳（炒）、半夏（汤泡7次）各10克，水煎服。治腹胀，咳嗽。（《普济方》卷368枳壳半夏汤）又，枳壳，炮姜、白术、赤芍、肉桂各4.5克，砂糖10克，水煎服。治产后腹胀。（《医略六书》卷30枳壳理中汤）又，炒枳壳、陈皮、槟榔、木香各2

克，莱菔缨 1 个，蝉蜕 5 个，水煎服。治新生儿腹胀。（《李聪甫医案》调气汤）

（5）胁痛：桂枝 15 克，炒枳壳 30 克，为末。每服 6 克，日 2 次。治因惊伤肝，胁痛不已者。（《本事方》卷 7 桂枝散）又，炒枳壳 15 克，小茴香 30 克，细末。每服 6 克，盐汤调下。治胁下气痛。（《赤水玄珠》）又，炒枳壳、桂心、姜黄各 15 克，甘草 10 克，细末。每服 6 克，姜枣汤或热酒下。治右胁疼痛胀满。（《医学正传》卷 4 推气散）

2. 理气化痰

（1）痰饮：天南星 120 克，炒枳壳 30 克，细末，姜汁糊丸梧子大。每服 20 丸，薄荷汤下。治痰饮，胸满呕逆。（《普济方》卷 387 滚金丸）又，枳壳、人参各 30 克，白术、茯苓各 45 克，陈皮 20 克，细末。每服 10 克，姜 3 片，水煎服。治痰饮痞满，呕吐不欲饮食。（《鸡峰普济方》卷 18 枳壳橘皮汤）

（2）咳喘：枳壳 2 克，麻黄 1 克，大黄 3 克，研细末，装入胶囊内，每粒含药 0.6 克。1 岁内每次 0.5 丸，1～3 岁 1～1.5 丸，4～7 岁 2 丸，7 岁以上 2～3 丸，日 3 次。治小儿哮喘、哮喘性支气管炎。

（3）痰热：炒枳壳、黄芩、半夏、桔梗各 6 克，甘草 3 克，粗末。姜 3 片，乌梅 1 个，桑白皮 3 克，水煎服。治痰热内阻，咳嗽多痰，胸膈痞满。（《世医得效方》卷 4 枳壳半夏汤）

（4）小儿惊风：豆豉、炒枳壳各等分，细末。每服 1～1.5 克。急惊薄荷自然汁下，慢惊荆芥汤下，日 3 次。治小儿惊风，痰涎壅塞。（《小儿痘疹方论》）

（5）劳风肺热：川芎、枳壳各等分，细末蜜丸梧子大。每服 6 克，日 3 次，茶汤下。治劳风，肺热上壅，唾痰稠而咽中不利。（《宣明论方》卷 1）

3. 通便降气

（1）便秘：枳壳 45 克（炒），大黄 75 克（微炒），细末蜜丸梧子大。每服 20 丸，空心，米饮下。治妊娠大便结塞不通，腹胀不得安卧。（《圣济总录》卷 157 枳壳丸）又，甘草、枳壳各 3 克，水煎服。治小儿便秘。（《普济方》卷 388）又，炒枳壳、炒杏仁、麻仁、陈皮各 15 克，阿胶、防风各 7.5 克，细末，蜜丸梧子大。每服 50 丸，壮者荆芥汤下，老者苏子汤下。治血虚气滞，大便秘涩。（《仁斋直指方》卷 15 润肠丸）

（2）二便涩少：枳壳 60 克（先炒，研末），杏仁 30 克（汤泡去皮尖，另研），细末，神曲糊为丸梧子大。每服 40～50 丸，食前米饮下。治二便涩少。（《女科百问》卷上枳杏丸）

（3）肠风下血：炒枳壳、绵黄芪各 250 克，细末。每服 6 克，白汤下。治远年近日肠风下血。（《朱氏集验方》卷 6 枳壳丸）又，防风、枳壳各等分，细末。每服 10 克，水煎服。治妇人肠风，便后时时下血。（《妇人大全良方》防风如神散）又，炒枳壳、槐子、荆芥穗各等分细末。每服 10 克，薄粟米粥调下。（《丹溪心法》卷 2 炒枳壳散）

（4）痔：炒枳壳、皂角、五倍子各等分，细末，蜜丸梧子大。每服 20～30 丸，日 2 次。治痔疾。（《外科精义》卷下三神丸）

4. 理气安胎

（1）瘦胎：白术、枳壳各等分，研末，饭丸如梧子大。每月 1 日食前服 30 ~ 50 丸。胎瘦易生也，服之产则已。（《素问病机气宜保命集》卷下束胎丸）又，炙甘草 30 克，炒枳壳 60 克，细末。每服 6 克，空心食前百沸汤下，日 3 次。凡孕六七月以上令服，令儿易生。（《本事方》卷 10 滑胎枳壳散）

（2）妊娠胎动：香附炒 15 克，炒枳壳 12 克，细末。每服 6 克，白汤下。治妊娠胎动实证，气不清爽，心腹胀满或痛。（《明医指掌》卷 9）

（3）妊娠腹胀：炒枳壳、黄芩 30 克，细末。每服 15 克，水煎服。（《素问病机气宜保命集》卷下枳壳汤）

（4）难产：炒枳壳、当归、川芎、大腹皮、白芷各 10 克，水煎服。催产下胎。（《万病回春》卷 6 催生饮）

（5）血崩：枳壳 3 克（炒），生地 6 克（烧醋淬），细末。每服 3 克，醋汤调下。连服 3 次效。治血崩，气滞血虚有热者。（《中藏经》）

5. 升提脏器

胃、子宫、直肠下垂：黄芪、枳壳各 30 克，水煎服。治胃、直肠脱垂。（湖南中医杂志，2003，4：11）又，枳壳 30 克，黄芪 24 克，党参 15 克，焦白术、当归、陈皮各 10 克，升麻、柴胡各 4 克，水煎服。治子宫脱垂。

6. 祛风止痒

风疮疥癞：苦参 500 克，枳壳 200 克，为末，蜜丸如梧桐子大。每服 30 丸，日 3 次。治大风癞，热毒风疮疥癞。（《局方》卷 16 苦参丸）《证治准绳·疡科》用于风热疮疥。

【外用治疗】

1. 子宫下垂　枳壳、益母草各 30 克，水煎先熏后洗。（《中国中医验方大全》）

2. 外痔　枳壳、蛤蟆草（荔枝草）各 60 克，水煎熏洗。治痔疮肿痛，肛门下坠。（《外科正宗》卷 8 洗痔枳壳汤）又，枳壳、蛤蟆草（荔枝草）、大黄、透骨草各 60 克，水煎取汁后，加入冰片 3 克。先熏后洗 20 分钟，日 1 剂，分 2 次服。治炎性、血栓性、静脉曲张性外痔。（河南中医，1998，1：31）

【医案】

➤ 湖阳公主难产。方士进枳壳四两、甘草二两，为细末。每服空心一钱匕，如茶点服。自五月后一日一服，易产。仍无胎中诸患，此与富室安逸奉养厚者宜耳。（《名医类案》"难产"）

➤ 先兄念山官浙江按察，郁怒之余又当盛夏，小便不通，气高而喘，服胃苓汤四贴不效。余曰：六脉见结，此气滞也。但用枳壳八钱、生姜五片，急火煎服，一剂稍通，四剂霍然矣。（《宋元明清名医类案·李士材医案》）

【前贤论药】

《本草纲目》卷 36：枳实、枳壳气味功用俱同……大抵其功皆能利气。气下则痰喘止，气行则痞胀消，气通则痛刺止，气利则后重除。故以枳壳利胸膈，枳实利肠胃。然张仲景治胸痹痞满，以枳实为要药；诸方治下血、痔、痢、大肠秘塞、里急后重，又以枳壳为通用。则枳实不独治下，枳壳不独治高也。

《药品化义》：若皮肤作痒，因积血滞于中，不能营养肌表，唯此（枳壳）称最。

《本草思辨录》：壳、实古原不分，性用亦无所异。若治胸膈痞塞，枳壳较枳实少胜。然何如以枳实协辛温轻扬之橘皮、桂枝，为奏功尤大乎。唯《本经》主大风在皮肤中如麻豆苦痒，除寒热结，则唯去瓤、核之枳壳为宜。盖痒为风，寒热结为痹。于皮肤中除风除痹，用枳实易走里，难与枳壳争能，此《证类本草》枳壳所以主风痒麻痹也。

【方药效用评述】

➤ 枳壳是理气、消痞、导滞常用之品。气机升降失司，脘痞、腹胀、便闭者多用之。食积用之，气利则积消。瘀血用之，气行则血行。大便秘结用之，行气以通便。泻痢后重用之，行气则后重自除。湿邪内停用之，气化则湿化。痰饮者用之，气顺则痰饮自消。

➤ 枳实、枳壳一物也。小为枳实，其性酷而速；大为枳壳，其性和而缓。枳壳轻扬，药力弱，行气而不破气，除入脾、胃经外，还入肺经，可治咳嗽、皮肤痒。枳实坚结，药力强，破气而不行气，专入脾胃经，治痞满、痰癖、食积、便秘。上用枳壳缓治，下用枳实急治，断无差也。枳壳力弱，须用大量方效。又，脾虚气滞者选用枳壳更为稳妥。

➤ 生品破气散结，炒品理气消食，蜜炙宽胸止咳化痰，炭药止泻止痢。

【药量】 3~10克，大量可至30克。

【药忌】 一般孕妇慎用。

⸙ 枳实 ⸙

【药原】 出《神农本草经》。用成熟果实。

【药性】 苦、辛、酸，微寒。归脾、胃经。

【药效】 理气消积，化痰消饮，行气止痛。

【药对】

1. 枳实、白芍 枳实行气散结而止痛，白芍和血敛阴而止痛，二药相配，一散一敛，气血并治。可治气滞血瘀之腹痛、胁痛，取行气活血、通脉止痛之效。如《金匮要略》枳实芍药散治妇女产后腹痛，《本事方》枳实散治男子胁痛。又有仲景四逆散，柴胡、甘草、芍药、枳实，是两组药对。柴胡、甘草疏肝和胆，芍药、枳实行气活血，故可用于脘、腹、胁、胸等部位的疼痛胀满。又，《圣济总录》卷182枳实汤治小儿风疹，皮肤肿。《医心方》卷23引《肘后方》治产后虚烦不得眠，也仅用此二味为方。

2. 枳实、白术 见"白术"篇。

3. 枳实、陈皮 见"陈皮"篇。

4. 枳实、厚朴 见"厚朴"篇。

5. 枳实、桂枝（或桂心） 见"枳壳"篇。

6. 枳实、半夏　见"半夏"篇。

7. 枳实、瓜蒌　见"瓜蒌"篇。

【方药治疗】

1. 理气消积

（1）便秘痞满：生大黄 15 克（后下），枳实、厚朴各 10 克，水煎服。治疗阳明腑实，便结腹痛。（《伤寒论》小承气汤）又，厚朴 24 克，大黄 15 克（后下），枳实 15 克，水煎服。治腹满便闭。（《金匮要略》厚朴三物汤）又，枳实 4 克、厚朴 6 克，水煎下承气丸 3 克，治腹满或燥结便闭。（《家塾方》枳实厚朴方）

（2）脘痞腹胀：白术 60 克（土炒），枳实 30 克（麸炒），为细末，荷叶裹饭丸如梧子大，每服 50 丸，治脾虚湿滞，脘痞腹胀。常服进食，健脾治痞，消食强胃。（《内外伤辨惑论》卷下枳术丸）又，枳实、黄连、甘草、白术、茯苓、麦芽各 15 克，厚朴 12 克，半夏曲、人参各 10 克（《兰室秘藏》卷中枳实消痞丸）又，枳实、陈皮、半夏各 30 克，白术 60 克（土炒），细末水丸梧子大。每服 6 克，日 3 次。治痰停气滞，脘痞腹胀。（《医学入门》卷 8 橘半枳术丸）

（3）伤食：枳实、半夏、麦芽各等分，细末。每服 21 克，姜 5 片，水煎服。治内伤饮食。（《证治准绳·类方》卷 1 枳实半夏汤）又，神曲、麦芽、枳实各 30 克，白术 60 克，细末，水丸梧子大。每服 6 克，日 3 次，治饮食过多，食积心腹满闷。（《内外伤辨惑论》卷下曲麦枳术丸）又，枳实 15 克，黄连、黄芩、大黄、炒神曲、白术、陈皮各 30 克，细末为丸梧子大。每服 6 克，日 3 次。治伤肉、面食，脘痞腹胀。（《兰室秘藏》卷上三黄枳术丸）又，枳实、厚朴、大黄、槟榔各 6 克，甘草、木香各 3 克，粗末，水煎服。治食积腹痛，大便不通者。（《万病回春》卷 5 枳实大黄汤）

（4）呕吐：木香、枳实各 30 克，砂仁、白术各 60 克，细末，煮饭和为丸梧子大。每服 6 克，滚汤下，日 2 次。治妇女宿食所伤，脾胃不和而呕吐，因食厚物即发。（《女科万金方》卷 5 香砂枳术丸）

（5）泄痢后重：大黄 30 克，炒枳实、炒神曲各 15 克，茯苓、黄连、黄芩、白术各 10 克，泽泻 6 克，细末。水丸小豆大。每服 6～10 克，日 3 次。或作汤剂。治湿热积滞，泄痢腹痛后重，或大便秘结。（《内外伤辨惑论》卷下枳实导滞丸）

（5）癖结、痞块：炒枳实、白术各 45 克，半夏 30 克，细末。每服 10 克，姜 1 片，水煎服。治癖结不能饮食，心下虚满如水。（《圣惠方》卷 49 枳实散）枳实、半夏、神曲、麦芽、山楂各 30 克，白术 60 克，姜黄、陈皮各 15 克，木香 4.5 克，细末。荷叶蒸饭和药为丸梧子大。每服 100 丸，食后姜汤下。治积聚痞块。（《丹溪心法》卷 3 枳实丸）

（6）肠风：枳实（炒）、皂荚（酥炙）、大黄（炒焦黄）各 30 克，细末面糊为丸梧子大。每服 20 丸，食前荆芥汤或茶清下。治肠风。（《圣惠方》卷 143 枳实丸）

2. 行气止痛

（1）胸痹：陈皮 10 克，枳实、生姜各 6 克，水煎服。治胸痹短气。（《金匮要略》橘皮枳实生姜汤）又，枳实、桂枝、厚朴各10克，薤白12克，瓜蒌30克，水煎服。治胸痹，心下痞，气结在胸，胁下逆抢心。（《金匮要略》枳实薤白桂枝汤）又，枳实24克，桂心15克，细末。每服3~6克，酒下。治胸痛。（《外台秘要》卷12引《范汪方》枳实散）

（2）腹痛：枳实、芍药各等分，细末。每服6克，日3次。治产后腹痛。（《金匮要略》枳实芍药散）

（3）胁痛：炒枳实、炒白芍、川芎、人参各15克，细末。每服6克，食前姜枣煎调下，日2次。治男子两胁疼痛。（《本事方》卷7枳实散）又，桂心、炒枳实各等分，为末。每服6克，米饮下，日2次。治胸胁痛欲死，卒心腹胀满。（《外台秘要》卷7引《肘后方》桂心散）

3. 化痰消饮

（1）水饮：枳实30克，白术15克，水煎服。治水饮停滞，心下痞坚，大如盘。（《金匮要略》枳实白术汤）又，厚朴15克，大黄18克，枳实12克，水煎服。治支饮胸满。（《金匮要略》厚朴三物汤）又，枳实120克（炒），槟榔90克，细末蜜丸梧子大。每服30~50丸，食后姜汤下。治水饮停滞，痞满不通。（《御药院方》卷3通膈丸）又，炒枳实15克，白术、半夏、陈皮、茯苓各10克，甘草6克，水煎服。治脾胃痰饮，胸膈不利。（《古今医统大全》卷23枳术二陈汤）

（2）肠间留饮：附子15克，枳实30克，细末蜜丸梧子大。每服30丸，食前米饮下。治留饮，腹胀肠鸣，痛引胁下，心胸痞满欲呕。（《鸡峰普济方》卷13附子枳实丸）

（3）中满：枳实、半夏、黄连各15克，厚朴30克，黄芩36克，知母12克，泽泻、陈皮、白术、人参、甘草、猪苓、姜黄、茯苓、干姜、砂仁各10克，细末，为丸梧子大。每服6克。治气胀、水胀、臌胀。（《兰室秘藏》卷中中满分消丸）

【药方】

1. 枳实白术汤　枳实30克，白术15克，水煎服。治水饮停滞，心下痞坚，大如盘。（《金匮要略》）

2. 枳术丸　白术60克（土炒），枳实30克（麸炒），为细末，荷叶裹饭丸如梧子大，每服50丸。治脾虚湿滞，脘痞腹胀。常服进食，健脾治痞，消食强胃。（《内外伤辨惑论》卷下）

【前贤论药】

《本草衍义》：枳实、枳壳一物也。小则其性酷而速，大则其性和而缓。故张仲景治伤寒仓卒之病，承气汤中用枳实，此其意也。皆取其疏通决泄、破结实之义。他方但导败风壅之气，可常服者，故用枳壳。

《珍珠囊补遗药性赋》：去胃中湿热，消心下坚痞。

《本草衍义补遗》：枳实泻痰能冲墙倒壁，滑窍破气之药也。

《本草纲目》卷36引好古：非白术不能去湿，非枳实不能除痞。故洁古制枳术丸，以调胃脾；张仲景治心下痞大如盘，水饮所作，枳实白术汤……枳壳主高，枳实主下。高者主气，下者主血。故壳主胸膈皮毛之病，实主心腹脾胃之病。

【专论】

枳术丸类方证治　枳术丸出于张元素，《内外伤辨惑论》卷下"辨内外伤饮食用药所宜所禁"名易水张先生枳术丸，治痞，消食，强胃。张先生尚诫不可用峻利食药，以免损伤胃气。当时说下一药，即枳术丸。以白术先补脾胃之弱，过于枳实克化之药一倍。是先补其虚，而后化其所伤食，则不峻利。"用白术者本意不取其食速化，但令人胃气强实不复伤也"。《内外伤辨惑论》《脾胃论》又有加橘皮的橘皮枳术丸，治老幼元气虚弱、饮食不消；加神曲、麦芽的曲麦枳术丸，治强食所伤，心腹满闷；加半夏的半夏枳术丸，治因冷食伤；加木香的木香枳术丸，破滞气，消饮食；加三黄的三黄枳术丸，治伤肉食湿面、辛辣厚味；加神曲、黄芩、莱菔子、红花的除湿益气丸，专治伤湿面；加木香、干姜的木香干姜枳术丸，破除寒滞，消寒饮食。白术丸治伤豆粉湿面油腻，枳术丸加半夏、神曲、陈皮、黄芩。草豆蔻丸治秋冬伤寒冷物，枳术丸加草豆蔻、半夏、神曲、干生姜、青陈皮等；枳实导滞丸治湿热食伤，枳术丸加大黄、黄芩、黄连、神曲、茯苓、泽泻；和中丸治胃气强者伤食，枳术丸加木香、槟榔、陈皮、半夏、厚朴，用药较多。可见证治方药变化，因证而有所加味，但主方枳术丸不变。

【方药效用评述】

➤ 枳实主降气，长于破气滞，化痰饮，除痞满，消癖结，是脾胃经药。无论气、血、痰、食、湿，凡积滞内停，气机受阻，痞满胀痛，大便秘结或泄痢后重者，皆可配用。气滞食积，痞满胀痛，则配厚朴行气，消痞除满。气滞食积，腹胀便秘，则配大黄通下导滞。痰饮内停，胸痹胸痛，可配瓜蒌、薤白，宣痹通阳。脾胃虚弱，饮食停滞，脘痞腹胀，则配白术同用，健脾消食。而气滞血瘀之腹痛、胁痛，或配芍药，或配桂枝，有行气活血、通脉止痛之效。如《金匮》枳实芍药散、《肘后方》桂心散等。

➤ 枳实除痞，若气虚有滞，应佐以人参、白术、干姜益气，则不致伤正气而其功更捷；若气实有滞，枳实力猛消积，宜佐以大黄、牵牛、芒硝而破气，此《本经》所以言益气而复言消痞。如此破气而不耗气，攻积而不伤正。

【药量】　3~10克。生药破气，炒药散结。

【药忌】　虚弱者、孕妇忌用。

◦⌒ 陈皮 ⌒◦

【药原】　又名橘皮，出《神农本草经》。用干燥成熟果皮。

【药性】　辛、苦，温。归肺、脾经。

【药效】　理气健脾，和胃降逆，燥湿化痰，消食开胃。

【药对】

1. 陈皮、枳实（或枳壳）　陈皮和胃行气，燥湿化痰；枳实下气除痞，破气消积。二药合用，治胸痹短气，如《金匮要略》橘皮枳实生姜汤。后世有以枳壳代仲景方之枳实者。如陈皮、枳壳（炒微黄）各等分，为散。每服 10 克，生姜 3 片，水煎服。治胸痹，胸满噎塞如痹。（《圣惠方》卷 42）又，此药对还可和胃降逆，如陈皮 12 克，枳壳 6 克（炒），水煎热服。治噫气。（《证类本草》卷 23）又，《济阳纲目》卷 13 陈皮汤，先用陈皮 30 克，水煎服；顷刻再用枳壳 30 克（炒），水煎服。治诸呃逆、噫气。二药先后用，有所变化。又，陈皮 10 克、生枳壳 30 克，水煎服。治内痔。（《外科大成》卷 2 翻肛散）

2. 陈皮、竹茹　橘皮以温，竹茹以清，二药皆降逆和胃、下气止呕，相配则作用更强。《金匮要略》橘皮竹茹汤，治胃虚有热之呕逆，是降逆止呕的祖方，后世诸方多宗于此。如《千金要方》卷 2 橘皮汤，原方加人参、白术，治妊娠呕吐脾虚者。而《医学入门》卷 7 方，原方加人参、半夏、茯苓、麦冬，治胃虚多渴者。《寿世保元》治呃逆，则合用丁香柿蒂汤。也有用二味为药对方的，如陈皮 30 克（不去白）、竹茹 15 克，粗末，分 4 次。每服水煎，不拘时服。治妊娠疟疾。（《产宝诸方》竹茹汤）又，温胆汤中也有此二味。

3. 陈皮、生姜　陈皮辛温而苦，能利水谷，为脾肺之泄药，理气降逆和胃；生姜辛而微温，是肺胃之散药，散寒和胃止呕。二药相须为用，从仲景《金匮要略》橘皮汤用此二味，以治胃寒呕哕，开启温胃降逆之剂。以后历代在主治方面又有发展。如《伤寒总病论》小橘皮汤，用治阴暑寒湿，手足冷而呕哕。《活幼心书》卷下姜橘汤，则以治小儿虚寒呕吐。《穷乡便方》用姜皮、陈皮各 3 克，水煎服，治夏月吐泻。《魏氏家藏方》卷 8 脚气方，取用干姜温寒止痛作用更好。干姜 60 克，陈皮 120 克，蜜 250 克，炼化去上沫，下药末在内熬成膏，可丸即丸如梧子大。每服 30 丸，姜汤下，治寒湿见腹痛者。

4. 陈皮、青皮　陈皮、青皮同是橘之果皮。青皮乃橘之未成熟的青色果皮，疏肝理气；陈皮是橘之已成熟的黄色果皮，和胃理气。李时珍："陈皮浮而升，入脾肺气分；青皮沉而降，入肝胆气分。一体二用，物理使然也。小儿消积多用青皮，最能发汗，有汗者不能用。"（《本草纲目》卷 30）又，"陈皮治高，青皮治低，与枳壳治胸膈、枳实治心下同意。"（《本草纲目》卷 30 引好古）临床上，肝胃不和或肝气犯脾，常以二药并用成对，称为青陈皮。

5. 陈皮、半夏　见"半夏"篇。

6. 陈皮、杏仁　见"杏仁"篇。

7. 陈皮、苏叶　见"紫苏"篇。

8. 陈皮、桑白皮　见"桑白皮"篇。

9. 陈皮、桔梗　见"桔梗"篇。

【方药治疗】

1. 和胃降逆

（1）呃逆：陈皮、竹茹各 15 克，人参、生姜各 10 克，大枣 21 克，甘草 6 克，水煎服。治胃虚有热之呕逆。（《金匮要略》橘皮竹茹汤）又，陈皮 12 克，生姜 15 克，水煎服。治干呕哕，手足厥。（《金匮要略》橘皮汤）

（2）呕逆：丁香 3 个，陈皮 10 克（焙），水煎热服。治胃冷呕逆。（《圣济总录》卷47 丁香汤）又，枇杷叶、陈皮各等分，粗末。每服 15 克，水煎分服。治呕逆吐食。（《御药院方》卷 4 枇杷叶散）又，橘皮、竹茹、茯苓、麦冬、枇杷叶、半夏各 6 克，人参、甘草各 3 克，水煎服。治胃虚多渴，呕哕不食。（《医学入门》卷 7 加味橘皮竹茹汤）

（3）噎塞吞酸：陈皮 120 克，生姜 90 克，丁香 15 克，人参 60 克，细末，蜜丸弹子大。每嚼服 1 丸，姜汤下。治伤冷，胸膈噎塞，吞酸。（《鸡峰普济方》卷 12 大橘皮丸）

2. 燥湿化痰

（1）痰多咳嗽：半夏、陈皮各 180 克，茯苓 110 克，甘草 60 克，粗末。每服 15 克，生姜 7 片，乌梅 1 枚，水煎服。治湿痰呕恶，咳嗽痰多，胸膈痞闷，头眩心悸，脾胃不和。（《局方》卷 4 二陈汤）

（2）痰饮：生姜、陈皮各 500 克，炒神曲 60 克，细末，面糊丸梧子大。每服 50～70 丸，食后米饮下。治痰饮。（《杨氏家藏方》卷 8 生姜橘皮丸）又，苍术 500 克（泔水浸，九蒸九晒），陈皮 120 克（留白），均为细末。每服 10 克，姜汤调服。治寒痰积湿，痰饮腹痛。（《医林纂要》卷 6 苍术散）又，橘皮 500 克（去瓤），甘草、盐花各 120 克，水 5 碗，慢火煮干，焙研为末，白汤点服。治一切痰气。（《本草纲目》卷 30 引二贤散）

（3）咳嗽：陈皮、枳实各 15 克，半夏 30 克，人参、吴茱萸各 10 克，粗末。每服 10 克，姜、枣，水煎服。治寒痰咳嗽。（《魏氏家藏方》卷 2 橘皮枳实汤）

（4）胸痹短气：陈皮 10 克，枳实、生姜各 6 克，水煎服。治胸痹短气。（《金匮要略》橘皮枳实生姜汤）

（5）梅核气：神曲 30 克（炒），陈皮 60 克，细末，蜜丸鸡头米大。每服 1 丸，含化咽津。治咽中有核，咽之不下，吐之不出，痰气互积，久而妨食。（《全生指迷方》神曲丸）

（6）失眠：半夏、竹茹各 75 克，枳实、陈皮、甘草各 30 克，生姜 60 克，粗末。每服 15 克，水煎服。治大病后心胆虚烦，不得眠。（《外台秘要》卷 17 引《集验方》温胆汤）

3. 理气健脾和胃

（1）脾胃虚弱：白茯苓、陈皮、干姜、人参各等分，为细末，蜜丸弹子大。每服 1 丸，白汤下。治脾胃虚弱，腹胀食少，或泄泻。（《洁古家珍》白茯苓陈皮丸）又，陈皮 30 克，青皮、诃子肉、炙甘草各 15 克，细末。每服 6 克，水煎食前服。治小儿脾疳泄泻。（《幼科类萃》卷 5）

（2）脾虚发热：人参、桔梗各 15 克，橘皮 30 克，细末，蜜丸梧子大。每服 30 丸，米饮下。治脾虚发热。（《普济方》卷 153 参桔丸）又，陈皮 90 克，麦冬、人参各 30 克，细末，蜜丸梧子大。每服 30 丸，食前米饮下。治素有脾虚，误服热药，热自腹起，渐至大热，发无定时，饥则剧，消谷引饮，善食消瘦。（《全生指迷丸》卷 2 参橘丸）

（3）脘腹胀满：陈皮、香附、半夏各 60 克，甘草 21 克，细末。每服 15 克，姜 5 片、枣 3 枚，水煎服。治七情所伤，脘腹胀满。（《丹溪心法附余》卷 8 橘皮汤）又，白术 60 克，陈皮 120 克，细末，酒糊为丸梧子大。每服 30 丸，食前木香汤下，日 3 次。治脾气不

和，冷气客中，腹部胀满。（《全生指迷方》宽中九）

（4）伤暑吐泻：陈皮、藿香各 15 克，水煎服。治伤暑霍乱吐泻。（《医学从众录》卷 6 陈皮藿香汤）又，陈皮 10 克、藿香 6 克，虚者加炒白术 10 克，茯苓 6 克，甘草 3 克；实者加炒枳实 10 克，厚朴 6 克，木香 3 克，水煎服。治泄利。（《本草汇言》）

（5）便秘：陈皮 30 克（焙），炒大黄 150 克，粗末。每服 3～6 克，水煎服。治小儿大便不通。（《圣济总录》卷 179 橘皮汤）又，橘皮 120 克，杏仁（半熟者）30 克，细末蜜丸梧子大。每服 50～70 丸，白汤下。（《鸡峰普济方》卷 13 橘皮杏仁丸）又，黄芪、陈皮各 15 克，为细末。每服 10 克，用火麻仁 30～60 克研烂，以水投，取汁，滤去滓，在银石器中煎，候有乳花起，即入白蜜 1 大匙，再煎令滚，调药末，空心腹。治老人气虚便秘。（《赤水玄珠》卷 15 陈黄汤）又，陈皮 30～60 克，甘草 10～15 克，水煎去滓，入食盐少许服。治素有胃病，消化不良，时有腹胀的习惯性便秘。

（6）酒毒：陈皮、葛根、生石膏、甘草各 30 克，粗末。每服 10 克，水煎服。治酒毒积在肠胃，呕吐不食，渴多引饮。（《圣济总录》卷 146 橘皮汤）

（7）胃术后排空延迟症：西洋参、陈皮各 15 克，研末，入粥饮中煎熬 20 分钟后服食。每次不超过 100 毫升，2～3 小时进食 1 次。低钾、呕吐频繁者用吴茱萸 3～5 克，竹茹 15 克，生姜数片，水煎去滓后，兑于西洋参陈皮粥饮中。日久迁延，局部粘连者用黄芪、皂角刺各 30 克，水煎去滓后熬米粥，与西洋参陈皮粥交替服食。（新中医，1998，1：16）

4. 消食开胃

陈皮、青盐各 120 克，小茴香、炙甘草各 60 克，干姜、乌梅肉各 15 克，白檀香 7.5 克。除陈皮外，诸药研为细末，水煎。再加入陈皮同以慢火煎，候陈皮极软，焙干。每服适量，细嚼，咽津。消食开胃，宽胸利膈。（《御药院方》卷 3 法制陈皮）《全国中药成药处方集》南京方之法制陈皮，内无小茴香，但又有沙参、川贝。制法有所不同，可互参之。

5. 散结破气

（1）乳吹：陈皮 30 克，甘草 3 克，水煎服。治乳吹。（《本草纲目》卷 30）又，陈皮 30 克，甘草 6 克，水煎服。治急性乳腺炎。（中华外科杂志，1959，4：362）

（2）手足不遂：果州橘皮、川当归各等分，细末，酒糊为丸梧子大。每服 15 克，酒调下。治中风手足不遂。（《朱氏集验方》卷 1）

（3）室女痛经：橘红 60 克，元胡（醋煮）、当归（酒浸略炒）各 30 克，细末，酒煮米糊为丸梧子大。每服 70～100 丸，空心，艾汤下。（《济阴纲目》卷 1 三神九）

【外用治疗】

妇女阴肿　枳实、陈皮各 120 克，炒令香熟，以绢袋盛之，遍身从上而下及阴肿处，频频熨之，冷则换之。直至喉中觉枳实气，则痛止、肿消、便利。治妇女阴肿如石，痛不可忍，二便不利。（《济阴纲目》卷 7）

【药方】

1. 二陈汤 半夏、陈皮各 180 克，茯苓 110 克，甘草 60 克，粗末。每服 15 克，生姜 7 片、乌梅 1 枚，水煎服。治湿痰呕恶，咳嗽痰多，胸膈痞闷，头眩心悸，脾胃不和。（《局方》卷 4）

2. 橘皮竹茹汤 陈皮、竹茹各 15 克，人参、生姜各 10 克，大枣 21 克，甘草 6 克，水煎服。治呕逆，胃虚有热。（《金匮要略》）

3. 异功散 茯苓、陈皮、白术、人参、甘草各等分，为细末。每服 3 克，米饮下。治脾虚。（《小儿药证直诀》卷下）

4. 温胆汤 半夏、竹茹各 75 克，枳实、橘皮、甘草各 30 克，生姜 60 克，粗末，水煎分 3 次服。治大病后虚烦不得眠。（《外台秘要》卷 17 引《集验方》）

【医案】

➤ 外舅莫强中令丰城时得疾，凡食已则胸满不下，百方不效。偶家人合橘红汤，因取尝之似相宜，连日饮之。一日忽觉胸中有物坠下，大惊目瞪，自汗如雨。须臾腹痛，下数块如铁弹子，臭不可闻。自此胸次廓然，其疾顿愈，盖脾之冷积也。其方：用橘皮去瓤一斤、甘草、盐花各四两，水五碗，慢火煮干，焙研为末，白汤点服。名二贤散，治一切痰气特验。（《本草纲目》卷 30）

【医家经验】

朱丹溪用二陈汤治痰 二陈汤气味温和，为燥湿化痰、理气和中方剂。朱丹溪："二陈汤，一身之痰液都能管，如在下加下引药，如在上加上引药。"故凡治痰，多选二陈汤。

（1）治寒湿痰：痰之清者属寒，用二陈汤之类。以陈皮、半夏之温，主治寒湿痰。湿痰阻滞经隧致痿，用二陈汤加苍术、白术健脾燥湿，用黄芩、黄柏燥湿兼清热痰，用竹沥入络行痰。颈项痰核者，加炒大黄、连翘清热通下，用柴胡、桔梗升提气机，使气机通畅，痰核自化。湿痰下注而带下甚者，可用吐法提其下陷之气，用二陈汤加苍术、白术，祛湿健脾化痰。肥胖妇人湿痰闭塞胞宫，致经闭不行，二陈汤加天南星、枳实破痰行瘀，如郁而生热再加川芎、黄连行气清热。

（2）治火热痰：火引痰动，上犯清窍致眩晕，中扰胃腑致嘈杂者，用二陈汤燥湿化痰，芩、连、栀子清热泻火。如火痰相搏，肠鸣腹痛者，亦用上方清火化痰。如痰热积郁胃膈而致呕吐，选上方治本，加生姜顺气止呕。

（3）治痰兼表：对外感风寒，主张开表行痰，用二陈汤加麻黄、杏仁、桔梗；如春日咳嗽，因春气升发，宜轻清宣散之药，用二陈汤加薄荷、荆芥之类。

（4）治痰挟虚：气虚痰阻，半身不遂，选二陈汤合四君子汤加竹沥、姜汁化痰补气。如气虚痰滞，皮里膜外见痞块者，先"补气、香附开之"，续用二陈汤加补气药调治。如血虚痰郁，月经色淡迟至，用二陈汤加当归、川芎补血行血，化痰祛瘀。如脾虚伤食，痰食相阻，用二陈汤加苍白术、山楂、川芎消积、行气、解郁。如疟疾久延，致伤脾气，用二陈汤加苍术、白术、川芎、柴胡、葛根。

（5）疏肝理痰：如咳嗽胁痛，为痰积胁肋，使肝失条达，用二陈汤加青皮、天南星、香附、青黛、姜汁疏肝理气，化痰解郁。亦有用二陈汤加天南星化痰，加苍术、川芎燥湿活血，以治痰郁胁痛。

（6）宣通气机：治小便不通，因痰气闭塞，证属实热者，用二陈汤加木香、香附宣达之，认为"气升则水自降下"。（《章真如临床经验辑要》）

【前贤论药】

《医学启源》：去胸中寒邪，一也；破滞气，二也；益脾胃，三也。

《医林纂要·药性》：上则泄肺邪，降逆气；中则燥脾湿，和中气；下则舒肝木，润肾命。主于顺气、消痰、去郁。

《景岳全书·本草正》：陈皮，气实、痰滞必用。

《本草纲目》卷30：橘皮苦能燥，辛能散，温能和。其治百病总是取其理气燥湿之功。同补药则补，同泻药则泻，同升药则升，同降药则降。脾乃元气之母，肺乃摄气之籥，故橘皮为二经气分之药，但随所配而补泻升降也。

《本草汇言》：盖味辛善散，故能开气；味苦善泄，故能行痰；其气温平，善于通变，故能止呕、止咳，健胃和脾者也。东垣曰，夫人以脾胃为主，而治病以调气为先，如欲调气健脾者，橘皮之功居其首焉。

【方药效用评述】

➤ 陈皮与人参、白术合用补脾胃，同甘草则补肺，配茯苓渗湿，与苍术、半夏合用燥湿化痰。热呃，陈皮配竹茹、连、芩；寒呃，陈皮配干姜、肉桂、附子。补中益气汤用陈皮理气益气，二陈汤用陈皮除痰和胃，平胃散用陈皮消食燥湿。

➤ 中气虚者，陈皮忌和耗气药同用。胃虚有火呕吐，则不能与温热香燥药同用。阴虚咳嗽有痰则不宜与半夏、天南星同用。

➤ 橘核用种子，理气疏肝止痛，归肝、肾经，与青皮同功，故治腰痛、疝气、睾丸肿痛等。橘红用外层果皮，是橘皮去白，功同陈皮，归脾、肺经，用治咳嗽痰多，呕吐恶心，胸脘痞胀。橘叶是橘树的叶，苦辛平，疏肝散结，主治乳病。如橘叶、青皮相配可治乳核、乳癌（《丹台玉案》卷6青橘饮）

➤ 橘皮去白，味辛而性速，燥湿化痰作用强；橘皮留白，味微甘而性缓，有健脾胃作用。

➤ 橘皮宽胸降气，消除痰饮，极有殊功。他药贵新，唯此贵陈，故曰陈皮。

➤ 生药燥湿化痰，炒药理气和胃。

【药量】3～10克。

【药忌】阴虚燥咳及咯血者忌用。《本草纲目》卷30："唯气实人服之相宜，气不足者不宜用之也。"

❧ 槟榔 ❧

【药原】出《名医别录》。成熟种子。

【**药性**】苦、辛，温。归胃、大肠经。

【**药效**】行气利水，杀虫消积，截疟。

【**药对**】

1. 槟榔、常山 槟榔善于下气，故称善坠；常山善于涌吐，故称善吐。二药相配截疟，槟榔可缓解常山副作用，为药对。如《局方》卷8胜金丸，常山240克，槟榔60克，细末，水面糊丸梧子大。每服30丸，未发前半日，冷酒下。主治疟疾。《圣济总录》卷34槟榔汤，用槟榔、常山、桂心、陈皮各等分，粗末。每服10克，水酒煎服。主治寒疟。又，截疟七宝饮也以二药为主，治疟。

2. 槟榔、枳壳（或枳实） 槟榔下气破滞，枳壳（或枳实）行气消痞，二药相配，治脘痞腹胀作用更强。如《宣明论方》槟榔散，槟榔、枳壳等分为末。每服10克，黄连汤下。治心下痞满，按之软。又，《御药院方》卷3通膈丸，枳实120克（炒），槟榔90克，细末蜜丸梧子大。每服30~50丸，食后姜汤下。治水饮停滞，气痞不通。又，《宣明论方》枳实槟榔丸用治癥瘕痞块，也是以二药为主药。

3. 槟榔、木香 见"木香"篇。

【**方药治疗**】

1. 行气利水

（1）痞满腹胀：乌药、沉香、人参、槟榔各10克，分别浓磨汁，水煎服。治七情内伤，上气喘息，胸膈满闷，心下痞满腹胀。（《济生方》四磨汤）又，乌药、木香、沉香、槟榔、枳实各3克，分别白酒磨汁，合服之。治七情郁结，脘腹攻痛，并气厥。（《医便》卷3五磨饮子）又，槟榔、木香、乌药、沉香、大黄、枳壳各10克，分别磨汁，和匀温服。治气滞腹痛，大便秘涩。（《世医得效方》卷6六磨汤）

（2）水肿：木香、槟榔各15克，细末水丸梧子大。每服3~6克，日2次。治风寒头面浮肿。（《症因脉治》卷3木香丸）又，牵牛子（另研冲）、木香、槟榔、陈皮、茯苓各等分，粗末。每服6~10克，水煎服。治水肿，脚气，奔豚。（《圣济总录》卷79牵牛汤）又，疏凿饮子治水肿实证。又，五皮饮，治水病肿满，上气喘急。均见"药方"。

（3）臌胀：木香、槟榔各45克，剉如芡实大，分为4份，每份分别用莱菔子、干漆、茴香、莪术30克同炒，只留木香、槟榔，为末。又以四味同炒药水煎汤打糊为丸梧子大。每服70~80丸。米饮下。治年高臌胀，腹胀形瘦。（《赤水玄珠》卷5四妙丸）

（4）痢疾：木香槟榔丸，治积滞内停，赤白痢疾。（《儒门事亲》卷12）见"药方"。

（5）便秘：槟榔、陈皮各30克，大黄、牵牛子（半生、半炒熟）各60克，木香15克，细末，蜜丸梧子大。每服30丸，空心，温酒下。治大肠受热，大便秘涩不通。（《圣济总录》卷50槟榔丸）

（6）淋：槟榔1枚（面裹煨，去面），赤茯苓各等分，粗末。每服15克，水煎服。治血淋，小便淋沥，水道疼痛。（《普济方》卷238引《产宝》）又，槟榔1枚（面裹煨，去面），赤芍30克，粗末。每服10克，水煎分服。治气淋。（《幼幼新书》卷30抵圣散）

（7）脚气：槟榔仁7枚，半夏30克（汤洗去滑，切，焙），粗末。每服15克，水煎服。治脚气冲心，烦闷气急，坐卧不安。（《圣济总录》卷82半夏汤）又，槟榔12克，木瓜、陈皮各10克，苏叶、吴萸、桔梗各6克，姜3片，水煎服。治湿脚气，足胫肿重无力，麻木冷痛，行走不便；或风湿流注，下肢疼痛。（《证治准绳·类方》鸡鸣散）今用治慢性膝关节炎。（中医药信息，2006，4：29）

2. 杀虫截疟

（1）寸白虫病：槟榔60克捣末。槟榔皮30克水煎，空心，调服药末。治寸白虫。（《千金要方》卷18治寸白虫方）

（2）绦虫病：生槟榔60~90克，水浸一宿，清晨水煎，空心温服。体虚者不可用。

（3）蛔虫心腹疼痛：槟榔、川椒（去闭口并目，炒出汗）各等分，细末。每服6克，米饮下，空心，日晚各服1次。治蛔咬心痛。（《圣济总录》卷56槟榔散）又，槟榔、五灵脂各等分，细末。每服10克，石菖蒲汤调下。治心脾（脘腹）虫痛。（《海上仙方》）又，槟榔、使君子各30克，苦楝根皮15克，乌梅5枚，木香12克，枳壳6克，川椒、细辛、干姜各3克，玄明粉9克（冲），水煎服。治胆道蛔虫病蛔滞型，腹痛发作不频繁。（《新急腹症学》）

（4）虫积：木香、槟榔各等分，细末，每服10克，黎明空心，浓米饮下。治寸白虫。（《传信适用方》卷3圣功散）又，黑、白二丑头末各15克，尖槟榔30克，细末。空心先引糖水1盏，再服药末10克，砂糖水调下。连服3次，小儿减半，孕妇忌用。治腹内一切虫积。（《良朋汇集》卷2牛郎散）又，使君子肉6克，槟榔3克，水煎，食远服。（《万病回春》卷7追虫散）又，槟榔15克，苦楝根皮18克，入少许黑糖，水煎服。治虫积病久，肚腹胀大者。（《丹台玉案》卷4）

（5）疟：常山240克（酒浸，蒸，焙），生槟榔60克，细末，水面糊丸梧子大。每服30丸，未发前半日，冷酒下。主治一切疟，胸膈停痰，常发不愈。（《局方》卷8胜金丸）又，常山10克，槟榔、草果、厚朴、陈皮、青皮各6克，水煎服。治痰湿疟疾，寒热往来；也治山岚瘴气，寒热如疟。（《杨氏家藏方》卷3截疟七宝饮）

（6）温疫：槟榔、草果、厚朴、知母、芍药、黄芩各10克，甘草6克，水煎服。治温疫初起或疟疾，邪伏膜原，憎寒壮热，发无定时，苔垢腻或白厚如积粉。（《温疫论》卷上达原饮）

【药方】

1. 木香槟榔丸 木香、槟榔、青皮、陈皮、莪术、黄连各30克，黄柏、大黄各90克，炒香附、牵牛子各120克，细末，水丸小豆大。每服6克，食后姜汤下。治积滞内停，脘腹痞满胀痛，便秘或痢疾。（《儒门事亲》卷12）

2. 疏凿饮子 槟榔、羌活、椒目、秦艽各10克，泽泻、木通各12克，赤小豆、大腹皮各15克，茯苓皮30克，粗末。每服12克，生姜5片，水煎服。治水肿遍身，二便不利，气急喘呼，表里俱实。（《儒门事亲》卷5）槟榔利水、行气、攻积，一药而三效。

3. 五皮饮 桑白皮、茯苓皮、生姜皮、陈皮、大腹皮各等分，粗末。每服 15 克，水煎服。治水肿，头面四肢悉肿，小便不利。(《中藏经》附录)。一方有五加皮。

【前贤论药】

《名医别录》：主消谷逐水，除痰癖，杀三虫，去伏尸，治寸白。

《本草蒙筌》泻至高之气，较诸枳壳、陈皮，此尤甚也。

《本草汇言》：主治诸气，祛瘴气，破滞气，开郁气，下痰气，去积气，解蛊气，消谷气，逐水气，散脚气，通上气，宽中气，泄下气。

《本经逢原》：槟榔性沉重，泄有形之积滞；大腹皮性轻浮，散无形之滞气……故脘腹痛而嗳气酸腐、便秘臭秽者，槟榔用之；如脘腹胀而面浮肢肿者，大腹皮用之。

【方药效用评述】

➤ 槟榔苦以破滞，辛以散邪，温以通行。行气破滞，利水消肿，杀虫消胀。

➤ 本品大量则专治绦虫、寸白虫。

➤ 治慢性泻、痢需本品理气时，可小剂量用。如脾虚久泻，健脾主方加槟榔 1.5 ~ 2.4 克，配以小量升麻、柴胡，升降互参，可取佳效。又，久痢若见虚象，用补虚扶正或涩肠固脱未能尽愈，加用少量槟榔（小于 3 克）则效。又，肝炎便溏，也可在主方中加槟榔 1.5 ~ 2.4 克，理气而效。

➤ 生用杀虫破积，行气利水；炒用消食化滞，炒炭治血痢。

➤ 大腹皮是槟榔果实的外皮。大腹皮和槟榔入药均能利尿消肿、通便清肠。槟榔杀虫镇痛，大腹皮除湿消胀，此其所不同。因皮壳轻，则药性多升浮；实仁重，则药性多沉降。枳实与枳壳、橘红与橘核、大腹皮与槟榔，莫不如此。故槟榔下气消积、杀虫祛痰，大腹皮行气导滞、利水消肿。药性升降浮沉各有不同。

【药量】 3 ~ 10 克，杀虫 30 ~ 60 克。

【药忌】 脾虚便溏或脾气下陷者忌用。

第七章 温阳药、消导药、通利药

第一节 温阳药

寒以热之。温阳药温通散寒，回阳救逆，主治阳虚寒盛者，主要有附子、乌头、干姜、肉桂、吴茱萸、丁香等。

∽ 附子 ∽

【药原】出《神农本草经》。用乌头块根所附生的子根，故名附子。

【药性】大辛，大热，有毒。归心、脾、肾经。

【药效】回阳救逆，温经散寒，逐阴通络，补火温阳，引经增效。

【药对】

1. 附子、人参 附子回阳救逆，温肾助阳；人参益气固脱，生津复脉。人参、附子是中药急救之品。当阴阳气血暴脱，或亡阳四逆之际，非用人参、附子救急于顷刻之时。张仲景四逆加人参汤、通脉四逆汤加人参（见该方加减项）二方，均用于"恶寒脉微而复利，利止亡血也"。恶寒而利是亡阳，利止而脉不出是亡血（亡阴）。方内有干姜、附子回阳以治恶寒而利，有人参、甘草以扶正安中。其余如附子汤、茯苓四逆汤，均以生附子与人参相伍。《正体类要》参附汤用于失血过多，阳随阴走，《兰台轨范》则明确其主治是阴阳气血暴脱之证。如大汗、失血则又可加生龙骨、生牡蛎，为参附龙牡汤，固脱作用尤佳。又，阴虚液亏者以人参救阴为主，如《辨证录》卷2独参汤，以人参为主，少佐附子，治下多伤阴，阴虚而阳暴绝。阳气暴脱，四肢逆冷时，附子救阳为主，当配干姜、甘草，如四逆加人参汤等。张景岳一炁丹是参附汤之变方。一炁者，肾气也。人参、附子等量为丸，阴阳脾肾并重，可为长期虚损者慢性调理效法。

2. 附子、干姜 附子辛甘大热，走而不守，通行十二经，功能回阳救逆，温壮肾阳，温经止痛。干姜辛热，守而不走，入心、肺、脾、胃经，善于温脾散寒，温中止痛。二药均大辛大热，相须为用，可产生协同作用。诚如《本草纲目》引赵嗣真："生附配干姜，补中有发。"干姜能助附子回阳救逆、强心固脱之力，而且和缓附子的毒性。两药共达回阳救逆、温经散寒、抑阴壮阳、温肾暖脾的治疗效果。仲景用生附子、干姜共8方，是为少阴病心肾阳虚证，或兼太阴病脾胃虚寒证而设者，或兼见痰饮，或兼失水、失血而亡阴病证。虽各有不同见症，然方中均用生附子配干姜，此乃仲景四逆汤类方的配伍要领。

炮附子与干姜相互为用，善治阳气虚弱之慢性病证。入肾则补肾益气，入脾胃则温补阳气，而化生气血。如《局方》附子理中丸用炮附子、干姜、人参、白术、炙甘草组方，治疗脾胃虚寒呕吐泄泻、脘腹冷痛及一切沉寒痼冷证等。炮附子与干姜配伍，还可温脾肾阳而制水运湿，常用于虚寒阴水及寒湿痹证。临床上如用于周身关节冷痛，每与白术、桂枝、乌头等配合，温通祛风除湿。用于阴水证，则常与白术、茯苓、泽泻、生姜等配合，通阳利水除湿。《医垒元戎》姜附四物汤即附子、干姜合四物汤，治女子宫寒，少腹冷痛，月经不调，经行腹痛，产后腹痛等，每与紫河车、吴茱萸、小茴香等温宫散寒。

3. 附子、甘草　附子辛热，其性走而不守，通行十二经，回阳救逆，温阳散寒。甘草甘平，其性守而不走，补脾益气，甘以缓急。甘草和缓，附子猛峻，二者药力配合，相得益彰，补偏救弊，取长补短。张景岳《景岳全书·本草正》："附子之性急，得甘草而后缓；附子之性毒，得甘草而后解；附子之性走，得甘草而后益心脾；附子之性散，得甘草而后调营卫。"四逆汤用大剂量附子，甘草的减毒增效药物配伍尤为重要。实验证明，甘草与附子一起煎煮，可使附子毒性大大降低。张仲景用附子常离不开甘草之佐使，甘草或干姜与附子同煎，可降低附子之毒性。甘草用量在附子的一半左右时，足以监制附子之毒。炙甘草能使姜、附真正起到持续的温煦作用。即便是阴液亏损者也不嫌附子燥烈，而出血病人亦不嫌其温散。《成方便读》："故以生附子之大辛大热，解散表里之寒邪，不留安纤芥，仍以干姜之守而协济之。用甘草者，一则恐姜、附之烈，一则寓补正安中之意。"又，《景岳全书·本草正》有甘草制附子以减毒的方法，见以下评述之引文。

张仲景用附子、甘草相配的方剂有 14 首。以四逆汤为基本方的回阳救逆方剂，如茯苓四逆汤、四逆加人参汤、通脉四逆汤、通脉四逆加猪胆汁汤等，是附子温振元阳与甘草益气守中的典型配伍。以甘草附子汤为代表的温通经络、温散寒湿的方剂，如桂枝附子汤、白术附子汤、桂枝芍药知母汤等。此等方中大多以大剂量附子为主药，以走散、疏通为主，甘草居于比较次要的地位。如正气较虚时，则增加甘草用量。以桂枝加附子汤、麻黄附子甘草汤为代表，或温散寒邪，或散风邪，或散水气，则以温振阳气与发散外邪并行同治。以芍药甘草附子汤、桂枝芍药知母汤为代表，是阴阳兼顾之治。此外，还有黄土汤温脾摄血，附子粳米汤温胃止痛止呕，桂枝去芍药加附子汤温振心阳等，均含有附子、甘草药对。

4. 附子、大黄　附子辛热，温阳散寒，补火逐阴。大黄苦寒，清热泻火，通下攻里。二药和合，寒热相反而相从，是反激逆从之治。其用有二：一是寒结宜用温药下之。如《金匮要略》大黄附子汤用大黄、附子、细辛组方，治胁下偏疼，发热，脉弦紧，为寒凝阻滞而病者。方中以附子、细辛散寒止痛为主，大黄攻积清泄为反佐。又如《千金要方》温脾汤，附子、干姜、人参、甘草、生大黄、芒硝，水煎服。是以四逆加人参汤、调胃承气汤合方，治中焦虚寒，冷积内阻，腹痛便秘者。可看作是以大黄、附子药对为此方内核的实例。二是附子泻心汤治虚实病证并见者。方中附子与大黄、黄芩、黄连并用，以治心下痞（实）而复见恶寒、汗出（虚）者，以大黄、黄芩、黄连清下，附子反佐而顾其正虚。附子须别煮取汁，大黄、黄芩、黄连三药用沸汤渍之，两汁相和饮服。此种煮法之用意，是取其"寒温异气，生熟异性，药虽同行，功则各奏"之义。

值得指出的是，附子、大黄二药是临床最有效、最常用的中药，属张景岳所谓的四维药，"附子、大黄者，乱世之良将"。（《景岳全书·本草正》）因此目今常用于重危病症，如肾功能衰竭的尿毒症，常用二味为方治疗。附子补阳利水、温肾消肿，大黄降泄排毒、攻下通便，可减轻临床症状，改善肾功能，舒缓病情。

再者，附子辛热属阳，大黄苦寒属阴。王好古《阴证略例》：附子与大黄合而服之，昼服则阳药成功多于阴药，夜服则阴药成功多于阳药。昼服阳盛，夜服阴盛。以药物阴阳配合服用时间的阴阳来观察疗效变化，又是一说。

5. 生附子、猪胆汁 （或人尿）生附子、干姜辛热回阳救逆，人尿咸寒滋阴降火，猪胆汁苦寒清心而凉肝脾，是白通加猪胆汁汤、通脉四逆加猪胆汁汤的主要配伍形式。在《伤寒论》中，用治"少阴病下利脉微""吐已下断，汗出而厥，四肢物急不解，脉微欲绝"。方中用生附子和猪胆汁（或人尿）等寒凉药相配，是姜、附热药而配猪胆汁（或人尿）冷药反佐，寓热因寒用、热药冷服之义。诚如李时珍云："凡用乌、附药，并宜冷服者，热因寒用也。盖阴寒在下，虚阳上浮，治之以寒则阴气益甚而病增，治之以热则拒格而不纳。热药冷饮，下咽之后，冷体既消，热性便发，而病气遂愈。不违其情而致大益，此反治之妙也。"（《本草纲目》卷17）细读时珍此论，可识其中奥妙。

6. 附子、麻黄 附子辛热温阳散寒，麻黄辛温解表祛风，相配为用。如麻黄细辛附子汤，治少阴病脉沉反发热。病在表，当发汗而解，故用麻黄、细辛；而又见少阴阳虚脉沉者，故又需配用附子。麻黄、附子二味相配，使发汗与强心之力共施，是对心阳虚衰者兼须发汗之用药方法。再如《金匮要略》桂枝去芍药加麻黄细辛附子汤，用附子助麻黄、桂枝温阳逐水。又，越婢加术汤加附子治里水、一身面目黄肿、小便自利而兼见恶风者，均取附子温阳强心、麻黄祛风利水的协同作用。又，《伤寒论》应用的解表药主要是麻黄、桂枝、葛根、柴胡，次为葱白、升麻。仲景在虚证发汗之剂中用麻黄、桂枝、葱白与附子相伍者为多，而不见用柴胡、升麻等与附子相伍。葛根则在竹叶汤中仅有一次。竹叶汤用附子以顾"产后中风"，助竹叶、葛根、防风，是汗补兼施的变法。再如白通汤、白通加猪胆汁汤及通脉四逆汤，以葱白（或葱）为姜、附之使，以达强心通脉目的。

7. 附子、白芍 附子辛热，温阳散寒，回阳救逆，止痛利水。白芍酸寒，和血敛阴，利小便，止腹痛，缓脚挛急。二味相配，调和气血阴阳之剂，是仲景芍药甘草附子汤、桂枝加附子汤、真武汤、附子汤四方中应用此组药对的宗旨。周扬俊注芍药甘草附子汤云："汗多为阳虚，而阴素弱，补阴当用芍药，回阳当用附子，势不得不芍药、附子兼之。"真武汤、附子汤二方中，均以附子、白芍，茯苓、白术二组对药组方，为阳虚寒湿，水气阴寒而设。附子、白芍为利小便、止身痛腹痛，治少阴经病者。诚如尤怡《伤寒贯珠集》："病属少阴经，故须芍药以和阴气，且引附子入阴散寒，所谓向导之兵也。"

8. 附子、龙骨、牡蛎、磁石 是温潜法，为祝味菊、徐小圃等名家常用之法，详见本篇"医家经验"。

9. 附子、白术　见"白术"篇。

10. 附子、半夏　见"半夏"篇。

11. 附子、桂枝　见"桂枝"篇。

12. 附子、黄芪　见"黄芪"篇。

13. 附子、栀子　见"栀子"篇。

14. 附子、黄连　见"黄连"篇。

15. 附子、肉桂　见"肉桂"篇。

16. 附子、薏苡仁　见"薏苡仁"篇。

【方药治疗】

1. 回阳救逆

（1）亡阳脱证：生附子 1 枚，炙甘草、干姜各 10 克，水煎服。治阳气虚脱，手足厥冷，恶寒，四肢拘急，下利清谷，脉微欲绝，或大汗，或发热，或呕吐。（《伤寒论》四逆汤）若大汗、吐利、亡血等，阳气虚脱，阴液亏损，脉不出，加人参，为四逆加人参汤。（《伤寒论》）又，人参 15 克，炮附子 30 克，分作 3 服。每取人参 5 克，炮附子 10 克，生姜 10 片水煎服。治阴阳气血暴脱。（《正体类要》参附汤）又，大汗、失血则可加生龙骨、生牡蛎各 30 克，为参附龙牡汤，固脱作用尤佳。又，人参 90 克，制附子 1 克，水煎服。治久痢后下多伤阴，阴虚而阳暴绝，一旦昏仆，手撒眼瞪，小便自遗，汗大出不止。（《辨证录》卷 2 独参汤）

（2）中寒口噤：干姜 15 克，熟附子 10 克，水煎服。治中寒口噤，四肢强直，失音不语；兼治阴证伤寒，下利发热；中脘虚寒，久积痰水，心腹冷痛，霍乱转筋，四肢厥逆。如虑太燥，以附子理中汤相继服之。（《赤水玄珠》卷 2 姜附汤）

（3）瘴毒：生附子 1 枚，分作 4 份。每份用水煎，同入黄芪、干姜各 6 克，去滓温服。治瘴毒阴候，发热或寒，手足冷，鼻尖凉，身体疼重，舌上苔生，引饮烦渴，或自利呕逆，或汗出恶风。（《普济方》卷 199 引《广南卫生方》）

（4）阴毒伤寒：炮附子 3 枚，为末。每服 10 克，姜汁、冷酒各半调服。良久，脐下如火暖为度。治阴毒伤寒，四肢厥逆，腹痛身冷。（《本草纲目》卷 17 引济阳回阳散）

2. 强心复脉

（1）心悸脉沉迟：红参 10～15 克（另煎），淡附子 10～15 克（先煎），白术 15～30 克，茯苓 30 克，生甘草 10 克，桂枝 15 克，麻黄 10 克，细辛 3～6 克，干姜 6～10 克，水煎服。治病态窦房结综合征，心悸无力，心胸憋闷，气短喘息，动则尤甚，形寒肢冷，舌淡胖，苔白腻或水滑，脉沉迟微弱，甚而不出。此乃是真武汤、麻黄细辛附子汤、参附汤、苓桂术甘汤合方。

（2）心动过缓：干姜 15 克，附子（先煎）15 克，肉桂（后下）、川芎、麻黄各 10 克，水煎服。治心阳不足，感受风寒，半身不遂、口眼㖞斜，骨节烦痛，泄利无度。（《伤寒全生集》干姜附子汤）杨承岐经验，用治阴寒内盛，心动过缓，脉象迟缓，舌淡苔白滑。

3. 温脾散寒

（1）脾胃虚寒：炮附子、人参、白术、干姜、甘草各30克，为末，蜜丸梧子大。每服6克，日2次。治脾胃虚寒，脘腹冷痛，下利清谷，呕吐恶心，畏寒肢冷。（《局方》卷5附子理中丸）又，陈粟米300克，炮附子30克（2枚）。水煮令附子透，取出附子切片，焙干。又另取陈粟米150克，水淘令净，控干，文火令香熟，同附子研末。取原煮附子水煮粟米，和丸如梧子大。每服30～50丸。治脾胃虚弱，脏腑寒湿，四肢倦怠，身体瘦弱，大便频数，全不思食。（《圣济总录》卷46粟附丸）

（2）胃痛：黄连18克，炮附子3克，姜、枣水煎服。治胃脘痛甚，诸药不效。（《医学正传》卷4引丹溪方黄连六一汤）

（3）腹部胀痛：炮附子1枚，半夏10～20克，甘草10克，粳米30克，大枣10枚，水煎服。治腹部冷痛，肠鸣呕恶等。（《金匮要略》附子粳米汤）又，炮附子、厚朴（姜制，炒）各等分，粗末。每服12克，生姜7片，枣2枚，水煎服。治心腹寒胀，不喜饮食，老人、虚人虚寒。（《世医得效方》朴附汤）

（4）虚寒洞泄：炮附子60克研末，赤石脂30克研细，为末，醋煮面为丸如梧子大。每服50丸，食前温米饮下。治老人、虚人肠胃虚寒，洞泄不禁。（《杨氏家藏方》卷7附子赤石脂丸）又，乌梅2枚，炮附子1枚，各烧令半生半熟，研为散。每服3克，米汤下。治赤白痢不止，多渴。（《圣惠方》卷51）

（5）痰饮：炮附子10～20克，生姜20～40克，粗末，水煎服。治痰饮冷积。（《千金要方》卷18）又，生附子、生半夏等分细末，每服12克，生姜20片，水煎服。入少量木香煎尤佳。专治寒痰。（《济生方》卷4二生汤）又，炮附子15克，枳实30克，为细末，蜜丸如梧子大。每服30丸，食前米饮下。治留饮伏留肠间，腹胀时发时止，发则肠间辘辘有声。（《鸡峰普济方》卷13附子枳实丸）

（6）虚寒冷积：炮附子、干姜各15克，人参、甘草、生大黄、芒硝（化冲）各10克，水煎服。治中焦虚寒，冷积内阻，腹痛便秘者。（《千金要方》卷13温脾汤）

（7）胁下偏疼：大黄10～15克，炮附子1枚，细辛3～6克，水煎服。治胁下偏疼，发热，脉弦紧，此寒也。（《金匮要略》大黄附子汤）

（8）寒疝：栀子49个，炮附子1枚，为末。每服6克，水酒煎服。治寒疝入腹，心腹猝痛。又治小肠膀胱气痛如绞如刺，挛急极痛不可忍。（《三因方》卷7仓卒散）

（9）便血：当归15克，炮附子30克，粗末。每服10克，水煎服。治虚寒便血。（《魏氏家藏方》卷7归附汤）又，《金匮要略》黄土汤，有灶心土、白术、附子、地黄、黄芩、阿胶等，治脾阳虚寒，大便出血。

（10）黄疸：白术60克，炮附子15克，粗末。每服12克，水煎服，治阴证发黄，里有寒湿。（《普济方》卷147术附汤）若加茵陈蒿为茵陈术附汤，治阴黄更为有效。

（11）小儿慢惊风：炮附子半个（切片），姜3片，丁香5粒，水煎服。灌之令睡，醒来安乐。急切无丁香亦可。治脾肾虚寒之慢惊风。（《传信适用方》卷4）

4. 温经散寒通络

（1）头痛：当归60克，炮附子10克，水煎服。治头痛欲裂，阳虚血虚。（《名医类案》卷6"首风"）又，川芎30克，大附子1枚，为细末。每服6克，茶清下。治产后瘀血头痛，诸药不效者。（《妇人大全良方》卷22芎附散）又，炮附子、石膏各等分为末，麝香少许。每服1.5克，茶酒送下。治头痛。（《证类本草》卷10引《孙兆口诀》）

（2）胸痹：薏苡仁250克，炮附子10枚，杵为散。每服3克，日3次。治胸痹，缓急。（《金匮要略》薏苡仁附子散）《成方切用》："薏苡仁舒经脉，附子复其阳。"又，栀子60克，炮附子30克。为末。每服10克，薤白3寸，水煎服。治胸痹切痛。（《苏沈良方》卷3栀子汤）

（3）痛痹：炙甘草60克，炮附子30克，为散。每服15克，水煎服。治肢节疼痛不得屈伸。（《全生指迷方》甘草附子汤）又，白术120克，炮附子45克，粗末。每服10克，姜、枣水煎服。治风湿相搏，腰膝疼痛，四肢重着。（《冯氏锦囊·杂症》卷9术附汤）又，《金匮要略》甘草附子汤、白术附子汤均以附子、白术、甘草为方，治四肢痹痛。

（4）阴寒项痛：炮大附子1枚（18克以上者）研末。附子末6克，好川椒20粒，生姜7片，水煎，去椒入盐，空心服。治肾气阴寒上攻，项背痛不能转侧。（《本事方》卷2椒附散）

（5）中风痰盛：生附子、生南星各等分，㕮咀。每服12克，生姜10片，水煎去滓服。治中风语涩痰盛，四肢不举。用以去痰逐风，温散通络。（《本事方》卷1引张发方二生散）又，炮附子21克，南木香30克，量病势，轻则分作四服，重则分作二服，生姜20片，水煎服。治中风不语，口眼㖞斜，半身不遂，肢体瘫痪。（《魏氏家藏方》卷1木香附子汤）

（6）肠痈：薏苡仁150克，炮附子15克，败酱草75克，杵为末。每服15～30克，水煎服。治肠痈脓已成，病情已成慢性。（《金匮要略》薏苡附子败酱散）

（7）脱疽：制附子60克，麻黄10克，细辛6克，先煎附子2小时，再纳麻黄、细辛煎30分钟，取汁300毫升，日1剂，分2次服。治寒凝血脉不通之脱疽。（浙江中医杂志，1988，6：254）

5. 助阳固表发表

（1）阳虚自汗：黄芪30克，炮附子60克，粗末。每服10克，姜、枣水煎服。治阳虚自汗盗汗。（《魏氏家藏方》卷4芪附汤）又，肉桂（去粗皮）30克，炮附子1枚，为散。每服10克，姜、枣水煎服。治阳虚血弱，虚寒不止，或体虚出血。（《世医得效方》卷8桂附汤）

（2）寒湿无汗：苍术、炮附子各10克，水煎服。治身痛无汗，小便不通，寒湿在表。（《症因脉治》卷3术附汤）详见本篇"医案"。

6. 温肾通阳利水

（1）水肿：炮附子1枚（切作2片），绿豆100克，水煮候干熟，取出，乘热空心只吃豆，留附子。次日，将附子2片切作4片，再用绿豆100克，水煮候干熟，取出，乘热空心只吃豆。第3日，再别用附子1枚，绿豆100克，如前法度服之。第4日，亦如第2日法度服之。每日临卧时吃豆。凡服4日，水从小便出，肿自消退。治10种水气，脾肾阳虚浮肿者。（《朱氏集验方》卷4 制绿豆）又，肉桂、附子各6克，地黄、山萸肉、山药、牛膝、车前子、茯苓、泽泻、丹皮各10克，细末，蜜丸梧子大。每服6克，日2次。治肾阳虚寒，水肿，小便不利者。（《济生方》加味肾气丸）今称济生肾气丸。

（2）肿疾喘满：炮附子30克，沉香（剉）15克，分作三服。加生姜10片，水煎去滓，食前温服。治肿疾喘满，小便不利。（《朱氏集验方》卷4 沉附汤）又，沉香（磨汁）、炮附子各10克，生姜3片，水煎去滓，入沉香汁，放冷服。治瘴疾上热下寒，腿足寒厥。（《景岳全书》卷58 二味沉附汤）

7. 补肾助阳

（1）精血俱虚：炮附子、鹿茸（去毛，酒蒸）各32克，分作四服。每次用炮附子、鹿茸各8克，生姜10片，水煎服。治精血俱虚，荣卫耗损，一切虚弱之证。（《济生续方》茸附汤）

（2）脾肾虚寒：人参、制附子各等分，为末，蜜丸如绿豆大。每服1.5～3克，用滚白水送下。治脾肾虚寒，泄泻腹痛，阳痿阴冷，怯寒肢冷等。（《景岳全书》卷51 一炁丹）

（3）溲数白浊：熟附子末6克，姜3片，水煎温服。（《本草纲目》卷17引《普济方》）也可以选用真武汤、肾气丸。

【外用治疗】

1. 头风 炮附子1枚，盐等分，为散。洗沐后，以适量摩头痛局部，令药力行。（《金匮要略》头风摩散）

2. 牙痛 生盐3克，附子1枚，两味捣烂混合，扎敷足心涌泉穴。病重者宜两足俱敷。（《冰玉堂验方》）

3. 喉痹 生附子1枚，切作大片，白蜜涂，炙令透老黄色为度，收藏之。临用取如秫（碎米）1粒，口含咽津。治格阳喉痹，顷刻暴痛。（《外科证治全书》卷2 归原汤）又，格阳喉痹，火不归原，为无根之火客于咽喉而致。六脉按之微弱，全无滑大之意，下体全无火证。（《景岳全书》卷28）

【药方】

1. 四逆汤 生附子1枚，炙甘草、干姜各10克，水煎服。治阳气虚脱，手足厥冷，恶寒，四肢拘急，下利清谷，脉微欲绝，或大汗，或发热，或呕吐。（《伤寒论》）若大汗、吐利、亡血等，阳气虚脱，阴液亏损，加人参，为四逆加人参汤。（《伤寒论》）

2. 通脉四逆汤 生附子大者1枚，干姜15～20克，炙甘草10克，葱5茎，水煎服。面赤加葱至9茎，腹痛去葱加芍药，呕吐加生姜，咽痛加桔梗。治阳气虚脱，手足厥冷，恶寒，四肢拘急，下利清谷，脉微欲绝，或腹痛，或面赤，或呕，或咽痛。（《伤寒论》）方用大附子 1 枚，干姜较四逆汤加倍，以助附子回阳通脉。钱潢："以四逆汤而倍干姜，其助阳之力较胜。通脉二字，当自不同。恐是已加葱白以通阳气，有白通之义，故有是名。"（《伤寒溯源集》）

3. 白通汤　生附子大者 1 枚，干姜 10 克，葱 5 茎，水煎服。治阳气虚脱，手足厥冷，恶寒面赤，四肢拘急，下利清谷，干呕烦躁，脉微欲绝。（《伤寒论》）四逆汤去甘草，加葱白通脉，故名"白通"。

4. 麻黄细辛附子汤　麻黄 6 ~ 10 克，炮附子 1 枚，细辛 6 ~ 10 克，水煎服。治伤寒少阴病，脉沉细，恶寒发热，寒多热少，无汗背冷，头痛身痛。（《伤寒论》）

5. 茯苓四逆汤　生附子 1 枚，茯苓 20 ~ 30 克，炙甘草 10 克，人参、干姜各 6 克，水煎服。治恶寒肢冷，心悸头眩，汗出烦躁，小便不利，身瞤动，心肾阳虚。（《伤寒论》）

6. 真武汤　炮附子 1 枚，白术、茯苓、生姜、芍药各 10 克，水煎服。心肾阳虚，水气所致，心悸头眩，身瞤动，或身为振振摇，小便不利，四肢沉重疼痛或肿胀，腹痛，或呕，或咳，或下利，或小便利。（《伤寒论》）方中附子辛热以壮肾阳，肾命阳气旺盛则气化行而浊阴自利；生姜温胃散水，白术运脾除湿，脾胃健运则水有所制，生姜还可辛开肺气，启上闸以开水源；用茯苓淡渗利水，通调三焦，导浊外出；用芍药通顺血脉，解除经隧挛急，调理肝的疏泄，开水液下行去路。

7. 附子汤　炮附子 2 枚，白术 15 克，茯苓、人参、芍药各 10 克，水煎服。治心肾阳虚，寒湿所致四肢关节疼痛，背恶寒，手足不温，心悸头眩。（《伤寒论》）

8. 甘草附子汤　炙甘草 15 克，白术、炮附子、桂枝各 10 克，水煎服。治风湿骨节疼痛剧烈，不得屈伸，恶风寒，小便不利，汗出短气者。（《伤寒论》）

9. 附子粳米汤　炮附子 1 枚，半夏 10 ~ 20 克，甘草 10 克，粳米 30 克，大枣 10 枚，水煎服。治腹部冷痛，肠鸣呕吐恶心等。（《金匮要略》）

10. 大黄附子汤　大黄 10 ~ 15 克，炮附子 1 枚，细辛 3 ~ 6 克，水煎服。治胁下偏疼，发热，脉弦紧，此寒也。（《金匮要略》）又，用生大黄、玄明粉、姜半夏、生甘草各 10 克，淡附子 3 克，细辛 1 克，水煎服。治乳蛾，即扁桃体炎。（范文虎经验方）

11. 肾气丸　炮附子、桂枝各 6 克，干地黄 30 克，山萸肉、山药各 15 克，茯苓、泽泻、丹皮各 10 克，研末，蜜丸如梧子大。每服 6 ~ 10 克，日 2 ~ 3 次。治肾气虚寒。（《金匮要略》）

12. 二加龙牡汤　芍药、生甘草各 10 克，生龙骨、生牡蛎各 30 克，白薇、制附子各 5 ~ 10 克，水煎服。治虚劳，失精梦交，目眩发落，虚热汗出者。（《小品方》）

13. 回阳救急汤　人参、炮附子各 24 ~ 30 克，干姜、白术各 12 ~ 20 克，甘草 10 克，桃仁、红花各 6 克，水煎服。治阳气虚脱，大汗淋漓，大吐大泻，四肢厥逆者。（《医林改错》）

14. 全真一气汤　炮附子 12 ~ 15 克，熟地、人参、五味子、麦冬、白术各 10 克，牛

膝 15～20 克，水煎服。阴阳双补，水火同济。治脾肾阴阳俱虚，元阴元阳虚脱。（《冯氏锦囊秘录》）

15. 破格救心汤 制附子 30～100 克（逐级加量），干姜 30～60 克，生姜 30～60 克，炙甘草 10 克，党参 30 克（或红参 10～30 克），山萸肉 60～120 克，生龙骨、生牡蛎各 30 克，紫石英 30 克，磁石 30 克，丹参 10～30 克，三七 10～30 克，石菖蒲 30 克，白芷 30 克，威灵仙 10 克（石菖蒲、白芷、威灵仙代替原方麝香），水煎服。治心源性哮喘，支气管哮喘，急、慢性心功能不全等。随症加味：血瘀证明显者加檀香、降香、沉香各 10 克，砂仁 10～30 克；胸闷加全瓜蒌、薤白、桂枝各 10～30 克；痰多加陈皮 10 克，半夏、茯苓各 15 克；咽喉瘙痒加桔梗、木蝴蝶各 10 克；大便秘结加火麻仁 30～60 克，肉苁蓉 30 克；腰膝酸软加淫羊藿、枸杞子、菟丝子、补骨脂各 10～30 克；水肿明显加茯苓 30～60 克，泽泻、泽兰各 30 克。（李可经验方）

16. 三合头痛汤 麻黄 6 克，炮附子 8～15 克（15 克时须先煎），细辛 3 克，吴茱萸 8～15 克，党参 15 克，白芍 30 克，甘草 15 克，牡蛎 30 克，川芎 15～30 克，大枣 6 枚，水煎服。如有汗或失眠时，麻黄、附子宜小量，用 3～6 克，牡蛎用 40～80 克。便溏，白芍减量；如有口干等热症，可用石膏 30 克反佐。治顽固性偏正头痛，日久不愈，面暗唇青，头沉重，怕冷嗜睡，伴干呕，脉沉紧弦紧，属阳虚寒凝，血虚血瘀者。是麻黄细辛附子汤、吴茱萸汤、夏度衡四味芍药汤三方合方，故名。（王彦权经验方）

【医案】

➤ 俞子容治一妇人年逾五旬，病头痛历年浸久。有治以风者，有治以痰者，皆罔效。脉之左寸沉迟而芤。曰：此气血俱虚也。用当归二两，附子三钱，一饮报效。再饮其病如失。（《名医类案》卷 6 "首风"）

➤ 一妇年五十，患小便涩，治以八正散等剂，小便胀急不通，身如芒刺。朱（丹溪）以所感霖淫雨湿邪尚在表，因用苍术为君，附子佐之发表，一服即汗，小便随通。（《名医类案》卷 9 "秘结"）

➤ 叶天士治一人，久嗽四年后失血，乃久积劳伤，酒肉不忌，湿郁脾阳为胀。问小便仅通，大便仍溏，浊阴乘阳，午后夜分尤剧。生于（白）术、熟附子。（《临证指南医案》卷 3 "肿胀"）

➤ 滑伯仁治一妇人，盛暑洞泄，厥逆恶寒，胃脘当心而痛，自腹引胁。转为滞下，呕秽不食。医以中暑霍乱疗之，益剧。脉三部俱微短沉弱，不应呼吸。曰：此阴寒极矣，不亟温之则无生理。《内经》虽曰用热远热，又曰有假其气则无禁也。于是以姜附温剂三四进，间以丹药，脉稍有力，厥逆渐退，更服姜附七日，众症悉去，遂以丸药除其滞下而安。（《名医类案》卷 6 "心脾痛"）

➤ 郑钦安治成都知府朱大人之妻，患吐血病年余，诸药无效，诸医束手。延郑钦安诊视。见病人面色苍白，虽是夏至季节，床上仍铺毛毡，盖丝绵大被，十分怕冷。舌质淡红，舌苔白腻。处方：炙附子 120 克，炮干姜 120 克，炙甘草 60 克。朱知府看方后瞪目结舌，此方干姜、附子均是大热之药，且量大超常，治此等呕血重症，焉有不惊之理。孰料病人服药后自觉周身凉爽，胸口舒畅，吐血竟然止住，且食稀饭两小碗。病人坦途，由此而愈。（《中医火神派医案全解》）

【医家经验】

1. 祝味菊、徐小圃温潜法 近代名家祝味菊《伤寒质难》："气虚而兴奋特甚者宜与温潜之药。温以壮其怯，潜以平其逆，引火归原，导龙入海，此皆古之良法。不可因其外形之兴奋而滥与清滋之药也。"温肾潜阳法，宗《金匮》桂甘龙牡汤、《小品方》二加龙牡汤、参附龙牡汤等古法。

附子药性刚燥，气雄而不守，上助心阳以通脉，中温脾土以健运，下补肾阳以益火，为温阳要药。龙骨、牡蛎、磁石药性重镇，可纳气平喘、平肝潜阳，固敛走失之阴精，潜纳浮越之阳气，为潜阳要药。温阳之附子和潜阳之龙骨、牡蛎、磁石配用，称为温潜法。下元虚寒用附子，必配潜阳药，以制约附子走而不守之性，使其偏于温下益阳，使阳气秘藏，而得以少火生气。徐小圃治虚阳上浮或肝风内动者，如暑热、眩晕、不寐、惊风等，如有肾阳不足者则以附子同用潜阳药。磁石纳气，久嗽、久喘等用之；龙骨（龙齿）固涩，久泻多汗宜用；牡蛎补阴敛汗，用于盗汗自汗。

徐仲才认为，潜阳药与附子配合，不仅能起到监制作用，而且可拓展其所长，以尽附子之用。附子、磁石则用于虚喘、眩晕、失眠；再加龙骨（或龙齿），安神固涩更佳，可治暑热、腹泻；而附子、龙骨、牡蛎则用于多汗，如妇女绝经前后诸证。寒喘见有阳虚者，多禀阳气素虚、肾阳匮乏，常取附子、磁石、龙齿温潜，再加麻黄平喘。高血压如见脉细、夜尿频数，上盛下虚，可用附子配磁石、石决明、地龙、黄芩、二至丸等平肝潜阳、清热养阴之方药，以制服虚阳，引火归原。

对于东南、中南地区多见的小儿夏季热，徐小圃立清上温下汤有效。小儿夏季热可见发热持续不退，起伏少汗，头额干灼，两足不温，烦躁口渴引饮，小便频多而清，形瘦纳差，面色少华。方为附子9克，龙齿、磁石各30克（均先煎），黄连3克，蛤粉、天花粉、补骨脂、覆盆子、菟丝子、桑螵蛸、缩泉丸（包煎）各9克，莲须6克，水煎服。如热盛津伤去黄连，而配以白虎汤清肺胃热。

此外，温潜法还可用于心肾阳虚、虚阳上浮引起的心悸、失眠、耳鸣耳聋、咳嗽、咯血、口糜等。（《徐小圃徐仲才临证用药心得十讲》）

2. 陈潮祖应用真武汤

（1）前列腺肥大：中年以后，阳气渐衰，气化不及，水湿停滞，从少阳三焦下注前阴，形成前列腺肥大，压迫尿路，以致小便困难。审其舌体淡胖，以小便不利、不通为主证，用本方化气行水。若因湿热或气虚下陷，则非本方所宜。

（2）肾病水肿：用本方加人参、鹿茸益气温阳，桂枝、桃仁、丹皮之属改善血运，肾功可望逐渐恢复，水肿亦随之消退。

（3）遗精滑泄：因湿随三焦下注前阴，扰其精室，有如强盗踞室、主人外窜者，用本方化气行水，令湿不下注，滑泄可愈。舌淡而肿，加牡蛎治之。

（4）肥胖病：多因肾阳虚损，既不能化谷精为肾精，又无力化水津为水气，于是"脂"凝液积而形体肥胖，多见于中年以后。本方可加泽泻。

（5）阳虚感冒：多见于阳虚或表虚病人，气候稍有变化，即直接影响水液失调，而变生清涕、咳喘、眩晕诸症者，可用此方治之。凡素体阳虚，每患感冒即以此方加当归、黄芪，一二剂即愈。盖表虚太甚，不仅不能解表，还须固表，才能杜绝邪气的不断侵袭。方中附子用至60克，干姜用至30克，始能见效。

（6）自汗：多由过汗亡阳或产后阳虚所致，用本方加黄芪、当归、人参、五味子、牡蛎温阳益气，固表敛汗，多获良效。

（7）荨麻疹：属于表卫阳虚，遇冷即发者，用本方加当归、黄芪、桂枝、甘草、大枣，即桂枝汤、真武汤、当归补血汤三方合用。

（8）风湿性关节炎：关节不红不肿，或只肿不红，疼痛遇寒加剧，属于寒湿，以本方加麻黄、桂枝、细辛、防己、川芎。

（9）风心病：面色晦暗，咳嗽喘息，面浮，重者不得卧，脉结代，多以本方加防己、黄芪、桂枝。如喘不得卧、自汗出者，加人参、五味子益气固表。

（10）高血压病：眩晕头痛，耳鸣心悸，行动气急，夜尿增多，舌淡胖有齿痕者，以本方加牛膝、桑寄生、泽泻治之。

（11）冠心病：症见心痛、短气、心悸、自汗，本方加瓜蒌、薤白、半夏。

（12）肺源性心脏病：咳嗽、气喘、心悸、吐痰清稀、口唇发绀者，本方加陈皮、半夏、桂枝、细辛、五味子，温阳化气，祛痰行水，并将生姜换成干姜。若病情严重，心悸、气喘而不得平卧，尿少身肿，下肢尤甚，面色灰暗，舌体淡胖，苔滑腻，脉弱者，多以此方与五苓散同用。

（13）心力衰竭：心悸气喘，畏寒怯冷，尿少，面色苍白，全身浮肿，舌淡苔白，脉沉或结代者，每将本方中生姜换成干姜。并加桂枝、泽泻增强温阳利水功效，加人参增强附子的强心作用。

（14）心动过缓：心率每分钟仅50次以下，审其舌体淡胖者，用本方加人参补益心气，生姜改干姜效佳。

（15）阵发性心动过速：发时心率每分钟在100次以上，未发时每分钟不到60次者，可以放胆使用本方。若有水气凌心之象，先以真武汤合己椒苈黄丸温阳逐饮，继而单服真武汤。

（16）慢性咽炎：以咽中如有物阻为主症，系气郁津凝，阻于咽部的病理现象。不偏寒热者，用半夏厚朴汤降气逐痰；阳虚湿滞者，用本方合麻黄细辛附子汤以宣上温下，连服数剂，可望获效。声音嘶哑，亦用此法。

（17）视物昏花：目能视物，端赖精血充足，故养血填精似已成为治疗视物昏花定法。其实，水湿壅滞令人昏花尤为常见。须知湿滞眼底，犹如水气蒙镜，故而视物模糊，如雾如烟，如蚊蝇飞舞。若系湿热，宜用三仁汤、甘露消毒丹之类清热除湿；若系痰浊，可用温胆汤之类除湿祛痰；不偏寒热，可用当归芍药散以养血调肝，健脾除湿；若系阳虚气化不及，即宜用真武汤、五苓散化气行水。

（18）脱发：适用于湿阻皮下，毛窍闭塞，发失营养的脱发。此方温阳行水，水行则窍隧通畅，营卫流行，发自得养，故适于阳虚湿滞者。

3. 傅文录应用附子　在临床上应用制附子的剂量，小剂量附子是 10 克，中剂量附子是 30 克，大剂量附子是 60 ~ 90 克。临床体会 75 克左右是个比较有效的剂量，这个剂量可达最佳的疗效，而且毒副作用小。为了控制病情，有的癌症病人一开始就用较大的制附子量，同时还要逐渐增加附子的剂量，从而达到最佳剂量。如果制附子剂量已经很大，而临床疗效并不理想，也可改为生附子。应用生附子一般从 30 克开始，逐渐加大剂量，达到最佳效果。由于生附子毒性比较大，一般最大剂量用 60 ~ 90 克，就能达到临床治疗目的。但这一定要有一个过程，千万不能盲目应用大剂量生附子。出于安全考虑，一般病人尽量用炮附子而不用生附子。

炮附子 10 克左右的剂量一般走在上焦，"治上焦如羽，非轻不举"。

治在中焦者，炮附子大多从 30 克开始用，经治后看情况进行递增剂量。而 30 ~ 45 克制附子的剂量，即可取得最佳疗效，达到治疗目的。诚如《温病条辨》"治中焦如衡，非平不安"。附子大剂量一般从 60 克开始，依据病情逐渐增加到 75 ~ 120 克。也有情况来得比较急的，一开始就用比较大的剂量。

大剂量附子应用，诚如《温病条辨》"治下焦如权，非重不沉"。曾有一个肾病高度水肿患者，附子最大剂量用到 180 克才慢慢起效。这样的重病人，小剂量是无法取效的。

附子开始应用时，一般是依据病人舌脉及阳虚的情况，选择适合目前病情的附子剂量，服药 3 ~ 6 剂以后，看病人服药后的反应。如果病重药轻即加重附子剂量。加附子剂量的方法，一般是每服药 3 剂后，加附子 15 克，再观察 3 ~ 6 天服药情况。若情况明显改善，那就不再增加附子剂量。如果服药后仍然疗效平平，还要继续加重附子的剂量，以达到临床有效为目标。

【前贤论药】

《本草衍义》：补虚寒则须用附子……风家即多用天雄。

《珍珠囊补遗药性赋》：附子大辛大热，气厚味薄，可升可降，阳中之阴，浮中沉无所不至，为诸经引用之药。附子以白术为佐，乃除寒湿之圣药。（祛）湿药宜少加（附子）引经。又，益火之原、以消阴翳，则便溺有节，乌、附是也。

《本草衍义补遗》：气虚寒甚者宜少用附子，以行参、芪。肥人多湿，亦宜少加乌、附行经。仲景八味丸用为少阴向导，其补自是地黄。后世因以附子为补药，误矣。附子走而不守，取其健悍走下之性，以行地黄之滞，可致远耳。

《景岳全书·本草正》：大能引火归原，制伏虚热，善助参、芪成功，尤赞术、地建效。无论表证、里证，但脉细无神、气虚无热者，所当急用……人参、熟地、附子、大

657

黄，实乃药中之四维……人参、熟地者，治世之良将也；附子、大黄者，乱世之良将也。

《本草汇言》：回阳气，散阴寒，逐冷痰，通关节之猛药也。

《本草纲目》卷17：乌、附毒药，非危病不用。而补药中少加引导，其功甚捷。（时珍）附子乃阴证要药。凡伤寒传变三阴，及中寒夹阴，虽身大热而脉沉者必用之。或厥冷腹痛，脉沉细，甚则唇青囊缩者，急须用之。有退阴回阳之力，起死回生之功……夹阴伤寒，内外皆阴，阳气顿衰，必须急用人参，健脉以益其原，佐以附子温经散寒。舍此不用，将何以救之。（吴绶）

《本草纲目》卷17：熟附配麻黄，发中有补，仲景麻黄细辛附子汤、麻黄附子甘草汤是也。生附配干姜，补中有发，仲景干姜附子汤、通脉四逆汤是也。（引赵嗣真）附子生用则发散，熟用则峻补……若是寒疾即用附子，风疾即用川乌头。（时珍）

《医学正传》：附子禀雄壮之质，有斩关夺将之气。能引补气药行十二经，以追复散失之元阳。引补血药入血分，以滋养不足之真阴。引发散药开腠理，以驱逐在表之风寒。引温暖药达下焦，以祛除在里之冷湿。

《张氏医通》引喻嘉言：人身阳盛则轻矫，湿盛则重着，乃至身重如山，百脉痛楚，不能转侧，而此不用附子回阳胜湿，更待何时。在表之湿，其有可汗者，用附子合桂枝汤以驱之外出。在里之湿，其有可下者，用附子合细辛、大黄以驱之下出。在中之湿，其有可汗者，则用附子合白术以温中而燥脾。

《世补斋医书》卷16：药之能起死回生者，唯有石膏、大黄、附子、人参，有此四药，一剂可以回春，舍此之外则不能。

《本草害利》：甘辛热，入脾肾，通行诸经。补元阳，益气力，坚筋骨。治心腹冷痛，寒湿痿躄，足膝瘫痪，坚瘕癥积。能坠胎，热而善走，益火之源，以消阴翳。禀雄壮之质，有斩关之能。引补气药，以追散失之元阳；引补血药，以养不足之真阴；引发散药，以驱在表之风寒；引温运药，以逐在里之冷湿。退阴益阳，祛寒湿之要药也。生附子，毒紧功烈。附子尖，宣吐风痰，其性锐达。制川乌，性稍缓于附子。生川乌，毒紧功烈。制天雄，辛热入肺肾二经，除寒湿痿，强阳壮筋骨。生用则发散，熟用则峻补。生用须如阴制之法，去皮脐入药。

《本草正义》：附子其性善走，故为通行十二经纯阳之要药。外则达皮毛而除表寒，里则达下元而温痼冷。彻内彻外，凡三焦经络诸脏诸腑，果有真寒无不可治。

《本经疏证》：汗后、下后用附子，证其机在于恶寒。否则无表证而烦躁，未经汗、下用附子，证其机在于脉沉微。

《医学衷中参西录》"附子、乌头、天雄解"：（附子）温通之中又大具收敛之力，故治汗多亡阳。汗多亡阳、亡阴之殊：亡阳者身凉，亡阴者身热，临证时当审辨。凉亡阳者，宜附子与萸肉、人参并用；热亡阴者，宜生地与萸肉、人参并用。

《药征》：附子主逐水也。故能治恶寒、身体四肢及骨节疼痛，或沉重，或不仁，或厥冷，而旁治腹痛、失精、下利。

【方药效用评述】

➤ 恽铁樵："附子最有用，也最难用。"附子能够救人于危急存亡之际，被称为"回阳救逆第一药"。附子通行十二经，内温脏腑骨髓，外暖筋肉肌肤，故最为有用。所以说最难用，一是指附子的主治范围广泛，但附子证难以辨识，不是在危急之际错失良机，就是因为治不对证而不见功效。二指附子有毒，如用不对证，不仅无效，甚至出现毒副反应。所以，必须讲究附子应用时的指征、配伍以及服用剂量、方法、煎煮时间、药物品种等诸多因素。能善用之者，无论寒、热、温、清、表、里、补、泻之剂，皆可应用。

➤ 附子使用要遵循"扶阳助正，回阳固本"的原则。以三阴之方治三阴病，虽失不远。附子主要针对三阴病虚寒证者，即太阴、少阴、厥阴三证，只要是属阴证表现，即为应用附子的指征。附子有兴奋刺激作用，轻量用之，能治一般阳虚证慢性病，补阳扶阳；重量用之，能强心回阳，救治四逆脱证之危急病情。

➤ 《伤寒论》用附子之方有 20 方 37 条，《金匮要略》有 11 方 16 条（乌头赤石脂丸乌头、附子并用，存疑不计），附方有四方 4 条。加减用附子者《伤寒论》计四方 4 条，《金匮要略》有二方 2 条。《金匮要略》的四逆汤、通脉四逆汤、乌梅丸、桂枝附子汤、桂枝附子去桂加白术汤、甘草附子汤等，其药物数量及主治症状皆与《伤寒论》同，故不复列入。要用好附子，必先学张仲景《伤寒论》《金匮要略》。仲景用附子之法，不仅应在生用、炮用及相应脉证、配伍上加以研究，即便在剂量及煎法上，亦应加以关注。又，附子无干姜不热，得甘草则性缓，得桂则补命门，此乃仲景附子配伍成法。

➤ 附子脉证是以脉微弱或脉沉伏不出，四肢厥冷为主要特征的危急重症。在《伤寒论》中，许多附子类方的方证中均有脉象的记载。从《伤寒论》的原文来看，仲景十分重视附子证的脉象，除脉微、脉沉、脉微欲绝以外，尚有脉沉伏不出、脉弱、脉迟等。其中以脉沉微最为典型。所谓脉沉微，指脉形极细、极微，按之如游丝，似有若无；或脉沉伏不出，重按至骨方得，此即附子证特有的脉象。这种脉多见于大汗、大下、大出血、大病或者极度疲劳、寒冷刺激之后体质相当虚弱的患者，也可见于久病、大病患者，或年高体弱，或婴幼儿等。

➤ 凡舌质淡或淡红、暗淡，舌体胖或有齿痕，舌苔白腻、灰腻、白滑者，即舌无热象者，均为附子或四逆汤的使用指征。又，少阴寒证若验之于舌，则舌带糙米色，或如猪腰，或如淡墨，或白苔而润，或无苔而燥，或舌短不能伸。

➤ 慢性病使用附子要辨识阴寒体质。所谓阴寒体质，当四诊合参：望神色，有无精神疲倦，面色晦暗、苍白或暗黄；望形态，是否形体偏胖、喜静懒动；察口渴与否，有无渴欲热饮；察二便，小便是否清长，有无大便清稀或便溏；观舌脉，有无舌淡苔白、脉沉迟而细等。吴佩衡则立寒证为标准，认为无论表寒、里寒皆可使用附子，只要临床见"目瞑嗜卧，畏寒喜暖，少气懒言，气短乏力等"皆可认定为"寒证"，也以此作为附子的主要使用指征之一。

➤ 附子救逆。"阴盛极者阳必亡，回阳不可不急，故四逆汤之分两亦不得不重。（郑钦安《医理真传》卷3）四逆汤以附子配干姜、甘草组方，用治脉微沉、四肢逆冷者，多见于心力衰竭、各种休克等。四逆汤强心升压，适用于阳虚寒证，此证的出现多有极度疲劳、寒冷刺激、高热持续、严重腹泻呕吐、大出血等诱因；有面无光泽，神情淡漠，血压下降，四肢冰冷或有冷汗，脉微弱微细等临床表现。

➤ 附子有强力镇痛作用，适用于一般虚性寒痛（慢性病），如脐腹冷痛、风湿寒痛等。《药征》："随其痛剧，易附子亦有多少（增减），则附子之功可得而知也。"在临床上，附子配麻黄、细辛，可用于寒湿瘀血所引起的头痛、腰痛。配芍药如芍药甘草附子汤、真武汤，可用于坐骨神经痛、腰椎间盘突出症等引起的腰腿痛。配桂枝如桂枝加附子汤，用于关节痹痛。配细辛、大黄即大黄附子汤，可用于剧烈腹痛，如胆绞痛、肾绞痛等。配大黄、干姜、肉桂、人参如温脾汤，可用于肾功能衰退和不完全性肠梗阻引起的腹痛。又，当归、附子治头痛，栀子、附子治胸痹、寒疝腹痛，也是附子镇痛之用。

➤ 附子利水。如茯苓四逆汤（生附子）、附子汤、真武汤、栝蒌瞿麦丸、肾气丸（以上均用炮附子）等方，均与茯苓、白术、泽泻等利水药相伍以逐虚寒水饮，用于心性、肾性水肿。真武汤以附子配白术、茯苓、芍药，主治"心下悸，头眩，身𥆤动，振振欲擗地者"，"腹痛，小便不利，四肢沉重疼痛，自下利者"。多用于阳虚水泛，浮肿而伴有心悸、眩晕、腹痛，如充血性心功能不全、慢性肾小球肾炎、肾病综合征、慢性肾功能衰竭、低蛋白血症、肾上腺皮质激素副作用、甲状腺功能低下等疾病。又，附子配牛膝、车前子、肉桂、地黄、茯苓、泽泻等，方如肾气丸、济生肾气丸，可用于肾病水肿。而桂枝去芍药加麻黄细辛附子汤则可用于肝硬化腹水等。

➤ 附子平喘，可用于脾肾虚喘。如支气管哮喘、慢性支气管炎、肺源性心脏病等见面色暗黑，恶寒、咳喘者，或常年服用肾上腺皮质激素，多属虚喘者。配桂枝、肉桂、地黄、茯苓、白术等，方如肾气丸、苓桂术甘汤等。《金匮要略》谓"夫短气有微饮，当从小便去之。苓桂术甘汤主之，肾气丸亦主之"。肾气丸还用于"虚劳腰痛，少腹拘急，小便不利者"。临床上，对于支气管哮喘、慢性支气管炎患者缓解期，见头眩心悸短气，腰膝酸软，小便频数无力，轻度浮肿，脐腹部隐痛，肠鸣便泄者，可用真武汤、苓桂术甘汤、肾气丸合方缓调，温振脾肾阳气，改善体质而预防复发。附子配小青龙汤或桂苓五味姜辛汤，适于支气管哮喘见恶寒、无汗，脉沉微细，舌质暗淡而润泽，苔白水滑者。对于久喘而形体瘦弱，心动悸，脉芤大者，可用桂枝加龙骨牡蛎汤加附子、炙甘草汤加附子等。

➤ 附子能温肾阳，临床上既用附子于肾阳虚惫不能化气行水而尿少、水肿，又用于虚劳之夜尿频多、腰痛神疲等。附子治风湿热痹时，常配忍冬藤、黄柏、苍术、薏苡仁、蚕沙、萆薢等。不唯痹证，诸多慢性炎症亦多用附子与清热解毒、活血化瘀药配伍治疗。近年来，以附子为主的四逆汤及其改进剂型，已广泛用于临床治疗感染性休克、心源性休克。

➤ 目今临床上，四逆汤多加味应用。加人参为四逆加人参汤，用治冷汗多或大出血者。加肉桂、桂枝、龙骨、牡蛎即合桂枝甘草龙骨牡蛎汤，适用于心动悸、冷汗出、脉象苑大者。加生脉散（人参、麦冬、五味子），用于气喘汗多舌红嫩者。加人参、白术即附子理中汤，用于虚寒腹泻。加茵陈蒿为茵陈四逆汤，用于阴黄。加黄连，则用于寒热夹杂的痢疾、腹泻。

➤ 附子入煎法有如下 3 种。

（1）先煎法：附子先煎，可以减毒。

（2）开水煎煮法：有人提出附子煎煮新法，即将附子捣为粗末，开水煎煮 10 分钟以后，尝无麻味即可。煎煮附子时水一定要一次放足，不能中途再添加冷水进去，这是朱良春的经验。

（3）合煎法：附子与干姜、甘草合煎，可以增效减毒。《本草纲目》卷 17 引弘景："俗方每用附子须甘草、人参、生姜相互配合者，正制其毒也"。

➤ 附子止痛大量，温阳小量。若须用大量用时，一般宜从小量开始，逐渐增量。不可贸然投以猛剂，以免偾事。张仲景用附子有 3 个剂量段。大剂量为 3 枚，作镇痛用者以炮附子重剂，如大黄附子汤、桂枝附子汤、桂枝附子去桂加白术汤、桂枝芍药知母汤皆用炮附子 3 枚，治关节痹痛或心腹剧痛。中剂量为 1 枚半至 2 枚，如附子汤、甘草附子汤等。小剂量即常用量，是 1 枚，作强心及局部衰弱症状用者，宜炮附子轻剂，如桂枝加附子汤、真武汤、附子粳米汤，多用于疼痛、水肿、心悸、痹证等。

➤ 生附子回阳救逆，作急救虚脱用者以生附子，其他均用炮附子。生附子剂量均以枚之大小计之，如干姜附子汤、茯苓四逆汤、四逆汤、四逆加人参汤、白通汤、白通加猪胆汁汤，皆用 1 枚，为量轻者。又如通脉四逆汤、通脉四逆汤加猪胆汁汤，各用生大附子 1 枚，则用量较重。

仲景方中，凡附子量加重则干姜亦加重。仲景用生大附子 1 枚，据李时珍云，"一两者极难得"，则大者约一两（30 克）。又曰："土人云但得半两以上者，皆良。"（《本草纲目》卷 17）则生附子 1 枚约五钱（15 克）。陆渊雷："今生附子皆用盐渍，饱含水分，一枚约重今秤八钱至一两，大者乃至二两许"。（《伤寒论今释》卷 1）此指饱含水分的重量。因此，四逆亡阳之证可用生附子干品 15 克，大者 30 克。

➤ 吴佩衡使用附子，对一般性虚寒证，用量通常为 20～100 克，急性阴阳格拒、阴盛阳虚之危候，则为 60～250 克。恽铁樵用附子，凡亡阳之证和阳虚重候当用 50 克以上。王子泉用附子，一般证候用量可在 25～30 克，重证可用 50～60 克，少数危急重证可至 100克以上。

有人提出，服药后判断附子增减进退，应该有睡眠、小便、动静"三问"。若服药后变得久不能睡，或烦躁不宁，或彻夜不眠，小便黄赤或短涩，即当减其用量。祝味菊认为，对从未服过附子的患者，可从小剂量开始，逐步加量。

➤ 配伍禁忌。附子与半夏同用，《药典》认为属于配伍禁忌。但大量的临床证明，针对寒痰、水饮顽固重证，附子、半夏二者相配，并没有毒副不良反应，反而可增强疗效。王子泉的经验是，禀赋不足，肺肾阳虚，复受外邪，无力温水化气，致使寒湿化痰，壅塞于肺发为咳喘之症，内外合邪，既有宿寒，又有湿滞，如果不用姜、附则无以助阳逐寒，舍半夏、天南星则不能燥湿祛风，如果囿于"十八反"禁忌，必然顾此失彼，贻误病情。

➤ 附子的毒性。如果不正确应用或误服乌头类制剂，有可能中毒。中毒原因多见于误服生品与生品药酒制剂，超量用药，不遵医嘱，煎煮时间过短等情况。现代药理学研究表明，附子的主要成分是乌头类生物碱，其中双酯型生物碱含量最高，毒性也最大，具有心脏毒性、神经毒性、肾毒性等，毒理机制主要是先引起机体神经的兴奋，而后对其产生麻痹作用。中毒剂量为 0.2 毫克，3~5 毫克即可致死。

➤ 附子中毒症状有如下几种。

（1）神经系统症状可见口舌、四肢及全身麻木，头痛，头晕，复视，精神恍惚，言语不清或小便失禁。继则四肢抽搐，牙关紧闭，呼吸衰竭。

（2）循环系统症状可见心悸气短，心律失常，血压下降，面色苍白，口唇紫绀，四肢厥冷，体温下降，休克等。心电图可见心律不齐，室性早搏，房室传导阻滞及心房、心室纤颤等。

（3）消化系统症状可见流涎，恶心，呕吐，腹痛，腹泻，便血，肠鸣音亢进。此外，孕妇可见流产。

➤ 中毒处理为绿豆甘草汤（绿豆 120 克、甘草 60 克）水煎服饮用，或在绿豆甘草汤的基础上加金银花、黄连、蜂蜜等适量煎服。亦可配合针灸等治疗。西医药物主要包括阿托品、多巴胺等急救，心律失常时可以用胺碘酮，甚至用电除颤来进行治疗。并用 1%~2% 鞣酸洗胃，酌情给予催吐剂、活性炭以及输液、保温、吸氧等。口服浓茶也有解毒作用，解毒机制是沉淀生物碱。

➤ 考虑不同患者的体质可能对附子的敏感性有所不同，建议在服药前可先尝是否口麻，服用时要少许服用，不效再服，每日三服为常规服法。对于危急重证，一般是顿服，如干姜附子汤治疗虚脱之先兆。服用附子之温热类汤剂，热服效果最好。但如因阴寒太盛，服后即吐，则可先冷却汤药，或加猪胆汁、童便之类服用，以防药物格拒。在进服附子方药期间，应禁食寒凉类食物或药品，以免降低药效，同时宜忌食肥甘厚腻、辛辣刺激类食品。服药时不可饮酒，也不可用酒作引。不宜长期大剂量服用附子类汤剂，尽量做到速战速决，三五剂达到治疗目的。如确实须继续服用，应逐渐减量。连服 1 周后，最好停药 2~3 天，以防药物蓄积中毒。

➤ 历代本草都要求对附子进行严格炮制。从汉代的火炮法，到现代的甘草制、蒸制、黑豆制等，常见的炮制法有盐制、姜制、蒸制，炮制后的附子有盐附子、黑顺片、白附子等不同类型。

不同的炮制方法对附子的毒性及药效有着不同的影响，如去皮后的附子毒性可降低近 50%。有研究表明，附子、乌头经炮制后可以起到存效减毒的作用。草乌经过炮制后其毒性可显著降低，但也应防止炮制过度。如果一味地追求用药安全而过度炮制，则会降低附子药效。如乌头碱经充分水解后可形成乌头原碱，虽然毒性极大降低，但也几无明显强心作用。

➤ 附子用甘草制。用甘草不拘多少，大约酌附子之多寡而用，甘草煎极浓甜汤，先浸数日，剥去皮脐，切为四块。又添浓甘草汤，再浸二三日，捻之软透乃咀为片，入锅文火炒至干。庶得生熟匀等，口嚼尚有辣味，是其度也。今制之必用甘草者，盖欲存其性而柔和其刚耳。（《景岳全书·本草正》）

【药量】小剂量，引经用，1~3克。中剂量，温经散寒，10~30克。大剂量，回阳救逆，20~30克，甚而30~60克。10克以内入煎，无须先煎。10克以上入煎，必须先煎半小时至1小时；30克以上须先煎2小时。

【药忌】孕妇忌用，传统和半夏、瓜蒌、贝母、白及、白蔹相反，属十八反。《阴证略例》："用附子以补火，必防涸水，若阴虚之人，久服补阳之药，则虚阳易炽，真阴愈耗，精血日枯，而气无所附丽，遂成不救者多。"《本草经疏》："若非阴寒、寒湿、阳虚、气弱之病，而误用之于阴虚内热，血液衰少，伤寒、温病、热病阳厥等证，靡不立弊。"

❧ 乌头 ❧

【药原】出《神农本草经》。用块根。

【药性】大辛，大热，有毒。归心、脾、肝、肾经。生品极毒，内服均宜制用。

【药效】温经散寒，逐阴通络。

【药对】

1. 乌头、桂枝（或麻黄）　乌头散寒止痛，必配以蜂蜜，以制约乌头辛燥之毒。桂枝或麻黄温经通络，可增强乌头止痛之功。同时，乌头又可兼制麻黄、桂枝的解表发汗作用。仲景在组方时，又配以芍药、甘草缓急止痛，并配以姜、枣温中和胃，黄芪补中益气，诸药合用，共奏温经散寒，除湿止痛之功。此为仲景乌头汤、乌头桂枝汤的配伍要义。后世有简化方，如《圣惠方》卷48乌头散，炮川乌10枚，桂枝60克，为细散。每服6克，入生姜，水煎；次入蜜，再煎服。治寒疝腹痛，手足逆冷者。基本上包括了仲景治寒疝的乌头、桂枝、蜜、姜。

2. 川乌、草乌　川乌是四川产者，草乌是他地产者。一般而言，川乌、草乌两者药物性味、归经相同，均有温经通络止痛作用。仅药力有所差别，川乌药力相对和缓，而药力持久；草乌力峻效速，药力却不太持久。因此在临床上治疗寒凝经脉而引起的风寒湿痹痛，不论寒热，但见疼痛明显者每每成对并用，可达到迅速止痛消肿之目的，方书制川草乌。如乌头汤、乌头桂枝汤等，其证主要表现为发病急骤，关节疼痛剧烈，甚或关节肿胀，喜暖恶寒，屈伸不利，活动障碍，局部无发热感。

3. 乌头、全蝎　见"全蝎"篇。

4. 乌头、山栀　见"栀子"篇。

5. 乌头、蜜　见"专论"。

【方药治疗】

1. 温经散寒

（1）阴毒伤寒：炮川乌、干姜各 15 克，粗散，炒令转色，放冷，再捣细散。每服 3 克，盐 1 捻，水煎服。治阴毒伤寒，手足逆冷，脉息沉细，头疼腰重。（《博济方》卷 1 退阳散）

（2）寒疝：大乌头 5 枚（熬去皮），水煮去滓，纳蜜再煎，去滓取服。治绕脐痛，手足厥冷，脉沉紧。（《金匮要略》大乌头煎）又，乌头桂枝汤，详见本篇"药方"。又，乌头 6 克、半夏、茯苓各 12 克，细辛 3 克，细末，蜜丸麻子大。每服 2 丸，空心酒下，日 2 次。治寒疝腹痛，脉沉紧。（《金匮要略》赤丸）此方乌头与半夏同剂，相反以攻坚积沉寒。又，炮川乌 10 枚，桂枝 60 克，为细散。每服 6 克，入生姜、水煎；次入蜜，再煎服。（《圣惠方》卷 48 乌头散）

（3）心痛疝气：川乌、栀子各 3 克，为末，如姜汁 1 匙调下。治心痛疝气。（《丹溪纂要》）

（4）腹痛吐泻：乌头 30 克，苍术 60 克，水浸 7 日，刮去皮，焙干，粗末。每服 6 克，姜、枣水煎服。治冷气心腹满胀，脐腹撮痛，吐逆泄泻。（《圣济总录》卷 67 乌头汤）

（5）小儿慢惊：川乌 1 枚、全蝎各等分，㕮咀。每服 15 克，姜 50 片，水煎服。治小儿慢惊，百药不效。（《普济方》卷 371 乌头丸）

2. 逐阴通络

（1）头风：天南星、川乌各等分，细末。每服 6 克，细茶 3 克，薄荷 7 叶，盐梅 1 个，水煎入姜汁服。治诸般头风，二三十年不愈。（《奇效良方》卷 24 星乌散）又，生川乌 1 个，川白芷、川细辛、大川芎各等分，细末，韭菜汁泛丸，每丸 3 克。每服 1 丸，嚼葱白茶清下。治头痛如裂。（《世医得效方》卷 10 四川丸）

（2）风寒湿痹：乌头汤，详见本篇"药方"。又，炮乌头 20 克，炮附子 30 克，麻黄 40 克，为末，蜜丸如梧子大。每服 5 丸，温酒送下，日 3 次。治脚气疼痛，风寒湿痹。（《千金翼方》卷 14 青丸）又，草乌头、何首乌（好酒浸两宿，取出净洗）各等分，为细末，酒糊为丸如梧子大。每服 7 丸，食后茶、酒任下。治一切风疾。（《普济方》卷 116 引《卫生家宝方》大效小风丹）又，炮川乌 30 克，荆芥穗 60 克，细末，醋、面糊为丸如梧子大。每服 20 丸，酒或热水下。治遍身麻痹，百节疼痛，又治妇人血风，浑身痛痒，头疼眼晕。又治肠风下血。（《局方》卷 1 乌荆丸）又，地龙、天南星、炮川乌、炮草乌各 180 克，乳香、没药各 60 克，细末，酒调面糊为丸梧子大。每服 3 克，日 2 次。治风寒湿痹，中风手足不仁。（《局方》卷 1 小活络丹）

（3）腰膝冷痛：炮乌头、干姜、威灵仙各等分为末，水丸。每服 3 ~ 6 克。治老人月腰膝冷痛。（《寿老养亲书》卷 3 三圣丸）

（4）瘫痪：炮乌头 30 克，炒五灵脂 60 克，为末。井花水拌和为丸如弹子大。每服 1 丸，分作四服，用温酒下。服后盖衣被出汗，隔日再服。治瘫痪风。（《圣济总录》卷 7 乌灵丸)《卫生宝鉴》用治久患风虚麻痛，行走艰难者。

（5）面瘫：川乌、甘草各 15 克，人参、麻黄、川芎、官桂、当归各 30 克，细末。每服 6 克茶水下，日 3 次。治贼风入耳，口眼㖞斜。（《扁鹊心书》三五七散）

（6）肥人风痰：炮川乌 20 枚，香附 250 克（姜汁浸一宿，炒），焙干为末，酒糊为丸如梧子大。每服 12～18 丸，温酒下。（《医方大成》卷 1 引《澹寮方》）

（7）肠痔下血：炮乌头、黄连各等分，剉散。每服 6 克，水煎服。热加黄连，寒加乌头。治肠痔下血不止。（《三因方》卷 15 乌连汤）

【外用治疗】

1. 口疮 大川乌、吴茱萸各 15 克，细末。每用药面 15 克，醋调，涂两脚心（涌泉穴），临卧用。次日便见效。（《医方类聚》卷 77 引《澹寮方》）

2. 痈疽肿毒 黄柏皮（炒）、川乌（炮）各等分，为末。水调涂之，留头，频以米泔水润湿。治痈疽肿毒。（《集验方》）

【药方】

1. 乌头汤 川乌 5 枚（破），以蜜 250 毫升煎取后，即出乌头。麻黄、芍药、黄芪、炙甘草各 10～15 克，㕮咀，水煎去滓，内蜜煎中，更煎服。不知，尽服之。治寒湿痹阻经脉，历节疼痛，不可屈伸。（《金匮要略》）

2. 乌头桂枝汤 芍药 30 克，炙甘草 15 克，大枣 10 枚（擘），生姜 30 克，桂枝 20 克，水煎取汁去滓。别取乌头 5 枚（去皮，四破）、蜜 250 毫升，微火煎，而后和两药汁服。其知者，如醉状。得吐者，为中病。治寒疝，恶寒汗出，腹中绞痛，身体拘急，不得转侧，发作有时，令人阴缩，手足厥逆，灸刺诸药不能治。（《金匮要略》）

3. 三痹汤 乌头、防风、防己、桂心、甘草各 6 克，人参、黄芪、白术、当归、川芎、白芍、茯苓各 10 克，细辛 3 克，姜 5 片，枣 3 枚，水煎服。治风寒湿痹，手足拘挛。（《张氏医通》卷 14）

【医家经验】

1. 戴云波善用乌头、附子治疗各种痹证 戴氏认为，痹证阳虚为本，寒邪为标，所以治疗各类痹证，无论寒热，均在辨证的基础上加入乌头或附子。认为乌头、附子生者固然有剧毒，炮制者仍有毒性，但乌头经煎煮 3 小时，附子煎煮 2 小时，毒性基本消失而有效成分不会被破坏。其习用制乌头或炮附子 30～120 克，加生甘草或蜂蜜同煎。治疗风寒湿痹，选用《金匮要略》之乌头汤、乌头桂枝汤、麻黄细辛附子汤三方，熔为一炉，自拟乌附麻辛桂姜汤：川乌、附子、麻黄、细辛、桂枝、干姜、甘草。

行痹主以祛风通络，佐以散寒除湿，乌头、附子任选其一，酌加防风、独活、羌活、秦艽、威灵仙。痛痹主以散寒温阳，佐以祛风胜湿，酌加肉桂、鹿角霜、吴茱萸。着痹主以利湿健脾，佐以祛风散寒，则去甘草之甘缓，再酌加柴胡、葛根、羌活、萆薢、茯苓皮、五加皮等。湿热痹则以薏苡仁竹叶散加制川乌为基础方，方用薏苡仁、竹叶、滑石、木通、连翘、白豆蔻、茯苓皮、制川乌。若兼风者加荆芥、防风、薄荷、独活、秦艽等，若兼夹寒湿则酌加附子、细辛、羌活、独活、五加皮、苍耳子、海风藤、丝瓜络。若兼寒，肢节肿痛，面浮肿，腹胀满，则仍以乌附麻辛桂姜草汤去甘草，再酌加大腹皮、茯苓皮、陈皮、荆芥、薄荷、杏仁等。若热偏盛，加黄芩、黄柏、栀子之类。据证加减，屡获良效。（新中医，1973，152：52）

2. 李可用附子、乌头经验

（1）凡用乌头剂，必加两倍量之炙甘草，蜂蜜150克，黑小豆、防风各30克。凡用附子超过30克时，不论原方有无，皆加炙甘草60克，即可有效监制。从古今各家本草论证得知：炙甘草扶正解百毒，杀乌头、附子毒；蜂蜜补中润燥止痛，解乌头、附子毒；黑小豆活血利水，祛风解药毒。《本草纲目》："煮汁，解矾石、砒石、甘遂、天雄、附子……百药之毒。"防风发表祛风，胜湿止痛。《本草求原》："解乌头、芫花、野菌诸毒。"《本草经集注》："杀附子毒。"

（2）凡剂量超过30克时，乌头剂加冷水2500毫升，文火煮取500毫升，日分3次服，煎煮时间3小时左右，可有效破坏乌头碱之剧毒。附子剂用于慢性心衰，加冷水1500毫升，文火煮取500毫升，日分2~3次服。危急濒死心衰病人，使用大剂破格救心汤时，则开水武火急煎，随煎随灌，不循常规，以救生死于顷刻。此时，附子的毒性正是心衰病人的救命仙丹，不必多虑。

（3）余凡用乌头剂，必亲临病家，亲为示范煎药。病人服药后，必守护观察，详询服后唇舌感觉。待病人安然无事，方才离去。有以上三条保证，又在配伍、煎药法上做了改进，采取全方加蜜同煎、久煎法，既保证疗效，又做到安全稳妥，万无一失。（《李可老中医急危重症疑难病经验专辑》）

3. 王士福对寒痹治疗经验　王士福对寒痹见下肢一侧疼痛剧烈，不能屈伸着地、睡眠不能睡于痛侧，其痛多由环跳穴经委中、承山下至昆仑的治疗常选用《金匮要略》乌头汤合四物汤，每取捷效，并同时指出，取效速否在乎制川乌、制草乌的剂量。方用制川乌、制草乌各30克，配以生甘草30克，且川、草乌同生甘草先煎1小时，后下余药，其毒自解。其痛一剂即缓，二三剂痛止大半，甚至疼痛消失，或只感痛处微麻，此时即可停用川草乌，加薏苡仁30克、泽泻20克、通草10克，以甘淡渗泄其毒，防止积蓄为害，服二三剂后再加原川、草乌各30克，如此反复10余剂，使寒痹散疼痛止而不伤正，多可获愈。

【前贤论药】

《神农本草经》：乌头，味辛温，主中风，恶风，渐渐出汗，除寒湿痹，咳逆上气，破积聚寒热。

《长沙药解》：乌头温燥下行，其性疏利迅速，开通关腠，驱逐寒湿之力甚捷。

【专论】

张仲景用乌头　在仲景方中，乌头、附子大多生用，用量之大，运用乌头、附子剂之早，使用频率之高，古今少有。其应用在于方药配伍、炮制与煎服方法上，以保证有效而无害。

（1）乌头方剂：《金匮要略》乌头汤剂内服，有大乌头煎、乌头汤、乌头桂枝汤三方。

其他还有赤丸、乌头赤石脂丸等丸药，都以寒邪致痛为主症。

（2）《金匮要略》乌头汤的用量：本方麻黄、芍药、黄芪、炙甘草各三两，川乌5枚。乌头1枚平均以5~7克计算，5枚则为25~35克。炙甘草三两，汉代一两合今之15.625克，以十六两计则为48克。若以25克计，甘草用量约为乌头的1倍。

（3）乌头汤之蜜煎法：先以蜜2升（汉代1升合今之200毫升）煎川乌，煎至1升时去川乌，留蜜待用。蜜煎川乌，一则蜜善解百毒，尤可解乌头之毒；二则以稠黏之蜜汁文火煮之，必影响毒性之分解。此时，乌头慓悍燥烈之性已不能为害。然后方中四味药以水3升，煮取1升去渣，与煎妥之川乌蜜混合再煎，进一步中和毒性。

（4）服法：服七合（140毫升），为全剂的2/3。服药后要求："不知，尽服之。"服后唇舌微觉麻木为"知"。"不知"则无此感觉，宜"尽服之"，即把所剩1/3的药液全部服下，以"知"为度。一般病人服乌头汤140毫升即有效应。体质异常者此量不能中病，当把一剂药全部服下，方始奏效。

（5）张仲景用乌附剂成功经验：其一，凡乌头、附子类方（附子汤除外），炙甘草用量为乌头、附子的2倍。甘草善解百毒，甘缓以制其辛燥。其二，蜜制乌头，蜜为百花之精华，芳香甘醇凉润而善解百毒，并制其燥烈。其三，余药另煎，取汁与蜜再煎，中和毒性，使乌头之毒性降到最低，而治疗效能不变。按照上法应用乌头安全稳妥，万无一失。

（6）配伍：历节不可屈伸，疼痛重者配麻黄，如乌头汤；疼痛轻者配桂枝，如乌头桂枝汤；若寒疝里急，辄以单味乌头治之，如大乌头煎。

（7）凡用乌头必配白蜜：其目的是减轻毒副作用，使乌头作用能发挥而副作用减少。如大乌头煎方中云"乌头熬去皮，配白蜜，除能制其毒性外，还有缓和剧痛之效"。乌头桂枝汤亦用白蜜，方后注云："其知者如醉状，得吐者为中病"。"如醉状"是乌头引起的瞑眩现象。故乌头、蜜相配为仲景之常用减毒药对。

（8）改良方法：目今的蜂蜜或有质量问题，因此可代之以大量功善解毒的生甘草。用水1000~1500毫升，大火煎开后，改文火慢慢煎2~3小时，再下余药。如中途水量不足，需加入开水，不可加入冷水，以免影响毒性去除。

【方药效用评述】

➤ 仲景用乌头之效用，基本上与炮附子重用者相似，主治风寒湿痹、内外风痛。但如细分，乌头以散寒止痛为主，附子以温阳散寒为用。乌头温阳散寒镇痛之力猛，故其适应证较炮附子为重。故《本草正义》云乌头主治温经散寒，虽与附子相近，而温中之力则不如。乌头专为祛除外风内寒之向导者，散寒邪是其本性。

➤ 寒热错杂，寒邪阻于经脉，久郁化热。症见关节肿胀、发热、疼痛剧烈，临床在大剂应用清热利湿药的同时，可少少佐以小剂量乌头，能有效缓解疼痛。如白虎加桂枝汤加川、草乌，越婢加术汤加川、草乌，麻黄杏仁薏苡甘草汤加川、草乌等。如果机体素虚，痹证日久，复感寒邪疼痛肿胀剧烈，此时也可大剂应用，顿挫病势，甚至川、草乌与附子同用，疼痛缓解后予以附子类方巩固疗效。如桂枝芍药知母汤加川、草乌，附子汤加川、草乌等。

➤ 临床治疗痹证，根据病情合理应用乌头，既能快速止痛消肿，同时还可有效阻断病程，避免疾病反复发作。生品大毒，制者毒性虽小，但大剂应用还有中毒的可能，故加生甘草并先煎 2~3 小时，可有效防止中毒。鉴于乌头以散寒止痛为主，附子以温阳散寒为用，故病程长，素体阳虚、形寒怕冷者，需与炮附子同用，以达到标本同治，快速消肿止痛之功。

➤ 本品不宜与贝母、半夏、白及、白蔹、天花粉、瓜蒌等配伍同用，属十八反。但在《金匮要略·腹满寒疝宿食病脉证治》中，即有赤丸一方，方中以乌头、半夏同用。后世如王旭高、曹仁伯、丁甘仁、蒲辅周等，均有乌头或附子与半夏相配应用的医案治验。

➤ 药用乌头主要分为两大类，一类主产于长江中下游各省，尤以四川产者为优，故名川乌；另一类为北乌头，主要分布于东北和华北各省，名草乌，毒性更强。二者均可入药，功效大致相同。

➤ 一般主张用制乌头，并注意乌头的煎服。制川乌、制草乌各 30 克，生甘草 30 克，先煎 2~3 小时，然后再入他药同煎。同时，在服药期间不要饮酒，因乙醇能促进乌头碱的吸收，从而加强毒性，导致中毒。

【药量】 制川、草乌各 10 克。

【药忌】 虚弱者、有热者、孕妇忌用。

❦ 干 姜 ❧

【药原】 出《神农本草经》。用干燥根茎。

【药性】 辛，热。归脾、胃、肾、心、肺经。

【药效】 温中散寒，回阳通脉，温肺化饮，温经摄血。

【药对】

1. 干姜、甘草　干姜辛热、温中散寒，温肺化饮；甘草甘平，健脾和胃，缓急补中。二味组成甘草干姜汤，温肺、脾之寒，达阳气而行津液。治咽中干，吐逆，烦躁，手足不温，微恶寒，脚挛急者。又治肺痿，吐涎沫而不渴，头眩，必遗尿、小便数，以上虚不能制下故也。《传信适用方》用炮干姜 7.5 克、炒甘草 4 克，粗末，水煎服。治胃寒生痰，头晕吐逆。《幼幼新书》卷 10 引《庄氏家传》黑散，用治慢脾风。干姜、甘草等分，煅存性，每服 3 克，乌梅汤下。在临床上，刘渡舟提出，甘草必须蜜炙，干姜可炮黑，甘草的剂量应大于干姜 1 倍以上。如甘草干姜汤用炙甘草 15 克，干姜 6~10 克，水煎服。治腹痛肠鸣，便溏，吐血便血，见肠胃虚寒证者。现代医家朱颜用本方治寒证，以脉迟、不渴、舌淡、苔白为据，治胃痛、腹胀、腹泻、痛经、咳喘、眩晕、胸痛等，其本为寒。用甘草、干姜各 9~15 克，煎汤温服。取效每在一二剂，重者三五剂而愈。（中医杂志，1965，11：6）

2. 干姜（或生姜）、黄连　见"黄连"篇。

3. 干姜、细辛、五味子　见"五味子"篇。

4. 干姜、人参　见"人参"篇。

5. 干姜、附子　见"附子"篇。

6. 干姜、栀子　见"栀子"篇。

【方药治疗】

1. 温中散寒

（1）胃寒：甘草、干姜各 9～15 克，水煎温服。治胃部冷痛。（《伤寒论》甘草干姜汤）又，干姜、吴茱萸各等分，细末。每服 3 克，酒送下。治食后吐酸。胃冷服之，立验。（《千金要方》卷 16 治中散）又，高良姜、炮干姜各等分，为细末，面糊为丸如梧子大。每服 15～20 丸，食后橘皮汤下。治一切冷物所伤，心脾冷痛。（《局方》卷 3 二姜丸）又，干姜（炒黑）、栀子（姜汁拌炒）各等分，粗末。每服 10 克，酒煎服。治心疝心痛及寒痛。（《增补内经拾遗》卷 1 一笑散）

（2）脾胃虚寒：炮附子、人参、白术、干姜、甘草各 30 克，为末，蜜丸梧子大。每服 6 克，日 2 次。治脾胃虚寒，脘腹冷痛，下利清谷，呕吐恶心，畏寒肢冷。（《局方》卷 5 附子理中丸）又，人参 60 克，焦干姜 10 克，炼白蜜为丸如芡实大，常嚼服之。治脾胃虚寒，饮食不化，胀满泄泻，吞酸呕吐等证。此药随身常用甚妙。（《景岳全书》卷 51 黄芽丸）又，丁香 9 粒，干姜 3 克（炒），研末。每服 1.5～3 克，白汤下。治小儿体寒肢冷，腹痛吐泻。（《景岳全书》卷 63 二仙散）

（3）呕吐：半夏、干姜各等分，为散。每服 6～10 克，水煎服。治干呕吐逆，吐涎沫。（《金匮要略》干姜半夏散）

（4）泄泻：厚朴、干姜各等分，为末，蜜丸梧子大。每服 30 丸，日 3 次。治中寒洞泄。（《普济方》卷 209 引鲍氏方）又，炮干姜、五倍子、百药煎各等分，细末。每服 3 克，日 2 次。治小儿滑肠不止。（《是斋百一选方》神功散）

（5）下痢：干姜、赤石脂、粳米，水煎服。治下利便脓血。（《金匮要略》桃花汤）又，干姜（炮）、赤石脂（煅）各等分为末，蒸饼和丸如梧子大。每服 30～50 丸，日 3 次。治冷痢腹痛，下白冻。（《千金要方》卷 15 桃花丸）又，干姜、黄连、桂心各等分，为末，每服 3～6 克，放在糜中食。日 3 次，多脓加姜，多血加桂。（《外台秘要》卷 25 引《古今录验》干姜散）

（6）妇女腹痛：桃仁 40 粒（炒黄），干姜 15 克（炒黑），为末，酒煎服。治瘀血作痛，经期腹痛。（《仙拈集》卷 1 桃姜散）

2. 回阳通脉

（1）阳虚脱证：生附子 1 枚，炙甘草、干姜各 10 克，水煎服。治阳气虚脱，手足厥冷，恶寒，四肢拘急，下利清谷，脉微欲绝，或大汗，或发热，或呕吐。（《伤寒论》四逆汤）若大汗、吐利、亡血等，阳气虚脱，阴液亏损，脉不出加人参，为四逆加人参汤。

（《伤寒论》）又，炮川乌、干姜各15克，粗散，炒令转色，放冷，再捣为细散。每服5~10克，盐1捻，水煎服。治阴毒伤寒，手足逆冷，脉沉细。（《博济方》卷1 退阴散）。

（2）气虚卒中：人参60克，炮姜15克，水煎，徐徐服。如不应，急加炮附子。治气虚卒中，不语口噤，或元气虚弱，恶寒发热，烦躁作渴，痰喘气促。（《妇人大全良方》卷3）

（3）中寒口噤：干姜15克，炮附子10克，水煎服。治中寒口噤，四肢强直，失音不语；兼治阴证伤寒，下利发热；中脘虚寒，久积痰水，心腹冷痛，霍乱转筋，四肢厥逆。如虑太燥，以附子理中汤相继服之。（《赤水玄珠》卷2 姜附汤）

3. 温肺化饮

（1）痰饮：茯苓15~30克，甘草、干姜、细辛各10克，五味子6克，水煎服。治痰饮咳逆上气，胸满。（《金匮要略》苓甘五味姜辛汤）又，炮干姜、炮皂荚、桂心（去皮）各等分，研末，蜜丸如梧子大。每服30丸，嗽发即服。治咳嗽上气。（《本草纲目》卷26引《刘禹锡传信方》）

（2）肺痿：甘草、干姜各10克，水煎服。治肺痿，吐涎沫而不渴，遗尿，小便数，头眩。（《金匮要略》甘草干姜汤）

4. 温经摄血

（1）吐血：炙甘草、炮干姜各等分，剉散。每服10克，水煎服。治诸虚出血，胃寒不能引气归原，无以收约其血者。（《仁斋直指方》卷26 甘草干姜汤）又，干姜为末，每服3克，童子小便调服。治吐血不止。（《本草纲目》卷26）

（2）血崩：棕榈炭、乌梅、干姜各等分，并烧存性。每服6克，空心，乌梅酒调下。治妇人血崩。（《丹溪心法》卷5）

（3）赤白带下：干姜15克（炒黑），白芍60克（酒炒），为末。每服6克，空心，米饮下。治赤白带下，不论新久者。（《仙拈集》卷3 姜芍散）

（4）胎漏：炒熟地、炮干姜各6克为末，米饮调服。治妊娠胎漏，漏血如月经。（《叶氏女科》卷2 止漏散）

【外用治疗】

1. 冷疮 炒黑干姜为末，适量搽疮口，觉热如烘，生肌甚速。治冷疮久不收口。（《仙拈集》卷4 回阳生肌散）

2. 褥疮 干姜粉（高压灭菌）10克，生姜自然汁40毫升（高压灭菌），新鲜鸡蛋清60毫升，生理盐水40毫升，搅匀，放入纱布敷料浸泡，取出敷于疮面。每隔2~4小时换药1次，或连续湿敷。疮面深脓多者，宜扩疮后再敷药。

3. 婴幼儿秋季腹泻 干姜、丁香、肉桂各等分，分别研末过筛，混匀装瓶备用。先将患儿脐窝用生理盐水搽净，然后将药粉置于脐窝内，稍加压以填平脐窝为度，外用胶布固定。每2日换药1次，治疗4日。（中国中西医结合杂志，1992，5：309）

【药方】

1. 甘草干姜汤 炙甘草 20 克，干姜 10 克，水煎服。治肺痿，吐涎沫而不渴，头眩，必遗尿，小便数，以上虚不能制下故也。（《金匮要略》）

2. 理中丸 人参、干姜、炙甘草、白术各等分，研末，为丸如梧子大。每服 6 克，日 2 次。治喜唾久不了了，是胸上有寒，当以丸药温之。（《伤寒论》）

3. 桂枝人参汤 桂枝、炙甘草各 12 克，人参、干姜、白术各 10 克，水煎服。治协热下利，利下不止，心下痞硬，表里不解。（《伤寒论》）

【医案】

➤ （薛立斋治）一孀妇年六十，素忧怒，胸痞少寐，所食枣、粟、面少许。略进米饮，则便利腹痛十年矣。复大怒，两胁、中脘或小腹作痛，痰有血块。用四君加炒黑山栀、茯苓、神曲，少佐以吴茱萸十余剂，及用加味归脾汤二十余剂，诸证渐愈。后因子忤意，忽吐紫血块碗许。次日复吐鲜血盏许，喘促自汗，胸膈痞闷，汤水不入七日矣。六脉洪大而虚，脾脉弦而实。此肝木乘脾，不能统摄，其血上涌，故其色鲜非热毒所蕴。以人参一两、炮黑干姜一钱，服之即寐，觉后喘汗稍缓。再剂，熟寐半日，喘、汗、吐血俱止。若脾胃虚寒，用独参汤恐不能运化作饱，或大便不实，故佐以炮姜。（《名医类案》卷 8 "下血"）

➤ 刘某，男，30 岁，小学教师。患遗尿症甚久，日则间有遗出，夜则数遗无间，良以为苦。医咸认为肾气虚损，或温肾滋水而用桂附地黄汤，或补肾温涩而用固阴煎，或以脾胃虚寒而用黄芪建中汤、补中益气汤。其他鹿茸、紫河车、天生磺之类，均曾尝试，有效有不效，久则依然无法治。吾见前服诸方于证未尝不合，何以投之罔效？细诊其脉，右部寸关皆弱，舌白润无苔。口淡，不咳，唾涎，纳食略减，小便清长而不时遗，夜为甚，大便溏薄。审系肾脾肺三脏之病。但补肾温脾之药，服之屡矣，所未能服者肺经之药耳。复思消渴一证，肺为水之高源，水不从于气化而下注于肾，脾肾而不能约制，则关门洞开，是以治肺为首要，而本证亦何独不然。张景岳说："小水虽利于肾，而肾上连肺，若肺气无权，则肾水终不能摄。故治水者必先治气，治肾者必先治肺"。本证病缘于肾，因知有温肺以化水之治法。又甘草干姜汤证原治遗尿之源，更为借用有力之依据，遂给予甘草干姜汤。炙甘草 24 克，干姜 9 克（炮透），日 2 剂。三日后，遗尿大减，涎沫亦稀。再服五日而诸证尽除。然以 8 日服药 16 帖，竟愈此难治之证，诚非始料所及。（《赵守真医案》）以每日 2 剂加重药力，兹可宗法。

【医家经验】

张仲景用干姜经验

1. 寒饮咳喘 常以干姜、五味子合用。干姜温燥辛散，温肺散寒以化饮；五味子酸收敛肺，摄纳肾气。散收相制，使干姜辛散而不耗气，五味子酸敛而不留饮。故小青龙汤、苓甘五味姜辛汤、射干麻黄汤等方，可用于寒饮咳喘。

2. 寒热错杂 干姜、黄连合用。干姜辛开而除痞止泻，黄连苦降而止呕和胃。寒温并行，除寒积，清郁热，理肠胃，治心下痞、腹痛腹泻，胃热肠寒者。

3. 久痢不愈 干姜、赤石脂合用。干姜温散，温脾散寒；赤石脂收敛，涩肠止利。二药合为桃花汤，治少阴病下利便脓血者。

4. 亡阳证 干姜、附子合用。附子回阳救逆，走而不守；干姜温脾散寒，守而不走。二药相配，是治四逆证急救之有效对药，如干姜附子汤、四逆汤等，治少阴病四肢厥冷、脉微细欲绝等。详见"附子"篇。

【前贤论药】

《神农本草经》：主胸满咳逆上气，温中止血，出汗，逐风湿痹，肠澼下痢。

《医学启源》：其用有四：通心气助阳，一也。去脏腑沉寒，二也。发散诸经之寒气，三也。治感寒腹痛，四也。

《本草纲目》卷26引李杲：干姜生辛炮苦，阳也。生则逐寒泄而发表，炮则除胃冷而守中。多用则耗散元气，辛以散之，是壮火食气故也，须以甘草缓之。辛热以散里寒，同五味子温肺，同人参用以温胃也。

《得配本草》：服干姜以治中者必僭上，宜大枣补之，甘草缓之。

【专论】

理中汤类方证治 理中汤类方指理中汤丸、桂枝人参汤、甘草干姜汤3个方剂而言，应以理中汤为代表，其他方剂则是由理中汤加减变化而成。

1. 理中汤 是治疗太阴脾气虚寒证的主方。脾居中州，依赖脾阳的运化功能而升清降浊，运化水谷精微而为后天之本。若中阳虚衰，脾阳不运，则寒湿不化，升降不利，即形成了太阴为病。其症状表现为腹泻益甚，腹胀不减，时腹自痛，不欲饮食，脉沉迟无力，舌淡苔白。治用理中汤温中暖寒，健脾运湿，使腹泻止则病愈。理中汤（又名人参汤）由人参、白术、干姜、炙甘草组成。方中用人参、甘草以补脾气之虚，干姜、白术以温脾寒而化湿。服理中汤后，要经一食顷的时间，须饮热稀粥一升许，避寒保温，勿揭衣被。若兼见脐上筑动，为肾气发动之兆，应去白术而加桂枝降逆平冲；若呕吐频繁为胃气上逆，则应去白术，而加生姜和胃止呕；若腹泻甚者，虽然呕吐，仍用白术补脾以止泻；若心下悸而小便少者，则为夹有蓄饮，可加茯苓利小便；若口渴而欲饮水，则属脾虚而津液不布，则应增加白术剂量，补脾以行津液；若中寒甚而腹痛者，则应增加干姜剂量以暖脾寒；若腹不疼而胀满甚者，则应去白术而加附子，以助阳消阴寒之凝结。至于理中丸，其药物与理中汤同，只是改汤剂为鸡子黄大蜜丸。以沸汤和丸，研碎，温服，日3丸、夜2丸。若服药后腹中未热者，亦可增加到3~4丸，量病情轻重而定。理中丸的适应证有二：一是吐泻而不饮水的寒性霍乱，二是大病瘥后胸上有寒的"喜唾"之证。

余在青年时期，一次因食生冷而致脾寒作泻，乃就医于某老中医。诊毕授以理中丸，嘱曰：白天服3丸，夜间服2丸。余服药一日，下利依旧，腹中仍疼胀。乃问于老中医：胡不效耶？曰：腹犹未热？答：未觉。曰：第服之，俟腹热则病愈矣。后果然腹中发热而病愈。当时颇奇其术之神，后学《伤寒论》理中丸的方后注，方知出自仲景之手。

2. 桂枝人参汤　即理中汤加桂枝。此方治疗太阳病外证未除而大便利下不止，心下痞硬，表里不解的协热利证。《伤寒论》中的协热利有两种情况，一是表里皆热的葛根芩连汤证，二是表里皆寒的桂枝人参汤证。两者虽皆名协热利，但有寒、热的不同，临证之时，务须注意寒热病情，不得混淆。

陈某，19岁。头疼身痛，发热恶寒，大便作泻，每日四五次，无红白黏液，腹中绵绵作痛，切其脉浮弦而缓，舌苔薄白而润。前医用藿香正气散未能取效。余辨为表里皆寒的"协热利"证，遂用桂枝人参汤，令其先煮理中汤，后下桂枝，日夜服之，两剂而愈。

3. 甘草干姜汤　即甘草、干姜，但甘草必须蜜炙，干姜必须炮黑，甘草的剂量应大于干姜1倍以上。此方在《伤寒论》治疗误发少阴之汗，而手足厥冷之证；在《金匮要略》则治疗肺痿吐涎沫，不渴，遗尿，小便频数，头目眩晕，而多涎唾之证。总之，此方温肺、脾两太阴之寒，达阳气、行津液为其所专，临床疗效较佳。据余所知，经方中用两味药组方治病的，有桂枝甘草汤之治悸，芍药甘草汤之治挛，甘草干姜汤之治寒，赤石脂禹余粮汤之治利，皆是药简效专。（刘渡舟《理中汤类方证治》）

【方药效用评述】

➤ 干姜守而不走，温中散寒入脾胃，是其所长，配以人参、甘草，是理中汤、甘草干姜汤之治。附子无姜不热，助生附子用汤则回阳救逆，是四逆汤；协炮附子用丸则温脾散寒，是附子理中丸。治寒湿腰痛以肾着汤，用白术、干姜、甘草、茯苓；治寒饮犯肺以小青龙汤，用干姜、细辛、五味子、半夏。

➤ 干姜治脾，生姜治胃。胃逆呕吐、表寒之证多用生姜，生姜有止呕、发表作用。脾寒泄泻、里寒之证多用干姜，干姜有止泻、温里作用。

➤ 脾肾阳虚、下元虚冷而腹痛泄泻者，宜干姜炒黄用。阳虚不能摄血，吐血、衄血、便血、崩漏者，则宜炒黑留性用，能温中止血。

➤ 炮姜是干姜照烫法，用砂烫至鼓起，表面呈棕褐色的加工品。性味、归经同干姜。温中散寒，温经摄血，治脾胃虚寒，腹痛呕吐泄泻，吐衄崩漏，阳虚出血，妇女宫寒者尤宜。

➤ 干姜以母姜造之。凡入药并宜炮用。（《本草纲目》卷26）

➤《药性论》："夜多小便，病人虚而冷，宜加用之。"遗尿、夜尿、小便频数见寒者可用干姜，系宗《金匮要略·肺痿肺痈咳嗽上气病脉证治》所示者。上文赵守真医案可参之。

【药量】　3~10克。

【药忌】　阴虚内热、实热有火、表虚有热者忌用。《得配本草》："孕妇服之令胎内消，气虚者服之伤元，阴虚内热多汗者禁用。"

❧ 肉桂 ❧

【药原】　牡桂、菌桂出《神农本草经》，牡桂即菌桂即筒桂，今之官桂。《本草图经》：

树皮青黄，薄卷若筒，即古之筒桂。《本草纲目》卷34：牡桂为大桂，（菌桂）故此称小桂。桂出《名医别录》。用肉桂的干皮和枝皮。

【药性】辛、甘，大热。归肾、脾、肝、心经。

【药效】温肾助阳，温脾散寒，温肝通脉，引火归原，温阳托毒。

【药对】

1. 肉桂、茯苓 肉桂辛热，温肾助阳气，温脾散寒，偏于补肾；茯苓甘平，淡渗利水湿，消饮化痰，偏于健脾。病痰饮者当以温药和之。二味配伍，脾肾同治，正是温化水饮药对。偏于脾肾阳虚而水饮内停胸腹，用肉桂、茯苓组成的桂苓剂，如《鸡峰普济方》桂苓丸。如见肾气冲逆，心悸头眩为主者，则以《张氏医通》卷16桂苓饮，用桂枝、茯苓平冲降逆，温化痰饮。又，肉桂、茯苓配方还常用于暑湿小便不利、烦渴，如《局方》卷2桂苓丸。桂苓甘露饮即是以此加三石汤（石膏、寒水石、滑石）、五苓散而成的清暑方。（详见本篇"药方"）

2. 肉桂、黄连 肉桂下行入肾，引火归原，温养肾脏；黄连上行入心，除烦宁神，清降心火。二味和合，一清一温，交通心肾水火，达到心肾交通，水火既济，阴阳和谐的作用，故名"交泰"。心不交于肾，则日不能寐；肾不交于心，则夜不能寐。心肾相交于顷刻，故何梦之有？如黄连15克、肉桂心1.5克，为末，炼蜜为丸。空心淡盐汤下。治心肾不交，怔忡不寐。（《韩氏医通》卷下交泰丸）也有用于小儿下痢者。（《普济方》卷3桂连丸）

3. 肉桂、大黄 肉桂甘热，温阳散寒，引火归原；大黄苦寒，通下攻里，清热解毒。二味相合，寒温同用，可治吐血、衄血。以大黄为主清热凉血，肉桂为辅引火归原。如张锡纯秘红丹，用此对药为末，以代赭石煎汤送下。（《医学衷中参西录》）又，肉桂温散托毒，大黄清热排脓，相配可治痈疡。阳证以大黄为主，肉桂为使；阴证以肉桂为主，大黄为使。

4. 肉桂、赤石脂 肉桂、赤石脂为十九畏之一。二味相配而用，治脾肾虚寒之久泻便血而滑脱不禁如慢性溃疡性结肠炎等，有效。其中，肉桂温脾肾而助阳，益阳消阴，散寒止痛；赤石脂固涩而收敛，止泻止血，生肌敛疮。临床肉桂3～10克，赤石脂10～30克。

5. 肉桂、附子 附子回阳救逆，宜用于伤寒热病四逆之急救，所谓救阴中之阳；肉桂温阳归原，宜用于杂病上热下寒之缓调，所谓救阳中之阴。二味相配，肉桂30克（去粗皮），炮附子1枚（去皮脐），为散，水煎服。治虚汗不止及体虚失血。（《世医得效方》卷8桂附汤）又，《罗氏会约医镜》桂附杜仲汤可用于阳虚腰痛（见下）。再者，二味是八味肾气丸的重要组成部分。

6. 肉桂、黄芪 黄芪补中益气，肉桂温肾散寒，二味相配培补脾肾，助养气血，托毒敛疮。如保元汤中，黄芪、肉桂、人参、甘草，治劳损虚怯，元气不足，痘毒内陷。又，内补黄芪汤用黄芪、桂心与诸补益气血药和合，治疮疡溃后脓水不止。再者，十全大补汤中，黄芪、肉桂与八珍汤相配，则补益气血效果更佳。

7. 肉桂、丁香 见"丁香"篇。

【方药治疗】

1. 温脾散寒

（1）心腹刺痛：高良姜、肉桂各等分，为末。每服 6 克，米汤乘热调下。治心腹刺痛属寒湿者。（《仁斋直指方》卷 6 姜桂饮）又，桂枝、高良姜各 10 克，水煎服。治霍乱吐利，转筋欲入腹。（《外台秘要》卷 6 引《广济方》高良姜汤）又，丁香 8 克，桂（去粗皮）15 克，粗末。每服 3 克，酒煎服。治心胃痛不止。（《圣济总录》卷 55 丁香汤）

（2）霍乱烦闷：人参 15 克，桂心 1.5～3 克，水煎服。治霍乱烦闷。（《圣惠方》卷 123）又，肉桂（去粗皮）30 克，人参 10 克，粗末。每服 3 克，水煎服。治小儿客忤，呕吐腹痛，气欲绝。（《圣济总录》卷 177 桂参汤）

（3）水饮：桂心、茯苓各等分（一方减桂，倍茯苓），细末，熬稠粥糊为丸如梧子大。每服 30 丸，陈皮汤下。治水饮不消，停留胸腹，短气上喘，头眩心悸，面目浮肿，心胸注闷，不思饮食，小便不利，腰腿沉重。（《鸡峰普济方》卷 18 桂苓丸）又，桂枝 10 克，茯苓 20 克，水煎服。治肾气上逆，水泛为痰，逆冲膈上。（《张氏医通》卷 16 桂苓饮）

（4）瓜果积：肉桂去粗皮，研末，米饮和丸如绿豆大。每服 5～6 丸，未消再服。治食瓜果生冷所伤而腹胀。（《仙拈集》卷 1 肉桂丸）

（5）酒癖：白术 120 克，桂心 60 克，炮干姜 90 克，为末，蜜丸梧子大。每服 30 丸，食前以米饮下。（《圣惠方》卷 49 白术丸）

（6）产后呃逆：肉桂 30 克，生姜 15 克，为散。每服 10 克，水煎服。治产后呃逆，脉细紧者。（《医略六书》卷 30 姜桂散）

（7）暑湿：肉桂（去粗皮）、茯苓（去粗皮）各等分，为细末，蜜丸如龙眼大。每用新汲水化服 1 丸。治冒暑渴饮冷水，心腹胀满，眩晕呕吐。（《局方》卷 2 桂苓丸）

（8）失音：肉桂 10 克，石菖蒲 3 克，粗末，水煎服。治风寒邪气留滞而失音者。（《仁斋直指方》卷 8 二物汤）又，石菖蒲、桂心各等分，为末，蜜丸如皂子大。每服 1 丸，含化。治肺寒不能发声。（《医方类聚》卷 10 引《简要济众方》石菖蒲丸）

2. 温肾助阳

（1）水肿：茯苓、干姜、泽泻各 60 克，桂心 90 克，粗末。每服 15 克，水煎服。治腰脊膝脚浮肿。（《千金翼方》卷 17 温肾汤）

（2）小便淋闭：知母、黄柏、肉桂 3 克，为细末，熟水为丸如梧子大。每服 100 丸，空心白汤下。治热在下焦血分，小便淋闭而不渴。（《兰室秘藏》卷下通关丸）

（3）阳痿：煨姜、肉桂各 15 克，新鲜带肉骨头 1000 克，加食盐适量煮汤。每日分 2 次服。1 个月为 1 个疗程。（浙江中医杂志，1994，2：60）

（4）腰痛：肉桂 10 克，炮附子 12 克，杜仲 6 克，水煎热服。膝冷痛加牛膝，湿加苍术。治真寒腰痛，身冷舌青，脉弦紧。（《罗氏会约医镜》卷 7 桂附杜仲汤）又，肉桂末 5 克，日 2 次吞服，连服 3 周。治阳虚腰痛。（中西医结合杂志，1984，2：115）

（5）奔豚疝气：肉桂15克，牵牛子30克，细末。每服6克，姜、枣，水煎服。治奔豚疝气，攻刺走痛。（《仁斋直指方》卷18二物汤）

（6）虚汗不止：肉桂30克（去粗皮），炮附子1枚（去皮脐），为散。每服10克，姜3片，枣2枚，水煎服。治虚汗不止及体虚失血。（《世医得效方》卷8桂附汤）

3. 温肝通脉

（1）心痛彻背：瓜蒌1枚，桂心30克（去粗皮），为末。每服6克，日2次，温酒或橘皮汤调下。治心痹不得卧，心痛彻背者。

（2）痛经：当归、肉桂各等分研末。每服6克，水醋煎服。治妇人血刺，心腹疼痛。（《朱氏集验方》卷10香桂散）今用于痛经。

（3）带下：肉桂3克，炮附子10克，知母、黄柏各1.5克，粗末，水煎服。治白带腥臭，多悲不乐，大寒者。（《兰室秘藏》卷中桂附汤）

（4）妇女交接出血：桂心、伏龙肝各等分，为末。每服10克，酒调下。（《古今医统大全》卷83桂心散）

4. 引火归原

（1）吐血、咯血：当归6克、川芎4.5克，肉桂10克，水煎服。治吐血不止。（《仙拈集》卷2止血汤）又，肉桂3克，生代赭石、生大黄各6克（即张锡纯秘红丹，见"药方"），共研末和匀，分6包，每次1包，日服3次。3日为1个疗程，若3日不止则加倍服之。用1～3个疗程。治支气管扩张咯血。（陕西中医，1995，4：147）

（2）不寐：黄连15克、肉桂心1.5克，为末，炼蜜为丸。空心淡盐汤下。治心肾不交，怔忡不寐。（《韩氏医通》卷下交泰丸）又，熟地90克，菟丝子30克，肉桂6克，水煎服。治水火两衰，热极不能熟睡，日夜两眼不闭。（《辨证录》水火两滋汤）

【外用治疗】

1. 头痛　丁香10克，肉桂30克，研末。取适量放在伤膏药上，敷贴痛处。治脑风头痛。（《外科传薪集》丁桂散）又，丁香、肉桂、樟脑各30克压碎，白酒500毫升浸泡1个月，去渣备用。用时将药液灌入滴眼液瓶中。滴5～10滴药液于舌面上，先含后咽。治寒性疼痛，包括胃痛、胸痛、腹痛、痛经。（中医杂志，1985，6：21）

2. 闪挫腰痛　桂心捣末，醋调和涂痛处，令人喜卧。治闪挫腰痛，痛不可忍者。（《外台秘要》卷17引范汪方）

3. 口眼㖞斜　桂心酒煮取汁，蘸贴患处。左㖞贴右，右㖞贴左。（《太医院经验奇效良方》卷2）

4. 小儿流涎　肉桂10克研末，醋调成糊饼状，每日临卧敷贴两侧涌泉穴，胶布固定。治脾寒多涎。（中医杂志，1983，8：79）

5. 乳痈　桂心、甘草各15克，炮乌头7.5克，为末。苦酒调涂之，脓化为水则效。（《肘后方》）

【药方】

1. 保元汤　黄芪 10 克，人参、甘草各 3 克，肉桂 2 克，水煎服。治劳损虚怯，元气不足，气陷久泻，痘毒内陷。（《博爱心鉴》卷上）方中人参益内，甘草和中，黄芪实表，是得三才之道；官桂助阳，是扶一命之危。

2. 内补黄芪汤　黄芪、人参、茯苓、地黄各 15 克，当归、芍药、川芎、桂心、远志各 8 克，麦冬 30 克，姜、枣，水煎服。治疮疡溃后脓水不止，或溃后体弱。（《刘涓子鬼遗方》卷 3）

3. 阳和汤　熟地 30 克，鹿角胶、炮附子、白芥子、甘草各 10 克，麻黄、姜炭、肉桂（桂枝）各 3～6 克，水煎服。治阳虚阴盛、痰瘀寒凝引起的阴疽、痰核、流注、鹤膝风等。（《外科全生集》卷 4）

4. 秘红丹　大黄细末 3 克，肉桂细末 3 克，生代赭石细末 18 克。将大黄、肉桂末和匀，用赭石末煎汤送下。体壮实而暴得吐血者，大黄、肉桂末各用 4.5 克。治肝郁多怒，胃郁气逆，吐血衄血及他药不效，无论凉热服之皆有捷效。（《医学衷中参西录》）

5. 桂苓甘露饮　石膏 60 克，寒水石 60 克，滑石 120 克，茯苓 30 克，甘草 60 克，白术 15 克，泽泻 30 克，肉桂（或桂枝）15 克，猪苓 15 克。为末。每服 10 克，水煎服。治暑湿，饮水不消，吐泻烦渴，头痛口干，小便赤涩，大便急痛，霍乱吐下，腹痛满闷，小儿吐泻。（《医学启源》卷中）

【医案】

➤ 黄连、肉桂治不寐。丁俊文每日晡后发热微渴，心胸间怔忡如筑，至晚辄生懊憹，欲骂欲哭，昼夜不能寐，诸药不效，延至一载有余。汪诊其脉，左寸浮洪，两尺沉细，知属阴亏阳盛。仿《灵枢》秫米半夏汤，如法煎成。外用肉桂三钱，另煎待冷；黄连三钱，另煎，乘热同和入内，徐徐温服。自未至戌尽剂。是夜即得酣睡。次日巳牌方醒。随用天王补心丹加肉桂、枸杞、鹿胶、龟胶等味制丸，调理全愈。（《冷庐医话》卷 3 不寐门）

➤ 大黄、肉桂治舌肿。蒋仲芳治一同学，年二十余，患腮肿，医以清凉散火之剂。不一夜舌忽肿塞口，命在须臾，叩门求救。诊其脉微细而数，大便四五日不行矣。微数虽属虚火，而便结又已属实。乃用百草霜吹舌上，内用酒蒸大黄五钱、肉桂一钱引火下行，一剂而愈。（《续名医类案》卷 18 "舌"）

【前贤论药】

《医学启源》：补下焦火热不足，治沉寒痼冷之病。

《重广补注神农本草并图经》：凡桂之厚实、气味重者，宜入治水脏及下焦药。轻薄气味淡者，宜入治头目发散药。……仲景发汗用桂枝乃枝条，非身干也。取其轻薄能发散。

《景岳全书·本草正》：桂为木中之王，故善平肝木之阴泻。而不知善助肝胆之阳气。唯其味甘，故最补脾土，凡肝泻克土而无火者，用此极妙。

《杂病广要·伤食》引《鸡峰普济方》：日用饮食稍或过多，则停积难化。古人立方用药各有主对：曲止能消化水谷；如肉食有伤，则非硇砂、阿魏等药不能治也；至于鱼蟹过伤，则须用橘皮、紫苏、生姜；果菜有伤，则须用丁香、桂心；水饮伤，则须用牵牛、芫花。固不可以一概论也。必审其所伤之因，对其用药则无不愈。

《得配本草》：入足少阴经，兼入足厥阴经血分，补命门之相火，通上下之阴结，升阳气以交中焦，开诸窍而出阴浊。从少阳纳气归肝，平肝邪扶益脾土。……附子救阴中之阳，肉桂救阳中之阴，以性轻扬，能横行达表，走窜百脉也。

《本草汇》：散寒而利气，下行而补肾，能导火归原以通其气，达子宫而破血堕胎。

【方药效用评述】

➤《神农本草经》："为诸药先聘通使。"《名医别录》："通血脉，理疏不足，宣导百药无所畏。是以因其香窜之气，内而脏腑筋骨，外而经络腠理，诸药不能到达处，有肉桂引使则无不通达渗透。"在临床上，配二陈汤行气则效强，配四物汤行血则功速。肉桂与参、附、地黄同用最降虚火，治下焦元阳虚亏；与当归、川芎同用最化瘀滞，治产后儿枕腹痛。若下焦虚寒，法当引火归原，用此为要药。

➤ 刘涓子内补黄芪汤治溃后疮口不敛，王洪绪阳和汤治寒凝痰瘀阴疽，均用肉桂助阳托毒、宣通血脉之功效。而十全大补汤以四君子汤补气，四物汤补血，加黄芪、肉桂也是宣通血脉，补气助阳。

➤ 目今肉桂大多用以佐使，其妙全在引龙雷之火下归肾元。如阴虚喉痹滋阴降火药无效，以及口舌生疮用补益肝肾或健脾补气药无效时，可在原方中少量加入肉桂。入煎 2～3 克后下，研末 0.5～1.5 克吞服即可。再者，消渴阴阳两虚者也可在诸凉润滋阴药中加入少量肉桂（3 克以下）以反佐之。张锡纯秘红丹治吐血衄血，亦肉桂下行引火归原之功者。

➤ 肉桂研末外用，涂敷涌泉足心，以其下行引火之功，故用治口疮、流涎。丁香、肉桂为散又称丁桂散，不仅可以内服治痘疮因寒郁遏难发，还可作为外用药，治疗寒性疼痛和小儿腹痛、泄泻等。

【药量】 入煎 1.5～6 克，研末吞服 0.5～1.5 克。

【药忌】 阴虚火旺、血热妄行者，实热证和孕妇忌用。

☙ 吴茱萸 ☙

【药原】 出《神农本草经》。干燥近成熟果实。

【药性】 辛、苦，温，有小毒。归脾、胃、肝、肾经。

【药效】 疏肝止痛，降逆和胃，燥湿止泻，温中散寒。

【药对】

1. 吴茱萸、生姜（或干姜） 吴茱萸温中散寒，生姜解表散寒，二药均为辛温和胃之品，合而可以温胃止呕、温经散寒。张仲景《伤寒论》吴茱萸汤治吐利、手足逆冷或干呕、吐涎沫，头痛；当归四逆加吴茱萸生姜汤治内有久寒而手足冷、脉细者，均用吴茱萸、生姜配伍。前者用吴茱萸一升、生姜六两，温胃散寒止呕；后者用吴茱萸二升、生姜半斤，温经散寒通络，用量有所区别。而《金匮要略》温经汤用吴茱萸、生姜、桂枝，温宫散瘀，温经暖宫，相对剂量较轻，以为缓图之法，治妇女年老因瘀血宫寒而崩漏者。又，在历代诸方中，常用吴茱萸、干姜二味配伍，温中散寒力量更强。如《千金要方》治中散用吴茱萸、炮干姜二味为散，治胃冷吐酸；《是斋百一选方》扶老强中丸，用吴茱萸、炮干姜等为丸，可增进食欲，温五脏，健脾胃，逐宿食，除痰饮，散积滞，消胀满，化水谷。

2. 吴茱萸、黄连 黄连为君，苦寒泻火清热，而能直折心火；吴茱萸为佐，辛热引入肝经，而有行气解郁作用。如黄连（姜汁炒）180克，吴茱萸（盐水泡）30克，为末，水泛为丸。每服3克，开水吞服。治肝火之头痛、胁痛、吞酸等。（《丹溪心法》卷1左金丸）在左金丸中，黄连、吴茱萸两者用量的比例为6：1，所以吴茱萸还起到了引经入肝的使药作用。再者，病属火热有余，故以热者寒之为主，黄连泻心肝之火。也有二药等量用者，如吴茱萸（汤浸焙干，微炒）、黄连（微炒）各60克，为末，软饭为丸如梧子大。每服30丸，粥饮下，不拘时服。治下痢、水泄不止。（《圣惠方》卷59茱萸丸）又有《局方》戊己丸用黄连、吴茱萸、白芍，治下痢腹痛；《是斋百一选方》卷2变通丸治赤白痢，据证赤、白分别用黄连、吴茱萸为丸，变通选药治之。可见吴茱萸、黄连的配比可根据病症不同，或作六一比，或作等分比，或两药分别用以变通。

3. 吴茱萸、泽泻 见"泽泻"篇。

【方药治疗】

1. 疏肝止痛

（1）心痛：吴茱萸、桂枝各10克，酒煎分服。治卒心痛。（《肘后方》卷1）又，吴茱萸、炮干姜、肉桂、莪术、炮附子、川芎各等分，为细末。醋糊面糊为丸梧子大。每服50丸，食前醋汤下。治急心痛不可忍，手足厥逆，呕吐冷沫。（《杨氏家藏方》卷5神捷丸）此心痛即是胃痛。

（2）小肠疝气：吴茱萸500克（分作4份，分别酒、醋、白汤、童便浸一宿，同焙干），泽泻60克，为末，酒糊丸梧子大。每服50丸，空心，酒或盐汤下。治小肠疝气，偏坠挲痛，外肾肿硬，阴间湿疮。（《局方》卷5夺命丹）又，泽泻500克（分作4份，各用童便、盐水、醋、酒浸7日，晒干，炒），吴茱萸60克，细末，老米糊为丸梧子大。每服10克，空心，盐汤下。治一切疝气疼痛，并阴囊如斗。（《丹台玉案》卷5疝疾灵丹）

2. 降逆和胃

（1）吐酸：吴茱萸、干姜各等分为末。每服3～5克，以酒送下，日2次。治胃冷，食后吐酸水。（《千金要方》卷16治中散）又，黄连180克（姜汁炒），吴茱萸30克（盐水泡），为末，水泛为丸。每服3克，开水吞服。治肝火之头痛、胁痛、吞酸等。（《丹溪心法》卷1左金丸）又，吴茱萸、陈皮、苍术、炒黄连、炒黄芩、半夏、茯苓、桔梗各30克，为末，神曲糊为丸绿豆大。每服20～30丸，米饮下。治郁积嘈杂吞酸。（《医学入门》卷7九味萸连丸）

（2）哕：吴茱萸（醋炒热）、橘皮、炮附子（去皮）各30克，为末面糊丸梧子大。每服70丸，姜汤下。治寒气伤胃，肾气上逆，逆气连续而不能出，或至数十声，上下不得喘息。（《孙氏仁存方》）

（3）心腹胀满：吴茱萸15克，厚朴30克，研末。每服10克，加姜3片，水煎服。治霍乱吐利，心腹胀满，转筋，手足冷。（《太平圣惠方》卷47吴茱萸散）

3. 燥湿止泻

（1）肾泄：五味子120克（去梗），吴茱萸15克（汤泡），同炒香，为细末。每服6克，陈米饮下。治肾泄，即五更泄泻。凡人每至五更即溏泄一二次，经年不止者，名曰肾泄。盖阴盛而然。脾恶湿，湿则濡而困，困则不能治水。水性下流则肾水不足。用五味子以强肾水，养五脏。吴茱萸以除脾湿，则泄止矣。（《本事方》二神丸）又，四神丸，用补骨脂、煨肉豆蔻、五味子、吴茱萸各等分，细末，为丸如梧子大。每服30~50丸，日2次。

（2）下痢：吴茱萸（汤浸焙干，微炒）、黄连、白芍各30克，炒为末，蒸饼和丸如梧子大。每服20~30丸，米饮下。治下痢腹痛，米谷不化。（《局方》戊己丸）吴茱萸（汤浸7次焙干，微炒）、黄连各60克，同炒香，拣出各自为末，粟米饭丸梧子大，另收。每服30丸。赤痢甘草汤下黄连丸，白痢干姜汤下茱萸丸，赤白痢各用15丸，米汤下。治赤白下痢，日夜无度，及肠风下血。（《是斋百一选方》变通丸）

4. 温中散寒

（1）痰饮：吴茱萸、茯苓各等分，为末，蜜丸梧子大。每服30~50丸，熟水送下。治痰饮常作，上气不食，小便不利，头目昏眩者。（《济阴纲目》卷24二仙丹）下文医案有《本草纲目》卷32引《朱氏集验方》吴仙丹，参见之。

（2）喘息上气：吴茱萸10克，桑白皮20克，粗末，水、酒煎服。每煮成，入姜汁1匙，煮一沸为准。治上气息鸣，卒发便欲绝。（《元和纪用经》降气汤）

（3）水肿：葶苈子、吴茱萸各等分，研末和匀，蜜丸如梧子大。每服20丸，日1~3次。当以小便利及下为候。治水肿。（《外台秘要》卷20二利丸）

（4）奔豚：吴茱萸、槟榔、木瓜各等分，为细末。每服15克，姜汤下。治奔豚，气从少服起上至咽喉，心烦乱不省人事，或闷绝不能言语。（《医方类聚》卷197吴茱萸散）

（5）息积：陈橘皮（汤浸去白，焙干）、吴茱萸（水淘7遍，炒干）各等分粗末。每服10克，盐少许，水煎服。治息积，胁下胀满，气逆息难。（《圣济总录》卷57陈橘皮汤）

【外用治疗】

1. 口舌病 吴茱萸不拘多少为末，米醋调涂脚心。治小儿心脾受热，口唇生疮，鹅口、重舌、木舌等。（《活幼口议》卷20木舌金丝膏）又，川乌、吴茱萸各15克为细末。醋调涂足心，临卧用。治口疮。（《医方类聚》卷77引《澹寮方》二圣散）

2. 小腹痛 吴茱萸末适量，生姜汁调涂痛处。治厥阴冷结膀胱，小腹满痛。（《理瀹骈

文》）

3. 小儿腹泻 吴茱萸、丁香、胡椒、肉桂等分为散。取适量醋调成糊状，敷脐部。治小儿腹泻属脾胃虚寒者。

4. 阴囊湿疹 蛇床子、吴茱萸、艾叶各 10 克，水煎后化芒硝 5 克，化尽频洗，治绣球风。

5. 阳痿、早泄 吴茱萸、白胡椒等分为末，适量外敷脐部，治阳痿。吴茱萸、五倍子等分为末，适量外敷脐，治早泄。日 1 次，7 日为 1 个疗程。用药时忌房事。

【药方】

1. 吴茱萸汤 吴茱萸、生姜各 10 克，人参 6 克，大枣 12 枚，水煎服。治少阴病吐利、手足逆冷，食谷欲呕或干呕、吐涎沫，头痛属胃寒者。（《伤寒论》）本方又治胃痛、吞酸，有寒饮。又，《医方集解》："吴茱萸为厥阴本药，故又治肝气上逆，呕涎头痛。"本方加附子名吴茱萸汤，治寒疝腰痛，牵引睾丸，尺脉沉迟。

2. 左金丸 黄连（姜汁炒）180 克，吴茱萸（盐水泡）30 克，为末，水泛为丸。每服 3 克，开水吞服。治肝火之头痛、胁痛、吞酸等。（《丹溪心法》卷 1）

3. 扶老强中丸 吴茱萸、炮干姜各 120 克，炒大麦芽 300 克，炒神曲 600 克，细末，面糊为丸梧子大。每服 40～50 丸，米饮下。久服温暖五脏，大健脾胃，充实肌体，养真气，通和血脉，能逐宿食，除痰饮，散积滞，消胀满，化水谷，补中壮气，令人喜食。（《是斋百一选方》卷 2）

【医案】

➤（东垣治）一人五更初晓时，必溏泄一次，此名肾泄。以五味子二两，吴萸半两用细粒绿色者，二味炒香熟为度，细末之。每服二钱，陈米饮下，数服而愈。《内经》云：肾者胃之关也，关门不利，故聚水而生病也。（《名医类案》卷 4 "泻"）

➤ 中丞常子正苦痰饮，每食饱或阴晴节变同，十日一发，头疼背寒，呕吐酸汁，即数日伏枕不食，服药罔效。宣和初为顺昌司禄，于太宗蔡达道席上，得吴仙丹服之遂不再作。每遇饮食过多腹满，服五七十丸便已。少顷小便作茱萸气，酒饮皆随小便而去。前后痰药甚众，无及此者。用吴茱萸（汤泡 7 次）、茯苓各等分为末，炼蜜丸梧子大。每熟水下五十丸。（《本草纲目》卷 32 引《朱氏集验方》）

➤ 郁某文，女，2015 年 3 月出生，苏州人。

2019 年 6 月 27 日初诊：2016 年 7 月（16 个月大）因食积发热口臭，体温 38℃以上，输液后即出现频繁呕吐。一般发作前开始打呃，脐腹痛引胁，甚而全腹串痛，吐涎沫，然后出现呕吐，甚而吐黏稠黄水、水样物，直至吐胆汁。常须四五天方缓解。每月必发，甚而 1 月 2 次。目今大便干硬，二三天 1 行。面色苍白无华，舌质淡，舌尖有红刺，脉沉。出生时发新生儿溶血性黄疸，2017 年输液时曾 2 次发生晕厥。此脾土寒气内生，肝气逆脾而腹痛引胁，肝气犯胃而呕吐频繁。治以温阳散寒，先以柴胡桂枝汤、吴茱萸汤加味。方一：柴胡、黄芩、姜半夏、党参、桂枝、白芍、枳实、甘草各 10 克，吴茱萸 3 克，水煎服。方二：吴茱萸、姜半夏、党参、茯苓、干姜各 10 克，肉桂 2 克，水煎服。交替服用，各 3 剂。

7 月 3 日 2 诊：呕吐吐涎、腹痛雷鸣，此为水气寒实之象，故用吴茱萸汤、真武汤前后出入，以振中阳，散寒邪，祛水气。方一：艾灸脐周，每天 2～3 次，每次 15 分钟。方二：吴茱萸、干姜各 10 克，姜半夏 15 克，茯苓 30 克，水煎服。7 剂。方三：淡附子 3 克，吴茱萸 6 克，白芍 15 克，干姜、甘草各 10 克，白术 30 克，水煎服。7 剂。

7 月 17 日 3 诊：艾灸后腹部起块，脐腹痛、吐涎、呕吐等症仍依序发作，但症状有所减轻，脉沉。方一：针刺中脘、天枢、横结、足三里、内关，留针时肠鸣。方二：上方加甘草 10 克，方三：上方加茯苓 30 克，吴茱萸用 10 克。均 7 剂。每天仍艾灸。

7 月 28 日 4 诊：7 月 20 日因故再次发病，腹痛则呕吐，至昨日方止。大便数日未解，未食，饥则以奶粉冲服。以寒饮为治，用吴茱萸汤、真武汤、苓桂术甘汤加味。方一：生大黄 5 克后下，附子 6 克，白术 20 克，厚朴、干姜、桂枝、甘草各 10 克，茯苓 30 克，水煎服，先用。方二：吴茱萸、干姜、党参、甘草各 10 克，姜半夏 15 克，水煎服，后用。方三：王氏保赤丹（含大黄、黄连、贝母、天南星），每次 30 粒，日 1～2 次，保证大便通畅。针刺，同上。方四：每天艾灸。

8 月 7 日 5 诊：发热 38℃，饮冰红茶、吃西瓜后呕吐，今奶粉冲服马上吐出，脉数，舌苔白。寒气上逆之故，加强温降之力。方一：吴茱萸、桂枝各 12 克，干姜 15 克，姜半夏 20 克，茯苓 30 克，甘草各 10 克，水煎服，先用 5 剂。方二：淡附子 10 克（先煎），白芍、生白术各 20 克，吴茱萸、肉桂、甘草、干姜各 10 克，水煎服，后用 5 剂。王氏保赤丹，每天 40 粒，分 2 次服。针刺同上，艾灸继续。

8 月 17 日 6 诊：呕吐又作。吴茱萸汤、旋覆代赭汤合方，降逆和胃。吴茱萸 8 克，旋覆花、代赭石、桂枝、甘草、生姜各 10 克，生晒参 5～10 克，姜半夏 20 克，茯苓 30 克，水煎服，7 剂。

8 月 24 日 7 诊：呕吐已瘥，舌淡。旋覆花、代赭石、桂枝、甘草各 10 克，生晒参 3 克（另煎兑入），姜半夏 20 克，茯苓 30 克，生姜 3 片，水煎服，7 剂。

9 月 8 日 8 诊：9 月 1 日、2 日连续发热 2 天，体温 39.5℃。凡呕而发热者，可用柴胡剂和解之。方一：柴胡、黄芩、姜半夏各 20 克，生晒参 3 克（另煎兑入），生姜、甘草 10 克，枣 3 枚，水煎服。如见腹痛加白芍、枳实各 10 克，便秘加生大黄 5 克后下。水煎服。3 剂。方二：旋覆花、代赭石、桂枝、甘草各 10 克，生晒参 3 克（另煎兑入），姜半夏 20 克，茯苓 30 克，生姜 3 片，水煎服。平时服，10 剂。

11 月随访：至今未曾发作腹痛、呕吐，也无发热，已能正常饮食。

该患儿时因伤饮食，脾胃素虚，而且长期不能正常饮食，中阳屡伤，寒气内生，气逆而腹痛、呕吐经年频发。又因脾虚而邪犯，故常发热、呕吐同时发生。治宗《金匮要略》成法：以其呕而腹满，主以吴茱萸汤；呕而发热者，小柴胡汤主之。又因"腹中寒气，雷鸣切痛，胸胁逆满，呕吐"用附子粳米汤。按之腹痛，又见便秘，是为实，宜与大柴胡汤。考虑到附子、半夏有相反之弊，二药分别在第四诊方中先后应用。再者，第四诊方以附子、大黄相配，温阳、通便两不相悖，是"胁下偏痛，发热，其脉紧弦，此寒也，以温药下之"原文的启迪。又，真武汤之用，是因呕吐、腹痛、脉沉、面白，寒象丛生。又思其病久年幼，故在第六诊后的吴茱萸汤、旋覆代赭汤、小柴胡汤中，应用生晒参补气养胃，较党参药力有增者。（《寿康医案》）

【前贤论药】

《本草纲目》卷32：茱萸辛热，能散能温；苦热，能燥能坚。故其所治之症皆取其散寒温中、燥湿解郁之功而已。

《成方便读》：夫吞酸、吐酸、疝气等症各有寒热不同。而属于肝火者尤多。以肝居于左，其味酸，有相火内寄，其脉络阴气抵少腹，故为诸症。盖气有余便是火，肝火有余，不得不假金令以平之。黄连苦寒入心，直折心火，不特实则泻其子，且使火不刑金，则金令得以下行而木自平矣。吴萸辛热，能入厥阴，行气解郁，又能引热下行，且引黄连入肝。一寒一热，一苦一辛，同治厥阴气火有余，故疝气属于热者，亦能取效耳。

【专论】

左金丸方名之意义　因是肝经主方，肝实则作痛，肝木生心火，心者肝之子，实则泻其子，故用黄连苦寒泻心，清心为君，使火不克金，金能克木，则肝能平矣。吴茱萸辛温，能入肝经，行气解郁，又能引热下行，故以为反佐。一寒一热，寒者正治，热者从治，以热治热，从其性而治之，亦称反治，故能相互为用。《医方集解》谓："肝居于左，肺处于右，其所以名左金者，谓使金令得行于左而平肝。"罗天益谓："本方独用黄连为君，然必木气实而土不虚者，为相宜也。"《中医方剂学》：本方适用于肝经火邪所致的实证，若肝胆血虚而致胁痛之证，本方即不适合。古今医学家对左金丸的组成、用法、功用，叙述颇为清晰，为后世应用明确了方向。在临床上，该方主治胃脘痛、胁痛、腹痛，用之得当，可以立止疼痛。用非所宜，不仅不能止痛，反能使疼痛增剧。可参"黄连"篇相关医家经验。

【方药效用评述】

➤吴茱萸散寒温中，燥湿解郁。四神丸、二神丸治五更泄，散寒、燥湿、温脾。左金丸治吐酸、胁痛，引经、解郁，亦配伍之妙。

➤吴茱萸是温中药，肠胃虚寒或有水饮者皆可治之。如胃病之胃痛、吞酸、嘈杂、呕吐、呃逆、干呕等，肠病之腹痛、腹泻、痢疾、肠风等。

➤吴茱萸为厥阴肝经引经药，故上引巅顶治头痛、目痛，有人加化痰药（天麻、半夏、白术、茯苓）、通络药（葛根、丹参）用于脑水肿、脑积水有效。下引少腹、会阴治男女阴器病症，如阳痿、早泄、痛经、带下、阴寒、性冷淡等。以寒证为主，少腹阴冷、吐涎沫是临床应用本药指征。

➤吴茱萸配白豆蔻消宿酒，配茯苓除痰饮，配黄连治嘈杂吞酸，配陈皮止哕，配干姜散寒，配生姜止呕。

➤ 因本药有小毒，生药仅作外用。临床内服多用其炮制品。常用者有姜炒、盐炒、酒炒、黄连水炒、甘草水炒等。散寒酒炒，止呕姜汁炒或黄连水炒，治血醋炒，治疝盐水炒。用沸汤洗 7 次或水浸 7 次后入药，可防其燥烈。还有泡吴茱萸，是将甘草煎汁去滓，趁热加入吴茱萸，浸泡至汤汁吸干为度，再予晒干或烘干。用治呕吐、头痛、痛经等。

➤ 利用吴茱萸辛热药性，调涂涌泉（足心）、神阙（脐）等腧穴，是属药物敷贴范畴。贴足心，可治眩晕、头痛、高血压、小儿流涎、口舌生疮、妇女倒经。贴脐窝，可治小儿腹泻、麻痹性肠梗阻（中医杂志，1995，3：136）。还有用以贴中极、会阴，治慢性前列腺炎。（中医杂志，1995，4：200）李时珍：咽喉口舌生疮者，以吴茱萸末醋调，贴两足心，移夜便愈。其性虽热，而能引热下行，盖亦从治之意。（《本草纲目》卷32）是论其理。

➤ 吴茱萸、黄连药对值得研究。左金丸以 1：6 的用量比，反映了主治肝火病证的反佐用药意义。除此之外，《是斋百一选方》变通丸治痢，二味等量同炒，分别拣出，单味成吴茱萸丸、黄连丸。赤痢用黄连丸，甘草汤下以清热；白痢用吴茱萸丸，干姜汤下以散寒。寒热证候不同，药丸选择不同，药引也有所不同。

【药量】3～10 克。外用适量，研末外敷。

【药忌】阴虚燥热者、孕妇忌用。寇宗奭：此物下气最速，肠虚之人服之愈甚。（《本草衍义》）李时珍：走气动火，昏目发疮。（《本草纲目》卷32）不宜多用久服。

❦ 丁 香 ❦

【药原】出《药性论》，《本草原始》名公丁香。用干燥花蕾。

【药性】辛，温。归脾、胃、肺、肾经。

【药效】温中降逆，补肾助阳。

【药对】

1. 丁香、柿蒂 柿蒂苦涩而平，降气和胃，止呃逆之专药。《本草备要》："古方单用柿蒂，取其苦温降气。"丁香辛温，温中散寒，降逆止呕，开郁化痰。二味和合，是专治呃逆的药对。《本草求真》："有寒无热，则丁香在所必用；有热无寒，则柿蒂在所必需。"胃虚则配人参、甘草，痰饮则配陈皮、半夏。亦可单用药对，如《证类本草》卷 12 引《简要济众方》，丁香、柿蒂等分为散，每用 3 克，人参汤下。而《济生方》则每取 12 克，加姜片水煎服。前者偏虚，后者偏寒。目今又有以其合小承气汤治顽固性呃逆，称为丁香柿蒂承气汤，应是针对腹满便秘，呃逆实热之证。

2. 丁香、郁金 十九畏有"丁香莫与郁金见"之说。然而也有二药并用者，如《春脚集》卷 30 丁香返魂丹。目今有用丁香、郁金各 10 克相配入煎，如李可三畏汤。丁香辛温，散寒止痛治气滞；郁金苦寒，凉血散瘀治血瘀。一温一凉，气血同治，用治寒热交杂、气血瘀滞的胃痛、腹痛久病者为佳。

3. 丁香、肉桂 丁香温中降逆，能止吐止呃；肉桂温阳散寒，能散寒止痛。二味相配，是治寒证吐泻的有效药对。如《福幼编》逐寒荡惊汤，即用丁香、肉桂、川椒、干姜，温散逐寒，治小儿虚寒腹痛吐利，将成慢惊者。又，二味研末为丁桂散，不仅可以内服治痘疮因寒郁遏难发，还可作为外用药，敷贴治疗寒性疼痛和小儿腹痛、泄泻等。

【方药治疗】

1. 呃逆　丁香、柿蒂、人参、生姜各 10 克，水煎服。治胃虚呃逆。（《症因脉治》丁香柿蒂汤）又，丁香、柿蒂、青皮、陈皮各等分细末。每服 9 克，水煎服。治诸种呃、噫、呕吐痰涎。（《医方类聚》卷 113 引《施圆端效方》丁香柿蒂散）

2. 呕吐　人参、丁香各等分，为散。每服 6 克，空心，热米饮下。治脾胃气虚，呕吐不下食。（《圣济总录》卷 45 参香散）又，半夏、丁香各 10 克，生姜 10 克同煎服。治脾胃虚寒，痰饮停留，哕逆呕吐者。（《医学入门》卷 7 丁夏汤）

3. 反胃　丁香、木香各等分，每服 12 克，水煎服。治反胃关格，气噎不通。（《德生堂经验方》）

4. 胃痛　丁香、白豆蔻（或砂仁）各等分为末。每晚 1.5 ~ 3 克，清汤下；寒气作痛，生姜汤下。日数服，不拘时。治胸胁胃脘疼痛难解，呕哕胀满，痰饮噎膈，诸药不效。（《景岳全书》卷 51 神香散）

5. 腹痛吐泻　丁香 9 粒，煨干姜 3 克，研末。每服 1.5 克，白汤下。量儿大小轻重用之。治小儿肢冷体寒，腹痛吐泻，痘疮灰白陷伏难发。（《外科启玄》卷 12 二神散）又，丁香、肉桂各 3 ~ 5 克，川椒、干姜各 6 ~ 10 克，水煎服。治小儿虚寒腹痛吐利，将成慢惊。（《福幼编》逐寒荡惊汤）

6. 小儿吐乳　枇杷叶、母丁香各等分，为细散。每取少许涂母乳上，令儿吮，便止。（《圣惠方》卷 82 枇杷叶散）又，年少妇人乳汁一盏，入丁香 1 枚，陈皮去白 3 克，石器煎一二十沸，细细与服。治婴儿吐乳。（《陈文中小儿方》）

【外用治疗】

1. 头痛　丁香 10 克，肉桂 30 克，研末。取适量放在伤膏药上，敷贴痛处。治脑风头痛。（《外科传薪集》丁桂散）

2. 寒性疼痛　丁香、肉桂、樟脑各 30 克压碎，白酒 500 毫升浸泡 1 个月，去渣备用。用时将药液灌入滴眼液瓶中。滴 5 ~ 10 滴药液于舌面上，先含后咽。治寒性疼痛，包括胃痛、胸痛、腹痛、痛经。（中医杂志，1985，6：21）

【药方】

1. 丁香柿蒂竹茹汤　丁香 3 粒，柿蒂、竹茹各 9 克，陈皮 3 克，水煎服。治大病后中焦气塞，下焦呃逆。（《医方考》卷 3）

2. 黑枣丁香散　黑枣 7 只（去核），每只入丁香 1 枚，用水煮枣烂后，去丁香。空心食枣饮汤。治胃寒呕吐，兼治寒疟。（《医学从众录》卷 3）

3. 丁香柿蒂承气汤　丁香、沉香各 6 克，柿蒂、厚朴、枳实、半夏各 10 克，大黄 6 ~ 9 克，甘草 4 克，水煎服。治顽固性呃逆。便秘用生大黄后下，无便秘用制大黄，或生大黄

同煎。（赣南医学院学报，2008，1：57）

【前贤论药】

《汤液本草》：与五味子、广茂同用，治奔豚之气，亦能泄肺，能补胃，大能疗肾。

《本草纲目》卷34：宋末太医陈文中治小儿痘疮不光泽，不起发，或胀或泻，或渴或气促，表里俱虚之证。并用木香散、异功散，倍加丁香、官桂，甚者丁香三五十枚、官桂一二钱，亦有服之而愈者。此丹溪朱氏所谓立方之时必运气在寒水司天之际，又值严冬郁遏阳气，故用大辛热之剂发之者也。

《玉楸药解》：丁香花起丈夫阳气，愈女子阴冷。

【方药效用评述】

➤ 丁香温中散寒，降逆止呃，治疗寒证胃痛、呕吐、呃逆、腹痛、泄泻，是脾胃虚寒常用药。主要配伍半夏、陈皮、生姜、干姜、人参、竹茹、枇杷叶等。历代以丁香、柿蒂相配治呃逆者为多。

➤ 丁香、肉桂为散又称丁桂散，古有陈文中用治痘疮因寒郁遏难发，可以内服。还可作为外用药，治疗寒性疼痛和小儿腹痛、泄泻等，今制有成药应用。

【药量】 3~6克。外用研末，适量取用。

【药忌】 阴虚、实热者忌用。

第二节 消导药

ꙮ 莱菔子 ꙮ

【药原】 出《日华子本草》，原名萝卜子。用干燥成熟种子。

【药性】 辛、甘，平。归肺、脾、胃、肠经。

【药效】 行气消胀，消食导滞，降气化痰。

【药对】

1. 莱菔子、神曲 莱菔子消食去积，作用较强，有消胀除满之功，偏于脾胃不和之实证；神曲健脾助运，开胃散积，作用和缓，偏于脾胃虚弱而有积者。二者配伍，消食导滞，健脾开胃，是保和丸主药。也可用此药对成方，莱菔子、神曲均炒黄，等分为粗末，每服10克，水煎服。治食积滞气。（《普济方》卷43 神曲汤）

2. 莱菔子、苏子 见"紫苏子"篇。

3. 莱菔子、代赭石 见"代赭石"篇。并下文医案。

4. 莱菔子、杏仁 见"杏仁"篇。

【方药治疗】

1. 行气消食导滞

（1）食积肠胃：山楂180克，神曲60克，莱菔子、陈皮、半夏、茯苓各90克，连翘

30克，为末，炊饼丸梧子大，每服6克，日2次。治一切食积，脘腹胀满或疼痛，嗳气酸腐。（《丹溪心法》卷3保和丸）。

（2）冷积腹痛：莱菔子90克，沉香10克，草豆蔻45克，白术、陈皮各15克，为末，面糊为丸，如梧桐子大。每10丸，老少皆可。（《鸡峰普济方》大效萝卜丸）

（3）小儿疳积：莱菔子45克，牵牛子30克，胡椒10克，木香30克，莪术15克，细末，面糊为丸如粟米大，每20丸。治小儿疳积，腹胀如鼓，及奶癖、食癖。又，莱菔子、使君子肉各60克，研末，红枣30克和丸如麻子大，量儿大小与服，米饮下。杀虫、截疳、消食，治小儿疳腹胀。（《玉机微义》卷50肥儿丸）

（4）气胀气臌：莱菔子30克（研），以水滤汁浸砂仁30克，一日一夜，炒干，又浸，又炒，凡7次，为末。每服3克，米饮下，日2次。（《朱氏集验方》）

（5）痢疾：生山楂3克，莱菔子、麦芽、苍术、枳实、木通各2克，大黄、槟榔各3.6克，水煎服。用于小儿痢疾初发者。行气消胀，消积导滞，能除满止痛。（《丹台玉案》卷6通快饮）又，当归、白芍各9克，萝卜子、槟榔、枳壳、甘草各6克，水煎服。用于血痢而腹不痛。（《傅青主男科》痢疾门）

（6）小肠气痛：萝卜子不拘多少，炒令黄色，为细末。每服1.5克，温酒调下。治小儿盘肠气痛，痛发腰曲。（《幼幼新书》卷10引《吉氏家传方》）又，木香、陈皮、炒莱菔子、炒青皮、桂各30克，牵牛子60克，为末，蜜丸如梧子大。每服20丸，温酒下，以利为度。治阴疝卵肿，急胀疼痛。（《圣济总录》卷94木香丸）

2. 降气化痰

（1）咳喘痰多：莱菔子、苏子各10克，白芥子6克，微炒击碎，水煎服，不宜久煎。治痰壅气滞，食积内停，咳嗽喘满。（《韩氏医通》卷下三子养亲汤）

（2）气壅痰盛咳嗽：杏仁、萝卜子炒各30克，为末，粥糊丸桐子大。每服50丸，白汤下。（《景岳全书》卷54杏仁萝卜子丸）又，莱菔子15克，桃仁、杏仁各10克，水煎服。治咳嗽气喘多痰。（《圣济总录》卷66莱菔子煎）

（3）哮喘：萝卜子120克（淘净，蒸熟晒干）为末，生姜汁浸，蒸饼为丸如绿豆大。每次30粒，白水送下，日2次。用于哮喘因遇厚味即发作。（《万病回春》清金丸）又，莱菔子（蒸熟为末）30克，皂角（烧存性）10克，为细末，姜汁糊为丸。每6克，日2次。治食哮。（《杂病源流犀烛》清金丹）又，莱菔子（淘净，蒸熟，晒干）、沉香各等分为末，姜汁为细丸。每6克，白水下，日2次。用于哮证痰盛气逆。（《丹台玉案》卷4二仙丹）

（4）急性支气管炎：紫苏子12克，白芥子、葶苈子各8克，莱菔子15克，防风（小儿减量）、五味子各6克，紫菀、白术各10克，水煎服。日1剂，分2次服，5日为1个疗程。（江苏中医，1999，20（10）：19）

（5）月经来时常咳嗽：莱菔子、川贝母各120克，共研末，蜜丸如梧子大。每次50粒，日2次。（《竹林寺女科秘方》）

（6）老年痰喘：炒莱菔子、豆腐皮各 150 克，白果仁、川贝各 9 克，白糖、冰糖各 75 克，将前四味焙干为细末，再将冰糖研细和白糖入药拌匀。每服 6 克，日 2 次。治老年痰喘，冬令即发等。（《全国中药成药处方集》莱菔散）

（7）脑卒中后遗症：皂角 250 克，牵牛子 500 克，白矾、萝卜子各 120 克（合研），木香 60 克，朱砂 30 克另研为衣。用萝卜熬水，面糊为丸，如梧桐子大。每服 30～40 丸，加至 50 丸，食后临卧温水送下。量虚实加减用量。治中风后痰涎壅塞，头目昏眩，肢体疼痛，麻痹不仁，大便实。（《德生堂经验方》祛痰三生丸）

3. 催吐痰食 莱菔子、皂荚各 6 克，水煎服，取吐。催吐风痰，治中风口噤。（《丹溪心法》）又，生莱菔子 30～50 克，捣破，水煎 40 分钟，滤汁 200 毫升，顿服。服后半小时，胃脘不适，呕恶欲吐。对痰盛，可吐去痰涎；对食积胃脘，可吐去宿食。（江尔逊验方）

4. 通利大便

（1）小儿便秘：莱菔子炒熟，以炒至微鼓起并有香气为度，去壳，捣细。1～3 岁每服 3 克，4～7 岁每服 5 克。开水调成糊状，加少许白糖，每食前顿服。治小儿便秘，大便坚如羊矢，排便时哭闹，难服汤药。

（2）习惯性便秘：芍药 30～50 克，生、炙甘草各 5～10 克，决明子、肉苁蓉各 30 克，水煎服。如仍乏效，再加炒莱菔子 30～50 克。习惯性便秘服麻子仁丸不效，久而成虚秘。（江尔逊验方）

5. 利水消肿

（1）小儿浮肿：木香 7.5 克，赤小豆、陈皮、炒萝卜子、炙甘草各 15 克，为散，每 15 克，姜 3 片、枣 2 枚，水煎服。（《奇效良方》卷 64）

（2）水病浮肿：生萝卜子、茯苓各 15 克，牵牛子末 30 克，炒葶苈子、炙甘草各 120 克，半夏、川芎、槟榔、青木香、辣桂、青陈皮、商陆各 9 克，为末。每服 9 克，姜 4 片，水煎服。（《仁斋直指方》卷 17 大萝卜饮）

（3）妊娠浮肿：萝卜子、羌活同炒香，只取羌活为末，每 6 克，温酒调下，第 1 日 1 次，第 2 日 2 次，第 3 日 3 次。（《本事方》羌活散）莱菔子、羌活上下分消，祛风利水。又，山栀仁（炒）、萝卜子各等分，细末。每服 3 克，米饮调下。治湿热子肿。（《叶氏女科证治秘方》卷 2）

（4）尿闭：莱菔子 10 克炒熟，一次吞服，约 20 分钟后小便自排而愈。对动力性尿路梗阻引起的排尿功能障碍效果好，对前列腺增生之机械性尿路梗阻也有效。

【外用治疗】

1. 术后腹胀 炒莱菔子 200 克，研成细末，用纱布包成药垫状，置于脐部，再用 TDP 灯照射加温，至腹胀缓解。治疗腹部术后腹胀，有促进肠功能恢复，预防腹腔内粘连的效果。

2. 急性湿疹 莱菔子膏制法：莱菔子 60 克，放置于热砂锅中，拌炒 30 分钟，取出冷

却后研末，与适量棉籽油调成糊状，备用。用时取适量莱菔子膏敷在患处，每日1次。（中医杂志，1998，8，54）

【药方】

1. 三子养亲汤　莱菔子、苏子各10克，白芥子6克，微炒击碎，水煎服，不宜久煎。治痰壅气滞，食积内停，咳嗽喘满。（《韩氏医通》卷下）

2. 一味莱菔子汤　莱菔子生、熟各30克，共捣碎，煎汤1大茶杯，顿服之。治寒温结胸，其证胸膈痰饮与外感之邪互相凝结，上塞咽喉，下滞胃口，呼吸不利，满闷短气，饮水不能下行，或转吐出。（《医学衷中参西录》医方）

3. 萝卜子散　萝卜子（巴豆16粒同炒）、枳壳（火酒煮，切片，炒）各120克，牙皂（煨，去弦）45克，沉香15克，大黄（酒焙）、琥珀各30克，为末。每服3克，随病轻重加减。鸡鸣时，温酒或姜汤送下。治5种臌胀。（《医学从众录》卷6）

【医案】

➤ 黄承昊家仆妇，小便不通，用药无效。有草泽医人以白萝卜子炒香，白汤吞下数钱，小便立通。（《魏之琇验案记》）

➤ 一人年二十五六，素多痰饮，又受外感，三四日觉痰涎凝结于上脘，阻隔饮食不能下行，须臾仍复吐出。用莱菔子生、熟各一两，捣碎煮汤一大盅，送服生赭石粉细末三钱，迟点半钟，再将其渣重煎汤一大盅，仍送服生赭石粉细末三钱，其上脘顿觉开通，可进饮食。又为开辛凉清解之剂，连服二剂全愈。（《医学衷中参西录》）代赭石重镇降逆，莱菔子化痰顺气，二味合用以通降胃气，和畅上脘。

【前贤论药】

《日华子本草》：水研服吐风痰，醋研消肿毒。

《宝庆本草折衷》：治气结成块，心腹胀满，小肠气痛，及下水滞，消宿食。

《本草衍义补遗》：莱菔子治痰，有推墙倒壁之功。所谓：（萝卜）生食甘少辛多，下气耗血沉疴，熟食甘多于辛，益脾滞气奈何。其子下气尤捷，消食除胀甚烈。

《本草蒙筌》：劫喘咳下气，功诚倒壁冲墙。

《本草纲目》卷26：莱菔子之功，长于利气。生能升，熟能降。升则吐风痰，散风寒，发疮疹；降则定痰喘咳嗽，调下痢后重，止内痛，皆是利气之效。

《医学衷中参西录》"莱菔子解"：其力能升能降。生用则升多于降，炒用则降多于升。取其升气化痰宜用生者，取其降气消痰宜用炒者。究之，无论或生或炒，皆能顺气开郁，消胀除满……莱菔子炒熟为末，每饭后移时服钱许，借以消食顺气，转不伤气，因其能多进饮食，气分自得其养也。若用以除满开郁，而以参、芪、术诸药佐之，虽多服、久服，亦何至伤气分乎？

【方药效用评述】

➤ 本品散气结，消宿食，除胀满。可用于食积气滞，以脘腹胀满、苔腻、脉滑者为宜，常配山楂、神曲、麦芽消食积，如保和丸。

➤ 本品降气化痰，有推墙倒壁之功。是治痰涎壅盛，咳嗽喘急，哮吼痰鸣的常用药物，如三子养亲汤。也有人用于中风痰盛。又，本药生品能催吐风痰，配皂荚治风痰口噤。下能通利二便，单用或配润肠药治大便秘结，配羌活或牵牛子治水肿、小便不利。

➤ 莱菔子富含油脂，善于行气通便，一般炒用，对腹胀便秘尤其有效。如《寿域仙方》治风秘、气秘，用炒莱菔子30克擂水，和皂荚末6克，冷水调服，大便立通。又，莱菔子、皂荚等分，炒，研末和匀，酒下，立通。（《仙拈集》皂萝散）今有用于急腹症术后，肠胀气而不排气，用大承气汤配大量莱菔子，服后每能迅速通便排气。

➤ 高血压病兼见便秘可用莱菔子，本品有一定降压作用，对证属痰湿者更佳。一般用30克，重者40～50克。无呕吐恶心者生用，伴胃纳差、呕吐恶心者熟用（炒至微黄为度）。能使高血压病、冠心病患者保持大便通畅。对更年期高血压病患者，在调整肾阴肾阳基础上可适当加入莱菔子。也有制成浸膏片，用于2期高血压病。近今炒用治疗高脂血症有效。

【药量】10～15克，重剂30～50克。生用或炒用。

【药忌】气血虚弱者慎用，不能和人参同用。

∽ 附： 萝卜 ∽

【药原】出《新修本草》。用根。

【药性】辛、甘，平。归肺、脾、胃、大肠经。

【药效】消食化痰，降气平喘。

【药对】

萝卜、朴硝 萝卜消食化痰下气，朴硝软坚攻下通便。二者相配，是硝菔通结汤，治大便燥结不通。其中，萝卜性温可化朴硝之咸寒，其消导又可助朴硝之攻下。近今有用此方治肠梗阻者。

【方药治疗】

1. 劳喘劳嗽 鲜莱菔10余枚去叶，自叶中心穿以鲜槐条，令槐条头透出根外，悬于茂盛树上，满百日至一百零一日取下。用时去槐条，将莱菔切片煮烂，调红沙糖服之。每服1枚，数服即愈。莱菔色白入肺，槐条色黑入肾，如此作用欲导肺气入肾。借金水之气，以补金水之脏。（《医学衷中参西录》医方）

2. 食物作酸 萝卜生嚼数片，或生菜嚼之亦佳。干者、熟者、盐腌者，及人胃冷者皆不效。（《濒湖集验方》）

3. 消渴饮水 出了子萝卜3枚，净洗切片，日干为末。每服6～10克，猪肉汤澄清调下。日3次。生者捣汁亦可，或以汁煮粥食之。（《图经本草》独胜散）

4. 酒疾下血 大萝卜20枚，留青叶寸余，以井水入罐中，煮十分烂，入淡醋，空心任食。治酒疾下血，连旬不止。（《寿老养亲书》）

5. 肠风下血 蜜炙萝卜，任意服之。（《是斋百一选方》）又，大萝卜皮烧存性，荷叶

烧存性，蒲黄生用，各等分为末。每服 3 克，米饮下。（《本草纲目》卷 26 引《普济方》）

6. 大便燥结不通　硝菔通结汤，见本篇"药方"。

7. 鼻衄不止　萝卜捣汁半盏，入酒少许热服。并以汁注鼻中皆良。或以酒煎沸，入萝卜再煎饮之。（《卫生易简方》）

8. 遍身浮肿　出了籽萝卜、浮小麦各 30 克，浸汤饮之。（《本草纲目》卷 26 引《圣济总录》）

9. 咽喉肿痛　青果 10～15 克，白萝卜 500 克，水煎服。治咽喉肿痛，痰涎黏滞咽喉不爽。（《王氏医案》卷 2 青龙白虎汤）王孟英极言其治喉疹之效。今用以治白喉、流感，食疗代茶饮。

【外用治疗】

口疮　萝卜自然汁频漱，去涎，妙。治满口烂疮。（《濒湖集验方》）

【药方】

1. 硝菔通结汤　净朴硝 120 克，鲜莱菔 2500 克，将莱菔切片，同朴硝和水煮之。初次煮用莱菔 500 克，水 2500 克，煮至莱菔烂熟捞出。就其余汤，再入莱菔 500 克。如此煮 5 次，约得浓汁 1 大碗，顿服之。若不能顿服者，先饮一半，停一点钟，再温饮一半，大便即通。若脉虚甚，不任通下者，加人参数钱，另炖同服。治大便燥结久不通，身体羸弱者。（《医学衷中参西录》）近今有用此方治肠梗阻者。

2. 甘桔卜英汤　桔梗 4.5 克，甘草 1.5 克，陈莱菔英 9～15 克，煎汤频饮。治咽中红肿疼痛，不破不腐，未发寒热者。（耿鉴庭《耿氏六代咽喉科传灯录》）

【前贤论药】

《本草衍义》：莱菔辛而又甘，故能散缓，而又下气速也。

《景岳全书·本草正》：萝卜杵汁和清泉，少加玄明粉搅匀，徐徐饮之，既可消痰，亦可清火。

《本草纲目》卷 26：主吞酸，化积滞，解酒毒，散瘀血，甚效。末服治五淋，丸服治白浊，煎汤洗脚气，饮汁治下痢及失音，并烟熏欲死。生捣涂打扑、汤火伤。

《医学衷中参西录·治燥结方》"硝菔通结汤解"：莱菔味甘性微温，煨熟食之，善治劳嗽短气，其性能补益可知。取其汁与朴硝同用，其性温也，可化朴硝之咸寒；其补益也，可缓朴硝之攻破。

【方药效用评述】

➤ 本品以消食化痰，降气平喘为功，善治久喘、久嗽实证。张锡纯云其补益，实不确当。萝卜药食同源，不仅可降气平喘、止咳化痰，而且能治下痢、肠风者，是导滞消积之功。

➤ 莱菔根、叶同功，生食生气，熟食降气。（《本草纲目》卷 26）莱菔叶又名莱菔英，辛、苦、平，归经同莱菔。下气宽胸，和中化食，顺气化痰，清咽利喉。耿鉴庭以陈莱菔英为专科用药，主要用治咽喉红肿。

➤ 地枯萝是遗留在地里的萝卜，久枯而空心，故名。性味、归经、功用同莱菔英。

【药量】生用或熟用，30~50克。

【药忌】脾胃虚寒者忌用。

❧ 山楂 ❧

【药原】出《唐本草》。用果实。

【药性】酸、甘，温。归脾、胃、肝经。

【药效】消食导滞，化瘀活血。

【药对】

山楂、神曲 山楂酸甘，消肉积滞，而又能化瘀除痰，适于小儿产妇治泄痢；神曲甘温，益胃宽中，而又化水谷宿食，适于脾胃虚弱者之食积。二味配伍，药性中和，应用尤广。如诸保和丸多所应用，除食积外，山楂、神曲还可用于泄泻、痢疾等。山楂治积，肉积可配莱菔子，果积可配丁香，麦积可配麦芽，米积可配谷芽，如此用药则更有针对性。

【方药治疗】

1. 消食导滞

（1）食积泄泻：炒山楂、炒神曲各10克，厚朴、苍术、陈皮各6克，甘草3克，鸡内金2枚，水煎服。治因食作泻。（《时病论》卷3 楂曲平胃法）又，焦山楂15~30克，焦神曲10克，谷芽10克，麦芽10克，藿香10克，水煎服。治食积腹痛泄泻者。又焦山楂10克，青皮3克，研末。每服3~5克，日2~3次。可治婴幼儿伤乳泄泻者。（朱锡祺经验）又，36%山楂糖浆每次5~10毫升，日3次，服1~6日。治婴幼儿腹泻。（湖北中医杂志，1985，4：28）

（2）痰积：山楂90克，半夏30克，石碱90克，为末。阿魏15克（醋浸），面糊为丸如梧子大。每服30丸，白汤下。治痰涎内积者。（《丹溪心法》卷3 小阿魏丸）

（3）肉积：山楂（去核，研细末）30克，桂皮（研细末）3克，水煮沸，糯米粉量入作粥，和蜜服。治胃寒纳呆，食滞肉积。并产后纳呆食少。（《济众新编》卷7 山楂粥）

（4）痢疾：山楂30克，水煎取汁，冲和红、白糖各15克，好毛尖茶叶4.5克，浸片时饮之。治痢疾初得。（《医学衷中参西录》）又，山楂12克，神曲15克，莱菔子、苍术、半夏、茯苓、黄芩各10克，黄连6克，水煎服。治痢下赤白，里急后重。（《医方简义》卷3 中和汤）

（5）肠风下血：炒山楂末15~30克，艾叶15克水煎，冲服。治肠风下血，用寒药、热药、脾弱药俱不效。（《是斋百一选方》）《类证治裁》卷7 山楂子散同，强调此方在于祛瘀，要用炒山楂，如血色鲜红，加栀子、槐花。

2. 化瘀活血

（1）痛经：山楂、香附、红花各6克，乌药、木香各3克，青皮、泽泻各4.5克，当归尾10克，水煎服。治月经不畅，腹痛拒按，产后腹痛，气滞血瘀。（《景岳全书》卷51通瘀煎）又，生山楂（去核）50克，向日葵籽（不去皮）25克，烘干研末为散，为1日量，分2次服。加糖少许，温水送下。经前1日开始，连服2日。治功能性痛经。

（2）月经闭止：生山楂30～60克，水煎，取汁冲红糖20克服。治女子至期月事不来。（《医学衷中参西录·药物》）

（3）产后儿枕痛：生山楂30～60克，水煎取汁后加红糖服之。治产后儿枕痛，恶露不尽。又，生山楂末10克，浓汁益母草汤、陈酒、童便调下。产后第1日服3次，第2日服2次，第3日服1次，第4、第5日山楂用5克，第6、第7日只服浓汁益母草汤、陈酒、童便，第8日停服。云："产后服之，百疾不生。"（《肯堂医论》卷下益母丹）又，山楂30克，水煎服。治产后心腹痛。（《医宗金鉴》卷3 独圣散）

（4）老人腰痛：鹿茸、山楂各等分，为末，蜜丸梧子大，每服100丸，日2次。（《本草纲目》卷30）以肾虚寒湿瘀血者为宜。

（5）疝气偏坠：山楂（不去核）、炒小茴香各30克，为末，糊丸梧子大。每服50～100丸。治疝气、偏坠者。可加橘核、乌药。（《卫生易简方》卷6）又，山楂肉、橘核、大茴香各30克，炒小茴香15克，细末。每服6克，温酒下。治偏坠。（《张氏医通》香橘散）

【外用治疗】

黄褐斑　生山楂300克，研细末。先用温水洗面，擦干后每取生山楂末5克，鸡蛋清适量，调成糊状，薄薄敷盖于面部，保留1小时，早晚各1次。（湖北中医杂志，1994，5：47）

【药方】

1. 保和丸　山楂180克，半夏、茯苓、神曲各60克，莱菔子、陈皮、连翘各30克，细末，为丸梧子大。每服6克，日3次。消食化积。（《丹溪心法》卷3）

2. 开胃汤　山楂30～50克，木香10克，水煎服。治纳差痞满。

【前贤论药】

《宝庆本草折衷》：治寒湿腰痛，小肠气胀痛，消食快气。

《本草经疏》：山楂能入脾胃，消积滞，散宿血，故治泄痢及产妇腹中块痛也。大抵其功长于化饮食，健脾胃，行结气，消瘀血，故小儿、产妇多服之。

《本草通玄》：山楂味中和，消油垢之积，故幼科用之最宜。

《医学衷中参西录》"山楂解"：善入血分，为化瘀血之要药……若以甘药佐之，化瘀血而不伤新血，开郁气而不伤正气，其性尤和平也。

【方药效用评述】

➤ 山楂消肉积痰积，化瘀血癥瘕，治小儿泄痢，止产后瘀滞腹痛。其中，生山楂消食导滞，化瘀活血；炒山楂消食健胃；焦山楂消导止泻。山楂炭偏于收涩，止泻止血，用于食积泄泻、肠风下血。山楂核疏肝止痛，软坚散结，治小肠疝气偏坠。

➤《丹溪心法》保和丸有三。第1方，山楂、神曲、莱菔子消积为主，配以二陈汤和胃。第2方，白术、山楂各120克，神曲60克，细末为丸，健脾、消食并举，治食积脾弱，腹胀食少，便溏者。第3方，山楂90克，白术60克，陈皮、半夏、茯苓各30克，神曲、莱菔子、连翘、黄芩各15克，消食、行气、和胃、健脾、清热，适于食积经久而脾胃不和，且有湿热者。

➤ 现代据其消肉积功效而用于高脂血症。如生山楂 30 ~ 60 克，红景天 15 克，绞股蓝 30 克，葛根 30 ~ 60 克，水煎服。治高脂血症并治动脉硬化，血液黏稠度过高者。又有用于脂肪肝，山楂、贝母各 30 克，泽泻、瓜蒌皮各 20 克，茵陈、虎杖各 10 克，水煎服。又，生麦芽、生山楂、生牡蛎各 30 克，浙贝、丹参各 15 克，川楝子、延胡索、郁金各 12 克，青皮 10 克，柴胡 6 克，水煎服。用于乳腺增生症。

【药量】6 ~ 10 克，大量可至 30 克。

【药忌】孕妇忌用，脾虚无积滞者慎用。气虚便溏，脾虚不食禁用。多食耗气，空腹及羸弱人或大病后忌之。

☙ 鸡内金 ❧

【药原】原名鸡肶胵，出《神农本草经》。家鸡的胃内膜，色金黄而质坚。

【药性】甘，平。归脾、胃、小肠、膀胱经。

【药效】消导化积，破瘀活血，消石破坚，通淋涩精。

【药对】

1. 鸡内金、白术 白术苦温而刚燥，乃健脾燥湿化痰主药；鸡内金甘平而微酸，为消积导滞化瘀良品。二味等分同用，健脾胃以消饮食，且为消积化瘀、增进食欲的重要药对。在临床上，白术多服久服亦有壅滞之弊。若佐以善消瘀积的鸡内金，则补益与宣通并用，使清升浊降，可除痰根，可消癥瘕。不论脏腑何处有积聚，白术、鸡内金皆能消之。张锡纯《医学衷中参西录》之健脾化痰丸用此药对，消痰健脾而除根。资生通脉汤尤以此药对为基础，用治食少血枯经闭，有补益肝脾肾，通脉化瘀调经，养正助食的作用。而其中白术健胃之阳，使之蠕动有力；鸡内金能运化诸补药之力，使之补而不滞。再加山药、龙眼肉、山萸肉、枸杞子、玄参、芍药、甘草扶正补益，而少用桃仁、红花活血脉、通经络。现今又有用此药对治疗小儿厌食、泄泻者。

2. 鸡内金、芡实 鸡内金补助脾胃，消磨瘀积，运化中焦饮食；芡实补益脾肾，敛冲固涩，统摄下焦气化。二味合之，一消导，一补敛，确成相对，可用于老人多痰，以治脾胃不运而生痰者。如《医学衷中参西录》期颐饼，生芡实 180 克，生鸡内金 90 克，白面 250 克，白糖不拘多少。先将芡实用水淘去浮皮，晒干，研细。再将生鸡内金研细，置盆内浸以滚水半日许，再入芡实、白面、白糖，用原所浸水，和作极薄小饼，烙成焦黄色，随意食之。此方用寻常食物，久服令人饮食增多，则脾虚自实，故可治老人脾虚痰盛、胸闷胁疼者。方中又同用芡实与麦面，芡实可补肾，麦面可养心，是以心肾相交、水火调和，而痰气自平。如去芡实，则仅用鸡内金、面、糖，尚可治小儿疳积痞胀，大人癥瘕积聚，可作久用缓攻宿邪者。

3. 鸡内金、海金沙 鸡内金消导化积，利胆通淋，善治食积、臌胀、肿满；海金沙清热利湿，通淋化石，善治石淋、热淋。两药配伍，能退黄利湿、消肿排石。在临床上，可用《温病条辨》二金汤治疗湿热黄疸失治而肿胀者。方以叶天士苦辛渗利法，宣气、导滞、通淋、清利，从而达到消肿退黄的目的。刘渡舟常在原方基础上加茵陈蒿、射干、柴胡，治黄疸湿重于热证，见肿胀、身重、头如裹、便溏、苔腻，用清热解毒而黄疸不退者。又，鸡内金、海金沙、金钱草组方三金汤，用于湿热淋证和胆结石、泌尿结石，沿用了叶天士、吴鞠通的方药经验。

【方药治疗】

1. 消导化积

（1）食积：鸡内金、谷麦芽、神曲、陈皮、白术各 10 克，研末。每服 5~10 克，日 2~3 次。

（2）酒积：鸡内金、干葛各等分为末，面糊丸如梧子大。每服 50 丸，酒下。（《本草纲目》卷 48 引《袖珍方》）

（3）小儿疳积：鸡内金 20 个（勿落水，瓦焙干，研末），车前子 120 克（炒，研末），和匀，以米糖溶化拌入与食，食完即愈。忌油腻面食煎炒。（《寿世新编》）

（4）小儿积食：鸡内金 10 克，谷精草 30 克，五谷虫 10 克，煅牡蛎 15 克，党参 10 克，水煎服。治胃纳呆滞，大便干结，或泄泻而消谷善饥，或口渴多尿，或盗汗磨牙，将成疳积，由肠胃积滞而起者。（胡天雄经验）

（5）小儿厌食：苍术、鸡内金各 20~40 克（2~4 岁各 20 克，5~7 岁各 30 克，7 岁以上各 30~40 克）。苍术水煎 2 次，取汁 100~200 毫升，分 3 份；鸡内金研末，分 3 份。每次各取 1 份，以苍术药汁冲服。日 3 次，食前 1 小时服。（江育仁经验，中医杂志，1999，1：7）

（6）婴幼儿腹泻：白术 20 克，炙鸡内金 12 克，炒黄研末过筛。苹果 1 个连皮，放在瓦片上，用武火煨烂后，去皮、核，取果肉 50 克捣烂，与上药末混合成糊状，装罐备用。每次 15 克，日 4 次，一般 2 日后即见效。（江苏中医，1988，2：15）

（7）痰积：生白术、生鸡内金各 60 克，研细末。各自慢火焙熟（不可焙过），炼蜜丸如梧子大。每服 10 克，开水送下。治脾胃虚弱，不能运化而生痰。此方不仅治痰，凡饮食少者皆效。且久服之可消融腹中一切积聚。（《医学衷中参西录》健脾化痰丸）又有治老人痰多的期颐饼，详见上文药对。

2. 破瘀活血

（1）臌胀：鸡内金 1 具，沉香 6 克，砂仁 10 克，陈香橼（去白）10 克，为末。每服 4.5 克，生姜汤下；虚者人参汤下。治臌胀肿满。（《医宗必读》卷 7 鸡金散）又，鸡内金不拘多少，紫荆皮、五灵脂各 10 克，为末。每服 6 克，水调服。（《医钞类编》卷 9 乌金散）张锡纯有鸡内金茅根汤、鸡内金汤二方治臌胀，均以白术、鸡内金为主。《吴门治验录》卷 4 顾金寿治臌胀，常用鸡内金，并配党参、陈皮等。

（2）月经闭止：室女食少血枯者，可用资生通脉汤。凡服资生通脉汤病见愈而月信不见者，生怀山药 120 克，煮浓汁，送服鸡内金细末 10 克。所余山药渣仍兑水煮数次，当茶

饮之。久之，月信必至。(《医学衷中参西录》药物解)

3. 消石破坚

(1) 胃石症：鸡内金末 10 克，食前 1 小时，温水冲服。每日 3 次，服 3 ~ 8 日。

(2) 胆石症：鸡内金、鱼脑石、广郁金、生大黄，按 6：1.5：2：1 的比例研末混匀后装入胶囊，每粒 0.4 克。每服 6 ~ 8 粒，日 3 次，食后温开水冲服，1 个月为 1 个疗程，一般服 2 ~ 4 个疗程。(浙江中医杂志，1993，4：152)

(3) 石淋：生鸡内金 30 克，生黄芪 24 克，知母 24 克，生白芍 18 克，硼砂 18 克，朴硝 15 克，硝石 15 克，研细末，炼蜜为丸如梧子大。每服 10 克，食前开水送下，日 3 次。治砂淋(亦名石淋)。(《医学衷中参西录》砂淋丸) 又，鸡内金 10 ~ 15 克，海金沙 30 克，金钱草 30 ~ 60 克，水煎服。(验方三金汤)

4. 通淋涩精

(1) 淋证：鸡内金 15 克阴干，烧存性，作一服，白汤下。小便淋沥，痛不可忍。(《医林集要》)

(2) 遗精：鸡内金 7 个，焙干为末。每服 3 克，空心酒下。治夜梦遗精。(《沈氏经验方》) 又，炙鸡内金粉 18 克，分成 6 包，每次 1 包，日 2 次。清晨及临睡前用热黄酒半杯冲服。(中医杂志，1980，2：30) 如配方则常与菟丝子、金樱子、芡实、莲肉等同用。

(3) 精液不液化症：泽兰、鸡内金各 10 克，谷麦芽各 30 克，水煎服。

(4) 小儿遗尿：鸡内金 10 克，桑螵蛸、益智仁、山药各 10 ~ 20 克，乌药、甘草各 6 克，水煎服。并治老人尿频、尿失禁。

(5) 消渴：鸡内金(微炙) 30 克，黄芪、五味子各 15 克，粗末，水煎去滓，食前分 3 次服。治肾消(下消)，小便滑数白浊，消瘦。(《圣惠方》卷 53) 又，鸡内金(曝干)、栝楼根各等分，为末炼蜜为丸如梧子大。每服 20 ~ 30 丸，日 3 次，食后温水送下。治膈消(上消)。(《圣济总录》卷 49 鸡内金丸)

【外用治疗】

1. 疣 鸡内金搽数次，自消。(《疡科选粹》卷 7 磨坚丹)

2. 扁平疣 生鸡内金 100 克，白醋 300 毫升，装广口瓶内浸泡 30 小时后，用消毒棉球蘸药液，涂擦患处。日 3 次，10 日为 1 个疗程，一般用 2 个疗程。(中国中西医结合杂志，1989，11：655)。

3. 口疮 鸡内金烧存性，涂于患处溃疡面上，日 3 次。也可治化疗后口腔溃疡。(新中医，2008，6：115)

4. 金疮出血 鸡内金为末敷之，立止。(《太医院经验奇效良方》)

【药方】

1. 资生通脉汤 炒白术 10 克，生鸡内金 6 克，生山药 30 克，龙眼肉 18 克，山萸肉 12 克，枸杞子 12 克，玄参 10 克，生白芍 10 克，桃仁 6 克，红花 4.5 克，甘草 6 克，水煎服。发热不退加生地黄 18 ~ 30 克，咳嗽加川贝母 10 克、御米壳 6 克，嗽止去之。泄泻去玄参，加熟地黄 30 克，茯苓 6 克，或加重炒白术用量。大便干燥者加当归、阿胶各 10 克。小便不利者，加生车前子 10 克，地肤子 6 克，或加大白芍用量。肝气郁者，加生麦芽 10 克，川芎、莪术各 3 克。汗多者山萸肉用 18 克，再加生龙骨、生牡蛎各 18 克。治室女血枯，月经闭止，饮食减少，发热咳嗽者。白术健脾胃阳气，使之蠕动有力；鸡内金能运化诸补药之力，使之补而不滞。山药、龙眼肉滋胃之阴，俾酸汁多生。血虚发热，用玄参、芍药退热。肝肾虚而用山萸肉、枸杞子补肝肾。甘草补脾胃，与山萸肉并用，更有酸甘化阴之妙。桃仁、红花破血，少用之非取其破血，欲借其活血脉通经络。（《医学衷中参西录》医方）

2. 鸡内金茅根汤　生鸡内金末 15 克，生白术分量用时斟酌，鲜茅根 60 克。将白茅根煎汤数茶盅。先用 1 盅半，加生姜 5 片，煎鸡内金末至半盅时，再加茅根汤 1 盅，七八沸后澄取清汤服之。所余之渣仍用茅根汤煎服。日 1 剂，早晚各 1 次。初服小便多，数日后大便亦多。若至日下 2 ~ 3 次，宜减鸡内金 3 克，加白术 3 克。又数日，胀见消，大便仍勤，可减鸡内金 3 克，加白术 3 克。又数日，胀消强半，大便仍勤。可再减鸡内金 3 克，加白术 3 克。如此随病机加减，俾补破之力适与病体相宜，自能全愈。若无鲜茅根可以干品 30 克代之，不用再加生姜。所煎茅根汤宜当日用尽，煎药后若又剩余，可当茶温饮之。治水臌、气臌并病，并治单腹胀。（《医学衷中参西录》医方）

3. 鸡内金汤　鸡内金 12 克（捣碎），白术 10 克，白芍 12 克，柴胡 6 克，陈皮 6 克，生姜 10 克，水煎服。治气郁成臌胀，兼治脾胃虚而且郁，饮食少而不能运化者。（《医学衷中参西录》医方）

4. 二金汤　鸡内金 15 克，海金沙 15 克，厚朴 10 克，大腹皮 10 克，猪苓 10 克，通草 6 克，水煎，分 3 次服。治由黄疸失治而为肿胀者。用苦辛淡法。（《温病条辨》卷 2）

【前贤论药】

《本草经疏》：肫乃鸡之脾胃，乃消化水谷之所。其气通达小肠、膀胱二经。有热则泄痢遗尿，得为寒之气则热除，而泄痢遗尿自愈矣。烦因热而生，热去故烦自止也。今世又以之治诸疳疮多效。

《要药分剂》：小儿疳积病乃肝脾二经受伤，以致积热为患。鸡肫皮能入肝而除肝热，入脾而消脾热，故后世以此治疳病也。

《医学衷中参西录》"鸡内金解"：鸡内金生用，为通月信（经）最要之药，而多用又恐稍损气分，故又多用山药至四两（煮浓汁，送服生鸡内金细末三钱），以培气分也。

【方药效验评述】

➤ 无论酒积、食滞、痰多，老人、小儿悉能用之，可见其性质和缓。根据体质强弱和病证虚实适当配伍消食、化痰、和胃、健脾药更佳。

➤ 虚劳之证常有纳差腹胀，脾胃不和，经络瘀滞者，在补益方中可加鸡内金、生山楂等化积导滞而不伤正的药物，增强食欲，消食化滞，化瘀阻于无形。

➤ 本品可用于遗精、遗尿、淋浊、消渴，既能消导通利泄浊，又具涩精益阴止渴作用。

➤ 鸡内金用于消化、泌尿系统结石症有效。尿石症常配金钱草、海金沙、滑石、甘草，胆石症则配茵陈、柴胡、郁金、鸡骨草。

➤ 对瘀血阻滞引起的经闭血枯、血臌胀满，长期应用鸡内金，可达到缓调破瘀散积、活血通经的作用。如心脾两虚而致室女经闭者，可用归脾汤加鸡内金。

➤ 本品不宜久煎。如长期服，研末应用更好。

【药量】3~10克，研末每次1.5~3克，或入丸散。生品祛瘀化石，炒用消导化积。

【药忌】孕妇忌用，脾虚无积滞者慎用。《本草害利》："有积消积，无积消人元气，堕胎。

第三节　通利药

通便攻下如大黄、巴豆。大黄苦寒，治阳明实热；巴豆辛热，治寒实冷积。攻利泻水如牵牛子，治水肿痰喘。

大黄

【药原】出《神农本草经》。用根茎。

【药性】苦，寒。归脾、胃、大肠、肝、心包经。

【药效】泻下通便，清热解毒，活血化瘀，凉血止血，

【药对】

1. 大黄、芒硝　大黄苦寒泄热，通便去实；芒硝咸寒润燥，软坚通便。大黄以泻实，芒硝以治燥，二药相配，是仲景《伤寒论》大承气汤、调胃承气汤、大陷胸汤等方治疗阳明腑实、便结腹痛的主要药对。《外台秘要》卷27大黄芒硝二味汤，以此二味治急性黄疸。《医心方》卷20朴硝大黄煎，用此治身体发疮、燥结便难者。总以通便泄热，达到排除火热毒邪的目的，来治疗阳毒、伤寒、疮毒、黄疸等。后世有以外治者，如《丹溪心法》用此二味等分为末，大蒜捣膏和匀，调敷以治积聚痞块。《疡医大全》洗痔黄硝汤，则以大黄60克先煎，芒硝30克后入，熏洗以治痔疮肿痛。值得指出的是，用大黄以泻利为清降之法，自成传统，可见下述医案。

2. 大黄、黄连　大黄泻火降泄，黄连清心胃热，合用以泻心凉血，治火热毒盛、血热妄行之出血症。如《金匮要略》泻心汤，大黄、黄连、黄芩，水煎服。治心气不足，吐血衄血，脉有实热者。此泻心者，实乃心肝火旺而予泻之。而《伤寒论》大黄黄连泻心汤，用大黄、黄连开水浸渍须臾，去滓温服，治心下痞，按之濡。此泻心者，实乃泄胃热之功，仅取其气清而治痞者。大黄应用广泛，可与黄连比拟，但一则通腑行，一则厚肠胃。配合同用，相反可以相成。吴又可未识其义，畏忌黄连；张锡纯识其义，故常以二药同用。

3. 大黄、黄芩　大黄清肠胃，黄芩清肺胆，二味相配，用于上焦火热而大便不通者，

应可治本清源。如黄芩、大黄（煨熟）各 30 克为末，炼蜜丸如麻子大。每服 5～10 丸，蜜汤下。治小儿诸热。（《小儿药证直诀》卷下大黄丸）又，黄芩 10 克、大黄 6 克，水煎食前服。治脏火太过，壅热攻目，翳障疼痛。（《扁鹊心书》洗肝散）此外，二味尚可治金疮、偏正头风等阳明火盛所致者。

4. 大黄、桃仁　大黄破瘀攻坚，桃仁活血祛瘀，相须相使，治血瘀诸证。如《伤寒论》桃仁承气汤、抵当汤，均有两药配对者。用此药对成方，多用于外伤，如大黄 15 克，桃仁 10～15 克，水煎服。治从高处坠下伤内，血在腹聚不出者。（《普济方》卷 312 桃仁散）又，大黄 30 克（酒蒸），杏仁 10 克，酒煎，鸡鸣时服。治跌打损伤，血瘀凝积，烦躁疼痛。（《三因方》卷 9 鸡鸣散）可见杏仁、桃仁二药都有活血治伤的临床例证。

5. 大黄、杏仁　大黄通利活血，泻大肠；杏仁宣肺开泄，下肺气。二药合用，有用治二便不通者。如大便不通，大黄 30 克，杏仁 10 克；小便不通，大黄 10 克，杏仁 30 克，水煎服。（《古今医鉴》卷 8 倒换散）《镜花缘》痢泻散也用此药对治痢泻，为通因通用之法。再者，杏仁入气宣泄，大黄入血开破，行气活血疗伤。大黄 30 克（酒蒸），杏仁 3～4 粒（细研），酒煎去滓，鸡鸣时服。至晓取下瘀血，即愈。治血滞肺部气分，跌打损伤，血瘀凝滞，气绝欲死。（《三因方》卷鸡鸣散）值得指出的是，早在仲景大陷胸丸中，就有大黄、杏仁的配伍，以通利宣泄。而凉膈散亦有此二味，泻中上焦热。

6. 大黄、生地黄　大黄苦寒，凉血止血，活血化瘀；生地甘寒，清热凉血，活血止血。二味配用，因具体炮制和用法不同，药性和效用均有所变化，既可用于血证大热者，以凉血止血；又可治妇女闭经和跌打损伤，以活血化瘀。如生地黄半升煎 3 沸，下生大黄末一方寸匕调匀。空腹时温饮 1 小盏，每日 3 次，血即止。治吐血，百治不愈。（《伤寒总病论》卷 3 大黄散）又，生地 10 克，大黄（烧存性）6 克，为末，作一服，空心好酒调下。治妇人室女经脉不通，服之如神。（《古今医鉴》二黄散）又，生干地黄（焙）、大黄（剉、炒）各 60 克为末，炼蜜为丸如梧桐子大。每服 10 丸，温酒送下。治跌打损伤，瘀血在腹中久不消。（《圣济总录》卷 144）

7. 大黄、金银花　大黄清热泻火，荡涤热毒瘀滞；金银花清热解毒，善解血热毒邪，故可大剂用治火毒疬风。如金银花 250 克，生大黄 15 克，水煎汁 3 碗，分作 3 次服，1 日服完。必然泻恶粪。后单用金银花 90 克，连服 10 日全愈。治火毒结成疬风，头面身体先见红斑，后渐渐皮破，流水成疮，以致发眉尽落，遍身腐烂，臭秽不堪。（《辨证录》卷 10 金黄汤）

8. 大黄、川芎　川芎辛温上行头目，祛风活血；大黄苦寒清热泻火，通利下瘀。二药一以走上，一以下行，温清并施，升降气机，善治头目火热之疾。如川芎、大黄（无灰酒煮）各 60 克，细末，蜜丸梧子大。每服 20 丸。治风热壅盛，头昏目赤，大便难者。（《杨氏家藏方》芎黄丸）又，川芎、大黄、二丑各等分为丸，每服 3 克，治血灌瞳仁晴痛。（《卫生家宝方》芎黄散）

9. 大黄、升麻　大黄以沉降为主，升麻以升散为要，两药配合，升降相兼，相反相成，为升降药对，能增强清热解毒、凉血止血之功效，善治出血诸症。治上窍吐血、鼻衄、齿衄者，大黄宜酒炒，以借酒性上升，逐瘀热于下。治下窍便血、尿血、崩漏者，升麻宜炒炭，以增强升清止血之效。

10. 大黄、羌活 大黄苦寒清热泻下，清肝活血；羌活辛温祛风散寒，泻肝息风。二味相配，可治肝风、肝火、肝阳之证。如《小儿药证直诀》卷下泻青丸，用大黄、羌活、防风、栀子、川芎、当归，治肝火郁热，夜卧不安，易惊，抽搐。《宣明论方》三一承气汤是小承气汤加羌活，治中风闭证，肝风内动、阳明实热者。实际上是大黄、羌活的泻肝火、泄肝胆作用。

11. 大黄、人参 大黄苦寒，泻下攻里，通便泄热；人参甘平，补气健脾，生津止渴。二药相配，扶正祛邪，是治疗邪盛正虚、气虚里实之剂。如参黄汤，人参、生大黄各4.5克，水煎服。治气虚甚而邪实，大便不通者。（《感证辑要》卷4）而《伤寒六书》黄龙汤（大黄、芒硝、枳实、厚朴、人参、当归、桔梗、姜、枣、甘草）以大承气汤加人参、当归，是扶正攻邪、泻下补气同用之剂。此外人参、生大黄并用，又可治脑疽、便毒、伤寒并热霍乱等。

12. 大黄、附子 见"附子"篇。

13. 大黄、桔梗 见"桔梗"篇。

14. 大黄、牵牛子 见"牵牛子"篇。

15. 大黄、肉桂 见"肉桂"篇。

16. 大黄、甘草 见"甘草"篇。

17. 大黄、土鳖虫 见"土鳖虫"篇。

18. 大黄、葶苈子 见"葶苈子"篇。

19. 大黄、细辛 见"细辛"篇。

20. 大黄、栀子 见"栀子"篇。

21. 大黄、僵蚕 见"僵蚕"篇。

22. 大黄、荆芥 见"荆芥"篇。

【方药治疗】

1. 泻下通便

（1）腹满燥实不通：大黄24克，芒硝36克，为末，面糊为丸如梧子大，每服3克，以枳实、厚朴各10～15克，水煎送服。治腹满燥实，大便不通。（《家塾方》承气丸）此为大承气汤变通制剂，可资师法。又，大黄、葶苈子等分为末，蜜丸如梧子大。每服10丸，蜜汤下，以利为度。治脉沉，腹满而大便秘者。（《全生指迷方》大黄丸）大黄、葶苈子的配伍，早在仲景大陷胸丸中就有。

（2）热痰暴喘：白牵牛60克（炒），大黄30克（煨），研末。每服6克，蜜水下。治热痰暴喘，形气俱实。（《赤水玄珠》卷7 劫喘牛黄散）《中藏经》："虚人肺虚不可用。"又，牵牛15克，大黄30克，研末，每服10克，蜜水下。治相火之气游走脏腑，大便秘结。(《素问病机气宜保命集》卷中大黄牵牛散)近今可用于热喘发作,急性肺炎而痰闭喘促者。

2. 凉血止血

(1) 吐血、衄血:生大黄、黄连、黄芩各10克,沸水浸泡后服之。治上焦热盛,吐血衄血。(《金匮要略》泻心汤)又,生地黄30~60克煎3沸,下生大黄末10克调匀。空心,温服,每日3次,血即止。治吐血百治不愈。(《伤寒总病论》卷3大黄散)又,大黄细末、肉桂细末各3克(体壮实而暴得吐血者各用4.5克),二药和匀,用生代赭石细末18克煎汤送下。治肝郁多怒,胃郁气逆,吐血衄血及他药不效者。无论寒热服之,皆有捷效。(《医学衷中参西录》秘红丹)又,赤石脂细末12~15克,用大黄10克煎汤送下,用于脉象微有热。如脉无热象,心中不觉热,则用秘红丹。此为秘红丹之变法。

(2) 溃疡病出血:详见本篇"医家经验"。

3. 活血化瘀

(1) 下焦蓄血:大黄10克,桂枝、芒硝、甘草各6克,桃仁12克,水煎服。治伤寒少腹满,大便黑,小便利,烦渴,其人如狂,至夜发热。(《伤寒论》桃核承气汤)又,大黄、芒硝各6克(均后下),当归、芍药、桃仁、红花各10克,苏木6克,水煎服。治瘀血腹痛。(《古今医鉴》卷10消瘀饮)

(2) 狂犬病:大黄30克,桃仁10~15克,土鳖虫10~15克,水煎服。(《金匮要略》下瘀血汤)又,生大黄、甘草各30克,蜈蚣1条,水煎服。(《医学衷中参西录》)

(3) 症癖:大黄、三棱各30克,醋熬成膏,每日1匙。治症癖痞结,胁下如石。(《类证治裁》卷3大黄散)今用于肝脾肿大,肝硬化等。

(4) 虚劳:大黄250克(醋制),血竭15克,为细末,好酒打糊为丸如弹子大,每服1丸。女子红花3克,酒煎之;男子木香3克,酒煎之。治虚劳客热,肌肉消瘦,四肢倦怠,五心烦热,潮热盗汗等。(《医方类聚》卷152神应丹)大黄治虚劳,源于《金匮要略》大黄䗪虫丸。(见本篇"药方")《蠢子医》卷2:"单用滋阴退热不效时,可配酒大黄,或先服酒大黄,再服补药如西洋参汤,往往有效。"

(5) 腰痛:大黄30克(酒制),桃仁60克,红花15克,分作5剂。每日1剂,水煎服。治瘀血所致。(《本草汇言》卷5引《方脉正宗》)

(6) 经闭:生地10克,大黄(烧存性)6克,为末,作一服,空心好酒调下。治妇人室女经脉不通,服之如神。(《古今医鉴》二黄散)

(7) 产后腹痛:大黄、桃仁各10克,土鳖虫6克,水煎服。治产后腹痛,腹中有瘀血。(《金匮要略》下瘀血汤)

(8) 慢性前列腺炎:生大黄、姜半夏各10~15克,水煎成200毫升,每次100毫升冲服琥珀粉5~10克,日2次。用药1~2周。(新中医,1989,4:43)

(9) 跌打损伤:生干地黄(焙)、大黄(剉、炒)各60克,为末,炼蜜为丸如梧桐子大。每服10丸,温酒送下。治跌打损伤,瘀血在腹中而久不消。(《圣济总录》卷144)

又，大黄 30 克（酒蒸），杏仁 10 克，酒煎，鸡鸣时服。治跌打损伤，血瘀凝积，烦躁疼痛。（《三因方》卷 9 鸡鸣散）又，大黄、当归各等分，炒研为末。每服 6 克，温酒下。治跌仆瘀血在内，吐血、下血，胸腹胀满，喘促气短。（《局方》卷 56 导滞散）

4. 清热泻火

（1）头面热毒：酒大黄、黄芩各 60 克，牵牛、滑石各 120 克，黄连、薄荷、川芎各 15 克，细末水丸梧子大。每服 6 克，日 2～3 次。治痰食积热，头目不清，咽膈不利，二便秘涩，小儿惊风等。（《宣明论方》卷 4 神芎丸）又，酒大黄、酒黄连、黄芩、甘草、桔梗各 6 克，柴胡、升麻、连翘、当归各 3 克，粗末。每服 15 克，水煎服。治头目赤肿而痛，胸膈烦闷不得卧，大便秘者。（《卫生宝鉴》卷 23 既济解毒汤）又，蝉蜕 3 克，酒炒僵蚕 6 克，姜黄 10 克，生大黄 12 克，合研匀为细末。病轻者分 4 次服，用黄酒 1 盅、蜂蜜 15 克，调匀冷服。病重者分 3 次服，黄酒 1 盅半、蜂蜜 15 克，调匀冷服。治头面温毒，原用治温疫等。（《伤寒温疫条辨》卷 4 升降散）

（2）热毒黄疸：大黄、郁金各 30 克为末，每服 6 克，鸡子清下，治一切热毒黄疸，吐血衄血，发斑神昏，时气发狂等。（《医方类聚》卷 157 大黄散）又，生大黄 9～15 克，芒硝 9～15 克，开水冲 20 分钟后口服。治急性黄疸型肝炎。（中医杂志，1985，4：45）验证了《外台秘要》治急黄的记述。

（3）肝火郁热：大黄、羌活、防风、栀子、川芎、当归各等分，细末，蜜丸芡实大。每服 20 丸，竹叶汤下。治肝火郁热，夜卧不安，易惊抽搐。（《小儿药证直诀》卷下泻青丸）

（4）食已即吐：大黄 15 克，甘草 10 克，水煎服。治食已即吐，胃肠有火者。（《金匮要略》大黄甘草汤）如药食不能进口，食已即吐者可用生大黄、生甘草各 1 克，水 1 小杯，水煎片刻或沸水冲泡，药液以 1 匙为宜，冷热适度徐饮。

（5）肠痈：大黄、丹皮、桃仁各 10 克，冬瓜仁 15～30 克，先煎去滓，后加芒硝 10 克，再煎沸顿服之。治肠痈初起，腹痛而脓未成者。（《金匮要略》大黄牡丹皮汤）

（6）疔：大黄、生甘草各 30 克，生牡蛎 18 克，瓜蒌仁 40 粒，体弱者大黄少用，体壮大黄可多用。疔在上者加川芎 10 克为引，在两臂者加桂枝 10 克为引，在下者加怀牛膝 10 克为引。又，大黄、天花粉各 30 克，皂角刺 12 克，穿山甲、乳香、没药各 10 克，薄荷 3 克，蜈蚣 1 条，水煎服。治脉沉紧或沉洪，其大便秘结，或不滑泻者，均可下其毒。（《医学衷中参西录》大黄扫毒汤）

（7）痈疽：大黄、黄芩、栀子各 10 克，升麻 6 克，芒硝 3 克，水煎服。治实热痈疽，二便不通。（《刘涓子鬼遗方》卷 3 大黄汤）又，川大黄（一半炭火煨，不可过性，一半生）、大甘草节各 60 克，为细末。每服 3 克，日 3 次，空心温酒调下，一二服，以利为度。如无甘草节，终效不速。治发背、痈疽、疔疮、无名肿毒，恶疮异症，焮热疼痛，初起赤溃。（《医便》卷 3 二黄散）

（8）慢性前列腺炎：尺脉稍大，用将军蛋，1 个鸡蛋一端开一小口，放入大黄末 3 克，

蒸熟，清晨淡盐水送服。尺脉沉细而下寒明显者，用白果蛋，白果3克捣粉，放入鸡蛋内，服法同上。（门纯德经验）

【外用治疗】

1. 乳痈　大黄、粉甘草各30克，为细末，以好酒熬成膏，倾在盏中，放冷，摊纸上。贴痛处，仰面卧至五更。未贴时，先用温酒调一大匙，向患处卧，明日取下恶物。（《妇人大全良方》金黄散）

2. 痔疮肿痛　大黄60克，芒硝后入30克，水煎，先熏后洗。（《疡医大全》洗痔黄硝汤）

3. 黄水疮　大黄90克，黄柏60克，黄连10克，煅石膏60克，细末。每用适量，黄连水调涂。（《外科传薪集》三黄丹）

4. 烫火伤　大黄、当归各等分炒为末，麻油调敷，治烫火伤。（《景岳全书》卷51 汤火止痛散）

5. 脚癣　大黄10克，萹蓄10克，蛇床子15克，煎水泡脚，日1次。用治脚癣湿型者。

【药方】

1. 大承气汤　生大黄15～30克（后下），芒硝10克（冲），枳实、厚朴各15克，水煎服。治伤寒阳明腑实，痞、满、燥、结者。（《伤寒论》）

2. 大黄䗪虫丸　大黄75克，䗪虫、干漆各30克，黄芩、桃仁、杏仁、蛴螬、虻虫、水蛭各60克，生地、芍药各120克，细末，蜜丸，每丸3克。每服1丸，日2次。治五劳虚极消瘦，腹满不能饮食，内有干血，肌肤甲错，两目暗黑，缓中补虚。（《金匮要略》）

3. 三黄丸　生大黄、黄连、黄芩各等分，细末，蜜丸梧子大。每服10克，日2次。治三焦积热，上焦有热，攻冲眼目赤肿，头项肿痛，口舌生疮；中焦有热，心膈烦躁，不美饮食；下焦有热，小便赤涩，大便秘结。五脏俱热，则生背疖疮痍。及治五般痔疾，粪门肿痛，或下鲜血。（《局方》卷6）

4. 三一承气汤　羌活、大黄、枳实、厚朴各10克，水煎服。治中风闭证，昏迷便秘。（《宣明论方》）

5. 滚痰丸　大黄（酒浸蒸熟，切晒）240克，生黄芩240克，沉香15克，青礞石60克，各为末，以水和丸梧子大，常服10～20丸，小病50～60丸，缓病70～80丸，急病120丸，温水吞下，即卧勿动，候药逐上焦痰滞。治痰为百病，唯水泻、胎前、产后不可服用。（《养生主论》）

6. 荡痰汤　大黄30克，朴硝18克，清半夏10克，郁金10克，生代赭石60克（轧细），水煎服。治癫狂失心，脉滑实。若顽痰凝结甚者，非其证大实不可轻投，上方加甘遂末6克冲服。也可用大承气汤加代赭石60克煎汤，送服甘遂末3克。治顽痰能闭脉，六脉皆闭，重按亦不见。（《医学衷中参西录》）

【医案】

➤ 大黄、肉桂治舌肿：蒋仲芳治一同学，年二十余，患腮肿，医以清凉散火之剂。不一夜，舌忽肿塞口，命在须臾，叩门求救。诊其脉微细而数，大便四五日不行矣。微数虽属虚火，而便结又已属实。乃用百草霜吹舌上，内用酒蒸大黄五钱、肉桂一钱引火下行，一剂而愈。(《续名医类案》卷18"舌")

➤ 一人因灼艾讫，火痂便落，疮内鲜血片片如蝴蝶样，腾空飞去，痛不可忍。此是血肉俱热，用大黄、芒硝等分为末，水调下，微利即愈。(《名医类案》卷7"诸虫")

【医家经验】

1. 张仲景用大黄 大黄主通利结毒，故能治胸满、腹满、腹痛、便秘、小便不利，又治黄疸、瘀血、脓肿。用大黄为主药，各有所配者。小承气汤，大黄合厚朴、枳实，治脘痞腹满痛而便秘；泻心汤，大黄合黄连，治心下痞，按之濡软；大黄甘遂汤，大黄合甘遂、阿胶，治水与血俱结在血室，而见少腹满小便难者；抵当汤，大黄合水蛭、桃仁、蟅虫，治下焦蓄血而小便自利；茵陈蒿汤，大黄合栀子、茵陈，治黄疸；大黄甘草汤，大黄合甘草，治急迫呕吐；大承气汤，大黄合芒硝，治坚实腹痛便秘。

2. 韦文贵眼科常用泻下剂

(1) 泻火解毒方：生大黄12克，生枳壳6克，玄明粉9克，水煎服。用于热盛毒深之角膜溃疡、角膜炎、巩膜炎、急性结膜炎、急性泪囊炎、睑腺炎等。

(2) 眼珠灌脓方：生大黄12克(后下)，枳壳6克，玄明粉9克，瓜蒌仁9克，金银花10克，黄芩6克，生石膏12克(先煎)，夏枯草6克，天花粉6克，淡竹叶6克，甘草3克，水煎服。有清热解毒、泻火破瘀、养阴生津之功，用于角膜溃疡而前房积脓，兼见大便燥结、小便短赤者。

(3) 破赤丝红筋方：生大黄12克，玄明粉9克，生甘草6克，生枳壳9克，当归尾9克，赤芍6克，菊花6克，密蒙花6克，红花3克，水煎服。生大黄、玄明粉、枳壳即泻火解毒方，功能泻火解毒；当归尾、红花、赤芍活血祛瘀、行滞消积，菊花、密蒙花清肝明目退翳。用于前房积脓性角膜溃疡、因炎症所致的球结膜混合充血经久不退者。(《医话医论荟要》)

3. 焦东海治溃疡病合并出血 单味生大黄粉，每次3克，每日送服3次。适于以下情况。

(1) 溃疡病与胃炎合并出血，特别是以黑便为主，出血量在500毫升以内者。

(2) 中风伴胃、十二指肠溃疡合并出血且不宜使用凝血药者。特别对伴舌苔黄腻、便秘及有吸收热的患者更宜。

(3) 用其他止血药无效又不宜手术治疗者。实践证明，采用中、西药物止血，加用大黄后均可使止血时间缩短。(《中国中医秘方大全》上册)

【前贤论药】

《医学启源》：其用有四：去实热，一也；除下焦湿热，二也；推陈致新，三也；消宿食，四也。

《本草纲目》卷 17 引东恒：大黄苦峻下走，用之于下必生用。若邪气在上，非酒不至。必用酒浸引上至高之分，驱热而下。

《医学衷中参西录》"大黄解"：大黄味苦，气香，性凉，能入血分，破一切瘀血。为其气香故兼入气分，少用之亦能调气，治气郁作疼。其力沉而不浮，以攻决为用，下一切癥瘕积聚。能开心下热痰以愈疯狂，降肠胃热实以通燥结，其香窜透窍之力又兼利小便。性虽趋下而又善清在上之热，故目疼、齿疼用之皆为要药。又善解疮疡热毒，以治疔毒尤为特效之药。其性能降胃热，并能引胃气下行，故善止吐衄。仲景治吐血、衄血有泻心汤……治血痹、虚劳有大黄䗪虫丸，有百劳丸，方中皆有大黄，是真能深悟"推陈致新"之旨者也……凡气味俱厚之药，皆忌久煎，而大黄尤甚，且其质经水泡即软，煎一二沸药力皆出，与他药同煎宜后入。若单用之开水浸服即可。若轧作散服之，一钱之力可抵煎汤者四钱。

【专论】

王氏保赤丹　王氏保赤丹系南通名医王胪卿先生倡制，并经其孙王绵之改制，由南通中药厂制成，是专治小儿发热痰喘等的小儿中成药。目今成分主要有二类：一是大黄、黄连清热，二是天南星、川贝化痰。以套丸形式制成。曾经临床应用总结，成《王氏保赤丹与国医大师王绵之》一书出版。主要适应证有以下几种。

（1）小儿病：呼吸系统感染，高热，咳喘，厌食症，小儿腹泻（包括轮状病毒肠炎），便秘，夜啼。

（2）成人病：慢性咽炎，反流性食管炎，慢性浅表性胃炎，消化不良，术后胃动力障碍，肠易激综合征，中老年便秘，高脂血症（痰浊），口腔溃疡。

本人主要用于小儿肺肠内热而易感者（尤其容易呼吸系感染），见咽红、便秘、舌尖红刺。此类儿童常兼见消瘦、厌食、面色萎黄或苍白，拟诊为脾虚而大肠热。长期间断应用本方，可使患儿大便通畅软润，舌红变浅，取得提高抗病力和改善体质的目的。

【方药效用评述】

➤ 大黄性虽下行，然而酒制则善清利头目。凡火热、温毒上犯，而见头、面、目、鼻、耳、齿、舌、咽喉为患，甚而昏迷、抽搐者，均可以大黄为主药通利泄热。较著名的方剂有凉膈散、三黄丸、三一承气汤等。大黄、川芎，大黄、羌活二组药对即是代表。

➤ 大黄清泻大肠，通利大便，诸承气汤即是其例。调胃承气汤不言调肠而言调胃，是方中有甘草调胃，调胃即是调肠。又，药食入口即吐，须用调胃之剂时，以小剂大黄甘草汤为之，此时调肠即是调胃者。在临床上，小量大黄不但不泻，还有健胃作用，老人小量常服有清毒延年作用。

➤ 大黄不仅通利大肠积热实结和脾胃湿热，而且有泻心火、泄肝胆作用。泻心如仲景泻心汤，方中的大黄就非通下，乃泻心火而凉血止血之用。又如大柴胡汤、茵陈蒿汤、龙胆泻肝汤、泻青丸诸泻肝方，方中均有大黄，或清热退黄，或泻肝泄热，或通便利胆。三一承气汤是小承气汤加羌活治中风，实际上是大黄、羌活的泻心火、泄肝胆作用。

➤ 大黄治血证，病初证实者宜用 10～15 克，以尽将军夺关之功。如病已日久，证实体虚，则以 3～6 克缓图其效。上窍齿、鼻、耳、目诸衄则以酒炒制大黄，上行驱热，凉血祛瘀。治大量吐血、崩漏者，可用炒大黄或大黄炭，以收敛止血。温摄则大黄、肉桂同用，如秘红丹，用于寒热夹杂之证或常规药无效者；凉血止血则用大黄、生地，对热入营血，血热夹瘀出血者有效。

➤ 承气者，大黄下行承阳明肠胃之气。配枳实、厚朴作用在胃，配芒硝作用在肠。《伤寒论》有少阴三急下之说，附子、大黄同用，《千金要方》卷 15 温脾汤用附子、大黄、干姜、人参、甘草，攻补兼施，是寓泻于补中，治冷积便秘，今常用于肾衰。《伤寒六书》卷 3 黄龙汤用大黄、芒硝、枳实、厚朴、人参、当归，攻补兼施，是寓补于泻中，治里实热结而体虚者。而《温病条辨》卷 2 新加黄龙汤，生地、玄参、麦冬养阴增液，人参、当归补益气血，大黄、芒硝、甘草泻下通利，治温病气血津液虚亏而大便不通者。

➤ 虚证并不忌大黄。腹胀便秘，肠中有宿粪者，均可配用大黄。年老体虚者宜用制大黄，并从小量（2～3 克）开始，逐渐增量以腑通为度。长期服用大黄不可突然停药，应逐渐减量，否则会引起便秘。重症肺结核咯血，阳明燥热上逆犯肺而难于止血者，可在主方中加用小剂量（1.5～2.4 克）大黄炭取效。

➤ 湿温重症，邪热搏结阳明营血，大量黑便呈酱色或鲜血色，神昏，呼吸气微，脉沉微，可于气阴两救方中加大黄炭 1～2.4 克取效。

➤ 通便攻下，凉血止血，宜生用、后下，不宜久煮；清热泻火，活血化瘀，宜制用。大黄炭止血，酒洗大黄活血，酒制大黄清热化湿。

➤ 今之大黄饮片切得太厚，后下时宜先予开水浸泡 30 分钟以上，再将浸泡液和大黄饮片一起倒入其他药的煎剂中，一同煎煮。

【药量】5～10 克，大量可至 30 克。

【药忌】妇女经期或哺乳期、孕妇忌用，虚体慎用。李时珍："凡病在气分，及胃寒、血虚，并妊娠、产后并勿轻用。"（《本草纲目》卷 17）

❧ 巴豆 ❧

【药原】出《神农本草经》。用果实。

【药性】辛，热，有大毒。归大肠经。

【药效】逐水，祛痰，消积。

【药对】

1. 巴豆、桔梗、贝母　贝母开胸中郁结之气，桔梗提胸中陷下之气，巴豆辛热斩关而入，逐水祛痰。三物和合，是为三物白散，仲景用治寒实结胸。柯韵伯《伤寒来苏集》："用三分贝、桔，必得一分巴豆佐之，则清阳升而浊阴降，结胸斯可得而除矣"。《外台秘要》则用于肺痈。

2. 巴豆、杏仁　巴豆峻下消积祛痰，杏仁润肠通便。二药配对，初见于走马汤，后见于东垣神应丸等方中。细析方义，杏仁尚有和缓药性之义，在汤剂、丸剂中，各有作用。如神应丸先将巴豆、杏仁同炒黑烟尽，研如泥，即有定量、定型、和缓药性等多重作用。《宣明论方》治积滞泻痢，仅用此二味研泥，熔蜡成丸，即是其例。

【方药治疗】

1. 肺痈　桔梗白散（即三物白散），见"药方"。治咳而胸满，振寒脉数，时出浊痰腥臭，久久吐脓如米粥，为肺痈。如利不止，饮冷水一杯则定。（《外台秘要》）

2. 心腹痛　巴豆（去皮心，熬，外研如脂）、生大黄、干姜各3克。先捣大黄、干姜为末，研巴豆内中，合治一千杵，为散，或蜜丸大豆许。每服3～4丸，日1次。治心腹诸卒暴痛。（《金匮要略》三物备急丸，《内外伤辨惑论》卷下备急大黄丸）又，巴豆1枚（去皮、心，熬），杏仁2枚。绵缠，打令碎，热汤捻取白汁，饮之，当下，老小量之。治中恶，心痛腹胀，大便不通。（《金匮要略》附《外台秘要》走马汤）

3. 胃痛　妙应丸，见"药方"。又，乌贼骨30克，茯苓30克，煅石决明60克，血竭6克，砂仁6克，柴胡3克，巴豆霜1.2克，共研细末。每服1.5克，每日1次，食后开水送下。3日后早晚各1次，7日后日3次，10日后痛胀消失，每日1～2次，1个月为1个疗程。治慢性溃疡病胃痛，寒证而无郁热。有呕血、便血者忌用。（朱子春验方乌巴散，江苏中医，1963，8：32）

4. 寒积腹痛胀满　丁香树皮、益智仁各10克，巴豆（炒，和粳米炒焦，去米）、小茴香、陈皮、青橘皮各15克，京三棱（炮）、莪术（炮）、炒神曲各21克，细末，醋打面糊为丸梧子大。每服10～20丸，温姜汤下，食前。量虚实加减，得更衣，止后服。治伤生冷硬物，不能消化，心腹满闷。（《脾胃论》卷下三棱消积丸）又，丁香、木香各6克，巴豆、杏仁、百草霜、干姜各15克，黄蜡60克。先将黄蜡用好醋煮去渣秽，将巴豆、杏仁同炒黑烟尽，研如泥。将黄蜡再上火，春夏入小油（小磨植物油）15克，秋冬入小油24克，溶开入在杏仁、巴豆泥子内同搅，旋下丁香、木香等药末，研匀搓作铤子，油纸裹了旋丸用。每服30～50丸，温米饮下，食前，日三服，大有神效。治因一切冷物、冷水及潼乳（羊乳）、酪水，腹痛肠鸣，米谷不化。（《脾胃论》卷下神应丸）又，神曲（炒黄）、京三棱各30克，石三棱（去皮煨）、草豆蔻（面裹煨熟，取仁）、香附子（炒香）各15克，升麻、柴胡各10克，木香6克，巴豆霜1.5克，细末，汤蒸饼丸如绿豆一倍大。每服30丸，白汤下。量所伤多少服之。治伤生冷硬物，心腹满闷疼痛。（《内外伤辨惑论》卷下木香见蚬丸，《兰室秘藏》卷中巴豆三棱丸）

5. 积滞泄痢　巴豆（去皮、心）、杏仁（去皮尖）各49个，烧存性，研泥，熔蜡和丸绿豆大。每服2～3丸，煎大黄汤下，间日1服。治积滞泄痢，腹痛里急。（《宣明论方》）又，妙应丸、蜡匮巴豆丸，见"药方"。

6. 寒湿膀胱疝气　巴豆肉（全者）、木香、沉香各30克，铜青15克，青皮60克，硇砂3克。木香、沉香、青皮三味细锉，同巴豆慢火炒，令紫色为度，去巴豆，为末，入铜青、硇砂二味研匀，蒸饼和丸如梧桐子大，每服 7 ~ 10 丸。用治疗寒湿膀胱疝气，外肾肿胀，痛不可忍。（《本事方》硇砂丸）

7. 水臌 杏仁 60 枚（去皮尖，熬黄），巴豆 90 枚（去皮、心，熬黄），捣丸小豆大。水下 1 丸，以利为度，勿饮酒。治水臌大腹，动摇水声，皮肤色黑。（《张文仲备急方》）

【药方】

1. 三物白散 桔梗、贝母各 10 克，巴豆 1 克（去皮、心，炒黑，研如脂去油），为散，内巴豆更于白中杵之。白饮和服。每次服 1.2 ~ 1.5 克，便得吐、利。治寒实结胸无热证者。（《伤寒论》）

2. 蜡匮巴豆丸 蜂蜡 6 克（熔化），糊状巴豆泥 6 克，共搅匀，候稍冷，迅速用手做成小丸。每丸约重 0.15 克，每服 10 丸，日 1 次。治冷积凝滞引起的难治性腹泻。（《本草纲目》卷 35）

3. 妙应丸 三棱 90 克，青皮、厚朴、槟榔、肉豆蔻、白豆蔻、硇砂各 30 克，木香 18 克，巴豆霜 15 克。研末，打饭为丸，如小黄豆大，每丸重约 0.15 克。治积滞胃痛、腹泻。胃痛，每次 1 ~ 2 粒，1 日 2 次，一般以不出现泄泻为度。泄泻，每次 3 ~ 4 粒，一日 2 次，空腹吞服。形体壮实、便前腹痛较剧者，每次不超过 10 粒，每日不超过 20 粒，并只宜暂用 2 ~ 3 天。体质较差者，积滞不易速去，只可缓图。可每次 1 粒，一日 2 ~ 3 次空腹吞服。（《御药院方》卷 4）原方有干漆。

【医案】

➤ 一老妇年六十余，病溏泄已五年，肉食、油物、生冷犯之即作痛。服调脾、升提、止涩诸药，入腹则泄反甚。延余诊之脉沉而滑，此乃脾胃久伤，冷积凝滞所致。王太仆所谓大寒凝内，久利溏泄，愈而复发，绵历年岁者，法当以热下之，则寒去利止。遂用蜡匮巴豆丸药五十丸与服，二日大便不通亦不利，其泄遂愈。自是每用治泄痢积滞诸病，皆不泻而病愈者近百人。（《本草纲目》卷 35）

➤ 卢某，女，64 岁，农民，少腹部疼痛反复发作 2 ~ 3 年，每日大便 1 ~ 2 次，一痛即便，便后痛缓，大便较干，夹有黏腻之物。结肠镜检查，乙状结肠、直肠见无数针尖样小溃疡，诊断为溃疡性直肠、乙状结肠炎。辨证为积滞郁热型，予妙应丸等消积、清热、扶正药物治疗 2 个月。腹痛消失，复查结肠镜溃疡已愈合。（《顽固性胃痛和腹泻的中医治疗》）

【医家经验】

李东垣巴豆方析义 饮食自倍，肠胃乃伤，分而治之。《内外伤辨惑论》卷下云："饮食自倍，肠胃乃伤，此混言之也。分之二也，饮也，食也。经云：因而大饮则气逆。因而饱食，筋脉横解则肠澼为痔。饮者无形之气，伤之则宜发汗、利小便，使上下分消其湿，解酲汤、五苓散之类主之。食者有形之物，伤之则宜损其谷，其次莫若消导，丁香烂饭丸、枳术丸之类主之。稍重则攻化，三棱消积丸、木香见蚬丸之类主之。尤重者，则或吐或下，瓜蒂散、备急丸主之。以平为期。"东垣治饮食伤肠胃，分伤饮、伤食、病证轻重而施治。其中，含有巴豆的三棱消积丸、木香见蚬丸治伤食较重，备急丸下之，证情更重。

《脾胃论》论"饮酒过伤"用巴豆者，有交泰丸、三棱消积丸、备急丸、神保丸、雄黄圣饼子、感应丸、神应丸七方。可见补土著称的李东垣不仅善用参、芪补脾，还对巴豆峻下和炮制有深入研究，须予重视。《脾胃论》三棱消积丸和交泰丸二方中，巴豆炮制方法介于巴豆霜和"炒黑烟尽"之间，尚有一定的攻下消积作用。对于正气比较虚弱，不耐巴豆霜之峻烈，但又存在一定程度的积滞，最为适宜。又有感应丸、雄黄圣饼子治酒食伤，神应丸治冷物、冷饮、羊乳、酪水伤，其他巴豆制剂治伤食之证。可见，巴豆制剂之交泰丸，不仅可治伤饮、伤食，也可治虚弱而有积滞者。

组方较有特点的交泰丸，升阳气，泻阴火，调营气，进饮食，助精神，宽腹中，除急惰嗜卧，四肢不收，沉困懒倦。炮干姜1克，巴豆霜1.5克，人参、肉桂（去皮）3克，柴胡、川椒（炒去汗）、白术各4.5克，厚朴、苦楝（酒煮）、白茯苓、砂仁各10克，川乌头（炮）14克，知母12克，吴茱萸15克，黄连、皂角（水洗）、紫菀各18克，除巴豆霜另入外，共细末，蜜丸梧子大。每服10丸，温水下。虚实加减。方中有人参、茯苓、白术补脾，吴茱萸、肉桂、川椒、干姜温中，厚朴、砂仁理气除胀，又有巴豆温下，川乌温经。以温补为主，而又有峻烈之药。

【前贤论药】

《神农本草经》：主伤寒，温疟，寒热，破癥瘕结聚坚积，留饮痰癖，大腹水胀，荡涤五脏六腑，开通闭塞，利水谷道。

《本草纲目》卷35引张洁古：巴豆乃斩关夺门之将，不可轻用……世以巴豆热药治酒病膈气，以其辛热能开肠胃郁结也。但郁结虽开，而亡血液，损其真阴。

《本草纲目》卷35引张从正：犹能下后使人津液枯竭，胸口燥热，耗却天真，留毒不去，他病转生，故下药宜以为禁。

《本草纲目》卷35引王好古：若急治，为水谷道路之剂，去皮、心、膜、油，生用；若缓治，为消坚磨积之剂，炒去烟令紫黑用，可以通肠，可以止泻，世所不知也。张仲景治百病客忤，备急丸用之。

《本草纲目》卷35：巴豆峻用则有戡乱劫病之功，微用亦有抚缓调中之妙。

龙子章：大黄行火不行寒，巴豆行寒兼行火。病在中下能消积，或寒或火皆安然。（《蠢子医》）

【专论】

1. 高温烘烤，炒去烟 对巴豆炮制法、配伍法最有特色的首推李东垣。巴豆生猛熟缓，药性峻烈，有强烈的泻下作用，但经高温烘烤、炒去烟后，不但无泻下之功和伤阴灼液之弊，且有缓消积滞、止泻之效。据文献报道，巴豆种仁含脂肪油（巴豆油）40% ~ 60%，为油酸、亚油酸等甘油酯，油中尚含强刺激性（具有泻下作用）和致癌成分，为亲水性的巴豆醇的双酯化合物。此外，含蛋白质18%，其中包括一种毒性球蛋白，称巴豆毒素。经高温烘烤，炒去烟之后，一部分巴豆油挥发而去，剩余油中所含的巴豆毒素等蛋白质在高温下变性、凝固而失去毒性，具有泻下作用的巴豆醇双酯化合物可能也被破坏殆尽。但何种物质在起缓消积滞、止泻之功，有待进一步研究。

2. 蜡匮巴豆丸的制法 把巴豆去内、外壳后，取完整者称一下重量，取一完整数字，以便计算剂量（如100克或200克）。放入铁锅中置急火上烘烤3~4分钟（刚开始还可延长些），再炒2~3分钟，随着温度逐渐升高，炒时有大量青烟外冒，直至外焦黑而内微带紫色，重量减轻35%~45%（最佳40%）即可起锅，趁热用擀面杖杵成泥糊状。按刘灼鑫方法，蜂蜡6克熔化后与糊状巴豆泥6克搅匀，候稍冷，迅速用手做成小丸。蜂蜡在太烫时不能制作，而从软至硬一般只有几分钟的时间，尤其是在气温较低的季节，要在极短的时间内迅速做成大小基本相等的小丸，诚非易事。

3. 蜡匮巴豆丸的改良制作 可采用模板浇铸和按压相结合的制作法。取一块5毫米厚、大小适中的金属板（铜、铝均可），用6毫米直径的钻头在钻床上将金属板打密集贯通孔后，用锉刀轻轻锉去孔边毛刺，并用细砂纸打磨光整。把模板置一平整光洁桌面上，倒上熔化后的蜂蜡与巴豆泥混合物，使其流入孔中，待不烫手时迅速按压入孔，冷却5~6分钟后，用一平头小铲铲去金属板表面残留药物，再取一略小于孔径的圆形平头小木棍轻轻顶出丸药，即成大小相等、形状十分规则的蜡匮巴豆丸，每丸约重0.15克。采取这一方法，每料不必称准6克蜂蜡与6克制巴豆泥，只要两者等量即可。为便于小儿服用，可用2毫米厚的金属板，以5毫米直径的钻头打密集贯通孔，所制成丸药每粒重0.03克，小儿服用十分方便。

4. 蜂蜡作为赋型剂 蜡匮巴豆丸以蜂蜡作为赋型剂。《本草纲目·序例》卷1引李杲："丸药用蜡，取其固护药之气味势力，以过关膈而作效也。若投以蜜，下咽亦易散化，如何到得脏中？若有毒药，反又害之，非用蜡之本意也"。蜂蜡在正常体温下不能溶化。因此，它在体内的溶解必与化学环境有关。曾以胃镜和肠镜抽取少量胃液和大肠液（小肠液未能抽到）分别装入小瓶，均放入0.03克蜡匮巴豆丸数粒后，置37℃培养箱中观察24小时，均未见溶化。有些病人在服用蜡匮巴豆丸后发现大便中还有未被消化的丸药，如见此情可嘱病人嚼烂后服用。

5. 巴豆制剂攻逐缓消肠中积滞 在使用巴豆制剂治疗慢性顽固泄泻之初，观察到服药后虽腹痛减轻，但肠鸣辘辘加重，泄泻次数不减。后在一次偶然的机会治疗一泄泻又有胃脘痛的病人，在使用妙应丸的同时又服用了祛痛散，却收到了泄止泻停的意外效果。原因在于积滞能阻遏气机，郁而化热，巴豆辛热又能助郁热，必须同时使用苦寒药物清除郁热，积、热均去，方毕全功。慢性溃疡性结肠炎病变多发于直肠、乙状结肠，严重病变可波及整个结肠，甚至回肠末端。主要症状为顽固性腹泻，粪便呈黏液性、血性或脓性，伴腹痛、腹部不适。还有无腹泻而大便成形者，每日数次，大便周围裹有黏液、血液等，但也有以出血为主，便前无腹痛者。巴豆制剂只适用于西医诊断为慢性溃疡性结肠炎中的一部分，即中医辨证为积滞型者。急性腹泻常服一二天即愈。尤其值得指出的是，一般不能承受妙应丸刚烈药性的积滞脾气虚型和积滞脾阴虚型患者，使用该药消积，常能收到良好的效果。缓消积滞而不伤正为该药最大的特点。正是由于蜡匮巴豆丸的使用，才解决了顽固积滞型泄泻中的难点。无论患者便溏与否，要符合腹痛腹泻、泻后痛减者方可使用。如非积滞型者，切忌妄投。（周冠群：《顽固性胃痛和腹泻的中医治疗》）

【方药效用评述】

➤ 巴豆生猛熟缓，能止能行。一般认为用于寒积、寒饮。但龙之章总结巴豆使用的经验指出，寒证与热证都可以应用。（《临床心得选集》第 1 辑，赵景生文）

➤ 《金匮要略》《伤寒论》中用巴豆者有四方：一为桔梗白散，治咳而胸满吐脓之肺痈；二为九痛丸，治九种心痛，连年冷积流注；三为走马汤，治中恶、心腹满痛、大便闭结；四为三物备急丸，治心腹诸暴卒痛。为开巴豆使用之先河。《千金要方》《外台秘要》《杨氏家藏方》《东垣试效方》中使用巴豆者不胜枚举，大多取其消积之功。

➤ 《类聚方广义》：（仲景三白散）不仅用于肺痈，所谓幽门痈、胃脘痈及胸膈中有顽痰而胸背挛痛者，咳家胶痰缠绕，咽喉不利，气息秽臭者，皆有效。又，三白散原方用半钱匕，相当于今一分二厘半，其中的巴豆霜不足二厘。在临床上，应据徐灵胎所证，半钱匕为今三分。每次三白散吞服三四分，内含巴豆霜四五厘，如此则较为合理。

➤ 巴豆毒性在油。古方巴豆大多经加工去油后用，有研熬如脂者，有水煮者，有烧存性者，有纸裹压去油制成霜者。熬、煮、炒去油较少，纸裹压榨去油较多。烧存性几近无油。皆重药轻投之法。

➤ 刘灼鑫炮治法：把巴豆置炭火上慢慢地烤焦，直至内外黑透为度，不去油，杵溶成膏，与等量蜂蜜蜡和为丸的方法，治疗急、慢性腹泻 21 例，取得了极其良好效果。且服后并不引起腹痛、腹泻，与李时珍所说"皆不泻而病愈"相符合。（试用巴豆炭止泻的初步疗效观察。广东中医，1959，6）

【药量】 一般不单用，常以丸剂，每服含量 0.3～0.5 克，量人量病需要而定。

【药忌】 对胃肠刺激性强烈，尤其能引起腹压变化，体弱或虚证忌用。

❧ 牵牛子 ❧

【药原】 出《雷公炮炙论》。又名黑丑、白丑、二丑。用干燥成熟种子。

【药性】 苦、辛，寒，有毒。归肺、肾、大肠经。

【药效】 泻水通便，化痰涤饮，攻积消滞，行气止痛。

【药对】

1. 牵牛子、大黄 牵牛子逐水攻下，大黄通利攻下。二味相须，涤痰平喘作用更强，凡形气俱实、暴喘热痰者，有斩关夺将、釜底抽薪之功。如《赤水玄珠》劫喘牛黄散用牵牛子、大黄、槟榔治暴喘热痰。《中藏经》云："（此方）治暴喘热痰嗽极效，虚人、肺虚冷不可用。"《儒门事亲》夺命散，在此药对基础上再加槟榔导滞，治肺胀有效。而《洁古家珍》牛黄散也用此药对，治上焦热，脏腑热结。《素问病机气宜保命集》卷中大黄牵牛散，大黄30克，牵牛15克，以治大便秘结，相火之气游走脏腑者，微利为度。又，《卫生家宝方》芎黄散用川芎、大黄、二丑，治血灌瞳仁；《普济方》引牛黄立膈丸用大黄、牵牛子、甘遂、芒硝治积聚，均取牵牛子、大黄的下行攻滞之功。

2. 黑丑、白丑　黑牵牛名黑丑，药力迅猛；白牵牛名白丑，药力较和缓。目今不少地区黑白混用，常以各半量，成对混用。

3. 牵牛子、香附、五灵脂　见"五灵脂"篇。

【方药治疗】

1. 化痰涤饮

喘急：白牵牛子 60 克（炒），大黄 30 克（煨），细末。每服 6 克，蜜水调下。治暴喘欲死，热痰。（《赤水玄珠》卷 7 劫喘牛黄散）又，葶苈子 60 克，杏仁 36 克，牵牛子 24 克，捣筛，蜜和为丸梧子大。每服 8 丸，渐至 20 丸，枣汤送服。日 3~4 次。治肺热而咳嗽上气喘急，不得卧，身免肿，小便不利。（《外台秘要》卷 10 引崔氏方）又，白牵牛、黑牵牛、大黄、槟榔各 30 克，细末。3 岁每服 6 克，冷浆水下。治小儿肺胀喘满，胸高气急，闷乱嗽咳，即马脾风。（《儒门事亲》卷 15 夺命散）

2. 泻水通便

（1）水肿：牵牛子末，每服 3 克，日 1 次，治水肿。（《千金要方》卷 21）又，厚朴 3 克，牵牛子 10 克，细末。强人 10 克，弱人 6 克。治水肿。（《外台秘要》卷 20）又，姜厚朴 15 克，牵牛子（炒）60 克，细末。每服 6 克，姜枣汤下。治肿满，小便不利。（《本事方》）又，黑丑、白丑各 6 克，为末，和大麦面 120 克作烧饼。临卧茶汤下。治水蛊胀满。（《宣明论方》卷 8 二气散）又，黑牵牛末 120 克，小茴香 30 克，或加木香 30 克，细末。每临卧服 3~6 克，姜汁下。治停饮肿满。（《儒门事亲》卷 12 禹功散）

（2）便秘：桃仁末 15 克，黑牵牛 30 克（微炒，捣取粉），蜜和药为丸，如梧子大。每服 20~30 丸。治大肠风秘，壅热结涩。（《本草衍义》卷 12）

（3）阴癞：白牵牛子 60 克，白术 30 克，桑白皮、陈皮、木通各 15 克，细末。每服 6 克，姜汤下。治阴癞肿胀，二便不利。（《三因方》卷 14 三白散）

（4）小腹痛，二便不通：见下"医案"。又，黑牵牛、白牵牛各等分，炒为末。每服 10 克，猪腰子 1 枚（切），入小茴香 100 粒，川椒 50 粒，掺牵牛末入内扎定，纸包煨熟，空心食之，酒下。治肾气作痛。（《仁斋直指方》卷 18 腰子散）

3. 攻积消滞

（1）积聚：大黄、黑牵牛子各 120 克，甘遂 15 克，芒硝 90 克，细末，滴水为丸梧子大。每服 50 丸，温水食前下，量虚实加减。治新久积聚，胸胁胀满等。（《普济方》卷 160 引《海岱居士方》牛黄利膈丸）

（2）心腹痞痛：黑丑（头末）、香附（米炒）、五灵脂各 30 克，研细末，米醋泛丸如绿豆大。每服 30 丸，食后姜汤下，日 2 次。治气滞、食积、痰饮积滞，心腹痞满疼痛。（《卫生宝鉴》卷 4 消滞丸）又，天冬、黑牵牛子各等分，细末，滴水为丸梧子大。每服 50 丸，食后温水下。治心腹坚满，气积气块，二便不通。（《杨氏家藏方》卷 5 黑丸子）

（3）痢疾：白牵牛、槟榔、肉豆蔻各等分，细末，蜜丸如梧子大。每服食前 50 丸。（《杨氏家藏方》卷 7 万应丸）

（4）疳证：木香、黑丑各等分细末，面糊为丸梧子大。3 岁每服 10 丸，米饭下。治小儿疳证。（《永类钤方》卷 21 分气丸）又，黑、白丑头末各 100 克（炒焦黄，研细末），大麦芽 300 克（炒黄），细末，和匀。另以生山药 500 克洗捣净汁，和药末为小丸如绿豆大。每服 3～5 克，日 2 次。治小儿食积，腹大形瘦，见食则厌，二便不调，矢气臭。（丁光迪验方肥儿丸）

（5）虫积：黑、白二丑头末各 15 克，尖槟榔 30 克，细末。空心先引糖水 1 盏，再服药末 10 克，砂糖水调下。连服 3 次，小儿减半，孕妇忌用。治腹内一切虫积。（《良朋汇集》卷 2 牛郎散）

（6）痈疽：黑牵牛、白牵牛各 15 克，布包打碎，好酒 1 碗煎服。以大便出脓血为度。治痈疽发背，无名肿毒。（《鲁府禁方》卷 4 黑白散）

（7）疥疮：牵牛子 60 克（炒半香熟，细末），皂荚 2 大挺水揉取汁，滤过，熬成膏。将皂荚膏与牵牛子末同和为丸梧子大。每服 20 丸，食后、临卧温酒下。治疥疮久不愈。（《圣济总录》136 乌龙丸）

4. 行气止痛

（1）偏头痛：牵牛子研末，装入胶囊内，每粒含药 0.3 克。每次服 2 粒，日 3 次。（实用医药杂志，2006，7：859）

（2）腰脚疼痛：补骨脂 30 克（炒），黑牵牛 60 克（头、末），细末。每服 10 克，食前橘皮汤下。治寒湿腰痛，脚膝肿满，行步艰难。（《杨氏家藏方》卷 4 补骨脂散）又，黑牵牛、大黄各 60 克，白术 30 克，细末，水丸梧子大。每服 30 丸，食前姜汤下。治腰脚疼痛因湿气而致。

（3）血灌瞳仁睛痛：川芎、大黄、二丑各等分为丸梧子大，每服 3 克。治血灌瞳仁睛痛。（《卫生家宝方》芎黄散）又，桔梗 500 克，牵牛子末 60 克，细末，蜜丸梧子大。每服 50～100 丸，日 2 次。治血灌瞳仁。（《素问病机气宜保命集》卷中桔梗丸）

【药方】

1. 百消丸 香附（米炒）、五灵脂各 30 克，黑丑（头末），研细末，米醋泛丸如绿豆大。每服 20～60 丸，食后姜汤下，日 2 次。可消食、痰、酒、气、水之痞、肿、胀、积、痛、块等，故名"百消"。（《寿世保元》卷 2）《卫生宝鉴》又名消滞丸。施今墨治过敏性咳喘用此方，祝谌予称其为脱敏五香散。

2. 禹功散 黑牵牛末 120 克，小茴香 30 克，或加木香 30 克，细末。每临卧服 3～6 克，姜汁下。治停饮肿满。（《儒门事亲》卷 12）

【医案】

➤ 一宗室夫人年几六十。平生苦肠结病。旬日一行，甚于生产。服养血润燥药则泥膈不快，服硝黄通利药则若罔知，如此三十余年矣。时珍诊其人体肥膏粱而多忧郁，日吐酸痰碗许乃宽。又多火病，此乃三焦之气壅滞，有升无降，津液皆化为痰饮，不能下滋肠腑，非血燥比也。润剂留滞，硝黄徒入血分，不能通气，俱为痰阻，故无效也。乃用牵牛末皂荚膏丸与服，即便通利。自是但觉肠结，一服就顺，亦不妨食，且复精爽。盖牵牛能走气分，通三焦，气顺则痰逐饮消，上下通快矣。（《本草纲目》卷18）

➤ 外甥柳乔，素多酒色。病下极胀痛，二便不通，不能坐卧，立哭呻吟七昼夜，医用通利药不效。予思此乃湿热之邪在精道，壅胀隧络，病在二阴之间，故前阻小便，后阻大便，病不在大肠、膀胱也。乃用楝实、（小）茴香、穿山甲诸药，入牵牛加倍，水煎服。一服而减，三服而平。牵牛（子）能达右肾命门，走精隧，人所不知。（《本草纲目》卷18）

【医家经验】

1. 胡天雄二珍饮　牵牛子5克，川楝子6克，小茴香6克，穿山甲珠6克。《本草纲目》卷14柳乔案，其病小便不通与中医癃闭相似，实乃前列腺炎或前列腺增生压迫输尿管所致，因而出现急性会阴部或腹股沟、睾丸剧烈疼痛。从用药角度看：其一，由于一般药药力难以到达前列腺，故选用牵牛子峻下，以速通精道隧络；其二，牵牛子能达右肾命门，走精隧，用此药可直捣窠穴；其三，牵牛子苦寒善泄湿热，针对此病的主因治疗，故用为君药，小茴香理气止痛，川楝疏肝行气止痛为臣，山甲珠之用为佐使，能窜经通络、达于病所。在同治、光绪年间，谢楚珍用此方治疗嗜酒久嗽、潮热、胀泻。胡天雄将其命名为二珍饮，凡湿热积滞，舌苔厚积者，不论咳嗽，泄泻，大小便闭，皆可应用。（《中医临床家胡天雄》）

2. 雍履平肝囊肿消积方

汤方：当归尾、丹参、桂枝、炒苍术、茯苓、猪苓、泽泻、槟榔、牵牛子、柴胡各10克，败酱草、红参（或太子参）15克，水蛭、炙乳香、炙没药、木香各6克，䗪虫3~6克，八月札、水红花子30克，日1剂，水煎3次，分3次服。

丸剂：猪牙皂、煨甘遂、牵牛子、木香各0.5克，八月札、水红花子、鸡内金、大青叶、槟榔、益智仁、红参（或太子参）各1克，粉碎过筛，水泛为丸如小绿豆大。日3次，每次3克。

散药：猪牙皂、煨甘遂、牵牛子、木香、水红花子、鸡内金、大青叶、槟榔、益智仁、红参（或太子参）各0.2克，1日1次量。粉碎如面，手捻无细粒。每次服2克，日1次，1周1~2次，可穿插在汤、丸间服。

先服汤方，后服丸方，汤、丸均3个月为1个疗程。散剂据病情及服汤、丸疗效而定。行气化水，消积破癥。汤方含五苓散、活络效灵丹。宜汤、丸、散并举。（《临证验方治疗疑难病》）

【前贤论药】

《日华子本草》：去腰痛，下冷脓，泻蛊毒，并一切气壅滞。

《本草纲目》卷18引李杲：除气分湿热，三焦壅结。

【方药效用评述】

➤ 牵牛子苦寒性降，主达三焦，使水湿从二便排出。用于水肿胀满，是攻下逐水药。其功利大肠，下水臌，消痰饮，除壅滞，杀虫积，破积聚，药性峻烈。

➤ 牵牛子佐肉桂、沉香、杜仲、补骨脂，补泻互用，治阳虚秘滞。同川楝子、小茴香、穿山甲用治精道湿热，二便不通。得木香、槟榔、大黄消积导滞，配香附、五灵脂活血利水。

➤ 百消丸又称消滞丸，凡气、血、水、痰、湿、食之痞、肿、胀、积、痛、块皆消。《中国药典》调中四消丸消食化滞，由牵牛子、熟大黄、香附、五灵脂、猪牙皂组成。

➤ 气、血、水相互纠结成宿邪为患，气滞则血瘀，气滞、血瘀则水停，是临床慢性病的常见病机，需要重视。香附行气，五灵脂活血，牵牛子利水，故百消丸是此类宿邪为患的有效处方，值得推荐。

➤ 医家胡天雄二珍饮，据《本草纲目》医案分析，结合现代医学诊断，别有新意。又，雍履平治肝囊肿方，是宿邪宜缓攻，故以丸、散结合汤剂并行而施。

➤ 生品泻水通便，炒药祛痰逐饮。本品皮黏而味辛，习惯取头末者，意在弃皮。

【药量】3~6克，一般宜入丸、散，每次0.3~0.6克。

【药忌】孕妇忌用，体虚者慎服。不可过量，以免引起中毒反应。

第八章　重镇药、平肝息风药、安神药、收涩药

金石、贝类等重镇，有镇静安神、降逆平冲之功。息风药平肝定搐，平肝药潜阳，治肝风、肝阳之患，二类药常相配而用，故合为平肝息风药述之。安神药用治心神不安，收涩药涩以固脱，也于本章分而述之。

第一节　重镇药

代赭石

【药原】出《神农本草经》。用赤铁矿矿石。

【药性】苦，寒。归肝、心经。

【药效】降逆和胃，平肝息风，凉血止血。

【药对】

1. 代赭石、人参　代赭石降逆，和胃平喘，引气归原；人参救脱，补气健脾益肺。二味相配，补虚降逆，用于上实下虚，逆气上干之噎膈、呕吐、喘息等。可见于《医学衷中参西录》参赭镇气汤、参赭培气汤等方（见药方）。张锡纯："参、赭并用，不但纳气归原，设于逆气上干，填塞胸臆，或兼呕吐，其证之上盛下虚者，皆可参、赭并用以治之。"（《医学衷中参西录》）

2. 代赭石、牛膝、生龙骨、生牡蛎　可分为代赭石、牛膝，生龙骨、生牡蛎两组药对。代赭石重镇降逆而平肝，牛膝引火下行而潜阳，再配以生龙骨、生牡蛎平肝潜阳，可用于肝阳上亢、肝风内动之类中风实证，如《医学衷中参西录》镇肝熄风汤、建瓴汤。如见夹外感热邪，则常加生石膏，是宗《外台》风引汤之义。又，《医学衷中参西录》用代赭石、牛膝各30克，水煎服，治牙痛久不愈，两寸脉甚实者，降逆泻火而下行。又，今用治小儿幽门痉挛引起的呕吐。并参"牡蛎"篇。

3. 代赭石、莱菔子　代赭石重镇降逆，莱菔子化痰顺气，配用以通降胃气，和畅上脘，可治痰涎凝结于上脘阻膈，饮不能下行，食而呕吐。用莱菔子生、熟各15克（捣碎）煮汤送服生赭石细末10克。（《医学衷中参西录·药物解》）

4. 代赭石、旋覆花　见"旋覆花"篇。

【方药治疗】

1. 降逆和胃

（1）呕吐：旋覆花 30 克加水煎汤，调服代赭石细末 3 克。治一切呕吐不止。（《年氏集验良方》卷 1 代赭石散）又，旋覆代赭汤治胃气上逆，呕吐恶心者，见"药方"。又，百合 30 克，先煎取汁。滑石、代赭石各 10 克，另煎取汁。二汁相和后，再煎服。治百合病下之后，小便时头眩，呕吐恶心。（《金匮要略》滑石代赭汤）又，代赭石、牛膝各 10 克，共为细末，分为 24 份，每次 1 份，日 2 ~ 3 次。治小儿幽门痉挛引起的呕吐。（云南中医学院学报，1983，3：16）

（2）气冲上逆：芡实 30 克煮汤，送服代赭石末 15 克。用治气自下焦上逆，冲于心胸者。代赭石降逆平冲，芡实敛气补肾，（《医学衷中参西录·药物》）

（3）咳喘：代赭石、桑白皮、款冬花、紫菀、细辛、伏龙肝各 30 克，细末。每服 3 ~ 6 克，日 2 次。治咳喘久病。（《千金要方》卷 18 七星散）

2. 凉血止血

（1）咯血：肉桂 3 克，生代赭石、生大黄各 6 克，共研末和匀，分 6 包，每次 1 包，日服 3 次。3 日为 1 个疗程，若 3 日不止则加倍服之。用 1 ~ 3 个疗程。（陕西中医，1995，4：147）。

（2）崩漏：香附、代赭石等分，细末，每服 3 ~ 6 克，温水调下。治血崩。（《朱氏集验方》卷 10 玉芝散）又，煅代赭石、煅禹余粮、煅紫石英、煅赤石脂各 120 克，乳香、没药、五灵脂各 60 克，细末，炒糯米粉 200 克，和匀，水泛为丸梧子大，朱砂为衣。每服 10 克，空心，温酒或醋下。治下元虚冷，冲任不固，崩漏下血，带下久冷。（《局方》卷 5 震灵丹）

（3）经行吐衄：大黄末 3 克，肉桂末 3 克，二味和匀。用生代赭石 18 克煎汤送服。（山东中医杂志，1987，6：20）即张锡纯秘红丹（见本篇"药方"）。

3. 平肝息风

（1）类中风：代赭石 30 克（研细），牛膝 30 克，生龙骨、生牡蛎各 18 克（均捣碎），生龟甲 15 ~ 30 克（捣碎），白芍 15 克，玄参 15 克，天冬 15 克，川楝子 6 克，茵陈 6 克，麦芽 6 克，甘草 4.5 克。治类中风，其脉弦长有力，或上实下虚，眩晕头痛，目胀耳鸣，或肢体渐渐不利，或口眼渐㖞斜。（《医学衷中参西录》镇肝熄风汤）

（2）癫狂：代赭石 30 克（捣碎，先煎），生龙骨、生牡蛎各 18 ~ 30 克（捣碎，先煎），生大黄 10 克，天竺黄 10 克，黄芩 20 克，生铁落 30 克，连翘 10 ~ 20 克，郁金 10 克，礞石 30 克，水煎服。治癫狂，便秘，属实热者。

（3）痫：代赭石 30 克，白矾 60 克，细末，面糊为丸梧子大。每服 30 丸，日 2 次。治五痫。（《古今医统大全》卷 88）又，生代赭石、赤石脂各 50 克，杏仁 20 克，巴豆霜 5 克，共为细末，炼蜜为丸如小豆大。成人每服 3 粒，不得超过 5 粒，日 3 次，饭后服。1 ~ 2 个月为 1 个疗程。孕妇忌用。（吉林中医药，1988，1：10）

（4）惊风：煅赭石、制乳香、酸枣仁各 30 克，茯神 45 克，朱砂 15 克另研，麝香 3 克，细末，蜜丸芡实大。每服 3 克，薄荷汤下。治小儿急慢惊风。（《永类钤方》卷 12 朱砂茯神丸）

（5）高血压病：代赭石 30 克，生石决明、生白芍、川牛膝、夏枯草各 15 克，旋覆花、半夏、麦冬各 10 克，水煎服。治阴虚阳亢，痰浊上扰者。（《中药方剂学》）

【药方】

1. 旋覆代赭汤 旋覆花 10 克，代赭石 10 克，姜半夏 30 克，人参 10 克，生姜 15 克，大枣 12 枚。治胃气上逆，心下痞硬，痰多而黏，呕吐恶心，噫气不除，大便难。（《伤寒论》）

2. 建瓴汤 代赭石 24 克，牛膝 30 克，生龙骨、生牡蛎各 18 克，白芍 15 克，生地 18 克，生山药 30 克，柏子仁 12 克，用铁锈水煎药。治类中风。（《医学衷中参西录》）

3. 参赭镇气汤 党参 30 克，生赭石 30 克，山药、山萸肉、生龙骨各 15 克，苏子、白芍各 10 克，水煎服。治阴阳两虚，喘逆迫促，或肾虚不摄，冲气上干，胸脘满闷。（《医学衷中参西录》）

4. 参赭培气汤 党参 18 克，天冬 12 克，生赭石 24 克，姜半夏 10 克，淡苁蓉 12 克，知母 15 克，当归 10 克，柿饼霜 15 克，水煎服。治噎膈。（《医学衷中参西录》）

5. 秘红丹 生代赭石 18 克煎汤，送服大黄末、肉桂末各 3 克。治肝郁多怒，胃郁气逆，吐血衄血而他药不效。（《医学衷中参西录》）

【前贤论药】

《长沙药解》：降摄肺胃之逆气，除秽噫而泄郁烦，止反胃呕吐，疗惊悸哮喘。

《医学衷中参西录》"赭石解"：赭石色赤，性微凉，能生血兼能凉血。而其质重坠，又善镇逆气，降痰涎，止呕吐，通燥结……治吐衄之证当以降胃为主，而降胃之药实以赭石为最效。然胃之所以不降，有因热者宜降之以赭石，而以蒌仁、白芍诸药佐之。其热而兼虚者，可兼佐之以人参；有因凉者，宜降之以赭石，而以干姜、白芍诸药佐之……其凉而兼虚者，可兼佐以白术。有因下焦虚损，冲气不摄，上冲胃气不降者，宜降以赭石，而以生山药、生芡实诸药佐之。有因胃气不降，致胃中血管破裂，其证久不愈者，宜降以赭石，而以龙骨、牡蛎、三七诸药佐之……疏方皆以赭石为主，而随证制宜，佐以相当之药品，吐衄未有不愈者。

【方药效用评述】

➤ 张仲景用代赭石仅二见：一是《伤寒论》旋覆代赭汤，治胃虚呕逆；二是《金匮要略》滑石代赭汤，治小便时头眩。前者配人参、半夏、生姜、大枣等和中益胃，后者则配百合、滑石以清肝润肺。

➤ 金石类药物对脾胃总有伤害，故脾胃不足者不宜大量、久服。

➤ 本品为金石重镇之品，故配大黄、黄芩泻心，礞石、铁落镇静之类可治癫狂，即为滚痰丸、生铁落饮。配以龟甲、牛膝、玄参、生龙骨、生牡蛎则以潜阳育阴而息风，能治肝阳上亢之类中风，即镇肝熄风汤，法自风引汤来。

➤ 胃虚而呕逆者宜用小量，如旋覆代赭汤。肝实而风动者可用大量，如镇肝熄风汤、建瓴汤等。

➤ 生品息风镇肝，降逆止呕；煅药止血。

【药量】10～20克，大量可达30～50克。

【药忌】脾胃虚寒者慎用，孕妇忌用。《本经逢原》："阳虚阴痿，下部虚寒忌之，以其沉降而乏生发之功也。"

❧ 牡蛎 ❧

【药原】出《神农本草经》。用牡蛎的壳。

【药性】咸、涩，微寒。归肝、肾经。

【药效】生牡蛎平肝，安神，利水化饮，软坚，止汗，止渴，止血，止泻；煅牡蛎收敛，固涩，制酸。

【药对】

1. 龙骨、牡蛎　龙骨甘平，牡蛎咸寒，皆能平肝潜阳，重镇安神，收敛固涩，相须为用。张锡纯："人身阳之精为魂，阴之精为魄。龙骨能安魂，牡蛎能强魄。魂魄安强，精神自足，虚弱自愈也。是龙骨、牡蛎同为补魂魄精神之妙药也。"（《医学衷中参西录》医方）龙骨、牡蛎能宁心固肾、安神清热。而二药并用，陈修园称之为治痰神品。张锡纯龙蚝理痰汤、从龙汤治痰饮，参赭镇气汤、来复汤平喘降逆，均选用龙骨、牡蛎。在仲景方中，同用龙骨、牡蛎，一是取其收敛涩精，如桂枝加龙骨牡蛎汤，治亡血失精；二是取其重镇安神，如桂枝甘草龙骨牡蛎汤、桂枝去芍药加蜀漆龙骨牡蛎救逆汤、柴胡加龙骨牡蛎汤，治惊悸不安。有单用牡蛎者凡两方，如牡蛎泽泻散用牡蛎配泽泻，以治水气；柴胡桂枝干姜汤用牡蛎配天花粉，以治胸胁满而口渴。而小柴胡汤加减，有胁下痞硬去大枣加牡蛎，可知牡蛎尚有除胁下痞之作用。此外，龙骨外用可收涩敛疮生肌，牡蛎内服又可育阴清热止泻。

2. 牡蛎、夏枯草　牡蛎咸寒，重镇安神，平肝潜阳；夏枯草苦寒，解郁散结，清肝泻火。二者一以镇静，一以散郁，可清利头目，平肝泻火。治肝郁化火，肝风上扰，眩晕烦躁，口苦目赤，多梦耳鸣等，如高血压病。同时二药俱能软坚散结，可同用于乳癖、乳疬、瘰疬、瘿肿等。

3. 牡蛎、白术　牡蛎固涩止汗，白术健脾益气，相配而用，是治盗汗、自汗的常用药对。如《千金要方》牡蛎散，防风、白术、牡蛎治盗汗。《景岳全书》牡蛎白术散，治饮酒汗多。《圣惠方》卷12牡蛎散，用牡蛎配茯苓、人参、白术等补气药，治神气羸弱，虚汗不止者。再者，白术固腰脐，安胎气，配牡蛎固涩，川椒温宫，是为仲景白术散，治宿有风冷，妊娠胎萎不长。

4. 牡蛎、玄参　见"玄参"篇。

5. 牡蛎、龙骨、山茱萸 见"山茱萸"篇。

6. 牡蛎、柴胡 见"柴胡"篇。

7. 生牡蛎、生龙骨、代赭石、牛膝 见"代赭石"篇。

【方药治疗】

1. 定惊敛汗，固脱止渴

（1）惊悸：桂枝、甘草各10克，生龙骨、生牡蛎各30克，水煎服。治虚劳惊悸不安者。（《金匮要略》桂枝甘草龙骨牡蛎汤）又，牡蛎、茯苓各90克，麦冬、远志各60克，炙甘草、龙骨、桂枝、凝水石各30克，粗末。每服3~6克，水煎服。治惊恐善忘，悲伤不乐。（《圣济总录》卷14 牡蛎汤）

（2）痫：生龙骨、生牡蛎各30克，柴胡、半夏、黄芩、甘草、人参各10克，水煎服。（《伤寒论》柴胡加龙骨牡蛎汤）今多用于焦虑、抑郁。

（3）眩晕、中风：肝风内动、肝阳上扰，用生龙骨、生牡蛎各30克，加入平肝方药以镇肝息风，如镇肝熄风汤、建瓴汤（见"药方"）。

（4）脱证：人参、炮附子各10克，生龙骨、生牡蛎各30克，水煎服。治阳脱虚逆。（参附龙牡汤）又，人参10克，白芍15克，山萸肉、生龙骨、生牡蛎各30克，水煎服。治阴脱虚逆。（参萸龙牡汤）

（5）虚汗：防风、白术、牡蛎各等分，细末。每服5~10克，水调下。治盗汗。（《千金要方》卷10 牡蛎散）亦《景岳全书》卷59 牡蛎白术散，治饮酒中风汗多，食则汗出如洗。又，煅牡蛎30克，茯苓、人参、白术、白芍、麻黄根各10克，细末。每服6克，米饮下。治神气羸弱，虚汗不止。（《圣惠方》卷12 牡蛎散）

（6）百合病口渴：栝楼根、生牡蛎各等分，细末。每服3~6克，日3次。治百合病，口渴不瘥。（《金匮要略》栝楼牡蛎散）

（7）温病便泄：生牡蛎60克，研细，水煎，分3次服。治温病下后，大便溏甚，日三四行者。（《温病条辨》卷3 一甲煎）

（8）偏坠疝气：煅牡蛎60克，高良姜30克，为细末，每服6克，水调服。（《普济方》卷247引《经验良方》二神膏）

（9）子宫脱垂：升麻6克，牡蛎12克，为细末。日1剂，分2~3次服。（浙江中医杂志，1987，8：368）

2. 利水通淋

（1）小便淋闭：牡蛎、炒黄柏各等分，为末。每服3克，小茴香汤下。治小便淋闭。（《本草纲目》卷46引《医学集成》）

（2）血淋：生山药30克，生龙骨、生牡蛎各18克，海螵蛸12克，茜草6克，生白芍、白头翁、阿胶各10克，水煎服。治血淋尿血、大便出血，证由热者。（《医学衷中参西录》理血汤）

（3）膏淋：煅牡蛎粉120克，炮干姜末60克，为末，面糊为丸如麻子大。每服20丸，米饮下。治寒淋、膏淋。(《小儿卫生总微论方》卷16 玉粉丸) 又，猪肠2～3尺洗净去油，入煅牡蛎30克，慢火煮烂，候冷批开肠后，取出药末。将肠切细研膏，和药末为丸如梧子大。每服40～100丸，米饮下，日3次服。治膏淋，小便精自出，多因惊而得。(《魏氏家藏方》卷4 固精丸)

(4) 小便白浊：姜厚朴、牡蛎、白术各15克，为细末。每服6克，日2～3次，空心，米饮下。(《鸡峰普济方》卷16 牡蛎散)

(5) 尿毒症：生牡蛎60克，制附子10克，生大黄30克，水煎成200毫升，保留灌肠，日1剂，重症2剂，7日为1个疗程。(福建中医杂志，1994，4：40)

(6) 水肿：《伤寒论》牡蛎泽泻散，治腰以下有水气。(见下文"药方")

3. 涩精固肾

(1) 遗精、早泄：生龙骨、生牡蛎各30克，五味子、五倍子、金樱子、黄柏、砂仁、甘草各10克，水煎服。或合五子衍宗丸、六味地黄丸。

(2) 血精：生山药30克，生龙骨、生牡蛎、旱莲草各18克，海螵蛸12克，生茜草、生白芍、白头翁、阿胶、女贞子、黄柏、知母各10克，砂仁、甘草6克水煎服。治血精。(《医学衷中参西录》理血汤合二至丸、封髓丹)

(3) 不射精症：生龙骨、生牡蛎各30克，柴胡、黄芩各15克，路路通、王不留行各10克，通草、甘草各5克，水煎服。(《伤寒论》柴胡加龙骨牡蛎汤加味)

4. 收敛止血

(1) 紫癜：生牡蛎90克，加水1000毫升，煎成600毫升，分3次服。儿童减量。日1剂，10日为1个疗程。治过敏性紫癜。(临床皮肤科杂志，1992，4：212)

(2) 鼻衄：石膏(细研)、牡蛎(烧为粉)各30克，为末，新汲水调服6克。治鼻衄，日夜不止，头痛心烦。(《圣济总录》卷70 牡蛎散)

(3) 崩漏：生龙骨、生牡蛎、白术、黄芪、生地各18克，生白芍10克，川断、海螵蛸(捣)各12克，茜草10克，水煎服。(《医学衷中参西录》安冲汤)

(4) 赤白带下：生龙骨、生牡蛎各18克(捣细)，生山药30克，海螵蛸12克(捣)，茜草10克，水煎服。赤带加白芍、苦参各6克，白带加鹿角霜、白术各10克。(《医学衷中参西录》清带汤) 临床可加黄柏、椿根皮。

(5) 咳血：补络补管汤，见"药方"。

5. 软坚散结

(1) 瘰疬：玄参末90克，煅牡蛎末120克，面糊丸梧子大。每服30丸，酒下，日3服。服尽除根。(《经验方》) 又，玄参(炒)、煅牡蛎各150克，土茯苓(炒)75克，为末，酒打面糊为丸，如绿豆大。患在上身，每早服7.5克，晚服6克；患在下身，每早服6克，晚服7.5克。治瘰疬。(《疡医大全》卷18 瘰疬丸) 又，牡蛎、玄参、贝母各等分，细末，蜜丸梧子大。每服10丸，日2次。治瘰疬、乳核。(《医学心悟》卷4 消瘰丸)

(2) 乳痈：牡蛎10克，贝母6克，胡桃肉1个，水煎加酒服。治乳汁不通，或经络凝滞，将成痈肿。(《外科医镜》通乳汤) 又，知母、牡蛎、贝母各等分，为细末。每服 3 ~ 6 克，猪蹄汤调下。治乳汁不下。(《汤液本草》卷中二母散)

(3) 便痈肿毒：大黄、炒牡蛎各 30 克，为细末。每服 10 克，酒煎和滓温服，以利为度。(《普济方》卷 286 宣毒散)

6. 化痰除饮

(1) 痰饮咳喘：生龙骨、生牡蛎各 30 克，牛蒡子 10 克，生白芍 15 克，苏子、清半夏各 12 克，水煎服。热者加生石膏 12 ~ 30 克。用于外感痰喘，服小青龙汤病未全愈，或愈后复发，继服之。因从小青龙汤而用以敛气，故名从龙汤。(《医学衷中参西录》从龙汤)

(2) 神志不宁：生龙骨、生牡蛎、清半夏各 18 克，朴硝、陈皮、茯苓各 6 克，生赭石、芝麻、柏子仁、生白芍各 10 克，水煎服。治思虑生痰，因痰生热，神志不宁。(《医学衷中参西录》龙蚝理痰汤)

7. 收敛止酸

胃痛、吞酸：煅牡蛎粉，每服 3 ~ 6 克。治心脾痛，气实者。(《丹溪心法》卷 4) 又，乳香 15 克 (研细)，煅牡蛎 30 克，为末和匀。每服 10 克，沸汤调下。治胃心、脾痛，诸药不效。(《医方类聚》卷 94 引《经验良方》乳蛎散) 又，生龙骨、生牡蛎各 30 ~ 50 克，痛甚加延胡索 10 克，睡眠差加夜交藤 15 克，水煎服。治溃疡病。(中医杂志，1983，3：36) 今多用于吞酸。

【外用治疗】

1. 阴汗 煅牡蛎粉、枯白矾各 30 克，研细末，洗后用面扑肾囊潮汗处。(《慈禧光绪医方选议》扑汗方)

2. 疮口不收 煅牡蛎 2 份，煅石膏 1 份，共为末。每取适量，敷疮口上。(《外台秘要》卷 29 引《古今录验》牡蛎散) 又，煅牡蛎研末，拌枯矾少许，取适量敷之。治臁疮久不收口者。(《世医得效方》卷 19 牡蛎散)

3. 口疮 煅牡蛎、炙甘草各等分，为细末。每取少许掺之。(《三因方》卷 18 牡蛎散)

【药方】

1. 牡蛎泽泻散 牡蛎、泽泻、海藻、葶苈子、栝楼根、商陆、蜀漆各等分，为散。每服 3 ~ 6 克，白饮下，日 3 次。治腰以下有水气。小便利止后服。(《伤寒论》)

2. 一甲复脉汤 生牡蛎 60 克研细，炙甘草 18 ~ 30 克，干地黄 18 ~ 24 克，生白芍 18 ~ 24 克，麦冬 15 ~ 21 克，阿胶 10 克，水煎服。治下焦温病，但大便溏。(《温病条辨》卷 3)

3. 二加龙牡汤 芍药、甘草各 10 克，生龙骨、生牡蛎各 30 克，白薇、制附子各 6 克，水煎服。治虚劳，失精梦交，目眩发落，虚热浮热汗出者。(《小品方》)

4. 建瓴汤 生龙骨、生牡蛎各 18 克 (均捣细)，生赭石 24 克，怀牛膝、生山药各 30 克，生地黄 18 克，生白芍 12 克，柏子仁 12 克，水煎服。治脑卒中，脉弦硬而长，或寸盛尺虚，头目时常眩晕，头中昏愦，多健忘，或常觉疼，或耳聋目胀，或舌胀言语不利，或口眼㖞斜，或半身麻木不遂等。（《医学衷中参西录》）

5. 补络补管汤　山茱萸30克（去核），生龙骨30克（捣细）、生牡蛎30克（捣细），水煎；三七6克（细末），用药汁冲服。服上方血犹不止者，可加代赭石细末15克。用治咳血、吐血久不愈。（《医学衷中参西录》）

6. 清肾汤　知母、黄柏、生龙骨、生白芍、生山药各12克，生牡蛎、海螵蛸各10克，茜草6克，泽泻4.5克，水煎服。治小便频数涩疼，遗精白浊，脉洪数有力，确系实热。（《医学衷中参西录》）

7. 澄化汤　生山药30克，生龙骨、生牡蛎各18克，生白芍12克，车前子10克，甘草4.5克，水煎服。治小便频数涩疼，遗精白浊，或兼涩疼，脉弦数无力，或咳嗽，或自汗，或阴虚作热。（《医学衷中参西录》）

【医家经验】

陈苏生用柴牡三角汤治脑卒中后遗症

（1）柴牡三角汤：北柴胡9～12克，生牡蛎30～40克，山羊角15～24克，水牛角15～24克，生鹿角6～9克。常配香附、乌药调气活血，苍术、厚朴健胃宽肠，郁金散瘀，石菖蒲开窍，夜交藤通络安神，合欢皮和血缓痛，以为常法。

（2）临床加减：①脑出血尚未完全停止前，除遵守医嘱保持安静外，见头面潮红，意识模糊者，加代赭石、干生地各15克，苎麻根9克。口噤不能服药者可用鼻饲。至宝丹亦可用。②脑出血已经停止，仍须防其络创复裂，加女贞子、旱莲草各9克，仙鹤草15克，亦可用云南白药。③中风后血压仍偏高，头痛头晕，泛恶，拘急者，加石决明30克，代赭石15克，干地龙、川牛膝各9克。④中风后口眼㖞斜，语言謇涩，半身不遂者，加天麻、僵蚕、决明子、茺蔚子、郁金、石菖蒲各9克，钩藤12克，全蝎4.5克。⑤中风后痰涎壅滞，时时搐搦，咳利不爽者，可加用陈胆星6克，天竺黄、郁李仁、瓜蒌各9克，淡竹沥1支（冲）；大便闭结不下者，可加用生大黄9克（后下），以下为度。⑥中风后余热不退，或有感染，汗出热不解，口干舌绛者，加土茯苓30克，忍冬藤24克，连翘、白薇、丹皮、栀子各9克，合欢皮24～30克。

（3）方解：北柴胡宣畅气血，推陈致新；生牡蛎潜阳软坚，消痰行水。柴胡、牡蛎同用，无升阳亢逆之患，有降泄疏导之功。不仅通血道，亦走水道，故以为君。山羊角代羚羊角，能平肝息风，善解脑血管之痉挛。水牛角代犀角，能清心止血，治神志昏沉，起醒脑解毒之功。生鹿角不同于鹿茸和鹿角胶，它能消血肿。古人用一味生鹿角研末，醋调敷，乳痈立消，故可移治脑部凝血留瘀，起潜移默消之效。对出血性或缺血性中风，或脑部血循环障碍所引起的各种脑病，特别是上盛下虚者，宣畅气血，清除脑内积瘀与潴液，从而调整脑部血行障碍，对逐步恢复脑功能，改善后遗症，有良好的作用。（《家庭医药》2003，5）

【前贤论药】

《汤液本草》：人足少阴，咸为软坚之剂。以柴胡引之，故能去胁下之硬；以茶引之，

723

能消结核；以大黄引之，能除股间肿；地黄为之使，能益精收涩，止小便。本肾经之药也。

《海药本草》：主男子遗精，虚劳乏损，补肾正气，止盗汗，去烦热，治伤寒热痰，能补养安神，治惊痫。

《温病条辨》卷3《下焦篇》：以牡蛎一味，单用则力大，既能存阴，又涩大便，且清在里之余热，一物而三用之。

《医学衷中参西录》"龙骨解""牡蛎解"：愚于忽然中风肢体不遂之证，其脉甚弦硬者，知系肝火肝风内动，恒用龙骨同牡蛎，加于所服药中以敛戢之，至脉象柔和，其病自愈。拙拟镇肝息风汤、建瓴汤皆重用龙骨、牡蛎……龙骨能引逆上之火泛滥之水下归其宅，若与牡蛎同用，为治痰之神品……龙骨、牡蛎，若专取其收涩，可以煅用。若用以滋阴，用以敛火，或取其收敛兼取其开通者，皆不可煅。

【方药效用评述】

➤ 牡蛎质重镇静定惊痫，味咸软坚散结核，涩以收敛止血制酸。入肾以固精固脱，入肝可息风潜阳。

➤ 牡蛎敛正气而不敛邪气，常和龙骨同用。张仲景常用以定惊、止汗、涩精等，而张锡纯则以固脱、止血、息风、通淋为主。此为两家不同处。

➤ 牡蛎治胁下痞硬，见于小柴胡汤加减法，"若胁下痞硬，去大枣加牡蛎四两"，是其归肝经之明证。又能利水消肿，"腰以下有水气，牡蛎泽泻散主之"，为其入肾之明证。

➤ 收涩而固脱、涩精、制酸、止血、止带、止泻，又能利水、通淋、泄浊、化癥，或谓开泄亦可。是该药药性、药效的特点。

➤ 陈修园《神农本草经读》：痰水也，随火而生。龙骨能引逆上之火、泛滥之水而下归其宅。若与牡蛎同用，为治痰之神品，今人止知其性涩以收脱，何其浅也。此张锡纯《医学衷中参西录》所以将龙骨、牡蛎用于龙蚝理痰汤治思虑生痰，因痰生热，神志不宁者。小青龙汤以祛邪为主，如治痰饮喘息有效后，每用从龙汤敛正为主。

➤ 镇降生用，收涩煅用。补阴则生捣用，煅过则成灰，不能补阴。

【药量】15～30克，先煎。

【药忌】凡病虚而多热者宜用，虚而有寒者忌之，肾虚无火、精寒自出者非宜。

⚶ 龙骨 ⚶

【药原】出《神农本草经》。用古代大型哺乳类动物，如象类、三趾马类、鹿类、牛类等的骨骼化石。

【药性】甘、涩，平。归心、肝、肾、大肠经。

【药效】生龙骨定惊固脱，镇肝息风；煅龙骨敛汗固精，收敛止血。

【药对】

1. 龙骨、牡蛎 见"牡蛎"篇。

2. 龙骨、牡蛎、山茱萸 见"山茱萸"篇。

3. 生龙骨、生牡蛎、代赭石、牛膝　见"代赭石"篇。

【方药治疗】

1. 定惊固脱，镇肝息风

（1）惊悸：桂枝、甘草各10克，生龙骨、生牡蛎各30克，水煎服。治虚劳惊悸不安。（《金匮要略》桂枝甘草龙骨牡蛎汤）

（2）痫：生龙骨、生牡蛎各30克，柴胡、半夏、黄芩、甘草、人参各10克，水煎服。（《伤寒论》柴胡加龙骨牡蛎汤）

（3）眩晕、中风：肝风内动、肝阳上扰者，用生龙骨、生牡蛎各30克，加入平肝方药以镇肝息风，如镇肝熄风汤、建瓴汤。

（4）脱证：人参、炮附子各10克，生龙骨、生牡蛎各30克，水煎服。治阳脱虚逆。（参附龙牡汤）又，人参10克，白芍15克，山萸肉、生龙骨、生牡蛎各30克，水煎服。治阴脱虚逆。（参萸龙牡汤）

2. 敛汗固精

（1）盗汗：煅龙骨、麻黄根各30克，研细末。每服6克，粥饮调下，不拘时候。（《太平圣惠方》卷78龙骨散）

（2）遗精、白浊：煅龙骨、石莲子肉（捶碎，和壳用）各等分，焙为末，酒糊为丸如梧子大。每服30丸，米饮、温酒、盐汤任下，空心、日午晚服。治夜梦邪交，遗精，白浊，久泄。镇心安魂，养神益力，涩肠止泻。（《普济方》卷218引《卫生家宝方》驻精丸）

（3）遗尿：煅龙骨、桑螵蛸各等分，为末。每服6克，空心，米饮调下。治产后遗尿及小便数。（《医学纲目》卷14桑螵蛸散）

3. 收敛止血

（1）咳血：山茱萸（去核）、生龙骨（捣细）、生牡蛎（捣细）各30克，水煎；三七6克（细末），用药汁冲服。服上方血犹不止者，可加代赭石细末15克。用治咳血吐血久不愈。（《医学衷中参西录》补络补管汤）

（2）尿血：龙骨为末，每服3克，日3次。治男女尿血。（《本草纲目》卷43引《千金要方》）又，煅龙骨、蒲黄（炒黑）各等分为末，蜜丸。每服10克，生地汁送下。治孕妇尿血，久不能止，脉虚涩。（《医略六书》卷28固下丸）

（3）便血：龙骨、乌贼鱼骨（去甲）各等分为末。每用3克，加鸡子清1枚，白面同和，作饼子3枚，塘火内煨熟。空心食前细嚼，米饮下。治脏毒便血不止。（《圣济总录》卷97龙骨饼子）

（4）崩漏：生龙骨、生牡蛎、白术、黄芪、生地各18克，生白芍10克，川断、海螵蛸捣各12克，茜草10克，水煎服。（《医学衷中参西录》安冲汤）

（5）赤白带下：生龙骨、生牡蛎各18克（捣细），生山药30克，海螵蛸12克（捣），茜草10克，水煎服。赤带加白芍、苦参各6克，白带加鹿角霜、白术各10克。（《医学衷中参西录》清带汤）临床可加黄柏、椿根皮。

（6）金疮出血：龙骨、诃子各30克，白石脂15克，细末，水调服之。（《普济方》卷303神仙止血方）

4. 化痰除饮

（1）痰饮咳喘：生龙骨、生牡蛎各30克，牛蒡子10克，生白芍15克，苏子、清半夏各12克，水煎服。热者加生石膏12~30克。用于外感痰喘，服小青龙汤病未全愈，或愈后复发，继服之。因从小青龙汤而用以敛气，故名从龙汤。（《医学衷中参西录》从龙汤）

（2）神志不宁：生龙骨、生牡蛎、清半夏各18克，朴硝、陈皮、茯苓各6克，生赭石、芝麻、柏子仁、生白芍各10克，水煎服。治思虑生痰，因痰生热，神志不宁。（《医学衷中参西录》龙蚝理痰汤）

【外用治疗】

1. 耳流脓水 煅龙骨4.5克，枯矾1.2克，为末。先用绵杖搅尽脓，再将药末少许吹入。治耳流脓水不干者。（《不必要知医》卷2白龙散）又，煅龙骨、枯矾各等分，分别研碎过筛拌匀，装瓶备用。用药前先用双氧水将耳道内脓液及分泌物洗净，患耳周围常规消毒，2~3分钟后用消毒棉签将耳道拭干，然后取药粉少许轻轻吹入患耳耳道内。每日1次，重者2次。（四川中医，1991，9：37）

2. 痔疮 煅龙骨4.5克，枯矾、黄柏各30克研细，入麝香0.9克、冰片10克，研极细末，备用。或用猪油、凡士林配成30%之油膏。使用前用高锰酸钾溶液坐浴，或用中药熏洗。然后将上药撒敷患处，或用消毒棉条与油膏制成药调置于肛内。每日换药1~2次。治炎性内外痔、混合痔、嵌顿型内痔、肛窦炎、术后肛门水肿等。（中国肛肠杂志，1989，3：11）

【药方】

1. 孔圣枕中丹 生龙骨、石菖蒲、远志、龟甲各等分，研末，为丸如梧子大。每服3~6克。治健忘心悸失眠。（《千金要方》）

2. 二加龙牡汤 芍药、甘草各10克，生龙骨、生牡蛎各30克，白薇、制附子各6克，水煎服。治虚劳，失精梦交，目眩发落，虚热浮热汗出。（《小品方》）

3. 建瓴汤 生龙骨、生牡蛎各18克（均捣细），生赭石24克，怀牛膝、生山药各30克，生地黄18克，生白芍12克，柏子仁12克，水煎服。治脑出血（脑充血），脉弦硬而长，或寸盛尺虚，头目时常眩晕，脑中昏愦多健忘，或常觉疼，或耳聋目胀，或舌胀言语不利，或口眼㖞斜，或半身麻木不遂等。（《医学衷中参西录》医论）

4. 补络补管汤 山茱萸（去核）、生龙骨（捣细）、生牡蛎（捣细）各30克，水煎；三七6克（细末），用药汁冲服。服上方血犹不止者，可加代赭石细末15克。用治咳血吐血久不愈。（《医学衷中参西录》）

【前贤论药】

《神农本草经读》：痰水也，随火而生。龙骨能引逆上之火、泛滥之水而下归其宅。若与牡蛎同用，为治痰之神品，今人止知其性涩以收脱，何其浅也。

《医学衷中参西录》"龙骨解""牡蛎解"：愚于忽然中风肢体不遂之证，其脉甚弦硬者，知系肝火肝风内动，恒用龙骨同牡蛎，加于所服药中以敛戢之，至脉象柔和，其病自愈。拙拟镇肝熄风汤、建瓴汤皆重用龙骨、牡蛎……龙骨能引逆上之火泛滥之水下归其宅，若与牡蛎同用，为治痰之神品……龙骨、牡蛎二药皆敛而能开，若专取其收涩，可以煅用。若用以滋阴，用以敛火，或取其收敛兼取其开通者，皆不可煅。

《医学衷中参西录·医方》：龙骨、牡蛎敛正气而不敛邪气，凡心气耗散、肺气息贲、肝气浮越、肾气滑脱，用治皆有捷效。即证兼瘀、兼疼，或兼外感，放胆用之，毫无妨碍。

【方药效用评述】

➤ 龙骨质涩，收敛元气，镇静安神，固涩滑脱。心悸怔忡，多汗淋漓，吐血衄血，二便下血，遗精白浊，大便滑泻，小便失禁，女子崩带皆可治之。收敛之中又有开通之力，故《神农本草经》云其主癥瘕坚结。性又善利痰，可治痰饮咳喘者。

➤ 龙齿与龙骨药性相近，而龙齿善于镇降，故定惊安魂之效尤胜。《神农本草经》云："主惊痫癫疾狂走，心下结气，不能喘息。"

➤ 龙骨与牡蛎功用相近。龙骨甘涩入肝为主，收敛固脱安魂；牡蛎咸入肾为主，尚有利水、软坚作用。

➤ 本品重可镇肝息风，涩可收敛固脱。潜镇牡蛎为佳，收敛龙骨为妙。

➤ 张仲景方中，龙骨主治脐下悸动。脐下悸动而惊狂，或烦躁，或失精者用之良。

➤ 龙骨、牡蛎能宁心固肾、安神清热。二药并用，陈修园又称为"治痰神品"。张锡纯龙蚝理痰汤、从龙汤治痰饮，参赭镇气汤、既济汤、来复汤平喘降逆，均选用龙骨、牡蛎。

➤ 一般而言，镇降生用，收涩煅用。

【药量】 15～30克，打碎，先煎。

【药忌】 火旺遗精、湿热泄泻，腐肉未尽疮疡忌用。

第二节　平肝息风药

❧ 天麻 ❧

【药原】 出《神农本草经》。原名赤箭，《开宝本草》始名天麻。用块茎。

【药性】 甘，平。归肝经。

【药效】 息风解痉，祛风化痰，通络除痹。

【药对】

1. 天麻、半夏 天麻乃定风草，是治风痰要药，息风化痰，止眩定痛；半夏为化痰药，是治湿痰良品，燥湿祛痰，和胃止呕。二药配伍，化痰息风，治风痰内作，眩晕，头痛，呕吐。诚如李东垣《脾胃论》云："足太阴痰厥头痛，非半夏不能疗；眼黑头眩，风虚内作，非天麻不能除。"《卫生宝鉴》卷22天麻半夏汤，用天麻、半夏、黄芩、柴胡、陈皮、茯苓等，治风痰眼黑头晕欲吐，实际是小柴胡汤、二陈汤加天麻、黄连、前胡，应该有少阳病证。与《脾胃论》半夏白术天麻汤方含二陈汤、二妙丸、六君子汤加黄芪、天麻、泽泻等，以治脾虚痰厥有所不同。而《医学心悟》半夏白术天麻汤仅以二陈汤加天麻、白术、蔓荆子，治风痰，方内并无健脾药，也有主治证候的区别。

2. 天麻、钩藤 天麻祛风化痰，钩藤解痉定痛，二药均能平肝息风，用治肝风上扰、肝阳上亢之眩晕、头痛更为相宜。如天麻钩藤饮以此药对为主药，配石决明镇肝，桑寄生、杜仲、牛膝养肝，栀子、黄芩清肝，茯神、夜交藤安神，益母草活血降压，用治高血压病、梅尼埃病等。

3. 天麻、天南星 二味俱能祛风化痰，天麻还能平肝息风，天南星则可祛风止痛。二味配全蝎、白附子等，息风解痉通络，方如《外科正宗》玉真散治破伤风，《小儿药证直诀》温白丸治慢惊，《圣济总录》天南星丸治中风偏瘫，《医学入门》四神丹治手足麻木。诸方见下文"方药治疗"。

4. 天麻、羌活 见"羌活"篇。

5. 天麻、茺蔚子 见"茺蔚子"篇。

6. 天麻、菊花 见"菊花"篇。

7. 天麻、川芎 见"川芎"篇。

【方药治疗】

1. 息风解痉

（1）急惊：天麻、天南星（汤洗7次）、防风、白附子、全蝎各等分，细末。每服6克，温酒调下，日3次。治破伤风、狂犬咬伤，牙关急紧，角弓反张。（《外科正宗》卷4玉真散）又，天麻21克，天南星（汤洗7次）、姜半夏、白附子、全蝎各15克，细末。每服3克，日2次，生姜薄荷酒下。治产后中风口噤。（《证治准绳·类方》卷5天麻散）

（2）慢惊：天麻15克，炒僵蚕、白附子、天南星、全蝎各10克，细末，水丸梧子大。每服10~20丸，空心，米饮下。治小儿脾虚泄泻，久则成慢惊。（《小儿药证直诀》卷下温白丸）又，天麻、人参、白术、茯苓、甘草各6克，细末。每服1.5克，热汤或冬瓜子、枣子汤点服。治小儿吐乳泄泻，慢惊脾虚。（《普济方》卷361天麻四君子汤）

2. 祛风化痰

（1）眩晕：天麻12克，川芎50克，细末，蜜丸弹子大。每服1丸，茶清下，日2次。治头风眩晕，偏正头疼，汗出恶风，胸膈痰饮。（《宣明论方》大川芎丸）

（2）痰厥：半夏、陈皮各6克，白术、神曲各3克，人参、黄芪、泽泻、茯苓、苍术、天麻各 2 克，干姜、黄柏各 1 克，粗末，水煎服。治痰厥头痛头晕。（《脾胃论》卷下半夏白术天麻汤）又，姜半夏 10 克，天麻、白术、陈皮、茯苓、蔓荆子各 6 克，甘草 4.5 克，姜 2 片，枣 3 枚，水煎服。治痰厥头痛，动则眩晕。（《医学心悟》卷 3 半夏白术天麻汤）

（3）血虚头痛、眩晕：炮附子 6 克，天麻、当归、川芎、白芍、熟地各 10 克，水煎服。治产后血虚，寒厥头痛。（《妇科玉尺》天麻四物汤）又，天麻、当归、川芎、白芍、姜半夏、茯苓、陈皮、甘草各 10 克，水煎服。治血虚眩晕。（《证因方论集要》二陈四物天麻汤）

（4）高血压病：天麻钩藤饮（见本篇"药方"）。

3. 通络除痹

（1）中风不遂：天麻 60 克，没药、地龙、玄参、制川乌各 30 克，麝香 0.3 克（另研），细末蜜丸梧子大。每晚食前服 20 丸，温酒下。治中风手足不遂，行步艰难。（《圣济总录》卷 8 天麻丸）又，天麻、炮天南星、炮附子、炮白附子、炒全蝎、炒僵蚕、藿香叶各 15 克，为细末，酒煮面糊为丸，如梧子大。每服 5～10 丸，薄荷温酒下。治中风手足不遂，行履艰难，口眼㖞斜，筋骨挛急。（《圣济总录》卷 6 天南星丸）

（2）麻木：天南星、天麻、防风各 30 克，薄荷 15 克，细末，酒糊为丸绿豆大。每服 20 丸，荆芥、生姜汤下，日 2 次。治手足麻木，肩背拘急，痰涎壅盛。（《医学入门》卷 7 四神丹）

（3）顽痹：生草乌、生天麻各等分，擂烂，绞汁倾盆内，砌一小坑，下烧火，将盆放坑上。每日用竹片搅 1 次，夜则露之，晒至成膏，做成小锭子。每一锭子分 3 服，葱、姜汁和酒热服。治一切顽风，筋骨痹痛。（《本草纲目》卷 17 引《乾坤秘蕴》）

【药方】

1. 天麻钩藤饮　天麻、钩藤、杜仲、牛膝、栀子、黄芩各 10 克，茯神、石决明、夜交藤、益母草、桑寄生各 30 克，水煎服。治高血压病，肝肾虚亏，头痛眩晕。（《杂病证治新义》）

2. 半夏白术天麻汤　姜半夏 10 克，天麻、白术、陈皮、茯苓、蔓荆子各 6 克，甘草 4.5 克，姜 2 片，枣 3 枚，水煎服。治痰厥头痛，动则眩晕。（《医学心悟》卷 3）

【前贤论药】

《本草纲目》卷 17：天麻乃肝经气分之药。《素问》云：诸风掉眩皆属于肝。故天麻入厥阴之经而治诸病。

《本草汇言》：主头风、头痛，头晕虚旋，癫痫强痉，四肢挛急，语言不顺，一切中风、风痰。

【方药效用评述】

➤ 眼黑头眩，风虚内作，非天麻不能除。天麻又名"定风草"，既治外风，又息内风，宜虚宜实。

➤ 功效平缓，须配他药见功。如风痰配半夏、白术，肝风配羚羊角、钩藤，脾虚慢惊配四君子汤，血虚风动配四物汤等。

➤ 生品祛风通络，炒药止痉息风。

【药量】3~10克。

【药忌】湿热者忌用。

∽ 钩藤 ∾

【药原】出《名医别录》。用干燥带钩的茎枝。

【药性】甘、微苦，微寒。归肝、心经。

【药效】平肝清热，息风解痉。

【药对】

1. 钩藤、蝉蜕 钩藤、蝉蜕均清热息风之品，二味相配，用治发热抽搐，惊风，惊痫等。如《外台秘要》引《古今录验》钩藤汤治小儿发热作痫，《小儿药证直诀》钩藤饮子治吐利慢惊风，《婴童百问》蝉蜕钩藤饮治小儿惊风，《仁斋直指方》钩藤饮治小儿天钓，《本事方》龙齿散用治夜啼，均以二味为主药。可见古时治小儿急慢惊风，用以息风是为定识。

2. 钩藤、薄荷 钩藤质轻气薄，清热平肝，息风解痉，定惊止痫；薄荷轻清芳香，疏风清热，疏肝解郁，清利咽喉。钩藤、薄荷合用，疏风清热，可治外感风热，咽痛咳嗽；疏肝息风，则治小儿夜寐不安，易惊醒者。二药可泡热水以代茶饮，此乃祝谌予经验药对。（见"薄荷"篇"医家经验"）

3. 钩藤、天麻 见"天麻"篇。

4. 钩藤、菊花 见"菊花"篇。

【方药治疗】

1. 息风解痉

（1）发热惊痫：钩藤3克，蚱蝉1枚（去翅），柴胡、升麻、黄芩各6克，蛇蜕、甘草、大黄各4克，生石膏10克，水煎入竹沥27克，服后得利则停服。治小儿壮热作痫。（《外台秘要》卷35引《古今录验》钩藤汤）又，钩藤、甘草、当归、芍药各15克，大黄10克，粗末。每服10克，水煎服。治小儿伤寒，发热，发惊，妄语。（《伤寒总病论》卷5钩藤大黄汤）

（2）惊风：钩藤、天麻、川芎、芍药各6克，蝉蜕、甘草、木通、羌活、防风、麦冬各3克，灯心煎。治小儿惊风，肚疼惊啼。（《婴童百问》卷2蝉蜕钩藤饮）又，钩藤10克，蝉蜕、防风、人参、麻黄、僵蚕、天麻、蝎尾各15克，甘草、川芎各3克，细末。每服6克，水煎服。治脾胃虚慢惊风。（《小儿药证直诀》卷下钩藤饮子）又，《医学衷中参西录》镇风汤治小儿急惊风。（见"药方"）

（3）肝风抽搐：羚角钩藤汤（《重订通俗伤寒论》）见"药方"。

（4）小儿天钓：钩藤、茯苓各 15 克，大黄、防风、蝉蜕、羌活、独活、青皮、甘草各 7.5 克，粗末。每服 3 克，姜枣水煎服。治痰热郁滞，外受风邪，小儿天钓。（《仁斋直指方》卷 2 钩藤饮）

（5）小儿夜啼：龙齿、蝉蜕、钩藤、羌活、茯苓、人参各等分，细末。每服 3～6 克，水煎服。治小儿啼哭不止。（《本事方》卷 10 龙齿散）又，蝉蜕 5 克，灯心草 1 克，钩藤 10 克，水煎服，3～5 剂为度。治小儿夜啼兼见夜咳。

2. 平肝清热

（1）癫狂：天冬、麦冬、贝母各 10 克，胆南星、橘红、远志、石菖蒲、连翘、茯苓、茯神各 3 克，玄参、钩藤、丹参 4.5 克，朱砂 0.9 克。先以生铁落水煎 3 小时，再用此水煎药后服。治心肝经热而癫、狂、痫。（《医学心悟》卷 4 生铁落饮）

（2）高血压病：天麻、钩藤、杜仲、牛膝、栀子、黄芩各 10 克，茯神、石决明、夜交藤、益母草、桑寄生各 30 克，水煎服。治高血压病，肝阳上亢，头痛眩晕。（《杂病证治新义》天麻钩藤饮）

（3）青盲：钩藤 10 克（后下），金银花、连翘、生地各 6 克，僵蚕、全蝎、蝉蜕各 3 克，薄荷 3 克（后下），石菖蒲 10 克，水煎服。治急性热病后，风热未解，双眼青盲。（韦玉英经验方钩藤息风饮）

【药方】

1. 羚角钩藤汤　羚羊角 4.5 克（先煎），淡竹茹 15 克（鲜刮，与羚角先煎代水），桑叶 6 克，川贝 12 克，鲜生地 15 克，钩藤 10 克（后下），菊花、茯神、白芍各 10 克，甘草 3 克，水煎服。治肝风、肝热，眩晕耳鸣，四肢抽搐，狂乱痉厥，孕妇子痫，产后惊风。方中以羚羊角、钩藤、桑叶、菊花息风定痉为君。臣以川贝母善治风痉，茯神木专平肝风。但火旺生风，风助火势，易劫伤血液，故佐以芍药、甘草、鲜地黄酸甘化阴，滋血液以缓肝急。使以竹茹之意，是以竹之脉络以通人身之脉络耳。（《重订通俗伤寒论》六经方药）

2. 镇风汤　钩藤 10 克，羚羊角 3 克（研末另冲），龙胆、青黛、半夏、代赭石、僵蚕、茯神各 6 克，薄荷叶 3 克，朱砂 0.6 克，磨浓铁锈水煎服。有阳明高热加生石膏。治小儿急惊风。（《医学衷中参西录》）

【医案】

➢ 刘渡舟治帕金森病：陈某，男，75 岁。1995 年 10 月 18 日初诊。

1994 年 1 月发病，全身震颤，不能自主，某医院诊为帕金森病。服用左旋多巴、盐酸苯海索等药，症状未见好转，特请刘老诊治。症见全身颤抖，尤以上肢为重，手指节律性震颤，状如搓丸样，肌肉强直，面部表情呆板，双目直视，口角流涎，步履困难。伴头痛、口干渴，大便秘结，一周一行，小便色如浓茶，口噤龂齿，舌红、苔黄腻而燥，脉来滑大。证属三焦火盛动风，煎灼津液成痰，痰火阻塞经络则阳气化风而生颤动。治宜清热泻火，平肝息风，化痰通络。治用黄连解毒汤合羚角钩藤汤加减：

羚羊角粉1.8克（分冲），竹茹20克，钩藤15克，黄连、黄芩、黄柏、栀子、龙胆草、菊花、桑叶、石菖蒲、佩兰各10克，天竺黄、半夏各12克，水煎服。服药14剂后，两手震颤减轻，行走较前有力，口渴止，小便颜色变淡。大便仍秘结，头痛眩晕，言蹇不利，多痰少寐，舌苔白腻挟黄，脉滑数。针对以上脉证的反映，上方加大黄4克，并加服局方至宝丹3丸，每晚睡前服1丸。

服药月余，头晕少寐多痰大为减轻，语言明显好转（能简单地陈述病情），但仍腹满便秘、龁齿、小便短赤、四肢及口唇颤抖。舌红苔黄而干，脉来滑数。治用通腑泄热，凉肝熄风之法，调胃承气汤和羚角钩藤汤加减：

大黄、芒硝各4克（后下），炙甘草6克，羚羊角粉1.8克（分冲），钩藤20克，白芍20克，木瓜10克，麦冬30克，水煎服。上方服7剂，大便通畅，粪便如串珠状。腹满顿除，龁齿大减，小便畅利，四肢有轻微颤抖。效不更方，仍用黄连解毒汤与羚角钩藤汤加减。治疗3个月，肢体震颤消除，能自己行走，手指屈伸自如，握拳有力，言语流畅，面部表情自然，二便正常。唯偶有头晕、龁齿，继以芩连温胆汤加减进退而病愈。

本病以心肝为核心，病因是火热动风生痰为患。肝热动风，煎液成痰，痰热随肝风窜扰于筋脉，灼伤津液，发为肢体震颤。所见诸症皆心肝热盛，风动灼痰之变。故治以清热泻火，息风化痰。黄连解毒汤泻三焦之火，羚角钩藤汤凉肝息风化痰。

【前贤论药】

《名医别录》：主治小儿寒热，十二惊痫。

《本草纲目》：平肝风，除心热，治大人头旋目眩，小儿内钓腹痛。

《本草述》：治中风瘫痪，口眼㖞斜，及一切手足走注疼痛，肢节挛急。

《本草新编》：去风甚速，有风证者必宜用之。

【方药效用评述】

➤ 钩藤息风解痉，肝热急惊，配蝉蜕、僵蚕、龙胆草；脾虚慢惊，配天麻、白术、茯苓。治高热抽搐，配羚羊角、生地、白芍；治小儿夜啼，配灯心草、蝉蜕、竹叶。又，治外感风热，可配薄荷代茶饮。

➤ 钩藤有显著降血压作用，但不能久煎，煎煮时间不能超过20分钟，否则效差。

【药量】6～12克，入煎须后下。

【药忌】虚寒者忌用。

❧ 蒺藜 ❧

【药原】出《神农本草经》，名蒺藜子，又名刺蒺藜。用干燥成熟果实。

【药性】辛、苦，微温，有小毒。归肝、肺经。

【药效】疏肝理气，泻肝明目，祛风止痒止痛。

【药对】

1. 蒺藜、龙胆 蒺藜辛苦微温，疏肝理气；龙胆苦寒，清泻肝火。二药相配，寒温相对，是治肝气久郁而化火，头痛眩晕、目赤目肿的药对。如《局方》草龙胆散即以此药对为主药，治目赤目肿。施今墨龙胆蒺藜汤以龙胆、蒺藜和桑叶、菊花两组对药组方，治肝阳、肝火之头痛、眩晕诸疾。

2. 蒺藜、沙苑子　两药科属形态不通，功用各异。蒺藜又名刺蒺藜，为蒺藜科，泄散风热，善破癥结，明目，以泻实邪为主。沙苑子又名沙苑蒺藜、潼蒺藜，为豆科，滋填肝肾，善止遗精、带浊、阴汗，明目，以补肝肾为主。《本草述钩元》："刺蒺藜入肺与肝，沙苑蒺藜入肺与肾。"刺蒺藜为肺脏风剂，其治上为多；沙苑子为肾脏气剂，其补下者专。故同治目疾，蒺藜治风热外障，沙苑子治肝肾虚亏之内障。临床若虚实相兼，则蒺藜、沙苑子并用成对。

3. 蒺藜、菊花　见"菊花"篇。

4. 蒺藜、荆芥　见"荆芥"篇。

5. 蒺藜、茺蔚子　见"茺蔚子"篇。

【方药治疗】

1. 疏肝理气

（1）肝郁：炒蒺藜、橘饼各 12 克，郁金、茯苓各 6 克，乌药、陈皮、白术、厚朴、青皮、枳壳各 3 克，木香 1.5 克，煨姜 3 片，水煎服。治肝郁胁痛，腹痛食少。（《医醇賸义》卷 4 大顺汤）

（2）胁痛：炒蒺藜 10～12 克，片姜黄 6～10 克，加入辨证方药。

（3）阴疝：炒蒺藜、炮附子、山栀仁各等分，粗末。每服 15 克，水煎服。治阴疝小腹痛，小便不利。（《圣济总录》卷 30 蒺藜汤）

2. 泻肝明目

（1）眼目赤肿：炒蒺藜、龙胆各 18 克，赤芍 25 克，茯苓 12 克，甘草、羌活、防风、菊花各 3 克，细末。每服 6 克，茶清调下，日 3 次。治风热上攻，眼目赤肿。（《局方》卷 7 草龙胆散）

（2）肝风目暗：蒺藜、菊花、蔓荆子、决明子、甘草、连翘、青葙子各等分，细末。每服 6 克，酒下，日 2 次。治肝风目暗疼痛，目赤涩泪。（《银海精微》卷下蒺藜散）

（3）偏视：炒蒺藜、车前子、牛蒡子、茺蔚子各 30 克，细末，蜜丸梧子大。每服 40～50 丸，日 2 次。治偏视。（《眼科金镜》卷下蒺藜丸）

3. 祛风止痒

（1）恶癣：苦参 80 克，蒺藜 40 克，黑丑 20 克，细末。皂角膏和药为丸梧子大。每服 6 克，日 2 次。治身、面一切恶癣。（《外科大成》卷 4 二合丸）

（2）血风疮：黄芪、独活、蒺藜、白附子各等分，细末。每服 6 克，食前服，日 2 次。治遍身风癣，血风疮，湿邪下注，脚腿生疮。（《苏沈良方》卷 2 四生散）

（3）风疹：炒蒺藜、黄芪、防风、荆芥、苦参、蝉蜕、僵蚕、当归、生地、赤芍、川芎、制首乌各 10 克，水煎服。治风疹遍身，奇痒难忍。（《仙拈集》卷 3 清痒汤）

4. 祛风止痛

腰痛：蒺藜捣末，蜜丸梧子大。每服 6～10 克，日 2 次。治急性腰膝疼痛。（《外台秘要》卷 21）又，蒺藜、牛膝、草薢、杜仲、肉苁蓉、菟丝子、防风、胡芦巴、补骨脂各等分，肉桂减半，细末，酒煮猪肾和药为丸梧子大。每服 50～70 丸，空心酒下。治肝肾虚亏，腰痛不起。（《素问病机气宜保命集》卷下煨肾丸）

5. 利水治肺

（1）肺痈：炒蒺藜 50 克，川贝、百合各 10 克，细末。每服 10 克，白汤下，日 2 次。治肺痈，咳吐脓血腥秽。（《本草汇言》卷 4 引《方龙潭家秘方》）

（2）水肿：炒蒺藜 50 克，葶苈子炒 10 克，茯苓 12 克，细末。每服 10 克，日 3 次。治水肿四肢虚浮，膨胀喘急。（《本草汇言》卷 4 引《方龙潭家秘方》）

（3）口疮：炒蒺藜、炒白扁豆各等分，细末。每服 6 克，日 3 次。治脾胃热壅，口唇生疮。（《圣济总录》卷 30 蒺藜散）

【外用治疗】

1. 风疹　生蒺藜 100 克，蛇床子 60 克，防风 90 克，水煎，取汁外拭之。（《外台秘要》卷 15）

2. 牙痛　生蒺藜为末，搽牙；或 10 克水煎后入盐 1 捻，带热时嗽之。治风虚牙痛，龈肿动摇。（《医学入门》卷 7）又，蒺藜 10 克，葶苈子 1 克，细末，水煎成糊状，待冷加酒精少许。每用以探针寻找牙敏感区，将局部拭干，小棉球蘸药糊反复涂擦 1 分钟。每日 1 次，10 次为 1 个疗程。治牙齿过敏。（四川中医，1997，4：52）

3. 乳痈、疖痈　蒺藜去刺，研细末，加红糖等量。取适量，醋调成糊状，外敷患处。3～7 日愈。（中西医结合杂志，1983，1：51）

【药方】

1. 丹青饮　蒺藜、沙苑子、代赭石、杏仁、石斛各 10 克，麦冬、菊花、贝母各 6 克，桑叶、橘红、旋覆花各 3 克，水煎服。治肝郁犯肺，干咳痰少，胁痛易怒，头晕目眩。（《医醇賸义》卷 3）

2. 龙胆蒺藜汤　桑叶、菊花、龙胆、白薇、连翘、蒺藜各 10 克，水煎服。治肝火上炎，脑血管病、高血压脑病、流行性乙型脑炎、一氧化碳中毒等引起的高热神昏、头痛惊厥。（《中医临床家施今墨》）

【前贤论药】

《本草纲目》卷 16：古方补肾治风，皆用刺蒺藜，后世补肾多用沙苑蒺藜，或以熬膏和药，恐其功亦不甚相远也。

《景岳全书·本草正》：凉血养血，亦善补阴。用补宜炒熟去刺，用凉宜连刺生捣。祛风解毒，白者最良。

【方药效用评述】

➤ 蒺藜，苦温辛散之品，善行善破，以祛风逐邪为用。专入肺、肝，宣肺之滞，疏肝之瘀，故能治风痹、目疾、乳痈、积聚等证。

➤ 沙苑补益肝肾。配当归身治月经不调，配枸杞子、菟丝子治肝虚目暗，配五味子、淫羊藿治肝虚阳痿，配补骨脂、骨碎补治肾虚牙痛。

➤ 疏肝解郁宜炒香后用，如加入理气解郁药中，治胁、乳间气滞有效，是叶天士《临证指南医案》经验。

【药量】6～10 克。

【药忌】虚弱者、孕妇慎用。

～ 僵蚕 ～

【药原】出《神农本草经》，名"白僵蚕"。又名天虫、僵虫等。用干燥体。

【药性】辛、咸，平。归肝、肺、胃经。

【药效】祛风痰，解风毒，泄火热，

【药对】

1. 僵蚕、全蝎　僵蚕、全蝎均能息风定痉，治小儿惊风等。如五虎追风散（僵蚕、全蝎、天麻、天南星）治破伤风抽搐。又能祛风止痒，对顽癣久不愈者治尤佳。如僵蚕、全蝎各 7 枚为末，每服三字，好酒一盏，入羊蹄根汁并蜜少许调服。治诸癣。（《圣济总录》卷 137 七星散）又，僵蚕 24 枚（炒去丝嘴），蝎梢 5 枚（去毒微炒），地龙 3 条，研细末，分作 5 次服，温酒调下。治一切疥癣，起于手足，次遍腹背，缠绵不已。（《杨氏家藏方》卷 12 三神散）

2. 僵蚕、大黄　僵蚕辛散，祛风化痰，解毒泄热；大黄苦降，清热泻火，解毒辟瘟。二味配伍，常用治温疫、大头瘟、痄腮、发颐、喉痹等温热毒邪盛者。《古方汇精》僵黄丸用此二味治温疫，温毒。《丹溪心法》有"大头病兼治喉痹歌"云："人间治疫有仙方，一两僵蚕二大黄，姜汁为丸如弹子，井花调蜜便清凉。"即此方。又如僵蚕（炒，为末）、大黄各 30 克为末，加枯矾 3 克，蜜丸如弹子大，嚼化。治痄腮发颐。（《杂病源流犀烛》三法救苦丹）值得注意的是，此药对为后世升降散之祖方。

3. 僵蚕、牛蒡子　见"牛蒡子"篇。

4. 僵蚕、蝉蜕　见"蝉蜕"篇。

5. 僵蚕、乌梅　见"乌梅"篇。

6. 僵蚕、荆芥　见"荆芥"篇。

【方药治疗】

1. 疏解风热

（1）温病：蝉蜕 3 克，僵蚕 6 克，姜黄 1 克，生大黄 12 克，为末合研匀。病轻者分 4 次服，用黄酒 1 盅、蜂蜜 15 克，调匀冷服。病重者分 3 次服，黄酒一盅半、蜂蜜 15 克，调匀冷服。最重者分 2 次服，酒 2 盅，蜜 30 克，调匀冷服，故治温病、温疫发热。（《伤寒温疫条辨》卷 4 升降散）方中僵蚕泄火热，蝉蜕能解热，二味相配，善解温病、温疫等发热。

（2）温疫：僵蚕30克（炒，为末），大黄60克（酒拌，晒，为末），生姜汁和蜜水为丸，如弹子大，每丸重4.5克。每服1丸，真菊花叶15克捣汁冲汤调服。治天行温疫，温毒颈面暴肿。（《古方汇精》卷1僵黄丸）

（3）大头瘟：组成、用量同上，治大头瘟毒。（《东医宝鉴·杂病》僵黄丸）又，僵蚕、大黄、牡蛎等分，为细末，蜜丸如弹子大，每2丸，新汲水化下。治时毒疙瘩恶症。（《杏苑生春》消毒僵黄丸）

2. 定惊止痉

（1）破伤风：僵蚕、全蝎各7个，天麻、天南星各6克，为末，水煎服。用药前先用黄酒调服朱砂1.5克。治破伤风，四肢抽搐，牙关紧闭，角弓反张。（原广州中医学院《方剂学》引史全恩五虎追风散）

（2）慢脾风：胆南星6克，僵蚕、全蝎、五灵脂、地龙各3克，为末，水煮生半夏糊为丸，如麻子大。每服5丸，生姜汤下。治慢脾风，痰涎潮盛不化，阳气未甚脱。（《仁斋直指方》卷2白僵蚕丸）

（3）小儿惊啼：蝉花（和壳）、僵蚕（酒炒）、炙甘草各3克，延胡索15克，为细末。一岁服1字，四五岁服1.5克，蝉蜕汤调下，食后服。治小儿惊啼、夜啼。（《小儿药证直诀》卷下蝉花散）

3. 息风通络

（1）中风：僵蚕15克（直者，去丝嘴，炒黄色，为末），附子1枚（重15克以上者，生，去皮脐尖）切作8块，用水两大盏，加生姜30片，同煎至一大盏，去滓，分作两处，调僵蚕末一半服，不醒再服。先用不蛀皂角揉汁，蘸华阴细辛末，擦牙关即开，后用二圣汤。治卒中风。（《普济方》卷91二圣汤）又，僵蚕、全蝎、白附子、制半夏、制南星、天麻、蝉衣各等分为散，每服15克，水煎去滓，加姜汁温服。治孕妇中风，痰涌口噤，脉滑。（《医略六书》卷28僵蚕散）

（2）中风瘫痪：僵蚕、乌头、没药各30克，蜈蚣15克，为末，酒煮面和丸梧子大。每次10丸，薄荷酒送下，日3次。治中风瘫痪，半身不遂，言语不正。（《圣济总录》卷7僵蚕丸）

（3）口眼㖞斜：僵蚕、全蝎、白附子各等分，细末，每服3克，热酒调下，不拘时候。（《杨氏家藏方》卷1牵正散）

（4）头痛：僵蚕为末，好茶清，入姜汁。每调服2克，日2次。治偏正头痛，并脑风，连太阳头痛。（《仁斋直指方》卷24僵蚕散）又，僵蚕（炒）、菊花、石膏（研）各12克，细末，葱白汁1大盏，面少许拌和糊丸如梧桐子大。每服20丸，荆芥汤或温酒下。治头风，遇风即发者。（《圣济总录》卷15白僵蚕丸）

（5）顽痹：僵蚕、全蝎各6克，蜈蚣3条，制草乌、制川乌各3克，加入辨证方中。治类风湿关节炎或其他顽痹，寒湿盛者。（朱良春五虎汤）

4. 祛风止痒

（1）荨麻疹：蝉蜕 40 克，僵蚕 60 克，生大黄 90 克，姜黄 40 克，研末，每 6 克，开水送服，日 2 次。即《伤寒温疫条辨》升降散，治荨麻疹，风热而体壮。如体虚去大黄。

（2）银屑病：僵蚕、白花蛇、白附子、蒺藜各等分为末，每次 5 克，日 3 次。并用黄升膏（黄升、蜂蜡、麻油）外搽，日 2 次。治银屑病初、中期。（苏州中医院验方四白散）

5. 祛风化痰，利咽止咳

（1）失音：瓜蒌皮（炒赤黄）、僵蚕（去头微炒黄）、甘草（微炒黄）各等分，为细末，每服 3 ~ 6 克，日 2 ~ 3 次。治咽喉疼痛，语声不出。（《御药院方》卷 9 发声散）

（2）喉风：僵蚕、炮天南星各等分，研细末。每服 3 克，姜汁调灌，涎出即愈。后以生姜炙过含之。治缠喉风、急喉风痹。（《魏氏家藏方》卷 9 白僵蚕散）又，僵蚕 6 克，苦参 10 克，为细末，吹喉。治痧痘咽喉肿痛。（《疡医大全》卷 17 二圣散）

（3）咳嗽：僵蚕（焙黄）为细末。每服 3 克，日 2 次。治酒后咳嗽。（《本草纲目》卷 39）又，僵蚕 150 克（洗净，去头足，焙干），延胡索 90 克（去皮），为末，每服 1.5 克，温水或乳汁调下。治小儿风痰咳嗽，气急壮热，呕吐，乳食减少。（《小儿卫生总微方》卷 14 款肺散）

（4）哮喘：僵蚕 7 条，焙黄为末，用米汤或茶、酒送下。（《串雅内编》卷 4）

（5）郁痰：僵蚕、诃子、瓜蒌仁、杏仁、贝母、五倍子各等分，细末，水丸如梧桐子大，每服 50 丸，白汤送下。（《古今医统大全》卷 43 僵蚕丸）

6. 拔毒消肿

（1）瘰疬：僵蚕（炙）30 克，羌活（去芦头）45 克，为散，每服 3 克，空心，蜜酒调下，夜再服。治瘰疬。（《圣济总录》卷 126 内消羌活散）方中羌活温而升散，僵蚕凉而降泄，合用则化痰散结，拔毒消肿，是又一升降散之变制。

（2）肠风、痔疮：僵蚕、乌梅各等分，蜜丸如鸡头米大，每服 6 丸，食前多用白汤送下，日 3 次。治肠风下血。（《东垣试效方》卷 7 乌梅肉丸）《汤头歌诀正续集》云"此方肠风最宜，便血久者亦可。"又，僵蚕 60 克（炒黄为末），乌梅肉 60 克和丸如梧子大，每服 50 丸，空心姜蜜汤送下。治风痔肿痛，发歇不定。（《胜金方》）

（3）直肠息肉：僵蚕（微炒带黄）、乌梅（去核，净肉，炒炭）各 248 克，共研细末，蜜 500 克为丸，每次 6 克，日 3 次。用于直肠息肉、子宫息肉、鼻息肉、声带息肉、食管息肉、声带小结等。（陈源生经验方）僵蚕、乌梅各 250 克，莪术 100 克，红花 50 克，制成片剂，每片 0.3 克，每次 2 ~ 4 片。用于直肠息肉、声带息肉等。（《重庆市医院制剂规范》1988 济生乌梅丸）

（4）乳癖：僵蚕 12 克，蜂房、当归、赤芍、香附、橘核各 9 克，陈皮 6 克，甘草 3 克，水煎服。连服 5 ~ 10 剂可效。治乳癖。（朱良春消核汤）

【外用治疗】

1. 疔疮　蝉蜕、僵蚕各等分，研末，醋（或油）调，外涂四围，留疮口，候根出稍

长，拔根出，再用药涂疮。（《袖珍方》卷3蝉蜕散）

2. 小儿皮肤如蛇皮鳞甲之状　僵蚕4份、蛇蜕1份，共为末，夏月取一撮，煎汤浴之。（《本草汇言》卷17引《保幼大全》）

3. 小儿奶癣　僵蚕不拘多少，煎汤浴之。治小儿奶癣，症类疥癣，起于手足，次遍腹背，缠绵不已。

4. 喉痹肿痛　蜂房（烧灰）1分，冰片2厘，僵蚕1条，乳香2分，为末，适量吹喉。（《洞天奥旨》卷16太仓公蜂房散）

【药方】

1. 升降散　蝉蜕3克，僵蚕6克，姜黄1克，生大黄12克，为末合研匀。病轻者分4次服，用黄酒1盅、蜂蜜15克调匀冷服。病重者分3次服，黄酒一盅半、蜂蜜15克调匀冷服。最重者分2次服，酒2盅、蜜30克调匀冷服。常用治温病、温疫等。（《伤寒温疫条辨》卷4）参"蝉蜕"篇"专论"。

2. 聂云台表里和解丹　生大黄135克，炙僵蚕45克，蝉蜕、甘草各30克，皂角、姜黄、乌梅炭各15克，滑石180克。研极细末，用鲜藿香汁、鲜薄荷汁各30克，鲜萝卜汁240克，泛丸如绿豆大。成人每服4～6克，妇女或体弱者减量，小儿10岁左右服2～2.5克，6～8岁者服1.2～1.5克，2～5岁服0.5～0.75克，日1次。未更衣者可续服1次，连服2～3日，热退后勿再服。用于流感、伤寒等温热病而见有表里证者，或病起已三五日，尚有表证者。服后常一泄而脉静身凉，或显见顿挫，续服2～4次可瘥。

3. 聂云台葛苦三黄丹　飞滑石600克，生大黄90克，蝉蜕15克，研极细末。另用苦参150克，葛根、黄芩各90克，天花粉、茵陈、青蒿各60克，黄连、甘草、白蔻仁各30克，蝉蜕、姜黄、川郁金、苍术各15克，煎取浓汁。再以鲜藿香叶、鲜荷叶各150克，鲜苏叶180克，鲜茅根240克，生萝卜子60克，以上五味研磨，加上药汤绞汁2次，并加鲜萝卜汁90克，将药汤汁拌入三味药末泛丸，湿重6克。如无鲜药时用干药半量研细，用药汤放凉泡透榨汁，榨后须加凉开水再榨一次。每服2粒，日1次，体弱或儿童减量。即有溏泄，尽可服之。服后一般每日微泻一二次，热势逐步递减而愈。用于湿温等温热病，用上方三日热势未挫者。连服5～10日多效。

4. 太极升降丸　僵蚕100克（炒），蝉蜕、天竺黄、胆南星各50克，姜黄15克，生大黄200克，冰片5克。研末，蜜丸，每丸1.5克，口服。周岁以内小儿每次1丸，周岁以上每次2丸，日2次。治小儿时疫，发热抽搐，腮肿发颐，乳食停滞，痰热便秘等。

【前贤论药】

《本草汇言》：白僵蚕祛风痰，散风毒，解疮肿之药也。善治一切风痰相火之疾。

《松峰说疫》：僵蚕能胜风祛瘟，退热散结。瘟疫之风湿若用苍术、羌活、防风等药则烦躁愈甚，而热毒愈炽矣。若兼大头发颐咽喉证，更宜加入僵蚕。

【方药效用评述】

➤ 凡风、痰、气、火、热、毒，浊滞不清者，皆可用僵蚕。有云：风蚕治病类应，能去皮风虫行，兼治喉痹结痰，要唯客邪始用。僵蚕泄火热，蝉蜕能解热，善解温病、温疫等外感发热。一般和大黄、姜黄同用，方如升降散火郁发之。又，僵蚕息风通络，可配以诸虫药如全蝎、蜈蚣、地龙等，用于中风瘫痪、面肌瘫痪、肢体痹痛、偏正头痛等因风痰阻络而久治不愈者。

➤ 僵蚕和全蝎、蝉蜕配伍，用以定惊解痉，可治破伤风，小儿惊风，四肢抽搐，口噤撮口，角弓反张等。若加天麻、天南星、生半夏息风化痰作用更好。又，僵蚕常配蝉蜕、蛇蜕等祛风泄热，如升降散等，可用于顽固性皮肤瘙痒、荨麻疹、湿疹、奶癣、牛皮癣、过敏性紫癜。也可配祛风通络药如全蝎、白花蛇等。

➤ 僵蚕有用于外感风痰咳嗽，音哑失声，也有用于哮喘者，均取其祛风化痰利咽之功。又有李春贵用本品 20 克以上治阳痿的经验，较蝉蜕、全蝎效果为佳，是其化痰软坚散结之效。近今还利用僵蚕化痰清热作用治风痰热盛的糖尿病、高脂血症，可用单味僵蚕为末，每次 3 ~ 5 克，日 3 次服。又，以黄芪、当归、芡实、金樱子等，并重用僵蚕 20 ~ 30 克，治慢性肾小球肾炎蛋白尿及血尿。

➤ 牵正散（僵蚕、全蝎、白附子）是现今面神经麻痹常用方。病在颜面，为阳明经所过之处，故病初宜加用葛根、白芷引经入于阳明，病久则可加黄芪、葛根益气通络。其中，黄芪、葛根用量宜大，伍以白芍、当归和血缓急尤宜。蜈蚣、蝉蜕诸虫类药搜风通络，可酌情加入，若因腥味难以入口时，可将散剂装胶囊吞服。又，方中白附子辛温善散，是祛风通络主药，主治面瘫、破伤风，但对阴虚有火者忌用。

➤ 生品解痉，炒药软坚。

【药量】5 ~ 10 克，重则 20 ~ 30 克。研末为散 1 ~ 1.5 克。

【药忌】体虚而无外邪者忌用。内服可致过敏，停药后可消失，故对动物蛋白过敏者忌用。有抗凝作用，凡血小板减少、凝血机制障碍及有出血倾向的患者当慎用。又，僵蚕、僵蛹均含草氨酸，草氨酸进入人体后可分解为氨，故肝昏迷者必须禁用。

～ 全蝎 ～

【药原】出《蜀本草》。又名全虫、蝎子等。用东亚钳蝎的干燥体。

【药性】咸、辛，平，有毒。专入肝经。

【药效】息风止痉，搜风通络。

【药对】

1. 全蝎、蜈蚣　二味均是息风定痉药，古时多相配，用治破伤风，小儿急慢惊风，岐视吊睛，四肢抽搐，角弓反张。又能搜风通络而止痛，近今则用治顽固性头痛、胸痹心痛、顽痹疼痛、中风偏瘫、面瘫、面肌痉挛、骨结核等。临床常二味等量为细末，每次服 2 ~ 3 克，日 2 ~ 3 次，开水或黄酒送下，称为止痉散。

2. 全蝎、川乌　全蝎息风定惊，川乌逐寒止痛。二药相配逐寒荡惊，可治小儿慢惊风。如全蝎、大川乌（去皮脐，生用）各等分，为末，每服 15 克，水两大碗，生姜 50

片，煎至三四分，去滓，逐渐以药灌之。(《普济方》卷371引《医方集成》乌头丸) 又，能散寒止痛，用于元阳虚，头痛如破，眼睛如刀刺。如全蝎 (糯米炒)、大川乌 (去皮尖，微炒) 各等分，以韭根汁和丸，如绿豆大。每服15丸，食后薄荷茶清下。(《医方类聚》卷80引《经验良方》韭根丸)

3. 全蝎、僵蚕 见 "僵蚕" 篇。

4. 全蝎、蝉蜕 见 "蝉蜕" 篇。

【方药治疗】

1. 息风定痉

(1) 急慢惊风：全蝎30克，地龙15克，为细末，酒煮面和丸如豌豆大，朱砂为衣，荆芥汤下五六丸，随儿大小加减。治急慢惊风，大人小儿诸痫，发搐天吊。(《鸡峰普济方》卷27蚰蜒丸) 方中全蝎、地龙息风定痉，清热化痰，用治急慢惊风，癫痫，四肢抽搐。

(2) 脾虚慢惊：炒蝎尾、煨白附子各15克，通明硫黄、姜半夏各30克，为细末，姜汁糊丸如麻子大。每服30丸，荆芥汤下，随儿大小加减。治小儿脾虚气弱，吐利生风，昏困嗜卧，或时抽搐。(《本事方》卷10蝎梢丸)

(3) 破伤风：全蝎、麝香各0.3克，为细末。有疮者敷之，令追风速愈。用于破伤风。(《圣济总录》卷6) 又，全蝎、僵蚕各7个，天麻、天南星各6克，为末，水煎服，用药前先用黄酒调服朱砂1.5克。治破伤风，牙关紧闭，角弓反张。(广州中医学院《方剂学》引史全恩五虎追风散)

(4) 中风：全蝎、僵蚕、白附子各等分，细末。每服3克，热酒调下，不拘时候。治中风口眼㖞斜。(《杨氏家藏方》卷1牵正散) 又，羚羊角粉 (冲) 1～3克，水蛭6～12克，全蝎3～6克，怀牛膝15～45克，代赭石15～30克 (先煎)，栀子6～12克，大黄3～10克，钩藤15～30克，瓜蒌15～30克。水煎服，日1剂。治中风脑出血。

(5) 癫痫：全蝎1个，不去头尾，文火焙干，研细末；新鲜韭菜250克，洗净晾干。将全蝎粉和韭菜混合揉汁，同新纱布过滤其汁，加入红糖50克，反复拌匀后，入锅内蒸熟，空腹1次服下。也可用此量的5～10倍，制成糖浆，制法如上，冰箱保存，分5～10次服。又有用血府逐瘀汤煎剂，随证加减，日1剂，全蝎6克、蜈蚣1条，研末，为1日量，分2次冲服。治疗时间1年以上。

(6) 舌强：茯苓30克 (姜汁拌，晒)、蝎尾 (去毒，滚醋泡炒) 10克，研为末。每服6克，温酒调下。治惊痰塞窍，肝热生风，舌强不正。(《张氏医通》正舌散)

(7) 面肌痉挛：全蝎、蜈蚣二味以1:1比例混合洗净，微火焙焦研末。1次口服1克，日3次，10日为1个疗程。

(8) 抽动秽语综合征：法半夏、远志各6克，陈皮、山药、枳实、茯苓各9克，五味子3克，生龙骨、生牡蛎各24克 (先煎)，全蝎3克或6克，水煎200毫升，早晚各服1次，疗程1个月。以全蝎6克者改善症状效佳。

2. 搜风通络

（1）偏头痛：全蝎（炙）、钩藤、紫河车各18克，研末装胶囊，每粒含生药0.3克，每服0.9克，日3次。或可加地龙。（朱良春验方）

（2）血管性头痛：全蝎3克（研末冲服）、钩藤15克，地龙15克，红花8克，白芍20克，炙甘草8克，并随证加减，水煎服，日1剂。

（3）肝炎后胁痛：三七、九香虫（或土鳖虫）、全蝎，按1.5∶1.2∶1的用量比例研末冲服，日2次，每次1.5克。并随证用相应方汤药，日1剂。

（4）关节疼痛：全蝎15克，金钱白花蛇1条（或乌梢蛇30克），六轴子4.5克，炙蜈蚣10条，钩藤30克，研末分10包。每次1包，第1天服2次，10包为1个疗程。治剧烈关节疼痛。（朱良春蝎蛇散）

（5）神经痛：全蝎30克研细末，分成10包，日服2次，每次1包。7天为1个疗程。轻者用1个疗程，重者须用2～5个疗程。治带状疱疹后遗神经痛。

（6）腹胀：蝎尾15克，胡椒30克（一方有木香3克），为细末，面丸如粟米大。每服5～20丸，陈米饮下。治寒气郁结，虚胀腹大，手足冷厥，面青气急。（《小儿药证直诀》卷下塌气丸）

3. 攻毒散结

（1）瘰疬：全蝎3只，白芍15克，白术、茯苓、香附、天葵子、白芥子各9克，当归、郁金各6克，柴胡3克，甘草2.4克，水煎服。用于瘰疬，肝胆郁结。（《洞天奥旨》卷8开郁散）又，大全蝎、核桃各21个，劈核桃去肉，装蝎扎紧，火煅成性。每周1枚，研末，临卧陈酒下。用于瘰疬因忧思郁结，痰留气滞。（《疡医大全》卷18桃蝎散）此方尚可用于横痃不收口，用黄芪金银花汤下。

（2）乳痈：全蝎5只，蜈蚣3条，放于瓦片上焙存性，极细末。日2次，黄酒送下。3天可愈。又，全蝎2只（捣），用馒头1个将全蝎包入，饭前吞服。治乳痈初期。

（3）乳腺增生症：全蝎120克，瓜蒌25个。瓜蒌开口，将全蝎分装于瓜蒌内，放于瓦片上焙干，研末。每次3克，日1次。又，全蝎、瓜蒌皮各45克，研末混匀，分成20包，月经净后开始服。每次半包，日2次，20日为1个疗程。又，逍遥散加全蝎、蜈蚣（研粉），治乳腺增生症引起的乳腺疼痛。

（4）脱疽：全蝎21个，蜈蚣3条，冰片6克，凡士林375克。将凡士林融化后，入全蝎、蜈蚣煎至冒烟，去滓滤清，加入冰片搅匀收膏。用时摊纱布上，敷患处。（《中医外科学》）

（5）复发性口疮：制半夏12克，党参（或太子参）15～30克，苍术6～12克，白术10～15克，黄芩6～12克，黄连3～10克，干姜、生姜各3～6克，生地15～30克，川芎12克，当归、白芍、生甘草、升麻、柴胡各10克，随证加减，水煎服，日1剂。全蝎3克研末，吞服（或8～10克入煎剂）。待愈后再续服1～3个月，或隔日服，或每日服。继而仅用全蝎一味研末吞服，续服1～3个月，以巩固疗效。适于脾虚湿热为主者。

4. 祛风止痒

（1）慢性荨麻疹：鸡蛋 1 只，取全蝎 1 只塞入，破口向上，置容器内蒸熟，弃蝎食蛋，日 2 次，5 天为 1 个疗程。

（2）顽癣：猪牙皂角、苦参各 6 克，皂角刺、威灵仙各 12 克，蒺藜、炒槐花各 15 克，炒枳壳、荆芥各 9 克，蝉蜕 3 克。治顽固性湿疹、神经性皮炎、皮肤瘙痒症。（赵炳南全虫汤）

5. 解痉止咳

（1）百日咳：全蝎 1 只，炒焦为末，鸡蛋 1 个煮熟，用熟鸡蛋蘸全蝎末食，日 2 次，3 岁以下减量，5 岁以上增量。

（2）咳嗽变异型哮喘：蝉蜕、僵蚕各 10 克，地龙 15 克，全蝎 3 克为主药，寒加麻黄、干姜、二陈汤等，热加泻白散、黄芩等，腑气不通加生大黄，咽痒加前胡、牛蒡子。水煎服，日 1 剂，分 2 次服。又，全蝎 1.5～2 克，蜈蚣 1～2 克，研末，冲服，日 1 次。止喘效果好。可用于慢性喘息性支气管炎或哮喘急性发作。

（3）顽固性呃逆：全蝎 10 克，蝉蜕 20 克，赤白芍各 30 克，炙甘草 20 克，苏子 15 克。恶心呕吐加苏梗 20 克、柿蒂 30 克，胃痛加香附 20 克、延胡索 20 克，失眠烦躁加石菖蒲 20 克、生牡蛎 30 克、合欢皮 30 克，水煎服。

【外用治疗】

乳痈　全蝎 3 只，蜈蚣 3 条，梅片 0.5 克，研末，过筛装瓶备用。未破溃者用米醋调敷患处，化脓者直接撒于创面。每日或隔日换药 1 次，3～5 日可愈。

【药方】

1. 全蝎观音散　全蝎、羌活、天麻、防风、木香、白芷、甘草、黄芪各 30 克，石莲肉、白扁豆、人参各 75 克，神曲 60 克，茯苓 45 克，为细末。2 岁以下小儿每服 0.5 克，2～3 岁 1.5 克，加枣 1 个，水煎服。治外感风冷，内伤脾胃，呕逆吐泻，不进饮食，渐渐消瘦；或脾虚自汗，多出额上，汗粘入手。（《局方》卷 10）

2. 六神全蝎丸　全蝎 90 克，白术 90 克，半夏 30 克，白芍、茯苓各 120 克，炙甘草 15 克，细末，核桃肉捣为丸如绿豆大，每早晚各服 4.5 克，酒送下。治多年瘰疬，百治不愈。（《洞天奥旨》卷 15）

3. 次公松蝎散　全蝎 18 克（炙），甘松、重楼、当归、川芎、天麻各 30 克，枸杞子、僵蚕、党参各 60 克，研细末，每 15 克，日 3 次。治血虚生风头痛，痛在眉部，久治不效者。（章次公验方）

4. 夺痰定惊散　全蝎（炙）30 只，巴豆霜 0.5 克，犀黄 1 克（现用人工牛黄 2 克代之），朱砂（飞）1.5 克，雄黄 2 克，陈胆星 6 克，川贝母、天竺黄各 3 克，麝香 0.3 克（后入，可用人工麝香 0.6 克代替），共研细末，瓷瓶密贮。每次 0.6 克，幼儿 0.3 克，日 1～2 次。息风化痰，通腑泄浊。用治乙型脑炎极期，高热昏迷，惊厥频作，痰涎壅盛，痰鸣如嘶，声如曳锯，苔厚腻，有内闭外脱趋势者。并可用于肺炎、中毒性菌痢、百日咳脑

病、脊髓灰白质炎等，痰浊交阻者。（朱良春验方）

5. 安脑丸　金钱白花蛇 6 条（或真蕲蛇 20 克代之），全蝎、天麻、梅片、薄荷各 10 克，雄黄、麻黄各 60 克，独活、犀黄各 15 克，白附子 5 克，生川乌 6 克，麝香 3 克。用陈酒熬膏，制丸如绿豆大。一般小儿 3 粒化服，病重者酌增。用于脑脊髓膜炎，发热抽搐等。（恽铁樵验方）

【前贤论药】

《本草衍义》：大人小儿通用。治小儿惊风，不可缺也。有用全者，有只用梢者，梢力尤功。

《得配本草》：入足厥阴经。一切风木致病，耳聋掉眩，痰疟惊痫，无乎不疗。且引风药达病所，以扫其根；入降药暖肾气，以止其痛。

《本草正义》：古方多用蝎尾，盖以此虫之力全在于尾，而尾之性情下行为顺，且又节节灵通，开宣之力必然迅利，纳气泄痰其旨如斯。且药肆中此物皆以盐渍，则盐亦润下，正与气血上菀之病情针锋相对。入煎剂轻者二尾，重用至四五尾，亦有入丸散者，则可较多。

【方药效用评述】

➤ 全蝎为息风止痉要药，凡一切风木致病无不疗之，能引风药直达病所，以搜风通络止痛见长。每与蜈蚣、僵蚕、地龙等虫药配伍，用于小儿急慢惊风、破伤风、癫痫、中风等。如高热痉厥，四肢抽搐，配羚羊角、钩藤、地龙、牛黄等，清热息风；脾胃虚弱，吐泻后引起的慢惊风，则可配用防风、白术、茯苓、人参、半夏等，健脾和胃而止慢惊。配僵蚕、白附子为牵正散，治中风口眼㖞斜；配天麻、天南星、僵蚕是五虎追风散，治破伤风痉证。

➤ 用于顽痹、头风、面瘫、偏瘫时，配蜈蚣、土鳖虫、僵蚕、地龙等，搜风通络止痛效果更好。因其息风定痉的强大功能，近今常用以解痉止咳。不仅可解除支气管痉挛而止咳平喘，且可解除膈肌痉挛，治疗顽固性呃逆。

➤ 全蝎有毒，以毒攻毒，通络散结，可治瘰疬、乳痈、乳癖、流火、脱疽、口疮、疮疖肿毒等。本品拔毒消肿，用治各种疮疖肿毒，用之焙黄为末，每次 3 克，常有佳效。《本草纲目》引《澹寮方》，用全蝎、栀子，麻油煎黑去渣，入黄蜡为膏外敷，可治诸疮肿毒。痔疮发痒，可取少许烧烟，熏局部。而且能祛风止痒，用于各种顽固性皮肤病，如慢性荨麻疹、银屑病等久不愈者。

➤ 在辨证方中加用全蝎 3 克（炒焦为末），可止痛，对久视后引起的头目胀痛有效，又可降眼压。对远视、近视、散光等屈光不正所致的视疲劳症也可加用。视神经萎缩、视疲劳症久治不愈时，可单用增视，或加入补益剂中，有增效作用。以其走窜通络之性，开通玄府而畅达精气。

➤ 炮制：净全蝎，取原药材除去杂质，洗净或漂洗，干燥。酒全蝎，净全蝎用酒洗后干燥。制全蝎，薄荷叶加沸水适量盖密，泡半小时后去渣；再用薄荷水洗净盐霜，捞出，滤去水，晒干或低温烘干。100 千克全蝎用 20 千克薄荷叶。

【药量】 5～10 克，重则 20～30 克。研末 1～1.5 克。

【药忌】 血虚生风、肝风内动者及孕妇忌用。

蜈蚣

【药原】 出《神农本草经》。用干燥体。

【药性】 辛，温，有毒。归肝经。

【药效】 息风定痉，搜风通络，攻毒散结，补肾壮阳。

【药对】

1. 蜈蚣、麝香 蜈蚣息风定痉，麝香开窍醒神，是定痉开窍的最佳药对，可使神志清醒，风痉立定。如蜈蚣半条（去头足，炙焦）、麝香少许，为末，猪乳调服。治小儿脐风，天钓惊风。（《痘疹金镜录》夺命散、《仁斋直指方》卷 1 蜈蚣方）《杨氏家藏方》通关散也用二药。再者，蜈蚣攻毒散结，麝香通窍透脓，外敷拔毒消肿以治痈疽。如大蜈蚣 1 条（去头足，放瓦上焙脆）、麝香 0.6 克，细末，瓷瓶收藏。每用少许掺疮顶上，以膏盖之，其头即溃，并不疼痛。（《疡医大全》卷 7 引太医方）

2. 蜈蚣、全蝎 见"全蝎"篇。又参下文恽铁樵评述、焦中华经验。

【方药治疗】

1. 息风定痉

（1）小儿惊风：蜈蚣、僵蚕各 1 条，细末。每鼻嗜一字。治小儿急慢惊风。（《普济方》卷 357 问命散）本方息风化痰定痉，对风痰内盛者尤效。又，蜈蚣 1 条（干者，葱汁浸 1 日 1 夜，焙干）、麝香 0.3 克、草乌头尖（薄荷、生姜自然汁浸 1 日 1 夜）14 枚，为细末。每潮搐时，用 1 米粒大药末，吹入鼻中。治小儿急慢惊风，抽搐潮作。（《杨氏家藏方》卷 17 通关散）在临床上，惊风常用蜈蚣、全蝎、僵蚕、钩藤，痰多加川贝、陈胆星、天竺黄化痰，或加龙胆、黄连清心肝火。

（2）破伤风：蜈蚣 2 条，僵蚕 9 克，天南星 7.5 克，防风 7.5 克，细末。每服 6 克，黄酒调服。治破伤风。（《医宗金鉴》卷 75 蜈蚣星风散）

（3）中风抽搐：黄芪 18 克，当归 12 克，羌活、独活、全蝎各 6 克，蜈蚣 2 条，水煎服。治中风抽搐，也治破伤风抽搐。（《医学衷中参西录》逐风汤）

（4）癫痫：蜈蚣、僵蚕、全蝎、地龙各 60 克，胆南星、石斛、天麻、礞石、天竺黄各 45 克，白芥子、橘红、石菖蒲各 30 克，研末，水泛为丸如绿豆大，每 3～5 克，日 2 次。癫痫发作期可用。（朱良春涤痰定痫丸）

2. 搜风通络

（1）类风湿关节炎：蜈蚣 1 条（去头足）、金钱白花蛇 1 条（研末，兑）、制川草乌（先煎）、血竭（研末，兑）、制南星、土鳖虫各 5 克，地龙、伸筋草、威灵仙、乳香、没药、续断、白芷、透骨草各 10 克，当归、川芎各 20 克，甘草 8 克，随证加减。过敏性体

质加徐长卿 15 克, 地肤子 30 克。水煎服, 日 1 剂。(蜈蚣龙蛇汤)

(2) 头痛: 桃仁、红花、制白附子各 10 克, 川芎、半夏各 15 克, 僵蚕、细辛各 6 克, 蜈蚣末 3 克 (吞服), 水煎服。治顽固性头痛。(朱良春桃红白附蚕蜈汤)

(3) 脑梗死: 天麻、赤芍、川芎、石菖蒲、远志、地龙、川牛膝、鸡血藤、千年健、伸筋草各 15 克, 全蝎 12 克, 蜈蚣 3 条, 胆南星 9 克, 黄芪、丹参各 30 克, 甘草 3 克。随证加减, 水煎服, 日 1 剂。治腔隙性脑梗死。

(4) 脑出血: 蜈蚣 6 条, 水蛭 15 ~ 30 克, 地龙 20 克, 治急性期; 蜈蚣 2 ~ 3 条, 水蛭 15 ~ 30 克, 僵蚕、地龙各 6 ~ 9 克, 白花蛇、壁虎各 5 克, 治后遗症期。均配入辨证汤药中。(况时祥验方)

(5) 面瘫: 防风 15 克, 白附子 6 克, 僵蚕 12 克, 水煎服。蜈蚣 2 条 (焙干) 研末, 用上药汁乘热冲服。

(6) 颈椎病: 羌活、防风、荆芥、续断、青皮各 12 克, 红花 6 克, 蜈蚣 2 条, 全蝎 10 克, 水煎服。治颈椎病神经根型。(《伤科补要》舒筋活血汤加味)

(7) 腰椎间盘突出症: 蜈蚣 2 条, 细辛 6 克, 徐长卿、牛膝各 10 克, 荆芥、甘草各 6 克, 水煎服。日 1 剂。注意保暖, 服药后取微汗为佳。半个月为 1 个疗程, 如不愈, 可继续第 2 个疗程。(陆秉泰蜈蚣细辛汤)

(8) 坐骨神经痛: 蜈蚣 20 克, 蜂房 2 个, 全蝎、落得打、甘松各 30 克, 党参、当归、木瓜、延胡索各 60 克, 续断 90 克, 研末, 蜜丸。每服 6 克, 日 3 次。治气血两虚、寒湿痹阻之坐骨神经痛。(章次公坐骨丸)

3. 攻毒散结

(1) 蛇咬伤: 全蝎 2 只、蜈蚣 1 条, 细末, 酒下。治毒蛇咬伤。(《经验良方全集》卷 3) 又, 南通季德胜治毒蛇咬伤中毒严重患者, 每先予蜈蚣粉 3 克内服, 然后再行其他治疗。蜈蚣以毒攻毒, 最善治毒蛇咬伤。

(2) 骨结核: 蜈蚣、全蝎各 40 克, 土鳖虫 50 克, 混匀, 共为细末, 分成 40 包 (每包 3.25 克)。每次将上药 1 包混入鸡蛋内, 搅匀后蒸熟服用, 每日晨 5 点、晚 9 点各 1 次。20 日为 1 个疗程, 一般 3 ~ 6 个疗程。

(3) 疔、痈: 穿山甲、皂角刺各 12 克, 天花粉、知母各 18 克, 乳香、没药各 9 克, 蜈蚣 3 条, 水煎服。治疗、痈初起未成脓者。(《医学衷中参西录》)

(4) 疥疮: 蜈蚣 3 条, 冰糖 10 克, 入小碗隔水蒸, 水沸后 30 分钟取出, 去蜈蚣取汁, 每日 1 次服。隔日重复 1 次。

4. 补肾壮阳

(1) 阳痿: 蜈蚣 18 克, 当归、白芍、甘草各 60 克, 共研细末, 分成 40 包, 每次服半包至 1 包, 早晚各 1 次, 空腹白酒或黄酒送服。15 天为 1 个疗程。(陈玉梅验方抗痿灵) 又, 九香虫 15 克, 蜈蚣 2 条, 每次 3 ~ 5 克, 研末, 日 1 次, 黄酒送服。

(2) 尿潴留: 蜈蚣 3 条, 浙贝母、鸡内金各 15 ~ 20 克, 研末吞服。治慢性前列腺肥

大引起的尿潴留。若配合相应方药，能促使排尿通畅，解除尿潴留症状。（况时祥验方）

【外用治疗】

1. 疮癣　蜈蚣数条浸于麻油中，略熬使虫化，外涂患处。（《疡科选粹》卷5 蜈蚣油）又，蜈蚣10条，白芷、雄黄、甘草各9克，浸于香油60克内，3日后外搽患处。随浸随搽亦可。治蛇窠疮，蛇咬伤成疮。（《洞天奥旨》卷10 蜈蚣油）

2. 骨结核瘘管　金头蜈蚣50条，蓖麻子（去皮）50克，松香50克，三味置乳钵内，捣碎后研磨均匀呈膏状，装入有色瓶内，密闭放于避光处，保存备用。先用过氧化氢水溶液清洗瘘管，用探针将蜈蚣膏送入瘘管内，使其在瘘管内呈疏松状态，然后用消毒敷料包扎。开始用时，瘘管内排出较多干酪样物，故须2天换药1次。以后随着排出物减少，改为每3天换药1次，瘘管也由内向外变浅。（验方蜈蚣膏）

3. 带状疱疹　蜈蚣1条，雄黄10克，枯矾3克，研末混匀，用时将药末和食醋调如糊状，涂敷患处，日2~4次。疱疹大者，先用细针挑破后再敷药。轻者2~4次可愈，重者4~6次可愈。（孔繁学验方）

4. 淋巴结结核　蜈蚣1条（去头足，焙干），细末，植物油20毫升搅拌均匀，外敷患处。（《中医皮肤病简编》蜈蚣油膏）

5. 破伤风　蜈蚣、全蝎各1对，为细末，嗜鼻0.3克。治破伤风抽搐。（《医方类聚》卷24引《烟霞圣效方》蜈蚣散）又，蜈蚣1条、全蝎2个，为细末，吹鼻中。（《杂病源流犀烛》卷13 小蜈蚣散）

【药方】

1. 振颓丸　人参、白术各60克，当归、制马钱子、乳香、没药、穿山甲各30克，蜈蚣5条，细末，蜜丸梧子大。每服6克，日2次。治手足痿废，偏枯麻木。（《医学衷中参西录》）

2. 医痫丸　生白附子、天南星、半夏、白矾、猪牙皂角、乌梢蛇、蜈蚣、僵蚕、雄黄、朱砂，每次3克，日2~3次，儿童减量。治痫。（《中国药典》）

【医家经验】

1. 胡建华用虫类药　四虫汤：炙地龙、炙僵蚕研细粉，各3~4克；全蝎、蜈蚣，合用各1~1.5克，单用一味则2~3克，小儿减量，微火烘焙，勿使焦，研细粉，和匀分2次吞服。四虫汤加天麻、钩藤为加味四虫汤，用于癫痫、帕金森病、多发性抽动秽语综合征、舞蹈病等神经系统病。治癫痫，四虫加天麻、钩藤、丹参、白芍、石菖蒲、炙远志、天南星、生铁落。治三叉神经痛、血管神经性头痛，加川芎、红花、桃仁、丹参、白芍。（《胡建华论神经科》）

2. 焦中华用蜈蚣治肿瘤　蜈蚣配全蝎，外通经络，内走筋骨，止痛效果最好，可用于恶性肿瘤伴有疼痛者。二味配土贝母，化痰结，解毒邪，以达到肿块软化或消散的目的。二味配僵蚕，对脑瘤所致的各种症状、体征，如头痛、舌强、失语、震颤、抽搐有效，对脑转移瘤也有用。二味配莪术攻剔瘀滞，将此配入复方，治慢性白血病肝脾肿大者，肝癌

也常配用。(中医杂志, 1986, 1: 40)

3. 王学平用大剂量蜈蚣治中晚期恶性肿瘤疼痛　大剂量蜈蚣有较好的镇痛作用, 尤其对中晚期恶性肿瘤疼痛, 其效优于西药哌替啶等镇痛药物。大量(不超过30克)用时需久煎以去其毒性, 一般2小时以上, 少量多次频服。曾用10~30克治恶性肿瘤疼痛50例, 有理想效果, 而无一例发生中毒现象。蜈蚣用量: 用于神经痛、顽固性头痛, 1~2克研末冲服; 用于风湿痹痛, 1~3克配合煎剂, 先煎; 中晚期恶性肿瘤疼痛, 一般10~30克, 单味久煎。(中医药学报 1991, 5: 45)

【前贤论药】

《医学纂要·药性》: 入肝祛风, 入心散瘀, 旁达经络, 去毒杀虫。

《医学衷中参西录》"蜈蚣解": 用时宜带头足, 去之则力减, 且其性原无大毒, 故不妨全用也。

【方药效用评述】

➤ 蜈蚣以走窜之性, 专治风气暴烈者。内而脏腑, 外而肢体, 凡气血凝聚处皆能开通, 而息风定痉、搜风通络作用尤胜。外用、内服又能拔毒透脓, 攻坚散瘀, 消肿疗疮。

➤ 蜈蚣的补肾壮阳作用古书多不载, 可谓是现代的新发现。临床常据证配用其他相应药物, 用治阳痿不举, 或举而不坚, 或坚而不久, 常可兴阳起痿。血脉瘀滞者, 可配当归、芍药、红花、甘草; 肾阳不振者, 则合九香虫、淫羊藿等。主张应用散剂装胶囊, 以便长期服用。

➤ 蜈蚣以毒攻毒, 温通散结, 拔毒透脓, 攻坚散瘀, 可广泛用治蛇咬伤、疮疡痈疽、疔毒恶疮等, 常外敷药粉或糊膏, 也有内服药末散剂和汤药的。感染性皮肤病如毛囊炎、体癣、疣等, 可在内服或外洗方中加蜈蚣2~3条, 以提高疗效。蜈蚣粉配乌梅外敷, 则对胬肉、皮赘、腐肉有效。

➤ 恽铁樵: 此数种虫药中, 亦有等级。蜈蚣最猛, 全蝎最平。有用全蝎、蝎尾不能制止之风, 用蜈蚣则无有不制止者。然而有宜有不宜。惊风撮口最为强烈, 非蜈蚣不能取效; 寻常抽风则全蝎足以济事, 不宜蜈蚣也。

➤ 生用或酒制。一般去头足。

【药量】入煎剂1~3条, 或5~8克; 研末, 每次1~1.5克, 日1~2次, 冲服或装胶囊吞服。散剂效果较煎剂为好。本品有毒, 用量不宜过大。即便要加量, 也应由常用量开始, 由小到大, 逐步进行, 以知为度。外用研末, 每次适量调涂。

【药忌】孕妇忌用。过敏体质者慎用, 对动物蛋白过敏者忌用。

❧ 地龙 ❧

【药原】出《神农本草经》, 名白颈蚯蚓。《圣惠方》始称地龙。用干燥全体。

【药性】咸, 寒。归肝、肺、肾经。

【药效】化瘀通脉, 平喘解痉, 清热息风。

【药对】

1. 地龙、黄芪 地龙咸寒，活血通络；黄芪甘温，益气升阳。二味同用，以黄芪大剂为君，则有益气通脉之功，地龙和其他活血药佐之，则能相须为用。气为血帅，气行则血行，黄芪、地龙同用，益气活血、通脉祛瘀作用尤强。较为著名的补阳还五汤，即以此为主要成分，治疗气虚血瘀之半身不遂。在目今临床上，除了改善中风病人的心脑循环状态之外，有人还用于慢性肾炎。黄芪益气以利水消肿，地龙活血可推陈致新，因此还能收到降低血压、利尿消肿，改善肾脏功能，降低蛋白尿的功效。胡建华用地龙配黄芪、钩藤，益气平肝息风，治高血压病、脑卒中后遗症等，见"医家经验"。

2. 地龙、麝香 地龙体滑下行，通络活血；麝香芳香走窜，开窍启闭。二药合用活血祛瘀、通络止痛作用更强。如《本事方》麝香丸用之治痹（见下文）。又，《圣济总录》卷16立效散，地龙30克（去土，炒，为末），麝香少许（研），再同研匀，每次1.5克，掺纸上作捻，于灯上烧，随痛左右熏鼻，治偏头痛。可见其开窍通脉止痛之功。在临床上麝香价贵难得，如王清任通窍活血汤方中原有麝香，即可用地龙代之，也能取效。

3. 地龙、麻黄 见"医家经验"。

【方药治疗】

1. 化瘀通脉

（1）中风偏瘫：黄芪120～240克，地龙、当归、芍药、川芎、桃仁各10克，红花6克，水煎服。（《医林改错》补阳还五汤）又，面瘫加全蝎、僵蚕，舌强言语不利者加蒲黄、石菖蒲。肝阳上亢，血压偏高，地龙增至20～30克，并加钩藤、石决明、天麻、牛膝，平肝潜阳。《局方》卷1小活络丹（见"药方"）治中风手足不仁。

（2）外伤性截瘫：地龙、土鳖虫、桃仁、当归、炙乳香、炙没药、自然铜各10克，骨碎补、狗脊、丹参各20～30克，红花、三七粉（冲）各6克，水煎服。又，地龙1.5克，土鳖虫1克，蜂房1.5克，乌梢蛇1克，制马钱子0.06克，鹿角片0.4克，如法制片，每片0.3克。上为1日量，分3次服。益肾壮督，振颓起痿。（朱良春经验方龙马起废片）

（3）历节风痛：地龙15克，生川乌3个，全蝎、生黑豆各21粒，共研细末。入麝香0.5克，同研和匀，糯米粉糊为丸如绿豆大，每服7～10粒，夜卧前温酒下。可用于寒痹顽固，疼痛剧烈者。（《本事方》麝香丸）

（4）跌打损伤：地龙10条，土鳖虫10个，自然铜6克，乳香1.5克，血竭1克，细末，水丸梧子大。每服3克，骨碎补15克，苏木10克，水煎冲服。治跌打损伤，瘀肿疼痛。（《梅氏验方新编》卷6寻伤丸）

2. 平喘解痉

（1）痰热哮喘：地龙15克，海螵蛸、天竺黄各9克，研细末。每服2克，日3次。治痰热壅盛者。（姜春华经验）

（2）肾虚哮喘：地龙、紫河车各60克，生甘草12克，热喘加海蛤壳60克，寒喘加鹿角30克，痰多加川贝30克，共研细末，和匀装胶囊。每服3克，日2次。用于肾虚不能平卧，对发育期前的儿童患者疗效尤佳。

3. 清热息风

（1）热毒内陷：蝉蜕15克，地龙60克，研末，每服1.5～3克，乳香煎汤调下。治发痘黑陷，项强直视，发搐喘胀者。（《张氏医通》卷15 周天散）

（2）小儿惊风：地龙不拘多少，焙干为末，加朱砂等分，面糊为丸绿豆大。每服1丸。治小儿急慢惊风。（《摄生众妙方》卷10）

（3）癫狂：地龙60克，白糖10克，水煎服。日1剂，服2次，每周6剂，60剂为1个疗程。治癫狂，以脉洪数有力，舌腻或黄，舌光绛或青紫，属瘀实热证为佳，虚寒证无效。

（4）癫痫：《医林改错》龙马自来丹治痫，见"药方"。又，干地龙3～6克，水煎服。儿童则用地龙与黄豆同煮，只食黄豆。服1～3个月见效。治外伤性或局限性癫痫。

（5）温病大热：地龙6～10条捣烂，入新汲水搅匀浮油，饮清汁。治温病大热。（《伤寒温疫条辨》卷1 地龙汤）

【外用治疗】

1. 小儿高热惊搐　鲜地龙5～6条洗净，入皂矾2克捣烂敷于小儿囟门，5小时后热仍不退，可洗去再敷1次。有用治乙脑患者有效者。

2. 带状疱疹　鲜地龙洗净，加入等量白糖使其融化，用棉签蘸药液敷患处，日5～6次，3～10日见效。尚可外用于急性乳腺炎、腮腺炎、褥疮、汤火伤、丹毒等。

3. 脱肛　地龙30克，风化硝60克，为末。每用3～6克。先以温洗，拭干后敷药。肛门湿者干掺，燥则清油调敷。治脱肛肿痛。

【药方】

1. 小活络丹　地龙、天南星、炮川乌、炮草乌各180克，乳香、没药各60克，细末，酒调面糊为丸梧子大。每服3克，日2次。治风寒湿痹，中风手足不仁。（《局方》卷1）

2. 小金丹　地龙、白胶香、制草乌、五灵脂、木鳖子各45克，乳香、没药、当归各24克，麝香9克，墨炭4克，细末，糯米为糊作丸250粒。每服1～2丸，治寒湿痰瘀，流注，痰核，瘰疬，乳岩等。（《外科全生集》卷4）

3. 龙马自来丹　地龙8条焙干，细末；马钱子240克，入香油500克，炸透至内紫红色为度，细末。将二药末和匀，面糊作丸绿豆大。每服0.5～1克。治痫。（《医林改错》卷下）

【医家经验】

胡建华用药经验　地龙、麻黄：麻黄宣肺平喘，但有升高血压之弊；地龙平喘解痉，又可降低血压。二味相配则无升高血压副作用，故高血压兼慢性哮喘患者也可用之。地龙配麻黄，麻黄发汗作用削弱，无表虚汗出者可用之。在用量上，地龙重用（9～12克），麻黄轻用（3~4.5克，重症6~9克）。地龙、麻黄、石韦同用，治急慢性支气管炎、哮喘效显。血压过高则麻黄慎用，改用苏子、杏仁、地龙相配。咽痒咳嗽痰多者加射干、紫菀、款冬花，痰盛化热者加竹沥、黄芩、鱼腥草。支气管哮喘而见鼻塞流涕者，苍耳子、地龙相配，宣通鼻窍而抗过敏。

地龙（9~12克）配黄芪（15~30克）、钩藤（12~15克），益气平肝息风。三药均扩血管，治高血压病、脑卒中后遗症等。高血压而见头痛、头晕、烦躁，配川芎、夏枯草、旱莲草、丹参、黄芩；高血压而见耳鸣、目糊者，则加石决明、枸杞子，项强加葛根。缺血性脑卒中后遗症，半身不遂，加炙僵蚕、川芎、丹参、当归、桃仁、红花、豨莶草、木瓜、蜈蚣；出血性脑卒中后遗症，则去桃仁、红花，加用生蒲黄、三七粉。又，全蝎、蜈蚣、僵蚕、地龙称为四虫汤，息风定痫、化瘀镇痛，用治癫痫、三叉神经痛、头痛等。（《胡建华论神经科》）

【前贤论药】

《医林纂要·药性》：清肾去热，渗湿行水，去脾胃湿热，通小便水道。

《得配本草》：能引诸药直达病所，解时行热毒，除风湿痰结……治跌仆，祛虫瘕，破血结。

【方药效用评述】

➤ 可用于瘀血阻滞、络脉不通之瘫痪、顽痹、痿证，有化瘀通脉、除痹止痛、振颓起痿之功。

➤ 本品平喘止咳而有解痉作用，故能缓解支气管平滑肌痉挛引起的哮喘。又因其偏寒，故以热喘为主要适应证，如属虚证、寒证则须配用相关药物。

➤ 其性寒，息风清热，可用于小儿热毒内陷，高热惊搐；又能活血，用治癫、狂、痫，以瘀血实热者有效。

【药量】 10~15克，多用酒洗。丸散1~2克，或用鲜品拌糖或盐化水服。

【药忌】 孕妇和脾胃虚寒便溏者忌用。

第三节　安神药

安神药主治心神不安、心神恍惚，如失眠、焦虑、抑郁、心悸、怔忡等，以下仅以二药示例。

❧ 酸枣仁 ❧

【药原】 出《神农本草经》，名酸枣。用干燥成熟种子。

【药性】 甘、酸，平。归心、肝、脾、胆经。

【药效】 养血安神，补益心肝。

【药对】

酸枣仁、远志　酸枣仁甘酸，养血安神，补益心肝，又可明目；远志苦温，安神益智，交通心肾，尚可化痰。二味相配，治心肝血虚之心悸怔忡、失眠健忘等症。归脾汤、天王补心丹、千里流水方等安神方中，均有此药对，是相须增效作用。

【方药治疗】

1. 失眠　酸枣仁、茯苓各 30 克，川芎、知母各 10 克，甘草 6 克，水煎服。治虚劳虚烦不得眠。（《金匮要略》酸枣仁汤）又，酸枣仁 15 克，半夏、麦冬各 9 克，茯苓 12 克，黄芩、桂心、远志、萆薢、人参、生姜各 6 克，秫米 60 克，水煎服。治虚劳虚烦不得眠。（《千金要方》卷 12 千里流水方）又，归脾汤治心脾两虚者，天王补心丹治心阴虚少者，方见"药方"。

2. 心神恍惚　朱砂、乳香、酸枣仁各研，等分，细末，酒面糊丸梧子大。每服 10 丸，日 2 次。治心神恍惚，自语自笑，举止异常。（《普济方》卷 18 引《博济方》丹砂丸）又，酸枣仁、麦冬、远志、人参各 6 克，茯神 15 克，甘草 3 克，朱砂 1.5 克，麝香 0.3 克，细末。每服 1 克，日 2 次。治小儿心惊不宁，精神恍惚。（《袖珍小儿方》酸枣仁散）

3. 心悸怔忡　人参、龙齿各 75 克，炒枣仁、五味子、茯苓、茯神、天冬、麦冬、炒山药、熟地、远志、车前子各 45 克，细末，蜜丸梧子大，朱砂为衣。每服 10 克，日 3 次。治心脾两虚，心悸怔忡，失眠多梦，惊惕不安。（《局方》卷 5 平补镇心丹）

4. 肝虚多泪　酸枣仁、五味子、蕤仁各等分，细末。每服 3 克，食后温酒下，日 2 次。治肝虚多泪。（《圣惠方》卷 32）

5. 虚劳　五味子、菟丝子、覆盆子、车前子、枸杞子、柏子仁、薏苡仁、酸枣仁、沉香、鹿茸、肉苁蓉、巴戟天、当归、茯苓、乳香、熟地各等分，细末，蜜丸梧子大。每服 50 丸，日 2 ~ 3 次。治五脏不足，惊悸盗汗，梦遗失精，四肢无力，肌肉瘦弱，饮食减少。（《杨氏家藏方》卷 9 三仁五子丸）

【药方】

1. 归脾汤　酸枣仁、白术、茯苓、当归、黄芪、龙眼肉各 30 克，人参、远志、木香各 15 克，炙甘草 6 克，粗末。每服 12 克，姜 5 片、枣 2 枚，水煎服。治心脾两虚，心悸怔忡，失眠健忘，食少体倦，面色萎黄者。（《济生方》）

2. 天王补心丹　酸枣仁、人参、茯苓、玄参、丹参、桔梗、远志各 15 克，五味子、当归、天冬、麦冬、柏子仁各 30 克，生地 12 克，细末，蜜丸梧子大。每服 6 ~ 10 克，日 2 次。治心阴虚少，心悸怔忡，失眠虚烦，五心烦热。（《妇人大全良方》）

【前贤论药】

《本草图经》：《本经》主烦心不得眠，今医家两用之，睡多生使，不得睡炒熟。

《本草纲目》卷 36：酸枣实味酸性收，故主肝病，寒热结气，酸痹久泄，脐下满痛之症。其仁甘而润，故熟用疗胆虚不得眠，烦渴虚汗之症。生用疗胆热好眠，皆足厥阴，少阳药也。

《本经逢原》：生则导虚热，故疗胆热好眠，神昏倦怠之症。

【方药效用评述】

➤ 酸枣仁均补五脏。心气不足，惊悸怔忡，神明失守，腠理不密，自汗盗汗；肺气不足，气短神怯，干咳无痰；肝气不足，筋骨蜷挛，爪甲枯折；肾气不足，遗精梦泄，小便淋沥；脾气不足，寒热结聚，肌肉羸瘦；胆气不足，振悸恐畏，虚烦不眠；是解五脏偏失之病。得酸枣仁酸甘而温，安平血气，敛而能运。

➤ 气味平和，当佐他药成功。如佐当归、人参敛心，佐当归、白芍敛肝，佐当归、白术敛脾，佐当归、麦冬敛肺，佐黄柏敛肾，佐当归、茯苓敛肠、胃、膀胱，佐当归、黄芪敛气，佐当归、地黄敛血。阴虚血少常配熟地、枸杞子，是魏之琇成法。阳虚心悸则配制附子，温养强心。

➤ 酸枣仁酸入肝胆，是肝胆之正药。酸以枣仁30克，生甘草10克，酸甘化阴，缓急止痛，可治子时发病者，如胃痛、心悸、惊恐、出汗、哭泣、抽搐、腹痛等。

➤ 传统经验，生用治嗜睡，炒用治失眠。

【药量】 10～15克，大量至30克，打碎煎服。研末吞服1.5～3克，睡前服。

【药忌】 本品收敛，故实邪及泄泻者忌用。

❦ 合欢皮 ❦

【药原】 出《神农本草经》，名合欢，《本草拾遗》始称合欢皮。用干燥根皮。

【药性】 甘，平。归心、肝经。

【药效】 安神解郁，活血消肿。

【药对】

合欢皮、白蔹 合欢皮活血消肿，白蔹敛疮生肌，二味相配，常用于疮肿已溃而不收口，肺痈脓成而唾痰腥臭，有协同相须的增效作用。如《景岳全书》合欢饮治肺痈经久者，《疮疡经验全书》则用以治疮疡已溃不敛。

【方药治疗】

1. 安神解郁

（1）癫证：合欢皮20～60克，茯神、郁金各12克，石菖蒲、柴胡、当归、青陈皮、白术、天竺黄各10克，天南星10克，水煎服。治癫证，类似于抑郁症。（《施今墨临床经验集》欢神汤）

（2）失眠：合欢皮、丹参、菊花、赤芍、竹茹、钩藤各10克，石决明、珍珠母、小麦各12克，炙甘草4.5克，水煎服。治肝阴虚、肝阳亢、心火旺之失眠。（《黄文东医案》平安汤）

（3）肉瘤：陈皮、贝母、香附、乌药、当归、白术、茯苓、黄芪、酸枣仁、远志、人参各30克，木香、甘草各10克，细末。以合欢树根皮120克，水煎汤，取汁煮老米糊和药为丸梧子大。每服60丸，食远白汤下，日2次。治思虑伤脾，乃生肉瘤。（《外科正宗》卷2顺气归脾丸）

2. 活血消肿

（1）肺痈：合欢皮 30 克，粗末，水煎分服。治肺痈烦满，咳有微热者。（《千金要方》卷 17 黄昏汤）又，合欢皮 15 克，白蔹 6 克，水煎服。治肺痈久者。（《景岳全书》卷 64 合欢饮）

（2）疮疡：合欢皮 30 克，白蔹 15 克，细末。每服 15 克，水煎服。治疮疡已溃不敛。（《疮疡经验全书》卷 3）

（3）骨折：合欢皮 120 克（炒黄），炒白芥子 30 克，细末。每服 10～12 克，温酒下，日 2 次。药渣外敷患处。治打仆伤损骨折。（《是斋百一选方》卷 13 接骨方）

【外用治疗】

疮疡溃后　合欢皮、象皮、紫草、乳香、当归各 60 克，生地 120 克，没药 30 克，甘草 154 克，麻油 750 克煎枯去渣；再入黄蜡 120 克，白蜡 60 克，血竭 15 克，煎至滴水不化成膏。外敷之。治疮疡溃后，作收敛止痛用。（《伤科补要》卷 3 玉红膏）

【药方】

1. 舒郁汤　合欢皮 30 克，绿萼梅、炒白芍、炒当归、陈艾炭各 3 克，龙骨、牡蛎、小麦、川贝、党参各 15 克，夏枯草、半夏、竹茹各 6 克，茯苓、荷叶各 10 克，炒酸枣仁 4.5 克，阿胶 5 克，大枣 5 枚，水煎服。治情志抑郁，木郁不达，经前烦躁不眠，或经量过多，头痛昏晕，心悸纳少者。亦治大脑神经疲劳、绝经综合征。（《邹云翔医案选》）

2. 清肺汤　合欢皮、桑白皮、阿胶、白及各 10 克，冬瓜子 15 克，桃仁 6 克，鱼腥草 30 克，西洋参末、珍珠粉各 3 克（冲服），水煎服。治肺脓肿。肺组织损坏者加鹅管石、花蕊石。（《施今墨经验方》）

【医家经验】

李浩然用合欢皮

（1）合欢皮主证：多显瘀象，或为痰瘀，或为寒瘀，或为热瘀，或虚而夹瘀。

（2）感染性疾病：合欢皮、虎杖清热解毒，化痰热，消痈肿，更佐以柴胡、黄芩两清肝肺，引经退热，对多种感染性化脓性疾病均有较好疗效。如肺炎、肺脓疡、渗出性胸膜炎，痰多黄稠者加瓜蒌皮、浙贝、黛蛤散，胸痛加桃仁、郁金、生薏苡仁，胸水多而喘闷加葶苈子，便秘加生大黄或全瓜蒌。又可治消化系感染性疾病，如急性黄疸型肝炎、肝脓疡、胆囊炎等，胁痛甚者加枳壳、郁金，腹痛甚者加木香、熟大黄，呕恶加半夏、陈皮。

（3）跌打损伤：合欢皮配半枝莲、生薏苡仁，对跌打肿痛、蛇虫咬伤，用鲜品共捣外敷或干粉酒调外敷为佳。对汗斑外用无效者，可取合欢皮 60 克，半枝莲、生薏苡仁各 20 克，研末，每次 3 克，日服 3 次。合欢皮配乳香、没药研粉，再配适量黄酒，外敷内服，可治跌打损伤，有活血消肿止痛之功。合欢皮研粉，每次 3 克，活血镇静，另配老姜 1 片、老葱头 3 枚煎汤调服，辛升而上达病所，用治脑震荡后遗症。

（4）矽肺：大剂合欢皮治其本，配以枳壳、郁金、海浮石治其标，可用于痰瘀闭阻的矽肺。盖矿尘吸入，年深日久，始而气血受阻而生瘀，继则肺失宣通而复生痰，故当首重合欢皮活血化瘀，次以枳壳、郁金、海浮石理气化痰。对肺气肿引起的咳喘痰多，头胀胸闷，神烦恍惚，痰浊蒙窍，用合欢皮镇静安神，配石菖蒲、郁金、明矾开窍化痰而取效。

（5）高热：主药合欢皮30～90克，配药虎杖15～20克，高热合柴胡15～30克、黄芩12～15克。每日2～3剂，即每6～8小时服药1次，药量要大。或1日多剂，频饮代茶，用此大量治高热急症尤其重要。

（6）药量和用法：合欢皮10～12克疏肝解郁，镇静安神；30～60克解毒消痈，活血化瘀。但超过60克，剂量过大反增收敛作用。一般宜煎剂，但用于疏肝解郁、收敛溃疡，又以粉剂为佳，而且剂量要减小，一次服用量为煎剂的1/8～1/4。（《壶天散记》）

【前贤论药】

《神农本草经》：安五脏，利心志，令人欢乐无忧。

《本草纲目》卷35：和血消肿止痛。

《本草求真》：单用煎汤而治肺痈唾浊，合阿胶煎汤而治肺痿吐血。

《饮片新参》：平肝开胃，安神止汗。

【方药效用评述】

➤ 合欢蠲忿，开达五神，平缓心气，故常用于心神不安、心志缓散之失眠、忧虑、抑郁。

➤ 消肿止痛、敛疮生肌，故合欢皮可治肺痈吐脓、疮验不敛，又可接骨促进愈合。

➤ 药力和缓，须重用久服，或配入复方应用。

【药量】 6～12克，大量至30克。

【药忌】 肺痈初起、疮疡未溃者忌用。

第四节　收涩药

涩以固脱，止汗、止带、止遗精、止泄泻、止尿频等均属此类。以下仅以四药示例。另有麻黄根、牡蛎止汗，龙骨、牡蛎止遗精，固虚脱，可参见其他章节。

∽ 乌梅 ∾

【药原】 出《神农本草经》，名"梅实"。为青梅加工品，外皮黑色故名之。

【药性】 酸、涩，平。归肝、脾、肺经。

【药效】 补肝敛肝，涩肠止泻，敛肺止咳，生津解渴。炒炭止血。

【药对】

1. 乌梅、人参 乌梅酸敛生津，养阴益胃；人参补气健脾，解乏止渴。合用可治气阴不足，津液亏少者。如《圣济总录》卷39人参汤，乌梅2枚、人参10克，水煎服。用治霍乱吐利不止，津液虚亏不至上焦而烦渴。此组药对在仲景乌梅丸中已有体现。《温病条辨》人参乌梅汤，酸甘化阴，用于久痢伤阴，热病液固，口渴微咳，舌干而无湿热客邪者。目今临床可用于消渴病、暑热病气阴不足。消渴病配天花粉、牡蛎，即合《金匮要略》栝蒌牡蛎散，生津止渴；暑热病配用麦冬、五味子，即合用生脉散，敛阴补气。《医门八阵》参梅汤固脱复元，用人参、乌梅、冰糖治元气将脱之喘息、厥冷和大病后虚羸危证。

2. 乌梅、黄连　乌梅味酸，黄连味苦，二味相配为酸苦泄热法，是治疗蛔厥、虚劳、消渴、痢疾、烦热的常用药对，在乌梅丸、连梅汤、柴前连梅汤中均有体现。古时常用黄连、乌梅治赤白痢，《肘后方》《外台秘要》等方书均有载（见下文）。黄连15克，乌梅肉（焙）10克，为末，蜜丸如梧子大。每服20丸，日3次。治瘟疫噤口痢。（《松峰说疫》卷2连梅丸）又，黄连、乌梅各等分为末，炼蜜为丸如梧子大。每米饮服20丸，日3次。治赤痢腹痛。（《圣惠方》卷59乌梅丸）亦有用于久痢。（《杨子建护命方》）又如，黄连、阿胶各6克，乌梅、麦冬、生地各10克，水煎服。治暑邪深入少阴消渴，厥阴麻痹，心热烦躁神迷，是酸苦泄热、酸甘化阴之法。（《温病条辨》卷3连梅汤）

3. 乌梅、川椒　乌梅酸味以补肝敛阴，川椒辛温而开通脾阳。二味为酸敛辛散之法，是厥阴、太阴同治。乌梅丸用此主用以安蛔，椒梅汤用此主用以治腹痛下利，减味乌梅丸用此主用治痞结攻走。而《仙拈集》乌椒煎，乌梅、川椒、生姜，水煎服，则治口吐清涎者。

4. 乌梅、麦冬　乌梅味酸生津止渴，麦冬甘寒养阴和胃。二味合化，是酸甘化阴法，补肺养阴，养胃生津，是《温病条辨》人参乌梅汤、连梅汤的重要药对。在临床上，用治热病后期之烦热，口渴引饮；杂病之消渴肺胃虚热，胃阴虚热而多饥，肺阴虚热而多饮者。也有单用此药对的，如乌梅、麦冬各60克，为末。每服10克，水煎服。治消渴，烦热咽干，引饮无度。（《圣济总录》卷58麦门冬汤）

5. 乌梅、木瓜　乌梅酸涩，敛肺涩肠，和胃生津；木瓜酸温，入脾以醒脾化湿，入肝以舒筋止痛。二味皆酸，养胃生津，柔肝舒筋，为叶天士"胃喜柔润"理论指导下常用的养胃阴药对，出自《临证指南医案》。用治不饥少食，口干津亏，舌红少苔者。常配以沙参、麦冬、石斛、玉竹、扁豆、白芍、甘草，酸甘化阴，益胃生津。施今墨先生常用于温热病后期伤及胃阴，或萎缩性胃炎胃酸少、厌食症见胃阴不足者。在养胃阴方药基础上，配用乌梅、木瓜、生鸡内金、生谷芽四味，用以生发胃气，增进食欲。又，《三因方》乌梅木瓜汤治中焦蕴热，瘅疾烦渴，用乌梅、木瓜、草果、炒麦芽、甘草，水煎服。

6. 乌梅、生姜　乌梅酸敛养胃，生姜辛温止呕。二味合用，酸以养胃、和胃，辛以止呕、止咳，又有增食欲，祛痰饮之效。如乌梅10枚，生姜3片，水煎服。用治临月胎上逼下，呕哕欲死。（《卫生鸿宝》卷5名梅姜饮）又，《局方》二陈汤原有乌梅、生姜二味，现代研究表明在镇咳、祛痰、平喘方面，明显优于无此二味的二陈汤。不少止咳平喘方中有此药对。如沈氏一服散，方用杏仁、半夏、苏叶、阿胶、罂粟壳、乌梅、生姜，用治外感后遗咳嗽。（《沈氏尊生书》）

7. 乌梅、僵蚕　乌梅酸涩，能敛肺气，禀木气最全，以其花开于冬，而实皆于夏也，故能入肝止血。僵蚕禀金水之精，其味辛咸，金能平木，水能涵木，又僵蚕因风而僵，故可用以祛肠间之风。且用醋吞者，以厚乌梅之力，并以散瘀。乌梅、僵蚕合而为丸方，敛肠止血，疏风消肿，用于肠风便血最宜，而便血久者亦可服之。如僵蚕、乌梅各30克，薄糊为丸如鸡头大，每服100丸，食前多用白汤送下，日3次。治肠风下血。（《东垣试效方》卷7）又，僵蚕60克（炒黄为末），乌梅肉60克和丸如梧子大，每服50丸，空心姜蜜汤送下。治风痔肿痛，发歇不定。（《胜金方》）

8. 乌梅、薏苡仁　见"薏苡仁"篇。

【方药治疗】

1. 敛肺止咳，生津摄涎

（1）久咳、咯血：乌梅肉（微炒）、罂粟壳（去筋膜，蜜炒）各等分为末。每服6克，睡时蜜汤调下。治久咳不已者。（《本草纲目》卷29）又，乌梅（炙）12克、罂粟壳（醋炒）48克，研末，每服10克，开水调服。敛肺止咳，用于久咳汗多，诸药不效。（《王旭高医案》宁肺散）又，乌梅不拘多少，煎汤调百草霜。治咯血。（《朱氏集验方》卷7）

（2）消渴：乌梅、麦冬各60克，为末。每服10克，水煎服，日3次。治消渴，烦热咽干，引饮无度者。（《圣济总录》卷58麦门冬汤）又，天花粉30克，乌梅10克，水煎服。可用于消渴，虚热烦渴。（《德生堂方》梅花取香汤）今用于辨证方药中，治糖尿病血糖、尿糖难以下者。又，百药煎、乌梅、甘草、五味子、巴戟天各等分，粗末。每服12克，水煎服。治消渴。（《普济方》卷176乌梅五味子汤）

（3）热病后喜唾：乌梅10枚，大黑枣5枚，俱去核，共捣如泥，炼蜜为丸如弹子大，每用1丸，噙化之。治热病后喜唾，胃虚有热。（《重订通俗伤寒论》乌梅北枣丸）乌梅、大枣养胃清热摄涎。早在《千金要方》卷10即有此方。《疫疹一得》则有梅枣噙化丸，可参之。枣有黑枣（北枣）、红枣（南枣）之别，传统上黑以入肾、红以入心，或有不同，可供选择。

（4）自汗、不寐：白芍、酸枣仁、乌梅各10克，水煎服。治肝虚自汗。又，麦冬、生地、白芍、枣仁、乌梅各10克，水煎服。治肝虚虚烦不寐。

2. 和肝息风止痛

（1）头痛：乌梅30枚，盐3撮，酒煎服，顿服取吐。治痰厥头痛。（《本草纲目》卷29引《肘后方》）又，乌梅14枚，盐，水煎服。温服取吐，吐后避风。治伤寒头痛壮热。（《本草纲目》卷29引《梅师方》）

（2）胃痛：乌梅10克，甘草10克，水煎服。或加白芍10~15克。缓肝和胃，用于肝气有余，肝血不足之胃痛。（《医门八阵》乌梅甘草汤）又，乌梅3个，鲜橘叶10克，青盐1克，川椒6克，水煎服。治肝气胀痛。（《医学从众录》卷6橘叶青盐汤）

（3）腹痛：乌梅2~7枚，水煎，纳大钱2~7枚，再煎，顿服之。治心腹胀痛，短气欲绝。（《本草纲目》卷29引《肘后方》）

3. 安蛔定厥

（1）蛔虫症：乌梅 30 ～ 50 克，水煎频饮，并含之即安。治蛔虫上行，出于口鼻。（《本草纲目》卷 29 引《食鉴本草》）

（2）蛔厥：乌梅 30 ～ 50 克，水煎频饮，并含之即安。或用张仲景乌梅丸，以汤剂治。治胆道蛔虫病，心腹痛，痛极而厥。

（3）蛔虫性肠梗阻：干姜 20 克，乌梅 30 克，先用清水 300 毫升煎 10 分钟；再将大黄 30 克，蜂蜜 100 克入煎 2 ～ 3 分钟。取药汁少量频饮之。呕吐甚者用胃管灌入，每次 50 毫升，每隔 2 小时 1 次。（浙江中医杂志，1988，3：102）

4. 疏肝和胃止泻

（1）呕吐：乌梅肉、硼砂各 4 克，入姜 5 片，水煎服。胃热加大黄 2 克，胃寒加吴茱萸 2 克，久呕伤阴者乌梅倍用。治各种原因引起的呕吐。

（2）腹泻：乌梅 15 克，加水 1500 毫升，煎至 1000 毫升，加糖适量。日 1 剂当茶饮，25 日为 1 个疗程。治慢性结肠炎。（黑龙江中医药，1991，4：42）又，乌梅粉 1.5 克（1 岁以下 1 克）、苏打粉 0.25 克，口服，日 3 次。治婴幼儿腹泻。（中西医杂志，1988，9：566）

5. 治霍乱，止痢治疟

（1）霍乱：川椒（炒出汗）10 克，乌梅 7 枚（去核），粗末，水煎，再加蜜煎服。治霍乱转筋。（《圣济总录》卷 40 蜀椒汤）又，乌梅 2 枚，人参 10 克，水煎服。用治霍乱吐利不止，津液虚亏，不至上焦而烦渴。（《圣济总录》卷 39 人参汤）又，乌梅 30 克，水煎加蜜少许服之。（《验方新编》卷 15）

（2）痢疾：益母草（曝干）、乌梅炭等分为末，每服 10 克，治赤白痢后重。白痢，干姜汤下；赤痢，甘草汤下。（《卫生家宝方》）又，附子 1 枚，乌梅 2 枚，各烧令半生半熟，研为散。每服 3 克，汤调下。治赤白痢不止，多渴者。（《太平圣惠方》卷 59 附子散）又，乌梅、黄连各 90 克，炼蜜为丸如梧子大。晨服 10 丸，不知稍增，可至 20 ～ 30 丸，昼夜可六七服，甚而七八服。治赤白滞下，昼夜数十行者。（《医心方》卷 11 引《范汪方》）又，乌梅、黄连、当归、诃子、炮姜各 3 克，阿胶 10 克，细末，蜜丸梧子大。每服 20 丸，米饮下。治伤寒下利腹痛。（《圣惠方》卷 13 乌梅丸）

（3）疟：乌梅（蒸，去核）、常山（炒，为末）各等分，捣作丸。每服 6 克。治久疟，疟疾屡发，发作已微，作则多痰者。（《医级》卷 7 山梅丸）又，乌梅 14 枚，豆豉 30 克，甘草 10 克，生姜 1 块，桃枝、柳枝各 1 条，童便煎，温服之。治劳疟。（《本草纲目》卷 29 引《图经本草》）

（4）黄疸：茵陈（连根）30 克，乌梅 2 个，打碎，水煎服。汗出即愈。治疫黄。（《松峰说疫》卷 5 茵陈蒿乌梅汤）又，乌梅 40 ～ 50 克，浓煎 250 毫升，顿服或分 2 次服。治急慢性病毒性肝炎，可退黄疸，降谷丙转氨酶，改善症状。（中西医结合杂志，1986，1：694）

（5）急劳：黄柏90克，乌梅21枚（焙干），为粗末。每服15克，水煎服。治急劳寒热进退，渐将弱者。（《圣济总录》卷87 黄柏饮）

（6）小儿骨蒸：乌梅肉（焙）30克，蛇含石（醋淬）60克，为末，每服6克。治小儿骨蒸，五心烦躁。（《幼幼新书》卷8引《保生信效方》兰台散）

（7）瘴疾烦渴：乌梅、木瓜、草果、炒麦芽、甘草各等分，剉。每服12克，水煎服。治中焦蕴热，瘴疾烦渴。（《三因方》卷10 乌梅木瓜汤）

6. 收敛止血

（1）肠风便血：僵蚕（微炒带黄）、乌梅（去核，净肉，炒炭）各等分，蜜丸，每6克，日3次。治肠风便血、风痔肿痛等。（《东垣试效方》卷7 乌梅肉丸）近今陈源生用于直肠息肉、子宫息肉、鼻息肉、声带息肉、食管息肉、声带小结等。又，乌梅10克，生薏苡仁30克，祝谌予用以加入辨证方药中，软坚散结，除痰消瘤，用于卵巢囊肿、子宫腺肌症。

（2）小便尿血：乌梅烧存性研末，醋糊丸如梧子大。每服40丸，日2次。（《本草纲目》卷29）

（3）血崩：乌梅7枚，烧存性，研末，每用米饮服之，日2次。（《本草纲目》卷29）又，棕榈炭、乌梅肉各30克，炮姜45克，细末。每服6克，日2次。治崩漏下血。（《证治准绳·女科》卷1 如圣散）

7. 利咽止痛

（1）咽喉肿痛：霜梅肉1个，硼砂少许。将硼砂纳于梅肉中，将梅肉含口中。或为丸如梧子大，噙化更妙。（《仙拈集》卷2 梅砂丸）

（2）音哑：乌梅、乌药、桔梗、甘草各等分，细末。每服15克，水煎服。（《仙拈集》卷2 回音饮）

（3）诸骨鲠喉：乌梅肉、五倍子（取净）各等分，或加硼砂，共打成膏为丸如龙眼大，含之。（《疡科选粹》卷7 乌龙丹）

8. 抗癌

（1）胃癌、食管癌：乌梅（先浸泡24小时）、半枝莲各100克，分别水煎浓缩取汁后混匀。每次食后服用50毫升，日3次。

（2）喉癌：月石30克，乌梅、桔梗、海浮石、薄荷各10克，胆南星13克，赤连蛇粉30克，饴糖120克，共研末，炼蜜为丸，每丸重3克，含化。日3~14次。

（3）大肠癌：乌梅30克，绿茶15克，甘草10克，水煎取液100毫升，保留灌肠，日1次。

【外用治疗】

1. 牙龈出血 乌梅去核取肉捣丸，含患处，数丸即愈。（《杂病广要·齿间出血》）

2. 疔毒 苍耳子（捣烂）、乌梅肉各等量，和匀，每取适量，贴疔上。以拔疔毒，也可用于痈疽发背，作围药。（《疮疡经验全书》卷4 拔疔围药）

3. 痔　瓦松 20 克，乌梅肉 15 克，五倍子 15 克，鱼腥草 20 克，皮硝 60 克，加 1500 毫升清水浓煎，连渣带汁倒入痰盂内，候热坐熏至不热为止，干毛巾擦干，睡觉即可，但不能洗患处。日 1 次。用治外痔、内痔、混合痔。

4. 阴脱（子宫脱垂）　蛇床子 30 克，乌梅 14 枚，水煎，熏洗之。

5. 阴囊湿痒　乌梅 14 枚，盐 3 撮，醋 30 克，渍 3 日，洗之。

【药方】

1. 乌梅丸　乌梅 30 克，黄连 30 克，干姜 15 克，炮附子、桂枝、细辛、人参、黄柏各 10 克，川椒、当归各 6 克，各捣筛，合治之。以苦酒浸乌梅一宿去核，蒸后捣成泥，和他药纳臼中杵，丸如梧子大。每服 10 克，日 2 次。治厥阴病，消渴，气上撞心，心中疼热，饥不欲食，食则吐蛔，下则利不止；或蛔厥，即蛔虫病腹痛，痛极而厥者；或腹痛、腹泻、便血下痢。（《伤寒论》）

2. 减味乌梅丸　乌梅 12 克，川椒、半夏、桂枝、白芍各 10 克，茯苓 15 克，黄连、干姜、吴茱萸各 6 克，水煎服。治三日疟久不已。劳则发热，痞结攻走不定，气逆欲呕。（《温病条辨》卷 3）是厥阴、阳明，寒热错杂同治，而无虚证。

3. 椒梅汤　乌梅、川椒、白芍各 10 克，人参、黄连、黄芩、半夏、干姜各 6 克，枳实 4.5 克。治暑邪深入厥阴，上下格拒，消渴烦热，痞胀呕恶，腹痛下利。（《温病条辨》卷 3 下焦篇）是酸苦复辛甘法，即仲景乌梅丸合半夏泻心汤法。

4. 连梅汤　乌梅 10 克，麦冬 10 克，生地 10 克，黄连 6 克，阿胶 6 克，脉虚大而芤者加人参 10 克，水煎服。治暑邪深入少阴而消渴，入厥阴而麻痹，心热而烦躁神迷。（《温病条辨》卷 3）是酸甘化阴、酸苦泄热法。乌梅味酸，生地、麦冬甘寒，为酸甘化阴；乌梅味酸，黄连味苦，是酸苦泄热。

5. 人参乌梅汤　人参、乌梅、木瓜、山药、莲子（炒）、炙甘草各 10 克，水煎服。若液亏甚而土无他病，去山药、莲子，加生地、麦冬各 15～20 克。治久痢伤阴，热病液涸，口渴微咳，舌干，无湿热客邪。（《温病条辨》卷 3）

6. 乌梅生姜红糖饮　乌梅 1 个去核，肉切碎；生姜 2～3 片，去皮，切丝；红糖适量。一起放入保温壶中，加开水浸泡 20 分钟即可。适于手足不温，腹部隐疼不适，大便溏薄，不耐劳作，在空调环境中工作者饮用，也可用于脾胃虚弱人群的保健。

【医案】

➤ 徐某，女，30 岁，1987 年 5 月 20 日初诊。

患者于 1986 年 11 月施行人工流产手术后，带下量多，色白质稀，伴有畏寒肢冷，少腹及腰膝酸痛。妇科检查：左侧附件可触及条索状物，活动度差，移动时有痛感。诊断为慢性盆腔炎。因用抗生素治疗不效，改用中药治疗。证见形体消瘦，面色萎黄，气短乏力，腰膝痛，舌质淡，舌体瘦，苔薄白，脉浮而无力。证属肝肾素亏，复受外邪。治宜乌梅丸加减。乌梅、干姜各 20 克，制附片、党参各 30 克，当归、桂枝各 15 克，细辛、川椒、益智仁、炙甘草各 10 克。上方连服 9 剂，带下已少，腰腹疼痛减轻。继上方再进 5

剂，诸症消失。妇科检查左侧附件条索状物消失。

肝肾亏损，复受外邪，致使带下腹痛，故以乌梅丸扶正疏邪，虽未专为止带，而带证自除。

➤ 何某，女，34岁，1986年10月2日诊。

主诉闭经3年，曾多次运用西药及人工周期治疗未效。妇科检查：子宫发育正常。诊为继发性闭经。证见形体瘦，头晕目眩，失眠多梦，心悸气短，肢冷，腰膝酸软，形体瘦，质淡红而干，脉细数。此属肝肾亏损，化源不足。拟投乌梅丸加减。党参30克，乌梅、干姜、制附片各20克，桂枝、当归各12克，鹿角胶（烊化）、细辛、川椒、益智仁、炙甘草各10克。上方连服6剂，头晕、心悸等症减轻，睡眠改善。依上方再进10剂，月汛已至，但色淡、量少。继上方加减调治月余。停药至今，经汛如常。

继发性闭经因虚而致者，多责之于肝肾，投以乌梅丸治疗，每获良效。

➤ 张某，女，46岁，1987年8月8日初诊。

自诉两年来月经紊乱，面部烘热，时而汗出，时而四肢发冷，头晕心悸，心烦失眠，纳差，体质瘦弱。舌体瘦，质淡红，苔薄黄，脉濡细。此为肝肾不足，邪热内扰，冲任失调所致。治宜乌梅丸加减。乌梅20克，党参30克，制附片、干姜、当归各15克，桂枝、川椒、黄连、地骨皮、甘草各10克。守方连服4剂，已愈大半。上方去黄连，再进4剂，诸症悉除。

患者曾服二仙汤、更年康等而无效，改投乌梅丸阴阳并调、寒热兼顾而病愈。

➤ 王某，女，15岁，1987年10月5日初诊。

患者14岁月经初潮，此后隔数月未行。近因受风寒，致使月经突然大下不止，急诊入院。经妇科检查为青春期功能性子宫出血。经用止血药、雌激素等治疗，病情未能控制，转邀中医诊治。证见形体瘦，面色萎黄，唇淡，月经量多，腹部无压痛，舌体瘦、色淡，脉细数。属肝肾不足，复受外寒，致使冲任不固。拟用乌梅丸加减。乌梅、阿胶（烊化）各30克，制附片、干姜各20克，人参（另煎）、当归、益智仁、吴茱萸、细辛、炙甘草、艾叶各10克，香附15克。服药后下血量渐小，效不更方。继予3剂，出血停止。嘱继以乌鸡白凤丸调理1月。此后月经如期而至。

本例为阳虚失血，乃肝肾亏损、冲任不固所致，治法寓有温经汤、胶艾汤之义，有别于心脾不足之证治。（《郑伟达医文集》）

【医家经验】

1.《医门八阵》刘鸿恩用乌梅

（1）独梅汤：乌梅5个煎汤，白糖15克为引冲服。"脾喜甘，肝喜酸，乌梅酸而敛，白糖甘而清，服之则肝脾各复其常"。用于肝血不足、肝气妄动之泄泻、吐血、咳嗽、发热、噎膈等。脱证、厥逆也可用之。

（2）参梅汤：人参、乌梅、冰糖合用，固脱复元。用于元气将脱之喘息、厥冷和大病大劳后虚赢危证。参梅汤与独梅汤可分用，各树一帜，也可合用而阴阳相济。如虚喘，气虚宜二方合用，血虚宜贞元饮合独梅汤。

（3）乌梅四物汤：乌梅、生地、熟地、白芍合用，养肝血、调肝气、敛肝阴、清肝热，为滋阴敛肝主剂。肝气鸱张以乌梅、白芍之酸敛约束之，肝血枯槁以当归、地黄之甘润养之。治消渴、吐血、头痛、眩晕、胃痛、胁痛、淋浊、遗精、月经不调、带下、妊娠诸疾如子气、子肿等均可选用。产后仅用于虚证。清血热加丹皮、生地，补气加人参、黄芪，温经加桂枝、附子，活血加牛膝，补气血用乌梅八珍膏，健脾合六君子汤。如消渴，上消加天花粉，中消加甘草，下消加麦冬。咳嗽久不止，凡属虚证，可用金水六君煎加乌梅，或四物汤去川芎而重用乌梅。补中益气汤去柴胡加乌梅治疝、脱肛，大补元煎加乌梅治腰痛，两仪膏加乌梅、木瓜治虚痿，三才膏（熟地、麦冬、人参）加乌梅治不寐，六君子汤加乌梅、柿蒂治呃逆。

2. 祝谌予用过敏煎 过敏煎为现代经验方，由乌梅、五味子、防风、银柴胡、甘草组成，用治各种过敏性疾病。乌梅酸涩收敛，化阴生津；防风辛温解表，散风胜湿；五味子酸甘而温，益气敛肺，补肾养阴；银柴胡甘寒益阴，清热凉血。诸药配合，有收有散，有补有泄，有升有降，阴阳并调。治支气管哮喘，用过敏煎宣肺逐邪，清热凉血且固本，加五子定喘汤（杏仁、苏子、白芥子、葶苈子、莱菔子）涤痰肃肺而平喘。治紫癜性肾炎、尿血、肌衄，用过敏煎合六味地黄丸、四生丸加减。治过敏性鼻炎，风寒加苍耳子、白芷、辛夷、细辛，风热加菊花、黄芩、薄荷、蝉蜕、生地、蒺藜，气虚者加生黄芪、白术等。薛钜夫认为，过敏煎适用证应以阴虚血热为主，常见晚上症状加重，脉象偏数，皮肤偏干，皮疹主要分布于屈侧，皮疹色偏红，遇热或情绪波动则瘙痒加重，过敏试验阳性，嗜酸细胞偏高等特征。（《国医薛钜夫》）

3. 顾丕荣用乌梅换肠丸治肝泄 肝泄者多起于情志不遂，肝木肆张，横克脾土，调治颇难。顾沛荣认为其证以腹痛即泻，泻后痛减，脉弦苔薄为主，每因情志郁怒而证情加剧。病在脾而关乎肝，病浅者往往治以痛泻要方，肝之性体阴而用阳，厥阴为阴尽而阳始，病多寒热夹杂。论治肝泄，轻者可用痛泻要方以扶土抑木有效，久者投之则少效。如阳气郁伏，肝木无以疏达，腹痛泄利不畅，脉两关沉弦，当取四逆散加薤白，透达郁阳，畅气泄浊。上法不愈者，再加戊己丸寒热并用，偏寒者吴茱萸重用，偏热者黄连加量。若迁延日久，腹部冷痛而泻下黄臭，舌燥口苦，苔黄腻，脉候左右不调，温药无效，清药乏验，升阳药不知，固涩剂无效者，可用乌梅换肠丸（《医学图书集成·泄泻门》）。此方由乌梅、黄连、黄柏、干姜、附子、艾叶、甘草组成，从仲景乌梅丸衍化而成，苦酸辛甘，温凉升降，俾伏邪可清，肝木之有余得挫，脾肾之不足见彰，则积年肝泄可告得愈。若肠结核者加煅牡蛎、夏枯草软坚散结。溃疡性结肠炎者，加薏苡附子败酱散，治肠内之脓疡。红白相杂者加人参椿皮散以燥湿涩肠，红冻为主者加阿胶、当归和营止血，白冻为主者加生薏苡仁、白花蛇舌草清肠排脓。（卢祥之《名中医治病绝招续编》）

【前贤论药】

《名医别录》：生梅、乌梅、白梅功应相似。

《汤液本草》：乌梅脾、肺二经药也。能收肺气，治燥嗽。肺欲收，急食酸以收之。

《神农本草经读》：和肝气，养肝血。

【方药效用评述】

➤ 乌梅最能补肝，且能敛肝，用于阴分药中功效甚大。凡虚不受补之证，用之尤宜。乌梅毫无邪性，可以多用，可以独用，可以与一切补剂并用。本药之用，当遵循"补""敛"二字。

➤ 乌梅酸敛而又开通，入厥阴，和肝气，养肝血，息肝风，秉木之全气，得少阳生气。朱武曹评注《温病条辨》："俗以乌梅、五味子等酸敛，是知其一，莫知其他也。酸味秉厥阴之气，居五味之首，与辛味合用，开发阳气最速，观小青龙汤自知。"或可启人心智。如此观，可理解乌梅治各种疼痛、出血、咳嗽、疟、疸、痢、消渴及抗过敏的作用。

➤ 乌梅酸敛，有止痛、止血、止咳、止泻、止痒等作用。酸甘化阴，开胃进食，生津止渴，尤以乌梅、木瓜、芍药三味，是抑肝扶胃妙法。《千金要方》消食丸即用乌梅，宋人脾胃方中也用乌梅作引，叶天士更常用其酸甘养胃阴。

➤ 乌梅历代本草可用治疟疾、瘟疫、热病、黄疸、痢疾、霍乱吐利。如《本经》除热烦满；《名医别录》治伤寒烦热；陈藏器治疟、瘴，止吐逆霍乱；《大明本草》治虚劳骨蒸，止休息痢。但必须掌握具体病程、病证等情况。一般而言，初起则当禁用，以免敛邪。

➤ 古时常用乌梅止痢，尤其是血痢。如乌梅肉、白梅肉入少许乳香为丸，茶汤下，治久痢不止。又，乌梅、胡黄连、灶心土等分为末，茶调服，治血痢。张杲《医说》："血得酸则敛，得寒则止，得苦则涩之故。"今则可移治溃疡性肠炎等。

➤ 乌梅炒炭可治诸血证，包括咯血、衄血、尿血、便血、血崩，还可用于过敏性紫癜。

➤ 乌梅可治呕吐、泄泻、腹痛、胃痛、痢疾，对胃肠系病症有较广泛的作用。乌梅有抗过敏作用，可用于鼻炎、肾炎、紫癜和各种过敏性皮肤病。

➤ 比较有意思的是，乌梅丸中重要的药对，如乌梅、人参，乌梅、黄连，乌梅、川椒，乌梅、附子，在历代方书中均有单独成方应用者，可见其临床普适性。

➤ 乌梅丸后世变方很多，其中以叶天士《临证指南医案》、吴鞠通《温病条辨》效方为著。仲景《伤寒论》乌梅丸酸、辛、甘、苦四味俱备，主治厥阴病阴阳寒热错杂之证，故辛开苦降、酸敛苦泄、酸甘化阴同用，以乌梅酸敛为主，辛热如附子、干姜、细辛、川椒温通，苦寒如黄连、黄柏泄热，又有当归、人参甘味补气血。而减味乌梅丸、椒梅汤证和乌梅丸证基本相类，故组成变化不大。用于热病后期，阴伤液亏，肝风内扰时，叶天士则去辛热、补养之品，而加用生地、麦冬等甘寒之品，如连梅汤、人参乌梅汤。参合药物主治、药物配对、药物成方内容，则对乌梅临床效用和配伍进退会有更深入的认识。

【药量】君药30克，一般5～10克。当去核用，如有核则用量加倍。

【药忌】痢疾、疟疾初起忌用，恐其收敛闭邪。产后恶露不尽忌之，恐其瘀血不去。

❀ 五味子 ❀

【药原】出《神农本草经》。用果实。习称北五味子。

【药性】酸、甘，温，归肺、心、肾经。

【药效】敛肺止咳，补肾纳气，养心安神，健脾补气，补肝养血。

【药对】

1. 五味子、细辛、干姜　五味子使肺气下归于肾，是治咳之去路，去路清则气肃降。干姜温脾肺，是治咳之来路，来路清则咳之病源绝。二味和合，一开一阖，一以辛散，一以收敛，在治咳、喘、哮病中尤其重要。又，细辛辛散入肺止咳，干姜温脾化饮散寒，五味子纳气补肾且有敛肺反佐之功，可制约细辛、干姜辛温耗散之弊。三味合用，有温肺化饮之功，可用治寒饮咳喘。再者，细辛、干姜、五味子分别主入于肺、脾、肾，而此三脏正是痰饮病邪的侵犯脏器。因此，张仲景常用以之化饮散寒，如小青龙汤、射干麻黄汤（干姜改为生姜）、苓甘五味姜辛汤、厚朴麻黄汤等方均有类此药对。值得指出的是，上述诸方中，细辛、干姜为三两，五味子为半升，其中散药与补药的用量比例必须遵循。

2. 五味子、菟丝子　见"菟丝子"篇。

【方药治疗】

1. 敛肺止咳

（1）咳逆：五味子（生者）、生姜各等分，同捣为粗末，入蜜同蒸九遍，滤去滓。每服1匙，沸汤点服。入木瓜也佳。生津液，止烦渴，润肺经，止咳逆。（《卫生家宝方》调鼎汤）

（2）暴嗽：五味子、桂枝、干姜各等分，为粗末。每服10克，水煎服。治小儿暴嗽。（《圣济总录》卷175 五味子汤）

（3）三焦咳：五味子、覆盆子、淫羊藿各30克，为末，炼蜜为丸如梧子大。每服20~30丸，空心、食前以生姜腊茶送下。治三焦咳，咳则腹满，不欲食。（《圣济总录》卷54 顺气五味子丸）

（4）久咳：五味子、紫菀、款冬花、干姜、肉桂、甘草各30克，细末，蜜丸梧子大。每服6克，日2次。治久咳吐痰清稀，寒饮犯肺者。（《杨氏家藏方》卷8 大五味子丸）又，五味子、罂粟壳各90克，乌梅、炙甘草各45克，细辛、制半夏各30克，粗末。每服10克，姜5片，水煎服。治咳喘吐痰清稀，背冷气短，不得平卧，因气虚寒饮犯肺。（《局方》卷4 细辛五味子汤）

（5）哮喘：麻黄10克，射干、半夏、紫菀、款冬花各12克，五味子6克，细辛3克，生姜5片，大枣5枚，水煎服。治咳逆上气，喉有水鸡声。（《金匮要略》射干麻黄汤）又，五味子30~50克，地龙10~15克，鱼腥草30~60克，水煎2次取液250克，下午4、晚8时各服一半。治哮喘重度发作。（中医杂志，1988，9：47）

2. 补肾纳气

（1）腰痛：五味子、杜仲各 10 克，水煎服。又，以羊肾作引，与上药汁再煮，如作羹法，空心顿服。治肾虚腰痛。（《本草图经》补肾汤）

（2）阳痿：五味子、菟丝子、蛇床子各等分，研末，为丸如梧子大。每服 30～50 丸，日 2 次。治阳痿，腰膝冷痛，宫寒不孕，女子阴冷等。（《千金要方》三子丸）

（3）遗精：北五味子 500 克洗净，水浸 1 宿，去核，置砂锅内，入冬蜜 1000 克，慢火熬之，煮至成膏为度。待数日后略去火性。每次 1 匙，空心开水调服。治肾虚梦遗。（《医学入门》卷 2 五味子膏）又，五味子、炮附子、龙骨各 15 克，桑螵蛸 7 枚，细末。醋糊为丸梧子大。每服 30 丸，温酒或盐汤下。治下焦虚冷，滑精不固，遗沥不断。（《杨氏家藏方》卷 9 桑螵蛸丸）又，脾肾两虚者可用景岳秘元煎，见"药方"。

（4）尿频：五味子 125 克，菟丝子（酒蒸）60 克，肉苁蓉 250 克，熟地 188 克，细末，酒煮山药糊为丸，梧子大，每服 6 克，米饮下，日 3 次。治肾虚尿频，也治遗尿。（《普济方》卷 180 五味子丸）

（5）淋证：阿胶、茯苓、五味子各 15 克，黄芪 30 克，细末。每服 6 克，米饮下，日 2 次。治血淋。（《鸡峰普济方》卷 18 茯苓散）又，五味子、柴胡各 30 克，湿热下注者合八正散，肾阴不足者合六味地黄丸，治淋证久治不愈、反复发作。

（6）消渴：五味子、麦冬、黄芪、天花粉、知母各 10 克，水煎服。五味子、黄芪相配用于多尿。肾虚者可用六味地黄汤，加五味子 10 克、肉桂 1～1.5 克。

（7）梅尼埃病：五味子、龙眼肉、当归、山萸肉、甘草各 10 克，水煎服。（干祖望经验方）

3. 养心安神

（1）失眠：五味子 10～20 克，合欢花 10 克，茯苓 30～50 克，茯神 30～50 克，水煎服。又，天王补心丹治阴虚火旺之失眠，十味温胆汤治胃虚有痰之失眠，方中均有五味子。

（2）暑热疰夏：人参、麦冬各 10 克，五味子 6 克，水煎服。治暑热伤气，体倦气短，汗出烦渴。（《内外伤辨惑论》卷中生脉散）又，生地、人参、麦冬各 10 克，丹皮 6 克，五味子 3 克，水煎服。治暑热伤气耗津，口渴汗多，心烦面赤，舌红少苔。（《温病条辨》卷 1 加减生脉散）

4. 健脾补气

晨泄：五味子（去梗）120 克，吴茱萸（汤泡）15 克，同炒香为细末。每服 6 克，陈米饮下。治肾泄，即五更泄泻。（《本事方》卷 2 二神丸）又，补骨脂 120 克，煨肉豆蔻、五味子、吴茱萸各 60 克，细末，姜枣水煮，取枣肉和为丸，如梧子大。每服 30～50 丸，日 2 次。治五更泄泻。（《内科摘要》卷下四神丸）

【外用治疗】

1. 自汗、盗汗　五味子、五倍子各 100 克，研细末，水调成厚糊状。取适量贴脐中，纱布固定。24 小时换药 1 次。（中药通报，1986，5：58）

2. 口疮　五味子、黄柏、滑石各等分，为末。搽疮上。（《古今医统大全》卷63 五味散）

【药方】

1. 四神丸　五味子（去梗）120 克，吴茱萸（汤泡）15 克，同炒香为细末。每服 6 克，陈米饮下。治肾泄，即五更泄泻。（《本事方》卷 2 二神丸）又，补骨脂120 克，煨肉豆蔻、五味子、吴茱萸各 60 克，细末，姜 24 克、枣 50 枚水煮，待水干取枣肉和药末为丸，如梧子大。每服 30～50 丸，日 2 次。治五更泄泻。（《内科摘要》卷下）

2. 七味都气丸　山萸肉、熟地、山药、五味子各 10 克，泽泻、丹皮、茯苓各 6 克，细末。蜜丸梧子大，每服 6 克，日 2 次。治肾虚阴亏，无以纳气，虚喘气逆，日久不愈者。（《症因脉治》卷 3）

3. 秘元煎　五味子、山药、芡实、酸枣仁、金樱子、人参各 6 克，炒白术、茯苓各 4.5 克，远志、甘草各 3 克，水煎服。治心脾两虚，肾气不固，遗精白浊带下等。（《景岳全书》卷 51）

4. 麦味地黄丸　熟地 250 克，山萸肉、山药各 125 克，泽泻、丹皮、茯苓、麦冬各 90 克，五味子 60 克，细末蜜丸梧子大。每服 6～9 克，日 3 次。治肝肾阴亏，虚火上炎，眩晕，心烦失眠，口舌生疮，盗汗潮热等。（《体仁汇编》）

5. 天王补心丹　生地 120 克，五味子、当归、酸枣仁、柏子仁、天冬、麦冬各 30 克，人参、玄参、丹参、茯苓、远志、桔梗各 15 克，细末，蜜丸梧子大。每服 20～30 丸，临卧竹叶汤下。治阴血亏少，虚烦失眠，心悸神疲，健忘梦遗，便干舌红等。（《妇人大全良方》卷 6）

6. 十味温胆汤　人参、半夏、陈皮、茯苓、甘草、五味子、远志、枳实、酸枣仁、熟地各 10 克，水煎服。治虚烦失眠，呕逆痞满，虚而有痰者。（《伤寒温疫条辨》卷 5）

【医案】

➤ 凡人每至五更即溏泄一二次，经年不止者，名曰肾泄，盖阴盛而然。脾恶湿，湿则濡而困，困则不能治水。水性下流则肾水不足。用五味子以强肾水，养五脏；吴茱萸以除脾湿，则泄止矣。（《本事方》）

➤ 东垣治一人五更初晓时，必溏泄一次，此名肾泄。以五味子二两，吴萸半两，用细粒绿色者二味炒香熟为度，细末之。每服二钱，陈米饮下，数服而愈。《内经》云：肾者胃之关，关门不利，故聚水而生病也。（《名医类案》卷 4 "泻"）

【前贤论药】

《名医别录》：主养五脏，除热，生阴中肌。

《本草纲目》卷 18 引张元素：《千金月令》言：五月常服五味以补五脏之气。遇夏月季夏之间，困乏无力，无气以动，与黄芪、人参、麦门冬，少加黄柏，煎汤服之。使人精神顿加，两足筋力涌出也。

《本草会编》：五味子治喘嗽，须分南北。生津止渴、润肺补肾，劳嗽宜用北者。风寒在肺，宜用南者。

《药品化义》：五味子五味全备而酸独胜，能收敛肺气，主治虚劳久嗽。

《本草纲目》卷18：入补药熟用，入嗽药生用。

【方药效用评述】

➤ 五味子，敛气生津之药也。凡气虚喘急，咳逆劳损，精神不足，脉势空虚；或劳伤阳气，肢体羸瘦；或虚气上乘，自汗频来；或精元耗竭，阴虚火炎；或亡阴亡阳，神散脉脱，以五味子治之，咸用其酸敛生津、保固元气而无遗泄也。在上入肺，在下入肾，入肺有生津济源之益，入肾有固精养髓之功。

➤ 五味子为咳喘、痰饮之要药，外感、内伤皆可用。寒饮为病，痰涎清稀，咳逆上气，五味子、干姜、细辛、半夏相配，温寒化饮而止咳平喘。嗽在黄昏，虚热浮于肺，不宜用凉药，《丹溪心法》主张用五味子、五倍子敛而降之。暑热伤气而咳嗽，多痰少咽痒，宜用麦冬、五味子生津补气祛暑，合止咳治嗽药。若因外感而咳嗽者，五味子必配麻黄、生姜、细辛治疗，方能服后止咳而不留邪。肾虚久咳久喘，宜用七味都气丸合细辛、白术、干姜、半夏以治，补肾而不碍祛痰治饮，平喘止咳。

➤ 孙思邈主张夏日常服五味子，张元素宗法而倡生脉散，治夏日气阴两伤者。人参益气生津，气津充足而暑邪不能犯；麦冬清润肺胃，肺胃清而暑热不能侵；五味子补益五脏，养心敛汗，敛肺生津，滋肾固精，收敛暑热季节易耗之气。三味合用，用治暑热气阴两伤者，是李东垣清暑益气汤主要的药物。现代用生脉散治疗冠心病、心肌病见气短胸闷，心阴心气不足者。

➤ 五味子为补肾固涩之品，用治遗尿、尿频、尿失禁、梦遗、滑精、白浊、带下等肾虚不固者。如脾虚泄泻久而伤肾，则可用四神丸脾肾双补而固涩止泻；肾虚遗浊久而伤脾，则可用秘元煎脾肾双补而固涩秘精。

【药量】 3～10克，安神10～20克。

【药忌】 表邪未解，内有实热者忌用。

∽ 肉豆蔻 ∾

【药原】 出《开宝本草》。又名肉果。用果实。

【药性】 辛，温。归脾、大肠经。

【药效】 温脾止泻。

【药对】

肉豆蔻、补骨脂　见"补骨脂"篇。

【方药治疗】

1. 不食 补骨脂120克（炒香），肉豆蔻60克，为细末。大枣49克，生姜120克切片，同煮。枣烂去姜，剥去皮核用肉，研为膏，入药末合杵，丸如梧子大。每服30丸，盐汤下。治脾肾虚亏，火不生土，全不进食者。许叔微："有人全不进食，服补脾药皆不验。予授此方，服之欣然能食。此病不可全作脾虚。盖因身气怯弱，真元衰劣，自是不能消化饮食。譬如鼎釜之中置诸米谷，下无火力，虽终日米不熟，其何能化？"（《本事方》卷2二神丸）

2. 久泻　《本事方》二神丸，每服30丸，盐汤下。治脾肾虚亏，火不生土，五更泄泻。又，肉豆蔻（煨）、罂粟壳（炙）各等分为末，醋糊丸如梧子大。每服40～50丸。（《是斋百一选方》粟壳丸）又，炮附子1个，煨肉豆蔻30克，为细末，醋丸如梧子大。每服70丸，食前米饮下。治大肠久冷，滑泄不禁者。（《济生续方》固肠丸）又，肉豆蔻10克（煨，研），乳香30克，为末。和匀药末，陈米粉糊丸梧子大。每服50～70丸，米饮下。治老人虚泻。（《瑞竹堂方》卷8）

3. 湿泻　苍术、肉豆蔻（煨）各30克，为末，粥为丸如梧子大。每服50丸。治脾湿泄泻。（《医学纲目》卷23固中丸）又，滑石夏75克，春、冬37.5克，秋60克，肉豆蔻150克，细末饭丸梧子大。每服30丸，日2次。治泄泻。（《丹溪心法》）

4. 痢疾　肉豆蔻、炙甘草各30克，粗末。每服15克，水煎服。治冷痢。（《圣济总录》卷75肉豆蔻汤）又，炙甘草30克，肉豆蔻7个（煨），水煎服。治赤白痢下。（《梅师方》）

5. 小儿吐泻　木香、肉豆蔻（煨）各等分，研末，米糊为丸如梧子大。每服40～50丸。治小儿吐泻不定。（《普济方》卷395香肉丸）

6. 小儿呕吐　肉豆蔻（煨）30克，丁香3克，为末，面糊为丸如梧子大。每服3～5丸，浓煎藿香柿蒂汤送下。治小儿呕吐胃冷者。如大人患吐，加丸数，亦如此汤使服之。（《幼幼新书》卷27肉豆蔻丸）

【**药方**】

四神丸　补骨脂120克，肉豆蔻、五味子、吴茱萸各60克，共细末。姜24克、枣50枚，水煮，待水干，取枣肉和药末为丸梧子大。每服30～50丸，空心盐汤下，日2次。治脾肾虚寒，久泻或五更泻。（《内科摘要》卷下）

【**前贤论药**】

《韩氏医通》：常有脾泄者，以肉豆蔻配半夏曲，加神曲、麦芽作丸，尤有奇效。

《本草纲目》卷14：暖脾胃，固大肠。土爱暖而喜芳香，故肉豆蔻之辛温，理脾胃而治吐利。

【**方药效用评述**】

➤ 肉豆蔻为中正和平之品，运宿食而不伤，下滞气而不峻，止泄泻而不涩。同木香、枣肉糊丸治久泄，同附子米糊丸治寒泻。

➤ 肉豆蔻能固大肠，理脾胃虚冷，有人以为此是其固涩作用，而非补虚作用。

➤ 肉豆蔻可与木香或丁香相配，温中理气；与附子或川椒相配，散寒涩肠；与罂粟壳配，涩肠止泻；与苍术或厚朴相配，燥湿和中；与藿香或滑石相配，祛暑化湿。古代医籍中均有相应药对方，见于上文。

【药量】6~10克。大多煨用以止泻。

【药忌】实热者忌用。

诃子

【药原】原名诃黎勒，出《药性论》，《本草图经》始名诃子。用成熟果实。

【药性】苦、酸、涩，平。归肺、大肠经。

【药效】涩肠止泻，敛肺止咳，利咽开音。

【药对】

1. 诃子、血余炭　诃子涩肠治痢，血余炭收敛止血。二味相配可治慢性菌痢、慢性阿米巴病及肠结核等大便脓血者。湿热证加金银花炭、赤芍、白芍、薏苡仁、左金丸等，脾虚证加参苓白术散、附子理中丸。

2. 诃子、桔梗、甘草　诃子启音开声，桔梗、甘草利咽止痛。三味相配为《卫生宝鉴》三奇汤，治声音嘶哑。又，再加木通，为《古今医鉴》清音丸，治声音不清。如治急性咽炎，则加僵蚕、天花粉、金果榄、锦灯笼；治肺结核之失音，加凤凰衣、沙参、麦冬。声带结节、息肉也可用之。

3. 诃子、青黛　诃子敛肺止咳，青黛清热利咽。二味相配，治肝火犯肺而久咳、咳血。如《丹溪心法》咳血方、《杂病源流犀烛》诃子青黛丸，在药对基础上，均再加瓜蒌仁、海蛤粉等清肺化痰。

【方药治疗】

1. 涩肠止泻

（1）久泻：诃子10枚（煨），细末。每服6克，米饮顿服。治气利、久泻。（《金匮要略》诃黎勒散）诃子10克（煨），用皮，白矾30克烧灰，细末。每服6克，米饮下。治老人久泻。（《圣惠方》卷59诃黎勒散）又，诃子肉、肉豆蔻各7.5克，人参3克，茯苓、炮附子、煨木香各15克，细末。每服12克，姜5片、枣1枚，水煎服。治泻利完谷不化，滑脱不止。（《张氏医通》卷14六柱饮）

（2）久痢：罂粟壳、诃子各3克，为末，米饮下。治久痢大孔不闭。（《嵩崖尊生书》卷8诃皮散）

（3）脱精：诃子、龙骨各等分，细末，滴水为丸如小指头顶大，朱砂为衣。每服1丸，早晨空心，葱汤下。治肾虚脱精。（《普济方》卷33引海岱居士方）

2. 敛肺止咳

（1）咳血：诃子肉、青黛、瓜蒌仁、海蛤粉、栀子各等分，细末，姜汁蜜丸，每丸3克。每服1丸，噙化。（《丹溪心法》卷2咳血方）

（2）肺胀：诃子肉、青黛、杏仁、瓜蒌仁、海蛤粉、香附、半夏曲各等分，细末，姜汁蜜和为丸，每丸3克。每服1丸，噙化。治肺胀喘满，劳嗽干咳。（《杂病源流犀烛》卷

1 诃子青黛丸）

（3）小儿咳嗽：诃子 10 克，杏仁 6 克，麻黄、甘草各 5 克，水煎服。（诃子三拗汤）

（4）音哑：诃子、桔梗、甘草各 10 克，水煎服。治感寒语声不出。（《卫生宝鉴》三奇汤）又，木通 6 克，细末蜜丸梧子大。每服 6 克，日 2 次。治声音不清。（《古今医鉴》卷 9 清音丸）

【药方】

1. 诃子饮　诃子 30 克（去核），杏仁（泡去皮尖）、通草各 7.5 克，细末。每服 12 克，煨生姜 5 片，水煎食后温服。治久咳语声不出。（《济生方》）

2. 诃黎勒散　诃黎勒 10 枚（煨），细末。每服 6 克，米饮顿服。治久泻，气利滑脱。（《金匮要略》）

【前贤论药】

《本草纲目》：诃子同乌梅、五倍子用则收敛，同橘皮、厚朴用则下气，同人参用则能补肺治咳嗽。

《医林纂要·药性》：生用清金降逆，止咳开音，治气逆喘咳痰嗽。煨熟和胃进食，治寒气腹胀，膈气呕逆，下行以固涩大肠收脱。

【方药效用评述】

➤ 本品苦温能开，酸涩能收。开则化痰涎，消胀满，下宿食，发音声；收则止喘息，已泻痢。酸以泻肝收肺，苦以坚肾泻脾，涩以厚大肠。

➤ 诃子对各种志贺菌属有抑制作用。施今墨于 20 世纪 30 年代时即用其于急性痢疾，未必以"涩"字为拘泥。

➤ 生用敛肺开音，煨用涩肠止泻。

【药量】 3 ~ 10 克。

【药忌】 正盛邪实忌用。

药名索引

（按笔画排序）

药对索引

（按笔画排序）

十一画

方剂名称索引

（按笔画排序）